D1719745

Das Schwein und seine Krankheiten

P. Mornet,
J. Tournut,
B. Toma
und Mitarbeiter

Das Schwein und seine Krankheiten

Übersetzung
aus dem Französischen

Mit 138 Tabellen und
Übersichten,
63 grafischen Darstellungen
und 25 zweifarbigen Tafeln

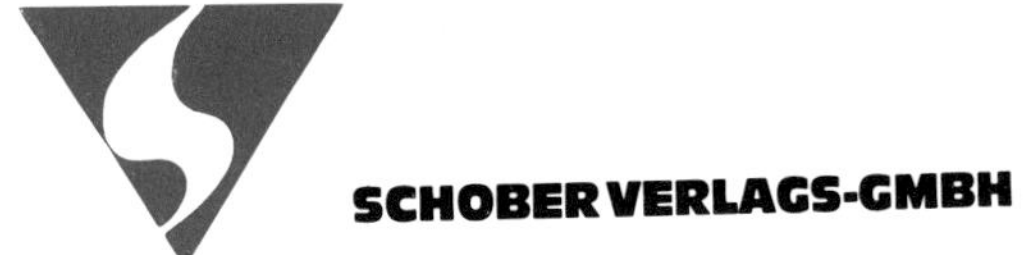
SCHOBER VERLAGS-GMBH

CIP-Titelaufnahme der Deutschen Bibliothek

Mornet, Paul:
Das Schwein und seine Krankheiten / von P. Mornet;
J. Tournut; B. Toma u. Mitarb. Übers. aus d. Franz.
u. Bearb. durch H. Busse ... – Hengersberg: Schober, 1989
Einheitssacht.: Le porc et ses maladies ‹dt.›
ISBN 3-88620-200-3
NE: Tournut, J.:; Toma, Bernard:; Busse, Heinz [Bearb.]

Titel der französischen Originalausgabe:
Le porc et ses maladies

Lizenzausgabe der
Schober Verlags-GmbH
Donaustraße 23
D – 8355 Hengersberg

Text printed in the GDR
1989
ISBN 3-88620-200-3

Mitarbeiter-verzeichnis

Aumaître, A., Diplom-Landwirt	Stellvertretender Forschungsdirektor, I. N. R. A., Centre de Rennes-Saint-Gilles, 35 590 L'Hermitage
Aynaud, J.-M., Dr. med. vet.	Forschungsleiter, I. N. R. A., Laboratorium für Schweinepathologie, 78 850 Thiverval-Grignon
Ballarini, G., Prof. Dr. med. vet.	Institut für klinische Veterinärmedizin, Universität Parma, via Cornocchio, 43 100 Parma, Italien
Bezille, P., Professor für Pathologie	Tierärztliche Hochschule Toulouse, chemin des Capelles, 31 076 Toulouse Cedex
Bindseil, E., Prof. Dr. med. vet.	Königliche Universität für Veterinärmedizin und Landwirtschaft, 1870 Kopenhagen, Dänemark
Carnero, R., Dr. med. vet.	Mit der Wahrnehmung der Forschungsleitung beauftragt, Zentrallaboratorium für veterinärmedizinische Forschungen, 22, rue Pierre-Curie, 94 700 Maisons-Alfort
Chappuis, G., Dr. med. vet.	Französisches Institut für Maul- und Klauenseuche (I. F. F. A.), 254, rue Marcel-Mérieux, 69 007 Lyon
Charley, B.	Forschungsbeauftragter, Abteilung für Virologie und Immunologie, I. N. R. A., 78 850 Thiverval-Grignon
Constantin, A., Dr. med. vet.	Wissenschaftlicher Direktor von Intervet, 43, avenue Joxé, B. P. 235, 49 002 Angers Cedex
Corthier, G.	Forschungsbeauftragter, Laboratorium für Ökologie der Mikroorganismen, I. N. R. A., Landesanstalt für zootechnische Forschungen, 78 350 Jouy-en-Josas
Dagorn, J., Diplom-Landwirt	Institut technique du porc, rue du Champ-de-Courses, 27 300 Bernay
Delclos, G.	Direktor der veterinärmedizinischen Dienste, Impasse de la Vigneronne, 66000 Perpignan
Denis, B., Professor für Zootechnik	Nationale Veterinärschule, B. P. 527, 44 026 Nantes Cedex
Desmettre, Ph., Dr. med. vet.	Französisches Institut für Maul- und Klauenseuche (I. F. F. A.), 254, rue Marcel-Mérieux, 69 007 Lyon
Dhennin, Léone, Dr. med. vet.	Ehrenvorsitzender des Bereiches Forschung, Zentrallaboratorium für veterinärmedizinische Forschungen im Landwirtschaftsministerium, 121, avenue d'Italie, 75 013 Paris
Dhennin, Louis, Dr. med. vet., Dr. rer. nat.	Ehrenvorsitzender des Bereiches Forschung, Zentrallaboratorium für veterinärmedizinische Forschung im Landwirtschaftsministerium, 121, avenue d'Italie 75 013 Paris
Duée, J. P., Dr. med. vet.	Direktor des Bezirkslaboratoriums für Veterinärmedizin, 15, rue Camille-Guérin, B. P. 99, 59 016 Lille Cedex
Dumonteil, Cl., Dr. med. vet.	Leiter des Veterinärdienstes im Zentralverband der Tierproduzenten (C. C. D. A.), 12, rue des Beaux-Soleils, B. P. 202, 95 520 Osny
Eeckhoutte. M., Professor für Hygiene	und Lebensmittelverarbeitung tierischer Herkunft, Tierärztliche Hochschule Toulouse, chemin des Capelles, 31 076 Toulouse Cedex
Etienne, M., Diplom-Landwirt	Forschungsbeauftragter, I. N. R. A., Centre des Rennes-Saint-Grilles, 35 590 L'Hermitage

Gaumont, R., Dr. med. vet. — Forschungsdirektor, Zentrallaboratorium für veterinärmedizinische Forschungen, 22, rue Pierre-Curie, 94700 Maisons-Alfort

Gourreau, J. M., Dr. med. vet. — Forschungsleiter, Zentrallaboratorium für veterinärmedizinische Forschungen, 22, rue Pierre Curie, 94700 Maisons-Alfort

Jolivet, G., außerordentlicher Professor an den Nationalen Veterinärschulen, Forschungsdirektor am I. N. R. A., Direktor im Landwirtschaftsministerium, Paris

Kobisch, Marylène, Ingenieur — Arbeitsstelle für Schweinepathologie, B. P. n° 9, 22440 Ploufragan

Labie, Ch., Professor für Hygiene und Lebensmittelverarbeitung tierischer Herkunft, Nationale Veterinärschule, chemin des Capelles, 31076 Toulouse Cedex

Labouche, Cl., Dr. med. vet., Dr. rer. nat. — Forschungsdirektor am I. N. R. A., Lehrbeauftragter an der Tierärztlichen Hochschule Toulouse, chemin des Capelles, 31076 Toulouse Cedex

Laplace, J. P., Dr. med. vet., Dr. rer. nat. — Nationales Zentrum für zootechnische Forschungen, I. N. R. A., 78350 Jouy-en-Josas

Laude, H., Dr. med. vet. — Forschungsbeauftragter, Arbeitsstelle für Schweinepathologie, I. N. R. A., 78850 Thiverval-Grignon

Metzger, J. J., Dr. med. vet., Dr. rer. nat. — Forschungsleiter, Abteilung für Virologie und Immunologie, I.N.R.A., 78850 Thiverval-Grignon

Milon, A., Dr. med. vet., außerordentlicher Professor für allgemeine Pathologie, Mikrobiologie und Immunologie, Tierärztliche Hochschule Toulouse, chemin des Capelles, 31076 Toulouse Cedex

Morel, P., Dr. med. vet., Dr. rer. nat. — Cheftierarzt, Abteilungsleiter im Institut für Tierzucht und Tropenveterinärmedizin, 10, rue Pierre-Curie, 94700 Maisons-Alfort

Mornet, P., Dr. med. vet. — Ehrenvorsitzender des Bereiches Forschung, I. N. R. A., 49, avenue Paul-Doumar, 75016 Paris

Noirrit, M., Dr. med. vet. — Praktischer Tierarzt, rue de la Presqu'île, 29157 Plonevez-Porzay

Ollivier, L., Diplom-Landwirt — Stellvertretender Forschungsdirektor, Abteilung für quantitative und angewandte Genetik, I. N. R. A., 78350 Jouy-en-Josas

Pavaux, Cl., Dr. med. vet., Professor für Anatomie der Haustiere, Tierärztliche Hochschule Toulouse, chemin des Capelles, 31076 Toulouse Cedex

Perrin, G., Dr. med. vet. — Staatliches Laboratorium für veterinärmedizinische Pharmaka, Javené, 35300 Fougéres

Ravaud, M., Dr. med. vet. — Technischer Direktor im Zentralverband der Tierproduzenten (C. C. P. A.), 12 rue des Beaux-Soleils, B. P. n° 202, 95520 Osny

Raynaud, J. P., Dr. med. vet. — Direktor für Marketing und Entwicklung, Institut für Serotherapie Toulouse, 22, rue Ingres, 31002 Toulouse

Renault, L., Dr. med. vet. — Direktor des veterinärmedizinischen Laboratoriums Sanders, 17, quai de l'Industrie, 91200 Athis-Mons

Ruckebusch, Y., Dr. rer. nat., Professor für Physiologie und Pharmakodynamik der Tierärztlichen Hochschule Toulouse, chemin des Capelles, 31076 Toulouse Cedex

Runavot, J. P., Diplom-Landwirt — Institut technique du porc, La Motte-au-Vicomte, B. P. n° 3, 35 650 Le Rheu

Salmon, H., Dr. med. vet. — Forschungsbeauftragter, Abteilung für Virologie und Immunologie, I. N. R. A., 78850 Thiverval-Grignon

Tillon, J. P., Dr. med. vet. — Forschungsdirektor, Direktor der Arbeitsstelle für Schweinepathologie, B. P. n° 9, 22440 Ploufragan

Toma, B., Dr. rer. nat., Professor für Infektionskrankheiten, Zoonosen und Tierseuchengesetzgebung, Tierärztliche Hochschule Alfort, 7, avenue du Général-de-Gaulle, 94704 Maisons-Alfort

Tournut, J., Dr. med. vet., Professor für Pathologie landwirtschaftlicher Nutztiere, Tierärztliche Hochschule Toulouse,	chemin des Capelles, 31 076 Toulouse Cedex
Trap, Daniéle	Wissenschaftliche Abteilungsleiterin, Forschungsbeauftragte, Zentrallaboratorium für veterinärmedizinische Forschungen, 22, rue Pierre-Curie, 94 700 Maisons-Alfort
Vaissaire, J. P., Dr. med. vet.	Bereich Forschung und Entwicklung der Tiergesundheit, Roussel-Uclaf, route de Noisy, 93 230 Romainville
Valette, L., Dr. med. vet.	Französisches Institut für Maul- und Klauenseuche (I. F. F. A.), 254, rue Marcel-Mérieux, 69 007 Lyon
Vannier, P., Dr. med. vet.	Forschungsleiter, Arbeitsstelle für Schweinepathologie, B. P. n° 9, 22 440 Ploufragan
Villiers, P., Dr. med. vet., Ingenieur	Nationales Zentrum für zootechnische Forschungen, I. N. R. A., 78 350 Jouy-en-Josas
Wolter, R., Professor für Tierernährung	Tierärztliche Hochschule Alfort, 7, avenue du Général-de-Gaulle, 94 701 Maisons-Alfort

Übersetzer:	Busse, H., VR Dr. med. vet. et agr. habil., Magdeburg Gigas, H., VR Dr. med. vet., Rheinsberg Itterheim, R., Dr. rer. nat. Dr. phil., Jena
Gutachter:	Hussel, L. †, OVR Prof. Dr. med. vet. habil., Leipzig
Redaktion:	Zschommler, H.-G., Dr. agr., Berlin
Graphische Gestaltung:	Pfeifer, H., Dipl.-Grafiker, Berlin
Zeichner:	Boll, R., Dallgow b. Berlin (figürliche Zeichnungen) Gras, Y. (anatomische Tafeln) Marzahn, N., Dipl.-Ing., Berlin (schematische Zeichnungen)

Inhaltsverzeichnis

IV Spezielle Pathologie – Größere Erkrankungen

Abschnitt A Infektionskrankheiten

Einleitung

P. Mornet, J. Tournut,
B. Toma

Die günstige Aufnahme, die das Werk »Das Kalb«* im Jahre 1977 gefunden hat, regte uns zur Herausgabe eines analogen Werkes über das Schwein an. Zwischen beiden Büchern existieren aber deutliche Unterschiede:

- Der erstgenannte Titel ist auf ein Lebensstadium des Rindes begrenzt. Wenn die Krankheiten auch breiten Raum einnehmen, werden doch bestimmte »zootechnische« und züchterische Fakten dargelegt.
- Das vorliegende Werk berücksichtigt fast alle Krankheiten des Schweines über die gesamte Nutzungsphase dieses Tieres.

Diese klärenden Darlegungen erscheinen uns um so notwendiger, als das Defizit in der Schweineproduktion Frankreichs beträchtlich ist und andauert, obwohl staatliche Zuwendungen und die Bemühungen landwirtschaftlicher Berufsorganisationen, die von Forschungsinstituten, technologischen Instituten und veterinärmedizinischen Diensten unterstützt werden, zu konstatieren sind. Zum besseren Verständnis der Situation Frankreichs in der Europäischen Gemeinschaft (EG) führen wir einige Statistiken über die Schweineproduktion in der Europäischen Gemeinschaft (EG) an. Die von der Zeitschrift »*Baromètre Porc*« (Sonderheft I.T.P., Januar 1981) veröffentlichten Daten stammen zum größten Teil aus Arbeiten des Statistischen Amtes der EG.
Die Schweinepopulation der Länder der Europäischen Gemeinschaft zusammengenommen macht 10 % des gesamten Schweinebestandes der Erde aus und nimmt nach China, noch vor den USA und der UdSSR, den zweiten Platz im Weltmaßstab ein. Für die Schweinehaltung charakteristisch ist die beinahe gesetzmäßige Zunahme der Großbestände, obwohl sich Kleinbetriebe mit weniger als zehn Schweinen durchaus noch behaupten.
Je nach Land und Region sind recht ausgeprägte Unterschiede festzustellen. So beläuft sich die Bestandsdichte je 100 ha landwirtschaftliche Nutzfläche (LN) für die Länder der EG im Durchschnitt auf 81 Schweine, während sie in Frankreich bei 33 Schweinen liegt. Die größte Bestandsdichte findet man in den Niederlanden, in abnehmender Reihenfolge schließen sich dann Dänemark, die Wirtschaftsunion Belgien/Luxemburg, die Bundesrepublik Deutschland, Italien, Großbritannien, Frankreich und Irland an.
Hinsichtlich der regionalen Verteilung gibt es die größten Populationsdichten in Niedersachsen, im Rheinland und in Westfalen (BRD), in der Bretagne (Frankreich) sowie in Ostengland, Yorkshire und Lancaster (Großbritannien).
Die Jahresproduktion an Schweinefleisch in den EG-Staaten beträgt ungefähr 10 Millionen Tonnen (das entspricht fast der Hälfte der gesamten Fleischproduktion) und deckt damit annähernd den Verbrauch. Dieser liegt im Durchschnitt bei 25 bis 37 kg pro Jahr und Einwohner, wobei die größten Konsumenten die Belgier, die Franzosen und die Niederländer mit etwa 40 kg sind.
Im Bereich der Europäischen Wirtschaftsgemeinschaft wird – mit Ausnahme einiger Länder, darunter Frankreich – ein kräftiges Wachstum der Schweinepopulationen beobachtet, wie nebenstehende Tabelle ausweist.
Dabei fällt das von den Niederlanden erreichte Ergebnis auf, von einem Land, in dem mit 14 Millionen Einwohnern eine der französischen Schweinepopulation vergleichbare Größenordnung erzielt worden ist (die Bevölke-

Tabelle 0 Wachstum der Schweinepopulationen in den Ländern der EG (Zahlenwerte in 1000 Stück: Jungschweine unter 50 kg Lebendmasse, Mastschweine, Sauen)

	1969	1979
BRD	18965	22374
Frankreich	10272	10525
Italien	9224	8807
Niederlande	5924	10044
Belgien/ Luxemburg	3203	5124
Großbritannien	8126	7815
Irland	1065	1119
Dänemark	8345	9566

* P. Mornet und J. Espinasse, Le Veau, Maloine éditeur, Paris 1977

rung Frankreichs beläuft sich auf etwa 53 Millionen Einwohner). Das Defizit in der Schweineproduktion Frankreichs (lebende Schweine, Fleisch, Fleischverarbeitungsprodukte) von ungefähr 300000 Tonnen je Jahr wird hauptsächlich durch Importe aus den Niederlanden, aus Belgien/Luxemburg, Dänemark und der DDR ausgeglichen. Dafür muß Frankreich jährlich die beträchtliche Summe von 3,2 Milliarden Francs aufbringen.

Befassen wir uns nun mit den technischen, ökonomischen und finanziellen Gründen, die zu einer derartigen Situation geführt haben. In Anbetracht der geringen Rentabilität der Schweinehaltung (das Einkommen der französischen Produzenten war im Jahre 1980 um rund 30 % gesunken) kommt Untersuchungen zur Erreichung einer größtmöglichen Produktivität Priorität zu. Von den Faktoren, die die erforderliche Produktion beeinflussen, nehmen die hygienischen Bedingungen einen nicht zu unterschätzenden Platz ein. Es muß erwähnt werden, daß die Entstehung von Krankheiten, vor allem bei industriemäßiger Produktion, von den Bedingungen der Produktionshygiene unter Beachtung der Empfehlungen für Stallbau, Belegungsdichte, Ernährung, Tränken und Tierumwelt (Temperatur, Lüftung usw.) abhängt. Solche Empfehlungen werden aber nicht immer respektiert.

In den immer zahlreicher werdenden Arbeiten, die sich mit dem nunmehr als *Ökopathologie* bezeichneten Gebiet befassen, werden trotz der Vielfalt der zu analysierenden Parameter und ihrer Wechselwirkungen die Beziehungen (besser Korrelationen) zwischen der Entstehung tiergesundheitlicher Probleme in einer Schweineproduktionsanlage und der Umwelt nachzuweisen versucht.

Die durch Krankheiten verursachten Gesamtkosten und die durch solche belastete Betriebsökonomie sind untersucht worden, doch schwanken die Berechnungen bei den verschiedenen Autoren in weiten Grenzen. Die Gründe liegen in den schwierigen Rechenoperationen bzw. im Einwirken vieler Faktoren, für deren Einschätzung zuverlässige Grundlagen oft noch fehlen. Trotzdem gilt in bezug auf das Schwein mehr als für andere Nutztierarten die Feststellung, daß Krankheiten für den Produzenten Anlaß zu ernster Besorgnis sind, weil sie sich rasch ausbreiten können und eine ständige Gefahrenquelle bilden (durch Tierumsetzungen, besonders bei Ferkeltransporten, wobei manchmal weite Entfernungen zurückgelegt werden).

Auf die *krankheitsbedingten Kosten* orientierte, gründliche Untersuchungen mit den zur Verfügung stehenden begrenzten Mitteln bilden eine aktuelle Aufgabe, über deren Lösung allein auswertbare Ergebnisse zu erwarten sind. Nehmen wir zum Beispiel die Studie über respiratorische Erkrankungen, die von der Prüfstelle für Schweinekrankheiten in Ploufragan (Còtes-du-Nord) angefertigt wurde. Aus der Untersuchung geht der Einfluß der Umwelt auf die Entstehung dieser Erkrankungen hervor. Die ökonomischen Auswirkungen wurden mit einer Produktionsminderung von 10 % angegeben (Tillon). Dieser für die Bretagne gültige Prozentsatz ist nicht automatisch auf alle anderen Gebiete Frankreichs übertragbar; beispielsweise verfügt der Südwesten des Landes im Vergleich zur Bretagne über sehr abweichende Produktionsbedingungen, besonders in klimatischer Beziehung.

Im allgemeinen ist die Mortalität in den modernen Schweineproduktionsanlagen nicht sehr hoch, während die Morbidität als Folge meist subakuter oder chronischer Erkrankungen und den durch sie verursachten indirekten Verlusten alle jene Zustände einschließt, die man gemeinhin «Leistungsdepressionen» nennt. Solche indirekten Verluste entstehen durch erhöhten Futterverbrauch (nach Berechnung der Laboratorien der Firma Elanco Vétérinaire kosten 100 g mehr verzehrtes Futter 10 Francs je Schlachtschwein, das von 20 auf 100 kg aufgemästet wurde), Wachstumsverzögerung und Abmagerung.

Es ist bereits darauf hingewiesen worden, daß die für die intensive Schweineproduktion zwingend erforderlichen Normen nicht immer in ihrem ganzen Spektrum eingehalten werden,

wobei der Produzent auf Grund der Investitionsbelastungen bisweilen bestimmte Regeln zu umgehen versucht. Überbelegung der Anlagen ist der am häufigsten zu beobachtende Regelverstoß.
Übrigens könnte man sich wie WEHRUNG fragen, ob die Realisierung aller technischen Zielvorstellungen in einem zweckmäßig arbeitenden Betrieb »für den Produzenten in ökonomischer Hinsicht die beste Lösung ist«. Darauf geben RAVAUD und DUMONTEIL im Teil VIII dieses Buches eine positive Antwort.
Unsere Absicht war es, mit dem Werk «Das Schwein und seine Krankheiten» eine zusammenfassende Darstellung aller aktuellen Kenntnisse über die Biologie und Pathologie des Schweines sowie der prophylaktischen Maßnahmen zur Erlangung eines guten Gesundheitszustandes der Bestände zu liefern und damit zur quantitativen und qualitativen Verbesserung der Schweineproduktion beizutragen. Demzufolge wendet sich das Buch an verschiedene Adressatengruppen: Lehrende, Studenten, praktisch tätige Veterinärmediziner, Tierärzte im staatlichen Veterinärwesen und in der Industrie, Agronomen, Technologen und Ingenieure, Verantwortliche der Genossenschaften und Züchterverbände, an perspektivischen Fragen interessierte Produzenten u. a.
Es könnte uns vorgeworfen werden, die Bedürfnisse von Lesern mit unterschiedlichem Bildungsgrad und unterschiedlichen Motivationen befriedigen zu wollen. Dazu ist zu sagen, daß die Kosten für die Herausgabe eines wissenschaftlichen Werkes hoher Qualität in unserem Land so gestiegen sind, daß die konzeptionelle Orientierung auf einen breiten Nutzerkreis aus Rentabilitätsgründen unerläßlich ist. Der Kenntnisstand der Produzenten wird mit diesem Buch verbessert und Grundwissen ihnen zugänglich gemacht. Durchgehend wird praxisbezogen informiert. Letztlich gibt uns der Erfolg der Publikation »*Le Veau*« die Zuversicht, daß auch mit dem vorliegenden Titel ein günstiges Ergebnis zu erwarten ist.
Einige Bemerkungen erscheinen uns noch notwendig, um die Konzeption und die Überlegungen zur Gestaltung dieses Werkes zu erläutern.

- *Teil I* gibt eine allgemeine Übersicht über die Schweineproduktion in Frankreich, ihre Entwicklung einschließlich der biologischen und pathologischen Konsequenzen. Auch wenn sich die Aussagen in stärkerem Maße auf Frankreich beziehen, können sie in großen Zügen doch auf andere westeuropäische Länder übertragen werden, und auf der technologischen Ebene haben sie selbst für die sozialistischen Länder Osteuropas Gültigkeit, wo die industriemäßige Produktion allgemein fortgeschrittener ist.
- In den *Teilen II und III* wird Grundlagenwissen mitgeteilt: Anatomie, biologische und hämatologische Normwerte, Pathophysiologie.
- *Teil IV*, der wichtigste Abschnitt dieses Buches, umfaßt die spezielle Pathologie des Schweines. Erörtert werden die Infektionskrankheiten, die Parasitosen, die alimentär bedingten Erkrankungen sowie die Beziehungen zwischen Genetik und Pathologie. Es ist natürlich auch gerechtfertigt, ein Werk wie das von H. W. DUNNE (»Diseases of Swine«) zu verfassen, das ausschließlich den hier abgehandelten Krankheiten gewidmet ist. Das Ziel unserer Arbeit bestand aber nicht darin, alle Krankheitsbilder nach klassischem Muster unter Berücksichtigung aller Aspekte und Wechselbeziehungen in größtmöglicher Ausführlichkeit darzustellen. Die Ansprüche unserer Leser konzentrieren sich auf den Wunsch, eine Zusammenfassung der neuesten Erkenntnisse über die am häufigsten auftretenden und die wirtschaftlich bedeutsamsten Krankheiten in die Hand zu bekommen.
- Um die didaktischen Zwecke nicht überzubetonen, wird im *Teil V* zusammenfassend auf die Erkrankungen in den einzelnen Produktionsstufen eingegangen: Krankheiten der Zuchttiere, der Ferkel und der Mastschweine. *Teil VI* enthält die diagnostischen und klinischen Untersuchungsmethoden.
- Da die Chirurgie am Schwein in der tägli-

chen Arbeit des praktizierenden Tierarztes aus ökonomischen Gründen nur eine untergeordnete Rolle spielt, haben wir im *Teil VII* dieses Werkes lediglich die wichtigsten operativen Eingriffe beschrieben, nachdem auf mindestens ebenso vielen Seiten die Methoden der Anästhesie abgehandelt wurden. Hervorzuheben ist jedoch der Beitrag zur experimentellen Chirurgie, der sowohl für Biologen und Humanmediziner als auch für Veterinärmediziner interessant ist.

- Im *Teil VIII* werden die Tierhygiene und der Gesundheitsschutz in Schweineproduktionsbetrieben praxisnah dargelegt.
- Der *Teil IX* ist der Fleischqualität mit seinen verschiedenen Aspekten gewidmet. Als Schwerpunkt erscheinen die hygienischen Gesichtspunkte; außerdem werden ernährungsphysiologische, kommerzielle und technologische Probleme angesprochen.

Wenn das vorliegende Nachschlagewerk den Bedürfnissen der zahlenmäßig vorherrschenden Betriebe mit intensiver Schweineproduktion auch in besonderer Weise Rechnung trägt, so sind die Erkenntnisse und Lösungswege doch auch auf traditionell arbeitende Betriebe übertragbar, wobei die Unterschiede in den Produktionsbedingungen entsprechende Anpassungen erfordern.

Wir möchten diese Einleitung nicht beenden, ohne Herrn Poly, dem Präsidenten und Generaldirektor des Staatlichen Instituts für landwirtschaftliche Forschungen, und Herrn Jolivet*, dem Wissenschaftlichen Direktor für Tierproduktion, für die Förderung des Publikationsvorhabens unseren Dank auszusprechen. Gleichzeitig bedanken wir uns bei Herrn Prof. Ruckebusch von der Tierärztlichen Hochschule in Toulouse, dank dessen freundschaftlicher Unterstützung das Bildmaterial in bester Qualität erscheinen konnte.
Dem Verlag Maloine, der wie gewohnt auch diesem Werk größte Sorgfalt angedeihen ließ, sind wir zu großem Dank verpflichtet.

* Jetzt Direktor im Landwirtschaftsministerium, Paris

Anmerkungen zur deutschen Ausgabe

Das hiermit vorliegende Buch ist eine Übersetzung des französischen Standardwerkes. Es wurden bewußt keine Anpassungen an die Bedingungen unserer Schweineproduktion oder Textergänzungen vorgenommen. Vielmehr war es das Anliegen des Verlages, das Buch für den deutschsprachigen Leser ohne Sprachhindernisse zugänglich zu machen. Es soll jedem selbst überlassen bleiben, bei den entsprechenden Abschnitten Vergleiche mit hiesigen Verhältnissen anzustellen. Wir wenden uns aber an den gleichen Leserkreis, wie er als Adressatengruppe von den Herausgebern in obiger Einleitung genannt worden ist.

Schober Verlags-GmbH

Schweineproduktion – biologische und pathologische Konsequenzen I

CL. LABOUCHE, J. TOURNUT, J.-P. TILLON

Die Schweineproduktion hat sich in den letzten Jahrzehnten hinsichtlich ihrer Bestandsgrößen, Strukturen und Methoden grundlegend verändert. Diese Entwicklung ist das Ergebnis einer Reihe spezifischer, von den Produzenten gewollter oder ungewollter Maßnahmen, die zunächst darauf gerichtet waren, die durch den zweiten Weltkrieg dezimierte Schweinepopulation wieder aufzufüllen.
Ferner mußte das Produktionsniveau so angehoben werden, daß die Selbstversorgung des Landes mit Schweinefleisch zu realisieren war. Ein solches Ziel war nur dadurch zu erreichen, daß die in der Tierernährung, in der Genetik und in der Erforschung der Umwelt (im weitesten Sinne des Wortes) registrierten Fortschritte in der Praxis genutzt wurden. Gleichzeitig haben die mit der Einführung der neuen Technologien verbundenen erhöhten Investitionen und Schuldenlasten, die Zunahme der Bestandsgrößen und die daraus resultierende Vergrößerung des Betriebskapitals dem bisher mit einer genau kalkulierenden Wirtschaftsführung wenig vertrauten Produzenten die Stellung eines Unternehmers aufgezwungen. Das führte dazu, daß die Schweineproduktion in der heutigen Zeit nur noch entfernt jener im Jahre 1946 ähnelt (ZERT, 1976).
Im Zuge dieser Entwicklung kam es jedoch gleichzeitig zu krankhaften Erscheinungen, von denen einige bis dahin unbekannt waren, während andere, schon bekannte und mitunter fast in Vergessenheit geratene, eine erneute, besorgniserregende Aktualität erlangten. Es existieren zahlreiche Arbeiten, in denen eine Ursache-Wirkungs-Beziehung zwischen der tiefgreifenden Umwälzung der Produktionsmethoden und der Höhe der durch Krankheiten bewirkten Verluste nachgewiesen wird.
Im ersten Kapitel dieses Abschnittes werden die auffälligsten Besonderheiten der Entwicklung der Schweineproduktion mitgeteilt. Auf die wichtigsten biologischen Auswirkungen und ihr mögliches Umschlagen in pathologische Zustände wird im zweiten Kapitel eingegangen. Obwohl das vorliegende Werk vorrangig auf die Verhältnisse in Frankreich ausgerichtet ist, lassen sich doch viele Aussagen auf die Schweineproduktion anderer Länder Europas übertragen.

Entwicklung der Schweineproduktion — Kapitel 1

Entwicklung der Bestände

Die Entwicklung ist durch eine zahlenmäßige Vergrößerung der Bestände und eine tiefgreifende Veränderung ihrer geographischen Verteilung charakterisiert.

GLOBALE BESTANDSZUNAHME

Mit Ausnahme der Periode des zweiten Weltkrieges, nach dessen Ende die Schweineproduktion Frankreichs nicht mehr als ein Viertel des Vorkriegsniveaus hatte, ist der Gesamtbestand des Landes seit 1882, der ältesten zugänglichen Jahresstatistik, bis 1950 relativ konstant geblieben. Er betrug beinahe ein Jahrhundert lang knapp über 7 Millionen Tiere und belief sich 70 Jahre später auf 6800000 Schweine. Seitdem und während fast 25 Jahren läßt sich eine kontinuierliche Zu-

Geographische Verteilungen der Schweinepopulationen Frankreichs

Region	Schweine- bzw. Sauenbestand in %	
Bretagne	40	43
Departement Nord und Pas-de-Calais	10	15
Midi-Pyrénées	7,3	7,1
Loire-Gebiete	6,8	4,8
	64,1	69,9

nahme feststellen, die annähernd zur Verdopplung des Bestandes geführt hat, so daß im Jahre 1974 etwas mehr als 12 Millionen Tiere ermittelt wurden (nach dem Amt für landwirtschaftliche Statistik in Rennes). Gegenwärtig liegt die Schweinepopulation Frankreichs bei 11 Millionen und hat sich damit im Rahmen der EG hinter der deutlich führenden Bundesrepublik Deutschland (23 Millionen Schweine im Jahre 1978) auf den zweiten Platz vorgeschoben. Die durchschnittliche Bestandsdichte ist gering (0,1 je ha Gesamtfläche und 0,2 je ha landwirtschaftliche Nutzfläche) und deutlich niedriger als in der Mehrzahl der anderen EG-Staaten. So beläuft sie sich in den Niederlanden auf 2,7 Schweine, in Dänemark auf 2 Schweine und in der Bundesrepublik Deutschland auf 1 Schwein je Hektar Gesamtfläche.

Die errechnete Durchschnittszahl verschleiert die Unterschiede in den Schweinepopulationsdichten der verschiedenen Landesteile Frankreichs.

GEOGRAPHISCHE VERTEILUNG

Die Schweineproduktion ist regional stark differenziert. In den hier genannten vier Landesteilen befinden sich 64 % aller Schweine und 70 % der Sauen, wobei der Bretagne der entscheidende Rang zukommt. Den Spitzenplatz errang die Bretagne hauptsächlich im Laufe der letzten zwanzig Jahre. In diesem Zeitraum hat sich die bretonische Schweineproduktion annähernd vervierfacht und ihr Anteil an der Gesamtproduktion des Landes verdreifacht (6,4 % im Jahre 1882, 13 % im Jahre 1950). Schließlich ist in der Bretagne eine starke Konzentration der Schweinebestände zu registrieren (40 % des Gesamtbestandes bei 5 % der Gesamtfläche Frankreichs). Die Bestandsdichte reicht an die der Niederlande heran und übertrifft die der anderen EG-Länder deutlich. Sie liegt bei 1,6 Schweinen je ha Gesamtfläche und 2,2 Schweinen je ha landwirtschaftliche Nutzfläche.

Entwicklung der Betriebsstrukturen in der Schweineproduktion

Von den Faktoren, die die Produktionsstruktur bestimmen, sollen an dieser Stelle nur die Bestandsgröße, die Spezialisierung der Betriebe sowie die Zugehörigkeit der Betriebe zu einem Genossenschaftsverband erörtert werden.

BESTANDSGRÖSSE

Während von 1972 bis 1978 der Schweinebestand im Landesmaßstab leicht zurückging (auf annähernd 11 Millionen Tiere), verringerte sich die Anzahl der Betriebe durchschnittlich um 95 Betriebe je Tag, d. h. doppelt so schnell wie die Gesamtheit der Landwirtschaftsbetriebe. Dieser Rückgang betraf vornehmlich Betriebe mit 5 bis 100 Schweinen. Dagegen stieg der Anteil der Betriebe mit mehr als 100 Schweinen von 51 % auf 71 %. Dadurch nahm die durchschnittliche Zahl der Tiere je Betrieb sehr rasch zu. Hält die gegenwärtige Entwicklung an, wird nach Berechnungen der Zentralstelle für Umfragen und statistische Erhebungen beim Landwirtschaftsministerium (1979)* beinahe die gesamte Schweinepopulation binnen kurzem in 22000 bis 30000 industriemäßig produzierenden Großanlagen konzentriert sein.

Ein vergleichbarer Vorgang läßt sich beim Sauenbestand beobachten. Dieser äußert sich in der Abnahme der Bestände mit weniger als 20 Sauen und im Gleichbleiben der Bestände zwischen 20 und 50 Sauen, während die Anzahl der Sauen, die zu Betrieben mit mehr als 50 Sauen gehören, von 14 % auf 34 % des gesamten Zuchtsauenbestandes Frankreichs stieg. Wird aus dem aktuellen Trend geschlußfolgert, müßten schließlich alle Kleinbestände verschwinden, wogegen eine von drei Sauen in einem Betrieb mit 20 bis 50 Sauen stehen

* Service central des enquêtes et études statistiques (S. C. E. E. S.)

würde und die anderen beiden dann zu Betrieben mit mehr als 50 Sauen gehörten (S. C. E. E. S., 1979).
In der Bretagne zeigen sich die gleichen Tendenzen. Von 1969 bis 1978 hat sich die Zahl der Betriebe um mehr als die Hälfte verringert, der Schweinebestand hat sich fast verdoppelt, und die Zahl der Schweine je Betrieb hat sich praktisch vervierfacht (von durchschnittlich 27 auf 100 Tiere). Zu Beginn dieser Periode belief sich die Zahl der Bestände mit mehr als 100 Tieren auf 40 % des Gesamtschweinebestandes der Bretagne; sie erhöhte sich dann auf 85 %. Fast zwei von drei Schweinen stehen in Anlagen mit mehr als 200 Schweinen; für die übrigen Landesteile Frankreichs errechnet sich ein Wert von weniger als 50 % für derartige Bestandsgrößen. Jedes dritte Schwein steht in einem Betrieb mit mindestens 500 Schweinen.
Knapp 90 % des Sauenbestandes der Bretagne war im Jahre 1966 in Beständen mit weniger als 20 Sauen konzentriert; am Ende des Berichtsjahres 1978 war das Verhältnis beinahe umgekehrt, denn fast 80 % der weiblichen Zuchtschweine befanden sich in Beständen mit mehr als 20 Sauen, und jede zweite Sau stand in Beständen mit mehr als 50 Sauen.
Die zu beobachtende Konzentration ist folglich in der Bretagne besonders ausgeprägt. Gleichwohl verfügen auch Departements wie Pyrénées-Atlantiques, Hautes-Pyrénées und Bouch es-du-Rhône, die wenige Betriebe besitzen, im wesentlichen über sehr große Produktionseinheiten.

SPEZIALISIERUNG DER PRODUKTION

Betriebliche Spezialisierung

Die Schweineproduktionsbetriebe werden nach ihrer Nutzungsrichtung gewöhnlich in drei Kategorien unterteilt: reine Zuchtbetriebe, Mastbetriebe und kombinierte Zucht-Mast-Betriebe. Definitionsgemäß halten die Mastanlagen im Gegensatz zu den Zuchtbetrieben keine Zuchtsauen. Die Verteilung der

Tabelle I/1 Verteilung der Nutzungsrichtungen in der Schweineproduktion Frankreichs

	Anzahl	%
Mastbetriebe		
davon < 5 Schweine	242000	62,0
> 5 Schweine	40000	10,3
gesamt	282000	72,3
Zuchtbetrieb		
davon reine Zuchtbetriebe	31700	8,1
kombinierte Zucht-Mast-Betriebe	76300	19,6
gesamt	108000	27,7
Schweineproduktionsbetriebe insgesamt	390000	100,0

Nutzungseinrichtungen in den 390000 Schweineproduktionsbetrieben Frankreichs sind mit dem Stichtag 1. 12. 1978 in der Tabelle I/1 aufgeführt.
Der Übersicht ist zu entnehmen, daß in bezug auf die Mast die Schweineproduktion nur für 10 % der Betriebe ein beachtliches Einkommen sichert und mehr als 60 % Betriebe mit weniger als 5 Schweinen zum großen Teil für den Eigenbedarf produzieren. Gleichzeitig wird die Bedeutung der kombinierten Zucht-Mast-Betriebe unterstrichen, die etwa ein Fünftel der Betriebe und drei Viertel der Sauenpopulation umfassen (S. C. E. E. S., 1979).
Bei den Zucht-Mast-Betrieben handelt es sich um eine heterogene Kategorie. Für die Bretagne unterscheidet man vier Untergruppen, die durch das Verhältnis der Anzahl von Schlachtschweinen über 50 kg zur Anzahl der im Betrieb vorhandenen Sauen charakterisiert werden (S. R. S. A., 1979)*. Offensichtlich erstreckt sich die klassische Definition des Zucht-Mast-Betriebes (»naisseurs-engraisseurs«) auf zwei Gruppen, die den »reinen« Zuchtbetrieben sehr ähneln, und auf eine von den Mastbetrieben im eigentlichen Sinne wenig abzugrenzende Gruppe. Tatsächlich trifft der in der Bretagne übliche Begriff des Zucht-Mast-Betriebes, d. h. eines Betriebes, in dem

* S. R. S. A. = Service de la statistique agricole de Rennes

nur die in ihm gezüchteten Ferkel gemästet werden, in jenen Regionen auf etwa ein Drittel der Betriebe zu, die der klassischen Definition folgen. Anders ausgedrückt, mit dem Stichtag 1. 12. 1978 betrieben von rund 43000 Schweineproduzenten nur 3000 (7,2 %) eine Produktion in geschlossenem System, d. h. ohne Ankauf von Ferkeln aus anderen Betrieben. So wird geschätzt, daß in der Bretagne mindestens 3700000 Ferkel die Erzeugerbetriebe zu Mastzwecken verlassen; diese Zahl entspricht 57 % der produzierten Ferkel (S. R. S. A., 1979).

Tabelle I/2 Regionale Spezialisierung in der Schweineproduktion Frankreichs

Regionen mit Zuchtbetrieben	Zahl der gelieferten Ferkel (Jungschweine)	Regionen mit Mastbetrieben
Südfrankreich (65*, 12, 81, 31)	550000	Westfrankreich (17, 85, 44) Ostfrankreich (74, 01, 39, 25) Südostfrankreich (13)
Bretagne (22, 56, 29)	580000	Bretagne (35) Basse-Normandie (50) Loire-Gebiete (49) Pariser Region Ost- und Nordostfrankreich
Haute-Normandie (76, 27)	116000	Pariser Region Nordostfrankreich
Departement Nord und Pas-de-Calais (59, 62)	290000	Pariser Region Nordostfrankreich
Zentralfrankreich (71, 36, 03, 58)	350000	Nordost-, Ost- und Südfrankreich
Poitou (86)	60000	angrenzende Regionen

* Die Zahlen in Klammern stellen die Codenummern der Departements dar

Regionale Spezialisierung

Manche Gebiete Frankreichs produzieren mehr Ferkel, als für Mastzwecke benötigt werden. Der Überschuß wird dann in andere, mitunter weit entfernte Gegenden geleitet, deren Ferkelaufkommen für die jeweiligen Mastanlagen nicht ausreicht. Die Tabelle I/2 gibt einen Überblick über die Hauptrichtungen des Ferkelhandels in Frankreich, wie sie sich 1966 darstellten (Tournut et al., 1966). Demnach sind etwa 2 Millionen Ferkel in die Handelsgeschäfte einbezogen, um die Überschüsse aus den vorwiegend Zucht betreibenden Gebieten abzuführen und die Defizite in den Landesteilen mit hohen Mastkapazitäten auszugleichen. Zwischen den jeweiligen Zonen liegen bisweilen Entfernungen von mehreren hundert Kilometern. Annähernd 20 % der Mastschweinproduktion basiert auf der Nutzung zugekaufter Ferkel.

Die angegebene Statistik ist inzwischen überholt, denn seit dem letzten Jahrzehnt hat sich die geographische Verteilung der Schweinepopulation Frankreichs merklich geändert. Die Mastkapazität einiger Regionen mit vorwiegend Zuchtbetrieben hat eindeutig zugenommen, und die Anzahl der darüber hinaus verfügbaren Ferkel ist dementsprechend zurückgegangen. Für 1978 wurde errechnet, daß nur rund 300000 Ferkel von bretonischen Betrieben über die Provinzgrenzen hinaus verkauft wurden, während es 1966 noch an die 600000 Ferkel waren.

Untersuchungen von Dagorn et al. (1977) an 120 auf Mast spezialisierten Betrieben West- und Südfrankreichs mit einer durchschnittlichen Belegungskapazität von 280 Schweinen zeigten, daß trotzdem noch 16 Zuchtbetriebe zur Auslastung einer Mastanlage erforderlich sind.

PRODUZENTENVERBÄNDE

Die Bildung von genossenschaftlichen Erzeugnisverbänden ist ohne Zweifel eine hervorstechende Neuerung in der Organisation der Schweineproduktion der letzten zwanzig Jahre. Nach den offiziellen Verlautbarungen der Jahre 1960 und 1962 vereinigten sich in den Genossenschaften Produzenten, die entschlossen sind, eine gemeinsame Strategie zur Beschaffung von Produktionsmitteln, zur Verbesserung der Produktionsmethoden und zur Vermarktung der erzeugten Produkte zu verwirklichen. Die dem Erzeuger angebotenen Dienstleistungen können jedoch in den einzelnen Genossenschaften unterschiedlich sein. In einigen Fällen wird nur auf handelsorganisatorische Fragen eingegangen, in anderen gibt es Beratungen über alle Aspekte der Produktion (bauliche Gesichtspunkte, Ernährung, technologisches know-how, Programme zur genetischen und hygienischen Verbesserung usw.). Die Bildung dieser Genossenschaften ist der bevorzugte Weg, um mit den vom Staat gewährten verschiedenen finanziellen Unterstützungen die Produktion zu stimulieren. Seit etwa einem Jahrzehnt bewegt sich die Zahl der einer Genossenschaft angehörenden Betriebe auf einem relativ stabilen Niveau; sie liegt in der Größenordnung von 25000. Im Jahre 1978 stellten sie lediglich 7 % der Betriebe, umfaßten aber über die Hälfte des Schweinebestandes im Landesmaßstab. Daraus erklärt sich, daß die Anzahl der je Betrieb gehaltenen Schweine stark angestiegen ist und beispielsweise von durchschnittlich 149 im Jahre 1972 auf 212 im Jahre 1979 zunahm.

Zusammenfassend läßt sich sagen, daß die Entwicklung der Schweineproduktion Frankreichs durch folgende Merkmale gekennzeichnet ist:

- ein beträchtliches zahlenmäßiges Wachstum, das in 30 Jahren fast zur Verdopplung der gesamten Schweinepopulation geführt hat;
- gleichzeitige Konzentration der Produktion in der Bretagne (40 % des Gesamtschweinebestandes Frankreichs) mit einer stark erhöhten Bestandsdichte (1,6 Schweine je ha Gesamtfläche bzw. 2,2 Schweine je ha LN);
- Verringerung der Anzahl der Betriebe, hauptsächlich jener mit Kleinbeständen, woraus eine erhebliche Zunahme der Bestandsgrößen resultiert (in der Bretagne stehen 85 % aller Schweine in Beständen mit über 100 Tieren und beinahe zwei Drittel in Beständen mit mehr als 200 Schweinen);
- Bildung von Genossenschaftsverbänden der Produzenten, zu denen zwar eine verhältnismäßig geringe Zahl von Betrieben gehört, die aber mehr als 50 % der Produktion kontrollieren (fast die Hälfte der bretonischen Schweineproduktionsbetriebe). Diese Zusammenschlüsse bieten vorteilhafte technologische Unterstützung und Sonderfinanzierungen.

Dennoch steht die Spezialisierung im Mittelpunkt der Produktion. Nur eine kleine Anzahl von Betrieben, nämlich die, welche ihre produzierten Ferkel selbst mästen, arbeitet in geschlossenem System (7 % der Betriebe in der Bretagne). Die Verkäufe von Ferkeln aus Regionen mit vorwiegend Zuchtbetrieben in Gegenden mit hoher Mastkapazität behalten nach wie vor ihre Bedeutung (das betraf im Jahre 1966 20 % der Mastschweineproduktion).

Entwicklung der Produktionsmethoden

Ob die Schweineproduktion für einen Landwirtschaftsbetrieb den Status einer zusätzlichen Einnahmequelle hat oder ob es sich um eine Monoproduktion handelt, stets wird der Produzent bestrebt sein, aus seiner Wirtschaft größtmöglichen Gewinn zu erzielen. Bekanntlich ist der Marktwert der Mastschweine wie auch der Ferkel deutlichen Schwankungen unterworfen. Bestimmte Ereignisse sind dabei vorhersehbar (allgemeine Wirtschaftslage, Änderungen im Produktionsablauf), andere weitaus weniger (Behinderungen bei den Lieferungen von Region zu Region oder zwischen den Gemeinden, Witterungseinflüsse usw.). Trotzdem bleibt in ökonomischen Konjunkturphasen der Verkauf eines Tieres guter Qualität (Schlachtwertklasse, Fleischqualität) eine nicht zu unterschätzende Verdienstmöglichkeit. Manchmal kann es für den Produzenten die einzige Maßnahme sein, um Krisenzeiten mit allgemein absinkendem Preisniveau für die Erzeuger entgegenzuwirken.

Gleichzeitig muß der Produzent alle in die Selbstkosten eingehenden Faktoren kennen, beherrschen und zu minimieren versuchen.

Daraus folgt, daß die Belastung durch Investitionen und lebendige Arbeit abgebaut werden muß, das den Tieren angebotene Futter auf bestmögliche Weise verwertet wird und die ökonomischen Verluste durch krankheitsbe-

Tabelle I/3 Stallgrundflächenbedarf von Schweinen (Gesamtfläche = Liegefläche + Kotplatz) in Abhängigkeit von der Fußbodengestaltung

Art der Fußbodengestaltung	m² je Schwein
Liegefläche mit	
Einstreu	1,25–1,50
planbefestigte Fläche	0,95–1,10
Spaltenboden	
Teilspaltenboden	0,80–0,85
Vollspaltenboden	0,60–0,75

Tabelle I/4 Stallgrundfläche je Tierplatz (Gesamtfläche = Liegefläche + Kotplatz) in Schweinemastbetrieben

m²/Schwein	Zahl der Betriebe %
0,40–0,50	0,5
0,50–0,60	4,0
0,60–0,70	20,1
0,70–0,80	30,2
0,80–0,90	18,1
0,90–1,00	12,6
1,00–1,10	5,5
1,10–1,20	4,5
>1,20	4,5

dingte Abgänge vermindert werden müssen. Um diese vielfältigen, mitunter gegensätzlichen Ziele zu erreichen, bedarf es gleichzeitiger Anstrengungen im Hinblick auf die Verbesserung der Stallbauten, der Umweltbedingungen, bei breiter Nutzung der genetischen Möglichkeiten, der Ernährung und der allgemeinen Betreuung der Bestände.

STALLBAUTEN

Wollte man das hier zur Diskussion stehende Problem auch nur in seinen wichtigsten Lösungsvarianten darstellen, wären ausgiebige Erörterungen erforderlich. Die Ausführungen beschränken sich auf jene Bedingungen, von denen angenommen werden kann, daß sie die Physiologie der Tiere und deren Verhalten gegenüber pathogenen Faktoren beeinflussen. Mit diesen technologischen Kennwerten wird eine Minimierung der Investitionskosten und/oder eine Reduzierung der mit der Handarbeit verbundenen Ausgaben angestrebt.

Belegungsdichte

Die durch den Stallbau für Schweine verursachten Kosten sind unterschiedlich. Sie hängen von dessen Größe, der Art des verwendeten Materials und der Wärmedämmung ab. Schlüsselfertig übergebene Ställe sind wesentlich teurer als Ställe, die durch Aus- und Umbau schon vorhandener Gebäude errichtet werden. Nach Berechnungen von Teffène und Ferradini (1977) ist die Abschreibung bei den erstgenannten Bauten etwa doppelt so hoch wie bei den letztgenannten (14 % vom Selbstkostenpreis gegenüber 6 %). Die Beteiligung des Besitzers an der Errichtung des Stallgebäudes stellt einen weiteren kostenbeeinflussenden Faktor dar. Welche Ausführungsarten man auch in Betracht ziehen mag, je mehr Schweine ein Stall bestimmter Größe aufnimmt, desto schneller amortisieren sich die Baukosten. Daher ist es nicht verwunderlich, daß die empfohlenen Normwerte im Laufe der Zeit verringert wurden. Vor allem betrifft das die neuen Stallbauten, die reduzierte Stallflächennormen erlauben.
Die Tabelle I/3 gibt die gegenwärtig empfohlenen Stallflächennormen für Schweine mit einer Körpermasse von 100 kg in Abhängigkeit von der Fußbodengestaltung wieder. Demzufolge kann die von einem Tier zu beanspruchende Stallgrundfläche in weiten Grenzen schwanken und sehr niedrige Werte erreichen (1,5 Schweine/m² bei Vollspaltenboden). Trotzdem werden die Richtwerte in der Praxis häufig nicht eingehalten, sondern mehr oder weniger unterschritten.
Die Tabelle I/4 faßt die Untersuchungsergebnisse von Dagorn et al. (1977) in 199 west- und südwestfranzösischen Schweinemästereien mit einer Belegungskapazität von 250 bis 280 Schweinen zusammen. 25 % der Ställe bieten eine Stallgrundfläche von weniger als 0,7 m²/Schwein, 50 % eine Fläche von 0,6 bis 0,8 m²/Schwein. Übrigens ist die Verringerung der Stallfläche je Tier keine französische Besonderheit. Den von Lindqvist (1974) in Schweden veröffentlichten Daten, die das Ergebnis einer Studie an ungefähr 165000 Schweinen sind, läßt sich entnehmen, daß 74 % der Tiere eine Fläche von weniger als 0,7 m² zur Verfügung steht. Es kann die Schlußfolgerung gezogen werden, daß die technische Entwicklung zu einer Reduzierung der Stallgrundfläche je Tier um annähernd 50 % geführt hat und diese Entwicklung ein Charakteristikum der modernen Mastschweinproduktion darstellt.*

Stallraumbedarf

Das Volumen an verfügbarer Stalluft ist nur in geschlossenen Stallbauten konstant. Obwohl der Begriff Volumen stets mit der Lüftung bzw. Lufterneuerung in engem Zusammenhang gesehen werden sollte, ist es selbstverständlich, daß je Schwein ein Stallraum von mindestens 3 m³ verfügbar sein muß. Die Untersuchung von Dagorn et al. (1977) an 138 geschlossenen Schweineställen hat gezeigt, daß eine solche Forderung bei weitem nicht erfüllt

* Eine vergleichbare Situation ist bei trächtigen Sauen gegeben. Die traditionelle Methode der Gruppenhaltung trächtiger Sauen sieht eine Gesamtfläche von 2 m² je Sau vor. Bei den neueren Technologien mit der Trennung in Freßplatz und Liegeplatz bzw. bei Anbindehaltung ergibt sich lediglich ein Wert von 1,32 m² bzw. 1,20 m² je Sau (Institut technique du porc, 1977)

wird (Tab. I/5). Nur rund 60 % der Stallbauten wiesen normgerechte Raumluftwerte auf. Betrachtet man die von Lindqvist (1974) mitgeteilten Daten, wird ein sehr ähnliches Bild für Schweden erkennbar (58,2 %). Gordon (1963) berichtete von einem extremen Fall, wo in einer Schweinemastanlage mit einer Jahresproduktion von 15000 Schweinen auf jedes Schwein weniger als 1 m^3 Stallraum entfiel.

Lüftung

Lüftungssysteme haben sich nur in geschlossenen Stallgebäuden durchgesetzt (Tab. I/6). Zahlreiche Mastbetriebe existieren noch immer in Form offener Anlagen; nach einer Studie von Dagorn et al. (1977) betraf es 30 % der Betriebe. In geschlossenen Ställen wird hauptsächlich die Schwerkraftlüftung angewendet (Dagorn et al., 1977). Andererseits kann dieses Lüftungssystem auf Grund seines technischen Niveaus (geringer Wirkungsgrad) am wenigsten befriedigen. Es verlangt neben der Überwachung korrigierende Eingriffe im Falle raschen Absinkens der Temperatur. Für richtiges Funktionieren muß mindestens eine Temperaturdifferenz von 10 °C zwischen Außenluft und Stalluft gegeben sein. In der warmen Jahreszeit kehrt sich das System um. Die trotz erheblicher Unzulänglichkeiten gegebene Bevorzugung der Schwerkraftlüftung beruht auf der Einfachheit ihres Aufbaus und Einbaus, den geringen Installationskosten und dem fehlenden Energieverbrauch. Das Institut technique du porc (I. T. P.) empfahl 1977 eine Überdrucklüftung, mit der allein es möglich ist, Lufterneuerung, -abgabe und -geschwindigkeit gleichzeitig zu steuern. Es scheint jedoch das am wenigsten verbreitete System zu sein.

Heizung

Im allgemeinen werden Abferkel- und Absatzferkelställe beheizt. Demgegenüber ist eine Heizung der Ställe für Mastschweine weniger üblich; sie war bei den von Dagorn et al. (1977) erfaßten Stallbauten lediglich in 19 % der Fälle in Betrieb, und zwar ausschließlich für den Zeitraum der Ein- und Ausstallungen, obwohl die empfohlenen Optimaltemperaturen, zumindest im Winter, eine länger dauernde Heizungsperiode gerechtfertigt hätten. Wirtschaftliche Probleme, die sich um so drastischer auswirken, je höher die Energiepreise sind, können zu groben Fehlern führen (Absperren der Zuluft- und Abluftkanäle, der Türen und Fenster). Häufig ist eine Vielzahl von Unzulänglichkeiten festzustellen (verstaubte, schadhafte oder verkehrt montierte Ventilatoren). Manchmal sind die Heizungsaggregate nicht richtig eingestellt oder schlecht gewartet.

Spezielle Einrichtungen

Die nachfolgend genannten Einrichtungen dienen meistens dem Zweck, die manuellen Arbeitsgänge zu erleichtern, die Kosten zu senken oder die Leistungen zu erhöhen.

Sammeln und Beseitigen der tierischen Ausscheidungen

Die traditionelle Haltung mit Einstreu (Stroh) hat trotz ihres Preises und der erforderlichen Handarbeit noch nicht alle Anhänger verloren. Der damit verbundene Arbeitsaufwand läßt sich durch geeignete Technologien auf ein Minimum herabsetzen oder ganz überwinden (Tiefstreu, Schleppschaufel, Kratzerkette). Jedoch geht der Trend, vor allem im Bereich der Mast, zur einstreulosen Haltung. Durch geeignete Fußbodengestaltung werden die Exkremente beim Laufen der Tiere in eine Sammelgrube oder einen Fließkanal gedrückt, der quer zu dem aus Metall- oder Betonelementen bestehenden Spaltenboden verläuft. Spaltenböden aus Beton haben den Nachteil, daß sie schwer und unhandlich sind und die Reinigungs- und Desinfektionsarbeiten beeinträchtigen. Die auf Ergebnissen von Dagorn et al. (1977) beruhende Tabelle I/7 vermittelt eine Vorstellung von den in der Praxis der industriellen Mast realisierten Lösungsvarianten. Von 10 Betrieben haben 8 die Einstreuhaltung aufgegeben, 2 von 3 Betrieben entschieden

Tabelle I/5 Stallraumwerte je Tierplatz in Schweineproduktionsanlagen Frankreichs

Stallraumvolumen je Schwein m^3	Zahl der Schweineproduktionsanlagen %
<1,9	3,6
1,9–2,1	5,8
2,1–2,3	6,5
2,3–2,5	8,0
2,5–2,7	10,1
2,7–2,9	13,8
2,9–3,1	19,6
3,1–3,3	13,8
3,3–3,5	8,7
>3,5	10,1

Tabelle I/6 Lüftungsanlagen in Schweineproduktionsbetrieben Frankreichs

Lüftungstechnik	Zahl der Betriebe %
Schwerkraftlüftung (Auftriebslüftung)	82,3
Zwangslüftung	17,7
Sauglüftung (Unterdrucklüftung)	14,8
Drucklüftung (Überdrucklüftung)	1,9
Druck-Saug-Lüftung (Gleichdrucklüftung)	1

Tabelle I/7 Art der Entmistung in industriemäßigen Schweinemastbetrieben Frankreichs

Fußbodengestaltung	Zahl der Betriebe %
Einstreuhaltung	19,4
Manuelle Reinigung	6,8
Mechanische Reinigung	12,6
Einstreulose Haltung	80,6
Manuelle Reinigung	4,4
Mechanische Reinigung	9,0
Teilspaltenboden	63,1
Vollspaltenboden	3,4

sich für den Spaltenboden. Sie verzichteten also auf die Vorteile der Einstreu (Behaglichkeit für die Tiere, Verminderung der Wärmeverluste über den Fußboden, Begrenzung der Umweltschäden) und nutzen die mit der Güllewirtschaft verbundenen günstigen Bedingungen (Verringerung der Handarbeit, Wegfall der Dungbeseitigung, Erhöhung der Belegungsdichte mit verringerter Bewegungsmöglichkeit usw.), wobei sie die Erschwernisse (Lagerung und Ausbringen der Gülle, Umweltschäden) tolerieren. Somit haben ökonomische Überlegungen über das Bestreben, dem Schwein eine angemessene Behaglichkeit zu gewähren, die Oberhand behalten.*

Fütterungsverfahren

Allein die Aufzählung der heute verfügbaren Techniken würde den Rahmen dieses Werkes sprengen. Die Darstellung beschränkt sich auf die von Dagorn et al. (1977) vorgelegten Untersuchungsergebnisse, welche die angewendeten Lösungsvarianten widerspiegeln:

- Es fällt auf, daß sich die Anzahl der Produzenten, die sich für Trockenfutter entscheiden, und die Anzahl derjenigen, die feuchtkrümeliges Futter bzw. Flüssigfutter verabreichen, die Waage hält (49,3 bzw. 50,7 %).
- Das Verfüttern von Trockenfutter ist fast immer mit der Verabreichung des Futters auf dem Boden (Bodenfütterung) gekoppelt (42,5 % der Betriebe).
- Bei rund einem Viertel der Betriebe sind die Troglängen unzureichend.
- Die automatische Futterverteilung (17 % der Betriebe) erschwert die Kontrolle der Futterdosierung.

Die in dieser Studie mitgeteilten guten Ergebnisse mit der Bodenfütterung wurden in Schweden nicht bestätigt. Dort erhält nach Lindqvist (1974) nur jedes dritte Schwein sein Futter direkt auf dem Boden angeboten.

Tränkverfahren

Das Tränken ist dann unproblematisch, wenn das Futter in trockenem Zustand verabreicht wird. In solchen Fällen kommen die verschiedenen Selbsttränkeeinrichtungen zur Anwendung (Schwimmer-, Zapfen- oder Nippeltränken, Ventiltränken mit Becken), doch kein Verfahren befriedigt vollkommen (I. T. P., 1977; Vaissaire et al., 1977). Die gewöhnlich festzustellenden Mängel beziehen sich auf die Qualität des Wassers, das zu leichte Betätigen durch die Tiere, Wasservergeudung, die Notwendigkeit eines konstanten Druckes, das häufige Hochregulieren und die Schwierigkeit des Sauberhaltens. Hinzu kommen oft Fehler beim Installieren der Einrichtungen (zu hoch oder zu niedrig angebrachte Tränken, zu große Nähe der Liegeplätze, unzureichende Anzahl der Tränken usw.). Nach Beobachtungen von Vaissaire et al. (1977) wiesen 47,5 % der Abferkelställe und 65,5 % der Absatzferkelställe mangelhafte Tränkeinrichtungen auf.

Zusammenfassend läßt sich feststellen, daß sich auf dem Gebiet des Stallbaus und der Stallhygiene die technische Entwicklung wie folgt äußert:

- deutliche Verringerung der jedem Tier zugebilligten Stallgrundfläche und des Stallraumes je Schwein;
- entsprechender Ausgleich dieser reduzierten Werte durch Inbetriebnahme von Lüftungs- und Heizungssystemen;
- Abnahme oder Abschaffung der Handarbeit durch diverse Einrichtungen zum Sammeln und Beseitigen der tierischen Ausscheidungen sowie zum Füttern und Tränken.

In der Praxis werden die theoretischen Normen häufig verletzt, sei es auf Grund mehr oder weniger verständlicher ökonomischer Zwänge, sei es durch Unfähigkeit, die technischen Lösungen zu realisieren, oder einfach durch Nachlässigkeit.

GENETISCHE FORTSCHRITTE

Die züchterische Arbeit trägt zur Verbesserung der Rentabilität der Betriebe bei, indem auf ökonomisch bedeutungsvolle Merkmale selektiert wird, wie Zucht- und Mastleistung sowie Schlachtkörperzusammensetzung. Manche züchterische Leistungen zeigen jedoch

* Diese Haltung scheint auch in Schweden vorzuherrschen. Nach der Studie von Lindqvist (1974) stammten 80,4 % der 165000 von ihm untersuchten Schweine aus Stallbauten mit Gülleanfall, nur 19,6 % der Mastschweine aus Betrieben mit Einstreuhaltung

eine geringe Heritabilität und sind durch Selektion wenig zu beeinflussen (Fruchtbarkeit und Milchleistung). Dagegen gilt für andere Merkmale eine mittlere (Wachstumsgeschwindigkeit, Futterverzehr, Fleischqualität) oder hohe Heritabilität (Konstitution, Rückenspeckdicke). Demzufolge ist das Hauptziel der Tierzüchter auf diese letztgenannten Merkmale gerichtet.
Es sei jedoch erwähnt, daß sich züchterische Bemühungen auf die Verbesserung der französischen Schweinerassen wenig ausgewirkt haben; diese Rassen sind vorteilhaft durch die Rasse Large White ersetzt worden, die als besser angepaßt und als leistungsstärker eingeschätzt wird. Wenn die züchterischen Richtlinien über die ideale Körperform sich auch an den Tieren vom Fleischschweintyp orientieren (elliptische oder torpedoförmiger Körper), gibt es doch in der Schweinepopulation Frankreichs neben dem weitaus vorherrschenden Large-White-Schwein noch einen bemerkenswerten Prozentsatz von Schweinen der Landrasse und von »Schinkenschweinen« (»culards«), d. h. Schweinen der Belgischen Landrasse und der Rasse Piétrain. Diese Rassen sind aber im Rückgang begriffen, weil sie hinsichtlich der Reproduktion und des Verhaltens Probleme bieten. Sie werden vorwiegend für Kreuzungen eingesetzt.
Seit über 20 Jahren ist bekannt, daß Kreuzungen bestimmte Vorteile bringen. Vorher war man mehr oder minder davon überzeugt, daß Kreuzungen eine gewisse »Degeneration« nach sich ziehen. Die Mehrheit der Züchter riet lebhaft davon ab und pries die Vorzüge der Reinzucht. Durch die Hybridisierung lassen sich die züchterischen Merkmale, die durch Selektion nur langsam oder wenig beeinflußbar sind, rasch verbessern. Gegenwärtig verkörpert die aus der Kreuzung Large White × Landrasse hervorgegangene Sau zweifellos die leistungsfähigste aller Sauen, doch erfordert die Erlangung guter Mastleistungen die gezielte Auswahl eines Ebers mit erstklassigen Eigenschaften. Es werden dann entweder eine reziproke Kreuzung (mit einem Eber der Large-White-Rasse oder der Landrasse), Dreifachkreuzungen (mit einem Eber der Belgischen Landrasse oder Rasse Piétrain) oder noch besser Vierfachkreuzungen (mit einem Eber der Kreuzungen Large White/Piétrain, Large White/Hampshire, Landrasse/Hampshire, Hampshire/Piétrain, Hampshire/Landrasse usw.) vorgenommen. Auf diese Weise werden die Heterosiseffekte und die komplementären Rassenmerkmale bzw. die Eigenschaften der verschiedenen genetischen Typen optimal genutzt.

ERNÄHRUNG

Selbst unter optimalen Bedingungen hinsichtlich Zusammensetzung und Verteilung der Futtermittel geht in der Mastschweineproduktion die Ernährung als wichtigster Posten in die Selbstkosten ein. Nach Teffène und Ferradini (1977) machen die für die Fütterung aufgewendeten Kosten in kombinierten Zucht-Mast-Betrieben mit angemessenem Leistungsniveau annähernd 70 % der Gesamtkosten aus. Unter solchen Umständen kann man sich vorstellen, welche Belastung eintritt, wenn die an das Futter zu stellenden Forderungen nicht erfüllt werden. Das betrifft vorrangig die notwendige Menge an Futter und das ausgewogene Verhältnis der erforderlichen Nährstoffe in den Futterrationen. Daraus würde ein doppelter Nachteil resultieren, da zu den unzulänglichen Leistungen und demzufolge der ungenügenden Futterverwertung eine Verlängerung der Belegungsdauer und damit eine Verschlechterung des ökonomischen Ergebnisses hinzukommen. Das erklärt, warum man im breiten Umfang auf das von der Industrie angebotene Mischfuttermittelsortiment mit ausgewogener Nährstoffzusammensetzung zurückgreift.
Nach Chambolle und Rerat (1972) machte die im Jahre 1969 in Frankreich produzierte Menge an Mischfuttermitteln für die Schweineproduktion ein Drittel der gesamten Mischfutterproduktion aus. Das war mehr als das Dreifache der Menge, die 10 Jahre früher hergestellt worden ist. Gleichzeitig erhielten we-

Nach Angaben des Instituts technique du porc (1977) verteilten sich im Jahre 1975 in Frankreich die durch Selektion vermehrten Rassen wie folgt:

Large White	66 %
Landrasse	29 %
Belgische Landrasse	1,6 %
Piétrain	0,7 %
Hampshire	2,2 %
Sonstige Rassen	0,5 %

niger als 20% der Zuchtsauen bzw. Mastschweine ausschließlich wirtschaftseigenes Futter. Im Jahre 1979 belief sich die Produktion von Futtermitteln für Schweine auf 4,7 Mio Tonnen, doch hat sich im Laufe der letzten Jahre dieses Wachstum verlangsamt.
Nach HOUEIX et al. (1981) stehen der optimalen Nutzung der Futtermittel manche Schwierigkeiten entgegen. Zum einen liegt es an der gedrängten Kürze der auf den Etiketten vorschriftsmäßig befindlichen Angaben über die Zusammensetzung und Eigenschaften der betreffenden Futtermittel. Der Anwender ist dadurch nicht ohne weiteres in der Lage, den Energiegehalt und den Gehalt an verdaulichem Rohprotein (Aminosäuren) einzuschätzen. Weil es unmöglich ist, eine Beziehung zwischen Qualität und Preis herzustellen, ergibt sich die Schwierigkeit, die Futtermittel bedarfsgerecht einzusetzen. Zum zweiten äußert sich die Problematik, wie aus der von den genannten Autoren vorgelegten Studie über die in der Bretagne verwendeten industriellen Futtermittel hervorgeht, in den großen Schwankungen der Hauptkomponenten bei den von den einzelnen Unternehmen unter derselben Kategorie angebotenen Mischfuttermitteln (obwohl die auf den Etiketten vermerkten Garantien im allgemeinen respektiert werden). Die Energiekonzentration streut stark und reicht mit unzulässig niedrigen Werten im Hinblick auf den Bedarf bei Zuchttieren nicht aus. Der Gehalt an verdaulichem Rohprotein ist verhältnismäßig korrekt, für die Ernährung der Ferkel genügt er aber nicht. Auch ist der Mineralstoffbedarf im Sauenmischfutter häufig nicht gedeckt.
Unter dem Eindruck dieser Feststellungen bietet sich als Lösung eine systematische Kontrolle vom Rohstoffeinsatz bis zur Zulassung des Produktes an, wobei die Ergebnisse solcher Kontrollen im Herstellungsprozeß Beachtung finden müssen und die zur Zeit vorgeschriebene Deklarierung der Produkte neu zu überlegen wäre.
Übrigens sind Mischfuttermittel relativ teuer, obwohl – unter Zugrundelegung eines stabilen Franc – die allgemeine Tendenz der Preisentwicklung eher sinkend ist und sich in der Größenordnung von 1% je Jahr bewegt. Leider geht gleichzeitig der Erzeugerpreis für Schweine in dieselbe Richtung, und das doppelt so schnell (I. T. P., 1977). Die Möglichkeiten zur Verbesserung der Produktivität oder die Erhöhung der Bestandsgrößen als Mittel zur Abschwächung einer derart ungünstigen Situation sind begrenzt. Eine Reihe von Produzenten ist dazu übergegangen, die Futtermittel im eigenen Betrieb herzustellen. Damit sollen die in den Preis der industriellen Futtermittel eingehenden Kosten (Produktionskosten, Ausgaben für Transporte und Verwaltung, Handelsspanne) verringert oder ganz umgangen werden. Im Jahre 1969 erhielten 72% der Sauen und 60% der Mastschweine wirtschaftseigenes Futter, ergänzt durch die Zugabe von industriellen Nebenprodukten oder von Ergänzungsfuttermitteln zu Getreide, die von der Industrie geliefert wurden.
Die Herstellung der Futtermittel in den einzelnen Betrieben bringt jedoch nicht nur Vorteile. Sie zieht finanzielle (Investitionen in bezug auf Materialbeschaffung und Vorratshaltung), steuergesetzliche (Umsatz des Betriebes), arbeitskräftemäßige (verfügbare Handarbeit und technische Kenntnisse des Produzenten) und technologische Konsequenzen nach sich. Aus der in der Bretagne erarbeiteten Studie von HOUEIX et al. (1981) geht hervor, daß die wirtschaftseigenen Futtermittel ebenso Schwankungen im Energie- und Nährstoffgehalt wie die industriellen Futtermittel aufweisen können. Häufig liegen die Analysenwerte für Energie und Eiweiß unter den theoretisch vorgegebenen Normen, beim Kalzium gibt es sehr große Mißverhältnisse und oftmals ein Überangebot. TILLON (1978) sprach von Reserven in der Qualität der verwendeten Rohstoffe und in der Homogenität der »handwerklich« produzierten Mischfuttermittel.
Ein weiteres Charakteristikum der modernen Schweineernährung besteht in der Supplementierung mit verschiedenen Zusätzen, insbesondere mit Antibiotika. Diese weitverbreitete

Geflogenheit wird Gegenstand eines Hauptkapitels in einem anderen Nachschlagewerk sein. Es sei daher lediglich an die Ergebnisse der Studie von Dagorn et al. (1977) erinnert, wonach 69 % der in Schweinemastanlagen eingesetzten Futtermittel supplementiert wurden. Die Supplementierung umfaßt solche Substanzen wie Furoxon, Furazolidon, Bazitrazin, Terramyzin, Aureomyzin, Spiramyzin, Kupfer und Carbadox.

MANAGEMENT IN DER SCHWEINEPRODUKTION

Das mit der Leitung eines Schweineproduktionsbetriebes verbundene Management erstreckt sich auf unterschiedlichste Aufgaben, die der Produzent vom Beginn der Reproduktion der Tiere an bis zum Verkauf der Schlachtschweine zu bewältigen hat. Diese Maßnahmen sind im wesentlichen zootechnischer und tierhygienischer Art.
Es steht außer Frage, daß hier nicht alle zu dem Komplex vorgetragenen Meinungen erörtert werden können. Da die dazu angestellten Untersuchungen noch sehr lückenhaft sind, beschränken sich die folgenden Ausführungen auf die wichtigsten Zusammenhänge.

Zootechnische Aspekte

Reproduktion der Zuchttierbestände

Anhand von Zuchtbüchern aus mehr als 3000 Betrieben ergibt sich, daß im Durchschnitt auf jede Sau weniger als 4 Würfe kommen, was einer jährlichen Reproduktionsrate von 50 % entspricht (I. T. P., 1977). Die Ursachen für die Selektionsabgänge sind verschieden und in fast jedem zweiten Fall in Fortpflanzungsstörungen begründet. Es folgen der Bedeutung nach das Absinken der Fruchtbarkeit und Bewegungsstörungen.
Die Reproduktion der Zuchttierbestände kann auf mehrere Arten erreicht werden, wobei jedes Verfahren seine Vor- und Nachteile hat: systematischer Ankauf aus anderen Betrieben, partielle oder totale Reproduktion über die Aufzucht im eigenen Betrieb. Nur mit der letztgenannten Variante lassen sich die bei den beiden anderen Verfahren eventuell auftretenden gesundheitlichen Risiken vermeiden. Die totale Reproduktion des Sauenbestandes aus eigener Zucht ermöglicht, wenn sie mit der künstlichen Besamung gekoppelt wird, eine vollständige hygienische Absicherung der Anlage. Aus einer Arbeit von Buisson et al. (1980) über 106 Betriebe mit kleinen Zuchtsauenbeständen als Ergänzungsproduktion geht hervor, daß 50 % der kombinierten Zucht-Mast-Betriebe und 27 % der reinen Zuchtbetriebe ihre Sauenbestände aus eigenem Aufkommen reproduzierten, während 47 % bzw. 43 % der entsprechenden Betriebe die Tiere von anderen Produzenten kauften.

- *Künstliche Besamung*

In dem Maße, wie die 14 in Frankreich arbeitenden Zentren für künstliche Besamung beim Schwein sich mit den von den Prüfstationen angebotenen Zuchttieren der höchsten Zuchtwertklasse (etwa 20 %) versorgen, stellt diese Technik ein wirksames Mittel zur Durchsetzung des genetischen Fortschritts in der Schweinezucht dar. Jedoch machen die Produzenten nur in sehr begrenztem Umfang davon Gebrauch. Die Konzeptionsrate scheint, vor allem bei Jungsauen, d. h. zu Beginn der künstlichen Besamungen, relativ niedrig zu liegen. Andererseits sind in bezug auf die Verdünnung und Konservierung des Spermas sowie in der Inseminationstechnik solche Fortschritte erzielt worden, daß Befruchtungsergebnisse in der Größenordnung wie nach dem natürlichen Deckakt erreicht werden.
Der in Abhängigkeit von der Ovulation zu wählende Zeitpunkt der Insemination ist ein wichtiger Faktor für den Erfolg der Besamung. Damit erklären sich auch zu einem großen Teil die guten Ergebnisse, wenn die künstliche Besamung dem Produzenten selbst anvertraut wird. Zwischen 1976 und 1978 wurde in 162 Betrieben das vom Rouillé-Zentrum in Vienne angebotene Sperma verwendet.
Von den 3932 erstbesamten Sauen wurden

2822 im ersten Östrus befruchtet (Trächtigkeitsrate: 71 %; Wurfergebnis: 10,1 Ferkel je Wurf). Trotzdem wandten sich 52 Produzenten (d. h. rund ein Drittel) von dem Verfahren wieder ab; 30 % von ihnen griffen nur dann auf die künstliche Besamung zurück, wenn »Pannen« zu beheben waren; 30 % beriefen sich auf die mit der Beförderung des Spermas verbundenen Schwierigkeiten (Bariteau et al., 1980).

• *Trächtigkeit*
Hier soll in Kürze nur auf die Anbindehaltung der tragenden Sauen, die praktischen Folgen des mit der Gravidität verbundenen Anabolismus und das Frühabsetzen der Ferkel eingegangen werden.
Die Anbindehaltung der trächtigen Sauen verfolgt mehrere Ziele. Einmal wird dadurch eine Reduzierung der Stallgrundfläche je Tier und folglich eine Senkung der Investitionen erreicht. Zum anderen erlaubt diese Aufstallungsform eine »individuelle« Fütterung und verschafft den Tieren grundsätzlich die nach der Anpaarung erforderliche Ruhe. Doch hat diese Methode nicht nur Vorteile, weil sie die Brunstkontrolle bei Umrauschern erschwert, das Abferkeln langsamer vor sich geht und Fälle von Agalaktie zahlreicher als sonst sind (Wrathall, 1975). Die mit der Anbindehaltung erzeugte Umweltqualität ist für manche Fachleute anfechtbar und führt zu Verhaltensstörungen, deren Einfluß auf die Zuchtleistung allerdings nur wenig ins Gewicht fällt (Ewer, 1974; Dantzer und Mormède, 1979). Es fehlt an genauen Informationen über die Rolle dieses Verfahrens in der züchterischen Praxis. Die Methode scheint nur von einer begrenzten Anzahl von Betriebsinhabern, die über kleine Sauenbestände als Ergänzungsproduktion verfügen, akzeptiert worden zu sein (Buisson et al., 1980). Sie ist selbst für bedeutende Zuchtsauenbestände, vor allem in der Bretagne, nicht von größerer Bedeutung.

• *Anabolismus in der Trächtigkeit*
Werden gravide und nichtgravide Sauen von anfänglich gleicher Lebendmasse und mit gleichem Ernährungsregime miteinander verglichen, so kann bei den tragenden Sauen außer der unmittelbar von der Trächtigkeit herrührenden Körpermassezunahme ein Masseanstieg festgestellt werden, der über dem nichtgravider Sauen liegt. Wird die Priorität der Zuchtleistung vor dem Wachstum des Muttertieres anerkannt, so drosselt man besser die tägliche Energiezufuhr, um alle für überflüssig gehaltenen mütterlichen Reserven zu reduzieren, während der durch die intrauterine Entwicklung der Ferkel entstehende Bedarf abgedeckt wird. So wurde in Großbritannien der vom Nationalen Forschungsrat eingestufte Energiebedarf für tragende Sauen zwischen 1973 und 1979 von 9,8 Mcal auf 6,6 Mcal verdauliche Energie pro Tag gesenkt (das entspricht einer Verringerung um 30 %).
Ein ähnlicher Vorgang läßt sich beim Eiweißbedarf beobachten. In erster Linie beruht die Rücknahme der Werte auf einer beträchtlichen Einsparung an eiweißhaltigen Futtermitteln. Zum anderen zeigten Untersuchungen (Salmon-Legagneur, 1965) über den quantitativen Aspekt des Eiweißbedarfs, daß tragende Sauen mit einer bedeutend geringeren Zufuhr auskommen (10 % der Norm).
Die Beobachtung dieser Befunde, die ein Ausdruck des extrauterinen Anabolismus während der Trächtigkeit sind, führte zu einer weitestgehend akzeptierten restriktiven Fütterung, deren Normen deutlich unter denen der bis dahin für richtig angesehenen Normwerte liegen. Die Praxis lehrt aber, daß die Werte oft an der unteren Grenze liegen oder sogar unzureichend sind (Madec, 1980). Vor allem bei Jungsauen läßt sich in energetischer Hinsicht kaum ein Anabolismus feststellen (Henry und Etienne, 1978). Das kann ebenso auf den Eiweißanabolismus zutreffen (De Wilde, 1980).

• *Frühabsetzen der Ferkel*
Theoretisch kann die Fortpflanzungsleistung der Sau (Zahl der Ferkel je Sau und Jahr) durch Verkürzen der Säugezeit gesteigert werden, weil sich die Zwischenferkelzeit entsprechend verringert. In der Praxis läßt sich das

aber nur dann so handhaben, wenn durch das Frühabsetzen die anderen aufzuchtleistungsbestimmenden Faktoren nicht beeinträchtigt werden, wie das Intervall zwischen Absetzen und erneuter Befruchtung (Güstzeit), die Ovulations- und Konzeptionsrate, die embryonale Mortalität, die Überlebensrate der geborenen Ferkel usw. Hält man die Säugezeit in vernünftigen Grenzen, kann für das Frühabsetzen eine positive Bilanz gezogen werden. Deshalb ist diese Methode gegenwärtig sehr verbreitet, besonders in den Betrieben, die sich dem nationalen Programm zur produktionsorganisatorischen Kontrolle der Sauenbestände angeschlossen haben.

Nach Aumaître (1978) erfolgt das Absetzen in den vier Hauptregionen der Schweineproduktion (Bretagne, Nord/Pas-de-Calais, Midi-Pyrénées, Loire-Gebiete) im Durchschnitt nach 32,5 bis 33,5 Säugetagen (1980 waren es 30 Tage). Das traditionelle Absetzen nach achtwöchiger Säugezeit wird also mehr und mehr verlassen.

Der Tabelle I/8 liegt die Auswertung der 1977 in Frankreich gewonnenen Daten zugrunde. Im Vergleich zum Absetzen nach 60 Tagen beläuft sich der Produktivitätszuwachs auf 3 Ferkel je Sau und Jahr; er könnte auf 4 Ferkel gesteigert werden, wenn eine minimale Säugezeit von 16 bis 20 Tagen gewährt wird. Das ergäbe nach Erhebungen des technischen Kontrolldienstes eine maximale Jahresleistung von 21 Absatzferkeln je Sau und Jahr (Aumaître, 1978).

Dennoch hängen die günstigen Lebendmassezunahmen und die Überlebensraten der Absatzferkel nicht nur von einer adäquaten Ernährung ab, sondern auch von der Qualität der ihnen gebotenen Umwelt (Sauberkeit der Tierunterkünfte, vor allem des Stallfußbodens; Temperatur, Luftfeuchtigkeit).

Tierhygienische Aspekte

Die ökonomischen Zwänge in der Produktion sind derart groß, daß Fehler im Hygieneregime kaum zu tolerieren sind. Kenntnis und Einhaltung der Grundregeln für die Hygienemaßnahmen in den Beständen gelten als unabdingbare Voraussetzung jeden Unternehmens der modernen Schweineproduktion. An dieser Stelle können die traditionellen Methoden der hygienischen und medikamentellen Prophylaxe nur noch einmal ins Gedächtnis gerufen werden. Es ist dagegen wichtig zu erfahren, ob jene Methoden in der Praxis überhaupt angewendet und in welchem Maße sie korrekt durchgeführt werden. Die Informationen auf diesem Gebiet sind spärlich, lassen aber eine gewisse Laxheit in der Beachtung des Hygieneregimes in der Produktion erkennen. Daran ändert auch die auf verschiedenen Ebenen zunehmend geleistete Überzeugungsarbeit wenig.

Im folgenden soll auf zwei Schwerpunkte eingegangen werden: die Gruppenhaltung und die Bestandssanierung.

- *Gruppenweise Produktion*

In diesem Zusammenhang sei nur an das »Alles-rein-Alles-raus-Prinzip« erinnert. Es besteht darin, vorher desinfizierte Ställe bzw. Stallabteilungen geschlossen zu belegen und zu räumen, wobei zwischen Räumung und Wiederbelegung eine Vorbereitungsphase (Serviceperiode) eingeschaltet ist. In Mastanlagen scheint diese rationelle Stallnutzung verbreitet zu sein. Alle von Dagorn et al. (1977) untersuchten Betriebe praktizierten systematisch die geschlossene Belegung. Jedoch schwankte je nach der Schwierigkeit, sich mit Jungschweinen zu versorgen, die Serviceperiode zwischen 6 und 22 Tagen.

Die Situation ist weniger erfreulich, wenn es sich um kombinierte Zucht-Mast-Betriebe handelt. In solchen Fällen erfolgt das Absetzen der Ferkel und damit auch das Abferkeln der Sauen gruppenweise. Das erfordert einen ausreichend großen Sauenbestand und stellt an den Produzenten hohe Anforderungen hinsichtlich Konsequenz und organisatorischen Könnens, Eigenschaften, die nicht immer miteinander gekoppelt sind.

Lindqvist (1974) hat für Schweden beim Produktionsmanagement drei Formen unterschie-

Tabelle I/8 Zeitpunkt des Absetzens der Ferkel in der Schweinezucht Frankreichs (1977)

Absetzen der Ferkel nach Tagen (Durchschnittswerte)	Zahl der Departements
24	7
25–30	16
30–35	32
35–40	18
>40	2

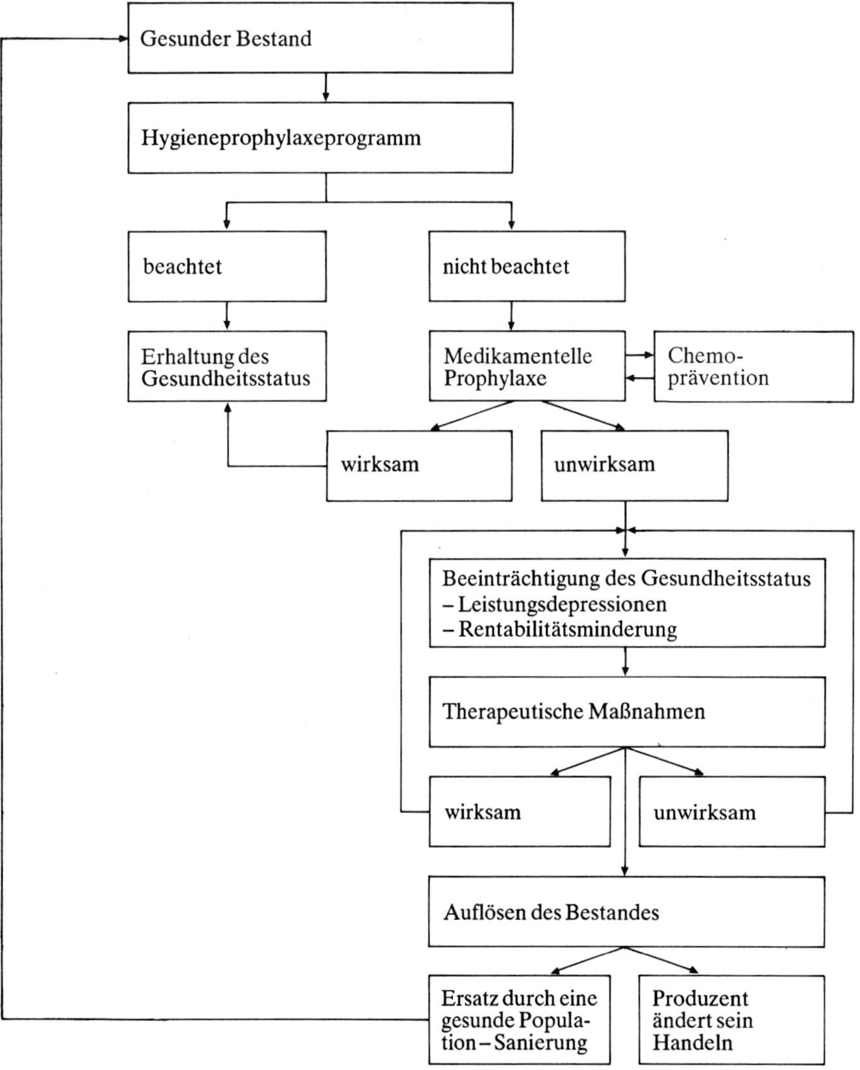

Abb. I/1 Gesundheitsstatus einer neu zusammengestellten »gesunden« Gruppe

den: die kontinuierliche Produktion, bei der sich Tiere aller Altersklassen im selben Stall befinden, die kontinuierliche Produktion auf Gruppenbasis, wobei zu Beginn der neuen Belegung noch Tiere der vorhergehenden Gruppe anzutreffen sind, und die Produktion auf strenger Gruppenbasis nach dem Alles-rein-Alles-raus-Prinzip. Aus den von LINDQVIST mitgeteilten Daten (164248 Schlachtschweine) läßt sich errechnen, daß 24 % der Tiere aus Anlagen mit einer Produktionsrhythmik auf strikter Gruppenbasis stammten, 26 % aus kontinuierlicher Produktion auf Gruppenbasis und 50 % aus Betrieben mit kontinuierlicher Produktion. Daraus geht hervor, daß von der Produktionsorganisation auf Gruppenbasis, die eindeutige Vorteile bietet, bei weitem noch nicht alle Produzenten überzeugt sind.

- *Bestandssanierung*

Angesichts der seit einigen Jahren bestehenden Bedeutung von Gesundheitsstörungen für die Rentabilität der Schweinezucht hat sich eine Reihe von Produzenten bzw. Wirtschaftsverbänden dazu entschlossen, Bestände mit Tieren ohne schwerere Erkrankungen und besonders ohne Affektionen des Respirationstraktes aufzubauen. Man unterscheidet daher »konventionelle« Schweinepopulationen, die von als gesundheitlich suspekt angesehenen Tieren gebildet werden, und »gesunde« bzw. »sanierte« Bestände, die ausschließlich Schweine mit kontrolliertem Gesundheitsstatus umfassen. Deren Nachkommenschaft kann zum Aufbau anderer »gesunder« Bestände dienen oder auch zur Belegung vorher konventioneller Zuchten, nachdem diese von Tieren geräumt wurden und evtl. eine Rekonstruktion der Anlage vorgenommen worden ist.
Die »gesunden« wie »sanierten« Bestände sind ständig von einer erneuten Infektion bedroht, wobei die Dauer des erreichten Gesundheitsstatus in erster Linie von der strikten Einhaltung der traditionellen Regeln der hygienischen Prophylaxe abhängt. So wird die Ansicht vertreten, daß ein Großteil der Mißerfolge bei der Sanierung dadurch zustande kommt, daß die Produzenten in der Beachtung jener Grundsätze nachlässig werden. Solche Nachlässigkeiten werden häufig in der letzten Phase nach dem Einstallen der gesunden Tiere beobachtet, wenn die Meinung aufkommt, daß alle größeren Probleme beseitigt sind. Mit anderen Worten, der Erfolg der Sanierung beruht auf der Durchsetzung eines prophylaktisch wirksamen Hygieneregimes.

In der Abbildung I/1 ist die Reihenfolge der den Gesundheitsstatus eines neu zusammengestellten »gesunden« Bestandes bestimmenden Faktoren aufgeführt. Daraus ergeben sich folgende Aussagen:

- Nur die Beachtung der Hygiene und Prophylaxe sichert die Aufrechterhaltung des Gesundheitsstatus.
- Eine Verletzung der Hygienenormen läßt sich auch durch eine effektive medikamentelle Prophylaxe nicht mehr oder nur teilweise kompensieren.
- Da es wenig realistisch ist, nach einem medikamentellen Schutz vor allen möglichen Krankheiten zu suchen, sind bei der Abschirmung durch Pharmakaeinsatz dem Zufall Tür und Tor geöffnet.
- Versagt die medikamentelle Prophylaxe (und um so mehr in allen Fällen, wenn sie unterlassen wird), verschlechtert sich der Gesundheitsstatus, so daß therapeutische Maßnahmen notwendig werden.
- Mit den therapeutischen Eingriffen können nur die Folgen des beeinträchtigten Gesundheitszustandes gemildert, d. h. hauptsächlich die Mortalität gesenkt werden. Die Ursachen der Störungen werden nicht beseitigt.
- Die fortschreitende Verschlechterung des Gesundheitszustandes des Bestandes führt letzten Endes zum Abgang der Tiere, oder es wird der Ersatz durch einen gesunden Bestand (Sanierung) notwendig.
- Für das Gelingen der Sanierung ist eine wirksame Gesundheitsprophylaxe ausschlaggebend.

Auf den ersten Blick ist die Sanierung einem teuer werdenden Pflichtenaufschub vergleichbar, der es dem Produzenten gestattet, an einer Theorie festzuhalten, für die er nicht alle Kompetenzen besitzt. Die Möglichkeit zur Schaffung eines gesunden Bestandes bringt aber auch nicht zu übersehende Vorteile für einen Produzenten mit großem organisatorischen Können, der sich für eine Produktionsform entschieden hat, bei der Fehler auch schwerer zu korrigieren sind.

Der Aufbau eines Bestandes mit spezifisch pathogenfreien (SPF-)Tieren (frei von bestimmten pathogenen Keimen) oder die Abgabe von SPF-Schweinen stellt nicht den einzigen Weg dar, um zu ansprechenden Resultaten zu gelangen. Auch mit mehr traditionellen und weniger kostspieligen Mitteln lassen sich Erfolge erzielen, wenn die Fortschritte der Zootechnik, Fütterung und Hygiene in vernünftigem Maße Eingang finden (Féraudet, 1975).

Zusammenfassend läßt sich feststellen, daß in der Schweineproduktion der letzten Jahrzehnte sowohl bei den Produktionsstrukturen als auch bei den Produktionsmethoden eine weitere Entwicklung vor sich gegangen ist.

Strukturell zeigt sich folgendes:

- Die Schweinepopulation Frankreichs hat sich praktisch verdoppelt.
- Die durchschnittlichen Bestandsgrößen haben stark zugenommen.
- Eine deutliche Verbindung der Nutzungsrichtungen Zucht und Mast zwischen den Betrieben und Regionen ist durch die genannten Veränderungen nicht eingetreten, so daß nach wie vor zahlen- und entfernungsmäßig große Transporte anfallen.

Im Management hat die Entwicklung eine Änderung im Verhalten des Produzenten ausgelöst bzw. diese Verhaltensänderung hat sich spontan eingestellt. Der Produzent sieht sich mit ökonomischen und hygienischen Problemen konfrontiert, deren Bedeutung mit der Vergrößerung der Bestände zunimmt. Der Produzent ist daher bestrebt,

- die Investitionsbelastung zu verringern, indem die Stallgrundfläche und der Stallraum je Tier erheblich reduziert werden (bei gleichzeitiger Verbesserung der Lüftungs- und Heizungssysteme);
- die durch Handarbeit anfallenden Kosten zu senken, indem spezielle Einrichtungen zum Sammeln und Beseitigen der tierischen Ausscheidungen sowie zur Futterverteilung angeschafft werden;
- den Einsatz von Mischfuttermitteln und von mit verschiedenen Substanzen (Antibiotika u. a.) supplementierten Futtermitteln zu er-

ZUSAMMENFASSUNG

Die Schweineproduktion Frankreichs hat seit dem Ende des zweiten Weltkrieges eine bemerkenswerte Entwicklung durchgemacht, die sich in einer erheblichen Zunahme des Tierbestandes äußert. Zur gleichen Zeit kam es zu einer gebietsmäßigen Konzentration, z. B. hat die Bretagne einen Anteil von 40 % am gesamten Schweinebestand des Landes, wobei die Populationsdichte sehr hoch ist (1,6 Schweine je ha Gesamtfläche bzw. 2,2 Schweine je ha LN). Die Zahl der Betriebe ist zurückgegangen, während gleichzeitig die Bestandsgrößen deutlich zugenommen haben. Die Bildung von Produktionsgenossenschaften ist eine weitere neue Erscheinung; sie kontrollieren fast die Hälfte der Betriebe. Diese Veränderungen haben die Trennung in Zucht und Mast zwischen den Betrieben und Regionen nicht sonderlich beeinflußt; nach wie vor gibt es hinsichtlich der Anzahl und der geographischen Entfernungen ein bedeutendes Ausmaß an Tierumsetzungen. Dagegen hat sich das Verhalten der Produzenten, die sich mit neuen ökonomischen und tierhygienischen, aus der Vergrößerung der Bestände resultierenden Problemen konfrontiert sehen, gewandelt. Dabei sind festzustellen: Verringerung der je Tier vorgesehenen Stall-

fläche, um Investitionskosten zu verringern; höherer Mechanisierungsgrad, um Lohnkosten einzusparen; verstärkte Verwendung von industriell gefertigten Futtermitteln; Adaption der Hochleistungsrassen an die mit Nachteilen behafteten traditionellen Landrassen; verschiedentlich Schaffung von SPF-Beständen, um Gesundheitsstörungen einzuschränken; dabei wird häufiger zur gruppenweisen Produktion übergegangen und im Falle des Mißerfolgs auf Sanierungsverfahren zurückgegriffen.

höhen, um die Effektivität der Produktion weiter zu steigern;

- sich an Stelle der traditionellen Lokalrassen auf Leistungsrassen zu stützen (mit dem Vorherrschen der Rasse Large White und der Nutzung von reinen »Schinkenschweinen« bzw. fleischansatzbetonten Hybridschweinen);
- die Zuchtleistung zu verbessern, indem physiologische Besonderheiten der Zuchttiere genutzt werden (anabole Stoffwechsellage in der Trächtigkeit, Frühabsetzen usw.);
- zur Begrenzung gesundheitlicher Störungen entweder Bestände mit solchen Tieren aufzubauen, die frei von Erregern schwerwiegender Infektionskrankheiten sind, oder – häufiger – das gruppenweise Produzieren anzuwenden und bei dessen Versagen von den Methoden der Sanierung Gebrauch zu machen.

Das setzt beim Produzenten eine ausreichende fachliche Bildung voraus. Die in der Praxis vorgenommenen Untersuchungen zeigen jedoch, daß dies nicht immer der Fall ist und die von den Tierhygienikern empfohlenen Normen oft nicht befolgt werden.

Aus dem Gesagten läßt sich ableiten, daß in Frankreich während einiger Jahrzehnte ein neuer Schweinetyp entstand, der den Zwängen einer neuen Umwelt ausgesetzt ist und Produzenten anvertraut wurde, deren Sachkenntnis im Vergleich zu früheren Zeiten zweifellos höher ist, aber noch häufig unter dem wünschenswerten Niveau bleibt.

Kapitel 2 Biologische und pathologische Konsequenzen der Entwicklung der Schweineproduktion

Die Entwicklung der Schweineproduktion hat bisherige Strukturen und Verfahren grundlegend verändert und aus ökonomischen Gründen zur Schaffung einer Umwelt geführt, deren dominierende Merkmale Konzentration, Überbelegung, ausschließliche Stallhaltung und Technisierung sind. Zur Erreichung dieser Ziele sind Tiere auf hohe Leistungen und Anpassungsvermögen gezüchtet worden. Beide Merkmale konnten jedoch nicht koordiniert werden. In der neuen Umwelt wurde der Priorität der biologischen Ansprüche und Adaptationsmöglichkeiten nicht Rechnung getragen, und der umgekehrte Weg, dem Produzenten ein »umweltverträgliches« Schwein zu liefern, ist gegenwärtig nur in Ansätzen erkennbar. Unter solchen Umständen überrascht es nicht, daß sich eine Diskrepanz in auffälligen, auch unerwarteten Störungen äußert.

Man müßte annehmen, daß eine sorgfältig vorgenommene Umweltüberwachung pathologische Zustände geringeren Ausmaßes zur Folge hat als ein Milieu mit weniger geordneten und augenscheinlich härteren Bedingungen. Der Eingriff des Menschen mit seiner Technik hat das Schwein Zwängen unterworfen, denen es sich mehr oder weniger gut anpassen mußte. Umgekehrt hat eine Reihe von Störungen ihren Ursprung in Veränderungen, die durch Einwirkungen der Tiere auf ihre Umwelt bedingt sind. Im folgenden sollen die beiden Aspekte näher beleuchtet werden.

Wirkungen der Umwelt auf das Schwein

Einflüsse der Umwelt auf landwirtschaftliche Nutztiere und die Reaktionen, mit denen sie sich manifestieren, waren schon Gegenstand zahlreicher Untersuchungen. Dantzer und Mormède (1979) geben zu dieser Thematik eine zusammenfassende Darstellung. Es handelt sich um ein sehr komplexes Problem, das hier nur in seinen wesentlichsten Zügen erörtert werden kann.

Die erste, äußerst vereinfachte Aussage läuft

darauf hinaus, daß das Schwein Lebensbedingungen braucht, die es ihm gestatten, zum einen seine wichtigsten Lebensfunktionen zu entfalten, zum anderen sein Leistungsvermögen ohne Überbeanspruchung der physiologischen Regulationsmechanismen konstant zu halten. Wird diesen Bedingungen nicht entsprochen, kommt es zu Störungen unterschiedlichster Art. Das zugrunde liegende Ereignis wird Streß* genannt. Die Wirkungen der Umwelt auf den tierischen Organismus in Form von »Stressoren« lassen sich vorrangig im Bereich der Haltung lokalisieren (die gewährten Flächen- und Raumabmessungen, Stallklimafaktoren, Quantität und Qualität der Umweltreize), aber auch auf dem Ernährungssektor (Futterrationen, Futterqualität) nachweisen.

HALTUNGS- UND TRANSPRORT-BEDINGTE STRESSEINWIRKUNGEN

Belegungsdichte

Die Reduzierung der Stallgrundfläche ist eine generelle Tendenz der modernen Tierproduktion, im Extremfall führt sie zur Überbelegung. Diese kann ständig bestehen, indem in bezug auf die Fußbodenfläche zu viele Tiere gehalten werden, oder vorübergehend und auf bestimmte Zustände begrenzt sein, wie bei erhöhten Ansprüchen an Liegeplätzen, zu kurz bemessenen Futtertrögen oder eingeschränktem Zutritt der Ferkel zur Muttersau. Derartige Zustände sind für die Ausbildung eines ausgeglichenen Sozialverhaltens ungünstig.
Leben in sozialen Gemeinschaften wird stets durch Wechselbeziehungen zwischen den Individuen geprägt. Daraus resultieren echte soziale Rangordnungen, wobei das an der Spitze stehende Tier (Alpha-Tier) alle anderen Mitglieder der Gruppe beherrscht, das an zweiter Position befindliche Individuum alle anderen Gruppengenossen mit Ausnahme des ersten usw. Eine solche Sozialstruktur, einmal gefestigt und von allen Mitgliedern akzeptiert, hat den Vorteil, daß sich dadurch die Häufigkeit und die Stärke von Konflikten verringern und eine ungestörte Identität der Gruppe ausgebildet wird: Tiere anderer Gruppen werden als fremd angesehen und vertrieben.
Soziale Hierarchien entstehen als Ergebnis ununterbrochener Auseinandersetzungen der Gruppenmitglieder, wobei diese entweder durch Flucht oder Unterordnen unter das dominierende Tier beendet werden. Bei Schweinen bildet sich eine Rangordnung im Durchschnitt nach 48 Stunden aus, falls genügend Stallgrundfläche zur Verfügung steht. Sind dagegen die räumlichen Voraussetzungen nicht gegeben, kann sich das rangniedere Tier dem Kampf nicht durch Flucht entziehen. Die Überlegenheit des dominierenden Tieres wird nicht bestätigt und die Rangkämpfe dauern an. Es ergibt sich daraus eine erhebliche Zunahme der aggressiven Kontakte, die auf Grund der intensiven und wiederholten körperlichen Belastungen den Tod eines der beteiligten Tiere bewirken können. Weitaus häufiger als diese extremen Vorfälle beobachtet man einen verminderten Futterverzehr und Leistungsdepressionen (BRYANT und EWBANK, 1974; JENSEN und CURTIS, 1976). Darüber hinaus betrachten manche Autoren die Überbelegung als einen gravierenden Faktor in der Ätiologie des ösophagogastrischen Ulkus und des Schwanzbeißens (Kaudophagie).

Umweltreize

Gegenwärtig wird angenommen, daß das Verhalten von Motivationen und Antriebsmechanismen bestimmt wird, die einen zeitlich begrenzten, charakteristischen Zustand des Nervensystems hervorrufen (BAREHAM, 1975). Dazu sind adäquate Reize, auch als »Auslöser« (Releaser) bezeichnet, unbedingt erforderlich, damit sich Verhalten als Handeln realisieren kann. Nach DANTZER und MORMÈDE (1979) haben die modernen Produktionsmethoden eine reizarme Umwelt geschaffen, die besonders bei Anbindehaltung der Sauen und in Mastanlagen bei einstreuloser Haltung oder Haltung auf Spaltenboden gegeben ist. Die physiologischen Störungen bei Sauen im Anbindestand sind schon erwähnt worden. Hinzu

* Die französischen Autoren ziehen dem vieldeutigen Begriff »Streß« die Bezeichnung »agression« vor. Im folgenden wird aber der allgemein eingeführte und in der Fachliteratur fast durchgängig verwendete Terminus »Streß« beibehalten (der Übersetzer)

kommen Verhaltensstörungen: Stereotypien (Beißen in die Trenngitter, Ablecken des Fußbodens, der Ketten oder der benachbarten Sauen), vermehrtes Stehen, Unbeweglichkeit und Schläfrigkeit. Solche Erscheinungen, die ohne größeren Einfluß auf das Leistungsvermögen sind, lassen sich durch Einbringen von Stroh in die Buchten oder durch Strohzufütterung beheben (Fraser, zitiert nach Bareham, 1975). Der Entzug von Stroh wird außerdem als eine Ursache des Schwanzbeißens angesehen. Diese Sonderform des Kannibalismus trifft man in der intensiven Schweineproduktion häufig an.

Nach einer Studie von Lindqvist (1974) in Schweden wurde in 50 % der in die Untersuchung einbezogenen Betriebe Schwanzbeißen beobachtet. Es ist mitunter Ursache von schweren Blutungen; ferner können sich die Bißstellen infizieren. Eine derartige Infektion, zunächst lokal begrenzt, kann generalisieren und über den Blutweg zu Keimbesiedlungen in den Lungen führen. Noch häufiger erfolgt die Keimverschleppung über den Lymphweg (Abszeßbildung an der Schwanzbasis, an den Hinterextremitäten, in den oberflächlichen Leistenlymphknoten oder unter dem Musculus psoas). Nach Lindqvist (1974) findet sich Abszeßbildung bei Schweinen in Ställen mit Güllewirtschaft häufiger als bei Einstreuhaltung. Bei letzterer ist das Schwanzbeißen weniger häufig und damit das Infektionsrisiko geringer. Steiger (1978) ermittelte Schwanzbeißen in 10 % der Anlagen mit Einstreuhaltung, in 58 % der Fälle bei Haltung auf Teilspaltenboden und in 80 % bei Haltung auf Vollspaltenboden. Die ungünstige Wirkung von Spaltenboden wurde von Madsen et al. (1978) bestätigt. In einer Versuchsstation wiesen nach dreijähriger Beobachtungsdauer bei Spaltenboden annähernd 30 % der Tiere Bißwunden am Schwanz auf, dagegen nur 2 % der Schweine, die auf Zementfußboden aufgestallt waren.

Obwohl auch andere Ursachen festgestellt worden sind (genetische Einflüsse, Gesundheitsstatus, physikalische und soziale Umweltbedingungen, Ernährung usw.), ist es bis heute nicht gelungen, das Schwanzbeißen experimentell zu erzeugen. Gegenwärtig muß das Schwanzbeißen als eine Begleiterscheinung der intensiven Schweineproduktion betrachtet werden, wobei die genauen Ursachen noch aufzuklären sind (Ewbank, 1973).

Klimatische Faktoren

Bei den auf diesem Gebiet unternommenen Bemühungen brauchten Klimafaktoren kein Ausgangspunkt von Streß zu sein. Berücksichtigt man aber die Leistung der installierten Anlagen oder die bei ihrer Benutzung begangenen Fehler, kann festgestellt werden, daß es oftmals zu Überschreitungen der von den Tierhygienikern empfohlenen physikalischen Normwerte für die Tierumwelt kommt. Übrigens sind nur wenige Produktionseinheiten mit Luftkühlungsanlagen ausgerüstet, und die Gefahr der Überhitzung ist nicht zu unterschätzen, vor allem in südlichen Regionen während der Sommermonate, wenn große Belegungsdichten vorliegen und die Lüftung unzureichend ist. Kälte wird von Schweinen besser vertragen als Hitze. Das beruht einmal auf der isolierenden Wirkung des subkutanen Fettgewebes, zum anderen auf bestimmten Besonderheiten des Verhaltens.

So wurde ermittelt, daß es eng aneinander gedrängten Ferkeln gelingt, im Vergleich zu isoliert gehaltenen Tieren den Energieverbrauch um 40 % zu senken (bei einer Stalltemperatur unter 20 °C; Mount, 1968). Für das neugeborene Ferkel ist es schwierig, die Körpertemperatur konstant zu halten. Es ist sehr kälteempfindlich, und es entwickelt sich eine oft tödlich endende Hypothermie.

Hitzeexposition führt bei Mastschweinen zu gut bekannten Effekten: verminderte Futteraufnahme, geringere Körpermassezunahme, schlechtere Futterverwertung. Beim Eber ist die Befruchtungsfähigkeit des Spermas herabgesetzt, während es bei weiblichen Schweinen zu verzögertem Pubertätseintritt kommt, die Rausche weniger ausgeprägt und der Sexualzyklus gestört sind. In den ersten Tagen nach der

Befruchtung wurde ein Absterben der Embryonen beobachtet (WRATHALL, 1975). Schließlich äußert sich die Hitzeexposition bei besonders empfindlichen Tieren in klinischen Erscheinungen, die denen beim akuten Streß des Schweines sehr ähneln.

Tiertransporte

Die Entwicklung der Produktionsverfahren hat die Trennung in Zucht- und Mastbetriebe beinahe unverändert gelassen. Tierumsetzungen, oft unter erschwerten Bedingungen vorgenommen, sind nach wie vor häufig erforderlich und ziehen kurz- oder langdauernde Reaktionen nach sich (DANTZER und MORMÈDE, 1979).

Kurzzeitwirkungen

An erster Stelle steht die *Mortalität*. Über das tatsächliche Ausmaß der Verluste während der Umsetzung der Absatzferkel bzw. Jungschweine liegen keine exakten Angaben vor. Eine Einschätzung der Belastung ist nur möglich, wenn die Statistiken über den Transport der Mastschweine zum Schlachthof herangezogen werden. In den Niederlanden sind diese Transportverluste zwischen 1960 und 1969 von 0,2 % auf 0,7 % gestiegen, in der Bundesrepublik Deutschland zwischen 1962 und 1970 von 0,24 % auf 1,16 %. Dagegen lagen sie in Schweden niedriger, nach FABIANSON et al. (1979) bei 0,1 %. In Großbritannien ermittelten ALLEN et al. (1974) in einer Studie, die 400000 Schlachtschweine umfaßte, eine Sterblichkeitsrate von 0,07 %.

Die Mortalität korreliert direkt mit der Temperatur; sie ist im Sommer doppelt so hoch wie im Winter. Unter 20 °C sind die Transportverluste zu vernachlässigen; sie nehmen bei Temperaturerhöhungen um 2 bis 9 °C langsam, bei einem weiteren Anstieg der Außentemperatur sehr rasch zu. Daher wird das gewöhnlich eintretende Versagen der Thermoregulationsmechanismen für die Todesfälle verantwortlich gemacht (ALLEN et al., 1974). Dennoch läßt sich die Sterblichkeitsrate um 30 % senken, wenn die beim Ein- und Ausladen der Tiere vorgenommenen Manipulationen durch Benutzung einer Hebebühne auf ein Minimum beschränkt werden.

Die während der Transporte zu verzeichnenden *Körpermasseverluste* sind schwierig zu beurteilen. Nach DANTZER (1970) verlieren Jungschweine mit einer Lebendmasse von 20 bis 30 kg auf einem 120 km langen, zwei Stunden dauernden Transport ungefähr 2 % ihrer Körpermasse. Dieser Verlust ist zum Teil auf Körperausscheidungen zurückzuführen (0,8 % der Anfangsmasse); der Rest ergibt sich aus der Transpiration (etwa 1 % der Anfangsmasse) und aus der Differenz zwischen dem verbrauchten Sauerstoff und dem abgegebenen Kohlendioxid (0,2 % der Anfangsmasse). Unter diesen Bedingungen stellt das Tränken der Tiere am Zielort zweifellos die Maßnahme dar, um den Körpermasseverlust wieder auszugleichen.

Langzeitwirkungen

Diese äußern sich in Leistungsdepressionen und in pathologischen Störungen.

Die *Leistungen* der Tiere können nach einem Transport für einen Zeitraum von einigen Tagen bis zu einigen Wochen beeinträchtigt sein. In der auf die Umsetzung folgenden Woche ist der Futterverbrauch erhöht und die durchschnittliche tägliche Lebendmassezunahme verringert (VINCENT und AUMAÎTRE, 1961), wobei die letztgenannte Erscheinung länger anhält als die erstgenannte. KRIDER et al. (1974) berichteten auch über eine 6 bis 8 Wochen andauernde Senkung der Futterverwertung, die Schwankungen blieben aber in engem Rahmen. Allerdings ist aus meßtechnischen Gründen der Nachweis von Veränderungen der Leistung schwer zu führen, und die publizierten Werte können nicht mehr als eine Tendenz ausdrücken.

Die nach Transporten am häufigsten auftretenden *pathologischen Zustände* betreffen den Magen-Darm-Trakt (DANTZER und MORMÈDE, 1979). DANTZER und MORMÈDE stützen sich in diesem Fall auf Beobachtungen von PAY (1970) an ungefähr 60000 in eine Mastanlage eingestallten Schweinen. Von dem Gesamtbestand starben 3444 Tiere (etwa 6 %), 418 von ihnen wurden seziert. Die von Pay vorgenommenen Prüfungen ergaben, daß etwa 25 % der Todesfälle auf eine Enteritis durch *Escherichia coli* und fast ebenso viele Fälle auf eine Enteritis durch *Salmonella cholerae suis* zurückzuführen waren. Vier Tage nach dem Einstallen traten die meisten Todesfälle auf Grund von Kolienterotoxämie auf, 9 Tage nach dem Einstallen waren die meisten Abgänge durch Salmonellose zu verzeichnen. Die Interpretation der Befunde bleibt schwierig, weil sie nicht den Beweis für die kausale Rolle des Transportes liefern. Ebenso könnte es sich um eine nur begünstigende Wirkung handeln, wobei das Treiben der Tiere und die Konfrontation mit einem neuen Milieu ursächliche Faktoren wären.

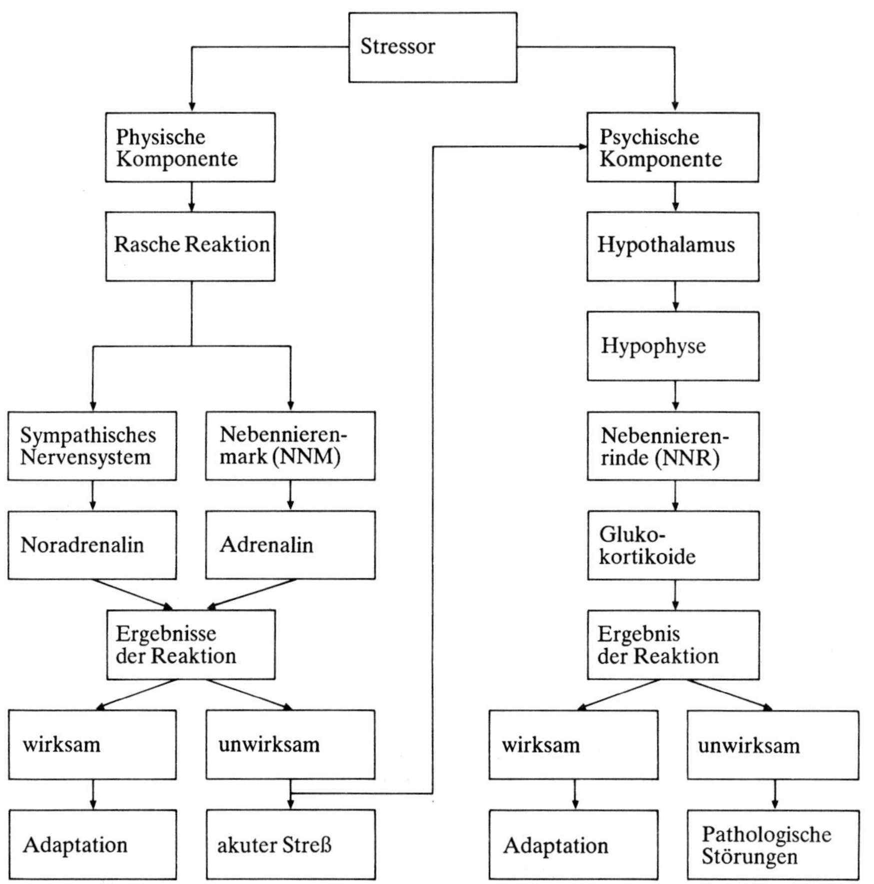

Abb. I/2 Komponenten von Stressoren und Reaktionssysteme

Dagegen wird nach Tournut et al. (1966) das Entstehen von Verdauungsstörungen durch die Bildung von Geschwüren in der Drüsenregion des Magens und durch Pankreasnekrose gefördert. Solche Schädigungen, die man nach 24stündiger experimenteller Ruhigstellung beim Schwein beobachtet, könnten sich auch im Verlauf der Transporte auf Grund der damit verbundenen schweren Zwangssituation einstellen.

Zusammenfassend läßt sich sagen, daß die durch physikalische Umweltfaktoren hervorgerufenen sichtbaren Reaktionen verhältnismäßig geringgradig sind. Andererseits ist verständlich, daß Todesfälle, selbst in beschränkter Anzahl, und Kämpfe zwischen den Tieren den Tierproduzenten nicht gleichgültig lassen. Leichte Rückgänge in den Leistungen bleiben aber häufig verborgen. Was die gerade erörterten pathologischen Erscheinungen betrifft (Fruchtbarkeitsstörungen, Infektionskrankheiten), so kann die kausale Bedeutung von Stressoren immer noch nicht richtig eingeschätzt werden. Die bisherigen Untersuchungen über die Ätiopathogenese streßbedingter Reaktionen lassen aber vermuten, daß die beobachteten Zustände nur die Spitze des Eisberges darstellen und die durch Stressoren verursachten Störeffekte in Wahrheit weit mehr Bereiche umfassen, als ursprünglich angenommen wurde.

ÄTIOPATHOGENESE DER STRESSREAKTIONEN

Die Darstellung der Pathophysiologie der Reaktionen auf Stressoren erfordert im Rahmen dieses Buches einerseits gewisse Vereinfachungen, andererseits die Berücksichtigung der Tatsache, daß jeder Streßfaktor eine physische und eine psychische Komponente besitzt (Abb. I/2).

Die physische Komponente hängt von der Qualität des Reizes ab, z. B. wirkt die Temperatur bei Überhitzung oder die Anwesenheit eines Artgenossen beim Zusammenstellen einer Gruppe als Stressor. Psychisch kommt es im Gefolge einer Streßsituation zu einer Störung des Wohlbefindens, die sich in Hitzegefühl oder Einnahme einer drohenden Haltung gegenüber einem anderen Tier äußert.

Die psychische Komponente hat ihren Ausgangspunkt in einer schnell ablaufenden Reaktion unter Vermittlung des sympathischen Nervensystems (Noradrenalin) und des Nebennierenmarks (Adrenalin) und zielt darauf ab, die streßbedingten Störeffekte abzuschwächen.

Es kann sich dabei um das Ingangsetzen eines Regulationssystems (z. B. Reaktionen auf Kälte) oder um einen Verhaltensakt (Kampf; Flucht, um evtl. stabilen Rangordnungen auszuweichen) handeln. Im Falle des Wirksamwerdens der eingetretenen Reaktion ist die Adaptation erreicht; der streßbedingte Reiz ist bewältigt oder wird nicht mehr wahrgenommen. Beim Gegenteil besteht die psychische Komponente fort, die zur Beanspruchung eines langsamer und dauerhafter reagierenden Systems zwingt. Dieses System umfaßt einen Komplex, der sich aus Hypothalamus, Hypophyse und Nebennierenrinde zusammensetzt. Der Hypothalamus bildet eine Schaltzentrale zwischen der Wahrnehmung der Reize und dem Auslösen der Aktivität der tiefer liegenden Strukturen, indem ein hormonaler Faktor sezerniert wird, der zur Hypophyse gelangt und hier die Produktion von ACTH anregt, das wiederum für die Synthese der Glukokortikoide in der Nebennierenrinde verantwortlich ist.

Parallel dazu werden die hypophysären Stimuli, welche die nicht direkt in die Streßabwehr einbezogenen endokrinen Mechanismen kontrollieren, unterdrückt.

Ist die Streßwirkung von kurzer Dauer, gelingt es den aktivierten Abwehrmechanismen des Organismus in der Regel, den Zustand zu überwinden. Bei langfristiger Streßexposition manifestieren sich die unerwünschten Effekte der Abwehrkräfte. So erwiesen sich die katabolen Eigenschaften der beteiligten Hormone (Katecholamine, Glukokortikoide) und die verminderte Sekretion der anabolen Hormone (z. B. Somatotropin) als verantwortlich für Wachstumsstörungen.

Die *Aktivierung der Hypophysen-Nebennieren-Achse* wirkt sich auf die Sekretion der Gonadotropine negativ aus. Das adrenokortikotrope Hormon (ACTH) hemmt durch Inhibition der Synthese des Luteinisierungshormons (LH) das Wachstum und Platzen der Follikel und ruft die Bildung von Follikelzysten hervor. Sind genügend derartige Zysten vorhanden, sistiert die ovarielle Aktivität, und die Fortpflanzungsfunktion ist unterbrochen (Wrathall, 1975). Beim männlichen Schwein ist die Sekretion der Androgene in den Hoden reduziert.

Gut bekannt ist die immunsuppressive Wirkung der Kortikoide, die für die mit der Streßabwehr einhergehende verminderte Widerstandskraft des Organismus gegenüber Infektionen verantwortlich ist. Nach Kovalenko et al. (1977) führt eine vor einem Schweinetransport vorgenommene Rotlaufschutzimpfung zu schwächerer humoraler Immunantwort als eine Vakzination nach dem Transport. Das gleiche trifft auf die Impfung gegen Schweinepest zu. Aus demselben Grunde können präpartale Streßeinwirkungen auf die Sau die Immunglobulinkonzentration des Kolostrums und damit dessen Schutzeffekt für das Ferkel herabsetzen (Radominski et al., 1977).

Es scheint auch, daß der Umfang der durch Streßeinflüsse bedingten Schäden in dem Maße zunimmt, wie die eigentlichen Wirkungen der verschiedenen Stressoren auf die Abwehrmechanismen des Organismus immer besser bekannt werden. Deshalb neigen manche Fachvertreter zu der Annahme, daß die intensive Tierproduktion eine Quelle fortgesetzter, vielfacher Streßeinwirkungen ist und für den technischen Fortschritt ein Preis gezahlt werden muß, der auf Grund der unerwünschten – bekannten oder noch zu findenden – Wir-

kungen solcher Substanzen wie der Katecholamine oder der Glukokortikoide dem Ergebnis nicht angemessen ist. Diese unzulässige Verkürzung in der Beurteilung des pathogenen Wirkungsmechanismus läuft Gefahr zu übertreiben und exogenen Stimuli bzw. dem Streß eine multifaktorielle Rolle beim Auftreten pathologischer Zustände zuzudiktieren.
Die weiter oben zitierten Arbeiten von Kovalenko et al. (1977) können folgendermaßen interpretiert werden:

Transport → Streß → Glukokortikoide → Immunmangelzustand.

Ein solches Konzept könnte nur dann volle Zustimmung erfahren, wenn der Beweis einer ausreichenden und dauerhaften Erhöhung des Glukokortikoidspiegels erbracht wird oder auch gezeigt werden kann, daß ein vorübergehender Anstieg der Kortikoidkonzentration für das Zustandekommen des immunsuppressiven Effektes genügt.

STRESSEMPFINDLICHKEIT VERSCHIEDENER SCHWEINERASSEN

Schweine sind unterschiedlichen Manipulationen ausgesetzt (Zusammenstellen von Tiergruppen, Transporte, Hitzebelastung, Umstallungen usw.). Auf derartige Eingriffe und Faktoren – Stressoren – reagieren manche Rassen empfindlicher als andere, vor allem wenn als Bezugsgröße das Auftreten der charakteristischen Symptome des akuten Streßsyndroms gewählt wird. In diesen Fällen beobachtet man eine rasche Steigerung der Herzfrequenz und die Beschleunigung der Atmung mit nachfolgender Dyspnoe und erhöhtem Laktatspiegel im Blut; die Körpertemperatur ist erhöht, und im Schockzustand kommt es binnen weniger Minuten zum Exitus; die Totenstarre tritt vorzeitig auf.
Vergleichbare Symptome (besonders Temperaturanstieg und Muskelstarre) zeigen sich bei manchen Schweinen in der Halothannarkose (*malignes Hyperthermiesyndrom*). Obgleich sich die zugrundeliegenden Mechanismen bei beiden Zuständen sehr ähneln, sind sie noch nicht vollständig aufgeklärt; es scheint sich jedoch um die gleiche fundamentale Störung der Muskelkontraktion zu handeln. Übrigens findet sich bei den Tieren, die in der beschriebenen Weise auf Halothan reagieren, eine höhere Sterblichkeit nach Streßeinwirkung. Eikelenboom et al. (1978) fanden von 1640 Schweinen der Niederländischen Landrasse 22 % halothan-positiv; die Mortalitätsrate war bei diesen Tieren um das Zehnfache höher (5,27 %) als bei den halothan-negativen Schweinen (0,56 %). Vergleichbare Abweichungen sind bei Piétrain-Hamshire-Hybridschweinen beschrieben worden (Webb und Jordan 1978). Diese zu beobachtenden Unterschiede führten zur Entwicklung des *Halothantestes*, mit dem »streßempfindliche« Schweine erfaßt werden können (5 min dauernde Narkose mit einem Gemisch aus Sauerstoff und 3 bis 5 % Halothan).
Die Anwendung dieser Methode ließ eine Korrelation zwischen den positiven Reaktionen und der Entwicklung der Muskulatur erkennen. So liegt nach Kintaba und d'Ieteren (1979) der Prozentsatz der Reagenten bei den Rassen, die nicht vorrangig auf Muskelansatz gezüchtet worden sind (Duroc, Nordamerikanisches und Niederländisches Yorkshire-Schwein, Französisches und Niederländisches Large-White-Schwein), im Vergleich zu den fleischansatzbetonten Rassen, wie Piétrain (Oliver et al., 1975), sehr niedrig. Außerdem existiert eine positive Korrelation zwischen der Reaktion auf Halothan und dem Fleischansatzvermögen. Diesen Befund ermittelten Eikelenboom et al. (1978) bei der Niederländischen Landrasse und Webb und Jordan (1978) bei Piétrain-Hampshire-Kreuzungen.
Es gibt auch eine Beziehung zwischen dem Halothantest und der Fleischqualität, eine Frage, die an der Grenze unserer Thematik liegt. Die experimentell gewonnenen Ergebnisse von Eikelenboom und Minkema (1974) an Sauen der Niederländischen Landrasse veranschaulichen diesen Tatbestand : Der Gesamtprozentsatz der Schlachtkörper mit PSE-Fleisch lag mit

86 % bei halothan-positiven Sauen deutlich über dem von halothan-negativen Sauen (36 %).
Falls die Sensibilität gegen die maligne Hyperthermie durch ein rezessives autosomales Gen übertragen wird, besteht prinzipiell ein genetischer Lösungsweg, nämlich die Züchtung streßresistenter Linien. Inzwischen haben aber pathogenetische Untersuchungen der Störung gezeigt, daß der Halothantest mehr eine Anomalie der Muskelfaser (Transport der Kalziumionen) anzeigt als eine mögliche Schwächung des Streßabwehrsystems zum Ausdruck bringt. So sind die neuroendokrinen Unterschiede zwischen halothan-positiven und -negativen Schweinen minimal bzw. sie fehlen ganz (Marple et al., 1972; Dantzer und Mormède, 1978). Unter diesen Umständen ist von einer Selektion auf Halothanbasis nicht mehr als ein Teilergebnis zu erwarten. Es scheint, daß der genetische Fortschritt, wenn er auf die Vergrößerung der Muskelmasse ausgerichtet ist, eine gewisse Resistenzschwächung gegenüber jenen Faktoren mit sich bringt, die eine Manifestation des akuten Streßsyndroms bewirken. Dazu muß bemerkt werden, daß die dafür anfälligsten Rassen in Frankreich wenig verbreitet sind.
Insgesamt läßt sich feststellen, daß sich Verschlechterungen der Umweltbedingungen auf das Schwein bei intensiver Produktion wie folgt äußern:

- leicht erhöhte Mortalität;
- Änderungen im Verhaltensmuster, die mehr auffällig als schwerwiegend sind;
- Rückgang der tierischen Leistungen, der aber schwierig nachzuweisen ist;
- Immundepression (es gibt noch nicht viele Beispiele);
- pathologische Zustände, bei denen das infektiöse Agens ausschlaggebend bleibt.

Das bedeutet nicht, daß Stressoren nur eine bescheidene Rolle spielen oder gar zu vernachlässigen sind. Die Rentabilität der Produktion würde durch sie beim Zusammentreffen mit Störungen, die ebenfalls die Leistungsfähigkeit einengen, weiter verschlechtert. Es bleibt aber die Schwierigkeit, den Stellenwert von Stressoren, ob in hemmender oder fördernder Hinsicht, genau einzuschätzen.
Durch das Fehlen einer geeigneten Methodik muß jede Bewertung mehr oder weniger subjektiv und deshalb unvollkommen sein. Als Beispiel kann die von Meredith (1979) vorgenommene Zusammenstellung der wichtigsten Ursachen der Anöstrie bei Jung- und Altsauen in Großbritannien (Tabelle I/9) dienen.

Tabelle I/9 Hauptursachen der Anöstrie bei Jung- und Altsauen (nach Meredith, 1979)

Ätiologische Faktoren		relative Bedeutung	
		Jungsauen	Altsauen
– Bestandsgröße – Heterogenität der Sauengruppen – zu geringer Platz für Tränken, Futteraufnahme und Ruhephasen	gemeinsame Einflüsse	+ + +	+ + +
– eingeschränkte Möglichkeiten zur Kontaktaufnahme		+ +	+
– ungenügende Stimulierung durch den Eber (visuell, olfaktorisch, akustisch)		+ + +	+ +
– genetische Faktoren		+ +	+
– unzureichender Lichtreiz		+	?
– Ernährungsfehler – Inappetenz – verschmutztes Futter – Parasiten – Gesundheitsstatus	alimentäre Einflüsse (unzureichende Aufnahme von Proteinen und Energie) ↑ schlechte Haltungsbedingungen (feuchter Fußboden, Luftzug, ungenügende Abschirmung vor direkter Sonneneinstrahlung, zu niedrige Temperaturen)	+ + + +	+ + + +

Danach kommt in der Reihenfolge der ätiologischen Faktoren den komplexen Umwelteinflüssen das gleiche Gewicht zu wie der Anwesenheit des Ebers oder dem nicht ausreichenden Energieangebot; sie rangieren noch vor der Einzelhaltung, den genetischen Faktoren oder dem Eiweißdefizit. Ungünstige klimatische Faktoren werden indirekt über die Menge der aufgenommenen Energie wirksam. Betrachtet man die Tabelle, welche die Vielschichtigkeit der Ursachen unterstreicht, so

ließe sich kritisch anmerken, daß die einzelnen Faktoren miteinander verglichen werden, obwohl es eine objektive Bezugseinheit nicht gibt.
Stressoren, die hinsichtlich ihres Ursprungs und ihrer biologischen Folgen vielschichtig sind und teilweise ungeklärte komplexe Phänomene verursachen, erweisen sich für alle jene, die damit konfrontiert sind, also vor allem Tierproduzenten und Tierärzte, immer noch als eine Erscheinung nicht überschaubarer Dimension, deren Wirkungsbereich für das Gebiet der Tierproduktion schwierig abzuschätzen ist.

ERNÄHRUNGSFEHLER

Dank einer Vielzahl von Publikationen und experimentellen Arbeiten in den letzten dreißig Jahren haben sich die Ansichten über die Ernährung des Schweines grundlegend gewandelt. Die Nährstoffbedarfsnormen sind präzis fixiert worden; Freßverhalten sowie Zusammensetzung und Verdaulichkeit der Grundnährstoffe sind gegenwärtig gut bekannt; Rationsgestaltung und Fütterungsregime sind Gegenstand zahlreicher Untersuchungen geworden. Die Gesamtheit der Befunde scheint darauf hinzudeuten, daß das Problem der Ernährung des Schweines als gelöst zu betrachten ist.
Das Umsetzen der theoretischen Erkenntnisse in die praktische Fütterung ist aber noch von manchen Hemmnissen begleitet. Es liegt nicht an der Qualität der Forschungen, sondern daran, daß die Resultate ständig differenzierter und als Folge davon die optimalen Bedingungen für ihr Überführen in die Praxis schwieriger werden. Ferner nimmt die Häufigkeit der Fehler vor allem beim Anwender zu, da die technische Ausstattung nicht im gleichen Maße wie der Erkenntnisstand wächst. Diese Diskrepanz erklärt aber nicht alles.
Es muß gleichzeitig betont werden, daß die Spezialisten für Tierernährung und die Tierproduzenten unterschiedliche Motivationen haben und nicht die gleiche Sprache sprechen. So wiesen Duée und Tillon (1978) darauf hin, daß bei der Sauenfütterung der Nährstoffbedarf je nach Produktionsbedingungen in weiten Grenzen schwankt und die Bedarfsnormen an jeden Einzelfall angepaßt werden müssen. Ebenso stellten Whittemore und Elsley (1974) fest, daß sich die Deckung des Nährstoffbedarfs, dessen Niveau nach biologischen Kriterien ermittelt wurde, unter Praxisbedingungen als finanziell ungünstig erweisen kann. Daraus folgt, daß die theoretische Bestimmung der Bedarfswerte ihren absoluten Charakter verliert, indem sich für die konkrete Umsetzung zunehmend das ökonomische Ergebnis in den Vordergrund schiebt, selbst auf die Gefahr hin, daß der biologische Aspekt unterschätzt wird und es durch das unangepaßte Vorgehen zu Ernährungsfehlern und mitunter zu krankhaften Zuständen kommt.
Der Zwang zur Rentabilität beeinflußt auch die Wahl der industriell produzierten oder im landwirtschaftlichen Betrieb durch Mahlen und Mischen hergestellten Futtermittel. Die mit dieser Tendenz verbundenen Schwierigkeiten sind bereits erwähnt worden. Qualitätsprobleme werden größer. In Anbetracht des Fehlens exakter technologischer Parameter bzw. ihres Nichtbeachtens werden bisweilen unter dem gleichen Namen Produkte mit sehr unterschiedlichen Nährstoffgehalten angeboten, die mit klassischen chemischen Analyseverfahren (unzureichender Stärkegehalt von Getreiderationen) oder mit Spezialtests (Antitrypsin-Faktor im Sojaextraktionsschrot, Blausäure im Maniok usw.) nachzuweisen sind.
Zweifellos gefährlicher ist es aber, wenn das Futtermittel mit Mikroorganismen kontaminiert oder verpilzt ist. Diese Unsicherheiten hinsichtlich des Nährstoffbedarfs und des Wirkungsgrades der verwendeten Futtermittel beeinträchtigen stark die Rationsberechnungen. Weitere Schwierigkeiten ergeben sich in der Praxis beispielsweise aus der Ungenauigkeit der Futterverteilungsautomaten oder aus der Heterogenität des eingesetzten Schrotes, dessen Elemente durch technologische Gegeben-

heiten (Eimerketten, Rohrfütterungsanlagen mit Förderschnecken und automatischer Dosierung) »entmischt« werden können mit dem Ergebnis, daß für die Tiere die Zuteilungen sehr ungenau sind. Letztgenannter Nachteil läßt sich durch geeignete Herstellungsverfahren (Vermahlen mit hohem Feinheitsgrad ohne oder mit Granulierung) vermindern, wobei gleichzeitig ein günstiger Einfluß auf die Tiergesundheit erreicht werden kann.

Zusammenfassend läßt sich feststellen, daß die Realisierung der theoretischen Fütterungsnormen in quantitativer und qualitativer Beziehung, in technologischer Hinsicht und in bezug auf Herstellung und Verabreichung der Futtermittel Probleme in sich birgt. Die Erfahrung lehrt, daß dabei eine Reihe von Störgrößen miteinander verknüpft sein können. Im folgenden wird auf einige Beispiele eingegangen.

Quantitative Aspekte

Bei der Rationsgestaltung können durch Über- oder Unterangebot Fehler entstehen. Die Verabreichung zu geringer Mengen wird am häufigsten angetroffen. Manche vertreten die Ansicht, daß die größte Einsparung das Futtermittel bringt, das nicht gekauft werden muß. Tatsächlich gehen diese Käufe zu 75 % in den Selbstkostenpreis ein. Ein anderer Grund liegt im Bestreben des Tierproduzenten, fettarme Schlachtkörper zu erzeugen. Daraus ergeben sich eine Wachstumsverzögerung und eine Verlängerung der Mastperiode, mitunter bis zu einem Monat. Das muß aber nicht Krankheitserscheinungen zur Folge haben. Bei tragenden Sauen jedoch wirkt sich eine quantitativ wie qualitativ unzureichende Fütterung, vor allem ein zu niedriger Energiegehalt, auffällig in Form des »*Dünne-Sauen-Syndroms*« (thin sow syndrome, TSS) aus. Seit etwa 20 Jahren in Großbritannien bekannt, wurde über das Vorkommen des Syndroms aus der Bretagne berichtet (Cariolet und Madec, 1977; Duée und Tillon, 1978). Es äußert sich in starker Abmagerung der Sauen und in Frühgeburten um den 90. Tag der Gravidität, ohne daß ein infektiöser Prozeß erkennbar ist. Allerdings gibt es auch Fälle, wo das Syndrom kontagiösen Charakter hat und sich im Bestand allmählich ausbreitet.

Madec (1980) beschrieb die pathologischen Auswirkungen einer Nährstoffunterversorgung bei Sauen in der Fortpflanzungsphase. Untersucht wurden 13 Bestände, deren tägliches Nährstoffniveau sich während der Gravidität auf 6600 kcal* verdauliche Energie und während der Laktation auf 13000 kcal verdauliche Energie (bzw. 8000 kcal verdauliche Energie je Zyklustag) belief. Der Autor stellte Unterschiede in der Art, dem Schweregrad und dem Zeitpunkt des Auftretens der Symptome von Bestand zu Bestand fest. Die dominierenden Krankheitsmerkmale entwickelten sich entweder progressiv (gestörter Brunsteintritt nach dem Absetzen der Ferkel, Beeinträchtigung der Fertilität, Diarrhoe bei den Ferkeln nach der ersten Woche) oder plötzlich (Frühgeburten, Sistieren des Fortpflanzungszyklus nach der ersten Laktation). Starke Abmagerung war die Regel, aber nicht das erste Anzeichen. Die Korrektur der Ration auf 8000 kcal verdauliche Energie je Trächtigkeitstag, 17000 kcal verdauliche Energie je Laktationstag bzw. 10000 kcal je Zyklustag brachte die Störungen zum Verschwinden und verbesserte die Leistungen deutlich.

Fehler durch ein Nährstoffüberangebot spielen in der Pathologie bei Absatzferkeln eine maßgebliche Rolle. Bei diesen ist die Verdauungskapazität durch Amylase- und Chymotrypsinmangel begrenzt und damit nicht belastungsfähig. Die Anwesenheit unverdaulicher Futtermittel im Darm begünstigt die rasche Vermehrung von Enterotoxämie auslösenden Bakterien *(Escherichia coli, Klostridien)* und von pathogenen Protozoen *(Balantidium, Trichomonas)*. Daraus resultieren Erscheinungen wie Ödemkrankheit oder Gastroenteritiden, die gerade in Hochleistungsbetrieben nicht selten sind. Übermäßige Nährstoffzufuhr ist manchmal auch eine Ursache für verzögerten Pubertätsbeginn bei weiblichen Schweinen. Das ist z. B. bei jenen Produzenten der Fall,

* 1 kcal = 4187 Joule = 4,187 kJ

die in ihren kombinierten Zucht-Mast-Betrieben die schlechter entwickelten, zuchtuntauglich erscheinenden Jungsauen in den Mastschweinbestand einreihen.

Qualitative Aspekte

Neben der Forderung, daß die Ration oder das Nährstoffangebot immer den Bedarfsnormen zu entsprechen hat, muß der Unschädlichkeit des eingesetzten Futters besondere Aufmerksamkeit geschenkt werden. Die Unbedenklichkeit des verabreichten Futters hängt von der Beachtung der hygienischen Qualitätsformen ab. Futtermittel können mit Krankheitserregern oder toxischen Substanzen kontaminiert sein (Viren, Bakterien, Mykotoxine usw.). Im folgenden sind einige Beispiele aufgeführt.

• Die Verwendung von Abprodukten aus fleischverarbeitenden Betrieben scheint ein bevorzugter Weg zur Einschleppung von Viren zu sein. So war die Verfütterung von Rückständen aus Kantinen der amerikanischen Armee am Ende des 2. Weltkrieges im Rhônedelta Ausgangspunkt für einen gefährlichen Ausbruch der klassischen Schweinepest. In Großbritannien kam es 1972 an fünf Orten gleichzeitig zu Ausbrüchen von Vesikulärer Schweinekrankheit, wobei alle Fälle auf die Verwendung von Abprodukten aus Betrieben der Fleischverarbeitung zurückzuführen waren; der Ursprung lag in kontaminierten Schlachtkörpern, die illegal importiert worden waren (Anonym, 1974). Von 446 Seuchenherden, die zwischen 1972 und 1979 ermittelt wurden, erkannte man 66 als Primärherde in Schweineproduktionsanlagen, wo Abprodukte aus fleischverarbeitenden Betrieben Verwendung fanden (Anonym, 1979). Eine serologische Studie, die 958 Produktionsanlagen umfaßte, ergab positive Titer in 35 % der Betriebe, welche die obengenannten Rückstände nutzten, dagegen nur 10 % positive Titer in solchen Anlagen, die auf jene Abprodukte verzichteten (Hendrie et al., 1977).

• Das Auftreten von Salmonellose bei Ferkeln, die durch Hysterektomie zur Welt gebracht und strengen Isolationsmaßnahmen unterworfen wurden, bietet ein Beispiel für die Übertragung von Keimen auf alimentärem Wege (Heard et al., 1968). Fleisch-, Knochen- und Fischmehl sind die damit am häufigsten verunreinigten Futtermittel. Harvey und Price (1962) fanden bei 56 von 57 geprüften Knochenmehlproben aus Indien Salmonellen. Jacob et al. (1963) berichteten, daß 25 % der in den Niederlanden untersuchten Fischmehlproben Salmonellen enthielten, davon 10 % *Salmonella typhimurium*. Vor 1939 ist in Großbritannien niemals *Salmonella panama* isoliert worden. Nachdem für die menschliche Ernährung ungeeignetes Eipulver, das diese Salmonella-Spezies enthielt, an Schweine verfüttert worden war, wird dieser Erreger seit 1944 regelmäßig vom Menschen und aus Schweinefleischprodukten isoliert (Williams, 1975).

• Futtermittel pflanzlicher Herkunft (Getreide, Schrot) sind bevorzugte Substrate für die Entwicklung von Schimmelpilzen und für die Bildung von Mykotoxinen (Moreau, 1974; Willie und Morehouse, 1978)*. Gut bekannt ist die Kontamination von Erdnußextraktionsschrot mit *Aspergillus flavus* und Aflatoxinen. Diese Mykotoxine werden auch im Kokos- und Palmkernextraktionsschrot nachgewiesen.
In Baumwollsaatextraktionsschrot ist ebenfalls mit dem Vorkommen von Mykotoxinen zu rechnen, wahrscheinlich in relativ hohen Konzentrationen. Weiterhin besteht Grund zu der Annahme, daß das Sterigmatocystin und das Ochratoxin A als weitere Kontaminanten anzusehen sind.
Ferner wurden in Getreidearten zahlreiche Mykotoxine nachgewiesen (Hesseltine, 1979). In Frankreich sind in den Jahren 1973 und 1974 Maisproben untersucht worden, die aus verschiedenen Landesteilen stammten. Der Gehalt an Aflatoxinen und an Ochratoxin war gering. Dagegen kann der Gehalt an Zearalenon in Mais, der im Erzeugerbetrieb bei regnerischem Herbstwetter getrocknet wurde, bedeutend sein (mehr als 2 ppm); von im Jahre 1974 geprüften 459 Proben erwiesen sich 42 % als

* Mykotoxikosen und Mykotoxine: vgl. im selben Werk die Beiträge von R. Wolter (Ernährungsbedingte Krankheiten, S. 322) und von P. Vannier et al. (Krankheiten der Zuchttiere, S. 355).

kontaminiert, aber nur 6 % überschritten die 2-ppm-Grenze (Galtier et al., 1977, Gay, unveröffentlichte Ergebnisse).
Verfütterung von mit dem Schimmelpilz *Fusarium roseum*, dem Zearalenonbildner, verunreinigtem Mais führt hauptsächlich zum Hyperöstrogenismus (mehrere Beobachtungen; für Frankreich liegen Befunde von Gousse et al. (1973) vor) . Die Krankheit befällt Tiere aller Altersklassen, sogar die Saugferkel, die das Toxin mit der Sauenmilch aufnehmen. Symptome sind Vulvaschwellung (bisweilen durch *Prolapsus vaginae et recti* kompliziert), Gesäugehypertrophie und Brunstverhalten bei noch nicht geschlechtsreifen Tieren. Auf Zearalenoneinfluß werden weitere Fortpflanzungsstörungen zurückgeführt; Sistieren der Follikelbildung, Mumifikation der Feten, embryonaler Fruchttod, perinatale Mortalität, angeborenes Beinspreizen (erkennbar an den seitlich abgespreizten Hinterextremitäten), Agalaktie; es kommt zur Hodenatrophie bei Jungebern und zum Libidoverlust bei erwachsenen Zuchtebern.

Technologische Aspekte

Beziehungen zwischen Ernährung und Tiergesundheit lassen sich sowohl bei der Futtermittelherstellung als auch bei der Futterverabreichung nachweisen.

Futtermittelherstellung

Um die Verdaulichkeit und die Homogenität der Mischfuttermittel zu verbessern bzw. ihre Granulierung zu erleichtern, ist eine Mahltechnologie mit hohem Feinheitsgrad anzustreben. Der Einsatz von Getreide zur Sicherung der Energiezufuhr und die Beachtung eines angemessenen Verhältnisses zwischen Energie- und Proteinversorgung ziehen eine Senkung des Rohfaseranteils nach sich. Die Kombination dieser beiden Faktoren bringt nicht nur Vorteile, sondern begünstigt oft auch die Entstehung von Schädigungen des Verdauungstraktes, z. B. die Entwicklung des ösophagogastrischen Ulkus. Die Läsionen betreffen vorwiegend den nichtsekretorischen Abschnitt des Magens und äußern sich als leichte Verhornung der Schleimhaut mit anschließender Hyperkeratose und mehr oder weniger ausgeprägter Epithelabstoßung, gefolgt von Geschwürbildung.
Klinische Symptome in Form von Blutungen im Ulkusbereich zeigen sich erst spät. Sind die Blutverluste erheblich, verenden die Tiere plötzlich. Erstrecken sie sich als Sickerblutungen über längere Zeiträume, werden Anämie, Abmagerung und fortschreitende Entkräftung, die bis zum Tode führen kann, beobachtet. Nach dem Schlachten finden sich mitunter vernarbte Geschwüre.
Diese Krankheit ist schon 1939 von Jensen und Frederik in den USA beschrieben worden; sie ist gegenwärtig in allen Ländern mit entwickelter Schweineproduktion verbreitet und vermutlich noch häufiger als angenommen. Zieht man die Vielfalt der Läsionen in Betracht, erscheint es zweckmäßig, den Prozentsatz der Tiere mit normaler Magenschleimhaut zu ermitteln und davon alle Zustände mit mehr oder weniger fortgeschrittenem Ulzerationsprozeß abzugrenzen. Damit wäre ein reelleres Bild über das Vorkommen der Krankheit zu gewinnen. Muggenburg et al. (1964) fanden in den USA bei 3753 Schweinen nur 40 % mit normaler Magenschleimhaut, 16 % der Tiere zeigten Geschwürbildung und immerhin 44 % unterschiedlich stark ausgeprägte Veränderungen der Mukosa. Jeder Untersucher, der in Frankreich Schlachtbetriebe zu betreuen hat, kann feststellen, daß normale, glatte und saubere Magenschleimhäute mit ihrem typischen Perlmutterglanz selten anzutreffen sind.
Die Ätiologie des ösophagogastrischen Ulkus ist komplexer Art. Zahlreiche Autoren entwickelten Verfahren zur tierexperimentellen Erzeugung erhöhter Ulkusraten. So wurde nachgewiesen, daß thermische Behandlung (Autoklavierung, Einfrieren, Extrudieren der Mais- oder Sorghumstärke) das Auftreten der Schädigung begünstigt. Granulierung hat den gleichen Effekt (Chamberlain et al., 1964, 1967; Gamble et al., 1967; Pocock et al., 1968,

1969). Werden rohfaserhaltige Futtermittel (Hafer, Haferspreu, Sägespäne, Häcksel, Kleie) der ulkusauslösenden Diät zugemischt, verringern sich die schädlichen Wirkungen deutlich. Gleiches ist festzustellen, wenn die Mastschweine auf Stroh oder Hobelspänen gehalten werden (Henry und Bourdon, 1969; Pocock und Bailey, 1969). Das Auftreten der pathologischen Schleimhautveränderungen wird durch übermäßiges Mahlen der Rationskomponenten verstärkt, Zusatz von feinpulverisierter Haferspreu bleibt ohne günstigen Einfluß auf die Magenschleimhaut (Maxwell et al., 1967).

Der positive Effekt rohfaserhaltiger Futtermittel könnte auf der Größe und Struktur der Partikel beruhen. Bei konstantem Rohfasergehalt genügt es, die Teilchengröße des rohfaserhaltigen Futtermittels zu modifizieren, um das Erscheinen der ösophagogastrischen Läsionen zu hemmen (Henry, 1970). Es ist aber darauf hinzuweisen, daß mit technologischen Faktoren allein das dargelegte Problem nicht hundertprozentig zu lösen ist. Wie auch die Vorsichtsmaßnahmen bei der Futterherstellung sein mögen, man beeinflußt in erster Linie den Schweregrad des Krankheitsbildes und unterdrückt nicht vollständig alle am Magen ablaufenden pathologischen Reaktionen.

Außerdem spielen weitere Faktoren ätiologisch eine Rolle, z. B. das Geschlecht, die genetische Herkunft und vor allem die durch die intensive Tierproduktion vorgegebenen Grenzen (Handlin et al., 1969; Pickett et al., 1969). Übrigens sind, abgesehen von den möglichen Todesfällen, die Krankheitserscheinungen beim ösophagogastrischen Ulkus nicht sonderlich gravierend; in der Mehrzahl der Literaturangaben finden sich keine Beweise für eine direkte Beziehung zwischen dem Schweregrad der Gewebsveränderungen und der Lebendmassezunahme der Schweine. Henry (1970) ist außerdem der Ansicht, daß das Risiko letaler Ausgänge im Vergleich zu den Leistungen und den Fütterungskosten gesehen werden sollte.

Ungeachtet einiger überlegenswerter Gesichtspunkte weist die technologische Entwicklung der Futtermittelherstellung nicht nur Nachteile auf. Beispielsweise wirkt sich die Pelletierung, die an der Genese der Magenschleimhautläsionen beteiligt ist, auf das bakteriologische Milieu günstig aus. So wurde eine durchschnittliche Reduzierung der Keimzahl von Enterobacteriaceae um 80 bis 90 % gegenüber Kontrolltieren ermittelt (Linton et al., 1970; Linton, 1979). Edel et al. (1967) untersuchten den Salmonellengehalt in Kotproben von zwei Schweinegruppen, die das gleiche Futtermittel, aber zum einen in pelletierter Form, zum anderen als Schrot erhielten. Von der ersten Gruppe wurden nur in einer Probe Salmonellen nachgewiesen, aus der zweiten, die massiv *Salmonella brandenburg* ausschied, konnten dagegen zahlreiche Serotypen isoliert werden.

Werden diese Befunde zu Ende gedacht, könnte man dazu kommen, daß über entsprechende Technologien der Futtermittelproduktion für die Gastrointestinalflora des Schweines das Problem der Antibiotikaresistenz, das durch die aus zootechnischen oder prophylaktischen Gründen vorgenommene Supplementierung der Rationen mit Antibiotika ausgelöst wird, zu umgehen ist.

Eine Reihe von Arbeiten, die sich insbesondere mit *Escherichia coli* befaßten und vor etwa 20 Jahren erschienen, belegen die enge Beziehung zwischen dem Ausmaß des nutritiven Einsatzes antibakterieller Substanzen und der Zunahme resistenter Stämme. Nach Mercer et al. (1971) waren 80 % der *E.-coli*-Stämme von Schweinen, die mit Antibiotika ergänzte Rationen erhielten, gegen ein oder mehrere Antibiotika resistent; dagegen lag der Anteil bei Tieren, die keine Antibiotikazusätze bekamen, lediglich bei 16 %.

Catsaras (1978) isolierte im Norden Frankreichs *E. coli* aus 9 Schweinebeständen, die mit Antibiotika supplementiertes Futter erhielten. Alle Stämme waren gegen Tetrazykline resistent, gegen Ampizillin alle Stämme bis auf die Stämme aus einem Bestand; gegen Kanamyzin erwiesen sich die Stämme aus

5 Beständen als resistent, gegen Streptomyzin die Stämme aus nur einer Zucht. Dagegen fand sich keine Resistenz gegen Chloramphenikol. Als Fazit ergab sich, daß aus allen Beständen und von allen Tieren Stämme isoliert werden konnten, die mindestens gegen ein Antibiotikum resistenz waren. Von 317 resistenten Stämmen zeigten annähernd 68 % Mehrfachresistenz. Für Resistenzübertragungsversuche mit *E. coli* K 12 wurden 79 resistente Stämme ausgewählt; etwa 50 % der Versuche verliefen erfolgreich. In Belgien ermittelten Pohl et al. (1977) Mehrfachresistenz bei 53 % der isolierten Stämme, der Resistenztransfer glückte in allen Fällen. Die Resistenz gegen Framycetin konnte von O'Brien (1975) auf einen Stamm von *Salmonella typhimurium* übertragen werden.

Die Persistenz der resistenten Stämme im Darmtrakt hängt von der Dauer der Antibiotikazufuhr ab; ist dieser Zeitraum kurz, gilt dies auch für das Fortbestehen der Resistenz (Linton, 1977). Nach O'Brien (1975) trat die Resistenz gegen Framycetin, die durch zwei- bis dreiwöchentliche Verabreichung eines Futters mit 90 ppm des Antibiotikums ausgelöst wurde, binnen einiger Tage auf; sie verschwand 6 bis 7 Wochen nach dem Absetzen des Antibiotikums. Für langfristige Antibiotikagaben liegen andersartige Befunde vor. Smith (1975) stellte bei Untersuchungen in Großbritannien fest, daß der Entzug von Tetrazyklinen nach 17 Jahre währender Fütterung mit diesen Antibiotika auf die Zahl der Tiere, die tetrazyklin-resistente Kolikeime ausschieden, ohne Einfluß war. Das Verbot der Antibiotikabeimischung zum Futter genügt offensichtlich in manchen Fällen nicht, die vor der langfristigen Anwendung herrschenden mikroökologischen Bedingungen wiederherzustellen (Linton, 1977).

Futterdarbietung

Abgesehen von dem mechanischen und reizenden Effekt gemahlener Trockenfuttermittel (vor allem bei der Verabreichung von Trokkenfutter auf dem Erdboden) auf den Respirationstrakt der Schweine, kommt die Mehrzahl der Gesundheitsstörungen durch Mängel an den automatischen Fütterungsanlagen zustande. Die relative Ungenauigkeit dieser Geräte oder ihre unregelmäßige Arbeitsweise, wodurch Mangel bzw. Überschuß an Futter entsteht, beeinflußt die quantitative Ausprägung der weiter oben genannten Krankheitsbilder. Das Entmischen der verschiedenen Rationsbestandteile, wie es während des Transports in die Lagerräume vor sich gehen kann, beansprucht hinsichtlich seiner Ursachen und Wirkungen spezielle Beachtung in der Mischfuttermittelindustrie. Besondere Erwähnung bedarf die Verabreichung von Futtermitteln in fließfähiger Form über Pumpen und Rohrleitungssysteme (Selbstfütterungseinrichtungen). Diese Anlagen müssen regelmäßig und sehr sorgfältig gereinigt werden. Jedes Vernachlässigen führt dazu, daß die in den Leitungen oder an den Absperrvorrichtungen befindlichen flüssigen Rückstände wie ein Nährboden für Mikroorganismen wirken. Linton et al. (1970) stellten auf der Basis von Fleisch- und Knochenmehl ein Futter in fließfähiger Form zusammen, das mit 9 Serotypen von Salmonellen kontaminiert war. Nach 48stündiger Lagerung bei 20 °C enthielt die Suspension, die im Anfang eine Salmonelle je ml aufwies, 200000 Keime je ml. Wurde die Ration gleich nach ihrer Zubereitung verfüttert, schieden die Schweine nur einen Tag lang Salmonellen aus; nach Verfütterung der 24 Stunden bei 20 °C gelagerten Ration blieb die Keimausscheidung über 34 Tage erhalten, wenn auch unregelmäßig und intermittierend.

Für das *Tränken* gelten die gleichen Aspekte wie für die Aufnahme festen Futters: quantitative (unzureichendes Tränken der Saug- und Absatzferkel oder der Mastschweine, die an Verdauungsstörungen leiden), qualitative (chemische und bakteriologische Reinheit des Wassers) und technologische (Konstruktion, Steuerung und Standortwahl der Tränkvorrichtungen) Mängel in diesen verschiedenen Bereichen äußern sich hauptsächlich als Verdauungsstörungen oder Dehydratation.

ZUSAMMENFASSUNG

Von den zahlreichen belastenden Faktoren der Umwelt auf das Schwein seien hier genannt:

- *Haltungs- und transportbedingte Streßzustände (Überbelegung, moderne Produktionsmethoden, unangemessene klimatische Bedingungen, Transportschäden: Körpermasseverlust, gastrointestinale Störungen);*
- *Ernährungsfehler quantitativer Art (z. B. Dünne-Sauen-Syndrom) und qualitativer Art (z. B. Kontamination mit Mykotoxinen); technologische Unzulänglichkeiten bei der Herstellung und Verabreichung der Futtermittel.*

Die Reaktion auf Stressoren setzt ein Regelsystem in Gang, in das der Hypothalamus, die Hypophyse und die Nebennierenrinde einbezogen sind. Bestimmte Schweinerassen erweisen sich gegenüber Streßeinwirkungen besonders empfindlich. Mit dem Halothantest lassen sich »streßsensible« Schweine erfassen.

Zusammenfassend läßt sich feststellen, daß Fehler der Ernährung gleichzeitig in quantitativer, qualitativer und technologischer Beziehung in Erscheinung treten können. Die rationelle Lenkung dieser Prozesse schließt zahlreiche Faktoren ein, deren Unterschiedlichkeit die Fehlerquellen vergrößert. Daraus folgt, daß sich der Tierproduzent entweder eine allen Ansprüchen genügende Technik anschaffen oder ihm ein wirksamer technischer Service außerhalb seines Betriebes zur Verfügung stehen muß. Da jedoch die Befunde häufig ungenau sind und damit die Kenntnis des Tierzüchters für ihre vernünftige Nutzung überschritten wird, macht sich eine sorgfältige und ständige Überwachung der Schweinebestände erforderlich, um die theoretischen Erkenntnisse stets den biologischen, hygienischen und ökonomischen Gegebenheiten anzupassen.

Wirkungen des Schweines auf die Umwelt

Wie jedes in Gemeinschaft lebende Individuum ist auch das Schwein bestimmten Zwängen unterworfen, auf die es in seiner spezifischen Art reagiert. Andererseits stellt es in dem Maße, wie es in eine Population integriert ist, mit seinen Artgenossen selbst einen wesentlichen Umweltfaktor dar. Seine Anwesenheit ist, wie bereits geschildert wurde, gleichzeitig für die anderen Schweine eine Ursache für Streßzustände, aber auch für Umweltverschmutzungen, die physikalisch-chemischer oder biologischer Art sein können.

PHYSIKALISCH-CHEMISCHE SCHADWIRKUNGEN

Diese Schadwirkungen beruhen zum Teil auf der Stoffwechselaktivität der Tiere in Form einer fortgesetzten Abgabe von Wärme, Wasserdampf und Kohlendioxid. Nach dem Institut technique du porc (I. T. P., 1977) produzieren 200 Schweine mit einer durchschnittlichen Körpermasse von 80 kg 20000 Kilokalorien je Stunde, die direkt zur Erhöhung der Temperatur in den Anlagen führen (Strahlungswärme). Gleichzeitig werden von einem solchen Bestand durch Verdunstung etwa 27 kg Wasser je Tag an die Atmosphäre abgegeben; die durchschnittliche CO_2-Anreicherung der Luft durch ein Schwein beträgt 9 $l/m^3/h$ (Fournaraki, 1970). Trotz der Intensität der ständigen Ausscheidungen reichen die üblichen Lüftungssysteme anscheinend aus, um ein tiergerechtes Milieu aufrechtzuerhalten. Ein Risiko besteht aber dann, wenn es zum Versagen der beweglichen Teile der Lüftungsanlagen oder zu Havarien an deren statischen Elementen kommt. Solche Funktionsausfälle ziehen eine Erhöhung der Stalltemperatur und eine Wasserdampfsättigung der Luft nach sich. Das verursacht größere Störungen, weil weder die Strahlungswärme noch die mit der Ausatmungsluft abgegebene Wärme (40 % der Gesamtwärmeabgabe) abgeleitet werden kann. Dadurch ist mit vermehrter Gefährdung durch Hitzestreß zu rechnen. Nicht unterschätzt werden darf auch der Anstieg des CO_2-Gehaltes der Luft. Der zulässige Normwert beträgt nach Fournaraki 3,5 l/m^3 und liegt damit etwas über einem Drittel der von einem Schwein stündlich produzierten CO_2-Menge.

Eine andere Quelle der Schadgasentstehung bilden die in den Exkrementen ablaufenden Abbauprozesse. Unter den ausgeschiedenen Gasen (Ammoniak, Methan, Schwefelwasserstoff, flüchtige Amine, Merkaptane, Indole) gebührt dem Ammoniak eine Sonderstellung. Nach Stombaugh et al. (1969) werden in Schweineproduktionsanlagen gewöhnlich NH_3-Konzentrationen von 10 ppm gemessen. Ammoniak wird ab einer Konzentration von 5 ppm durch Geruch wahrgenommen, ganz sicher ab 20 ppm; die zulässige Norm beträgt 60 ppm (Fournaraki, 1970). Allerdings ertrugen Schweine in einem Experiment NH_3-Konzentrationen der Luft von 100 bis 150 ppm über 5 Wochen. Die Tiere zeigten Speichelfluß, Auswurf und Husten, der Futterverzehr war jedoch nicht verändert. Makro- oder mikroskopische Läsionen des Atmungsapparates konnten nicht beobachtet werden (STOMBAUGH et al., 1969). Was die Gefährdung der Tiere durch Schwefelwasserstoff betrifft, läßt sie sich kaum objektivieren, denn der Schweinezüchter wird nicht so unvorsichtig sein, die Güllekanäle zu reinigen, ohne vorher die Tiere auszustallen (LINDQVIST, 1974).

Die Belastung des Milieus mit Schadgasen, die sich nach den Gesetzen der Diffusion in der Luft homogen verteilen, wird von einer korpuskulären Kontamination überlagert, wobei es sich um flüssige oder feste Partikel handeln kann. Beim Husten, Niesen und Absetzen des Harns können Tröpfchen versprüht werden, deren Beständigkeit in der Luft von der Partikelgröße und der relativen Luftfeuchte abhängt. Die größten Tröpfchen sinken rasch auf den Boden, während die feinsten verdunsten und feste Partikel in einem Aerosol mitnehmen, die dann als Suspension oder in Lösung übertragen werden können *(droplet nuclei)*. Partikel mit einem Durchmesser von 1 bis 3 µm bilden relativ stabile Aerosole (GORDON, 1963; LE BARS, 1968 a).

Neben den »droplets nuclei« haben die in der Luft von Schweineställen vorhandenen Feststoffpartikel unterschiedliche Entstehungsursachen. CURTIS et al. (1975 b) stellten eine Korrelation zwischen der Proteinkonzentration des Futters und dem Stickstoffgehalt des Stallstaubes fest; sie leiteten zunächst davon ab, daß die Partikel alimentären Ursprungs sind. Da die Teilchen jedoch ungefähr doppelt soviel Stickstoff wie in der verabreichten Ration enthalten, nahmen die Autoren an, daß die Partikel aus dem Kot stammen; in der Tat liegt der N-Gehalt der Faeces etwa 50 % über dem des aufgenommenen Futters.

Der Konzentrationsunterschied erklärt nicht völlig die beobachtete Differenz, die aber verständlich wird, wenn man die Möglichkeit einräumt, daß an die Staubteilchen gasförmige N-haltige Substanzen (flüchtige Amine, vor allem Ammoniak) adsorbiert werden. Diese in Anlagen mit Spaltenboden gewonnenen Ergebnisse lassen den Einfluß der Einstreu als gering erscheinen. Im letztgenannten Fall kann es durch die beim Erneuern des Strohes in den Buchten als Schwebstoffe auftretenden Rohfaserpartikel und eventuell durch die Verbreitung von Schimmelpilzsporen zu Störungen kommen (DONALDSON, 1978). Der Anteil fester Partikel in der Stalluft beläuft sich nach CURTIS et al. (1975 b) in Anlagen mit trächtigen Sauen und Muttersauen auf 1,3 mg/m^3 (Logarithmus der Konzentration µm/m^3 = 3,1), dagegen in Mastschweinebeständen auf 5 mg/m^3 (Logarithmus der Konzentration µm je m^3 = 3,7). Ausgedrückt in Anzahl der Partikel, ergibt sich ein Durchschnittswert von 7 Millionen/m^3 (log = 6.85; BUNDY und HAZEN, 1973). Tatsächlich deuten diese Zahlen nur einen bestimmten Zustand an; sie hängen von zahlreichen Faktoren ab (Art des Stallgebäudes, Belüftungsverhältnisse, Außen- und Innentemperatur, Feuchtigkeitsgehalt der Luft usw.; GORDON, 1963; CURTIS et al., 1975 a).

Die Partikelgröße schwankt zwischen einem und mehreren tausend Mikrometern. Sie bestimmt gleichzeitig die Stabilität der Teilchen in der Luft und entscheidet über die Tiefe ihres Eindringens in den Atmungsapparat. Die Teilchen mit der größeren Masse werden bereits in den oberen Atemwegen aufgehalten, während ein Drittel der Staubpartikel mit einem Durchmesser von 6 µm die Lungen erreicht; Teilchen mit einem Durchmesser von 3 µm gelangen fast sämtlich in die Lungen. Partikel unter dieser Größenordnung dringen in Form vollständiger Suspensionen bis in die feinsten Verzweigungen des respiratorischen Systems ein (HATCH und GROSS, 1964; LE BARS, 1968 a). Nach BUNDY und HAZEN (1973) trifft diese Möglichkeit auf 95 % der Stäube in der Stalluft geschlossener Schweineproduktionsanlagen zu. Die biologische Bedeutung derartiger Luftverunreinigungen ist übrigens ziemlich gering; sie sind zum großen Teil reaktionslos, und ihr Inhalieren zieht keine nennenswerte oder irreversible Veränderung des Atmungsapparates nach sich (CURTIS et al., 1975 b). Eine potentielle Gefahr besteht in ihrer Rolle als Vektor für die Verbreitung pathogener Erreger (und Begünstigung von Lungenerkrankungen).

Biologische und pathologische Konsequenzen der Entwicklung der Schweineproduktion

Mit den durch die Installation geeigneter Filteranlagen unter standardisierten Bedingungen (LE BARS, 1968 b) gesammelten und dann auf entsprechende Kulturmedien verbrachten Stallstaubteilchen, die als Vektoren von Mikroorganismen gelten, wird die Keimzahlbestimmung vorgenommen und die kontaminierende Rolle des Schweines in den Zucht- und Mastbetrieben objektiviert. Das Einstallen der Tiere führt sehr rasch zu einer Erhöhung der Anzahl lebender Keime in der Luft. HILL und KENWORTHY (1970) stellten fest, daß die Anzahl der Keime je Liter Stalluft gegen Ende des ersten Tages nach dem Einstallen auf das Zehnfache des Ausgangswertes ansteigt, wenn das Schwein in eine Einzelbucht mit kontrolliertem Milieu kommt; einen Tag nach dem Ausstallen geht die Keimzahl auf den Normalwert zurück. Längerer Aufenthalt der Tiere in den Anlagen wird stets von einer fortschreitenden Keimanreicherung der Luft begleitet. In den Zuchtsauenbeständen nimmt die Anzahl der Bakterien linear zur Zeitdauer zu; sie erreicht nach 35 Tagen 10^3 bis 10^5 Keime/Liter (GRUNLOCH et al., 1971). Nach Beobachtungen von TONKS et al. (1972) ist in Mastbetrieben der Anstieg der Keimzahl nicht so ausgeprägt, beläuft sich aber immerhin auf eine Verdopplung der Bakterienkonzentration innerhalb eines Monats.

Die bakterielle Luftverunreinigung in den Schweineproduktionsanlagen schwankt in weiten Grenzen. Ohne direkte Messung lassen sich die Verhältnisse nur schwer einschätzen. Nach Literaturangaben (CURTIS et al., 1975 a; GORDON, 1963 a; HILL und KENWORTHY, 1970; FISER, 1969, 1970, 1978; FISER und HUNAT, 1976; GRUNLOCH et al., 1971) variieren die Werte zwischen 2,78 und 6,20 (ausgedrückt als Zehnerlogarithmus der Anzahl lebender Keime je m^3 Luft). Die angegebenen Durchschnittswerte streuen stark (3,12 bis 5,87)*; die von den Autoren genannten Zahlen lebender Keime je m^3 Luft schwanken zwischen 1000 und 1000000. Diese Abweichungen beruhen zweifellos auf der unterschiedlichen Methodik, mit denen die Ergebnisse gewonnen wurden (Probennahmegerät, Ort und Tageszeit der Probennahme im Stall, Wahl der Nährmedien, Temperatur usw.). Außerdem beeinflussen zahlreiche Umweltfaktoren die Meßresultate, z. B. bauliche Aspekte (offene oder geschlossene und belüftete Ställe), die Nutzungsrichtung (Zucht- oder Mastanlagen), die Produktionsbedingungen (kontinuierliche Belegung oder nicht, Ernährung mit Trockenfutter oder mit Futtermitteln in flüssiger Form, Belegungsdichte), physikalische Umweltfaktoren (Temperatur, relative Luftfeuchtigkeit). Es gibt Untersuchungen, nach denen die bakterielle Kontamination im Winter höher ist als im Sommer (FISER, 1969; NEMILOV, 1975; CURTIS et al., 1975 a).

Nach CURTIS et al. (1975 a) kommt der Jahreszeit eine indirekte Wirkung zu, indem die Belüftungsintensität bei Kälte gewöhnlich herabgesetzt wird. Dennoch ist in solchen Fällen die relative Luftfeuchtigkeit erhöht. Nun berichteten GORDON (1963 a) und TONKS et al. (1972), daß die Keimzahl sinkt, wenn die Feuchtigkeit zunimmt, weil die Sedimentation der schwebefähigen Teilchen dann begünstigt wird. Obwohl diese Befunde nicht unbedingt widersprüchlich sind, läßt sich jedoch aus dem Beispiel erkennen, wie bedeutungsvoll es ist, wo und wie man die Proben entnimmt.

Das Beimpfen geeigneter Nährböden mit dem Probenmaterial erlaubt in bestimmtem Maße Aussagen über die Art der von den Partikeln mitgeführten Bakterien. Nach CURTIS et al. (1975 a) transportieren 36 % der Partikel Staphylokokken, 13 % der Partikel Streptokokken und weniger als 1 % der Partikel coliforme Bakterien.

FISER (1970, 1978) bestätigte den geringen Anteil der letztgenannten Keime an der bakteriellen Belastung der Luft in Schweineproduktionsanlagen.

Über die biologische Bedeutung dieser Bakterien, die gewöhnlich als Stallkeimflora bezeichnet werden, besteht noch nicht genügend Klarheit. Es wird allgemein angenommen, daß

* Zum Vergleich: In der Außenluft und in menschlichen Wohnungen wurde die Keimzahl 2, in öffentlichen Räumen die Keimzahl 3 ermittelt

ein erhöhter Keimgehalt mit einem mangelhaften Gesundheitsstatus und mit Leistungsdepressionen des Bestandes einhergeht, ohne daß charakteristische Symptome auftreten. Unter Berücksichtigung dieser Tatsache sind auf der Basis bakteriologischer Kriterien Lufthygienenormen vorgeschlagen worden. So darf nach RUML (zitiert nach FISER, 1970) die Luft in Zuchtsauenställen nicht mehr als 10^7 Keime/m^3 enthalten, wobei der Anteil an Staphylokokken 20 % nicht zu überschreiten hat. Nach FISER (1971) dürfen die Keimzahlen in Zucht- und Mastbetrieben den Wert von 10^6 Keimen/m^3 nicht übersteigen, wobei das Limit für Staphylokokken bei 20 %, für koliforme Bakterien bei 0,5 % liegt.

Bleibt der ermittelte Wert der Keimzahlbestimmung verdächtig, und sind die Mittel zur exakten Erfassung des Gesundheitsstatus der Tiere nicht gegeben, können jene Empfehlungen leicht Kritik herausfordern. FISER (1971) betonte, daß es auch im Falle einer Vehikelfunktion der Stalluft nicht zwangsläufig zu einer Infektion kommen muß. Dazu sind drei Bedingungen erforderlich: die Anwesenheit pathogener Keime, das Eindringen der Erreger in den Organismus und ein empfangsbereiter Wirt.

Über die krankmachenden Wirkungen von Bakterien in der Stalluft weiß man noch wenig. FISER (1971) wies in einem Zuchtsauenbestand und einem Mastläuferbetrieb 9 % bzw. 16 % hämolysierende Stämme von *Escherichia coli* nach; die entsprechenden Werte für Staphylokokken lauteten 11 % bzw. 10 %. Obgleich das Hämolysevermögen nicht als eindeutiges Pathogenitätskriterium gelten kann, vertritt FISER die Meinung, daß es sich dabei um ein bedingt pathogenes Merkmal handelt, das unter besonderen Umständen eine krankmachende Wirkung entfaltet.

Das Eindringen in den Wirtsorganismus hängt von der Größe der schwebefähigen Partikel ab. CURTIS et al. (1975 b) ermittelten, daß 21 % der mit Staphylokokken oder Streptokokken und 9 % der mit Koliformen behafteten Partikel imstande sind, bis in die Lungen vorzudringen. Vorausgesetzt, daß die verschiedenen Angaben über den Bakteriengehalt der Stallluft miteinander vergleichbar sind, läßt sich überschlagen, daß ein Gehalt von 10^7 Keimen je m^3 mit einem Eintritt von annähernd 10^4 Staphylokokken oder Streptokokken und 10^3 koliformen Bakterien je m^3 Einatmungsluft in die Lungen gleichgesetzt werden kann. Es bleibt zu klären, ob diese ständige, aber begrenzte Aufnahme von Keimen mit pathogenen Eigenschaften ausreicht, um die bei Schweinen in stark kontaminierten Ställen zu registrierenden Gesundheitsstörungen damit zu begründen.

Obwohl die experimentelle Bestätigung noch aussteht, ist anzunehmen, daß die Keime der Stalluft die oben skizzierte Rolle ausüben, da durch die mit der Desinfektion erreichte Keimarmut der Umwelt (FISER und HUNAT, 1976) ein angemessenes Leistungsniveau über mehrere Belegungen aufrechterhalten werden kann. Man muß sich allerdings angesichts der Lükkenhaftigkeit unserer Kenntnisse auf diesem Gebiet fragen, ob eine strenge Ursache-Wirkungs-Beziehung zwischen der bakteriellen Kontamination und dem Gesundheitsstatus der Tiere besteht und die von LE BARS (1968 b) für die Geflügelproduktion angeführten Faktoren (Wirkung filtrierbarer Agenzien, Virulenzsteigerung durch mehrfache Passage usw.) auch in der Schweineproduktion von ätiologischer Bedeutung sind.

Es ist auch denkbar, daß der Grad der biologischen Luftverunreinigung nur einen Teilaspekt genereller Unzulänglichkeiten in den Produktionsbedingungen widerspiegelt, wobei gleichzeitig eine übermäßige Bakterienvermehrung und eine allgemeine Resistenzschwäche wirksam werden.

LINDQVIST (1974) verglich an mehr als 160000 Mastschweinen die in den Schlachtbetrieben beobachteten Veränderungen (vorwiegend Lungenveränderungen) mit den Produktionsbedingungen. Aus seiner Studie geht hervor, daß für die Nutzungsrichtung Mast Bestände mit weniger als 500 Tieren in Gruppenhaltung besonders günstig sind. Als Liegeflä-

chenbedarf wurden 0,7 m^2/Tier oder darüber, als Raumluftbedarf 3 m^3/Tier oder mehr angegeben. Schließlich werden als Einstreu Stroh sowie Tränken ad libitum empfohlen. Diese Bedingungen sind den zootechnischen Normen der Schweineproduktion angenähert. Dennoch zeigte sich, daß die geforderten Werte für 1,6 % der Mastschweine zutrafen.
Übrigens beseitigen jene Normen auch in ihrer Gesamtheit die hygienischen Probleme nicht vollständig. Bei 47 % der Tiere aus 27 Gruppen, die insgesamt mehr als 12000 Mastschweine in bestem Gesundheitszustand umfaßten, konnten keine Schädigungen bemerkt werden; 4 % der Tiere wiesen schwere pneumonische Veränderungen auf, 6,5 % der Tiere Anzeichen einer Pleuritis. Außerdem unterscheiden sich die für das Wohlbefinden der Tiere nötigen physikalischen Bedingungen mitunter von jenen Forderungen, die auf eine minimale bakterielle Kontamination abzielen. So berichtete Gordon (1963 b) hinsichtlich der Pneumonie-Häufigkeit über gute Resultate bei Mastschweinen, die unter ungünstigen Umgebungstemperaturen und bei nicht normgerechter Luftfeuchtigkeit gehalten wurden. Umgekehrt hat Tillon (1980) in einem Bestand mit hohem Leistungsniveau bis zu 16 schweinepathogene Mikroorganismen und Parasiten als Erreger festgestellt.
Noch stehen koordinierte Untersuchungen aus, die ein weniger hypothetisches Bild liefern, dafür aber praktische Schlußfolgerungen zulassen. Es gilt, zwei bisweilen schwer miteinander zu verbindende Forderungen durchzusetzen: einerseits die Begrenzung der schwierig zu vermeidenden mikrobiellen Kontamination, andererseits die Schaffung solcher Umweltbedingungen für das Schwein, die ihm erlauben, sein Anpassungsvermögen und seine Resistenzmechanismen zu entwickeln und zu festigen.
Nicht zuletzt können die vom Schwein auf die Umwelt ausgehenden Einflüsse den Umkreis des betreffenden Betriebes weit überschreiten; erinnert sei nur an das Ausbringen der Gülle oder die mit dem Handel einhergehenden Tierumsetzungen. Die Rolle der Gülle als Vektor pathogener Agenzien ist vor allem in Großbritannien im Rahmen der Verbreitung von Salmonellosen untersucht worden. Jones (1977) fand in 22 % der getesteten Gülleproben Salmonellen; einige Jahre später belief sich dieser Anteil auf 50 % (Jones, 1980). Bemerkenswert ist, daß diese Keime aus jener Substanz isoliert werden konnten, während beim Schwein selbst kein Nachweis von Salmonellen gelang (Jones und Hall, 1975).
Die Salmonellen können sich in der Gülle nicht vermehren, aber in ihr unterschiedlich lange überleben; die Überlebensdauer hängt vom Serotyp, von der Temperatur und der chemischen Zusammensetzung der Gülle ab. *Salmonella dublin* und *Salmonella typhimurium* sind in der Lage, 11 bis 12 Wochen zu überleben (Williams, 1975). Bei Kontakt mit dem Erdboden widerstehen die Salmonellen über ein Jahr allen schädigenden Einwirkungen. Gelangen dagegen die Keime mit der Gülle auf pflanzliches Material, sterben sie nach einigen Wochen ab (Jones, 1977). Donaldson (1978) wies auf die Gefahren hin, die durch Verregnung der Gülle im Umkreis von mehreren hundert Metern entstehen. Auf Grund der Tatsache, daß über die Exkremente häufig pathogene Keime ausgeschieden werden, empfiehlt er vor dem Ausbringen die Desinfektion der Gülle durch Antiseptika wie Xylen (Plommet und Plommet, 1974). Die Oxydation durch obligatorisches Einleiten von Luft in die Güllekanäle führt zu keiner ausreichenden Keimfreimachung (Strauch und Fleischle, 1979).
Die Verschleppung pathogener Keime durch Tierumsetzungen ist keine Besonderheit der intensiven Schweineproduktion; sie sei deshalb auch nur noch einmal ins Gedächtnis gerufen. Jedoch erhöht die Größe der heutigen Schweinepopulationen Ausmaß und Bedeutung von Erregereinschleppungen beträchtlich. Ein sehr überzeugendes Beispiel liefert die fast explosionsartige Ausbreitung der Aujeszkyschen Krankheit in allen Ländern Europas, nachdem in der Schweineproduktion mit großen Tierkonzentrationen gearbeitet wurde.

ZUSAMMENFASSUNG

Zu den Wirkungen des Schweines auf die Umwelt gehören physikalisch-chemische Schadeffekte im Ergebnis der Stoffwechselprozesse der Tiere sowie der Zersetzungsvorgänge in den Exkrementen (Enstehung von Schadgasen wie Ammoniak, Methan usw.) und biologische Schadwirkungen (pathogene Keime in der Stalluft, Staubpartikel als Vehikel für Mikroorganismen: Stallkeimflora). So wie die Entwicklung der Produktionstechnologien die Schweinezucht grundlegend verändert hat, kam es in enger Korrelation zu Rückwirkungen auf die Biologie und Pathologie des Schweines. Die Tiere sind dabei nicht nur einer neuen Umwelt ausgesetzt, sie beeinflussen selbst ihr Milieu, indem sie Schadeffekte unterschiedlicher Art verursachen.

Schlußfolgerungen

Die Entwicklung der Schweineproduktion in den letzten dreißig Jahren ist durch sehr starke Tierkonzentrationen charakterisiert, und zwar sowohl auf betrieblicher als auch auf regionaler Ebene, wie z. B. in der Bretagne. Gleichzeitig hat sich der Technisierungsgrad der Produktion außerordentlich erhöht. Somit ist das Schwein vielfältigen Einflußfaktoren ausgesetzt, deren Mehrzahl noch ungenügend erforscht ist. Unabhängig davon zeigen die gegenwärtigen Ergebnisse der intensiven Schweineproduktion, daß sich, je nachdem wie von den durch die Tierhygieniker vorgeschlagenen Normen abgewichen wird, der Gesundheitsstatus der Bestände verschlechtert. Anders ausgedrückt, technischer Fortschritt ist kein Synonym für unabwendbare Krankheitszustände, die in Wahrheit, zumindest teilweise, ihre Wurzeln in organisatorischen Mängeln bei der Leitung der Produktionsprozesse haben.

Warum treten derartige Mängel so häufig auf? Auf diese Frage sind mehrere Antworten möglich. An erster Stelle ist zu nennen, daß sich technisches Wissen nur langsam und unvollständig durchsetzt, obgleich es auf diesem Gebiet durchaus vermehrte Anstrengungen gibt. Eine neuere Studie der Sektion Schweineproduktion des Nationalen Verbandes für landwirtschaftliches Versuchs- und Ausstellungswesen erbrachte den Beweis, daß es möglich ist, auf die meisten der noch immer von vielen Tierproduzenten gestellten technischen Fragen fast sofort zu antworten. Das zeigt, daß entsprechende Informationen zwar schon existieren, aber offenbar ihre Empfänger nicht erreichen oder nicht richtig verstanden, nicht richtig angewendet und nicht genutzt werden.

Leider muß man auch feststellen, daß das Ausbildungsniveau einer großen Anzahl von Tierproduzenten offensichtlich ungenügend ist, insbesondere in den höheren Altersklassen, die einen bedeutenden Teil der in der Landwirtschaft tätigen Bevölkerung bilden. Selbst wenn feststeht, daß Ausbildungsmängeln und Informationslücken in diesem Zusammenhang eine maßgebliche Bedeutung zukommt, bleibt trotzdem die Erkenntnis, daß die Beachtung der Anforderungen der modernen Tierproduktion allein nicht ausreicht, alle tierhygienischen Probleme zu lösen, für die nach wie vor die klassischen Regeln der Prophylaxe von Nutzen sind. Bei diesen leicht begreifbaren und seit langer Zeit bewährten Maßnahmen muß man voraussetzen, daß sie allgemein bekannt sind; dennoch werden die Regeln häufig übertreten. Dieser Zustand ist auch Ausdruck einer starrköpfigen Wissenschaftsfeindlichkeit. Zweifellos spiegelt sich darin eine nationale Produktionsstruktur wider, die einer Anwendung erprobter Regeln durchaus nicht hinderlich ist, wobei aber trotz der Einfachheit solcher Maßnahmen deren Berücksichtigung in der Praxis als Zwang empfunden wird.

Es läßt sich mit ziemlicher Gewißheit sagen, daß die Ansteckungswege für Infektionen immer gegeben sein werden, wenn die Aktivitäten der Bereiche Zucht und Mast weiterhin getrennt ablaufen, für die individuell arbeitenden Züchter wie bisher ein zu geringes Produktionsvolumen auszuweisen ist (und damit ein zu geringer Nachschub an Jungschweinen aus den Betrieben für die zahlreichen Mastanlagen) und die kommerziellen Transaktionen ebenso lebhaft wie vielfältig vonstatten gehen. Unter diesen Bedingungen wird es so bleiben, daß die »klassischen« Krankheiten des Schweines von Zeit zu Zeit von solchen pathologischen Zuständen überlagert werden, die man Herdenerkrankungen (Faktorenkrankheiten) nennt.

LITERATUR

Allen, W. M.; Hebert, C. M.; Smith, L. P., 1974 – Deaths during and after transportation of pigs in Great Britain. – Vet. Rec., 94, 212–214

Anonyme, 1974 – Swine vesicular disease in the UK. – Vet. Rec. 95, 306-308

Anonyme, 1979 – Epidemiological notes. Swine vesicular disease 1972–1979. Vet. Rec. 106, 323

Aumaitre, A., 1978 – Les conséquences zootechniques du sevrage précoce du porcelet. Journées Rech. Porcine en France, 251–274

BAREHAM, J. R., 1975 – Research in farm animal behaviour. Br. Vet. J. 131, 272–283

BARITEAU, F.; BUSSIERE, J.; COUROT, M., 1980 – Insémination artificielle porcine par l'éleveur avec de la semence envoyée d'un centre de production. Bilan technique et résultats pratiques. Journées Rech. Porcine en France, 161–165

BRYANT, M. J.; EWBANK, R., 1974 – Effects of stocking rate upon the performance, general activity and ingestive behaviour of groups of growing pigs. Brit. Vet. J. 130, 139–149

BUISSON, F.; CAMPION, C.; LE DENMAT, M., 1980 – Résultats d'une enquête sur 106 exploitations détenant un petit élevage de truies comme production complémentaire. 2. Conduite d'élevage. Journées Rech. Porcine en France, 25–31

BUNDY, D. S.; HAZEN, T. E., 1973 – Particle-size characterization of dust in swine confinment systems. Amer. Soc. Agr. Eng. Paper MC – 73–501. Cité par Curtis S. E. et al.

CARIOLET, R.; MADEC, F., 1977 – Le syndrome de la truie maigre. Dossiers de l'Elevage, 2, 51–56

CATSARAS, M., 1978 – Facteurs transférables de résistance aux antibiotiques chez les Escherichia coli de la flore intestinale du Porc. Med. Vet. 129, 1649–1655

CHAMBERLAIN, C. C.; MERRIMAN, G. M.; LIDVALL, E. R., 1964 – Diagnosis and incidence of experimentally induced gastric ulcers in swine. J. Anim. Sci., 23, 910

CHAMBERLAIN, C. C.; MERRIMAN, G. M.; LIDVALL, E. R.; GAMBLE, C. T., 1967 – Effects of feed processing method and diet form on the incidence of oesophagogastric ulcers in swine. J. Anim. Sci., 26, 72–75

CHAMBOLLE, M.; RERAT, A., 1972 – La production porcine. In Mornet P. Les maladies animales; leur incidence sur l'économie agricole. Paris, Spei, 55–64

CURTIS, S. E.; DRUMMOND, J. G.; KELLEY, K. W.; GRUNLOH, D. J.; MEARES, V. J.; NORTON, H. W.; JENSEN, A. H., 1975 a – Diurnal and annual fluctuations of aerial bacterial and dust levels in enclosed swine houses. J. Anim. Sci., 41, 1502–1511

CURTIS, S. E.; DRUMMOND, J. G.; GRUNLOH, D. J.; LYNCH, P. B.; JENSEN, A. H., 1975 b – Relative and qualitative aspects of aerial bacteria and dust in swine houses. J. Anim. Sci., 45, 1512–1520

DAGORN, J.; BARIL, R.; MLLE QENNEMET, 1977 – Les conditions d'élevage et leurs incidences sur les performances d'éngraissement. Résultats d'úne enquête menée en 1976. Bull. ITP, 9, n° 4, 35–49

DANTZER, R., 1970 – Etude des pertes de poids subies par des porcelets au cours de transports. Ann. Rech. Vet., 179–187

DANTZER, R.; MORMEDE P., 1978 – Behavioural and pituitary-adrenal characteristics of pigs differing by their susceptibility to the malignant hyperthermia syndrome induced by halothane anesthesia. II. Pituitary-adrenal function. Ann. Rech. Vet., 9, 569–576

DANTZER, R.; MORMEDE, P., 1979 – Le stress en élevage intensif. Masson, Edit., Paris

DONALDSON, A. I., 1978 – Factors influencing the dispersal, survival and deposition of air borne pathogens of farm animals. Vet. Bull. 48, 83–94

DUEE, P. H.; TILLON, J. P., 1978 – Besoins alimentaires et productivité de la truie. Vétérinaires francais, supplément n° 4, 18–26

EDEL, W.; GUINEE P. A. M.; VAN SCHOTHORST, M.; KAMPELMACHER, E. H., 1967 – Salmonella infections in pigs fattened with pellets and unpelleted meal. Zbl. Vet., 14, 393 to 401

EIKELENBOOM, G.; MINKEMA, D., 1974 – Prediction of pale, soft, exudative muscle with a non lethal test for the halothane – induced porcine malignant hyperthermia syndrome. Tidjsch. Diergeneesk., 99, 421–426

EIKELENBOOM, G.; MINKEMA, D.; VAN ELDIK, P.; SYBESMA, W., 1978 – Production characteristics of Dutch Landrace and Dutch Yorkshire pigs as related to their susceptibility for the halothane-induces malignant hyperthermia syndrome. Liv. Prod. Sci., 5, 277–284

EWBANK, R., 1973 – Abnormal behaviour and pig nutrition. An unsuccessful attempt to induce tail biting by feeding a high energy, low fibre, vegetable protein ration. Br. Vet. J. 129, 366–369

EWER, T. K., 1974 – What do we mean by stress? Vet. Rec. 95, 180–182

FABIANSSON, S.; LUNDSTROM, K.; HANSSON, L., 1979 – Mortality among pigs during transport and waiting time slaughter in Sweden. Swed. J. Agric. Res., 9, 25–28

FERAUDET, G., 1975 – Production et pathologie porcine. Thèse Doct. Vet., Toulouse

FISER, A., 1969 – The bacterial content of air in a fattening house for pigs with a dry feed technology. Acta Vet. Brno, 38, 273–286

FISER, A., 1970 – Microbiological picture of air in large scale farrowing house and pre-feeding piggery. Acta Vet. Brno, 38, 89–100

FISER, A., 1978 – Microbial contamination of air in piggeries with minimal morbidity. Acta Vet. Brno, 47, (34), 153

FISER, A.; HUNAT, A., 1976 – Contamination of air and dust by coliform germs in large scale farrowing houses. Acta Vet. Brno, 45, 59–63

FOURNARAKI, A., 1970 – Le logement du porc. ITP, sèrie 3, Paris

GALTIER, P.; JEMMALI, M.; LARRIEU, G., 1977 – Enquête sur la présence éventuelle d'aflatoxine et d'ochratoxine A dans des mais récoltés en France en 1973 et 1974. Ann. Nutr. Alim., 31, 381–389

GAMBLE, C. T.; CHAMBERLAIN, C. C.; MERRIMAN, G. M.; LIDVALL, E. R., 1967 – Effects of pelleting, pasture, an selected diet ingredients on the incidence of oesophagogastric ulcers in Swine. J. Anim. Sci., 26, 1054–1058

GORDON, W. A., 1963 a – The bacterial content of air in piggeries and its influence on disease incidence. Environmental studies in pig housing. IV. Brit. Vet. J., 119, 263 to 273

GORDON, W. A. M., 1963 b – Enviromental studies in pig housing: V. The effects of housing on the degree and incidence of pneumonia in bacon pigs. Br. Vet. J., 119, 307 to 314

GOUSSE, R.; BERNARD, C. R.; WEIL, A., 1973 – Oestrogénisme d'origine alimentaire en élevage, la F 2 (ou zearalénone). Ind. Alim. Anim., 11, 11–19

Grunloh, D. J.; Curtis, S. E.; Jensen, A. H.; Simon, J.; Harmon, B. G., 1971 – Airborne bacterial particles in farrowing rooms. J. Anim. Sci., 33, 1139–1140

Handlin, D. L.; Crook, L.; Skelley, G. C.; Ballington, D. A.; Johnson, W. E., 1969 – Confinment and ration effect on ulcers in swine. J. Anim. Sci., 28, 152

Harvey, R. W. S.; Price, T. H., 1962 – Mon. Bull. Minist. Hlth. Lab. Serv., 21, 54, cité par Williams B. M. (1975)

Heard, T. W.; Jennett, N. E.; Linton, A. H., 1968 – The control and eradication of salmonellosis in a closed pig herd. Vet. Rec., 82, 92–99

Hendrie, E. W.; Watson, J.; Hedger, R. S.; Rowe, L. W.; Garland, Y. J., 1977 – Swine vesicular disease continuing serological surveys of pigs presented for slaughter in the United Kingdom. Vet. Rec. 100, 363–365

Henry, Y., 1970 – Effects nutritionnels d l'incorporation de cellulose purifée dans le régime du porc en croissance – finition. Incidence sur le développements des ulcères gastrooesophagiens. Ann. Zootech. 19, 117–141

Henry, Y.; Bourdon, D., 1969 – Observations sur les ulcères gastriques chez le porc, en relation avec la nature et le mode de distribution du régime. Journées Rech. porcine en France, 233–238

Henry, Y.; Etienne, M., 1978 – Alimentation énergétique du porc. Journées Rech. porcine en France, 119–166

Hesseltine, C. W., 1974 – Natural occurence of mycotoxins in cereals. Mycopathol. Mycol. Appl., 53, 141–153

Hill, I. R.; Kenworthy, R., 1970 – Microbiology of pigs and their enviroment in relation to weaning pigs. J. Appl. Bact. 33, 299–316

Houeix, L.; Latimier, P.; Poilpre, J. G.; Saulnier, J., 1981 – Résultats d'une enquête sur la qualité des aliments »porcs« en Bretagne. Journées Rech. porcine en France, 199–207

Institut technique du porc, 1977 – Mémento de l'éleveur de porc. Paris, ITP, 2° éd, 1 vol.

Jacobs, T.; Guinee, P. A. M.; Kampelmacher, E. H.; van Keulen, A., 1963 – Zentbl. Vet. Med., B 10, 542. Cité par Williams B. M. (1975)

Jensen, A. H.; Curtis, S. E., 1976 – Effect of group size and of negative air ionization on performance of growing-finished swine. J. Anim. Sci., 42, 8–11

Jensen, L. B.; Frederick, L. D., 1939 – Spontaneous ulcer of the stomach in several domestic animals. Journ. amer. vet. med. Ass., 95, 167–169

Jones, P. W., 1977 – Health hazards associated with handling of animal wastes. Vet. Rec., 101, 236

Jones, P. W., 1980 – Health hazards associated with the handling of animal wastes. Vet. Rec., 106, 4–7

Jones, P. W.; Hall, G. A., 1975 – Detection of Salmonella infection in pigs herds by examination of slurry. Vet. Rec., 97, 351–352

Kintaba, K. N.; d'Ieteren, G., 1979 – Sensibilité au stress et sensibilité à l'halothane dans l'espèce porcine. Ann. Med. Vet., 123, 313–326

Kovalenko, Y. R.; Akulov, A. V.; Fesenko, I. D.; Bondarenko, V. Z., 1977 – Effect of transportation by rail on the immuno-biological reactivity of swine. Selskochozyaistvennaya Biologiya, 12, 251–256

Krider, J. L.; Jones, R. G.; Morse, E. V., 1974 – Chemotherapeuties and movement stress in young pigs. Purdue Swine day report, 15–17

le Bars, J., 1968 a – Flore atmosphérique des lacaux d'élevage en aviculture. Propriétés physiques et biologiques. Pénétration dans l'appareil respiratoire. Concéquences pour l'assainissement de l'air. Rec. Med., 144, 1163–1189

le Bars, J., 1968 b – Dynamique de la pollution bactérienne et fongique de l'atmosphére des locaux d'élevage en aviculture. Rech. Véter., 1, 141–166

Lindwvist, J. O., 1974 – Animal health and environment in the production of fattening pigs. Acta Vet. Scand., suppl. 51

Linton, A. H., 1979 – Salmonellosis in pigs. Br. Vet. J., 135, 109–112

Linton, A. H.; Jenett, N. E.; Heard, T. W., 1970 – Multiplication of salmonella in liquid feed and its influence on the duration of excretion in pigs. Res. Vet. Sci., 11, 452 to 457

Marple, D. N.; Aberle, D. E.; Forrest, J. C.; Blake, W. H.; Judge, M. D., 1972 – Endocrine response of stress susceptible and stress resistant swine to enviromental stressors. J. Anim. Sci., 35, 576–579

Madec, F., 1980 – Conséquences pathologiques d'un déficit dans l'ajustement des apports alimentaires aux besoins des truies en reproduction. Journées Rech. porcine en France, 327–334

Madsen, A.; Nielsen, E. K.; Sogard, A., 1978 – (Enviromental influence on health of bacon pigs). Beretning fra Statens Husdyrbrugsforsog n° 472, in Vet. Bull., 1978, 48, abstract 78 15

Maxwell, C. V.; Reese, N. A.; Muggenburg, B. A.; Reimann, E. M.; Kowalczyk, T.; Grummer, R. J.; Hoekstra, W. G., 1967 – Effects of oat hulls and other oat fractions on the development of gastric ulcers in swine. J. Anim. Sci., 26, 1312–1318

Mercer, H. D.; Pocurull, D.; Gaines, W.; Wilson, S.; Bennett, J. V., 1971 – Appl. Microbiol., 22, 700. Cité par Linton, 1977

Meredith, M. J., 1979 – The treatment of anoestrus in the pig: a review. Vet. Rec., 104, 25–27

Ministere de l'agriculture, service central des enquêtes et etudes statistiques, 1979 – Structure du cheptel porcin au 1er décembre 1978, n°5

Ministere de l'agriculture – Bretagne – service regional de statistique agricole rennes, 1975 – Le cheptel porcin en Bretagne, n°44, janvier

Ministere de l'agriculture – Bretagne – service regional de statistique agricole rennes, 1978 – Le cheptel porcin en Bretagne, n°62, juillet

Ministere de l'agriculture – Bretagne – service regional de statistique agricole rennes, 1979 – Le cheptel porcin en Bretagne, n°67, février

Moreau, C., 1974 – Moisissures toxiques dans l'alimentation. Masson, Paris, 2e éd.

Mount, L. E., 1968 – The climatic physiology of the pig. Arnold Publ. Londres

Muggenburg, B. A.; Reese, N.; Kowalczyk, T.; Grummer, R. H.; Hoekstra, W. G., 1964 – Survey of the prevalence of gastric ulcers in swine. Am. J. Vet. Res., 25, 1673 to 1677

Nemilov, V. A., 1975 – Seasonal and diurnal variations in bacterial and dust contamination of the air in swine fattening house. Vet. Bull., 1977, 47, abstract 4736

O'Brien, J. J., 1975 – The induction, persistence and lost of framycetine sulfate resistance in enteric E. coli of pigs. Vet. Rec., 96, 38–39

Olivier, L.; Sellier, P.; Monin, G., 1975 – Déterminisme génétique du syndrome d'hyperthermie maligne chez le porc de Piétrain. Ann. Génet. Sel. Anim., 7, 159–166

Pay, M. G., 1970 – The effect of disease on a large pig fattening enterprise. I. Incidence and characteristics of disease. Vet. Rec., 87, 647–651

Pickett, R. A.; Fugate, W. H.; Harrington, R. B.; Perry, T. W.; Curtin, T. M., 1969 – Influence of feed preparation and number of pigs per pen on performance and occurence of oesophagogastric ulcers in Swine. J. Anim. Sci., 28, 837–841

Plommet, A. M.; Plommet, M., 1974 – Destruction par le xylène de diverses bactéries dans le lisier de bovins. Ann. Rech. Vet., 5, 213–221

Pocock, E. F.; Bayley, H. S., 1968 – Dietary factors affecting the development of gastric ulcers in swine. J. Anim. Sci., 27, 1779

Pocock, E. R.; Bayley, H. S.; Roe, C. K., 1968 – Relationship of pelleted, autoclaved and heat expanded corn or starvation to gastric ulcers in swine. J. Anim. Sci., 27, 1296–1302

Pocock, E. R.; Bayley, H. S.; Roe, C. K.; Slinger, S. J., 1969 – Dietary factors affecting the development of oesophagogastric ulcers in swine. J. Anim. Sci., 29, 591–597

Pohl, P.; Thomas, J.; van Robaeys, G.; Moury, J., 1977 – Résistance de flores colibacillaires en présence et en l'absence d'antibiotiques. Etude dans l'intestin du porc. Ann. Med. Vet., 121, 345–349

Radominski, W.; Zmudzinsku, J.; Swiatek, Z., 1977 – Exposure of pregnant sows to stress and the susceptibility of their piglets to experimental Escherichia coli infection. Med. Vet., 33, 118–121

Rousseau, P., 1979 – Surfacesrecommandées en locaux de post-sevrage et d'engraissement. Techni porc, 2, V77–V93

Salmon-Legagneur, E., 1965 – Quelques aspects des relations nutritionelles entre la gestation et la lactation chez la truie. Ann. Zootechn., 14, n° hors série

Smith, H. W., 1975 – Persistence of tetracycline resistance in pig E. coli. – Neture, 258, 628–630

Steiger, A., 1978 – Ethologische Beurteilung der Aufstallungssysteme in der Schweinemast. 1er Congrès mondial d'Ethologie appliquée à la Zootechnie. Madrid, 23–27 octobre 1978, 227–238

Stombaugh, D. P.; Teague, H. S.; Roller, W. L., 1969 – Effects of atmospheric ammonia on the pig. J. Amin. Sci., 28, 844–847

Strauch, D.; Fleische, W., 1979 – Preliminary investigations on pathogen survival on oxidation ditches under slatted floors in pig fattening units. Agric. Wastes, 1, 39 to 44

Teffene, O.; Ferradini, M., 1977 – Besoins financiers et résultats économiques d'élevages porcins dans différentes conditions de production. Journées Rech. porcine en France, 313–321

Tillon, J. P., 1980 – Epidémiologie des maladies du porc liées à l'élevage intensif. Journées Rech. porcine en France, 361–380

Tonks, H. M.; Smith, W. C.; Bruce, J. M., 1972 – The influence of a high temperature, high humidity indoor environment on pig performance under farm conditions. Vet. Rec., 90, 531–537

Tournut, J.; le Bars, J.; Labie, C., 1966 – Les lésions gastriques du porc. Rôle de la contrainte dans leur étiologie. Rev. Med. Vet., 117, 365–388

Vaissaire, J.; Gotkovsky, A.; Dansette, D.; Renault, L.; Maire, C.; Labadie, J. P.; Maury, Y., 1977 – Retentissement du mode d'abreuvement sur l'état sanitaire chez le porc. Journées Rech. porcine en France, 177–184

Vincent, ·B.; Aumaitre, A., 1961 – Influence du mode d'alimentation et du milieu d'élevage sur la croissance du porcelet au moment du sevrage. Station de Recherches sur l'Elevage du porc, CNRZ, INRA, Jouy-en-Josas, 1–13; cité par Dantzer et Morméde, 1979

Webb, A.; Jordan, C. H. C., 1978 – Halothane sensitivity as a field test for stress-susceptibility in the pig. Anim. Prod., 26, 157–168

Whittemore, C. T.; Elsley, W. H., 1974 – The determination and provision of the nutrient requirement of pigs. Vet. Rec., 94, 113–117

Wilde (de), R. O., 1980 – Protein and energy retentions in pregnant and non-pregnant gilts. I. Protein retention. Livest. Prod. Sci. 7, 497–504

Williams, B. M., 1975 – Environmental considerations in Salmonellosis. Vet. Rec., 96, 318–321

Willie, D.; Morehouse, L. G., 1978 – Mycotoxic fungi; mycotoxins, mycotoxicosis. M. Dekker, New York, Basel

Wrathall, A. E., 1975 – Reproductive disorders in pigs. Commonwealth Agricultural Bureaux, Farnham Royal; Slough, England

Zert, P., 1976 – Trente ans de production porcine. Bull. ITP, n° 3, 17–28

Anatomische Lagebeschreibungen II

Cl. Pavaux

Einige anatomische Abbildungen sollen dem veterinärmedizinischen Pathologen, Chirurgen und Hygieniker Teile der Anatomie des Schweines in Erinnerung bringen. Weiterhin werden Grundlagen der Ernährungs- und Fortpflanzungsphysiologie, von Entwicklung und Wachstum in ihren Funktionen beim gesunden Tier dargestellt. Hierbei wurden einige spezifische anatomische Besonderheiten hervorgehoben, die mit der Physiologie und mit biologischen Reaktionen in Verbindung stehen und mitunter denen des Menschen sehr nahe stehen. Lediglich 2 Abbildungen behandeln den Bewegungsapparat: Die erste handelt von der Oberflächenmuskulatur, die zweite vom knöchernen Skelett; der Ernährungs-, Verdauungs- und Atmungsapparat werden auf 9 Tafeln mit ausreichenden Einzelheiten dargestellt; die Tafeln 12/13 vermitteln eine topographische Ergänzung. Drei Tafeln wurden dem Urogenitalapparat gewidmet. Ebenso viele über »die intrauterine Entwicklung der Feten«. Die eng mit dem Sexualgeschehen verbundenen Milchdrüsen sind auf zumindest einer Tafel dargestellt.

Die fünf letzten Tafeln vermitteln eine räumliche Darstellung nach Art eines Gefrierschnittes.

Die Mehrzahl der Zeichnungen, vor allem die der topographischen Anatomie, wurden nach dem Original angefertigt. Wir sind für die aus gemeinschaftlichen ikonographischen Beständen und verfügbaren Abhandlungen und Handbüchern der klassischen Veterinäranatomie bereitgestellten Arbeiten zu Dank verpflichtet. Sie sind als Standardwerke erwähnt.

Die in den Legenden verwendeten Termini entsprechen weitgehend den offiziellen lateinischen Bezeichnungen und der Nomenklatur der *Nomina Anatomica Veterinaria* (Wien, 1973).

In der Darstellung der einzelnen Organsysteme schien uns ein allgemein beschreibender, kurzgefaßter Text angebracht.

Besonderer Dank sei Y. Ruckebusch, dem Direktor des Zentrums für Pharmakologie und Toxikologie, Toulouse, abgestattet, der wesentliches Untersuchungsmaterial liebenswürdigerweise zur Verfügung gestellt hat. Wir sind auch der Zeichnerin, Mme. Y. Gras, und dem Präparator, M. Simancas, für ihre präzise Mitarbeit zu Dank verpflichtet.

Übersicht über die anatomischen Tafeln

Tafel 1	Oberflächliche Muskulatur nach teilweiser Entfernung von Hautmuskeln
Tafel 2	Skelett eines 10 Monate alten Schweines – Verlauf der Diaphysen-Epiphysenverbindungen
Tafel 3	Gebiß – Maulhöhle
Tafel 4	Speicheldrüsen – Backenregion
Tafel 5	Magen – Milz
Tafel 6	Magen- und Darmtrakt sowie Pfortader
Tafel 7	Leber
Tafel 8	Äußere Nase, Nasenhöhle
Tafel 9	Nasennebenhöhlen – Kehlkopf
Tafel 10	Trachea, Bronchen, Lungen
Tafel 11	Brusthöhle – Mediastinalorgane
Tafel 12/13	Topographie der Eingeweide
Tafel 14	Harn- und Geschlechtsorgane des Ebers, Dorsalansicht
Tafel 15	Geschlechtsorgane der multiparen Sau, Dorsalansicht
Tafel 16	Geschlechtsorgane in Normallage, Seitenansicht von links
Tafel 17	Darstellung der embryonalen Entwicklung und der Anhangsgebilde
Tafel 18	Differenzierung und Wachstum der Frucht im Uterus
Tafel 19	Der trächtige Uterus (halbschematisch)
Tafel 20	Das Gesäuge (Milchleiste)
Tafel 21	Medianschnitt des Kopfes und der Oberhalsregion
Tafel 22	Medianschnitt des Rumpfes
Tafel 23	Rumpfquerschnitt im Bereich des IV., VIII. und IX. Brustwirbels
Tafel 24	Rumpfquerschnitt im Bereich des I. Lendenwirbels
Tafel 25	Horizontalschnitt des Rumpfes in der Höhe der Thoraxmitte

Zur Zeit gültige Abkürzungen

A (a)	Arterie
Gl (l)	Drüse
Lig (g)	Band
M (m)	Muskel
N (n)	Nerv
Ln (l)	Lymphknoten
R (r)	Zweig (e)
V (v)	Vene (v)

Tafel 1
Oberflächliche Muskulatur nach teilweiser Entfernung von Hautmuskeln

Kopf
1 M. parotidoauricularis (geschnitten)
2 M. zygomaticoauricularis
3 M. frontoscutularis
4 M. cervicoauricularis superficialis
5 M. cervicoauricularis medianus
6 M. orbicularis oculi
7 Augenbrauenmuskel
8 M. malaris
9 M. levator nasolabialis
10 M. levator labii superioris proprius
11 M. caninus
12 M. depressor labii superioris
13 M. zygomaticus
14 M. orbicularis labium
15 M. mentalis
16 M. depressor anguli buccalis (geschnitten)
17 M. masseter

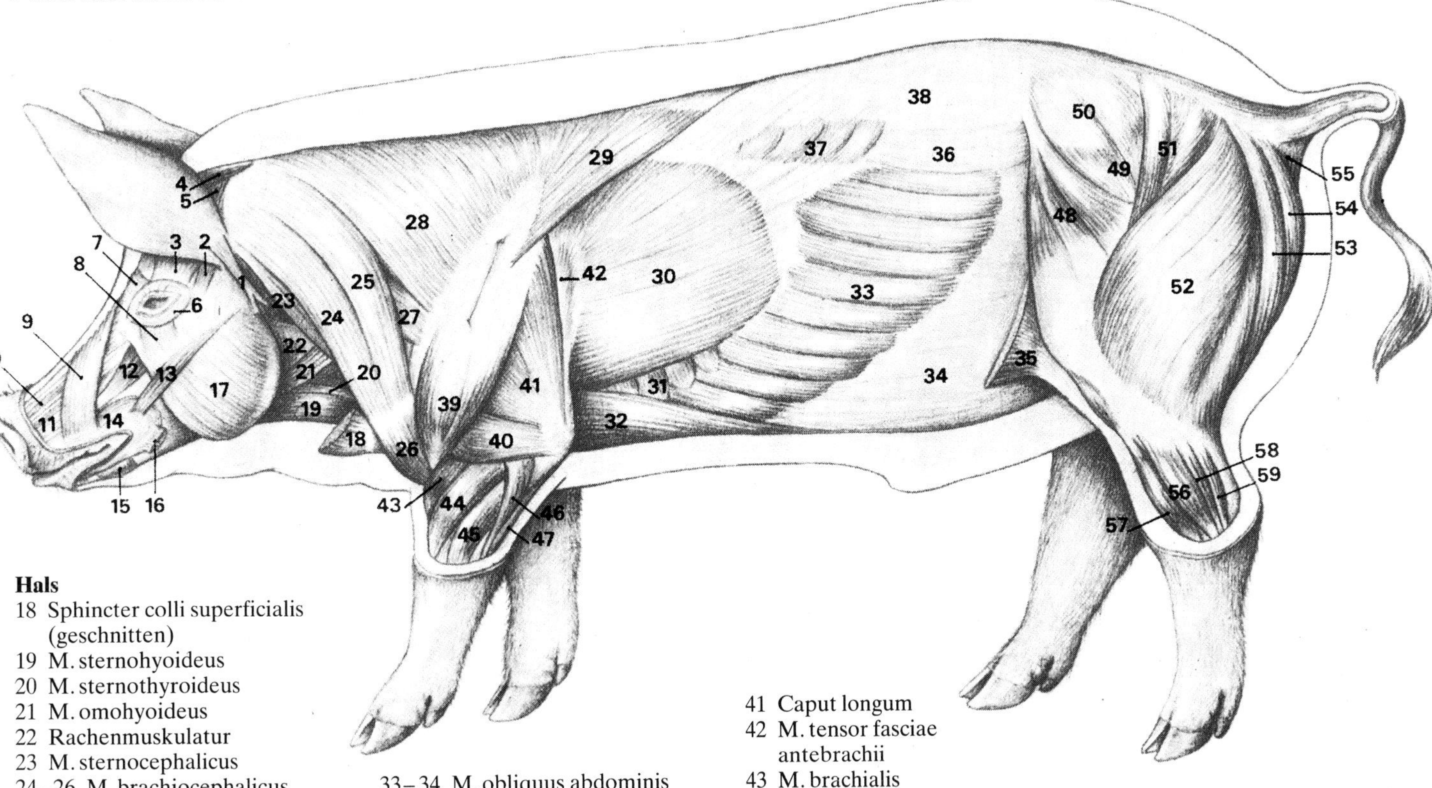

Hals
18 Sphincter colli superficialis (geschnitten)
19 M. sternohyoideus
20 M. sternothyroideus
21 M. omohyoideus
22 Rachenmuskulatur
23 M. sternocephalicus
24–26 M. brachiocephalicus
24 M. cleidomastoideus
25 M. cleidooccipitalis
26 M. cleidobrachialis
27 M. omotransversarius
28 Pars cervicalis des M. trapecius;

Rumpf
29 Pars thoracalis des M. trapecius
30 M. dorsalis major
31 M. serratus ventralis thoracis
32 M. pectoralis ascendens
33–34 M. obliquus abdominis externus
35 M. cutaneus trunci (geschnitten)
36 M. iliocostalis lumbalis
37 M. serratus dorsalis caudalis
38 Fascia thoracolumbalis

Schultergürtel und Vordergliedmaße
39 M. deltoideus
40–41 M. triceps brachii
40 Caput laterale
41 Caput longum
42 M. tensor fasciae antebrachii
43 M. brachialis
44 M. extensor carpi radialis
45 M. extensor hallucis longi lateralis
46 M. ulnaris lateralis
47 M. flexor digitum profundus

Beckengürtel und Hintergliedmaße
48 M. tensor fasciae latae
49 M. flexor superficialis
50 M. flexor intermedius
51 M. parameralis
52 M. biceps femoris
53 M. semitendinosus
54 M. semimembranosus
55 M. coccygeus
56 M. peroneus longus
57 Zehenbeugemuskel
58–59 Laterale Streckmuskeln
58 der großen Zehe
59 der kleinen Zehe

Tafel 2
Skelett eines 10 Monate alten Schweines – Verlauf der Diaphysen-Epiphysenverbindungen*

Kopf
1 Schläfenrinne
2 Orbita
3 Os nasale
4 Os intermaxillare
5 Os maxillare
6 Arcus zygomaticus
7 Os occipitale
8 Processus jugularis
9 Mandibula

Wirbelsäule und Brustkorb
10 Vertebra cervicales
11 Vertebra thoracicae
12 Vertebra lumbales
13 Os sacrum
14 Vertebra caudales
15 Rippe-Costa VIII
16 Rippenknorpel-Cartilago costalis VIII
17 Cartilago manubrii
18 Sternebrae
19 Cartilago xiphoidea

Schultergürtel und Vorderextremität
20 Scapula
21 Cartilago scapulae
22 Coracoidaler Epiphysenkern (12 Monate)
23 Diaphysis humeri
24 Proximale Epiphysenkerne des Humerus (42 Mon.)
25 Distaler Epiphysenkern des Humerus (12 Mon.)
26 Diaphysis radialis
27 Proximaler Epiphysenkern des Radius (12 Mon.)

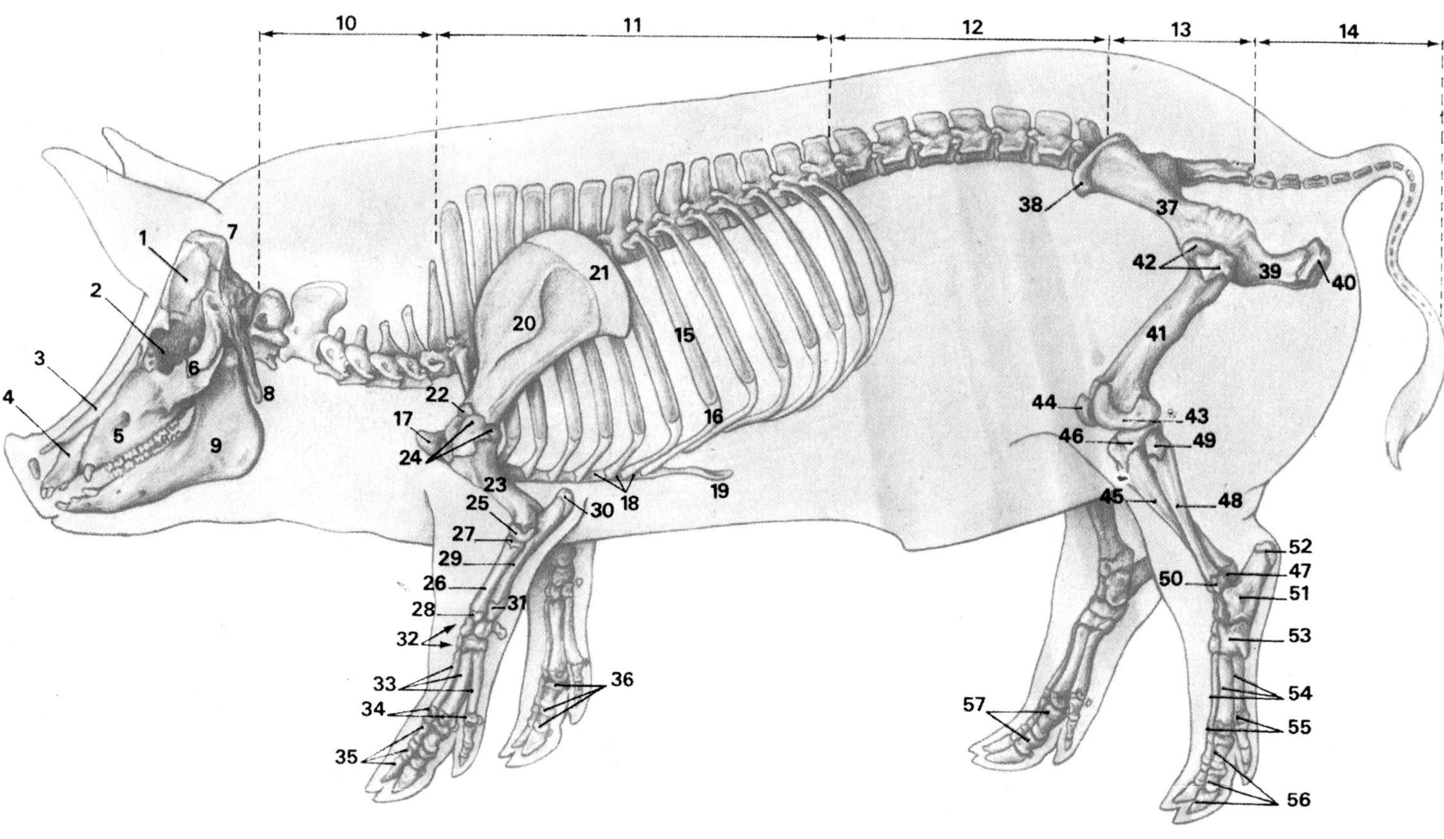

* Die Daten der Verbindung der Epiphysenkerne sind in Klammern angegeben.

28 Distaler Epiphysenkern des Radius (42 Mon.)
29 Diaphysis Ulnae
30 Epiphysenkern des Olecranon (42 Mon.)
31 Distaler Epiphysenkern der Ulna (36 Mon.)
32 Os carpi
33 Ossa metacarpalia III bis V
34 Distale Metacarpus-Epiphysen (24 Mon.)
35 Proximale, intermediäre und distale Phalangen
36 Proximale Epiphysenkerne der Phalanx proximalis (24 Mon.) und Ph. intermedia (12 Mon.) der III. Zehe;

Beckengürtel und Hinterextremität
37 Os ilium
38 Epiphysenkern der Christa iliaca (6–7 Jahre)
39 Os ischii
40 Epiphysenkern der Tuberositas ischiadica (6–7 Jahre)
41 Diaphysis femoralis
42 Proximale Epiphysenkerne des Femur (36 Mon.)
43 Distaler Epiphysenkern des Femur
44 Patella
45 Diaphysis tibialis
46 Proximaler Epiphysenkern der Tibia (42 Mon.)
47 Distaler Epiphysenkern der Tibia (24 Mon.)
48 Diaphysis fibularis
49 Proximaler Epiphysenkern der Fibula (42 Mon.)
50 Distaler Epiphysenkern der Fibula (24–30 Mon.)
51 Calcaneus
52 Epiphysenkern des Calcaneus (24–30 Mon.)
53 Os cuboides Ossa tarsi
54 Ossa metatarsalia III und V
55 Distale metatarsale Epiphysen (24 Mon.)
56 Phalanx proximalis, intermedia und distalis
57 Proximale Epiphysenkerne der proximalen (24 Mon.) und intermediären Phalangen (12 Mon.) der III. Zehe (12–13 Mon.)

Die Entwicklung der Verbindungen von Diaphysen und Epiphysen beim Schwein findet in großen Zügen entsprechend dem allgemeinen Verlauf der Ossifikation bei den Säugetieren statt. Im **Uterus** entstehen nur einige Verbindungen: Die Vereinigung des Präsphenoides und der Mandibula, Verbindungen der proximalen Epiphysenkerne der Metacarpen und Metatarsen und der distalen Epiphysenkerne der proximalen und mittleren Phalangen der Hand und des Fußes. Bei der **Geburt** verbindet sich die Felsenbein-Pyramide mit der Schläfenbein-Schuppe und die Kinnsymphyse verknöchert sofort. Im Verlaufe des ersten Jahres vereinigen sich die großen Schädelkomplexe: Hinterhaupt, Keilbein und Schläfenbein. Nach einem Jahr vereinigt sich der Kern des Rabenschnabelbeines mit dem Schulterblatt. Zur selben Zeit vereinigen sich die 3 Hauptteile des Os coxae: Os ilium, pubis und ischii und sein cotyloidaler Kern. Nach einem Jahr verschmelzen auch der distale Epiphysenkern des Humerus und der proximale Epiphysenkern der Phalanx intermedia an der Vorder- und Hinterextremität. Nach diesen als früh zu bezeichnenden Verbindungen erstrecken sich die Mehrzahl der anderen, an große Gelenke der Gliedmaßen angrenzenden Verbindungen, wie Ellenbogen, Knie, Schulter und Hüfte, im Alter zwischen zwei und dreieinhalb Jahren. Einem allgemein gültigen Gesetze folgend sind die letzten Verbindungen die der Epiphysen der Wirbelkörper. Sie sind beim Schwein besonders spät und bis zum 4. und 7. Jahre verzögert. Die ausnahmsweise lange Dauer dieses **Skelettwachstums** läßt sie erst in der Mitte des Lebens zu einem erwachsenen Tier werden. Das hat zu der Redensart geführt, daß »beim Schwein Jugend und Alter sich die Hand geben«.

Tafel 3
Gebiß – Maulhöhle

Schneidezähne

i^1 obere Milchzange (1/3/5 Wochen)
I^1 obere Zange (11/12/14 Monate)
i^2 oberer mittlerer Milchschneidezahn (7/12/14 Wochen)
I^2 oberer Mittelschneidezahn (14/16/18 Monate)
I^3 oberer Eckzahn (6/9/12 Monate); korrespondierender Milchzahn (8 bis 15 Tage vor der Geburt)
i_1 untere Milchzange (1/3/5 Wochen)
I_1 untere Zange (11/12/14 Monate)
i_2 unterer Milch-Mittelschneidezahn (6/8/10 Wochen)
I_2 unterer Mittelschneidezahn (14/16/18 Monate)
i_3 unterer Eckzahn (6/9/12 Monate); korrespondierender Milchzahn (8 bis 15 Tage vor der Geburt)

Hakenzähne

Cs oberer Caninus (Hakenzahn) (6/9/12 Monate); korrespondierender Milchzahn (8 bis 15 Tage vor der Geburt)
Ci unterer Caninus (Haken) (6/9/12 Monate); korrespondierender Milchzahn (8 bis 15 Tage vor der Geburt).

Der omnivoren Ernährungsweise des Schweines entspricht eine vollständige Zahnformel von 44 Zähnen. Dazu gehören in jeder Kieferhälfte 3 Schneidezähne, 1 Eckzahn, 4 Prämolaren und 3 Molaren.
Die **Schneidezähne** sind voneinander völlig verschieden. Die Zangen und oberen Mittelschneidezähne sind voluminös, tief und haben ein enges Infundibulum; die unteren sind lang und schmal und erinnern an die Zähne von Nagetieren; in beiden Kiefern sind die Eckschneidezähne klein und stehen mit Abstand. Die **Canini** (Hakenzähne) haben eine geschlechtsgebundene Entwicklung. Während die Milchzähne in beiden Geschlechtern lang, dünn und griffelförmig sind, wachsen die Ersatzzähne beim Eber ständig weiter. Bei Sauen hingegen ist die Krone niemals höher als 3,5 cm. Die **Prämolaren** sind scharf wie die Meißelzähne des Hundes, der erste wird nur durch einen persistierenden Milchzahn, der nie ersetzt wird, dargestellt. Im Unterkiefer bildet er einen »Überzahn«. Die **Molaren** sind höckerig und in der Oberfläche glatt (bunodonter Typ) und mit mehreren Wurzeln ausgestattet (dentes multiradiculares).
Die **Lippen** bilden eine relativ große Maulspalte. Die Oberlippe geht nach vorne in die äußere Nase und in ein »Wühlorgan«, den **Rüssel**, über. Der **Gaumen**, lang und schmal, trägt zahlreiche Gaumenstaffeln, die unregelmäßig angeordnet sind. Sie sind jedoch verzweigt und an den platten Knochen angedrückt. Das Gaumensegel ist relativ kurz, aber sehr dick. Die Zunge ist länglich, hat dorsal ein ausgeprägtes Relief und ist wenig herausziehbar. Alle Arten von Papillen sind gut vertreten.

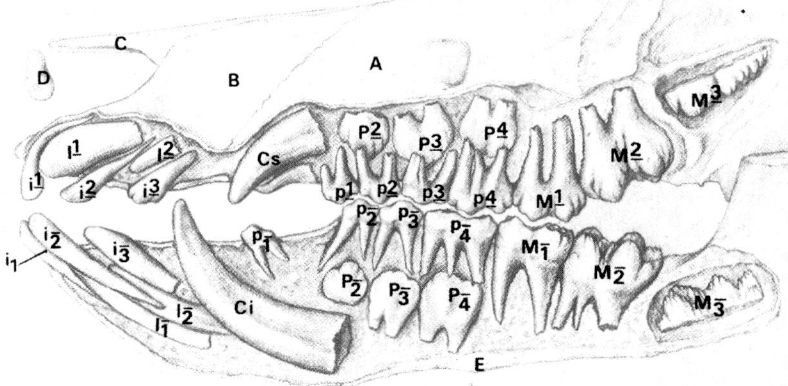

A Gebiß eines 10 Monate alten Schweines

(Zeitpunkt des Durchbrechens in Klammern, nach Habermehl, 1975)
A Os maxillare
B Os intermaxillare
C Os nasale
D Os rostrale
E Os mandibulare

Prämolaren (vordere Backenzähne)

p^1, p_1 erste Prämolaren, »Wolfszähne«, bleibende Zähne (4/6/8 Monate)
p^2, p_2 zweite Milchprämolaren (6/8/10 Wochen)
P^2, P_2 zweite Prämolaren, Ersatzzähne (12/14/16 Monate)
p^3 dritter, oberer Milchprämolar (4/8/21 Tage)
p_3 dritter, unterer Milchprämolar (1/3/5 Wochen)
P^3, P_3 dritte Prämolaren (12/14/16 Monate)
p^4 vierter, oberer Milchprämolar (4/8/30 Tage)
p_4 vierter, unterer Milchprämolar (2/4/7 Wochen)
p^4, p_4 vierte Ersatz-Prämolaren (12/14/16 Monate)

Molaren (hintere Backenzähne)

M^1, M_1 erste Molaren (4/6/8 Monate)
M^2, M_2 zweite Molaren (7/10/13 Monate)
M^3, M_3 dritte Molaren (16/18/20 Monate)

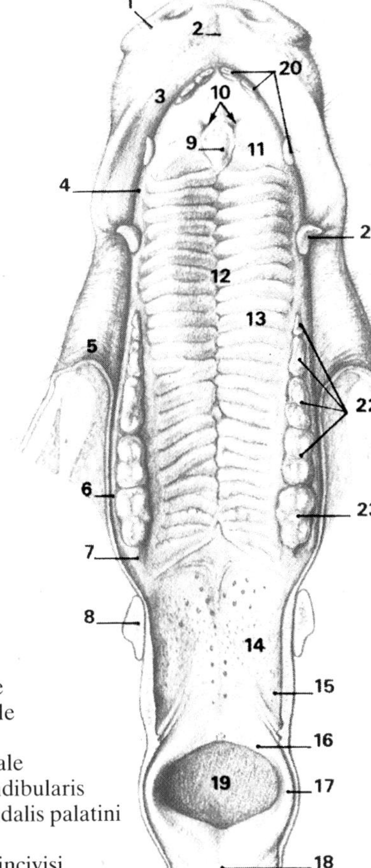

B Decke der Mundhöhle, Gaumen, Gaumensegel

1 Rüsselscheibe
2 Philtrum
3 Labium maxillare
4 Vestibulum labiale
5 Angulus buccalis
6 Vestibulum buccale
7 Plica pterygomandibularis
8 Processus pyramidalis palatini
9 Papilla incisiva
10 Apertura ductus incivisi
11 Tuberculum laterale
12 Raphe palatini
13 Cristae palatinae
14 Palatinum molle (Velum palatini)
15 Arcus palatoglossus
16 Freier Rand des Gaumensegels
17 Arcus palatopharyngeus
18 Vestibulum oesophagi
19 Ostimum intrapharyngeale
20 Dentes incisivi
21 Dentes canini
22 Dentes praemolares
23 Dens molaris primus

C Boden der Mundhöhle: Zunge

1 Labium mandibulare
2 Vestibulum labiale
3 Angulus oris
4 Vestibulum buccale
5 Dentes incisivi
6 Orobasalorgan
7 Caruncula sublingualis, die den Ausgang des Canalis mandibularis und den sublingualen Hauptkanal verdeckt
8 Dens caninus
9 Crista sublingualis
10 Recessus sublingualis lateralis
11 Apex linguae
12 Papillae fungiformes
13 Corpus linguae mit der Anlage der Tuberositas lingualis
14 Papilla caliciformis
15 Papillae foliatae
16 Zungenwurzel, bedeckt mit zahlreichen Papillae filiformes
17 Arcus palatoglossus
18 Plica glossoepiglottica mediana
19 Fadenförmiges Kehldeckelwandgebilde
20 Recessus piriformis mit einer Tonsilla paraepiglottica versehen
21 Epiglottis
22 Kehlkopfeingang
23 Processus cornicularis cartilaginis arytaenoideae
24 Plica aryepiglottica
25 Dentes praemolares
26 Dens molaris primus

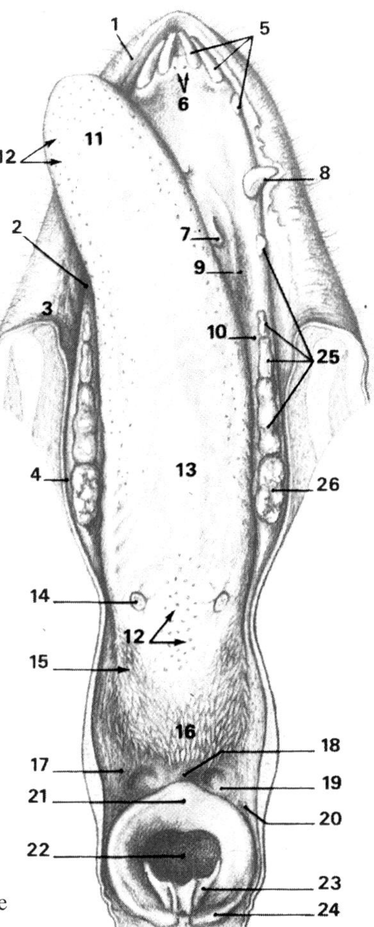

Tafel 4
Speicheldrüsen – Backenregion

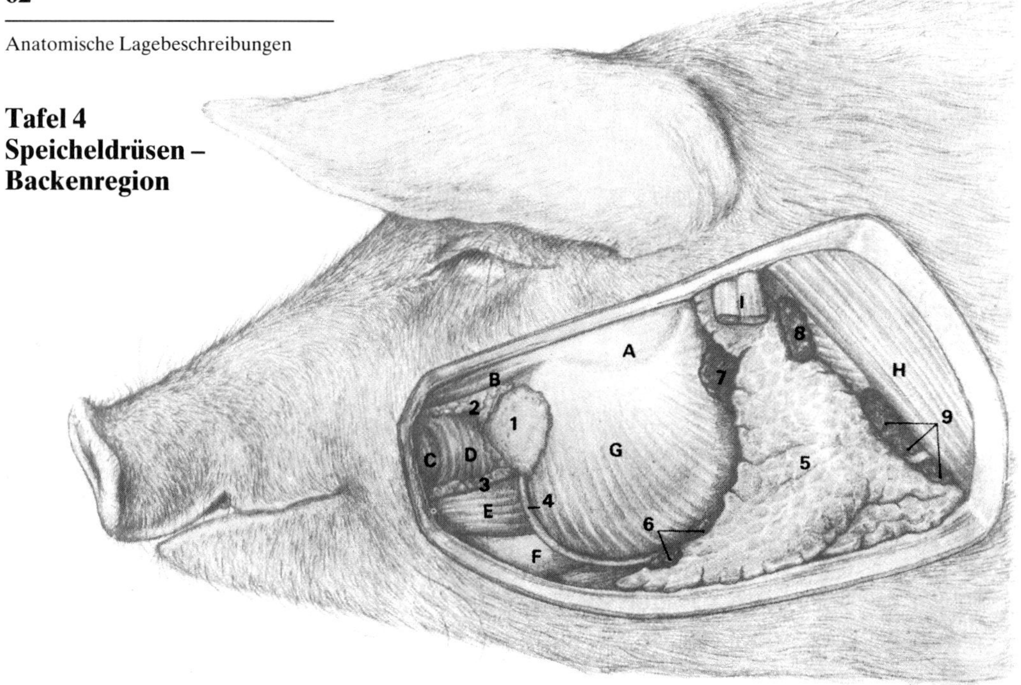

A Oberflächliche Schicht

A Arcus zygomaticus
B M. depressor labii maxillaris
C M. orbicularis oris
D M. buccinator
E M. depressor labii mandibularis
F Corpus mandibulae
G M. masseter
H M. brachio-cephalicus
I M. parotido-auricularis (geschnitten)

1 Corpus adiposum der Wange
2, 3 Glandulae buccales, dorsales bzw. ventrales
4 Ductus parotideus
5 Glandula parotis
6 Lnn. mandibulares
7 Lnn. parotidici
8 Lnn. retropharyngeales laterales
9 Lnn. cervicales superficiales ventrales;

Die **Ohrspeicheldrüse** ist stark entwickelt, dreieckig und breitet sich am Halse weit aus. Sie bedeckt Teile einer Reihe von Lymphknoten: Lnn parotidei mandibulares, retropharyngeales und cervicales; der Ductus parotidicus entspringt in der Tiefe der Drüse, liegt der Regio masseterica an, wird von den kleinen akzessorischen Parotiden begleitet und durchbricht über einer vom 3. oder 4. Prämolaren gelegenen Papille den Backenvorhof. Die **Glandula mandibularis** (Unterkieferdrüse) wird von der Parotis vollständig bedeckt und liegt relativ versteckt, ist eiförmig und von rötlicher Farbe. Der Ductus mandibularis mündet in der Nähe des Frenulum linguae unter der Caruncula sublingualis. Die **Glandula sublingualis** besteht aus 2 verschiedenen Teilen, der Glandula sublingualis monostomatica, caudal gelegen, blaß-rot mit einem Ductus sublingualis major, der in der Nähe des Ductus mandibularis mündet. Die Glandula sublingualis polystomatica, cranial gelegen, ist voluminöser, deutlich rot und geht in etwa 10 kleinere sublinguale Gänge über, deren Öffnung sich am Backengrund befindet. Hinsichtlich der diffusen **Speicheldrüsen** sind die Backen- und Gaumendrüsen am besten vertreten. Insgesamt wird das Volumen der Speichelsekretion auf 15 l in etwa 24 h geschätzt.

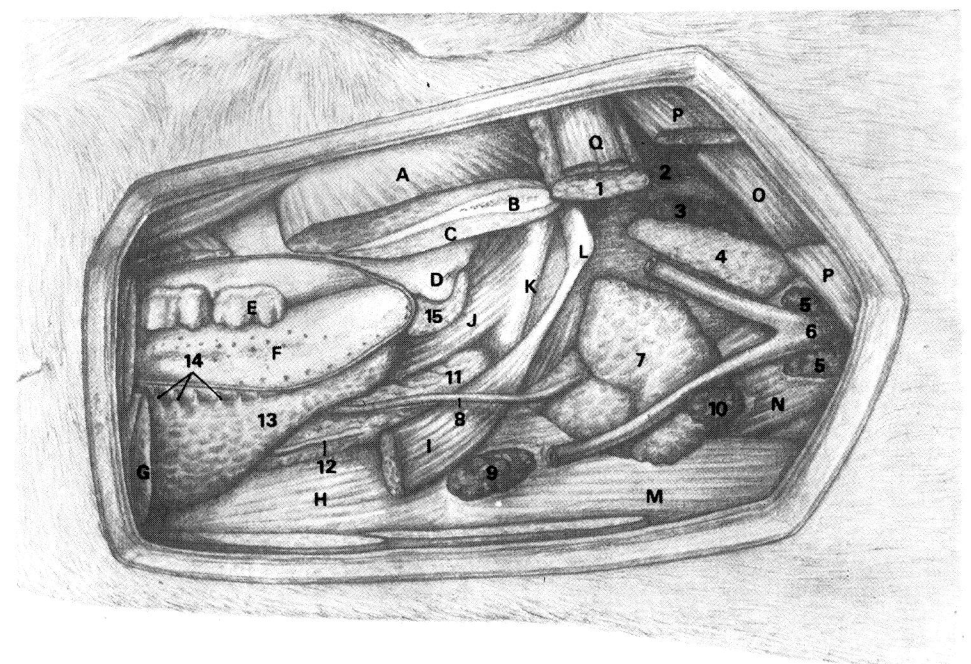

B Tiefe Schicht

A M. masseter
B Unterkieferast (geschnitten)
C M. pterygoideus medialis
D Processus sphenoidalis ossis palatini
E Erster Molar, oben
F Corpus linguae
G Corpus mandibulae (geschnitten)
H M. geniohyoideus
I M. digastricus
J M. styloglossus
K Stylohyoid
L Processus jugularis ossis occipitalis
M M. sternohyoideus
N M. omohyoideus
O M. sternocephalicus
P M. brachiocephalicus
Q M. parotido-auricularis (geschnitten)

1 Glandula parotis
2 Lnn. retropharyngeales laterales
3 Lnn. retropharyngeales mediales
4 Thymus (Pars cranialis)
5 Lnn. cervicales superficiales ventrales
6 V. jugularis externa
7 Glandula mandibularis
8 Ductus mandibularis
9 Ln. mandibularis
10 Ln. mandibularis accessorius
11 Glandula sublingualis monostomatica
12 Ductus sublingualis major
13 Glandula sublingualis polystomatica
14 Ductus sublinguales minores
15 Glandulae palatinae

Tafel 5
Magen – Milz

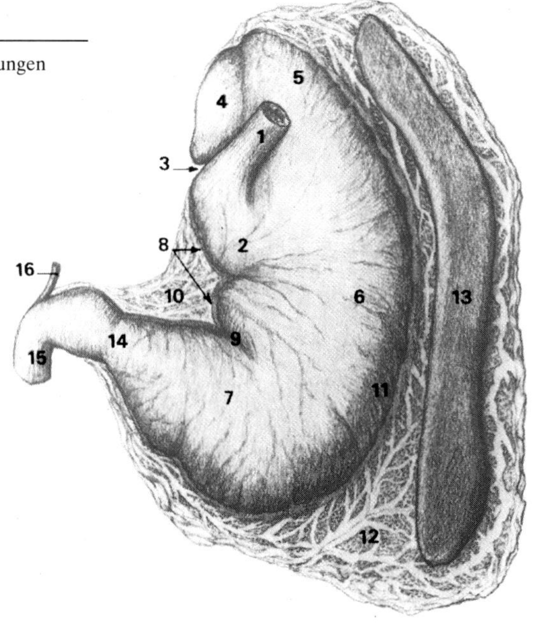

A Äußere Gestalt
Vorderansicht

1 Oesophagus
2 Cardia
3 Incisura cardialis
4 Diverticulum gastri
5 Fundus gastri
6 Corpus gastri
7 Pars pylorica gastri
8 Curvatura minor gastri
9 Incisura angularis
10 Omentum minus kleines Netz
11 Curvatura major gastri
12 Omentum majus
13 Lien
14 Pylorus
15 Duodenum
16 Ductus choledochus

B Innere Gestalt
(Hinteransicht)

1 Cardia
2 Magenfurche
3 Plica spiralis, die das Diverticulum gastri abgrenzt
4 Mucosa proventricularis
5 Gebiet der Cardiadrüsen
6 Gebiet der Propriadrüsen des Magens
7 Magenfalten
8 Gebiet der Pylorusdrüsen
9 Antrum pylori
10 Canalis pylori
11 Pyloruswulst
12 Große Duodenalpapille mit der Mündung des Ductus choledochus

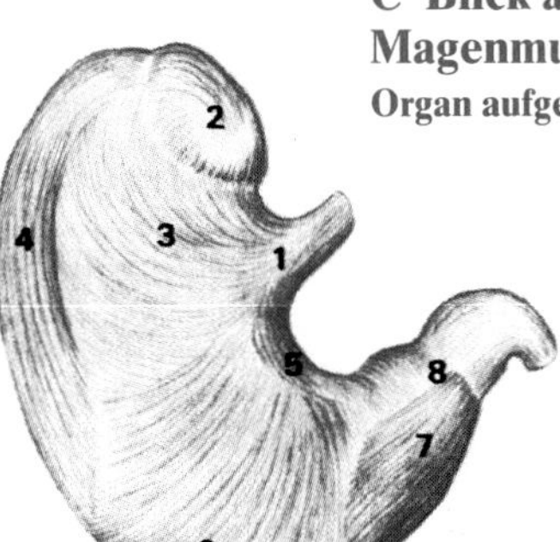

C Blick auf die Oberfläche der Magenmuskulatur **(Serosa angehoben, Organ aufgeblasen, Hinteransicht)**

1 Cardia
2 Diverticulum gastri
3 Äußere schräge Fasern
4 Längsfasern der großen Kurvatur
5 Längsfasern der kleinen Kurvatur
6 Kreisförmige Fasern
7 Längsfasern der Pars pylorica
8 Pylorus

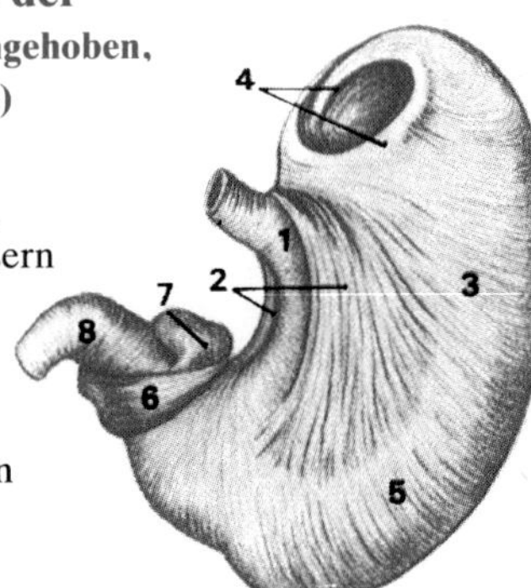

D Ansicht der Magenmuskulatur von unten
(Schleimhaut angehoben, Organ gedreht)

1 Cardia
2 Herzschleife
3 Innere schräge Fasern
4 Plica spiralis diverticuli gastri
5 Kreisförmige Fasern
6 Sphincter pylori
7 Pyloruswulst
8 Duodenum

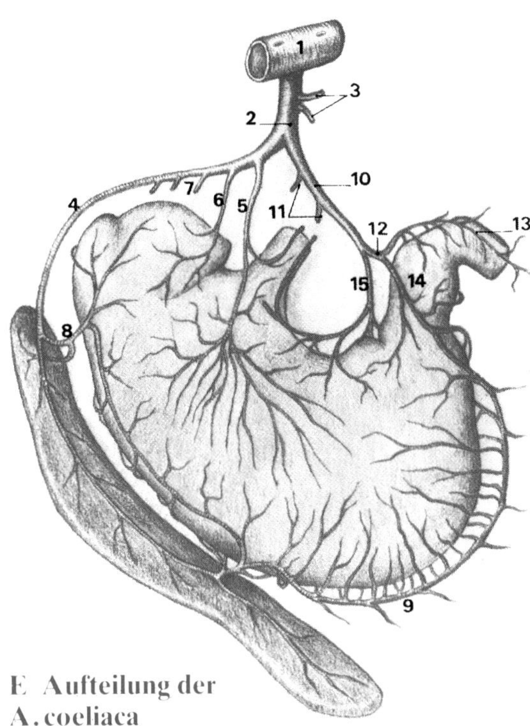

E Aufteilung der A. coeliaca

1 Aorta abdominalis
2 A. coeliaca
3 Rami pancreatici
4 A. lienalis
5 A. gastrica sinistra
6 A. diverticuli gastrici
7 Rr. pancreatici
8 A. gastrolienalis
9 A. gastroepiploica sinistra
10 A. hepatica
11 Rr. pancreatici
12 A. gastroduodenalis
13 A. pancreaticoduodenalis cranialis
14 A. gastroepiploica dextra
15 A. gastrica dextra

Der **Magen** hat im Alter von 3 Monaten eine physiologische Aufnahmefähigkeit von etwa 4 l, im erwachsenen Stadium überschreitet sie 6 bis 8 l nicht. Einfach in seiner Form weist das Organ jedoch als örtliche Ausbuchtung einen Magenblindsack auf. Die Tunica muscularis ist kräftig ausgebildet und in Schichten gegliedert. Sie differenziert sich in eine Spiralfalte am Eingang des Diverticulum. Der Sphincter pylori ist unvollständig, halbmondförmig; die so gebildete Lücke wird durch eine fett- und muskelhaltige Tuberositas pylorica geschlossen, die in aktiver und zugleich passiver Form zum Verschlusse des Kanals beiträgt. Die drüsenlose Mucosa proventricularis erstreckt sich über die Cardia und ragt mit einer Spitze in das Diverticulum. Das Gebiet der Cardia-Drüsen, rosa oder hellgrau, überzieht ein Drittel des Magens, den Grund, das Divertikel und den proximalen Teil des Corpus; das Gebiet der eigentlichen Magendrüsen, rot-braun gefaltet, mit Höckern versehen und siebförmig gestaltet, bedeckt den abschüssigen Teil. Das Gebiet Pylorus-Drüsen, wenig gefaltet, rötlich-gelb, erstreckt sich in den rechten Teil. Die lymphoide Infiltration ist erheblich, besonders in der Cardia-Gegend und entlang der Curvatura minor, wo die Knötchen mit dem bloßen Auge zu sehen sind. Im übrigen weist das mit Gefäßen und Nerven gut versorgte Organ die für eine gute Funktionstüchtigkeit erforderlichen Bedingungen auf.
Die **Milz** ist länglich und schmal; ihre Länge kann über 50 cm betragen, ohne daß sie 10 cm Breite aufweist; ihre durchschnittliche Masse kann sogar 350 g erreichen; tatsächlich ist ihre Entwicklung sehr variabel, nicht selten haben erwachsene Schweine eine Milz von 200 g, die nur 35 cm lang ist. Am Magen durch das große Netz befestigt, verändert das Organ seine topographische Lage in Abhängigkeit vom Füllungszustand des Magens immer weiter nach hinten.

Tafel 6
Magen- und Darmtrakt sowie Pfortader

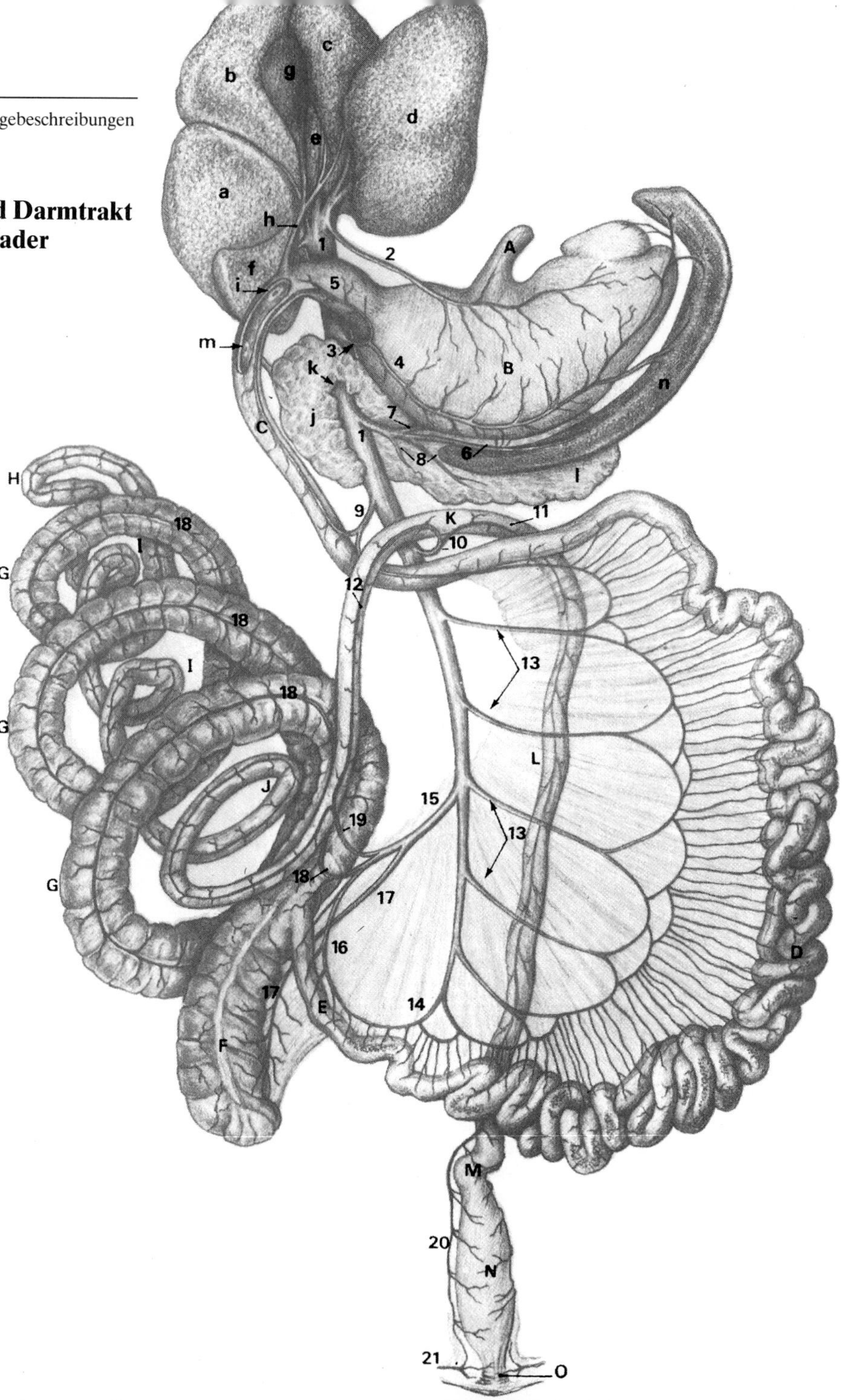

Verdauungskanal

A Oesophagus
B Gaster
C Duodenum
D Jejunum
E Ileum
F Caecum
G Zentripetale Windungen der Spiralschlinge des Colons
H Zentrale Windung
I Zentrifugale Windungen der Spiralschlinge des Colons
J Ansa distalis des Colons
K Colon transversum
L Colon descendens
M Anlage des Colon sigmoideum
N Rektum
O Anus

Anhangsorgane

a-f Hepar
a Lobus lateralis dexter
b Lobus medialis dexter
c Lobus medialis sinister
d Lobus lateralis sinister
e Lobus quadratus
f Lobus caudatus
g Vesica fellea
h Ductus choledochus
i Papilla major duodeni
j-l Pankreas:
j Lobus dexter
k Pankreasring im Bereiche des Corpus
l Lobus sinister
m Papilla duodeni minor
n Milz

Pfortader
1 Stamm der V. potae
2 V. gastrica dextra
3 V. gastroduodenalis
4 V. gastroepiploica dextra
5 V. pancreaticoduodenalis cranialis
6 V. lienalis
7 V. gastroepiploica sinistra
8 Rr. pancreatici
9 V. pancreaticoduodenalis caudalis
10 V. mesenterica caudalis
11 V. colica sinistra
12 V. colica media
13 Vv. jejunales
14 Vv. ileales
15 V. ileocolica
16 R. ilealis
17 V. caecalis
18 R. colicus
19 V. colica dextra
20 V. rectalis cranialis
21 V. rectalis caudalis (im System der V. cava caudalis ein afferentes Gefäß)

Der **Darm** des Schweines ist nur mittelgroß, seine Schleimhautfläche beträgt das 13fache der Drüsenschleimhaut des Magens. Das ist mehr als beim Hund (dreifach), aber etwas weniger als beim Pferd (sechzigfach).
Der **Dünndarm** hat mit 18 bis 20 m etwa das 13fache der Länge des Körpers; im Vergleich dazu das 5fache bei den Karnivoren, das 11fache beim Pferd, das 25fache bei den Wiederkäuern. Das Duodenum ist 60 bis 80 cm lang. Die große Duodenalpapille, in die der Ductus choledochus mündet, ist 3 bis 5 cm vom Pylorus entfernt, die kleine Duodenalpapille mit dem Ductus pancreaticus befindet sich 15 bis 20 cm caudal. Das Jejunoileum ist lang, aber im Durchmesser kleiner und hängt an einem großen, mit Fett behafteten Gekröse. Es befindet sich besonders rechts der Medianebene. Ist der Magen leer, gleitet die jejunale Masse nach der linken Seite. Die Peyer'Platten sind in der Zahl unterschiedlich, im Durchschnitt 20 bis 30, jede ist 8 bis 12 cm lang, die letzte ist von außerordentlicher Länge (1 bis 3 m) und verlängert sich im Dickdarm um etwa 10 cm.
Der **Dickdarm** ist nur 4 bis 5 m lang und sein Durchmesser erreicht oft 10 cm. Der Blinddarm hat 3 fleischige Bandstreifen, die zu Aussackungen beitragen; er erreicht eine Länge von 20 bis 40 cm. Das Colon ascendens bildet zunächst eine 3½tourige Spiralschlinge, dann eine distale Schlinge; das Colon insgesamt nimmt das linke, mittlere Drittel der Bauchhöhle ein. Das Colon transversum und das Colon descendens sind geringer ausgebildet, und die abschließende Flexura sigmoidea ist nur angelegt. Das Rektum hat eine deutlich abgesetzte Ampulle; der Afterkanal bildet eine deutliche, mit reichlich lymphoreticulärem Gewebe und gut sichtbaren solitären Knoten versehene anokutane Linie.
Das **Pankreas** eines Schweines von 100 kg wiegt 100 bis 150 g. Der linke Lappen ist mehr entwickelt als der rechte. Sein Corpus ist sehr verkleinert und bildet einen einfachen glandulären Ring um die Pfortader. Die **Pfortader** entspringt aus der Vereinigung zweier sehr ungleicher Wurzeln, der V. mesenterica cranialis und caudalis; der Stamm der V. Portae nimmt die V. pancreaticoduodenalis caudalis und die V. lienalis und nach der Querverbindung des Pancreas die V. gastroduodenalis und die V. gastrica destra auf, bevor sie die Leber erreichen.

Tafel 7
Leber

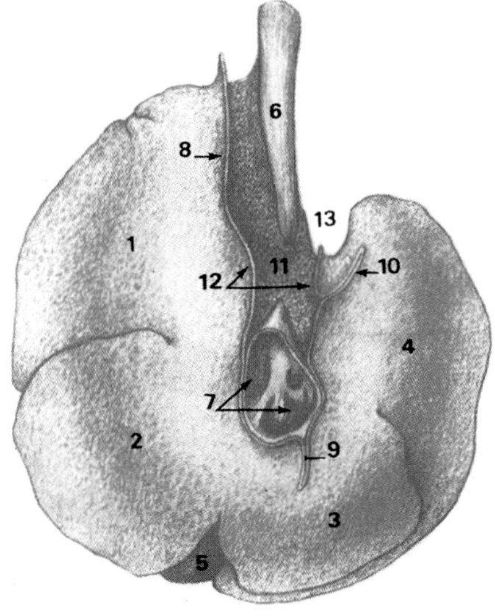

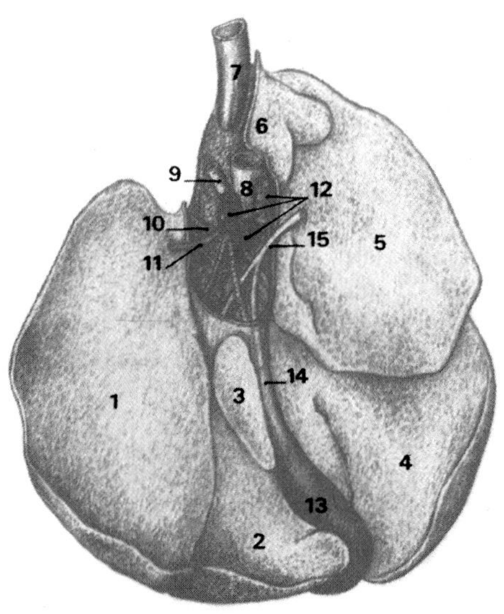

A Äußere Gestalt, Facies diaphragmatica

1 Lobus lateralis dexter
2 Lobus medialis dexter
3 Lobus medialis sinister
4 Lobus lateralis sinister
5 Vesica felea
6 V. cava caudalis
7 Vv. hepaticea
8 Lig. triangulare dextrum (angedeutet)
9 Lig. falciforme
10 Lig. triangulare sinistrum
11 bloßes Auge Abh.
12 Lig. coronare
13 Impressio oesophagica

B Äußere Gestalt, Facies visceralis

1 Lobus lateralis sinister
2 Lobus medialis sinister
3 Lobus quadratus
4 Lobus medialis dexter
5 Lobus lateralis dexter
6 Lobus caudatus
7 V. cava caudalis
8 V. portae
9 A. hepatica
10 A. gastroduodenalis
11 A. gastrica dextra
12 Lnn. hepatici
13 Vesica fellea
14 Ductus cysticus
15 Ductus choledochus

Die **Leber** des Schweines ist relativ entwickelt; beim erwachsenen Tier wiegt sie 1,0 bis 2,5 kg, das entspricht etwa 1,7 % der Körpermasse; ihre Farbe ist von rötlich-braun und variiert im übrigen nach Alter und Ernährungsstatus des Tieres. Die interlobuläre Bindegewebsabgrenzung läßt die Läppchenstruktur deutlich hervortreten und trägt zur festen Konsistenz bei. Diese Merkmale gestatten selbst an Organteilen eine leichte Differentialdiagnose. Ihre Gestalt ähnelt der einer Linse, deren zentrale Dicke im Gegensatz zu den dünnen Rändern steht. An der Facies diaphragmatica sind vier Hauptlappen gut ausgeprägt, der Lobus sinister lateralis ist oft am besten entwickelt. Der Lobus quadratus und der Lobus caudatus sind reduziert und nur an der Facies visceralis sichtbar. Die Aufhängebänder sind rudimentär oder fehlen. Ein Nierenabdruck besteht nicht, da die rechte Niere nicht bis zum caudalen Rande reicht.

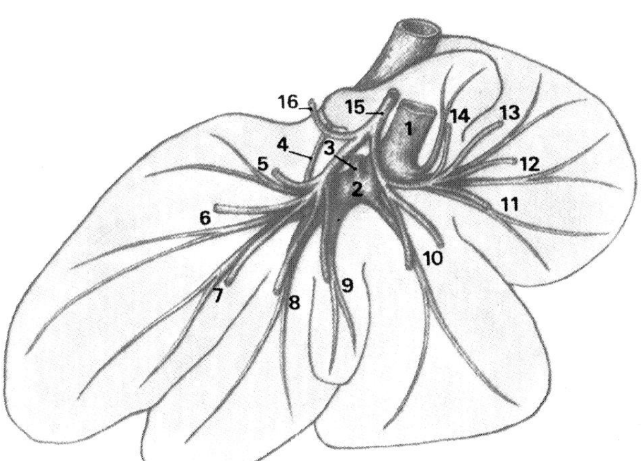

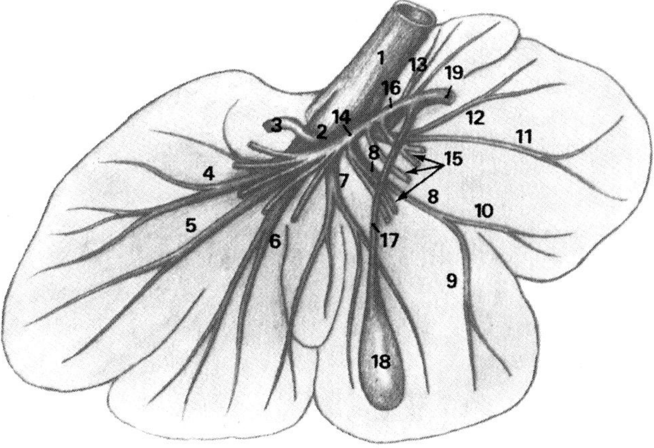

C Pfortader- und arterielle Verzweigungen (schematisch)

1 V. portae
2 R. sinister
3 V. gastrica dextra
4 V. ductus venosi
5 A. und V. dorsalis sinistra
6 A. und V. lateralis sinistra
7 A. und V. ventralis sinistra
8 A. und V. medialis sinistra
9 A. und V. lobi quadrati
10 A. und V. medialis dextra
11 A. und V. ventralis dextra
12 A. und V. lateralis dextra
13 A. und V. dorsalis dextra
14 A. und V. lobi caudati
15 A. hepatica
16 A. gastrica dextra

D Lebervenen und Gallenwege (schematisch)

1 V. cava caudalis
2 V. hepatica sinistra
3 V. hepatica ductus venosi
4 V. hepatica dorsalis sinistra
5 V. hepatica ventralis sinistra
6 V. hepatica medialis sinistra
7 V. hepatica intermedia
8 V. hepatica dextra
9 V. hepatica medialis dextra
10 V. hepatica ventralis dextra
11 V. hepatica lateralis dextra
12 V. hepatica dorsalis dextra
13 Vv. hepaticae lobi caudati
14 Ductus hepaticus sinister
15 Ductus hepatici dextri
16 Ductus hepaticus communis
17 Ductus cysticus
18 Vesica fellea
19 Ductus choledochus

Die **Gallenblase** ist zwischen dem Lobus medialis dexter und dem Lobus quadratus eingebettet und überragt den ventralen Rand nicht. Der relativ lange Ductus cysticus vereinigt sich mit dem Ductus hepaticus communis auf der Höhe der Pfortaderspalte. Der Ductus choledochus mündet einige Zentimeter vom Pylorus an der Spitze einer großen, zuweilen ampullenförmig erweiterten Papilla duodenalis in das Duodenum.

Tafel 8
Äußere Nase, Nasenhöhle

Medianschnitt, nach Abtragung des Septum nasale

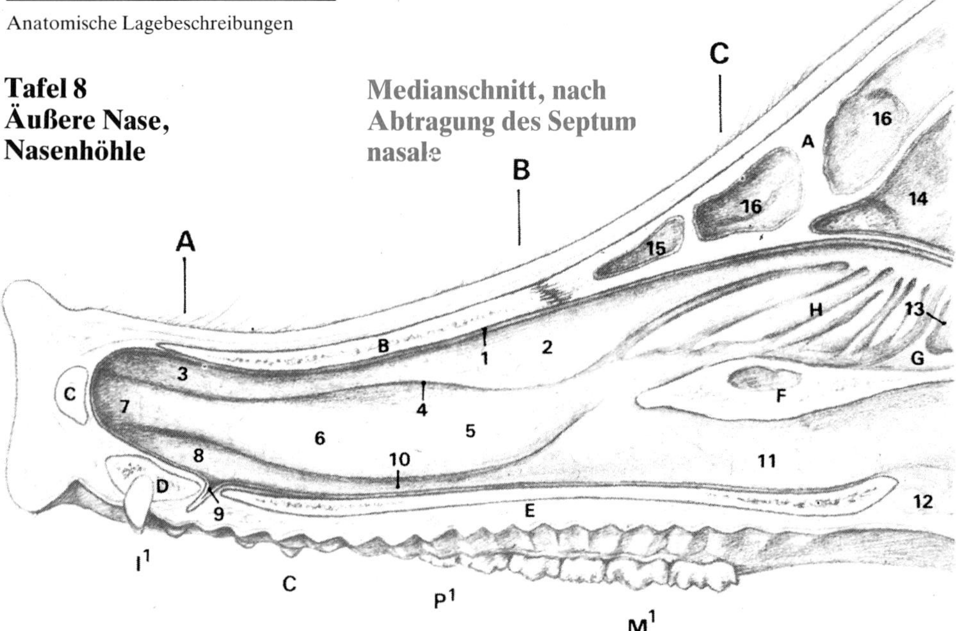

A Os frontale
B Os nasale
C Os rostri
D Os incisivum
E Palatum durum
F Crista spheno-ethmoidalis et Vomer
G Praesphenoidum
H Os ethmoideum

1 Meatus dorsalis nasi
2 Cornu nasale dorsale
3 Plica dextra
4 Meatus intermedius nasi
5–6 Cornu nasale ventrale
5 Compartimentum caudale sinusale (Sinus conchalis ventralis)
6 Compartimentum rostri
7 Plica alaris
8 Plica basalis
9 Ductus incisivus
10 Meatus ventralis nasi
11 Meatus nasopharyngeus
12 Velum palatini
13 Sinus sphenoidalis
14 Cavitas cranialis
15 Sinus frontalis rostralis medialis
16 Sinus frontalis caudalis

A Querschnitt der Cavitas nasalis im Bereiche des Os incisivum

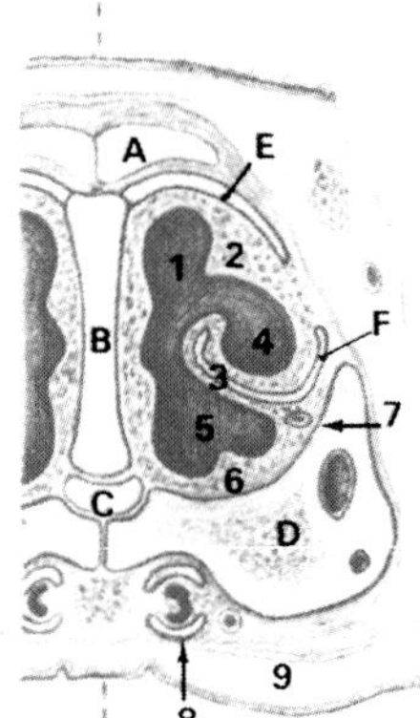

A Os nasale
B Septum nasale (Pars cartilaginosa)
C Os Vomer
D Os incisivum
E Cartilago lateralis dorsalis nasi
F Cartilago lateralis ventralis nasi

1 Meatus dorsalis nasi
2 Plica dextra
3 Plica alaris
4 Meatus intermedius nasi
5 Meatus ventralis nasi
6 Plica basalis
7 Ductus naso-lacrimalis
8 Organum vomeronasale
9 Crista palatina

B Querschnitt der Cavitas nasalis im Bereiche des 3. Prämolaren

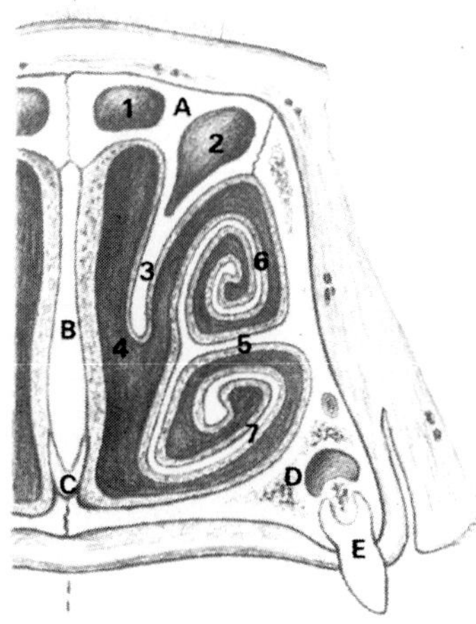

A Os frontale
B Septum nasale (Pars cartilaginosa)
C Os Vomer
D Os maxillare
E 3. Prämolar

1 Sinus frontalis rostralis medialis
2 Sinus conchalis dorsalis
3 Cornu nasale dorsale
4 Meatus communis nasi
5 Lamina basalis Cornu nasalis ventralis
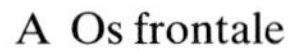
6 Lamella spiralis dorsalis
7 Lamella spiralis ventralis

Die größtenteils in die Gesichtsentwicklung einbezogene **äußere Nase** vereinigt sich, wie bei den meisten Haussäugetieren, teilweise mit der Oberlippe zu einem Organ des Tastsinnes und des Wühlens, dem **Rüssel** mit der »Rüsselscheibe«. Deren Oberfläche ist rund, feucht, fein behaart und von 2 geraden, runden und sehr beweglichen Nasenlöchern durchbrochen. Das Vestibulum nasi ist reduziert; beim Saugferkel befindet sich das Orificium nasolacrimale am Grund an einer Schleimhautverbindung. Aber diese Öffnung verschwindet im Laufe des Lebens und wird durch eine zweite Öffnung ersetzt, die in den Meatus ventralis unter dem caudalen Abschnitt des Cornu ventrale entlang führt. In der beweglichen Trennwand der Nase entwickelt sich ein Os rostrale, und die teilweise ausgedehnten lateralen Knorpel versteifen die Nasenwand.

Die **Nasenhöhle** ist bemerkenswert lang und eng; diese beiden Merkmale treten mit zunehmendem Alter deutlicher in Erscheinung. Der Meatus nasi ventralis verlängert sich horizontal in einen Meatus nasopharyngealis, der durch die Choane in der Nasopharynx mündet. Das Cornu nasale dorsale verlängert sich nach vorn in der Plica dextra und stellt den Teil einer langen, reduzierten, rostralen Basalschicht dar und eine caudale Portion, die einen Sinus conchalis dorsalis bildet. Das mittlere Cornu nasale ist reduziert und von den übrigen Siebbeinwindungen nicht deutlich getrennt. Die Lamina basalis trägt zwei Spirallamellen, die dorsale und ventrale, die einen Recessus bilden. Das ventrale Nasalhorn ist kürzer und breiter als das dorsale. Die das dorsale Cornu nasale nach vorne verlängernde Plica alaris enthält einen zusätzlichen Knorpel und evtl. einen rudimentären Ductus nasolacrimalis. Die Spirallamellen bilden allgemein einfache Recessus; die ventrale jedoch trägt dazu bei, an der Hornbasis einen Sinus conchoventralis abzugrenzen. Am Boden bewirkt ein starker Plexus venosus die Bildung einer voluminösen Plica basalis. Die Glandula nasalis lateralis ist im Umkreis des Orificium nasomaxillare gelegen; ihr Ausführungsgang mündet aber nahe des Naseneinganges am äußersten Ende der Plica dextra. Der Ductus incisivus ist allgemein gut durchgängig. Der Ductus vomeronasalis ist lateral mit einer Mucosa respiratoria und medial mit einer Mucosa olfactoria versehen und wird durch einen gut entwikkelten Knorpel gestützt; er erstreckt sich nach hinten bis zum 3. oder 4. Prämolaren.

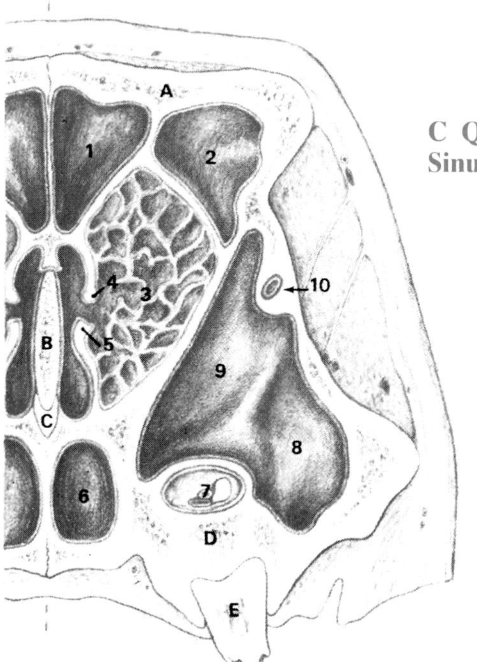

C Querschnitt der Cavitas nasalis und der Sinus paranasales im Bereiche des 2. Molaren

A Os frontale
B Septum nasale (Pars ossea)
C Vomer
D Os maxillare
E 2. Molar

1 Sinus frontalis caudalis
2 Sinus frontalis rostralis lateralis
3 Labyrinthum ethmoidale
4 Basis des dorsalen Hornes
5 Basis des Cornu nasale intermedium
6 Meatus nasopharyngicus
7 Foramen infraorbitale mit Gefäß und Nerv
8–9 Sinus maxillaris
8 Compartimentum laterale
9 Compartimentum mediale
10 Canalis und Ductus nasolacrimalis

Tafel 9 Nasennebenhöhlen – Kehlkopf

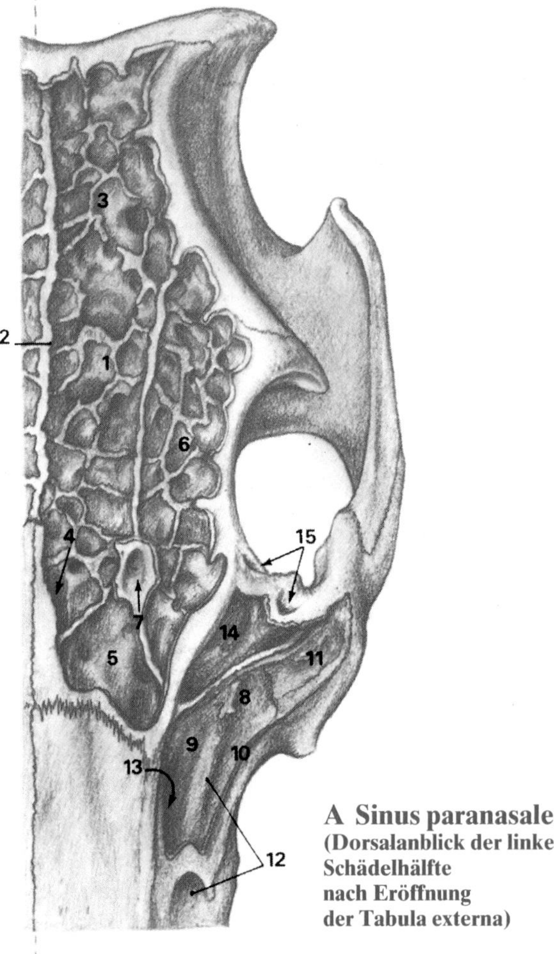

A Sinus paranasales (Dorsalanblick der linken Schädelhälfte nach Eröffnung der Tabula externa)

1 Sinus frontalis caudalis
2 Sagittale Trennwand der Sinus frontales
3 Lamellae intrasinusales
4 Nasofrontale Öffnung
5 Sinus frontalis rostralis medialis
6 Sinus frontalis lateralis
7 Foramen supraorbitale
8 Sinus maxillaris
9 Medialer Abschnitt
10 Lateraler Abschnitt
11 Dorsocaudaler Abschnitt
12 Canalis infraorbitalis und Foramen infraorbitale
13 Nasomaxillarer Eingang
14 Sinus lacrimalis
15 Foramina lacrimalia

Die **Sinus frontales** sind sehr weit und am meisten komplex von allen; mit zunehmendem Alter dehnen sie sich beständig aus und verkörpern auch wesentliche, durch Rassen bedingte, individuelle, zuweilen selbst an einem Tier seitenabhängige Variationen. Der Sinus frontalis caudalis ist der geräumigste der drei Sinus frontales; er verläuft nicht nur unter dem Os frontale, sondern auch dem Os parietale, dem Os occipetale und wenigstens teilweise unter dem Os temporale entlang. Durch die Apertura nasofrontalis kommuniziert er direkt mit der Cavitas nasalis; der stets reduzierte Sinus frontalis rostralis medialis und der Sinus frontalis lateralis rostralis, der sich mit zunehmendem Alter zur medialen Wand der Orbita und in den Processus orbitalis des Os frontale erstreckt, eröffnen sich dagegen nur in die Meatus ethmoidales. Der **Sinus maxillaris** ist durch die Erhabenheit des Canalis infraorbitalis in zwei Kammern unterteilt, eine mediale, die auch unter dem Os lacrimale und dem Cornu nasale ventrale entlangzieht und sich durch das Orificium nasomaxillare in den Meatus medianus eröffnet; die andere laterale, die sich weit in das Os zygomaticum ausdehnt und sich dadurch dorsocaudal verlängert. Der **Sinus lacrimalis** ist klein und in seiner Anlage sehr variabel und kann so manchmal fehlen.

Der **Larynx** (Kehlkopf) ist stark verlängert, sehr beweglich und liegt völlig im Hals. Innen enthält er ein durch den Eintritt des Ventriculum laryngis verdoppeltes Stimmband.

Die **Glandula thyreoidea** ist bräunlichrot, liegt dicht vor dem Brusteingang, ist 5 bis 6 cm lang und variiert von einigen Gramm bei Jungtieren zu 30 bis 50 g bei erwachsenen Schweinen.

Die **Glandulae parathyroideae internae** sind beim Schwein weder exakt lokalisiert noch beschrieben worden, die **externae** haben die Größe einer Linse bis die einer kleinen Erbse und liegen in der Nachbarschaft der Bifurcatio carotidica unter der Glandula mandibularis, und sind beim Jungtier in den Lobus cranialis des Thymus eingehüllt. Ihre rötliche Farbe, ihre feste Konsistenz und ihre granulierte Oberfläche gestatten es, sie von den Lnn. mandibulares, den Lappen des Thymus oder den kleinen akzessorischen Schilddrüsen zu unterscheiden.

B Larynx, äußere Gestalt
(linke Seitenansicht des isolierten Organs)

1 Tympanohyoid
2 Stylohyoid
3 Lig. epihyoideum
4 Keratohyoid
5 Corpus hyoideum
6 Thyreohyoid
7 Cartilago epiglottica
8 Processus Cartilaginis arylaenoideae
9 Cartilago thyroidea
10 Cartilago cricoidea
11 Cartilagines tracheales
12 M. interarytaenoideus
13 M. cricoarytaenoideus dorsalis
14 M. thyreohyoideus
15–16 M. sternothyreoideus
15 Portio ventralis
16 Portio dorsalis
17–19 Glandula thyreoidea
17 Isthmus
18 Lobus pyramidalis
19 Lobus sinister
20 Topographie der Glandula parathyreoidea externa

C Larynx, innere Gestalt
(Medianschnitt des Organs in situ)

1 Velum palatini
2 Radix linguae
3 Corpus hyoideum
4 M. geniohyoideus
5 M. hyoepiglotticus
6 Cartilago epiglottica
7 Cartilago thyreoidea
8 Cartilago cricoidea
9 Cartilago interarytaenoidea
10 Processus cornicularis cartilaginis arytaenoideae
11 Cartilagines tracheales
12 Glandula thyroidea
13 M. sternohyoideus
14 Nasopharynx
15 Arcuspalatopharyngeus
16 M. constrictor intermedius pharyngis
17 Diverticulum pharyngeale
18 Mm. constrictores caudales pharyngis
19 Oropharynx

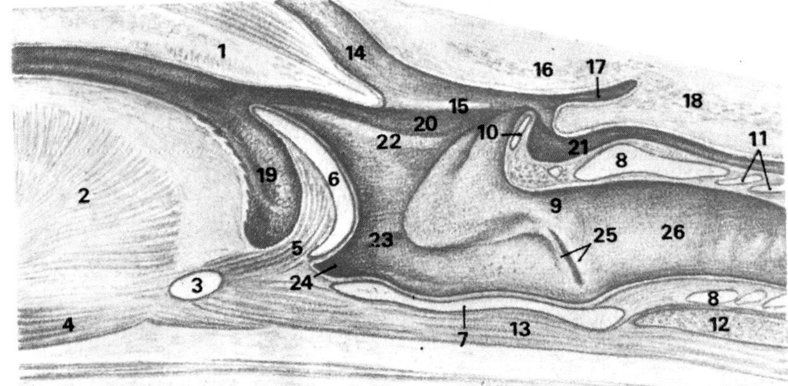

20 Laryngropharynx
21 Oesophagus-Eingang
22 Eingang in den Larynx
23 Vestibulum laryngis
24 Recessus medianus laryngis
25 Stimmband, durch den Eintritt des Ventriculus laryngis unterteilt
26 Cavitas infraglottica

Tafel 10
Trachea, Bronchen, Lungen

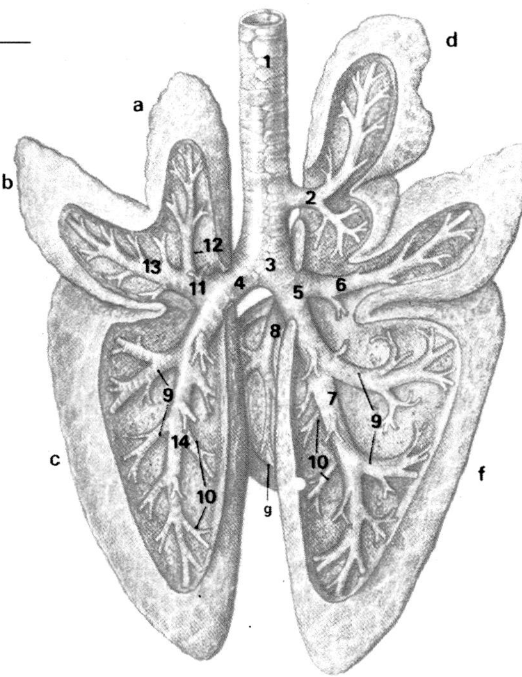

A Trachea und Bronchen
(Dorsalansicht, halbschematisch)

a–c Linke Lunge:
a Pars cranialis (Spitze) des Lobus cranialis
b Pars caudalis (Lingula) des Lobus cranialis
c Lobus caudalis
d–g Rechte Lunge:
d Lobus cranialis
e Lobus intermedius
f Lobus caudalis
g Lobus accessorius (unpaar)

1 Trachea
2 Bronchus trachealis
3 Bifurcatio trachae
4 Bronchus principalis sinister
5 Bronchus principalis dexter
6 Bronchus des Lobus intermedius
7 Bronchus des Lobus caudalis der rechten Lunge
8 Bronchus des Lobus accessorius
9 Segmentale ventrale Bronchen des Lobus caudalis dexter et sinister
10 Segmentale dorsale Bronchen des Lobus caudalis dexter et sinister
11 Bronchus des Lobus cranialis der linken Lunge
12 Bronchus der Spitze
13 Bronchus der Lingula
14 Bronchus des Lobus caudalis der linken Lunge

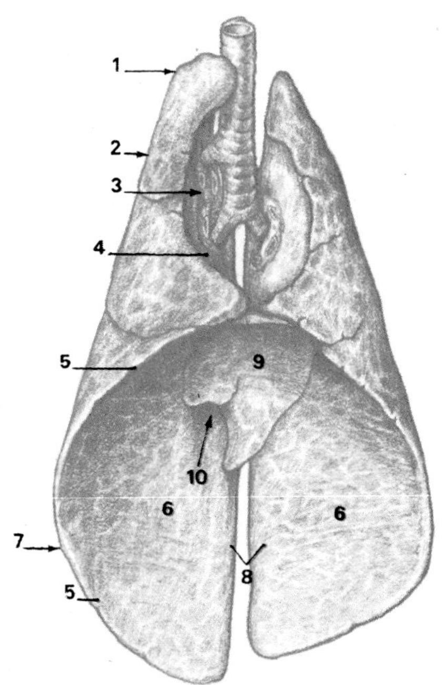

B Lungen
(Allgemeine Morphologie, Ventrale Ansicht)

1 Spitze der Lunge
2 Facies costalis
3 Facies medialis (Impressio cardiaca)
4 Ventraler Rand (dünn), bogenförmiger Ausschnitt für das Herz
5 Basalrand, dünn
6 Facies diaphragmatica
7 Basis der Lunge
8 Dorsalrand, dick
9 Lobus accessorius (unpaar)

C Linke Lunge
(Seitenansicht)

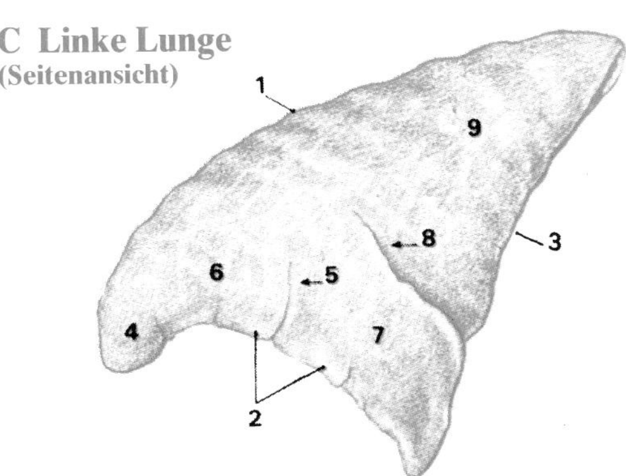

1 Dorsalrand (dick)
2 Ventraler Rand (dünn)
3 Basalrand (dünn)
4 Spitze
5 Kraniale Zwischenlappenspalte (angedeutet)
6 Pars cranialis (Spitze) des Lobus cranialis
7 Pars caudalis (Lingula) des Lobus cranialis
8 Interlobäre (caudale) Spalte
9 Lobus caudalis

D Rechte Lunge
(Ansicht von medial)

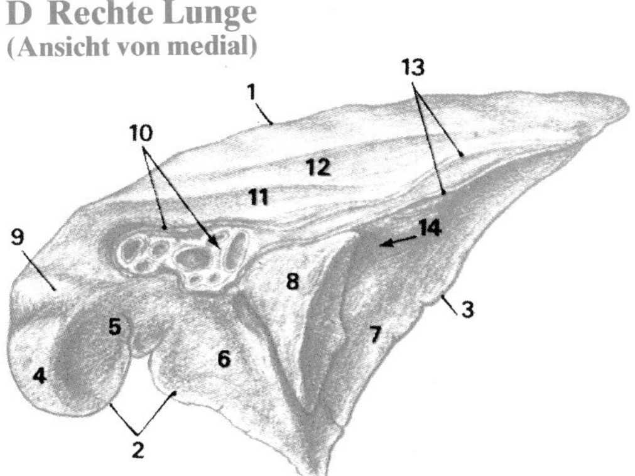

1 Dorsaler Rand (dick)
2 Ventraler Rand (dünn) und bogenförmiger Ausschnitt für das Herz
3 Basalrand (dünn)
4 Spitze der Lunge
5 Lobus cranialis
6 Lobus intermedius
7 Lobus caudalis
8 Lobus accessorius (azygos)
9 Abdruck der V. cava cranialis
10 Hilus und Lungenwurzel
11 Abdruck des Oesophagus
12 Abdruck der Aorta thoracica
13 Ligamentum pulmonale
14 Rinne der V. cava caudalis

Die **Trachea** ersteckt sich vom Larynx zu den Hilus pulmonales über eine variable Länge von 20 bis 30 cm; ihre Pars cervicalis beginnt unter dem 4. oder 5. Halswirbel, wonach die Pars thoracica, die ihr folgt, sich verzweigt und im Bereiche des 5. Interkostalraumes den rechten und linken Hauptbronchus abgibt. Der Trachealbronchus für den Lobus cranialis der rechten Lunge liegt gegenüber dem 3. Interkostalraum. Man rechnet eine variable Zahl von 30 bis 40 Trachealknorpeln, deren Fortsätze dorsal übereinandergreifen, und im Ductus einen vollständig zirkulären Abschnitt von 2 bis 3 cm bilden.

Der **Bronchalbaum** besteht aus bronchalen, stets von ihren Blutgefäßsatelliten begleiteten Lappen und segmentalen Bronchen, in denen gleichnamige Arterien folgen, während die Venen allgemein intersegmentär verlaufen.

Die **Lungen** sind von blaßroter Farbe und gesprenkeltem Aussehen, obwohl die Läppcheneinteilung weniger deutlich als beim Rind ist. Jede Lunge wiegt etwa 1 kg, die rechte ist immer voluminöser, schwerer und mehr gelappt als die linke. Es werden nur zwei Lappen an der linken Lunge beschrieben, ein Lobus cranialis und ein Lobus caudalis, während man an der rechten Lunge vier Lappen kennt: Lobus cranialis, Lobus intermedius, Lobus caudalis und Lobus accessorius (unpaar). Der letztere befindet sich im Recessus mediastinalis, der sich sagittal zwischen der V. cava caudalis und der Medianebene erstreckt.

Tafel 11
Brusthöhle – Mediastinalorgane

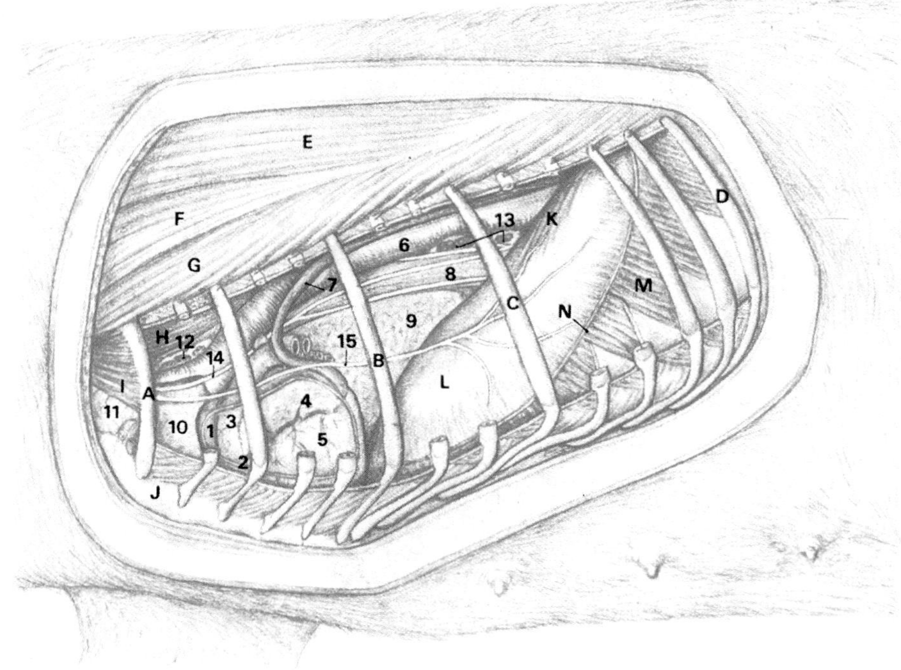

A Seitenansicht links der Mediastinalorgane in situ*

* nach teilweiser Resektion der Rippen, Abtragung der Lunge und Eröffnung des Pericards

1–5 Herz:
1 Rechtes Herzohr
2 Rechter Ventrikel
3 Truncus pulmonalis
4 Linkes Herzohr
5 Linker Ventrikel
6 Aorta thoracica
7 V. azygos sinistra
8 Oesophagus
9 Lobus accessorius der rechten Lunge
10–11 Thymus:
10 Pars thoracica
11 Pars cervicalis
12 Lnn. mediastinales craniales
13 Lnn. mediastinales caudales
14 N. vagus sinister
15 N. phrenicus sinister

Gemeinsame Legende für beide Abbildungen
A 1. Rippe
B 6. Rippe
C 9. Rippe
D 14. Rippe
E M. spinalis thoracis
F M. longissimus thoracis
G M. iliocostalis thoracis
H M. longus colli
I M. scalenus ventralis
J Sternum
K–M Diaphragma:
K Pars lumbalis
L Centrum tendineum
M Pars costalis
N Linea reflexionis pleurae

Die **Decke** der Brusthöhle hat die Reihe der 14, vielleicht 15 Thorax-Wirbelkörper als knöcherne Grundlage, die mit den Wirbelfortsätzen der korrespondierenden Rippen große Kosto-Vertebralrinnen abgrenzen; der **Sterno-Chondralboden**, zweimal weniger lang als die Decke, fällt nach hinten leicht ab; die durch die große Biegung der Rippen sehr gewölbten Seitenwände vergrößern den Thorax, bis er an der 11. Rippe, dort, wo sein Durchmesser am größten ist, fast zylindrische Gestalt annimmt. Die **Brustöffnung** ist von ovaler Form und zweimal höher als breit. Beim jungen Tier erkennt man drei Etagen, die von den Wirbeln bis zum Manubrium sterni gehen: Eine dorsale, lufthaltige Etage mit der Trachea, eine mittlere, vasculäre, die gleichzeitig arteriell, venös und lymphatisch ist und eine ventrale mit dem Thymus. Die **Basis des Thorax** ist durch die letzte Rippe und durch den Arcus costalis markiert, fällt nach vorne sehr schräg ab und wird vom Diaphragma völlig verschlossen. Die Fascia endothoracia und die

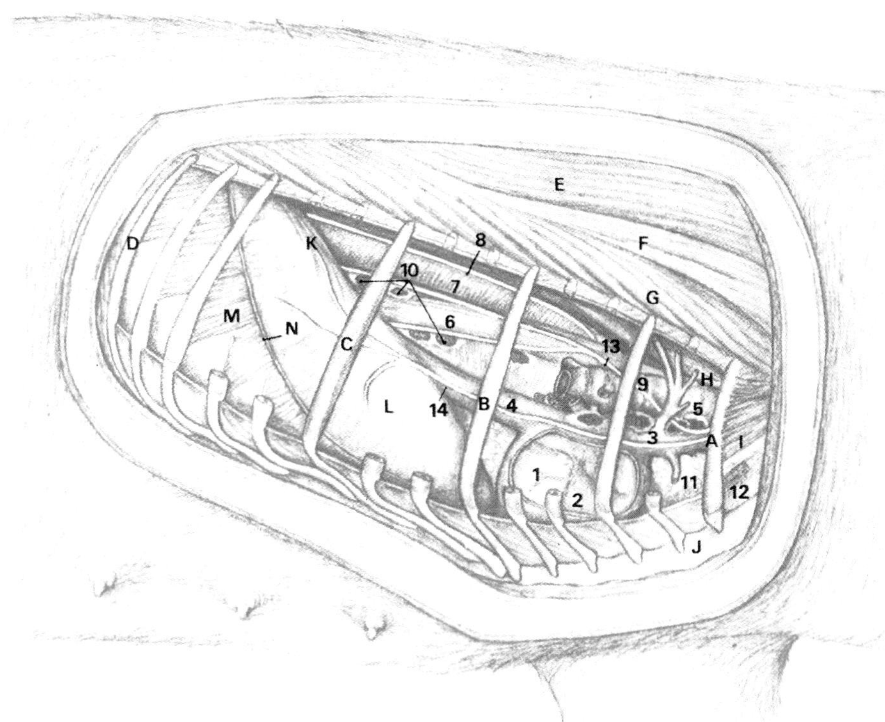

Pleuren sind insgesamt gut entwickelt. Die Pleurakuppeln reichen gar nicht oder nur 2 bis 3 cm über das erste Rippenpaar hinaus. Die gebogene Pleuralinie bildet den Recessus costo-diaphragmaticus und erhebt sich schräg nach hinten vom 8. Rippenknorpelgelenk bis auf die Höhe der 13. Rippe, die 11. Rippe auf halber Höhe überquerend.
In seiner Mitte wird das **Mediastinum** von einem wenig entwickelten Herzen (500 g beim erwachsenen Tier bzw. relativ 0,3 bis 0,4 % der Körpermasse), das kranial (oft auf der Höhe der 2. bis 5. Rippe) gelegen ist. Das Mediastinum craniale ist ebenfalls rückgebildet. Das ventrale ist eng und enthält zwei Ligamenta sternopericardiaca, von denen das eine als cranial, das andere als caudal bezeichnet wird; das caudale Mediastinum ist dick und undurchlässig.

1–2 Herz:
1 Ventriculus sinister
2 Ventriculus dexter
3 V. cava cranialis
4 V. cava caudalis
5 Trachea
6 Oesophagus
7 Aorta thoracica
8 Ductus thoracicus
9 Lnn. mediastinales craniales
10 Lnn. mediastinales caudales
11–12 Thymus:
11 Pars thoracalis
12 Pars cervicalis
13 Nervus vagus dexter
14 N. phrenicus dexter

B Seitenansicht rechts der Mediastinalorgane in situ*

Tafel 12/13 Topographie der Eingeweide

A Ventralansicht

A M. masseter
B M. mylohyoideus
C M. sternohyoideus (geschn.)
D 1. Rippe (geschn.)
E Mm. intercostales
F Diaphragma (geschn.)

Organa gutturalia, cercicalia et thoracica

1 Lnn. mandibulares et mandibulares accessorii
2 Glandula salivaris mandibularis
3 Glandula salivaris parotidis
4–6 Thymus:
4 Pars cranialis
5 Pars cervicalis
6 Pars thoracica
7 Glandula thyroidea
8 Herz, vom Pericard bedeckt
9–11 Rechte Lunge
12 Spitze
13 Lingula
14 Lobus caudalis

Organa abdominalia

15–17 Leber:
15 Lobus medialis dexter
16 Lobus medialis sinister
17 Lobus lateralis sinister
18 Vesica fellea
19 Magen
20 Milz
21 Großes Netz
22 Jejunum
23 Caecum
24–28 Colon ascendens
24, 25, 26 1., 2. und 3. zentripetale Drehung der Ansa spiralis
27 Zentrale Krümmung der Ansa spiralis coli
28 1. zentrifugale Drehung der Ansa spiralis coli
29 Vesica urinaria

In den **Regiones gutturales und cervicales** sind Drüsen und lymphatische Gebilde bemerkenswert, die stark entwickelte Ohrspeicheldrüse reicht bis zum Hals hin. Sie bedeckt dort teilweise die tief unter dem Unterkieferwinkel gelegene Glandula mandibularis; dort befinden sich außerdem die Lnn. mandibulares et mandibulares accessorii. Der Thymus ist in allen seinen Teilen entwickelt. Beim jungen Tier ist er rötlichgrau; mit zunehmendem Alter wird er heller bis zur weiß-gelblichen Farbe. Im allgemeinen ist er nicht schwerer als 100 g, selbst im Alter von 9 Monaten, wo er am stärksten ist. Seine Involution beginnt mit einem Jahr.

Die **Brustorgane** nehmen wegen der nach vorne reichenden Zwerchfellskuppel nur einen begrenzten Raum ein. Dort bedeckt der thorakale Teil des Thymus überwiegend das kraniale Mediastinum.

Die **Bauchorgane** (Viscera abdominalia), wie Leber, Magen und Milz, sind ventral nur angedeutet zu sehen. Beinahe die gesamte Bauchhöhle ist von Eingeweiden ausgefüllt, die enorme Caecum-Colonmasse, mehr kranial und links, das Jejunalpaket mehr kaudal und rechts. Die Ausdehnung der Harnblase hängt vor allem vom Füllungszustand des Organs ab. Daß bei alten Zuchtsauen oft die durch die Trächtigkeiten verlängerten Cornua uteri an die Bauchdecke angrenzen, ist sonst bei anderen weiblichen Haustieren nicht zu sehen. Vorliegende topographische Abbildungen stellen nur durchschnittliche Situationen dar; tatsächlich bestehen erhebliche Variationen. Je nach der Art der Fütterung entwickeln sich die aufeinanderfolgenden Segmente des Verdauungskanals unterschiedlich.

Entsprechend ihrem Füllungszustand wird der Magen zurückgedrängt, und die Harnblase schiebt sich mehr oder weniger im Abdomen nach vorn. Bei den Zuchtsauen ändert die Trächtigkeit die ursprünglichen Lageverhältnisse erheblich, die nur teilweise reversibel sind. Man stellt auch bedeutende individuelle Unterschiede fest.

B Lateralansicht, linke Seite

Viscera thoracica
1–2 Thymus:
1 Pars cervicalis
2 Pars thoracalis
3 Herz, vom Pericard bedeckt
4–6 Linke Lunge:
4 Spitze des Lobus cranialis
5 Lingula lobi cranialis
6 Lobus caudalis

Viscera abdominalia
7–8 Leber:
7 Lobus medialis sinister
8 Lobus lateralis sinister
9 Magen (mäßig gefüllt)
10 Ligamentum gastrolienale
11 Milz
12 Jejunum
13 Caecum
14–18 Colon ascendens:
14, 15, 16 1., 2. und 3 zentripetale Windung der Ansa spiralis
17 Zentrale Krümmung der Ansa spiralis
18 1. zentrifugale Umdrehung der Ansa spiralis
19 Linke Niere
20 Vesica urinaria

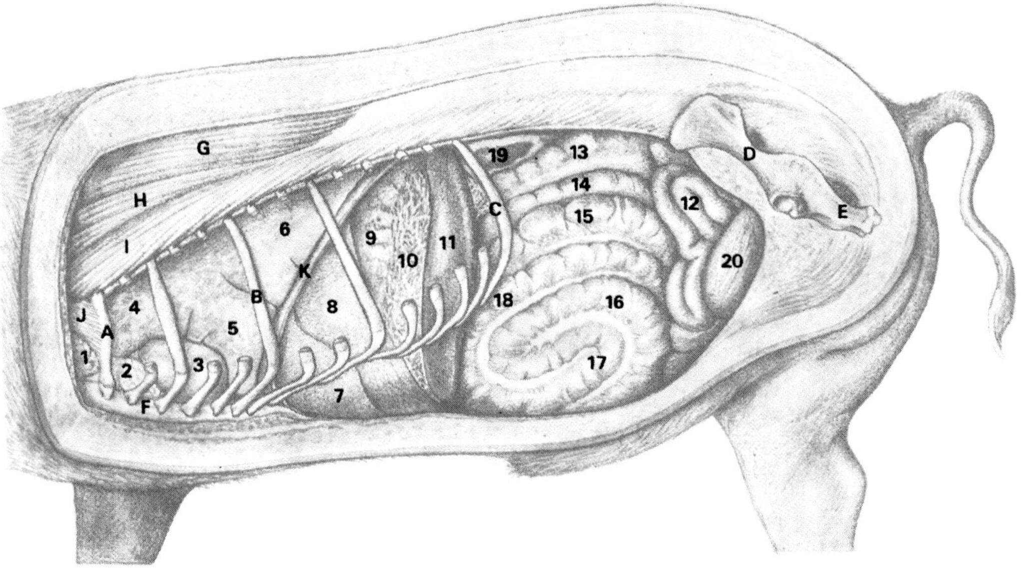

Gemeinsame Legende für B und C
A 1. Rippe
B 6. Rippe
C 14. Rippe
D Os ileum
E Os ischii
F Sternum
G M. spinalis thoracis
H M. longissimus thoracis
I M. ileocostalis thoracis
J M. scalenus ventralis
K Diaphragma (geschn.)

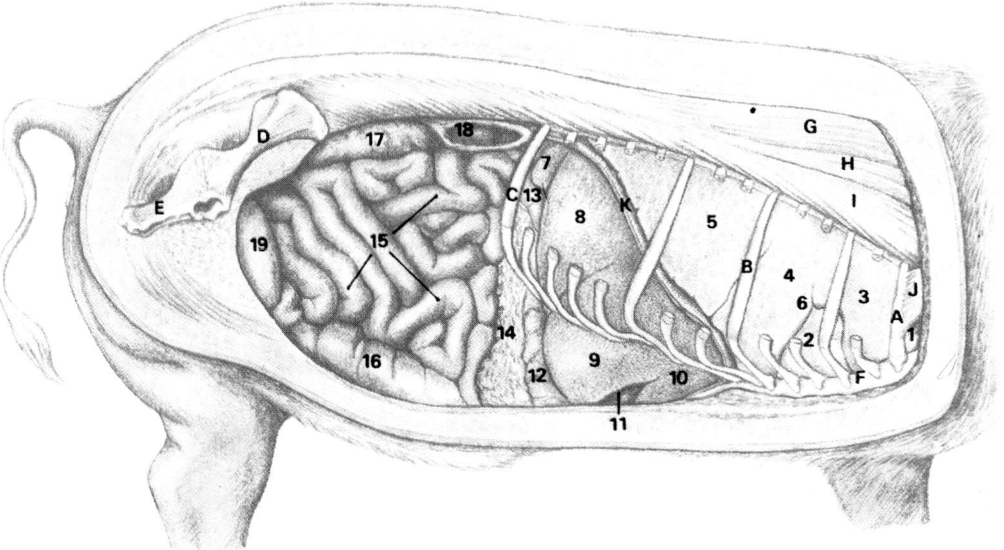

C Lateralansicht, rechte Seite

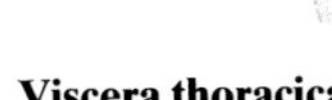

Viscera thoracica
1 Thymus
2 Herz, vom Pericard bedeckt
3–5 Rechte Lunge:
3 Lobus cranialis
4 Lobus intermedius
5 Lobus caudalis
6 Herzausbuchtung der Lunge

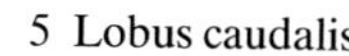

Viscera abdominalia
7–10 Leber:
7 Lobus caudatus
8 Lobus lateralis dexter
9 Lobus medialis dexter
10 Lobus medialis sinister
11 Vesica fellea
12 Magen (Pars pylorica)
13 Duodenum (Pars descendens)
14 Großes Netz
15 Jejunum
16 Zentripetale Umdrehung des Colon ascendens
17 Colon descendens
18 Rechte Niere
19 Vesica urinaria

Tafel 14
Harn- und Geschlechtsorgane des Ebers, Dorsalansicht

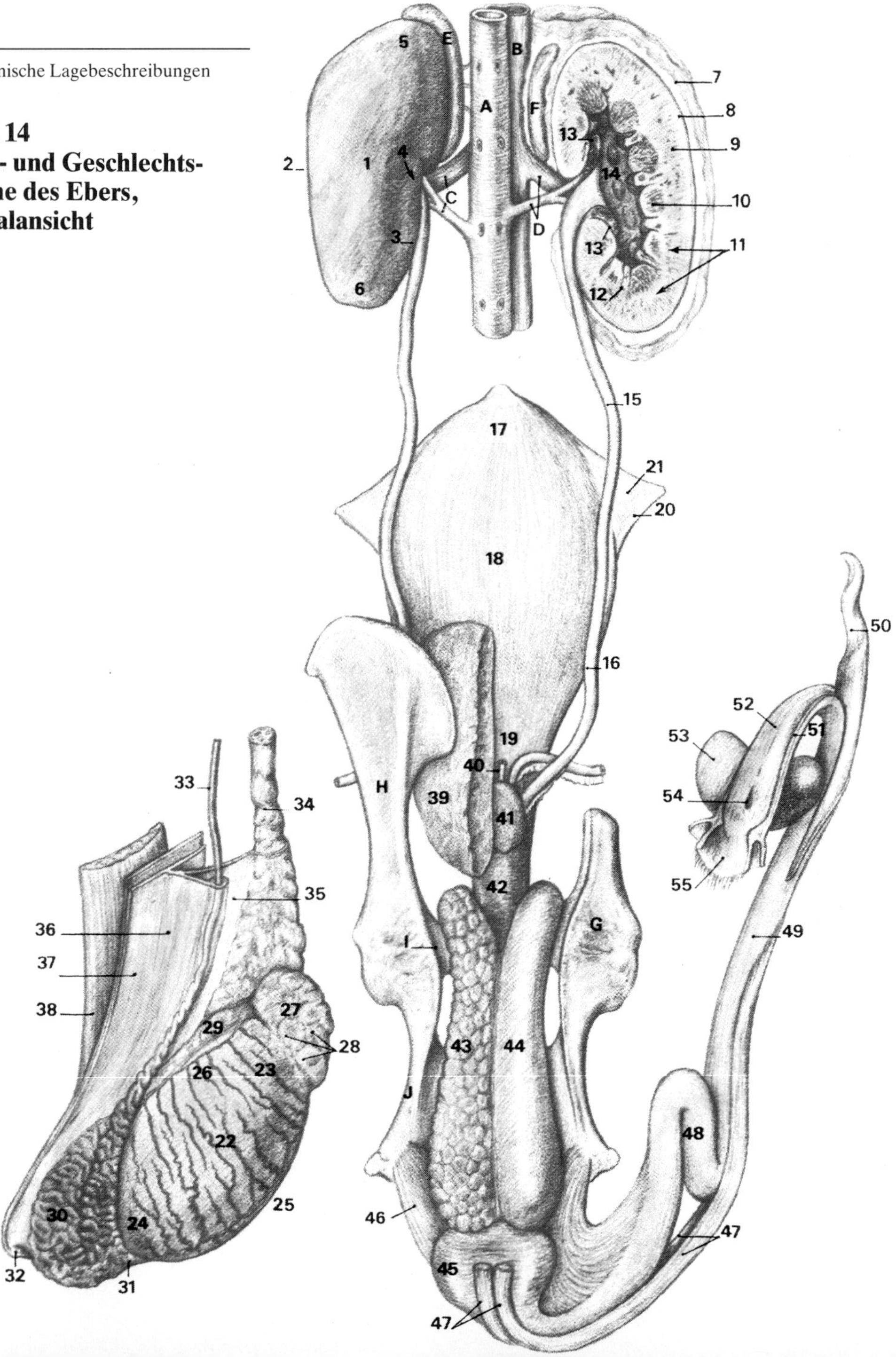

A Aorta abdominalis
B V. cava caudalis
C A. und V. renales sinistrae
D A. und V. renales dextrae
E Glandula suprarenalis sinistra
F Glandula suprarenalis dextra
G Os coxae dextrum (dessen Ilium abgeschnitten wurde)
H–J Linker Hüftknochen:
H Os ileum
I Os pubis
J Os ischii

Harnapparat
1–6 Rechte Niere:
1 Facis dorsalis
2 Lateraler Rand
3 Medialer Rand
4 Hilus
5 Extremitas cranialis
6 Extremitas caudalis
7 Capsula adiposa
8 Capsula fibrosa
9 Cortex renalis
10 Medulla renalis
11 Lobi renales (MALPIGHI'sche Körperchen)
12 Columna renalis (BERTIN'sche Säule)
13 Sinus renalis
14 Nierenbecken
15–16 Ureter, Harnleiter:
15 Pars abdominalis
16 Pars pelvina
17–21 Vesica urinaria:
17 Apex
18 Corpus
19 Collum vesicae
20 Ligamentum laterale
21 Rundes Band

Genitalapparat
22–26 Testes:
22 Facies medialis
23 Extremitas capitata
24 Extremitas caudata
25 Freier Rand
26 Rand des Nebenhoden
27–30 Nebenhoden:
27 Caput epididymidis
28 Lobuli (Coni)
29 Corpus epididymidis

Die **Nieren** sind außen glatt, aber innen mit 8 bis 12 Papillen versehen, die die teilweise Verschmelzung der primitiven Nierenlappen darstellen. In der Form sind sie bohnenförmig, betont länglich, dorsoventral abgeplattet, und von gleicher Masse. Jede wiegt 200 bis 300 g; sie liegen symmetrisch unter den ersten Lendenwirbeln und kommen rechts an die Leber nicht heran. Die Rinde ist immer dicker als das Mark, schiebt sich zwischen die Lappen ein und bildet die BERTIN'schen Nierensäulen. Das **Nierenbekken** mit Diverticulum enthält 2 bis 3 große Nierenkelche, von denen 8 bis 12 Nierenpapillen abzweigen. Die **Harnleiter** sind durch einen großen Durchmesser und Biegungen in ihrem Anfangsteil gekennzeichnet.
Die **Harnblase** ist sehr dehnbar. Anfangs oval, wenn sie nur mäßig gefüllt ist, bei einer größeren Ausdehnung nimmt sie kugelige Gestalt an; besonders an ihrer Facies dorsalis ist sie stark mit Bauchfell überzogen und liegt mit Ausnahme des Collum vesicae im Abdomen.
Die **Hoden** sind groß, jeder wiegt 400 bis 800 g. Sie sind von regelmäßig elliptischer Gestalt und so angelegt, daß der Nebenhodenschwanz unter dem After und der freie Rand der Drüse an der Oberfläche ist; die Pulpa ist rötlich-grau, bei großen Individuen oft dunkel, das Mediastinum enthält das Rete testis, von dem 7 bis 8 Ductus efferentes ausgehen. Das **Scrotum** reicht hoch bis zum Perineum, hebt sich vom Körper wenig ab und ist durch eine tiefe Medianrinne gekennzeichnet. Die Tunica dartos und der M. cremaster sind dünn. Der **Nebenhoden** ist ebenfalls voluminös, besonders am Schwanz. Das Mesorchium bei jungen Tieren ist breit, der **Ductus deferens** ist lang, aber ohne Ampulle. Die **Glandulae vesiculares** sind gut entwickelt und in Form zweier Pyramiden medial aneinandergelegt. Sie können bis zu 20 cm lang sein und einen Inhalt von 250 ml aufweisen. Sie sind rosafarbig, deutlich gelappt und von sehr fester Konsistenz. Auf der Schnittfläche befinden sich ringförmige Konturen, und die Höhlungen sind mit einem sagoähnlichen Sekret gefüllt. Ihre Canalis excretorius mündet in die Urethra an der Seite des Ductus deferens. Die **Prostata** ist klein und liegt trotz einer starken Drüsenmanschette unter dem M. urethralis. Die **Bulbourethraldrüsen** sind besonders stark, zylindrisch, annähernd 20 cm lang, können jede bis zu 200 g wiegen. Sie sind rektal leicht zu palpieren.
Alle diese akzessorischen Geschlechtsdrüsen bleiben beim jung kastrierten Eber rudimentär; die eines spät kastrierten Ebers, der nach einer kurzen Mastperiode geschlachtet wurde, unterscheiden sich nicht wesentlich von denen eines nicht kastrierten Tieres. Der fibrös-elastische **Penis** erreicht im erigierten Zustand durch Streckung seiner Flexura sigmoidea eine Länge von 60 cm.
Der freie Teil ist dünn und spiralig, die Cavitas praeputialis, 20 bis 25 cm tief, weist ein zweigelapptes Diverticulum auf, das immer etwas angestauten, in Zersetzung befindlichen Harn enthält, wovon dieser starke und lästige Ebergeruch herrührt.

30 Caude epididymidis
31 Lig. proprium testiculi
32 Lig. caudae epididymidis
33 Ductus deferens
34 Conus vascularis testiculi
35 Mesorchium proximale (Plica vascularis)
36 Mesofuniculus
37 Fascia spermatica interna
38 M. cremaster
39 Vesicula seminalis sinistra
40 Ductus excretorius vesiculae seminalis dextrae
41 Corpus prostatae
42 Pars pelvina urethrae (vom M. urethralis bedeckt)
43 Glandula bulbourethralis (COWPER'sche Drüse)
44 Teil des die Gl. bulbourethralis bedeckenden M. urethralis
45 Bulbus urethrae (bedeckt durch den M. bulbo cavernosus
46 M. ischiocavernosus
47 Mm. retractores penis
48 Flexura sigmoidea penis
49 Corpus penis
50 Pars libra penis
51 Praeputium
52 Cavitas praeputialis
53 Diverticulum praeputiale
54 Öffnung des Diverticulum praeputiale
55 Ostium praeputiale

Tafel 15
Geschlechtsorgane der multiparen Sau, Dorsalansicht

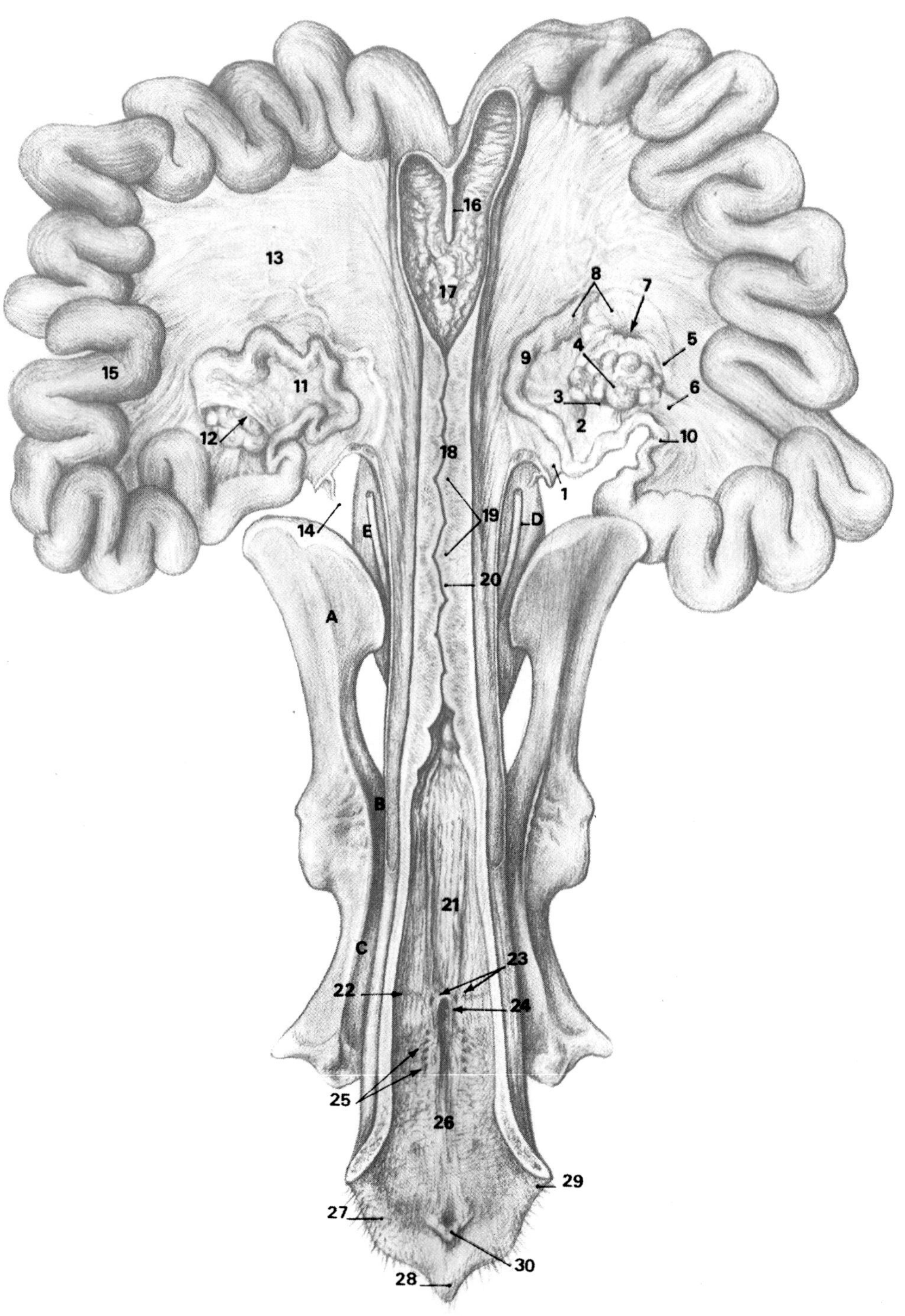

A Os ileum
B Os pubis
C Os ischii
D Ureter
E Vesica urinaria

1 Mesovarium proximale
2 Mesovarium distale
3 Hilus ovarii
4 Facies medialis ovarii
5 Eierstockband (Lig. tubo ovaricum)
6 Lig. proprium ovarii (Lig. utero ovaricum)
7–10 Tuba uterina:
7 Ostium abdominale
8 Infundibulum
9 Ampulle
10 Isthmus
11 Mesosalpinx, das Ovar bedeckend
12 Eingang der Bursa ovarica
13 Lig. latum uteri
14 das runde Band des Uterus
15 Cornu sinistrum uteri
16 Velum uteri
17 Cavitas uteri (auf der Höhe des Corpus uteri)
18 Collum uteri
19 Tubercula cervicalia
20 Canalis cervicalis
21 Vagina (Ventrale Wand)
22 Rest des Hymen
23 Mündung der GÄRTNER'schen Gänge
24 Ostium externum urethrae und Diverticulum suburethrale
25 Orificium glandium vestibuli minorum
26 Vestibulum vaginae
27 Labia vulvae
28 Commissura ventralis labium
29 Commissura dorsalis labium
30 Clitoris

Die **Ovarien** sind länglich, zylindrisch und fast 5 cm lang; ihr Aussehen ist durch zahlreiche Gebilde: Follikel und Gelbkörper gekennzeichnet. Die Länge des Mesovariums gestattet ihre im Bauchraum veränderliche Lage zwischen den Nieren und dem Bekkeneingang. Die Bursa ovarica ist sehr weit, stark vaskularisiert und umhüllt den Eierstock vollständig. Der **Eileiter** ist etwa 20 cm lang. Die Papille ist stark mit Gefäßen versorgt, aber sehr dünn und bedeckt das Ovar. Die Ampulle ist stark gebogen und der Isthmus beinahe geradlinig. Der **Uterus** fällt durch die Länge seiner Hörner (100 bis 150 cm) und die Kürze des Körpers (5 cm) auf. Die Hörner hängen an einem sich weit erstreckenden, breiten, sehr muskulösen Band, kommen mit dem Darm in Kontakt und treten oft mit dem Boden des Bauches in Berührung. Innen ist das Endometrium graurosa oder bläulichrot, stark durchblutet und immer, besonders im Corpus uteri, in Falten gelegt. Die **Cervix uteri** ist ebenfalls sehr lang und fest in der Konsistenz und durchläuft als Strang von etwa 20 cm den Beckeneingang. Der Zervikalkanal ist mit einander verbundenen Schleimhautzapfen ausgestattet, die bewirken, daß die Cervix geschlossen ist und für eine Sonde undurchgängig wird. Die 10 cm lange Vagina bildet kein Scheidengewölbe; bei Jungsauen kann die Hymenalfalte sich einige Zentimeter erheben. Das 7 bis 8 cm lange **Vestibulum vaginae** weist einen mit einem Diverticulum suburethrale versehenen Meatus urinarius auf. Auf dieses Diverticulum ist bei Katheterisierung der Blase zu achten. Die **Vulva** ist abgerundet, fein behaart, gefaltet und mit einer spitz zulaufenden Commissura ventralis ausgestattet. Die Clitoris ist 6 bis 10 cm lang, gebogen, und besitzt nur eine reduzierte Glans.

Tafel 16 Geschlechtsorgane in Normallage, Seitenansicht von links

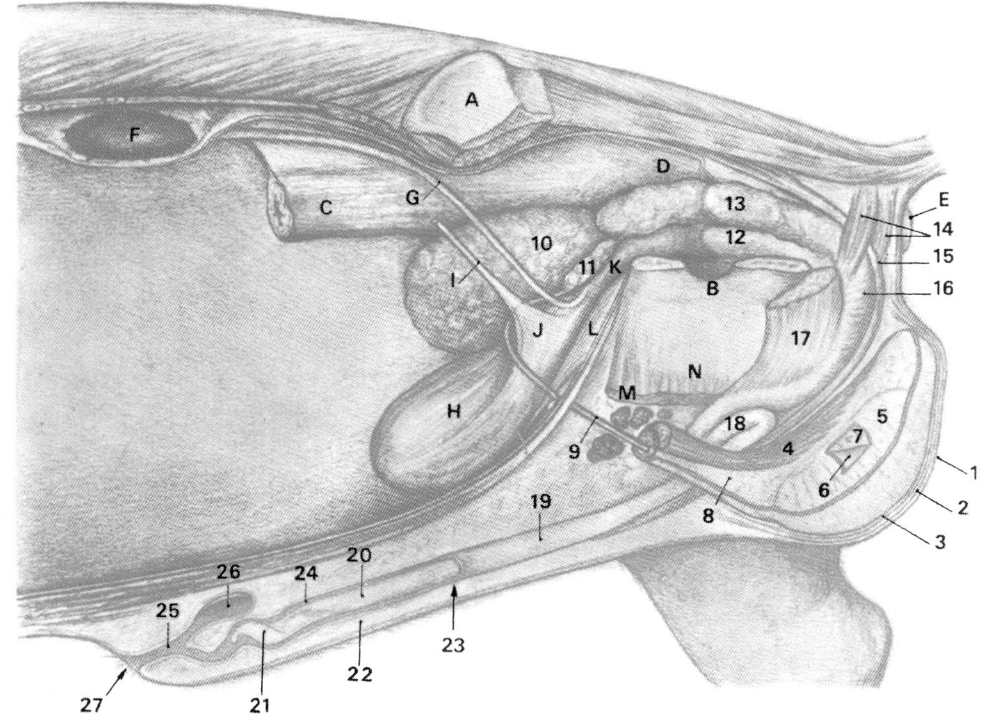

A Beim Eber

1–3 Tunicae superficiales testiculi:
1 Scrotalhaut
2 Tunica dartos
3 Fascia spermatica externa oder Tunica fibrosa superficialis (Fascia lamellosa Cowperi)
4–7 Tunicae profundae testiculi:
4 M. cremaster
5 Fascia spermatica interna (Tunica fibrosa profunda)
6–7 Tunica vaginalis testiculi (Serosa testiculi):
6 Lamina parietalis
7 Lamina visceralis testoria (nach Eröffnung der Cavitas vaginalis)
8 Spermienausführungsgang, mit seinen Tunicae bedeckt
9 Ductus deferens
10 Vesicula seminalis
11 Corpus prostatae
12 Pars pelvina urethrae
13 Glandula bulbo urethralis
14 M. sphincter ani externus
15 M. retractor penis
16 Bulbus penis vom M. bulbospongiosus bedeckt
17 M. ischio cavernosus, an seiner Ursprungsstätte geschnitten
18–21 Penis:
18 Flexura sigmoidea
19 Corpus penis
20 Pars libera
21 Glans
22 Praeputium
23–25 Cavitas praeputialis:
23 Fundus
24 Caudaler Abschnitt, den freien Teil des Penis enthaltend
25 Cranialer Abschnitt
26 Diverticulum praeputiale
27 Ostium praeputiale

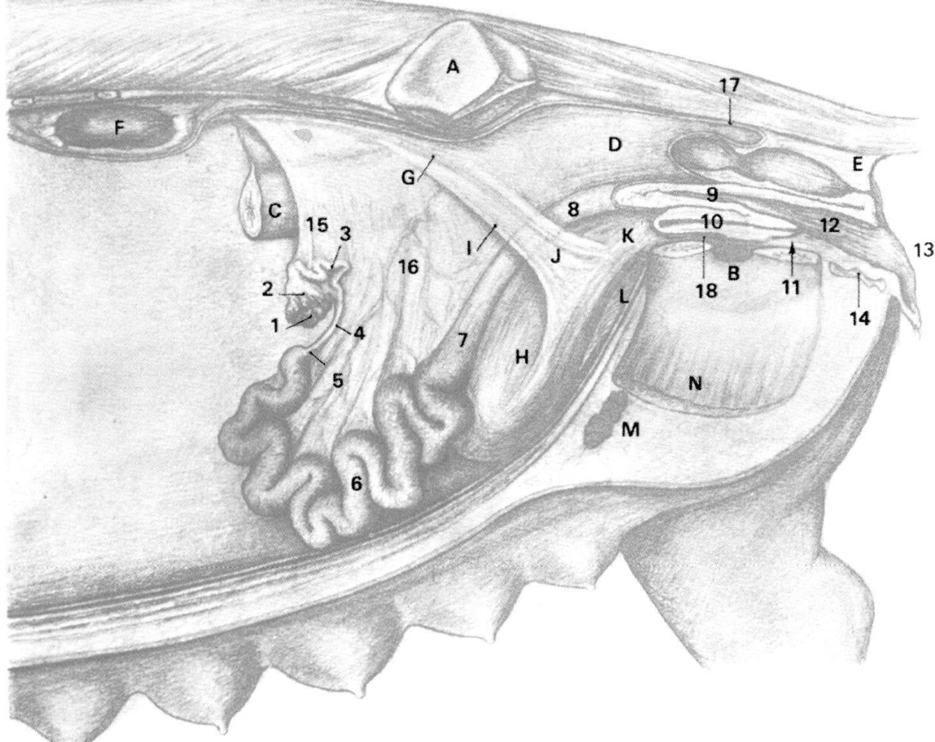

Gemeinsame Legende für beide Abbildungen

A Ala ossis ilii (geschnitten)
B Boden des Os ischio-pubis
C Colon descendens
D Rectum
E Anus
F Linke Niere
G Linker Harnleiter
H Vesica urinaria
I Rundes Harnblasenband
J Lig. laterale vesicae
K Collum vesicae
L Lig. intermedium vesicae
M Lnn. inguinales superficiales
N M. gracilis (geschnitten)

B Bei der Sau

1 Ovar
2–5 Eileiter (tuba uterina)
2 Infundibulum
3 Ampulle
4 Isthmus
5 Junctio tubouterina
6–8 Uterus:
6 Cornu sinistrum
7 Corpus
8 Cervix
9 Vagina
10 Urethra urinaria
11 Diverticulum suburetrale
12 Vestibulum vaginae
13 Vulva-Spalte
14 Clitoris
15 Mesovarium
16 Lig. latum uteri
17 Finis sacci sacrorectalis (Fossa pararectalis)
18 Ende des Pubo-Vesikalsackes

Die Pubertät tritt bei Sauen etwas früher als bei Ebern auf, etwa im Alter von 6 bis 7 Monaten, vollständig ist die Fortpflanzungsfähigkeit erst mit einem Jahr erreicht. Beim **Eber** ist das Ejakulatvolumen beträchtlich: 250 ml (100 bis 500 ml). Das Ejakulat ist jedoch durch das Sekret der akzessorischen Geschlechtsdrüsen stark verdünnt. Die Zahl der Spermien/mm^3 beträgt 0,1 (0,025 bis 0,3) Millionen. Das Sperma ist von milchig-weißer Farbe, von flokkiger Beschaffenheit und leicht alkalisch: pH 7,2 bis 7,4. Die Paarung dauert lange. Bei der **Sau** kann die klinische Trächtigkeitsdiagnose nicht zu früh erfolgen, Anzeichen sind weniger ausgeprägt und besitzen keine Spezifität: Entwicklung des Gesäuges, der Zitzen und Schamlippen; später jedoch stellt man ein vermehrtes Leibesvolumen fest.

Tafel 17 Darstellung der embryonalen Entwicklung und der Anhangsgebilde

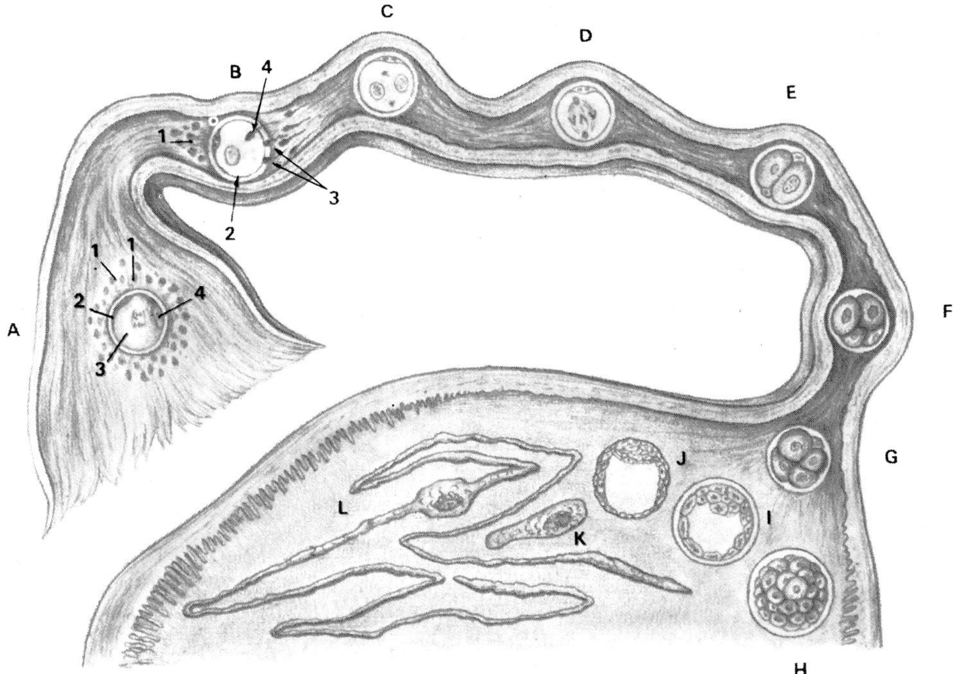

I Ovulation, Befruchtung, Blastogenese

Die Pubertät der Sau tritt mit 6 bis 7 Monaten ein, wirklich fortpflanzungsfähig ist sie erst mit 8 bis 14 Monaten; der Zyklus dauert 21 (18 bis 24) Tage und die Rausche 2 (1 bis 3) Tage. Der Ovulationszeitpunkt wird 24 bis 36 h nach Brunstbeginn angenommen. Von der allgemein hohen Zahl an Follikeln gelangt eine unterschiedlich große Zahl gleichzeitig zur Reifung 12 bis 14 (8 bis 30); aber infolge einer erheblichen Embryonensterblichkeit (von etwa 45 %) wirft die Sau nur 10 Ferkel, ausnahmsweise mehr als 12 Ferkel, nach einer Trächtigkeitsdauer von 115 (110 bis 120) Tagen. Faustregel: 3 Monate, 3 Wochen, 3 Tage.

A Das **Auffangen der ovulierten Eizelle** durch das Infundibulum tubae
- 1 Corona radiata
- 2 Zona pellucida
- 3 Oozyste bei der zweiten meiotischen Teilung im Spindelstadium
- 4 der erste Polkörper;

B Die **Befruchtung** im Bereiche der Tubenampulle. (6 bis 10 h nach der Ovulation und Paarung findet die Befruchtung statt, was auch mit der Dauer des Transports und der Kapazitation der Spermatozoide übereinstimmt.
- 1 Dispersion der Corona radiata
- 2 Weiblicher Vorkern
- 3 In die Membrana pellucida eingedrungene Spermatozoide
- 4 Befruchtendes Spermatozoid

C Stadium der beiden **Vorkerne**, männlich und weiblich. Die Pronuclei halbieren ihre Desoxyribonukleinsäure (DNS), wenn die Zentriolen ihren Platz einnehmen.

D Stadium der **Spindel**. Die 19 väterlichen und 19 mütterlichen Chromosomen spalten sich längs, bevor die aus der Spaltung resultierenden Chromosomenfäden zu den entgegengesetzten Polen wandern.

E Stadium der **zwei Blastomeren** (11. bis 15. h). Die beiden Kerne sind typmäßig ungleich; dennoch hat jeder die diploide Chromosomenzahl und einen normalen Bestand an DNS.

II Der Embryo und seine Adnexe, vor der Implantation (17. bis 18. Tag)

1 Embryo (direkte Länge 4 bis 6 mm)
2 Amnionhöhle beim Verschluß, die Plicae amnioticae erscheinen vom 14. Tag
3 Chorion, seine ersten Zotten beginnen in die Krypten des Endometrium einzudringen
4 Noch unauffällige Degeneration der Ausstülpungen des Chorionsackes
5 Dottersack, noch den Embryo überragend
6 Allantois, im aktiven Wachstum
7 Außerembryonales Coelom der Choriums-Höhle

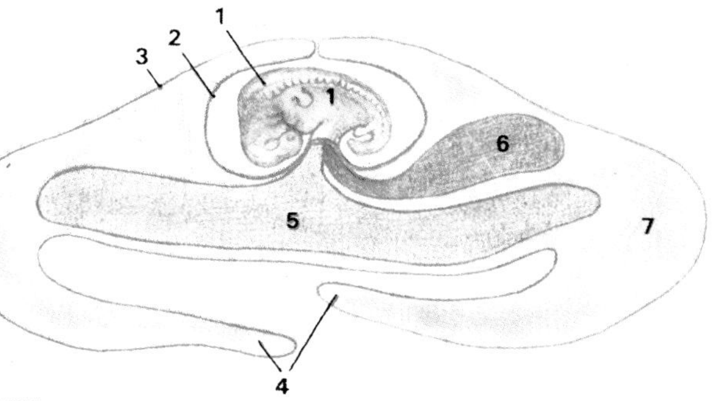

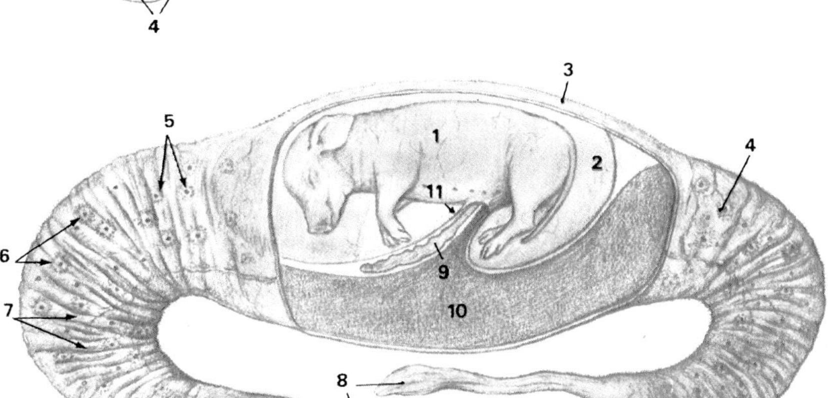

F Stadium der **vier Blastomeren** (24. h). Die Membran apellucida hält den Zusammenhalt der Blastomeren aufrecht, die sich vermehren, ohne daß das Gesamtvolumen zunimmt.
G Stadium der **acht Blastomeren** (30. bis 50. h). Es ist eine junge Morula von 4 bis 8 Blastomeren, 2 bis 3 Tage alt, die im Uterus eintrifft.
H **Morulastadium** (96. bis 120. h).
I **Blastozyste mit einer Zellschicht**, die Membrana pellucida ist noch vorhanden (5. Tag)
J **Blastozyste mit zwei Zellschichten,** nach dem Verschwinden der Membrana pellucida (7. Tag).
K Beginn der **Verlängerung der Blastozyste**: 10 bis 15 mm (8. Tag).
In 4 bis 5 Tagen verlängert sich die Blastozyste in der außerordentlichen Geschwindigkeit von 1 cm/h, bis sie wohl am 15. Tag 1,50 m erreichen kann. Inmitten dieses langen Strangs zeigt eine leichte Ausbuchtung von 1 bis 2 mm den Embryonalschild an.
L Abschluß des **Längenwachstums der Blastozyste** (15. Tag).

III Junger Foetus mit seinen Adnexen vor Verschmelzung der Chorionsäcke (Ende des zweiten Monats der Trächtigkeit)

1 Foetus von etwa 8 cm
2 Amnionhöhle, in der Hälfte der Trächtigkeit, die Hülle enthält bis zu 300 ml Amnionsflüssigkeit, wogegen sich am Ende der Trächtigkeit nur 150 bis 200 ml dort befinden
3 Amniochorion
4 Allantochorion
5 Chorionblasen
6 Zottenfelder
7 Querfalten des Chorion
8 Polanhänge des absterbenden Chorions
9 Dottersack mit fortgeschrittenem Abbau
10 Allantois, die Allantoisflüssigkeit variiert mengenmäßig individuell; am Ende der Trächtigkeit nimmt sie gewöhnlich ab
11 Kurzer Nabelstrang, völlig im Amnion

Tafel 18 Differenzierung und Wachstum der Frucht im Uterus

Stadium 4. Nach 35 Tagen; direkte Länge 30–35 mm; Masse 12–18 g:
- spezifische Ausbildung des Gesichts,
- Verschluß der Gaumenmitte,
- Die Frucht wird hinsichtlich Tierart und Geschlecht leicht erkennbar; sie verläßt die Embryonalperiode, in der sie ihre Formen bekommt und ihre Organe angelegt hat, um in die Foetalphase einzutreten, wo die Phänomene der histologischen Reifung und des Wachstums vorherrschen werden.

Stadium 3. Nach 28 Tagen; direkte Länge 15–25 mm; Masse 4–8 g:
- Verbindung der Gesichtsanlagen abgeschlossen,
- ein einfacher Augenbrauenwulst läßt das Auge unbedeckt,
- Auftreten von Tasthaar-Follikeln um Auge und Nase,
- Vorhandensein von Ohranlagen,
- die Proeminentia hepatica wird ebenso voluminös wie die Proeminentia cardiaca,
- Beginn der Differenzierung der äußeren Geschlechtsorgane,
- Mammarkomplexe gut unterscheidbar,
- Beginn der Differenzierung der Gliedmaßensegmente, in deren Verlauf die ersten Knorpelkerne in Erscheinung treten.

Stadium 2. Nach 20 Tagen; direkte Länge 10–12 mm:
- 40–45 Ursegmente,
- deutliche Krümmung des Embryo,
- Hinterextremität, noch leicht verdreht,
- Beginn der Ausbildung der Verbindungen der Gesichtsanlagen und der Pigmentierung des Auges,
- Volumenerhöhung des Herzens,
- Hernia umbilicalis transitoria intestini,
- Andeutung der Geschlechtshöcker und -wülste,
- Auftreten der Crista mamillaris und der Extremitätenknospen, wobei die thorakalen gegenüber den pelvinen leicht im Vorteil sind.

A Embryonale Periode

Stadium 1. Nach 15 Tagen; direkte Länge* 3–5 mm:
- 10–15 Ursegmente,
- Neuralrinne beim Verschluß,
- Augenbläschen, Sehkanal, die beiden ersten Kieferbögen treten bereits in Erscheinung,
- Herz ragt leicht hervor,
- Hinterextremität, verdreht

* Die direkte Länge ist die gerade Verbindung vom Scheitelpunkt bis zum Tuber ischiadicum

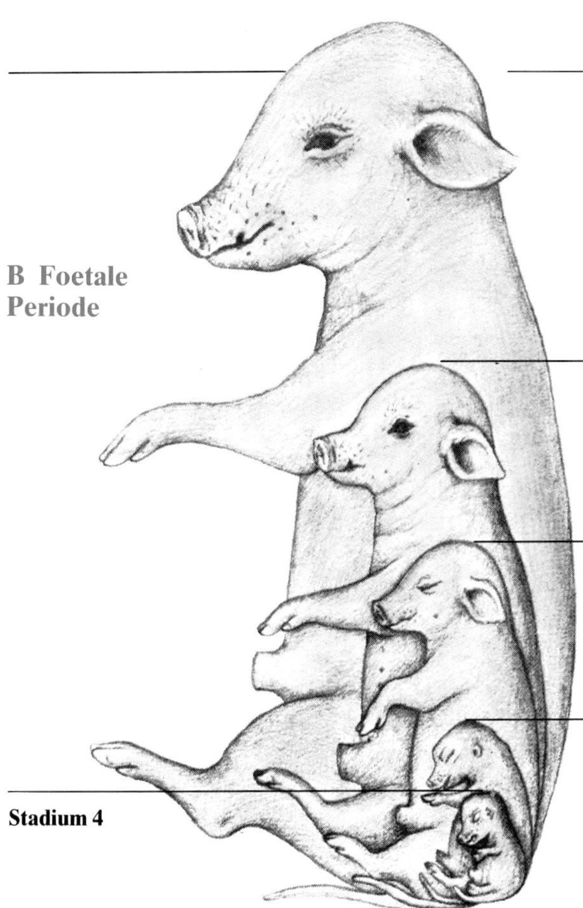

B Foetale Periode

Stadium 8. Nach 115 Tagen (Geburtszeitpunkt); direkte Länge 22–27 cm; Masse 1–2 kg:
- beim männlichen Tier findet der Descensus testiculorum statt.

Stadium 7. Nach 90 Tagen; direkte Länge 12–15 cm; Masse 600–800 g:
- Haut wird dicker, sie faltet sich und lagert evtl. Pigment ein,
- einige Haare, noch vereinzelt und kurz, treten in Erscheinung,
- die lateralen Incisiven und die Caninen brechen durch, die oberen 10 Tage vor den unteren.

Stadium 6. Nach 60 Tagen; direkte Länge 8–12 cm; Masse 100–200 g:
- Großer Unterschied im Umfang der medialen Zehen (III und IV) und der lateralen Zehen (II und V)

Stadium 5. Nach 50 Tagen; direkte Länge 5–7 cm; Masse 60–80 g:
- Augenlider miteinander verbunden,
- die durch die Nabelschnur unterbrochene intestinale Masse wird von der Bauchhöhle aufgenommen,
- Clitoris ragt noch stark hervor; Scrotum und Praeputium in der Ausbildung,
- Beginn der Differenzierung der Klauen an den Hauptzehen.

Stadium 4

Tafel 19
Der trächtige Uterus (halbschematisch)

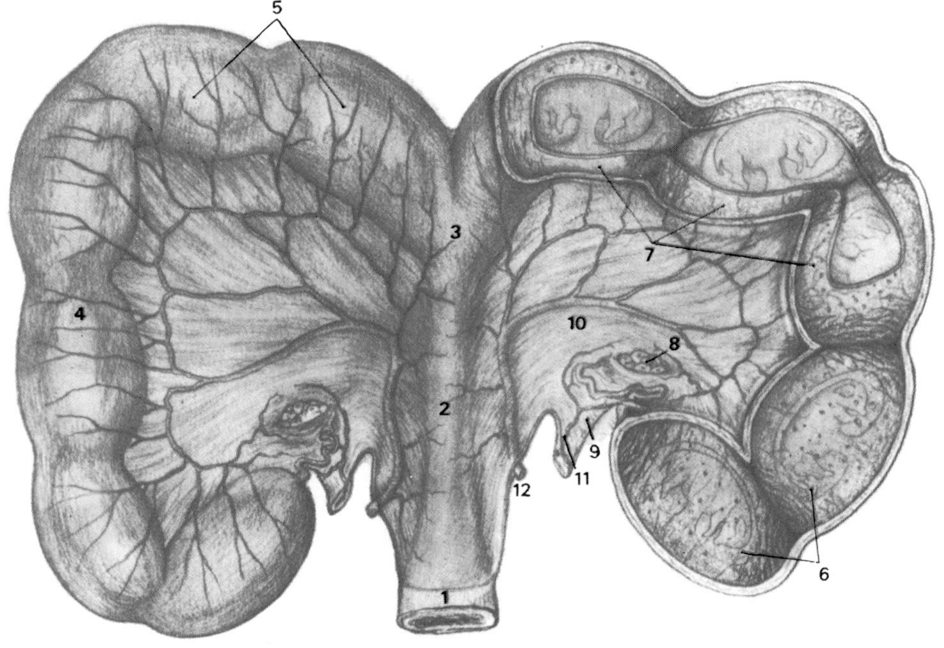

A Trächtiger Uterus, isoliert, Dorsalansicht

Das rechte Horn wurde eröffnet, um die partielle Verbindung der Chorionsäcke zu demonstrieren.

1 Vagina
2 Cervix uteri
3 Corpus uteri
4 Cornu uterinum sinistrum
5 Hervorwölbung zweier Feten in ihren Annexen
6 Voneinander unabhängige Chorien
7 Drei zu einer einzigen Manschette für drei Foeten verschmolzene Choroinsäcke
8 Ovar mit einer stets größeren Zahl Corpora lutea, die als Foeten im korrespondierenden Horn vorhanden sind
9 Mesovarium
10 Lig. latum
11 A. ovarica
12 A. uterina

Wenn es mit nachbarlichen Fortpflanzungsgebilden noch keine Verbindung hat, ist das **Chorion** ein Sack mit 2 Hörnern, dessen zentraler Teil sich mit dem Endometrium in Kontakt befindet und mit Zotten besetzt ist. An dem mit Zotten versehenen Teil sind 2 Abschnitte zu unterscheiden, das wenig gefaltete Amniochorion und das andere, stark gefaltete Allantochorion. Diese beiden Teile weisen eine Vielzahl kleiner, weißlicher, rundlicher Erhebungen auf, die etwa nadelkopfgroß sind. Es sind von ihren Zotten umgebene Chorionblasen.
Später sind die Früchte voneinander nicht mehr unabhängig, sondern von derselben Chorionhülle umgeben. Das ist das Ergebnis des Kontaktes, dann der Verschmelzung und schließlich der Resorption der Oberfläche der Hülle.
In der **Entwicklung des Gebärmutterinhaltes** wachsen die Annexe in der ersten Hälfte der Trächtigkeit sehr schnell. Die flüssigen Bestandteile vergrößern sich in der ersten Hälfte der Trächtigkeit fortschrei-

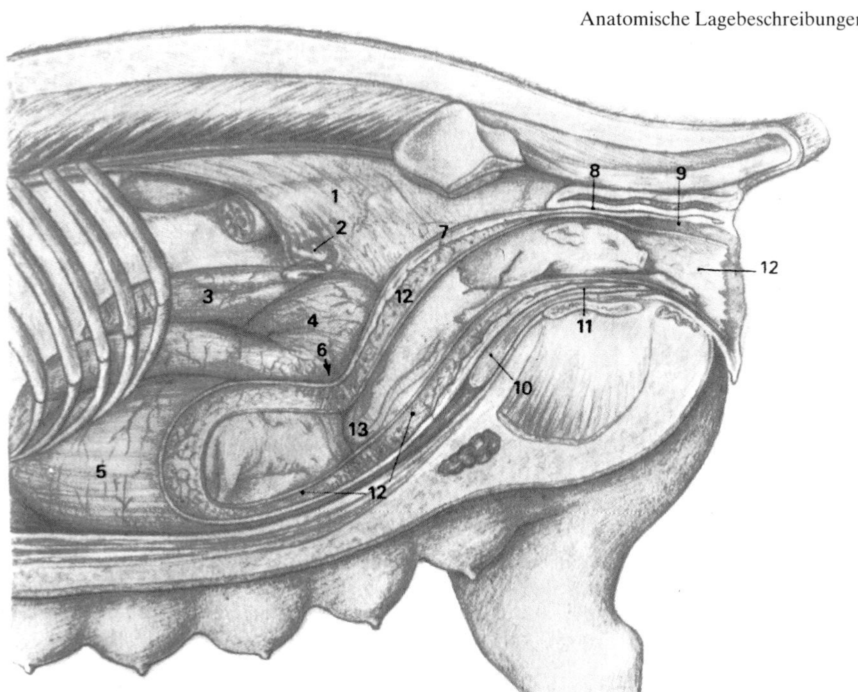

B Uterus während der Geburt

1 Lig. latum uteri
2 Ovarium sinistrum
3–5 Cornu uterinum sinistrum:
3 Proximales Drittel
4 Mittleres Drittel
5 Distales Drittel
6 Corpus uteri
7 Cervix uteri (vollständig erweitert)
8 Vagina
9 Vestibulum vaginae
10 Vesica urinaria
11 Urethra urinaria
12 Chorionsack, für mehrere Foeten gemeinsam
13 Amnien und Allantois, zerrissen, zu dem durch das Becken tretenden Foetus gehörend

tend bis auf 300 bis 400 ml je Foetus. Dann nehmen sie bis zur Geburt wieder ab, bei der sie nicht mehr als 200 ml betragen. Das foetale Wachstum seinerseits ist bis zur 7. Woche langsam und verläuft ab der 11. Woche sehr schnell.

Die **Plazenta** ist anatomisch semidiffus, histologisch eine Pl. epitheliochorialis, auf geburtshilflichem Gebiet eine Pl. adecidua. Der **Nabelstrang** ist 25 cm lang, was etwa der Länge des foetalen Körpers entspricht. Er ist dick, fest und wird oft von der Mutter durchtrennt. Nach Erweiterung der Cervix kommt es zum Austrieb und Bersten des Allantochorions, wodurch das Abfließen der ersten Fruchtwässer ausgelöst wird. Die Amnien können zerreißen oder nicht, so daß es vorkommt, daß die Ferkel damit bedeckt geboren werden. Die gemeinsame Chorionhülle hängt nur locker am Endometrium und kann sich im Verlaufe der Geburt davon ablösen. Der im allgemeinen schnelle Geburtsvorgang geht damit oft zu Ende.

Tafel 20 Das Gesäuge (Milchleiste)

A Ventralansicht, äußere Form, Versorgung mit Lymphe, Innervation

I–VII Eine Reihe von im allgemeinen 7 Drüsen bildet eine Drüsenreihe des Gesäuges.
I Der erste thorakale Komplex liegt dicht hinter dem Ellenbogen
II Der zweite thorakale Komplex variiert in der Entwicklung, er fehlt beim Wildschwein
III Erster abdominaler Komplex
IV Zweiter abdominaler Komplex, im allgemeinen in Nabelhöhe gelegen
V Dritter abdominaler Komplex
VI Vierter abdominaler Komplex, sehr variabel in seiner Entwicklung, fehlt beim Wildschwein
VII Inguinaler Komplex, teilweise zwischen den Oberschenkeln befindlich. Selten auf beiden Seiten wechselnd angeordnet

1 Mammarkörper
2 Querrinnen
3 Mammarpapillen (Zitzen), im allgemeinen mit 2, zuweilen mit 3 Zitzenöffnungen versehen
4 Akzessorische Zitzen (häufig zwischen den Paaren III und IV, seltener zwischen den Paaren IV und V, ausnahmsweise an anderen Stellen gelegen)
5 Intermammarrinne
6 Nabelnarbe
7 Lnn. cervicales superficiales ventrales, die Filterorgane der Lymphe der thorakalen Milchdrüsen
8 Lnn. inguinales superficiales (oder mammales), Filter der Lymphe der abdominalen, inguinalen Milchdrüsen
9–10 Ramus cutaneus (Nervorum thoracis et lumbalis):
9 Rami cutanei laterales
10 Rami cutanei ventrales

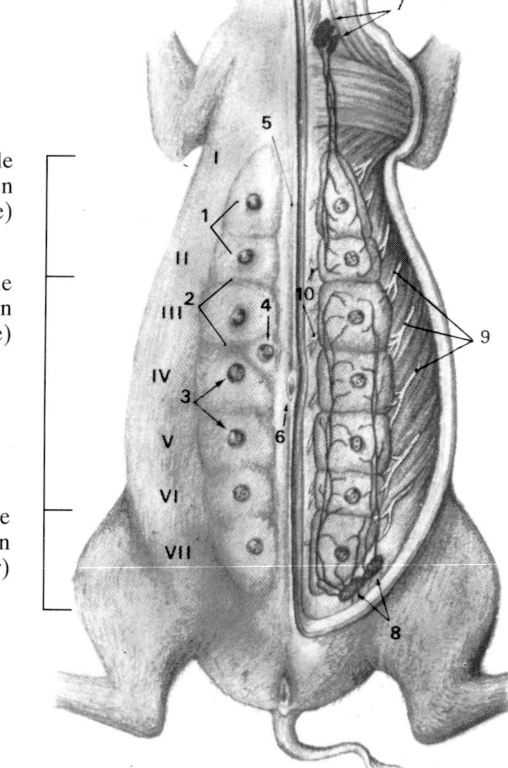

Die Sau besitzt gewöhnlich sieben Paar Drüsenkomplexe: zwei thorakale, vier abdominale und ein inguinales Paar. Das vierte Paar befindet sich im allgemeinen in der Höhe des Nabels. Das erste liegt etwas hinter dem Ellenbogen, das letzte schiebt sich zwischen die Oberschenkel ein. Eine wechselnde Anordnung der Drüsenkomplexe beobachtet man nur selten. Das zweite und das sechste Paar, die dem Wildschwein regelmäßig fehlen, sind in der Entwicklung sehr variabel.
Überzählige Zitzen sind zwischen dem dritten und vierten Paar sehr häufig, seltener zwischen dem vierten und fünften Paar, an anderen Stellen kommen sie ausnahmsweise vor. Rudimentäre Zitzen treten auch paarweise symmetrisch auf. Häufig sitzen sie hinter dem Gesäugekomplex, zwischen den Hinterschenkeln, und sind von hinten gut zu sehen; beim Eber befinden sie sich ventral am Scrotalsack.
Beim Schwein gibt es im Auftreten von normalen oder überzähligen Zitzen keine Unterschiede zwischen den Geschlechtern. Bei Jungsauen, Ebern und männlichen Kastraten sind sie entsprechend kleiner. Die völlig unbehaarten Zitzen sind entsprechend

B Diagramm der Blutversorgung (Seitenansicht)

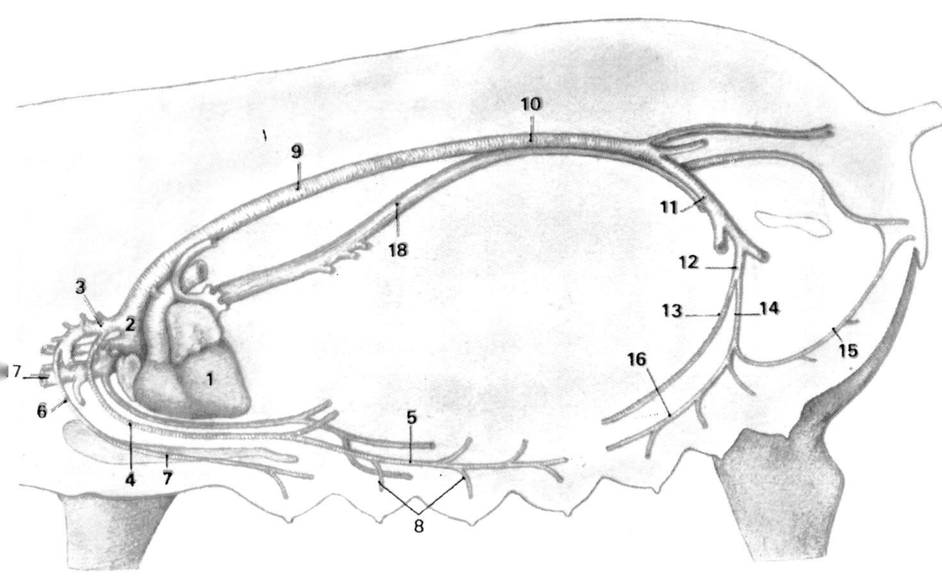

dem funktionellen Status und dem Alter des Muttertieres 2 bis 4 cm lang. Im allgemeinen gibt es zwei, gelegentlich drei Ductus papillares. Im letzteren Falle weist einer häufig an der Zisternenbasis einen Verschluß auf. In der Zitzenwand sind zahlreiche gelbliche akzessorische Drüsen zu sehen.

Die tägliche Milchmenge einer laktierenden Sau variiert von nur einigen Litern bis mehr als 10 l. Im wesentlichen ist sie von der Wurfgröße abhängig. Die im Laufe einer Laktation gebildete Milchmenge beträgt 100 bis über 400 Liter.

Die Blutversorgung der Gesäugekomplexe wird nacheinander von vorne nach hinten durch die Aa. und Vv. thoracicae internae und laterales, epigastricae craniales et pubicae externae gewährleistet.

Die Lymphwege der beiden thorakalen Mammarkomplexe sind den Lnn. cervicalis superficiales ventrales zugeordnet, die der folgenden Gesäugekomplexe gehen zum Lymphocentrum inguinofemorale (auch Lnn. mammarii genannt). Das Gesäuge wird durch die mammaren Äste der Rami cutanie, laterales et ventrales Reihe der thorakalen und dann lumbalen Rückenmarksnerven innerviert.

1 Linker Ventrikel des Herzens
2 A. ascendens und Aortenbogen
3 A. subclavia sinistra
4 A. thoracica interna
5 A. epigastrica cranialis
6 A. thoracica externa
7 A. thoracica lateralis
8 Rami mammales
9–10 Aorta descendens:
9 Aorta thoracica
10 Aorta abdominalis
11 A. iliaca externa
12 Truncus pudendoepigastricus
13 A. epigastrica caudalis
14 A. pudenda externa
15 Ramus lobialis ventralis
16 A. epigastrica caudalis superficialis
17 V. cava cranialis
18 V. cava caudalis

Tafel 21 Medianschnitt des Kopfes und der Oberhalsregion

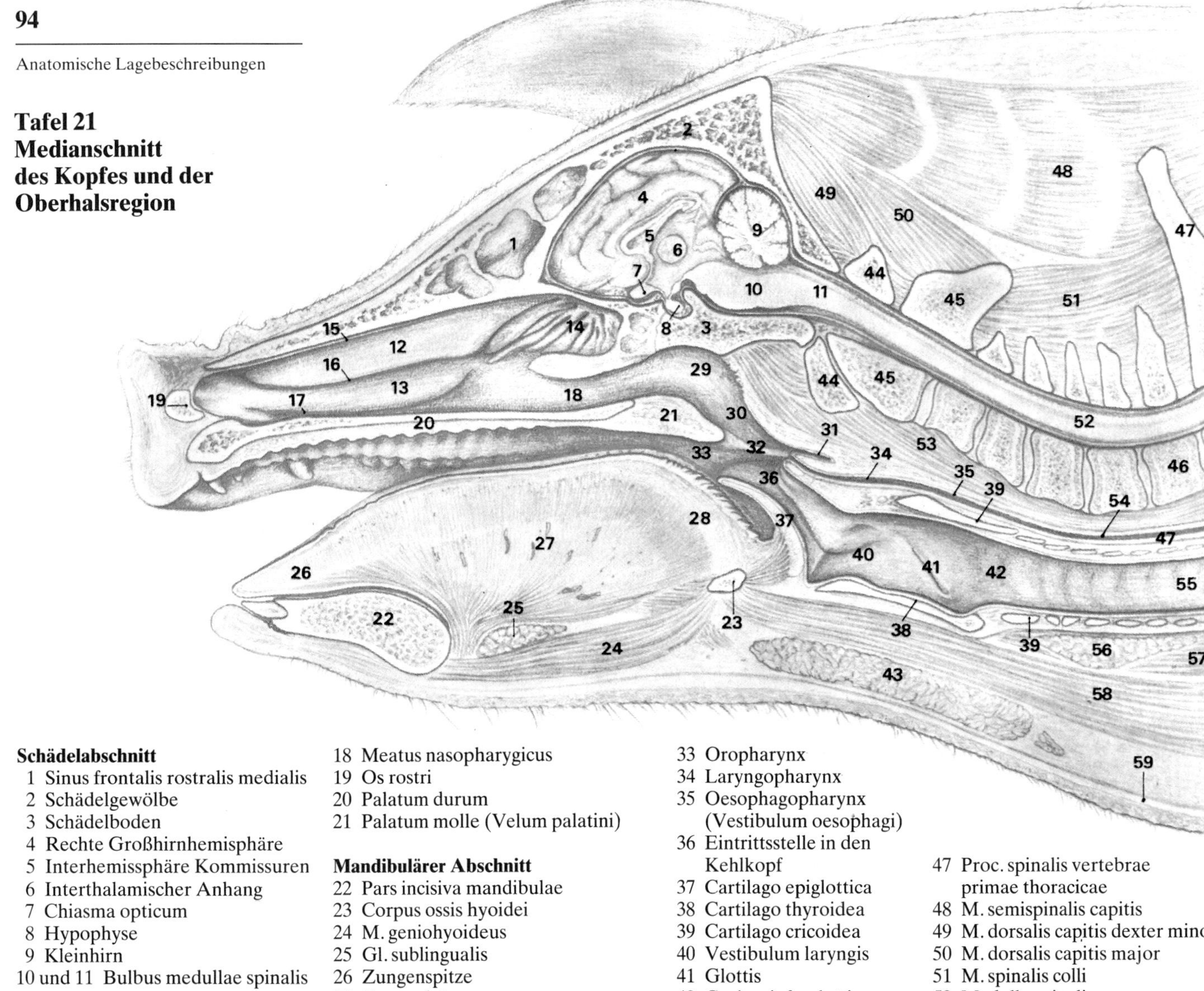

Schädelabschnitt
1 Sinus frontalis rostralis medialis
2 Schädelgewölbe
3 Schädelboden
4 Rechte Großhirnhemisphäre
5 Interhemissphäre Kommissuren
6 Interthalamischer Anhang
7 Chiasma opticum
8 Hypophyse
9 Kleinhirn
10 und 11 Bulbus medullae spinalis

Nasomaxillärer Abschnitt
12 Cornu dorsale nasi
13 Cornu ventrale nasi
14 Labyrinthum ethmoidale
15 Meatus nasi dorsalis
16 Meatus nasi intermedius
17 Meatus nasi ventralis
18 Meatus nasopharygicus
19 Os rostri
20 Palatum durum
21 Palatum molle (Velum palatini)

Mandibulärer Abschnitt
22 Pars incisiva mandibulae
23 Corpus ossis hyoidei
24 M. geniohyoideus
25 Gl. sublingualis
26 Zungenspitze
27 Zungenkörper
28 Zungenwurzel

Gutturaler Bereich (Kehlabschnitt)
29 Fornix Pharyngis
30 Rhinopharynx
31 Diverticulum pharyngeale
32 Ostium intrapharyngicum
33 Oropharynx
34 Laryngopharynx
35 Oesophagopharynx (Vestibulum oesophagi)
36 Eintrittsstelle in den Kehlkopf
37 Cartilago epiglottica
38 Cartilago thyroidea
39 Cartilago cricoidea
40 Vestibulum laryngis
41 Glottis
42 Cavitas infraglottica
43 Glandula parotis

Halsbereich
44 Atlas
45 Axis (Epistropheus)
46 Septima vertebra cervicalis
47 Proc. spinalis vertebrae primae thoracicae
48 M. semispinalis capitis
49 M. dorsalis capitis dexter minor
50 M. dorsalis capitis major
51 M. spinalis colli
52 Medulla spinalis
53 M. longus colli
54 Oesophagus
55 Trachea
56 Glandula thyroidea
57 M. sternothyreoideus
58 M. sternohyoideus
59 Platysma

A Processus spinalis des VII. Halswirbels
B Processus spinalis des I. Brustwirbels
C Processus spinalis des XIV. Brustwirbels
D Processus spinalis des I. Lendenwirbels
E Processus spinalis des VI. Lendenwirbels
F Kreuzbein
G Körper des Schwanzwirbels
H Brustbein
I Symphysis ischiopubica
J–K Diaphragma:
J Zwerchfellspfeiler
K Centrum tendineum

Tafel 22
Medianschnitt des Rumpfes

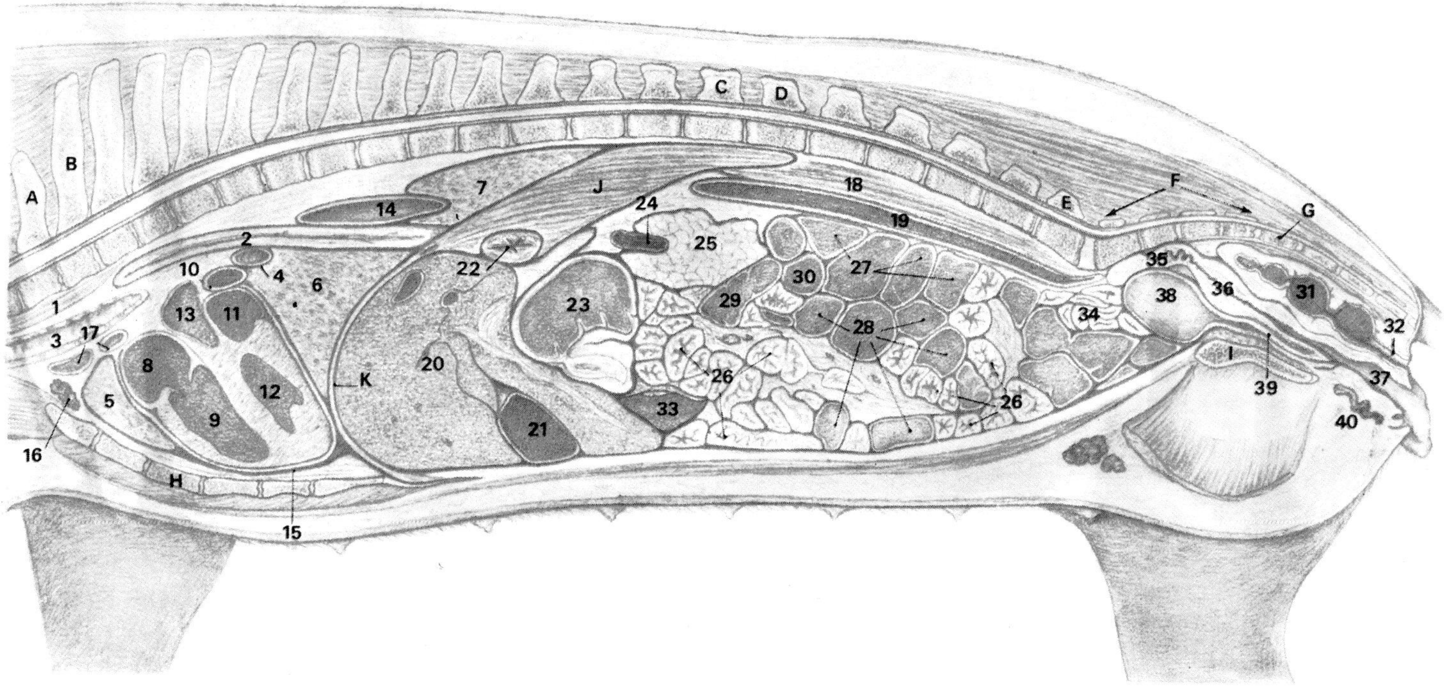

Brustorgane
1 M. longus colli
2 Oesophagus
3 Trachea
4 Rechtes Hauptbronchus
5–7 Rechte Lunge:
5 Lobus cranialis
6 Lobus accessorius (unpaar)
7 Lobus caudalis
8 Rechtes Herzohr:
9 Ventriculus dexter
10 A. pulmonalis dextra
11 Linkes Herzohr
12 Ventriculus sinister
13 Arcus aorticus
14 Aorta thoracica
15 Pericard
16 Lnn. cervicales profundi caudales
17 A. carotis communis dextra et V. cava cranialis

Bauch- und Beckenorgane
18 M. psoas major
19 Aorta abdominalis
20 Leber
21 Vesica fellea
22 Cardia
23 Corpus gastri
24 V. portae
25 Pankreas
26 Jejunum
27 Caecum
28 Ansa spiralis des Colon ascendens
29 Colon transversum
30 Colon descendens
31 Rectum
32 After
33 Milz
34 Cornu uterinum dextrum
35 Cervix uteri
36 Vagina
37 Vestibulum vaginae
38 Vesica urinaria
39 Urethra feminina
40 Clitoris

Tafel 23
Rumpfquerschnitt im Bereich des IV., VIII. und IX. Brustwirbels

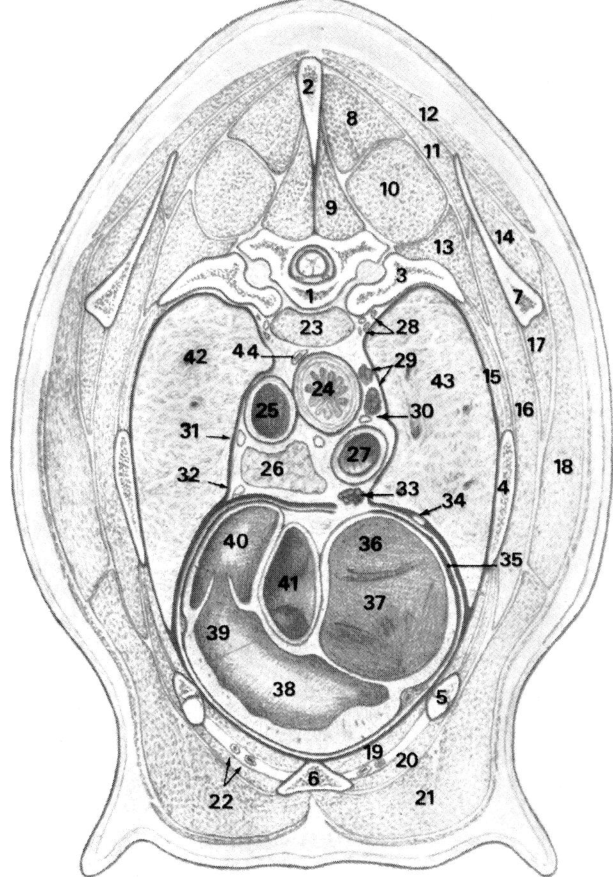

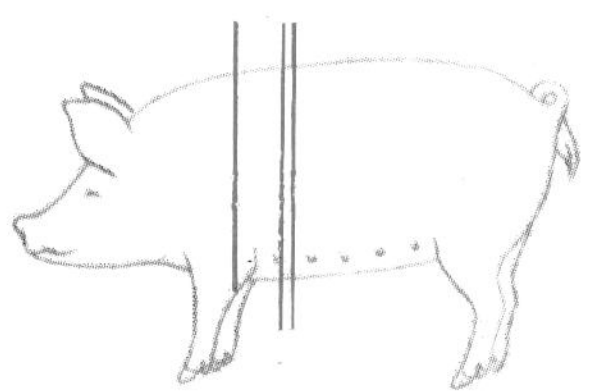

A Im Bereich des IV. Brustwirbels

Seitliche Abschnitte

1 Körper des IV. Brustwirbels
2 Processus spinalis des IV. Brustwirbels
3 Wirbelfortsätze der 4. Rippe
4 Körper der 3. Rippe
5 3. Rippenknorpelgelenk
6 Brustbein
7 Schulterblatt
8 M. spinalis thoracis
9 Mm. multifidi thoracis
10 M. longissimus thoracis
11 M. rhomboideus thoracis
12 M. trapecius (Pars thoracica)
13 M. iliocostalis thoracis
14 M. infraspinalis
15 Mm. intercostales
16 M. serratus ventralis thoracis
17 Caput longum des M. triceps brachii
18 M. dorsalis major
19 M. transversus thoracis
20 M. thoracis dexter
21 M. pectoralis ascendens
22 A. et V. thoracicae internae

Intrathorakale Organe

23 M. longus colli
24 Oesophagus
25 Arcus aorticus
26 Thymus (Pars thoracica)
27 Trachea
28 Truncus sympathicus et Vasa cervicalia profunda
29 Lnn. mediastinales craniales
30 N. vagus dexter
31 N. vagus sinister
32 N. phrenicus sinister
33 Lnn. bronchiales
34 N. phrenicus dexter
35 Pericard
36 Mündung der V. cava cranialis
37 Rechtes Herzohr
38 Ventriculus dexter
39 Conus arteriosus
40 Truncus pulmonalis
41 Arcus aorticus
42 Linke Lunge
43 Rechte Lunge
44 Ductus thoracicus

B Im Bereich des VIII. Brustwirbels

Seitliche Abschnitte

1–2 VIII. Brustwirbel:
1 Körper
2 Bogen
3 Wirbelfortsätze der 8. Rippe
4 Winkel der 8. Rippe
5 Körper der 7. Rippe
6 Körper der 6. Rippe
7 5. Costochondralgelenk
8 6. und 7. Rippenknorpel
9 Cartilago xiphoides
10 M. mulitfidus thoracis
11 M. spinalis thoracis
12 M. longissimus thoracis

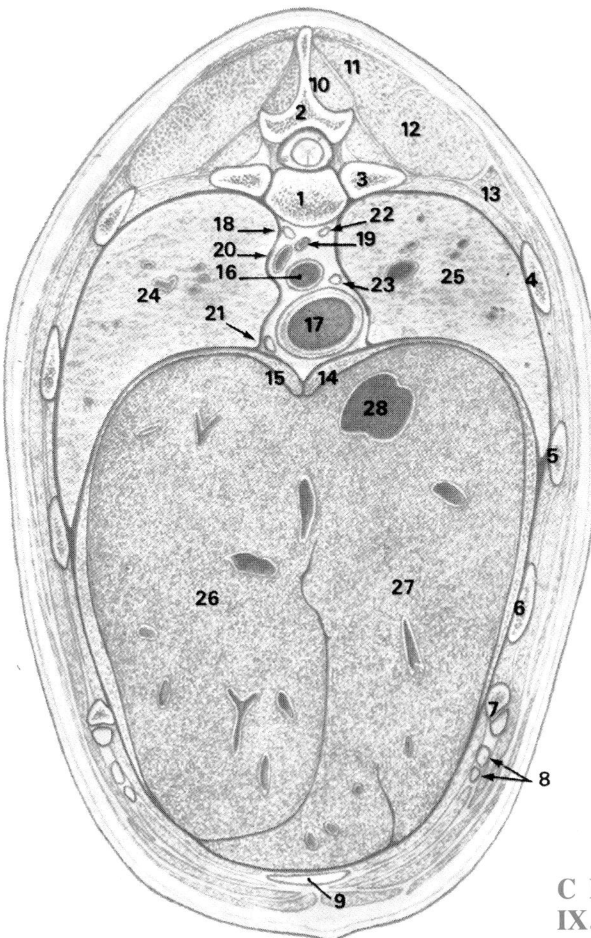

C Im Bereich des IX. Brustwirbels

13 M. iliocostalis thoracis
14–15 Zwerchfell:
14 Rechter Pfeiler
15 Linker Pfeiler

Intrathorakale Organe
16 Aorta thoracica
17 Oesophagus
18 Truncus sympathicus sinister
19 Ductus thoracicus
20 V. azygos sinistra
21 Truncus vagi sinister
22 Truncus sympathicus dexter
23 Truncus vagi dorsalis
24 Linke Lunge
25 Rechte Lunge

Bauchorgane
26–27 Leber:
26 Lobus sinister medialis
27 Lobus dexter medialis
28 V. cava caudalis

Seitliche Abschnitte
1 Körper des IX. Brustwirbels
2 Wirbelfortsätze der 9. Rippe
3 Rand der 8. Rippe
4 Körper der 7. Rippe
5 Costochondralgelenk
6 7. und 8. Rippenknorpel
7 Mm. multifidi thoracis
8 M. spinalis thoracis
9 M. longissimus thoracis
10–11 Zwerchfell:
10 Linker Pfeiler
11 Rechter Pfeiler

Brustorgane
12 Aorta thoracica
13 Oesophagus
14 Truncus sympathicus sinister
15 V. azygos sinistrae
16 Truncus sympathicus dexter
17 Ductus thoracicus
18 Truncus vagi dorsalis
19 Truncus vagi ventralis
20 Linke Lunge
21 Rechte Lunge

Bauchorgane
22–26 Magen:
22 Corpus
23 Fundus
24 Plica spiralis
25 Diverticulum
26 Plicae gastrica
27–30 Leber
27 Lobus sinister lateralis
28 Lobus sinister medialis
29 Lobus dexter medialis
30 Lobus dexter lateralis
31 Vesica fellea
32 V. portae
33 V. cava caudalis

Tafel 24 Rumpfquerschnitt im Bereich des I. Lendenwirbels

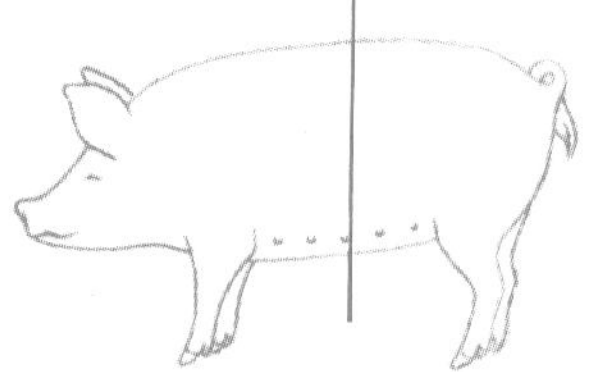

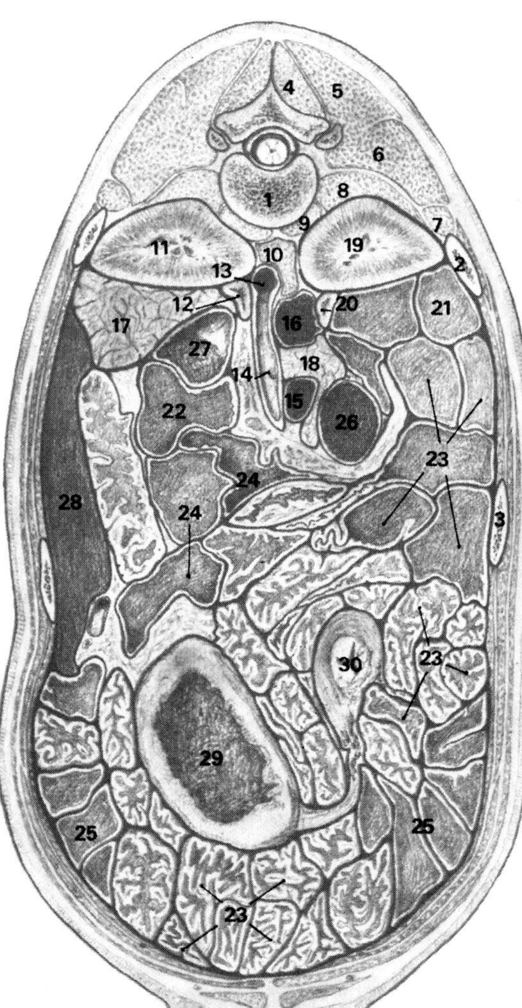

Seitliche Abschnitte
1 Körper des 1. Lendenwirbels
2 Rand der 14. Rippe
3 13. Rippenknorpelgelenk
4 Mm. multifidi lumbarum
5 M. spinalis lumbalis
6 M. longissimus lumborum
7 M. iliocostalis lumborum
8 M. psoas major
9 M. psoas minor
10 Zwerchfellspfeiler

Bauchorgane
11 Linke Niere
12 Linke Nebenniere
13 Aorta abdominalis
14 A. mesenterica cranialis
15 V. portae
16 V. cava caudalis
17–18 Pankreas:
17 Lobus sinister
18 Corpus
19 Rechte Niere
20 Kapsel der rechten Nebenniere
21 Duodenum descendens
22 Angulus duodeno-jejunalis
23 Jejunum
24 Caecum
25 Ansa sigmoidea des Colon ascendens
26 Anfang des Colon transversum
27 Ende des Colon transversum
28 Milz
29–30 Magen:
29 Corpus
30 Pars pylorica

Tafel 25 Horizontalschnitt des Rumpfes in der Höhe der Thoraxmitte

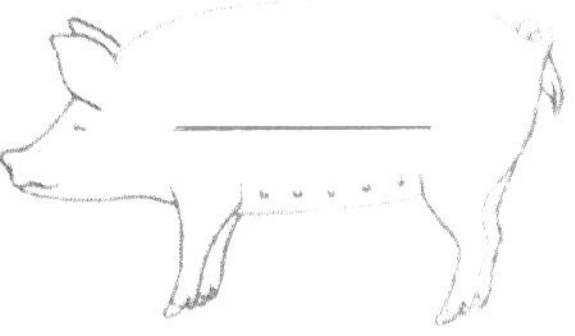

Strukturen der Wände und Gliedmaßen
1 1. Rippe
2 9. Rippe
3 14. Rippenknorpelgelenk
4 Diaphysis humeri
5 M. coracobrachialis
6 M. rotundus major
7–8 M. triceps brachii:
7 Caput longum
8 Caput laterale
9 M. deltoideus
10 Linea anconea
11 M. dorsalis major
12 M. serratus ventralis thoracis
13 Diaphragma
14 Mm. abdominales lateroventrales
15 M. tensor fasciae latae
16–19 M. quadriceps femoris:
16 M. rectus femoris
17 M. vastus medialis
18 M. vastus intermedius
19 M. vastus lateralis
20 M. psoas iliacus
21 Vasa femoralia

Brustorgane
22 Trachea
23 A. subclavia et V. brachiocephalica sinistra
24 Truncus brachiocephalicus et V. brachiocephalica dextra
25 Thymus
26 Mündung der V. cava cranialis
27 Mündung der V. cava caudalis
28 V. azygos sinistra
29 Rechtes Herzohr
30 Truncus pulmonalis
31 Arcus aorticus
32 Pericard
33–35 Linke Lunge:
33 Pars cranialis lobi cranialis (Spitze)
34 Pars caudalis lobi cranialis (Lingula)
35 Lobus caudalis
36–39 Rechte Lunge:
36 Lobis cranialis
37 Lobus intermedius
38 Lobus caudalis
39 Lobus accessorius (azygos)

Bauchorgane
40–43 Leber:
40 Lobus sinister lateralis
41 Lobus sinister medialis
42 Lobus dexter medialis
43 Lobus dexter lateralis
44 Vv. hepaticae
45 V. portae
46 Kleines Netz (Lig. hepatogastricum)
47–48 Magen:
47 Corpus
48 Pars pylori
49 Milz
50 Omentum majus (lig. gastrocolicum)
51 Jejunum
52 Mesenterium magnum et vasa mesenterica cranialia
53 Caecum
54 Ansae spirales coli ascendentis
55 Vesica urinaria

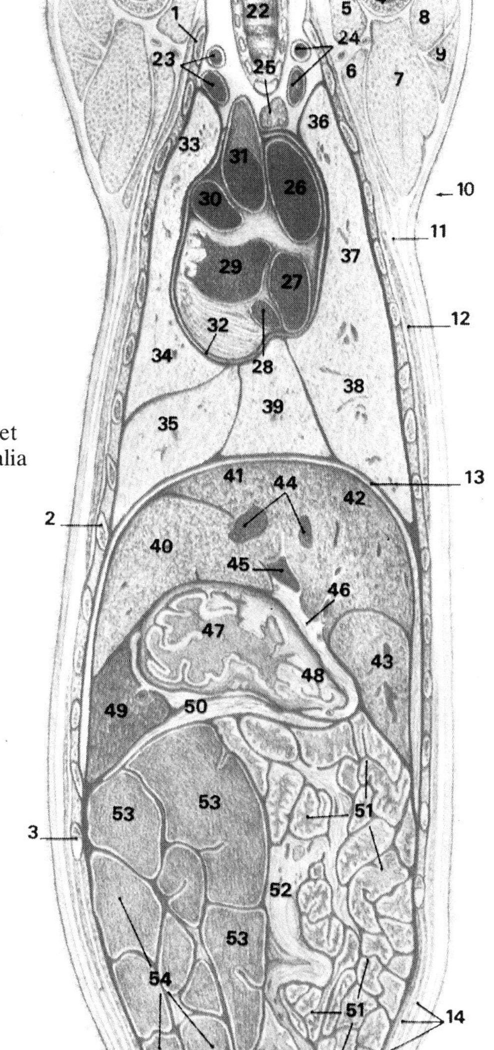

LITERATUR

Allgemeine Grundlagen

Barone, R. – Anatomie comparée des Mammifères domestiques. T. I. Ostéologie: Texte et Atlas, 1976. T. II. Arthrologie et Myologie, 1980. T. III. Splanchnologie: Fasc. 1: Appareil digestif, appareil respiratoire, 1976; Fasc. 1: Appareil urogénital, foetus et ses annexes, topographie abdominale, 1978. Vigot frères, Paris

Barone, R., 1977 – Nomenclature Anatomique Francaise. T. IV de l'Atlas d'Anatomie Humaine de Sobotta. Edition francaise sous la direction de Gouazé. Baumann et Dhem. Maloine S. A., Editeur, Paris

Bustad, L. K.; McClellan, R. O. (édité par), 1966 – Swine in biomedical research. Seattle, Frayn

Dellmann, H. D., 1971 – Veterinary histology. An outline textatlas. Lea and Febiger, Philadelphia

Ellenberger, W.; Baum, H., 1977 – Handbuch der vergleichenden Anatomie der Haustiere. 18. Auflage. Springer-Verlag, Berlin, Heidelberg, New York

Getty, R., 1975 – Sisson and Grossmann's the anatomy of the Domestic Animals, T. II. 5e édition. Saunders Company, Philadelphia, London, Toronto

Krolling, O.; Grau, H., 1960 – Lehrbuch der Histologie und vergleichenden mikroskopischen Anatomie der Haustiere. Verlag Paul Parey, Berlin und Hamburg

Martin, P.; Schauder, W., 1938 – Lehrbuch der Anatomie der Haustiere. Anatomie des Schweines. Verlag Schickhardt & Ebner, Stuttgart

Montane, L.; Bourdelle, E.; Bressou, C., 1964 – Anatomie régionale des Animaux demestiques. Le Porc. 2e édition revue par C. Bressou, J. B. Baillière et fils. Editeur, Paris

Nickel, R.; Schummer, A.; Seiferle, E., – Lehrbuch der Anatomie der Haustiere. Bewegungsapparat, 1954; Eingeweide, 1960; Kreislaufsystem, Haut und Hautorgane, 1976; Nervensystem, Endokrine Drüsen, Sinnesorgane, 1975. Verlag Paul Parey, Berlin und Hamburg

Nomina anatomica veterinaria, 1973 – Published by the International Commitee on Veterinary Anatomical Nomenclature under the financial respensability of the World Association of Veterinary Anatomists. Second edition. Printed in Austria by Adolf Holzhausen's Successors, Vienna

Patten, B. M., 1948 – Embryology of the Pig. 3e édition. McGraw. Hill Book Company, Inc., New York, Toronto, London

Zietzchmann, O.; Grau, H., 1960 – Lehrbuch der Histologie und vergleichenden mikroskopischen Anatomie der Haustiere. Verlag Paul Parey, Berlin und Hamburg

Bewegungsapparat

Carey, E. J., 1922 – Direct observations on the transformation of the mesenchyme in the thigh of the pig embryo (Sus scrofa), with special reference to the genesis of the thigh muscles, of the knee- and hip-joints, and of the primary bone of the femur. J. Morph., 37, 1–77

Exner, W., 1963 – Tendon sheaths and synovial bursae in the limbs of pig. Wiss. Z. Humboldt-Univ., 12, 811–893

Getty, R., Ghoshal, N. G., 1967 – Applied anatomy of the sacrococcygeal region of the pig as related to tail-bleeding. Vet. Med. Small Anim. Clin., 62, 361–367

Hanson, F. B., 1919 – The development of the sternum in Sus scrofa. Anat. Rec., 17, 1–23

Hanson, F. B., 1919 – The development of the shoulder-girdle of Sus scrofa. Anat. Rec., 18, 1–21

Lange, K., 1960 – Die Entwicklung der Rippenknorpelgelenke beim Schwein. Anat. Anz., 108, 172–201

Nauck, E. T., 1926 – Entwicklung des Schultergelenkes beim Schwein: Wachsplatten-Modelle (als Ergänzung zum Vortrag über das Coracoideum der Säuger). Verhandl. Anat. Ges., 36, 260–261

Padolt, M., 1892 – Skelettmessungen am Schwein. Diss. med. vet., Leipzig

Wissdorf, H., 1965 – Das Kniegelenk des Schweines. Anatomische Grundlagen und Injektionsmöglichkeiten. Dtsch. tierärzt. Wschr., 72, 289–294

Wissdorf, H., 1965 – Das Ellenbogengelenk – Articulatio cubiti – des Schweines. Grundlagen für die Gelenkinjektion. Dtsch. tierärzt. Wschr., 72, 569–570

Wissdorf, H., 1966 – Das Tarsalgelenk des Schweines. Zbl. Vet. Med., A 13, 369–383

Wissdorf, H., 1966 – Das Karpalgelenk des Schweines. Grundlagen für die Gelenkinjektionen. Dtsch. tierärzt. Wschr., 73, 396–404

Verdauungsapparat

Adloff, P., 1901 – Zur Entwicklungsgeschichte des Zahnsystems von Sus scrofa domesticus. Anat. Anz., 19, 481–490

Bal, H. S.; Ghoshal, N. G., 1972 – Histomorphology of the torus pyloricus of the domestic pig. Zbl. Vet. Med., C 1, 289–298

Barthol, A., 1914 – Magenschleimhaut des Schweines. Diss. med. vet., Leipzig

Bradley, O. C., 1930 – The dentition of the Pig. Vet. Rec., 10, 957–961

Biswal, G.; Morrill, C. C.; Dorstewitz, E. L., 1954 – Glands in the submucosa of the porcine colon. Cornell Vet., 44, 93–102

Bild, A., 1902 – Die Entwicklungsgeschichte des Zahnsystems bei Sus domesticus und das Verhältnis der Lippenfurchenanlage zur Zahnleiste. Anat. Anz., 20, 401–410

Busch, Ch., 1973 – Gefäßversorgung der Magenwand vom Schwein. Diss. med. vet., Hannover

Corner, G. W., 1914 – The structural unit and growth of the pancreas of the pig. Am. J. Anat., 16, 207–236

Habermehl, K. H., 1957 – Über das Gebiß des Hausschweines (Sus scrofa dom. L.) mit besonderer Berücksichtigung der Backenzahnwurzeln. Zbl. Vet. Med., 4, 794–810

Habermehl, K. H., 1962 – Besitzt das weibliche Hausschwein permanent wachsende Hakenzähne? (Zugleich ein Beitrag zur Altersbestimmung beim Schwein). Berl. Münch. tierärztl. Wschr., 75, 441–444

Hebel, R., 1960 – Untersuchungen über das Vorkommen von lymphatischen Darmkrypten in der Tunica submucosa des Darmes vom Schwein, Rind Schaf, Hund und Katze. Anat. Anz., 109, 7–27

Heinze, W., 1961 – Anatomical and functional aspects of the

muscles of mastication of the pig. Anat. Anz., 109, 269–291
Heinze, W., 1971 – Morphology of the stomach muscles of our domestic mammals. 1. Problem position, review of literature, material and methods, stomach muscles of the swine. Anat. Anz., 129, 84–104
Hirsch, M., 1921 – Der Lückenzahn von Sus domesticus, ein Beitrag zur Entwicklungsgeschichte des Gebisses von Sus domesticus und zur Kenntnis des Wesens der Dentitionen. Anat. Anz., 54, 321–330
Johnson, F. P., 1919 – The development of the lobule of the pig's liver. Am. J. Anat., 25, 299–331
Kaman, J., 1962 – Die Blutversorgung der Leber des Schweines. Diss. med. vet., Brno
Kaman, J., 1965 – Distribution extra-hépatique des artéres du foie chez le porc (en tchéque). Sb .vys. Sk. zemed. Brno, B 13, 447–464
Kaman, J., 1966 – Die Grobramifikation der Leberblutgefäße des Schweines. Zbl. Vet. Med., A 13, 719–745
Koppang, H. S.; Getty, R., 1970 – Histomorphological studies of the porcine parotid gland as related to age : birth to early adult-hood. Growth., 34, 321–340
Koppang, H. S.; Getty, R., 1970 – Histomorphological studies in the porcine parotid gland as related to age: Maturity to senescence. J. Geront., 25, 364–372
Kretzschmar, S., 1914 – Leberzellen und Leberläppchen des Schweines. Diss. med. vet., Leipzig
Lineback, P. E., 1916 – The development of the spiral coil in the large intestine of the pig. Am. J. Anat., 20, 483–503
Peters, J., 1904 – Untersuchungen über die Kopfspeicheldrüsen bei Pferd, Rind u. Schwein. Diss. med. vet., Gießen
Preuss, F.; Lange, H., 1970 – Double-spiral colon of the pig. Zbl. Vet. Med., A 17, 803–817
Ripke, E., 1964 – Beitrag zur Kenntnis des Schweinegebisses. Anat. Anz., 114, 181–211
Sloss, M. W., 1954 – The microscopie anatomy of the digestive tract of Sus domesticus. Am. J. Vet. Res., 15, 578–593
Theopold, J., 1910 – Entwicklung der Leberläppchen des Schweines. Diss. med. vet., Bern
Thyng, F. W., 1908 – Models of the pancreas in embryos of the pig, rabbit, cat and man. Am. J. Anat., 7, 489–503
Wass, W. M., 1965 – The duct systems of the bovine and porcine pancreas. Am. J. Vet. Res., 26, 267–272
Weaver, M. E.; Jump, E. B.; McKean, C. F., 1969 – The eruption pattern of deciduous teeth in miniature swine. Anat. Rec., 154, 81–86
Weaver, M. E.; Jump, E. B.; McKean, C. F., 1969 – The eruption pattern of permanent teeth in miniature swine. Arch. oral. Biol., 14, 323–331

Atmungsapparat

Barone, R., 1959 – Bronches et vaisseaux pulmonaires chez le porc. Bull. Ass. Anat., 102, 143–154
Bjosen-Moller, F., 1967 – Topography and development of anterior nasal glands in pigs. J. Anat., 101, 321–331
Clements, L. P., 1938 – Embryonic development of the respiratory portion of the pig's lung. Anat. Rec., 70, 575–595
Dukes, H. H.; Schwarte, L. H., 1931 – On the nervous regulation of respiration in the pig. J. Am. Vet. Med. Assoc., 79, 195–198
Heuser, Ch. C., 1924 – The bronchial vessels and their derivates in the pig. Contrib. Embryol., Washington, 77, 123–139
Hillmann, D. J., 1971 – Macroscopic anatomy of the nasal cavities and paranasal sinuses of the domestic pig (Sus scrofa domesticus). Ph. D. Thesis, Iowa State University Library, Ames.
Jacobi, W., 1962 – Zur Topographie der Brusthöhlenorgane des Hausschweines (Sus scrofa domesticus). Diss. med. vet., Berlin
Kaman, J.; Cerveny, C., 1968 – Akzessorische Lungenarterien beim Schwein. Anat. Anz., 122, 60–67
Loeffler, K., 1959 – Zur Topographie der Nasenhöhle und der Nasennebenhöhlen beim Schwein. Dtsch tierärztl. Wschr., 66, 237–242 und 270–273
Matthay, B., 1968 – Das Organum vormeronasale des Schweins. Diss. med. vet., Berlin
Popovic, V., 1967 – Anatomische und röntgenologische Untersuchung der Vaskularisation der Nasenschleimhaut bei Schweinen. Acta vet., Beogr., 17, 445–448
Porhajmova, J., 1963 – Beitrag zur arteriellen Versorgung der Nasenhöhle des Schweines. Diss. med. vet., Brno
Steinbrecher, H., 1942 – Das nutritive Gefäßsystem der Lunge des Schweines und seine Verbindungen zu den Pulmonalgefäßen.
Diss. med. vet., Hannover
Talanti, S., 1959 – Studies on the lungs in the pig. Anat. Anz., 106, 68–75

Harnapparat

Angle, E. J., 1918 – Development of the Wolffian body in Sus scrofa domesticus. Trans. Am. Micr. Soc., 37, 215–238
Brody, H.; Bailey, P. L. Jr., 1939 – Unilateral renal agenesia in a fetal pig. Anat. Rec., 74, 159–163
Flexner, L. B.; Gersh, I., 1937 – The correlation of oxygen consumption, function and structure in the developing metanephros of the pig. Carnegie Inst., Contrib. to Embryol., 26, 121–127
Pohlman, A. G., 1919 – Double ureters in human and pig embryos. Anat. Rec., 15, 369–373
Suarez, C. A.; Guerrero, A. A.; Musil, G.; Hulet, W. H., 1968 – Renal function and nephron structure in the miniature pig. Am. J. Vet. Rec., 19, 995–1007

Männliche Geschlechtsorgane

Backhouse, K. M.; Butler, H., 1960 – The gubernaculum testis of the pig (Sus scrofa). J. Anat., 94, 107–120
Bascom, K. F.; Osterud, H. L., 1925 – Quantitative studies of the testis. I. Some observations on the cryptorchid testes of sheep and swine. Anat. Rec., 30, 225–241
Bascom, K. F.; Osterud, H. L., 1927 – Quantitative studies of the testis. III. A numerical treatment of the development of the pig testis. Anat. Rec., 37, 63–82

Henneberg, B., 1925 – Anatomie und Entwicklung der äußeren Genitalorgane des Schweines und vergleichend-anatomische Bemerkungen. II. Männliches Schwein. Zeitschr. f. Anat. u. Entwg., 75, 265–318

Meyen, J., 1958 – Untersuchungen zur Funktion Präputialbeutels des Schweines. Zbl. Vet. Med., 55, 475–492

Warwick, B. L., 1925 – The effect of vasectomy on swine. Anat. rec., 31, 19–21

Weibliche Geschlechtsorgane

Akins, E. L.; Morrissette, M. C., 1968 – Gross ovarian changes during oestrus cycle of swine. Am. J. Vet Res., 29, 1953–1957

Allen, E., 1926 – The ovarian follicular hormone : a study of varition in pig, cow, and human ovaries. Proc. Soc. Exp. Biol. & Med., 23, 383–387

Ammann, K., 1936 – Histologie des Schweine-Eierstockes unter besonderer Berücksichtigung des Ovarialzyklus. Diss. med. vet., Zürich

Boye, H., 1956 – Vergleichende Untersuchungen über die arterielle Gefäßversorgung des Uterus von Wild- und Hausschweinen. Z. Tierzücht. Zücht. Biol., 67, 259–296

Corner, G. W., 1915 – The corpus luteum of pregnancy as it in swine. Carnegie Inst., Contrib. to Embryol., 2, 69–94

Corner, G. W., 1917 – Varations in the amount of phosphatids in the corpus luteum of the sow during pregnancy. J. Biol. Chem., 29, 141–143

Corner, G. W., 1917 – Maturation of the ovum in swine. Anat. Rec., 13, 109–112

Corner, G. W.; Amsbaugh, A. E., 1917 – Oestrus und ovulation in swine. Anat. Rec., 12, 287–291

Corner, G. W., 1919 – On the origin of the corpus luteum of the sow from both grañulosá and theca interna. Am. J. Anat., 26, 117–183

Corner, G. W., 1921 – Cyclic changes in the ovaries and uterus of swine, and their relations to the mechanism of implantation. Carnegie Inst., Contrib. to Embryol., 13, 117–146

Corner, G. W.; Synder, F. F., 1922 – Observations on the structure and function of the uterine ciliated epithelium in the pig, with reference to certain clinical hypotheses. Am. J. Obs. & Gyn., 3, 358–366

Cupps, P. T.; Briggs, J. R.; Hintz, H. F.; Heitman, H. Jr., 1966 – Pregnancy diagnosis in the sow. J. Anim. Sci., 25, 646–647

Del Campo, C. H.; Ginther, O. J., 1972 – I. Anatomy of utero-ovarian vasculature of laboratory species. II. Anatomy of utero-ovarian vasculature of mares, ewes and sows. J. Anim. Sci., 35, 1117–1119

Del Campo, C. H.; Ginther, O. J., 1973 – Vascular anatomy of the uterus and ovaries and the unilateral luteolytic effect of the uterus: horse, sheep and swine. Am J. Vet. Res., 34, 305–316

Fischer, W., 1910 – Areolae uterinae des Schweines. Diss. med. vet., Gießen

Graham, T.; Morris, P. G. D., 1957 – Comparsion of the vascular supply to the virgin and post gravid uterus of the pig, ox and sheep. Br. Vet. J. 113, 498–501

Graves, W. E.; Lauderdale, J. W.; Kirkpatrick, R. L.; First, N. L.; Casida, L. E., 1967 – Tissue changes in the involuting uterus of the postpartum sow. J. Anim. Sci., 26, 365–371

Hadek, R.; Getty, R., 1959 – The changing morphology in the uterus of the growing pig. Am. J. Vet. Res., 20, 573–577

Hadek, R.; Getty, R., 1959 – Age change studies of the ovary of the domesticated pig. Am. J. Vet. Res., 20, 578–584

Heinonen, 1914 – Cervix uteri des Schweines. Diss. med. vet., Leipzig

Henneberg, B., 1922 – Anatomie und Entwicklung der äußeren Genitalorgane des Schweines und vergleichend-anatomische Bemerkungen. I. Weibliches Schwein. Zeitschr. f. Anat. u. Entwg., 63, 431–494

Kupfer, M. 1920 – Beiträge zur Morphologie der weiblichen Geschlechtsorgane bei den Säugetieren. Über das Auftreten von Gelbkörpern am Ovarium des domestizierten Rindes und Schweines. Vierteljahrsschrift d. Naturf. Gesellsch., Zürich, 65, 377–433

McKenzie, F. F., 1926 – The normal oestrus cycle in the sow. Univ. Missouri Coll. Agric. Exp. Sta. Res. Bull., 86, 5–41

Nagler, M., 1956 – Untersuchungen über Struktur und Funktion des Schweineuterus. Diss. med. vet., München

Oxenreider, S. L.; McClure, R. C.; Day B. N., 1965 – Arteries and veins of the internal genitalia of female swine. J. Reprod. Fert., 9, 19–27

Perry, J. S.; Rowlands, I. W., 1962 – Early pregnancy in the pig. J. Reprod. Fert., 4, 175–188

Richter, R., 1936 – Beitrag zur Kenntnis des juvenilen und des gravid gewesenen Uterus des Schweins. Diss. med. Vet., Leipzig

Rigby, J. P., 1965 – The structure of the uterotubal junction of the sow. J. Anat., 99, 416 (une seule page)

Seckinger, D. L., 1923 – Spontaneous contractions of the Fallopian tube of the domestic pig with reference to the oestrus cycle. Bull. Johns Hopkins Hosp., 34, 236–239

Stegmann, F., 1923 – Messungen und Wägungen am Uterus des Schweines. Diss. med. vet., Berlin

Surface, F. M., 1908 – Fecundity of swine, Biometrika, 6, 433–436

Wilson, K. M., 1926 – Histological changes in the vagina mucosa of the sow in relation to the oestrus cycle. Am. J. Anat., 37, 417–432

Embryo und fötale Anhänge

Abromavich, C. E., 1926 – The morphology and distribution of the rosettes on the foetal placenta of the pig. Anat. Rec., 33, 69–72

Asheton, E., 1899 – The development of the pig during the first ten days. Quart. J. Micr. Sci., 41, 329–359

Boyden E. A., 1936 – A laboratory atlas of the 13-mm pig embryo. (Prefaced by younger stages of the chick embryo). The Wister Institute Press, Philadelphia

Brambel, C. Jr., 1933 – Allentochorionic differentiations of the pig studied morphologically and histochemically. Am. J. Anat., 52, 397–459

Crew, F. A. E., 1925 – Prenatal death in the pig and its effect upon the sex-ratio. Proc. Roy. Soc. Edinburgh, 46, 9–14
Corner, G. W., 1922 – The morphological theory of monochorionic twins as illustrated by a series of supposed early twin embryos of the pig. Bull. Johns Hopkins Hosp., 33, 389–392
Corner G. W., 1923 – The problem of embryonic pathology of mammals with observations upon intra-uterine mortality in the pig. Am. J. Anat. 31, 523–545
Denison, H., 1908 – Notes on pathological changes found in the pig embryo and its membranes. Anat. Rec., 2, 253 ff.
Gellhorn, A.; Flexner, L. B.; Pohl, H. A., 1941 – The transfer of radioactive sodium across the plancenta of the sow. J. Cell. & Comp. Physiol., 18, 393–400
Gjesdal, F., 1972 – Age determination of swine foetuses. Acta Vet. Scand. Supp. 40, 1–29
Goldstein, S. R., 1926 – A note on the vascular relations and areolae in the placenta of the pig. Anat. Rec., 34, 25–35
Green, W. W.; Winters, L. M., 1946 – Cleavage and attachment stages of the pig. J. Morph., 78, 305–316
Hedley, O. F., 1926 – Quantitative study of growth of certain organs in pig foetus. Bull. Med. Coll. Va., 23, 19–36
Heuser, C. H., 1927 – A study of the implantation of the ovum of the pig from the stage of the bilaminar blastocyst to the completion of the fetal membranes. Carnegie Inst., Contrib. to Embryol., 19, 229–243
Heuser, C. H.; Streeter, G. L., 1929 – Early stages in the development of pig embryos, from the period of initial cleavage to the time of the appearance of limb-buds. Carnegie Inst., Contrib. to Embryol., 20, 1–29
Jordan, H. E., 1916 – The microscopie structure of the yolk-sac of the pig embryo with special reference to the origin of erythrocytes. Am. J. Anat., 19, 277–303
Keibel F., 1891 – Über die Entwicklungsgeschichte des Schweines. Anat. Anz., 6, 193–198
Keibel F., 1894 – Studien zur Entwicklungsgeschichte des Schweines (Sus scrofa domesticus). Morph. Arbeiten, 3, 1–139
Keibel, F., 1895 – Über einige Plattenmodelle junger Schweinembryonen. Anat. Anz., 10, 199–201
Keibel, F., 1896 – Studien zur Entwicklungsgeschichte des Schweines (Sus scrofa domesticus). Morph. Arbeiten, 5, 17–168
Lewis, F. T., 1902 – The gross anatomy of a 12-mm pig embryo. Am. J. Anat., 2, 211–226
McGill, C., 1907–08 – The histogenesis of smooth muscle in the alimentary canal and respiratory tract of the pig. Internat. Monatsschr. f. Anat. u. Physiol., 24, 209–245
McGill, C., 1910 – The early histogenesis of striated muscle in the oesophagus of the pig and the dogfish. Anat. Rec., 4, 23–47
Padaliková, D.; Jezková, D.; Veznik, Z., 1972 – Gewicht der Schweinefeten und ihrer Eihäute in den letzten 40 Tagen des uterinen Lebens. Veter. Med. Praha, 17, 639–647
Streeter, G. L., 1924 – Single-ovum twins in the pig. Am. J. Anat., 34, 183–194
Streeter, G. L., 1926 – Development of the mesoblast and notochord in pig embryos. Carnegie Inst., Contrib. to Embryol., 19, 73–92
Thyng, F. W. 1911 – The anatomy of a 7.8-mm pig embryo. Anat. Rec., 5, 17–45
Wallin, E., 1917 – A teaching model of a 10 mm pig embryo. Anat. Rec., 13, 295–297
Warnick, B. L., 1926 – Intra-uterine migration of ova in the sow. Anat. Rec., 33, 29–33
Weysse, A. W., 1894 – On the blastodermic vesicle of Sus scrofa domesticus. Proc. Am. Acad. Arts & Sciences, 30, 283–321
Wislocki, G. B., 1935 – On the volume of the fetal fluids in sow and cat. Anat. Rec., 63, 183–192
Wislocki, G. B.; Dempsey, E. W., 1946 – Histochemical reactions of the placenta of the pig. Am. J. Anat. 78, 181–225

Herz

Berg, R., 1962 – Untersuchungen über das Verhalten Koronargefäße beim Hausschwein im Hinblick auf das Herztodproblem. Mh. Vet. Med., 17, 469–472
Berg, R., 1962 – Das makroskopisch-anatomische Verhalten der Aa. coronariae und ihrer Äste beim Hausschwein im Vergleich zum Menschen. Mh. Vet. Med., 17, 628–635
Berg, R., 1963 – Über das Auftreten von Myokardbrücken über den Koronargefäßen beim Schwein (Sus scrofa dom.). Anat. Anz., 112, 25–31
Berg, R., 1964 – Beitrag zur Phylogenese des Verhaltens der Koronararterien zum Myokard beim Hausschwein (Sus scrofa dom.). Anat. Anz., 115, 184–192
Berg, R., 1964 – Über den Entwicklunggrad des Koronargefäßmusters beim Hausschwein (Sus scrofa dom.) Anat. Anz., 115, 193–204
Berg, R., 1965 – Zur Morphologie der Koronargefäße des Schweines unter besonderer Berücksichtigung ihres Verhaltens zum Myokard. Arch. Exper. Vet. Med., 19, 1145–1307
Booth, N. H., et al., 1966 – Postnatal changes in the ventricles of the pig. Proc. Soc. Exper. Biol. Med., 122, 186–188
Christensen, G. C.; Campetti, F. L., 1959 – Anatomic and functional studies of the coronary circulation in the dog and pig. Am. J. Vet. Res., 20, 18–26
Daasch, T., 1927 – Die Herzknochen beim Schwein. Diss. med. vet., Berlin
Fehn, P. A.; Howe, B. B.; Pensinger, R. R., 1968 – Comparative anatomical studies of the coronary arteries of canine and porcine hearts. Interventricular septum. Acta Anat., 71, 223–228
Glaus, A., 1958 – Systematische und statistische Untersuchungen am Schweineherz. Diss. med. vet., Zürich
Gschwed, T. – 1931 – Das Herz des Wildschweines. Beitrag zur Anatomie von Sus scrofa L. und zum Domestikationsproblem. Diss. med. vet., Zürich
Hausotter, E., 1924 – Das Herzskelett der Haussäuger Pferd, Rind, Schaf, Schwein, Hund und Katze. Wien. tierärztl. Mschr., 11, 311 (une seule page).
Huwyler, B., 1926–27 – Zur Anatomie des Schweineherzens. Untersuchungen des Kammerinneren bei Sus scrofa domesticus. Anat. Anz., 62, 49–76

JORDAN, H. E., 1919 – The histology of the umbilical platelets in the yolk-sac of the pig embryo. Anat. Rec., 15, 391–406

JORDAN, H. E., 1919 – The histology of the umbilical cord of the pig, with special reference to the vasculogenic and hemopoietic of its extensively vascularized connective tissue. Am. J. Anat., 26, 1–27

LUKASZEWSKA-OTTO, H., 1968 – Die Klappen der V. cava caudalis und des Koronarsinus der Schweine, Rinder und des Rotwildes. Fol. morph. V., Warszawa, 27, 441–446

LUKASZEWSKA-OTTO, H., 1968 – Subepikardiales lymphatisches Netzwerk des Herzens bei Mensch und Schwein. Fol. morph. V., Warszawa, 27, 453–456

MICHEL, G., 1962 – Zur mikroskopischen Anatomie der Purkinjefasern im Herzen des Schweines und des Hundes. Mh. Vet. Med., 17, 848–850

MICHEL, G., 1963 – Zum Bau des Reizbildungs- und Erregungsleitungssystem bei Haus- und Wildschwein. Arch. exp. Vet. Med., 17, 1049–1080

MICHEL, G., 1963 – Zum Bau der Herzmuskulatur bei Haus- und Wildschweinen. Zbl. Vet. Med. A 10, 381–396

MICHEL, G., 1966 – Zum Bau der Herzmuskulatur bei Haus- und Wildschweinen sowie beim Rind. Arch. exp. Vet. Med., 20, 1071–1076

MÜHLENBRUCH, H. G., 1970 – Zum Bau des Herzens des Göttinger Miniaturschweines unter besonderer Berücksichtigung der Herzeigengefäße. Diss. med. vet., München

RICKERT, J., 1955 – Blutgefäßversorgung des Schweineherzens. Diss. med. vet., Hannover

RÜHL, B., 1971 – Gewichte, Faserdicken und Kernzanıen des Herzmuskels und deren Beziehungen zu Körpergewicht und Skelettmuskelmasse bei 205 Tage alten, 5 Rassen zugehörigen Schweinen. Zbl. Vet. Med., A 18, 151–173

SCHRÖDER, F., 1921 – Die Größenverhältnisse am Herzen beim Schwein u. Schaf und über den Einfluß der Kastration auf die Entwicklung des Herzens. Diss. med. vet., Leipzig

SHANER, R. F., 1928 – The development of the muscular architecture of the ventricles of the pig's heart, with a review of the adult heart and a note on two abnormal mammalian hearts. Anat. Rec., 39, 1–36

WENSING, C. J. G., 1965 – Das Erregungsleitungssystem und seine Nervenkomponenten im Schweineherz. Tijdschr. Diergenees, 90, 765–777

WENSING, C. J. G., 1975 – Innervation des atrioventriculären Reizleitungssystems beim Schwein. Zbl. Vet. Med., A 12, 531–533

ZÖLCH, K., 1967 – Korrosionsanatomische Untersuchungen an den Herzeigengefäßen des Hausschweines (Sus scrofa dom.) unter Berücksichtigung des Kapillarsystems. Diss. med. vet., Gießen

Arterien und Venen

BADAWI, H., 1959 – Arterien und Venen der Vordergliedmaßen des Schweines. Diss. med. vet., Hannover

BARONE, R.; PAVAUX, C.; FRAPART, P., 1962 – Les vaisseaux sanguins de l'appareil génital chez la truie. Bull. Soc. Sci. Vet. Lyon. 64, 337–346

BECKER, H., 1960 – Arterien und Venen am Kopf des Schweines. Diss. med. vet., Hannover

BICKHARDT, K., 1961 – Arterien und Venen der Hintergliedmaßen des Schweines. Diss. med. vet., Hannover

BIERMANN, A., 1953 – Blutgefäßversorgung des Zwerchfells beim Schwein. Diss. med. vet., Hannover

CARLE, B. N.; DEWHIRST, W. H., 1942 – A method of bleeding swine. J. Am. Vet. Med. Assoc., 101, 495–496

CHAHRASBI, H.; POUSTIE, I., 1971 – La distribution parenchymateuse de l'artère splénique chez les ruminants et les porcins (en persan). Revue Fac. Vét. Univ. Téhéran, 27, 89–96

CHATELAIN, E., 1973 – Vascularisation artérielle et veineuse des organes digestifs abdominaux et de leurs annexes chez le porc (Sus scrofa domesticus). Artère coeliaque (A. coeliaca). Ann. Rech. Vét., 4, 437–455

CHATELAIN, E., 1973 – Vascularisation artérielle et veineuse des organes digestifs abdominaux et de leurs annexes chez le porc (Sus scrofa domesticus). Artères mésentériques crâniale et caudale (A. mesenterica cranialis, A. mesenterica caudalis) et système veineux. Ann. Rech. Vét., 4, 457–485

CZEMBIREK, H.; FREILINGER, G.; GRÖGER, L.; MANDL, H.; ZACHERL, H., 1974 – Zur Gefäßversorgung der Bauchhaut des Schweines. Acta anat., 87, 146–153

DAVIS, D. M., 1910 – Studies on the chief veins in early pig embryos and the origin of the vena cava inferior. Am. J. Anat., 10, 461–472

DIWO, A.; ROTH, J., 1913 – Die Kopfarterien des Schweines. Österr. Wschr. Tierheilk., 38, 437–440

FLESCHSIG, G.; ZINTZSCH, I., 1969 – Die Arterien der Schädelbasis des Schweines. Anat. Anz., 125, 206–219

GHOSHAL, N. G.; GETTY, R., 1968 – The arterial blood supply to the appendages of the domestic pig (Sus scrofa domesticus). Iowa State J. Sci., 43, 123–152

HEINZE, W., 1961 – Systematische Untersuchungen über den Ursprung der V. reflexa und der V. buccinatoria sowie über das Auftreten eines Anastomosenastes zwischen den beiden Vv. nasofrontales des Schweines. Anat. Anz., 110, 30–40

HOFMANN, L., 1914 – Die Entwicklung der Kopfarterien bei Sus scrofa domesticus. Morph. Jahrb., 48, 645–671

HÜTTEN, H.; PREUSS, F., 1953 – Blutentnahme beim Schwein. Berl. Münch. tierärzt. Wschr. 66, 89–90

KÄHLER, W., 1960 – Arterien der Körperwand des Schweines. Diss. med. vet., Hannover

MINOT, C. S., 1898 – On the veins of the Wolffian bodies in the pig. Proc. Boston Soc. Nat. Hist., 28, 265–274

NUNEZ, Q., 1964 – Blood vessels of the genitalia and accessory genital organs of swine. M. S. Thesis. Ames, Iowa, Library Iowa State University

NUNEZ, Q.; GETTY, R., 1969 – Arterial supply to the genitalia and accessory genital organs of swine. Iowa State J. Sci., 44, 93–126

NUNEZ, Q.; GETTY, R., 1970 – Blood vessels of the genitalia and accessory genital organs of swine (Sus scrofa domesticus). II. Veins. Iowa State J. Sci., 45, 299–317

OLIVEIRA, A. de 1956 – The portal venous district in Sus scrofa domesticus. Arqs Esc. Vet., 9, 141–160

PAECH, C. D., 1962 – Die arterielle Blutgefäßversorgung der Bauch- und Beckenhöhle bei Schwein und Schaf. Diss. med. vet., Berlin

POPOVIC, S., 1964 – Arterio-venöse Anastomosen zwischen Aa. carotides internae und Vv. maxillares internae bei Schweinen. (serb.) Acta vet., Beogr., 14, 45–48

POPOVIC, S., 1965 – Ungewöhnliche Erscheinungen extrakranialer arteriovenöser Anatomosen zwischen den Aa. carotides internae und den Vv. maxillares internae sowie Anomalien gewisser Blutgefäße beim Schwein. Acta anat., 61, 469 (une seule page)

POPOVIC, S.; JOJIC, D., 1973 – Vascularisation artèrielle de la langue chez le Porc (en slovène). Acta vet., Beogr., 23, Supp., 111–116

REINKE, E. E., 1910 – Note on the presence of the fifth aortic arch in a 6-mm pig embryo. Anat. Rec., 4, 453–459

SABIN, F. R., 1915 – On the fate of the posterior cardinal veins and their relation to the development of the vena cava and azygos in pig embryos. Carnegie Inst., Contrib. to Embryol., 3, 5–32

SAUERLÄNDER, R., 1971 – Die makroskopisch-präparatorische Darstellung der Arterien und Venen des äußeren Ohres des Hausschweines (Sus scrofa domesticus L., 1758). Diss. med. vet., Zürich

SCHILTSKY, R., 1966 – Arterien der Verdauungsorgane in Bauch- und Beckenhöhle einschließlich Leber, Bauchspeicheldrüse und Milz des Schweines. Diss. med. vet., Hannover

SMITH, H. W., 1909 – On the development of the superficial veins of the body wall in the pig. Am. J. Anat., 9, 439–462

SMOLLICH, A.; BERG, R., 1960 – Systematische Untersuchungen über Ursprung und Aufzweigung der Äste des Aortenbogens bei Hausschwein (Sus scrofa domesticus). Mh. Med.-Vet. 15, 489–492

THIENES, C. H., 1925 – Venous system associated with the liver of a 6-mm pig embryo. Anat. Rec., 31, 149–158

WACHTEL, W., 1966 – Kreislauf des Schweines. Arch. exp. Vet. Med., 20, 1005–1113

WAKURI, H.; KANO, Y., 1961 – Study on the aortic arch and its branches in the pig. Bull. Azabu vet. Coll., Japan, 8, 57–66

WOLFF, K., 1963 – Venen der Körperwand des Schweines. Diss. med. vet., Hannover

WOOLARD, H. L., 1922 – The development of the principal arterial stems in the forelimb of the pig. Carnegie Inst., Contrib. to Embryol., 14, 139–154

Lymphatisches System, Milz

BADERTSCHER, J. A., 1915 – The development of the thymus in the pig. I. Morphogenesis. Am. J. Anat., 17, 437–494

BAETJER, W. A., 1908 – The origin of the mesenteric sac and thoracic duct in the embryo pig. Am. J. Anat., 8, 303–310

BARTELS, H.; HADLOCK, R., 1964 – Die Untersuchung der Lymphknoten am Kopf des Schweines im Rahmen der amtlichen Fleischuntersuchung. Fleischwirtsch., 16, 189ff.

BAUM, H. 1929 – Betrachtungen über die Arbeit von Postma: »Das Lymphgefäßsystem des Schweines«. Z. Fleisch- u. Milchhyg., 39, 133–140

BAUM, H., 1930 – Lymphgefäße des Magens und der Milz des Schweines. Berl. tierärzt. Wschr., 46, 375–384

BAUM H.; GRAU H., 1938 – Das Lymphgefäßsystem des Schweines. Paul Parey, Berlin

BOUWMAN, F. L., 1959 – Age changes in the pig lymph node. Doct. Thesis, Mich. State Univ., East Lansing

CASH, J. R., 1917 – On the development of the lymphatics in the hearts of the embryo pig. Anat. Rec., 13, 451–464

CASH, J. R., 1921 – On the development of the lymphatics in the stomach of the pig embryo. Carnegie Inst., Contrib. to Embryol., 13, 1–15

CLARK, A. H., 1912 – On the fate of the jugular lymph sacs and the development of the lymph channels in the neck of the pig. Am. J. Anat., 14, 47–62

EGEHÖJ, J., 1937 – Das Lymphgefäßsystem des Schweines. Z. Fleisch- u. Milchhyg., 47, 273–280, 293–298, 313–315, 333–341, 353–360, 372–378

GREGOR, P., 1914 – Lymphknoten und Lymphbahnen am Kopf und Hals des Schweines. Diss. med. vet., Berlin

GRODZINSKY, E., 1922 – Entwicklung des Ductus thoracicus beim Schwein. Bull. Inter. Acad. Sci. Krakau, 183–185

HEUER, G. J., 1909 – The development of the lymphatics in the small intestine of the pig. Am. J. Anat., 9, 93–118

HILLE, R., 1908 – Untersuchungen über das Vorkommen der Keimzentren in den Lymphknoten von Rind, Schwein, Pferd und Hund und über den Einfluß des Lebensalters auf die Keimzentren. Diss. med. vet., Leipzig

HUBER, F., 1909 – Der Ductus thoracicus von Pferd, Rind, Hund und Schwein. Diss. med. vet., Dresden

JOSSIFOW, J. M., 1932 – Das Lymphgefäßsystem des Schweines. Anat. Anz., 75, 91–104

KAMPMEIER, O. F., 1912 – The development of the thoracic duct in the pig. Am. J. Anat., 13, 401–476

KRAUS, H., 1955 – Zur Lymphgefäßversorgung des Dünndarms bei Schweinen. Tierärztl. Umschau, 10, 8–10

KRAUS, H., 1958 – Das Lymphgefäßsystem am Dünndarm des Schweines. Berl. Münch. Tierärzt. Wschr., 21, 32–35

LEVIN, P. M., 1930 – The development of the tonsil of the domestic pig. Anat. Rec., 45, 189–201

LISCO, HERMANN, 1942 – Russel bodies occuring in the lymph follicles of the intestinal tract of pigs. Anat. Rec., 82, 59ff.

NAVEZ, O., 1939 – Le système lymphatique du porc. Annales de Méd. Vét., 84, 97–119

POSTMA, H., 1928 – Das Lymphgefäßsystem des Schweines. Z. Fleisch-Milchhyg., 38, 354–362

RICHTER, J., 1901 – Vergleichende Untersuchungen über den mikroskopischen Bau der Lymphdrüsen von Pferd, Rind, Schwein und Hund. Diss. med. vet., Erlangen

SAAR, L. I.; GETTY, R., 1962 – The »Lymphatic System«. A Neglected Area in Veterinary Research. Iowa State Univ. Vet., 24, 146–151

SAAR, L. I.; GETTY, R., 1962 – Nomenclature of the lymph apparatus. Iowa State Univ. Vet., 25, 23–29

SAAR, L. I.; GETTY, R., 1962–63 – The lymph nodes of the head, neck and shoulder region of swine. Iowa State Univ. Vet., 25, 120–134

SAAR, L. I.; GETTY, R., 1963–64 – The lymph nodes and the lymph vessels of the abdominal wall, pelvic wall, and the pelvic limb of swine. Iowa State Univ. Vet., 27, 97–113

SAAR, L. I.; GETTY, R., 1964 – The inter-relationship of the lymph vessels of the head, neck and shoulder region of swine. Am. J. Vet. Res., 25, 618–636

SAAR, L. I.; GETTY, R., 1964 – The lymph vessels of the thoracic limb of swine. Iowa State Univ. Vet., 26, 161–168

SABIN, F. R., 1904 – On the development of the superficial lymphatics in the skin of the pig. Am. J. Anat. 3, 183–195

SABIN, F. R., 1905 – The development of the lymphatic nodes in the pig and their relation of the lymph. hearts. Am. J. Anat., 4, 355–389

STEGER, G., 1939 – Die Artmerkmale der Milz der Haussäugetiere (Pferd, Rind, Schaf, Ziege, Schwein, Hund, Katze, Kaninchen und Meerschweinchen). Diss. med. vet., Leipzig

TRAUTMANN, A., 1926 – Die Lymphknoten (Lymphonodi) von Sus scrofa insbesondere deren Lymphstrom-, Färbungs- und Rückbildungsverhältnisse. Zschr. Anat., 78, 733–755

WILKENS, H.; MUENSTER, W., 1972 – Eine vergleichende Darstellung des Lymphsystems bei den Haussäugetieren (Hund, Schwein, Rind und Pferd). Tsch. tierärzt. Wschr., 79, 574–581

WOLF, H., 1920 – Der histologische Bau des Ductus thoracicus von Ziege, Schwein und Hund. Diss. med. vet., Leipzig

Nervensystem und Sinnesorgane

BERR, D., 1968 – Die Nerven des Hinterfußes beim Schwein. Diss. med. vet., Berlin

DOBERS, R., 1903 – Entwicklung der äußeren Ohrmuskulatur beim Schwein und Schaf. Diss. med. vet., Zürich

GODINHO, H. P.; GETTY, R., 1968 – Innervation of the ear muscles and associated structures in the pig. Arq. Esc. Vet., 20, 15–19

HEUSER, C. H., 1913 – The development of the cerebral ventricles in the pig. Am. J. Anat., 15, 215–252

HOSKINS, E. R., 1914 – On the vascularization of the spinal cord of the pig. Anat. Rec., 8, 371–391

KETZ, H. A., 1952–53 – Beitrag zur Anatomie und Histologie des Kleinhirns des Schweines mit Gewichtsmessungen des Gesamtgehirns. Wiss. Z. Humboldt-Uni. Berlin, 2, 91–109

KNOBLOCH, D. V., 1936 – Das subfornikale Organ des 3. Hirnventrikels in seiner embryonalen und postembryonalen Entwicklung beim Hausschwein. Anat. Entwickl.-Gesch., 106, 379–397

LARSELL, O., 1954 – The development of the cerebellum of the pig. Anat. Rec., 118, 73–107

RENCHLEN, M., 1965 – Mikroskopisch-anatomische Untersuchungen über den Feinbau des Organon vasculosum laminae terminalis beim Schwein. Diss. med. vet., München

SCHNEIDER, J., 1960 – Die Leitungsanaesthesie beim Schwein. Dtsch. tierärzt. Wschr., 67, 293

SCHULZ, L. C., 1953 – Entwicklungsmechanisch bedingte physiolog. Aplasien in der Kleinhirnrinde beim Haus- und Wildschwein. Diss. med. vet., Hannover

THEILER, K., 1950 – Beitrag zum funktionellen Bau der Iris des Schweines. Acta Anat., 10, 255–266

WISSDORF, H., 1970 – Die Gefäßversorgung der Wirbelsäule und des Rückenmarkes vom Hausschwein (Sus scrofa F. domestica L., 1758). Zbl. Vet. med., B 12, 1–104

Endokrine Drüsen

ERICHSEN, C. P., 1957 – Die Blutgefäßversorgung der Schilddrüse beim Schwein. Diss. med. vet., Hannover

KLUTE, K. H., 1959 – Beitrag zur Topographie und Histologie der Epithelkörperchen des Schweines. Diss. med. vet., Gießen

LITTLEDIKE, E. T.; ST. CLAIR, L. E.; NOTZOLD, R. A., 1968 – Effects of parathyroidectomy of the pig. Am. J. Vet. Res., 29, 635–642

SHANKLIN, W. M., 1944 – Histogenesis of the pig neurohypophysis. Am. J. Anat., 74, 327–353

WEYMANN, M. F., 1922 – The beginning and development of function in the suprarenal medulla of pig embryos. Anat. Rec., 24, 299–313

WHITEHEAD, R. H., 1903 – The histogenesis of the adrenal in the pig. Am. J. Anat., 2, 349–360

YOUNG, B. A.; CARE, A. D.; DUNCAN, T., 1968 – Some observations on the lights cells of the thyroid gland of the pig in relation to thyrocalcitonin production. J. Anat., 102, 275–288

Haut, Hautanhangsgebilde

DOBLER, Chr., 1969 – Papillarkörper und Kapillaren der Hundekralle, Schweine- und Ziegenklaue. Morph. Jb., 113, 382–428

EDELMANN, K., 1940 – Die Haut des Schweines als Leder. Dtsch. tierärzt. Wschr., 48, 31–32

ENGELBERG, K., 1917 – Beiträge zur Altersbestimmung des Schweines. Diss. med. vet., Leipzig

GEYER, H., 1979 – Morphologie und Wachstum der Schweineklaue. Schweiz. Arch. Tierheilk., 121, 275–293

GEYER, H., 1980 – Zur mikroskopischen Anatomie der Epidermis an der Schweineklaue, Zbl. Vet. Med. C. Anat. Histol. Embryol., 9, 337–360

HABERMEHL, K.-H., 1970 – Form und Funktion des Gesäuges beim Hausschwein. Schweiz. Milchzeitung, 96, 89–90

HÖFLIGER, H., 1931 – Haarkleid und Haar des Wildschweines. Diss. med. vet., Zürich

KRÄNZLE,E., 1912 – Untersuchungen über die Haut des Schweines. Arch. mikroskop. Anat., 79, 525–559

KUONI, F., 1922 – Das Karpalorgan des Schweines, seine Entwicklung und sein Bau. Diss. med. vet., Berlin

LANGE, H., 1959 – Neue Untersuchungen zur Vaskularisation des Schweineuterus. Diss. med. vet., Berlin

MARCARIAN H. Q.; CALHOUN, M. L., 1966 – Microscopic anatomy of the integument of adult swine. Am. J. Vet. Res., 27, 765–772

MEYER, W.; NEURAND, K., 1976 – The distribution of enzymes in the skin of the domestic pig. Laboratory Animals, 10, 237–247

MINDER K., 1930 – Die natürlichen Körperöffnungen des Wildschweines. Diss. med. vet., Zürich

SCHEUBER, J., 1920 – Haare und Drüsen auf der Rüsselscheide des Schweins. Diss. med. vet., Zürich

Schmidt, V., 1925 – Studien über die Histogenese der Haut und ihrer Anhangsgebilde bei Säugetieren und beim Menschen. I. Die Histogenese des Hufes bei Schweineembryonen. Zeitschr. f. mikr. Anat. Forsch., 3, 500–557

Sprankel, H., 1955 – Die fibrilläre Architektur von Epidermis und Sinushaaren der Rüsselscheibe des Hausschweines (Sus scrofa domesticus), erschlossen aus der Polarisationsoptik. Z. Zellforschg., 41, 236–284

Thoms, H., 1896 – Untersuchungen über Bau, Wachstum und Entwicklung des Hufes der Artiodactylen, insbesondere des Sus scrofa. Dtsch. tierärzt. Wschr., 4, 379–383

Anomalien

Baumgartner, W. J., 1928 – A double monster pigcephalothoracopagus monosymmetros. Anat. Rec., 37, 303–316

Berge, S., 1941 – The inheritance of paralysed hind legs, scrotal hernia and atresia ani in pig. J. Heredity, 32, 271–274

Bishop, M., 1921 – The nervous system of a twoheaded pig embryo. J. Comp. Neur., 32, 379–428

Bishop, M., 1923 – The arterial system of a twoheaded pig embryo. Anat. Rec., 6, 205–222

Chidester, F. R., 1914 – Cyclopia in mammals. Anat. Rec., 8, 355–366

Corner, G. W., 1920 – A case of true lateral hermaphroditism in a pig with functional ovary. Carnegie Inst., Contrib. to Embryol., 11, 137–142

Holt, E., 1921 – Absence of the pars buccalis of the hypophysis in a 40-mm pig. Anat. Rec. 22, 207–215

Hughes, W., 1927 – Sex-intergrades in foetal pigs. Biol. Bull., 52, 121–136

Kingsbury, B. F., 1909 – Report of case of hermaphroditism (H. Verus lateralis) in Sus scrofa. Anat. Rec., 5, 278–281

Kitchell, R. L.; Stevens, C. E.; Turbes, C. C., 1957 – Cardiac and aortic arch anomalies, hydrocephalus, and other abnormalities in newborn pigs. J. Am. Vet. Med. Assoc., 130, 453–457

Nordby, J. E., 1929 – Congenital skin, ear, and skull defects in a pig. Anat. Rec., 42, 267–280

Thuringer, J. M., 1919 – The anatomy of a dicephalic pig (Monosomus diprosopus). Anat. Rec., 15, 359–367

Williams, S. R.; Rauch, R. W., 1917 – The anatomy of a double pig (Syncephalus thoracopagus). Anat. Rec. 13, 273–280

III Immunologie und Pathophysiologie

Kapitel 1 Immunologie

J.-J. METZGER, H. SALMON, A. MILON

Aus mehreren Gründen sind Untersuchungen des Immunsystems beim Schwein interessant:

- Als lebenswichtiges Instrument eines natürlichen Schutzes gegen Infektionskrankheiten oder Parasitosen erfordert es eine gute Kenntnis der diesen Prozessen zugrundeliegenden Mechanismen.
- Aus experimenteller Sicht bietet das Schwein zahlreiche physiologische Analogien zum Menschen. Hierunter sind z. B. die Verdauungs- und Hautphysiologie berührenden Probleme zu nennen. Diese Tierart wird auch immer mehr zu experimentellen Organübertragungen genutzt.
- Schließlich stellt der Foetus des Schweines ein bevorzugtes Modell für die Untersuchung der Ontogenese der Immunfunktionen dar. Für die Mehrzahl der antigenen Ansteckungsstoffe gibt es eine phylogenetische Schutzbarriere.

In diesem Kapitel werden die Merkmale des Immunsystems des Schweines, allgemein und lokal, zellulär und humoral in ihren spezifischen Wesenszügen beschrieben. Danach werden die Ontogenese und die Übertragung des natürlichen Schutzes auf das Neugeborene untersucht. Schließlich werden die Schutzmechanismen gegen Infektionen und Einflüsse nichtinfektiöser Natur analysiert, um Schlußfolgerungen für die Prophylaxe zu ziehen.

Immunsystem

Die Abwehrreaktionen bei Wirbeltieren haben sich im Verlaufe ihrer Stammesgeschichte entwickelt. Dabei prägten sich individuelle Mechanismen zur Erkennung von für den Organismus fremden Elementen (Antigenen) aus, es wurden spezifische, gegen dieses Antigen gerichtete Reaktionen wirksam (Abstoßung von Transplantaten, Antikörper, Allergien). Diese Reaktionen sind seit langem bekannt, bis heute kennt man aber kaum alle Ausdrucksformen und inneren Auslösemechanismen.

ANTIGENE, DAS ERKENNEN DES »NICHT-SO-SEINS«

Das Antigen wird ab seinem Eingang in den Organismus von den Lymphozyten als fremdes, nicht körpereigenes Element erkannt. An dieser Phase des Erkennens können Makrophagen teilnehmen und bereits einen Teil dieses Antigens zerstören.

Schematisch unterscheidet man zwei große Gruppen von Lymphozyten: Die T-Lymphozyten (vom Thymus abhängigen), deren Entwicklung eine Reifung im Thymus erfordert, und die B-Lymphozyten (bursaabhängigen), die beim Vogel in der Bursa Fabricii und bei den Säugetieren in einem noch nicht bestimmten Organ einer Reifung unterliegen.

Ihre Rolle und ihre Entstehung sind sehr unterschiedlich, aber die Immunreaktion beinhaltet oft ein enges Zusammenwirken zwischen B- und T-Lymphozyten und Makrophagen.

Der T-Lymphozyt besitzt vom Plasmozyten sich völlig unterscheidende Eigenschaften. Durch das T-abhängige Antigen stimuliert (aktivierter T-Lymphozyt), verwandelt er sich in einen Lymphoblasten, dann in einen T-Lymphozyten, der imstande ist, gegen das Antigen eine Abwehrreaktion einzuleiten. Es kommt zur Sekretion bestimmter Substanzen, den Lymphokinen, die verschiedene Wirkungen auszuüben vermögen, z. B. die von Interferon, das die Entstehung und Ausbreitung einer Virusinfektion zu hemmen vermag, und von Faktoren, die Makrophagen an die Stelle einer Schädigung ziehen, damit diese ihre phagozytäre Funktion erfüllen können. Diese Substanzen sind die Vermittler der zellulären Immunität. Nach Kontakt mit dem Antigen wandelt sich der B-Lymphozyt in eine Plasmazelle um, eine große, spezifische Antikörper sezernierende Zelle; diese Antikörper sind zur Neutralisierung von Viren, Bakterien usw. imstande.

Die durch diese Plasmazelle sezernierten Immunoglobuline sichern einen sowohl humoralen und allgemeinen (Antikörper im strömenden Blut) sowie lokalen Immunschutz (Vorhandensein spezifischer Immunoglobuline) in den Sekreten (Atmungs- und Verdauungs-, Genitalschleim, Speichel usw.).

Die Form, in der das Antigen wirksam wird, bestimmt die Art der Immunreaktion. Der parenterale Weg löst eine allgemeine Reaktion aus, der orale Weg löst eine im wesentlichen auf den Verdauungskanal und die exkretorischen Schleimhäute (z. B. Milchdrüse) lokalisierte Immunität aus.

Beim Schwein bewirkt die i. v. Injektion bestimmter Antigene (Bakterienkörper) vor allem das Auftreten von Antikörpern der Klasse IgM. Erhöht man die Menge eines einem Tier verabreichten Antigens, erhält man eine dieser Dosis proportionale Immunreaktion. Werden jedoch die Dosen stark gesteigert oder sehr vermindert, begünstigt man eine Blockade des Reaktionsvermögens oder die Immuntoleranz des Tieres, die wie jedes Immunisierungsphänomen für das provozierende Antigen spezifisch ist. Im Verhältnis zu anderen Tierarten ist das Schwein gegen einen Antigenüberschuß besonders empfindlich, und eine Toleranz kann besonders leicht bei jungen Tieren herbeigeführt werden (METZGER, 1968).

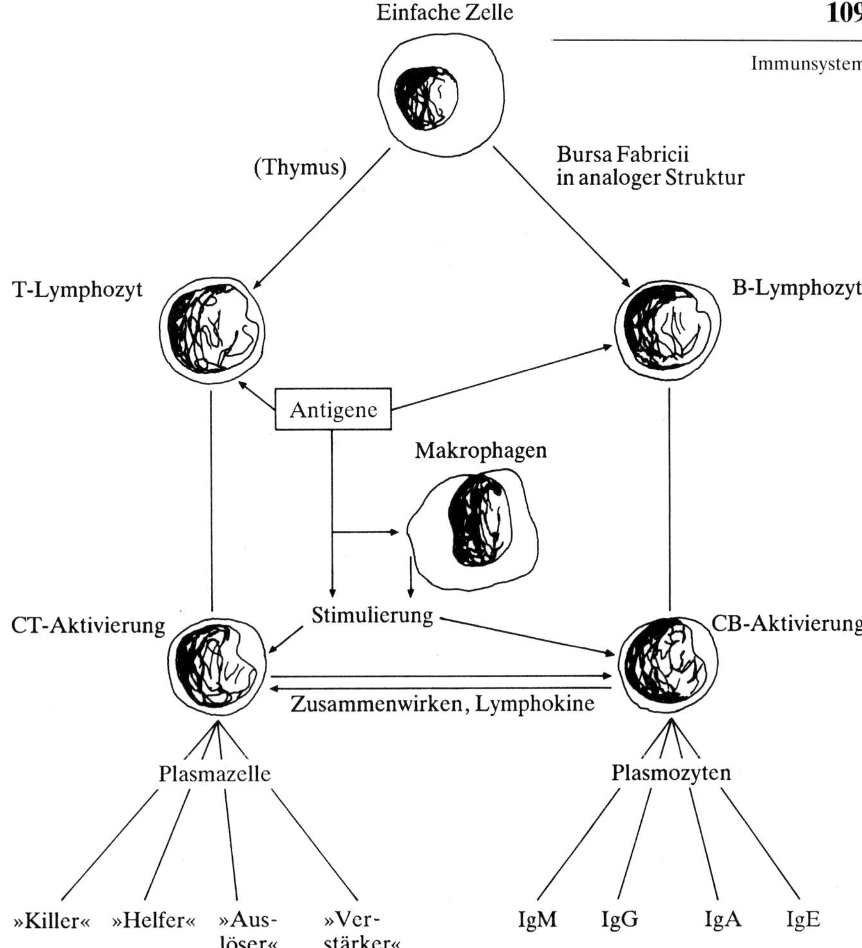

Abb. III/1 Vereinfachte Darstellung der Immunwirkung

WIEDERHOLUNGS-INJEKTIONEN: IMMUNOLOGISCHES GEDÄCHTNIS

Reinjiziert man einem Tier (das bereits einmal sensibilisiert wurde) dasselbe Antigen, unterstützt man eine immunologische Erinnerungs- oder anamnestische Reaktion, die intensiver und schneller ist und länger dauert als die primäre Reaktion. Man erreicht somit, daß Nachimpfungen die Immunität verstärken.

ADJUVANTIEN BEI DER IMMUNISIERUNG

Bestimmte Substanzen haben die Eigenschaft, das Immunisierungsvermögen eines Antigens zu stimulieren. Es handelt sich um Substanzen, die die Aktivität immunkompetenter Zellen (Makrophagen, Lymphozyten) direkt verstärken oder die den Abbau und die Eliminierung von Antigen verlangsamen, ohne die Spezifität der Reaktion zu verändern (JOLLES u. PARAF, 1973). Beim Schwein gelten Aluminium, Bentonit und Saponin (HOUDAYER u. a., 1978) als wirksame Adjuvantien, in gleicher Weise wie Ölgemische (MC KERCHER, 1967). Jedoch kann die Art der Immunreaktion durch ein Adjuvans auch verändert werden, also auch bei Anwesenheit eines kompletten FREUND's Adjuvans, wodurch es beim Schwein möglich ist, verstärkt die für Allergiephänomene verantwortlich reagierenden Antikörper zu bilden (METZGER, 1976).

Humoral vermittelte Immunität

Sie ist durch das Vorhandensein von Antikörpern im Kreislauf und in den Geweben gekennzeichnet. Es handelt sich um Proteine, die mit einem stimulierenden Antigen spezifische Verbindungen eingehen. Sie gehören zur Familie der Immunoglobuline, denen viele Funktionen obliegen und für die eine große Heterogenität charakteristisch ist. Ihre Eigenschaften sind aus Tabelle III/1 zu ersehen.

ALLGEMEINE STRUKTUR UND FUNKTION DER IMMUNGLOBULINE

Es sind Glykoproteine, die aus leichten Polypeptidketten (L) und schweren Polypeptidketten (H) bestehen (Abb. III/2).
Der konstante Anteil schwerer Ketten ist mit den Markern C_H2 und C_H3 behaftet. Diese sind für allgemeine biologische Aktivitäten der Immunglobuline verantwortlich (Komplementierung, Bindung an die Oberfläche oder an Zellen).
Die Verbindung der variablen Anteile V_L und V_H verkörpert die »aktive Stelle«, die für das spezifische Erkennen von Antigen-Antikörpern verantwortlich ist. Werden sie in vitro der Wirkung bestimmter Enzyme (Papain, Trypsin) ausgesetzt, sind die Immunglobuline des Schweines wie die der anderen Tierarten in die Fragmente Fab (antigenbindend) und Fc (kristallisierbar) gespalten. Gewisse Proteinsequenzen sind identifiziert worden (METZGER, 1972–1973).
Die Mehrheit der Serum-Immunglobuline bilden die *IgG*. Zwei Subklassen der IgG wurden beschrieben (METZGER, 1967) und unterscheiden sich durch ihre schweren Ketten y_1 und y_2. Sie haben die Fähigkeit, Viren und Toxine zu neutralisieren, und sie tragen zu bestimmten Phänomenen der Zytotoxität bei. Sie stimulieren die Phagozytose von Antigenverbindungen (Bakterien, Zellen) und binden Komplement. Das Verhalten des IgG bei 56 °C und die Art, am Protein A des Staphylococcus aureus anzuhaften (MILON, 1978), sind Besonderheiten beim Schwein.
Die *IgM* haben eine pentamere, kovalente Struktur, die durch ein »Verbindungsstück« J stabilisiert wird (GUÉRIN, 1973). Sie sind zu Beginn der Immunreaktionen vorhanden, binden das Komplement viel besser als die IgG und tragen wesentlich zur Eliminierung gebildeter Antigene bei (das Serum enthält davon etwa 3 mg/ml).
Die *IgA* sind die Immunglobuline der Sekrete. Man findet sie im Serum als Monomere oder Dimere, die durch ein J-Stück stabilisiert sind. An der Oberfläche der Schleimhäute, die sie wirksam schützen, sind sie dimer und im übrigen mit einer sekretorischen Komponente (C. S.) verbunden (BOURNE, 1973). Durch die C. S. werden sie gegen enzymatische Hydroly-

sen sehr widerstandsfähig, wovon ihre Resistenz gegen den Abbau im Darmmilieu herrührt. Im Kolostrum der Sau sind sie vorhanden, wo sie 10 mg/ml erreichen können. Sie stellen die Mehrheit der Immunglobuline der Milch dar. In dieser Hinsicht spielen sie für die passive Übertragung der mütterlichen Immunität auf das Ferkel bis zum Absetzen eine z. T. wesentliche Rolle.

Die *IgE* sind als Immunglobuline für Phänomene der Allergie und der Anaphylaxie verantwortlich. Sie sind beim Schwein noch nicht isoliert worden. Ihr Nachweis mit der passiven kutanen Anaphylaxiereaktion ist jedoch möglich. Die bei dieser Reaktion vorkommenden Antikörper besitzen biochemische Eigenschaften (Molekularmasse, Hitzeempfindlichkeit) und eine Kinetik des Auftretens des IgE, die der anderer Tierarten ähnelt (Metzger, 1976). Im übrigen werden sie durch die Wirkung humaner Serum-anti-IgE neutralisiert.

IgD. Die beim Menschen beschriebenen IgD sind beim Schwein noch nicht nachgewiesen worden.

LOKALE IMMUNITÄT IN IHREN HUMORALEN ERSCHEINUNGEN

Der Begriff lokale Immunität wird auf die an der Kontaktfläche zwischen Individuum und Außenwelt lokalisierten Immunphänomene angewendet. So hat man Phänomene des Schutzes oder der Überempfindlichkeit im Atmungstrakt, im Verdauungsapparat, in der Milchdrüse, in der Haut, in den Schleimhäuten der Geschlechtsorgane, alle als natürliche und potentielle Eintrittswege von Antigenen, beschreiben können. Am besten bekannt sind im wesentlichen die Mechanismen der humoralen Immunität (Metzger u. Aynaud, 1978).

Der Schutz des Verdauungskanals wurde am meisten untersucht. In diesem Organ bestehen besondere lymphoide Strukturen, die Peyer-'Platten, die reich an Lymphozyten sind. Das Antigen stimuliert die Vorstufenzellen, die sich mobilisieren und dann auf dem Blutwege zur Lokalisation in der Lamina propria kom-

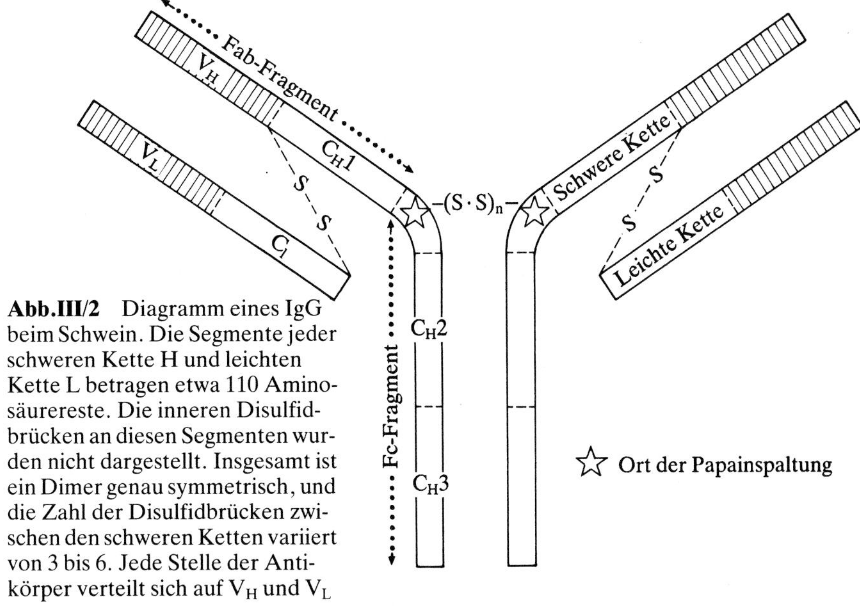

Abb.III/2 Diagramm eines IgG beim Schwein. Die Segmente jeder schweren Kette H und leichten Kette L betragen etwa 110 Aminosäurereste. Die inneren Disulfidbrücken an diesen Segmenten wurden nicht dargestellt. Insgesamt ist ein Dimer genau symmetrisch, und die Zahl der Disulfidbrücken zwischen den schweren Ketten variiert von 3 bis 6. Jede Stelle der Antikörper verteilt sich auf V_H und V_L

Tabelle III/1 Allgemeine Eigenschaften der Immunglobuline beim Schwein

	IgG	IgA	IgM	IgE
Zusammensetzung der Monomere	2 L (λ oder K) 2 H	2 L (K oder λ) 2 Hα	2 L (K oder λ) 2 Hμ	2 L (K oder λ) 2 Hε
Grad der Polymerisation	1	1 oder 2	5	1
Kette J	0	1	1	0
Sekretorisches Stück	0	1	0	0
Gehalt mg/ml				
Serum	15–25	1,5	3	ND
Kolostrum	55–65	10	3	ND
Milch	1,5	3	1	ND
Darm	0,2	2,5	Spuren	ND
Halbwertzeit im Serum (Tage)	10–15	2–5	3–5	
Biologische Aktivität				
Neutralisation	+ + +	±	+	0
Bindehemmung	+	+ + +	+	0
Komplementbindung	+ +	0	+ + +	0
Sensibilisierung der Zellen	+ + +	0	0	+ + +
Allergie	+	0	0	+ + +
Passage durch Schleimhäute	?	+ + +	+	ND
Bindung des Proteins A	+ + +	+	+	ND

ND = nicht determiniert

men (Phänomen der Heimkehr), wo sie sich festsetzen, um Antikörper hauptsächlich der Klasse IgA zu bilden (ALLEN, 1977; Abb. III/3). Während der Laktation können stimulierte Lymphozyten der PEYER'Platten sich auch in der Milchdrüse lokalisieren und dort für die über den Verdauungsweg applizierten Antigene spezifische IgA örtlich sezernieren. Man kann diese Antikörper im Sekret der Milch wiederfinden; sie bilden eine passiv wirksame Immunitätsschranke, indem sie das Darmepithel des Ferkels »abdichten«.

Zellvermittelte Immunität

Im Verlaufe der letzten zehn Jahre ist eine Explosion von Kenntnissen über das lymphatische Gewebe, insbesondere beim Menschen und der Maus, festzustellen. Die folgenden Daten beschränken sich auf das beim Schwein Bekannte. Sie lassen erkennen, daß Besonderheiten von lymphoider Architektur vorkommen. Sie unterscheidet sich aber weder grundlegend von anderen Tierarten, noch stellt es für die vergleichende Immunologie ein besonders interessantes Modell dar.

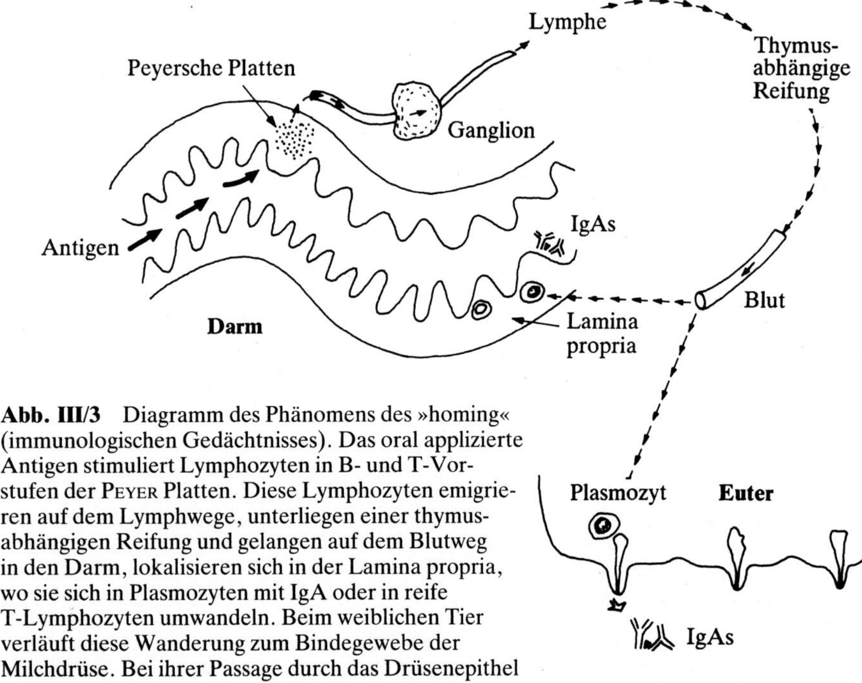

Abb. III/3 Diagramm des Phänomens des »homing« (immunologischen Gedächtnisses). Das oral applizierte Antigen stimuliert Lymphozyten in B- und T-Vorstufen der PEYER Platten. Diese Lymphozyten emigrieren auf dem Lymphwege, unterliegen einer thymusabhängigen Reifung und gelangen auf dem Blutweg in den Darm, lokalisieren sich in der Lamina propria, wo sie sich in Plasmozyten mit IgA oder in reife T-Lymphozyten umwandeln. Beim weiblichen Tier verläuft diese Wanderung zum Bindegewebe der Milchdrüse. Bei ihrer Passage durch das Drüsenepithel und Darmepithel erhalten die IgA ihren sekretorischen Bestandteil

KLASSEN DER LYMPHOZYTEN UND MARKIERER DER MEMBRAN

Die klassische Dichotomie der T- und B-Lymphozyten wird beim Schwein wie bei der Maus mit einem dritten Lymphozyten-Typ ergänzt, der in Analogie zu dem des Menschen L genannt wird (SALMON, 1979).

- Der *T-Lymphozyt* ist durch seine Fähigkeit gekennzeichnet, die Blutkörperchen vom Hammel durch Bildung spontaner Rosetten unspezifisch zu fixieren (SALMON, 1978).
- Die *B-Lymphozyten* sind die Vorstufen der Plasmazellen (Abb. III/1). Sie sind für die Synthese der Immunglobuline verantwortlich und durch das Vorhandensein der Membran-Immunglobuline IgM, IgA oder IgG gekennzeichnet.
- Dagegen können die *L-Lymphozyten* zytophile Immunglobuline bei + 4 °C fixieren (Receptor Fc). Diese Fixation ist reversibel, da die IgG bei 37 °C zerstört werden (SALMON, 1979).

FUNKTION DER LYMPHOZYTEN

Funktion der T-Lymphozyten

Thymektomie. Die Mehrzahl der nachstehend zusammengefaßten Funktionen werden mit Hilfe der Thymektomie indirekt nachgewiesen. Beim Neugeborenen führt die Thymektomie zu einer Lymphopenie und in einem Bereich der Parakortex der Lymphknoten analogen Gebiet zu Erschöpfungen (BINSS, 1979 b) beim Menschen und bei der Maus (Abb. III/4). Die der Stimulation durch das Phyto-Hämagglutinin A (PHA) folgende blastische Transformation ist stark vermindert, ebenso wie die

gemischte lymphozytäre Stimulation (MLC) und die durch Dinitrofluorobenzen ausgelöste Kontakt-Hypersensibilität.
Scheinbar sind die thymusabhängigen Funktionen beim Schwein dieselben wie bei der Maus. Während jedoch thymektomierte Mäuse die allogenen Hauttransplantate behalten, werden die Transplantate beim Schwein abgestoßen (Binns, 1972 b), wenn dieses thymektomiert ist. Alle diese Tatsachen lassen sich durch das Vorhandensein zweier T Subpopulationen erklären. Das Bestehen eines speziellen Mechanismus zur Abstoßung der Transplantate beim Schwein läßt sich jedoch nicht ausschließen. Zu dieser Beobachtung kommt eine andere Tatsache. Lebertransplantate zwischen nichtverwandten Individuen werden nicht abgestoßen, aber Transplantate der Haut, der Nieren und des Herzens. Neuere Untersuchungen haben ergeben, daß in der Leber nicht alle die in der Niere gefundenen Antigene enthalten sind.

Funktion der B-Lymphozyten

Die B-Lymphozyten sind die Vorstufen der Plasmazellen, die die Immunglobuline synthetisieren; in vitro werden sie durch die Mitogene B stimuliert: Lipopolysaccharide (LPS). Das Serum-Antiglobulin enthält als Komponente vor allem die schwere Antikette. Im Gegensatz zur Maus, aber wie beim Kaninchen werden die Lymphozyten ebenfalls durch Anti-Immunglobuline in löslicher Form stimuliert (Symons, 1977–1978).

Funktion der Lymphozyten mit dem Receptor Fc

Eine der beim Schwein vermuteten Funktionen dieser Lymphozyten besteht in der antikörperabhängigen Zell-Zytotoxizität (A. D. C. C.). Sie können in allen immunologischen Prozessen, die die Anwesenheit von Antigen-Antikörperkomplexen bewirken, eine Rolle spielen. Diese Fähigkeit zur Erregerabtötung läßt sich von der, bei der alle sensibilisierenden Antikörper fehlen (natürl. Killer oder N. K.), unterscheiden. Die für dieses Phänomen verantwortlichen NK-Lymphozyten sind beim Schwein und der Maus nur nach der Geburt vorhanden, im Gegensatz zum Menschen. Demgegenüber wird eine antikörperabhängige Zell-Zytotoxizität (A. D. C. C.) nach der Geburt gefunden(Koren, 1978).

SYSTEM DER HISTO-KOMPATIBILITÄT BEIM SCHWEIN

Das Erkennen der Zellen untereinander, die Zerstörung von Zellen, die sich durch Alterung, Krebsbefall oder Virusinfektion umbilden, und vor allem die Abstoßung von Transplantaten, vollziehen sich über an der Zelloberfläche angebrachte Antigenrezeptoren.

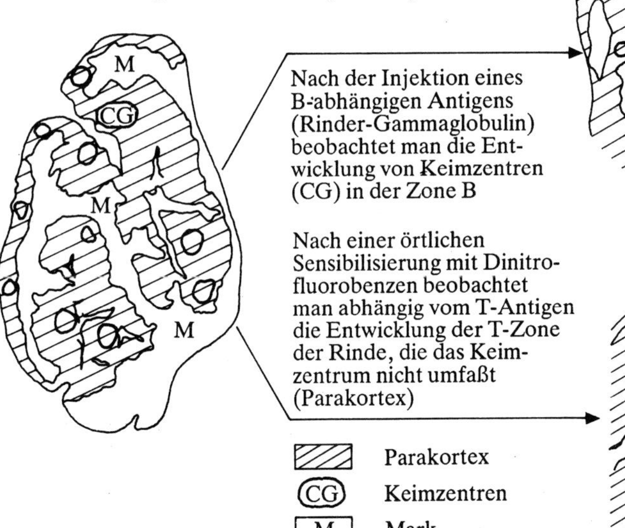

Abb. III/4 Diagramm zur Definition der Zonen B und T im Lymphknoten (nach Mc Farlin und Binns)

Diese Rezeptoren stellen die Identitätskarte eines Individuums oder seiner Gewebe dar und werden Histokompatibilitätsantigene genannt. Beim Schwein sind sie von Vaiman (1970), Viza (1970), White (1973) und Sachs (1976) nachgewiesen worden. Der Histokompatibilitätskomplex des Schweines SL.A und der analoge Komplex MSL.A des Miniaturschweines enthalten dieselben Merkmale wie die anderer

Tierarten: einen Genlocus für die serologisch definierten Antigene (SD) und einen anderen für die durch ihre zellulären Reaktionen (LD) gekennzeichneten Antigene. In demselben Bereich wurden die durch die Gene Ir bedingten Antigene Ia gefunden; die Gene Ir sind für die genetische Kontrolle der Immunitätsreaktion verantwortlich.

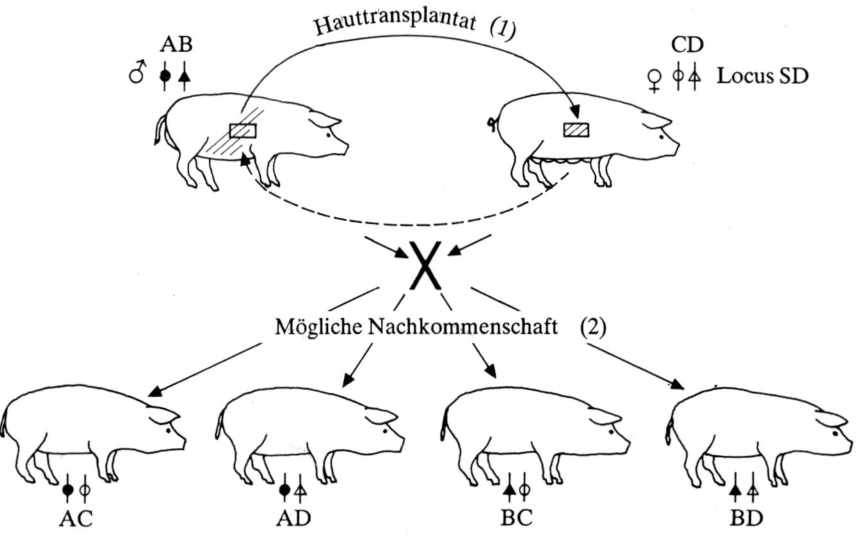

Abb. III/5 Bestimmung des Antigens SL-A.

1 Nach einem Hauttransplantat eines Ebers vom Genotyp SL-A AB hat eine Sau des Genotyps SL-A CD Antikörper anti-A und anti-B
2 Die Nachkommenschaft dieser Sau und dieses Ebers gehört zu den vier möglichen Genotypen AC AD BC BD
3 Das Serum der Sau CD wird über die Zellen von Ferkeln dieser Genotypen AC AD BC und BD absorbiert und dann seine Resttoxizität (Zytotoxität) gegenüber denselben getestet. Ergebnisse der Tabelle zeigen eine positive Reaktion mit den das Antigen A (AC, AD) oder B (BC, BD) tragende Zellen

Test gegen Lymphozyten von	Adsorption des Serums der Sau CD an Zellen			
	AC	AD	BC	BD
AC	–	–	+	+
AD	–	–	+	+
BC	+	+	–	–
BD	+	+	–	–

Definition der Loci SD und LD

Nach einer Hautübertragung zwischen nichtverwandten Individuen entwickelt das Empfängerschwein zytotoxische Antikörper (Abb. III/5), die die Erkennung der durch das Histokompatibilitätssystem gesteuerten Antigene ermöglichen. Ebenso führt ein Kontakt auf einer Kultur zwischen Lymphozyten des Spenders mit denen des Empfängers (Leukozyten-Mischkultur oder MLC) zu einer wechselseitigen Lymphoblasten-Stimulation (gemischte Lymhozytenreaktion oder LMR) in zwei Richtungen.

Beim Schwein stehen sich die Regionen LD und SD genetisch sehr nahe. Tatsächlich wurde aber eine Rekombinationswahrscheinlichkeit von nur 0,5 % festgestellt.

Die Existenz eines Schweines, das Träger des Haplotyps SL-A ist, hat bei Rekombination die Bildung von Antikörpern gegen die in der Region LD verschlüsselten Antigene ermöglicht. Im Gegensatz zu SD-Antigenen (Vaiman, 1975) sind diese Antigene Ia in der Niere der Maus bei einer im wesentlichen aus B-Lymphozyten bestehenden Subpopulation von Blutlymphozyten vorhanden, bei den Plasmozyten etwas vertreten und fehlen bei den Plaques.

Genotypen SL-A und Allotransplantate innerhalb verwandter Tiere

Außer dem Lebertransplantat üben der Komplex SL-A auf die Überlebensdauer von Allotransplantaten insofern einen Einfluß aus, als ein histokompatibles Transplantat länger als ein Transplantat von inkompatiblen Tieren geduldet wird. Die Lebertransplantate stellen insofern eine Ausnahme dar, daß ihr Überleben bei SL-A-inkompatiblen Tieren festgestellt werden kann.

DIE IMMUNREAKTION KONTROLLIERENDE GENE

Die spezifische regulierende Wirkung dieser Gene für die Immunreaktion (Gen Ir) wurde durch Verwendung von Antigenproteinen mit schwachem Lysozymgehalt demonstriert. Bei für das SL-A homozygoten Schweinen besteht eine verzögerte und verminderte Bildung von Antikörpern; bei heterozygoten ist jedoch die Reaktion normal. Das könnte eine Komplementarität der Gene Ir bedeuten (Vaiman, 1978 a).

Der Thymus

Die Struktur des Thymus beim Schwein ähnelt der des Meerschweinchens, unterscheidet sich aber von der Maus durch das Vorhandensein eines doppelten Gefäßnetzes mit zwei Zonen wuchernder Zellen (Olson, 1973). Die Lymphozyten des Markers reagieren auf die Stimulation mit PHA im Gegensatz zu denen der Rinde (Weber, 1966).
In einer vom Thymus isolierten Population beobachtet man 50 % Umwandlung von Lymphoblasten, wohingegen im Lymphocentrum mesentericum 80 % erreicht werden.
Die Epithelzellen des Thymus sind wahrscheinlich der Ort der Synthese eines Thymus-Serumfaktors. Nach der Thymektomie des Ferkels verschwand dieser Faktor aus dem Blut (Lacombe, 1974). Isoliert aus dem Blut des Schweines wurde der Faktor biochemisch als Nonapeptid charakterisiert, das man jetzt durch Synthese erhalten kann. Dieses Thymushormon ist in gleicher Weise bei anderen Tierarten wirksam, und seine Effekte wurden bei der Maus untersucht. Es löst in vitro und in vivo die Synthese des für die Zellstämme des Knochenmarkes spezifischen T Antigens aus. Bei der thymektomierten Maus steigert es die Proliferation der zytotoxischen T-Zellen gegen die Allo-Antigene, und es bringt die Zahl der Rosettenzellen in den Normalbereich zurück (Bach, 1977). Bei thymektomierten Ratten ist die Reaktion gegenüber Mitogenen verstärkt. Ebenso wie alle nach Thymektomie auftretenden Wirkungen durch Injektion dieses Faktors nicht wiederhergestellt werden können, ist es möglich, daß die Reifung der T-Lymphozyten einen Kontakt mit den Epithelzellen des Thymus erfordert; man könnte sich auch vorstellen, daß dieser Faktor in die Achse der Differenzierung von T-Lymphozyten nicht direkt einbezogen ist und unter anderen immunologischen Gesichtspunkten der Entwicklung nur ein wirksames Peptid darstellt.

Sekundäre lymphoide Organe

MILZ

Da es sich um ein wichtiges elastisches System handelt, bestehen zu den anderen Tierarten wenig histologische Unterschiede. Die Lymphozyten sind wie bei anderen Tierarten in der Zone T und B angeordnet. Das läßt einen wirksamen BT-Synergismus zu. Beim neugeborenen Ferkel besteht die weiße Pulpa einheitlich aus feinen, periarteriolären Manschetten. Beim erwachsenen Schwein unter konventioneller Antigenumwelt sind die periarteriolären Manschetten dick und man findet lymphoide Follikel mit Keimzentren.
Beim neugeborenen Ferkel stellt man bei der Primärreaktion auf die Injektion von Phagen (Kim und Watson, 1973) nach 24 h pyrinophile Zellen in den periarteriolären Manschetten fest. Die Zahl dieser Zellen steigt bis zum dritten Tage an. Bei konventionellen Schweinen befinden sich diese pyrininophilen Zellen in den Manschetten wie in den Keimzentren und in der roten Pulpa. Zwischen dem 6. und dem 8. Tag kommt es zu einer erneuten Vermehrung, die mit der Synthese des IgM korrespondiert. Vom 14. bis 16. Tag besteht eine maximale Zellvermehrung, wenn die Zellen sich in Längsrichtung zu lymphatischen Manschetten anordnen und eine Anlage des Keimzentrums bilden.
Beim jungen Schwein ist die Milz ein wichtiges Organ der Lymphopoese. $4{,}6 \times 10^9$ Lymphozyten werden täglich gebildet (das sind 15 % der Lymphozytenpopulation der Milz) und abgegeben, gleichzeitig werden sie in der Nähe des Lymphocentrum mesentericum (5,9 %) und im lymphatischen Gewebe der Verdauungsschleimhäute (2,2 %) gebildet. 0,4 % dieser Zellen findet man im Thymus und überraschenderweise 5 % im Knochenmark (Pabst, 1977).
Umgekehrt schicken die Ganglia mesenterica

und das lymphoide Gewebe im Darm Lymphozyten zur Milz, die 13 % der Lymphozytenpopulation der Milz ausmachen.
Schließlich spielt die Milz im Rückfluß der Lymphozyten eine wesentliche Rolle: 270×10^9 Lymphozyten durchströmen täglich die Milz, wobei die Gesamtproduktion zirkulierender Lymphozyten auf 300 bis 400×10^9 geschätzt wurde (Pabst, 1975–1976).

Die LYMPHKNOTEN UND DER RÜCKFLUSS DER LYMPHE

Struktur

Die Lymphknotenstruktur des Schweines scheint der des Delphins zu ähneln und unterscheidet sich von der anderer Tierarten. Die gewöhnlich einheitlich an der Peripherie gelegenen Lymphfollikel können sich auch mitten im Lymphknoten befinden, ebenso wie das Mark eine periphäre Stellung einnehmen kann (sog. »umgekehrte Struktur«; Abb. III/4; Mc Farlan, 1973).
Die Zone des Rindengewebes ohne Lymphfollikel ist reich an Blutgefäßen; durch sie treten die Lymphozyten hindurch (thymusabhängige Zone).
Das Mark hat sich von der Rinde deutlich abgesetzt, weist aber keinen Markstreifen und keinen Sinus auf. Lymphozytenmanschetten und Lymphoblasten umgeben die Gefäße des Markes, wie bei anderen Tierarten. Diese Manschetten enthalten auch Makrophagen, die im Bereiche der Verbindungsstelle zwischen Rinde und Mark zahlreich sind. Die Plasmazellen befinden sich in unmittelbar an das Mark angrenzenden Rindengebieten und sind mit den Blutgefäßen des Markes direkt in Kontakt.

Rückfluß der Lymphe

Bei den Nagetieren durchdringen die Blutlymphozyten die Lymphknoten, indem sie durch die Wände der postkapillären Venulen hindurchgehen. Nach einem unterschiedlich langen Aufenthalt in den Lymphknoten verlassen sie diese über die efferenten lymphatischen Gefäße. Beim Schwein findet man in den efferenten Lymphbahnen sehr wenig Lymphozyten, weil die Lymphozyten das Blut durch die postkapillären Venulen verlassen und dorthin auf demselben Wege zurückkehren.

Reaktionen auf Antigen-Stimulationen

Sie sind nach der Legende der Abbildung III/4 schematisiert. Je nach ihrer Stimulierung mittels Injektion eines T- oder B-abhängigen Antigens kann man T- und B-Zonen unterscheiden. Die Injektion eines Antigenkomplexes, wie von *E. coli*, in das subkutane Gewebe eines keimfreien Ferkels, wird von folgenden Veränderungen begleitet (Anderson, 1974):
- An der Injektionsstelle kommt es zur Akkumulation von Lymphozyten und neutrophilen Granulozyten und dann am 5. Tag zum Abbau des Antigendepots durch Fibroblasten.
- Im zugehörigen Lymphknoten beobachtet man vom 1. Tag an in den subkapsulären Sinus das Auftreten pyrininophiler blastischer Zellen, die zweifellos von der Injektionsstelle dorthin gelangten. Am zweiten Tag verteilten sich diese Zellen zufallsgemäß in der Rinde, wo sie gespeichert werden.
- Um den 7. Tag organisieren sich pyrininophile Zellen gehäuft in der Rinde, um ein neues Keimzentrum zu bilden, und am 8. Tag sieht man, wie basophile Lymphozyten erscheinen und die Anhäufungen blastischer Zellen umgeben, von denen die Mehrzahl sich in Mitose befinden. An den folgenden Tagen vollzieht sich der Umbau zum reifen Keimzentrum.

Weder an der Injektionsstelle noch im Mark kommt es zu einer Proliferation der Plasmazellen. Wahrscheinlich besteht die übergeordnete Funktion des Lymphknotens in der Bildung von Keimzentren und nicht in der Bildung von Antikörpern.

Bildungen lymphoider Annexe auf der Darmschleimhaut

In der Gesamtlänge des Verdauungskanals sind zwischen den Epithelzellen und in der Lamina propria Lymphozyten verteilt. Große Lymphozytenaggregate sind in Follikeln unter dem Epithel, in den Mandeln, den PEYERschen Platten (Jejunum, Ileum) und in den Lymphfollikeln des Colon vorhanden.
Nach der Aufnahme von Antigen *(E. Coli)* kommt es in den Mandeln am 3. Tag zur Vermehrung der pyrininophilen Zellen und zu einer Anhäufung am 5. Tag. Am 7. bis 9. Tag zeigen Keimzentren häufig eine Krone basophiler Lymphozyten, aber Zellen der plasmozytären Kategorie kommen nicht vor.
Im Duodenum füllt sich die Lamina propria von mit *E. coli* infizierten Ferkeln mit pyrininophilen Zellen und unreifen Plasmazellen nur bis zum 7. Tag, wobei gelegentlich reife Plasmozyten vorkommen können.
Im Ileum steigt 24 h nach der Infektion die Zahl der pyrininophilen Zellen, um die Follikel zu bilden.

Ontogenie des Immunsystems und perinatale Immunität

Wie wir weiter oben gesehen haben, ist das Ferkel in utero vor einem Eindringen von Antigenen und mütterlichen Proteinen (insbes. den Antikörpern) der Sau durch die Dichte der Placenta epitheliochorialis geschützt. Jedoch ist es leicht, die Entwicklung von Immunfunktionen unabhängig von jeder Einwirkung von außen zu untersuchen (um so mehr, als Sauen Würfe haben können, die mehr als 10 Ferkel umfassen).
Die Entwicklung der Lymphozyten im Hinblick auf Immunglobuline und das Entstehen der Reaktionsbereitschaft auf verschiedene Antigene wurden beim Schwein untersucht.

Foetus des Schweines

Entwicklungsgeschichte

Der Thymus ist das erste, zahlreiche Lymphozyten beherbergende Organ (Differenzierung zwischen Rinde und Mark am 40. bis 45. Tag der Trächtigkeit); die anderen lymphoiden Organe werden anschließend auf dem Blutwege besiedelt.
Auftreten und Speicherung von Lymphozyten in der Form periarteriolärer Follikel in der Milz finden erst vom 80. Tag an statt. Von verschiedenen Autoren wurden die Lymphozyten des Darmes vom 50. Tag an nachgewiesen und in an die Struktur der PEYER'Platten erinnernden Folikeln zugeordnet, während sie bei anderen erst am 80. Tag der Trächtigkeit gefunden wurden (KRUML, 1970; PESTANA, 1965).

Entstehung der T-Lymphozyten

Sie ist noch wenig bekannt. Urteilt man nach der Reaktion auf PHA, reagieren die Thymozyten seit dem 72. Tag der Trächtigkeit, während die Lymphozyten der Milz erst vom 90. Tag an stimuliert werden (RODEY, 1972).

Entstehung der B-Lymphozyten

B-Lymphozyten bilden Membranimmunglobuline mit entsprechenden Rezeptoren. Man hat versucht, das Auftreten der Immunkompetenz mit dem Erscheinen von Membranimmunglobulinen in Verbindung zu bringen, was an der Bildung von Antikörpern beurteilt wird. Während man vor dem 65. Tag der Trächtigkeit nur 1 % Blutzellen mit Membranimmunglobulinen findet, stellt man vom 70. bis 80. Tag eine plötzliche Vermehrung dieser Zellen bis auf 10 % fest. Dieser Wert ist mit dem bei der Geburt und beim Erwachsenen vergleichbar. Ebenso beobachtet man vom 80. Tag der Trächtigkeit an die Bildung von Antikörpern beim Foetus, der mit verschiedenen Antigenen in Berührung gekommen ist.

Das ist auch die Periode, in der der Foetus allogene Transplantate abzuweisen vermag, während vorher die Injektion allogener Leukozyten die Toleranz des Hauttransplantates provoziert (Binns, 1967).
Über die Klasse der als Antigenrezeptoren dienenden Immunglobuline bestehen Widersprüche; bestimmte Autoren fanden nur IgM während der gesamten Trächtigkeit (Jaroskova, 1973). Zur Passage von IgG oder IgA kommt es nur nach der Aufnahme von Antigenen. Andere fanden am Ende der Trächtigkeit Lymphozyten mit IgM und IgG (Binns, 1972).
Die foetale Leber ist das erste Organ, in dem man dem IgM begegnet (38. Tag). Am 54. Tag erscheinen die Lymphozyten in der Milz. Am Ende der Trächtigkeit, wenn die Leber nicht mehr hämatopoetisch ist, übernimmt das Knochenmark die Funktion und versieht die Lymphozyten mit IgM (Jaroskova, 1978).

Ontogenie der Reaktion auf Antigene

Die Arbeiten der tschechischen Arbeitsgruppe von Sterzl (1967) haben gezeigt, daß der Foetus nach Injektion großer Mengen von Antigenen imstande ist, vom 60. Tag der Trächtigkeit an eine Antikörperreaktion auszubilden.

Das neugeborene Ferkel, die Immunität mütterlicher Herkunft und die aktive Immunität

Geburt

Die Geburt wird durch eine Freisetzung foetaler Kortikosteroide ausgelöst, was die Ursache einer Verminderung des Immunitätsvermögens beim Ferkel zum Zeitpunkt der Geburt sein könnte (Upcott, 1973; Metzger, 1978). Andere Faktoren könnten diese Hemmung auch erklären oder daran beteiligt sein. Es handelt sich um Faktoren mütterlichen oder foetalen Ursprungs oder auch suppressive Zellen, deren Entwicklung schneller als die der »Helfer«-Zellen verliefe.

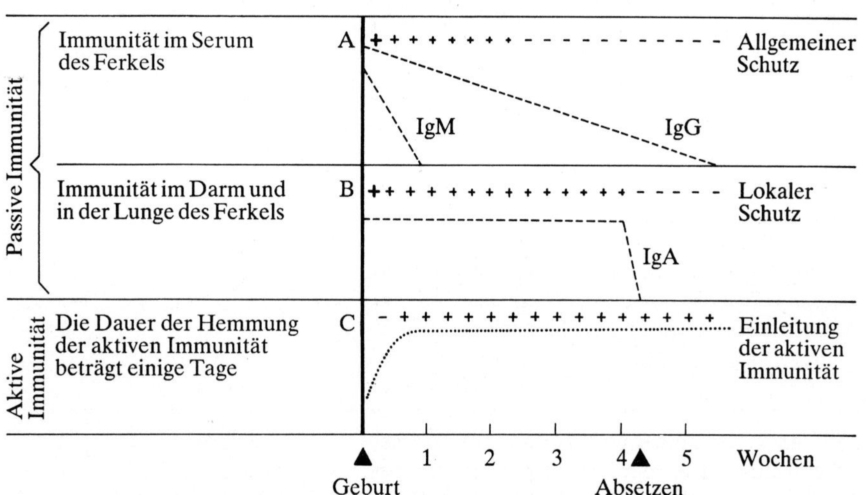

Abb. III/6 Diagramm zur Darstellung der Entwicklung der 3 Immuntypen (passiv und aktiv) beim Ferkel von der Geburt bis zum Absetzen

Übertragung der mütterlichen Immunität

Immunität kolostralen Ursprungs

Bei der Geburt fehlt dem Ferkel jeglicher Immunschutz. Er wird unmittelbar durch das Kolostrum hergestellt, das besonders reich an Immunglobulinen ist (Tab. III/1). Nimmt das Ferkel kein Kolostrum auf, ist es gegen die einfachsten bakteriellen Infektionen nicht widerstandsfähig.
Der Darm des Ferkels ist nur während der ersten 36 Lebensstunden für große Moleküle durchlässig; in seinem Serum findet man dann die drei Klassen der Immunglobuline (Metzger, 1978; Abb. III/6). Diese ebenso wie andere von der Mutter stammenden Proteine werden durch den Stoffabbau des Ferkels fortgesetzt abgebaut (etwa 5 Tage, um die Hälfte der IgG abzubauen, 3 Tage für die IgM; Abb. III/6A) und durch die dem Ferkel eigenen Proteine ersetzt (Abb. III/7).

Schlußfolgerungen für die Erlangung der aktiven Immunität

Schon Arbeiten von HOERLIN (1957) haben gezeigt, daß, wenn die Mutter gegen ein bestimmtes Antigen immunisiert war, die korrespondierenden Antikörper auf das Neugeborene übertragen wurden. Dann war es schwierig, das Ferkel gegen dasselbe Antigen zu immunisieren (Abb. III/6C). Dabei scheint das Antigen abgebaut zu werden, ohne daß es eine immunogene Rolle spielen konnte. Das kommt nachweislich dann vor, wenn das Antigen eine Lebendvirusvakzine ist, deren kleine Virusdosis von den Antikörpern zerstört wird. Man kann jedoch diese Hemmung vermindern, indem die Immunogenität z. B. mit Hilfe eines Adjuvans stimuliert wird.

Durch die Milch übertragener lokaler Schutz

Während der gesamten Dauer der Laktation werden die IgA der Milch auf das Jungtier übertragen und sichern passiv den Schutz der Schleimhäute des Verdauungskanals (Abb. III/6B) und mutmaßlich des Atmungsapparates. Dieser Schutz bewirkt eine Verminderung der Häufigkeit verschiedener Erkrankungen der Verdauungs- und Atmungsapparate, woraus die Bedeutung der Aufnahme von Muttermilch ersichtlich wird.
Untersuchungen von BOHL (1975) über die TGE haben klar ergeben, daß die Immunglobuline A eine wesentliche Rolle für den Schutz des Ferkels gegen diese Erkrankung spielen. Ein wirksamer Schutz kommt nur bei Ferkeln zustande, die mit dem Kolostrum und der Milch einer Sau ernährt werden, die eine natürliche Darminfektion erlitten hat. Während in diesem Falle der aktive Schutz durch die IgA gegeben ist, gehören bei i. m. vakzinierten Sauen die gebildeten Antikörper besonders zu der Klasse der IgG. So dauert der durch das Kolostrum und die Milch dieser Sauen gewährte Schutz nur kurze Zeit, denn diese Antikörper werden durch die Verdauungsenzyme des Ferkels zerstört.
Eine lokale Immunität ist aber oft schwer auszulösen und die Versuche der Vakzination der Mütter auf oralem Wege haben noch zu keiner befriedigenden Lösung geführt.

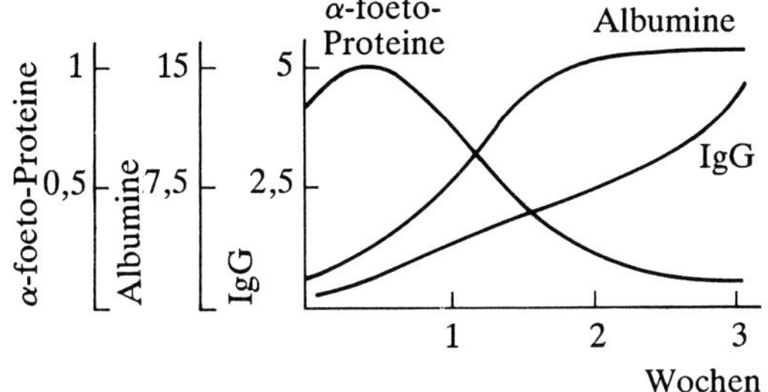

Abb. III/7 Vergleich der Entwicklung der Serumkonzentration dreier Proteine (α-foeto-Protein, Albumin und IgG) während der ersten 3 Lebenswochen eines axenischen Ferkels

Der nichtspezifische Schutz des Kolostrums

Zusätzlich zu den Antikörpern, deren Rolle des spezifischen Schutzes wir analysiert haben, trägt das Kolostrum auch dazu bei, auf unspezifische Weise die Widerstandsfähigkeit des Neugeborenen zu erhöhen. Bestimmte Substanzen, wie die Laktoferrine, haben in vitro durch ihre ferriprive Aktion eine bakteriostatische Wirkung.
Andere Substanzen spielen für Magen- und Darmperistaltik eine stimulierende Rolle, wodurch die Magen- und Darmentleerungen aktiviert und bestimmte bakterielle Infektionen vermieden werden können. Aber diese Phänomene wurden bisher beim Schwein sehr wenig analysiert. Noch weniger geklärt ist die physiologische Bedeutung des Kolostrums bei der Absorption der Albumine (METZGER, 1978).

Die »keimfreien« (axenischen) und SPF-Ferkel

Wir legen hier kein besonderes Gewicht auf axenische Tiere, deren Fragen im achten Teil dieser Arbeit ausgedehnt behandelt werden. Deren Produktion hatte beim Schwein an Bedeutung gewonnen, als man von diesem Modell den Vorteil der Nichtübertragung mütterlicher Infektionserreger in utero zu nutzen begann (STERZL, 1979). Die Haltung der Tiere in steriler Atmosphäre vermindert die bei den ohne Kolostrum aufgezogenen Ferkeln auftre-

ZUSAMMENFASSUNG UND KOMMENTAR

Die Entwicklungsdaten bestätigen, daß der Foetus des Schweines vom 80. Tag der Trächtigkeit an immunkompetent ist. Bei der Geburt ist das Schwein imstande, auf eine antigene Reizung zu reagieren, wobei sich jedoch die Bildung von Antikörpern verzögert und die Entwicklung des Immunsystems verlangsamt ist, wie das histologische Untersuchungen an den in sterilen Inkubatoren gehaltenen Ferkeln ergeben haben. Diese Tiere erhalten ihren Schutz von ihrer Mutter durch die Antikörper des Kolostrums und die danach aufgenommene Milch.
Hier muß mehr als anderswo folgende Besonderheit in Betracht gezogen werden: Das Kolostrum einer Sau enthält nur Antikörper gegen Keime des Schweinebestandes, in dem sie gewöhnlich gehalten wird. Möglichkeiten, das Ferkel auch gegen einen selbst wenig pathogenen Erreger zu schützen, bestehen nur bei der Geburt.
In bestimmten Fällen kann sich eine Vakzination des Ferkels als notwendig erweisen. Es wäre dann gut, sich des Vorhandenseins passiver Antikörper zu erinnern, das zu einer Verringerung der aktiven Immunwirkung führen kann. Man müßte jedoch die Dosis und den optimalen Zeitpunkt der Immunisierung ermitteln. Man muß auch zwei andere kritische Perioden beachten, während denen die Ferkel eine verminderte Resistenz gegen mikrobielle Infektionen aufweisen.
Die eine in die Periode von der zweiten bis zur vierten Lebenswoche, wenn der Gehalt an mütterlichen Antikörpern im Serum des Ferkels sehr niedrig ist und seine eigenen immunologischen Abwehrmechanismen noch nicht in Funktion sind. Die andere ist der Augenblick des Absetzens. Das Ferkel beginnt nun allein, ohne die passive Zufuhr von Antikörpern mit der Milch, sich mit Infektionen auseinanderzusetzen. Bei optimalen Absetzverfahren brauchen keine Erkrankungen aufzutreten, denn das Immunsystem des Ferkels ist imstande, eine aktive Reaktion auszubilden und ist gegenüber Keimen, die Bestandteil seiner natürlichen Umgebung sind, bereits sensibilisiert. Gelingt es hingegen nicht, den Streß des Absetzens zu verringern (schlechte Fütterung, zu frühes Absetzen, rücksichtsloses Umsetzen vom Zucht- in den Mastbetrieb), dann riskiert man, sein junges, relativ unreifes Immunsystem zu überlasten. Bei einem Wechsel der Umgebung treten deshalb häufig Erkrankungen auf. Erweisen sich strikt angewendete hygienische Vorschriften als unzureichend, sollte eine ökoepidemiologische Untersuchung der Empfängerbetriebe und die Vakzination gegen sich als pathogen erweisende Stämme zu einer ausreichenden Prophylaxe beitragen.

tende Sterblichkeit. Dort ergibt sich ein sehr nützliches Modell zur Untersuchung der Phänomene der Ernährung und Übertragung intestinaler Mikroflora.
Auf immunologischem Gebiet weisen die axenischen Tiere nur wenig zirkulierende Immunglobuline auf. Im Verhältnis zu konventionellen Schweinen desselben Alters sind Lymphozyten nur in beschränkter Zahl vorhanden (Sterzl, 1967–1979; Prokesova, 1970; Jaroskova, 1973). Im Darm entwickeln sich die Peyerschen Platten nicht so, wie es bei Stimulation durch Bakterien möglich wäre. Solche Tiere haben ein ruhendes Immunsystem; versetzt man sie wieder in eine konventionelle Umgebung, verhalten sie sich wie Neugeborene, denen man das Kolostrum vorenthalten hat.
Wenn diese Tiere zum Aufbau der Schweinelinie »SPF« (»frei von spezifischen pathogenen Erregern«) dienen, sind besondere Vorsichtsmaßnahmen unerläßlich. Bevor sie in Zuchtbetriebe kommen, sind lokale und allgemeine Schutzmaßnahmen einzuleiten. Sofern sich diese Produktion zootechnisch und ökonomisch bewerkstelligen läßt und der technische Aufwand noch diskutabel ist, kann sie zur Tilgung bestimmter bakterieller Infektionen in solchen Ländern mit Erfolg angewandt werden, in denen strikte Hygienenormen beachtet werden können.

BEZEICHNUNGEN

Adjuvans: Substanz, die die Immunreaktion auf ein Antigen erhöht.
Allergen: Substanz, die eine allergische Reaktion auslöst.
Allergie: Überempfindlichkeit gegenüber einem Antigen.
Anaphylaxie: Unmittelbare Überempfindlichkeit, durch IgE vermittelt.
Antigen: Substanz, die eine spezifische Immunreaktion hervorruft.
Antikörper: Immunglobulin, das mit einem definierten Antigen reagiert.
Axenisch: Individuum frei von mikrobiellen Keimen und in einem sterilen Milieu aufgezogen.

Helferzellen: T-Zellen, die mit B-Zellen bei der Bildung von Antikörpern gegen thymusabhängige Antigene zusammenwirken.

Histokompatibilität: Für die Abstoßung von Transplantaten verantwortliches Phänomen, wenn sich die Antigene des Spenders des Transplantates von denen des Empfängers unterscheiden.

Hypersensibilität:
- Unmittelbare H. s. Anaphylaxie.
- Verzögerte H. oder zellvermittelte H.: Durch das Serum nicht übertragbare Immunität. Kann nur durch T-Lymphozyten verliehen werden. Sie trägt zur Abwehrreaktion eines Transplantates bei.

Immunglobulin: Serumglobulin mit Anitikörpercharakter. Wandert in der Elektrophorese in der Region Gamma oder Beta 2.

Immunität: Gesamtheit der bei einem Individuum durch Antigene ausgelösten Reaktionen. Hierzu gehören spezifische Reaktionen auf Antigene und nichtspezifische Reaktionen.

Immunsuppressor: Substanz, die Immunreaktionen vermindert oder aufhebt.

Immuntoleranz: Spezifische Hemmung der Immunreaktion.

Keimzentren: Aus Lymphozyten und Makrophagen bestehende Zellanhäufung, die sich in primären Follikeln nach antigener Stimulation entwickelt.

Komplement: Komplexes multifaktorielles System aus Serumproteinen, das in Kombination mit Antikörpern und Antigen die Infektionsabwehr unterstützt.

Lymphozyt B: Für die Bildung von Antikörpern verantwortliche lymphoide Zelle. Bei Vögeln differenziert sie sich unter dem Einfluß der Bursa Fabricii; ihr Äquivalent bei den Säugetieren ist noch unbekannt.

Lymphozyt T: Lymphozyt, der sich unter dem Einfluß des Thymus differenziert. Ist für die zellvermittelte Immunität und das Zusammenwirken mit B-Zellen bei der Synthese von Antikörpern verantwortlich.

Mastzellen: Zellen mit basophilem Zytoplasma, die an vasomotorischen Substanzen reiche Granulationen enthalten und deren Membran die IgE bindet. Sind vom Ursprung her Phänomene der unmittelbaren Hypersensibilität.

Myelom: Krankheit auf Grund der Krebsbildung eines Zellklones der Plasmazyten, die durch eine Hypergammaglobulinämie gekennzeichnet ist.

Ontogenese oder Ontogenie: Ablauf der von dem Individuum von der Befruchtung der Eizelle bis zur Vollkommenheit durchlaufenen Transformationen.

PHA: Phytohämagglutinin

Sekretorisches Stück oder Verbindung: Durch ein Schleimhautepithel synthetisierte Proteinverbindung, die sich an ein Dimer des IgA anheftet.

Serum: Nach Koagulation des Blutes und der Entfernung des Blutkuchens gewonnene Flüssigkeit; es enthält Serumproteine und insbes. die Immunglobuline.

Unterdrücker (Suppressiv)-Zellen: Zellen, die die Wirkung von B-Lymphozyten, von »Helfer«-Zellen oder K-Zellen blockieren.

Vakzine: Zum Schutz gegen Infektionskrankheiten oder Toxine verabreichte Antigenpräparate.

Variable(r) (Teil): Mit N abschließender Teil von Immunglobulinketten. Segment von 110 Aminosäureresten, die für den Antikörpersitz verantwortlich sind; eine Kette von der anderen und ein Immunglobulin vom anderen unterscheiden sich.

LITERATUR

ALLEN, W. D.; PORTER, P., 1977 – The relative frequency and distribution of immunoglobulin-bearing cells in the intestinal mucosa of neonatal and weaned pigs and their significance in the development of secretory immunity. Immunology, 32, 819–824

ANDERSON, J. C., 1974 – The use of germ-free piglets in the study of lymphoid tissue and germinal center formation. Adv. Exp. Med. Biol., 12, Microenvironmental Aspects of Immunity. Ed. B. D. Jankovic and K. Isakovic – New York Plenum Press.

ANDERSON, J. C., 1974 – The response of the tonsil and associated lymph-nodes of gnotobiotic piglets to the presence of bacterial antigen in the oral cavity. J. Anat., 117, 191

ANDERSON, J. C., 1979 – The response of gut-associated lymphoid tissue in gnotobiotic piglets to the presence of bacterial antigen in the alimentary tract. J. Anat., 124, 555–562

BACH J. F.; DARDENNE, M.; PLEAU, J. M.; ROSA, J., 1977 – Biochemical characterisation of a serum thymic factor. Nature, 266, 55–57

BINNS, R. M., 1967 – Bone marrow and lymphoid cell injection of the pig foetus resulting in transplantation tolerance or immunity, and immunoglobulin production. Nature, 214, 179–181

BINNS. R. M.; MCFARLIN, D. E.; SUGAR, J. R., 1972 – Lymphoid depletion and immunosuppression after thymectomy in the young pig. Nature, 238, 181–183

BINNS, R. M.; SYMONS, D. B. A., 1974 – The ontogeny of lymphocyte immunoglobulin determinants and their relationship to antibody production in the foetal pig. Res. Vet. Sci., 16, 260–262

BINNS, R. M.; PALLARES, V.; SYMONS, D. B. A.; SIBBONS, P., 1977 – Effect of thymectomy on lymphocyte subpopulations in the pig. Demonstration of a thymus-dependent »Null« cells. Int. Arch. Appl. Imm., 55, 96–101

BOHL, E. H.; SAIF, L. J., 1975 – Passive immunity in transmissible gastroenteritis of swine: immunoglobulin characteristics of antibodies in milk after inoculating virus by different routes. Infect. Immunol. 11, 23–32

BOURNE, F. J.; CURTIS, J., 1973 – The transfert of immunoglobulins IgG, IgA and IgM from serum to colostrum and milk in the sow. Immunology, 24, 157–162

CHAPMAN, H. A.; JONHSON, J. S.; COOPER, M. D., 1974 – Ontogeny og Peyer's patches and immunoglobulin-containing cells in pigs. J. Imm., 112, 555–563

CHIDLOW, J. W.; PORTER, P., 1978 – The role of oral immunisation in stimulating Escherichia coli antibody of the IgM class in porcine colostrum. Res. Vet. Sci., 24, 254–257

DAVIES, H. ff. S.; TAYLOR, J. E.; DANIEL, M. R.; WAKERLEYC, 1976 – Differences between pig tissues in the expression of major transplantation antigens: possible relevance for organ allografts. J. Exp. Med., 143, 987–992

DE WILDE, R. O., 1980 – Protein and energy retentions in pregnant and non-pregnant gilts. I. Protein retention. Livest. Prod. Sci., 7, 497–504

GUERIN, G.; HAHN, C. W.; METZGER, J. J., 1973 – Les immunoglobulines M porcines. Analyse des chaînes polypeptideques constitutives de la molécule. Ann. Rech. Vét., 4, 599–611

HOERLEIN, A. B., 1957 – The influence of colostrum on antibody response in baby pigs. J. Imm., 78, 112–117

HOUDAYER, M.; ROUZE, P.; DALSGAARD, K.; METZGER, J. J., 1978 – Effet adjuvant de Qui L-A sur la réponse immunitaire humorale chez le porc. Ann. Immunol., 129 C, 107–112

JAROŠKOVÁ, L.; TREBICHAVSKÝ, I.; KOVARŮ, F.; PROKEŠOVÁL, L., 1978 – Precusors of B-lymphocytes with surface IgM and their possible migration from bone marrow to peripheral lymphatic tissues. Lymphology, 11, 81–83

JOLLES, P.; PARAF, A., 1973 – Chemical and biological basis of adjuvant. Ed. Springer Verlag–Berlin–Heidelberg–New York

KIM, Y. B.; WATSON, D. W., 1973 – Histological changes of lymphoid tissues in relation to the ontogeny of the immune response in germ-free piglets. In, Adv. Exp. Med. Biol., 12, Microenvironmental Aspects of Immunity. Ed. B. D. Jankovic and K. Isakovic N. Y. Plenum Press, 169–177

KOREN, H. S.; AMOS, D. B.; KIM, Y. B., 1978 – Natural killing and antibody-dependant cellular cytotoxicyty are independent immune functions in the Minnesota miniature swine. P. N. A. S., 77, 5127–5131

KRUML, J.; KOVARŮ, F.; POSPISIL, M.; TREBICHAVSKÝ, I., 1970 – The development of lymphatic tissue during ontogeny. In: Developmental Aspect of Antibody Formation and Structure. Ed. J. Sterzl, Prague Academia, pp. 35–54

LACOMBE, M.; PERNER, F.; DARDENNE, M.; BACH, J. F., 1974 – Thymectomy in the young pig. Effect on the level of circulating thymic hormones. Surgery, 76, 556–559

LEIGHT, G. S.; SACHS, D. H.; ROSENBERG, S. A., 1977 – Transplantation in miniature swine. II: In vitro parameters of histocompatibility in MSLA homozygous minipigs. Transplantation, 23, 271–276

MC FARLIN, D. E.; BINNS, R. M., 1973 – Lymph node function and lymphocyte circulation in the pig. Adv. Exp. Med. Biol., 29, 87–93

MC KERCHER, P. D., 1968 – Response of swine to oil adjuvant veccine. Immunol. Standard, Vol. 8, 151–160

METZGER, J. J.; FOUGEREAU, M., 1967 – Caractérisation de deux sousclasses d'immunoglobulines G chez le porc. C. R. Acad. Sci. Paris, 265, 724–727

METZGER, J. J., 1972 – Structure et hétérogénéité des immunoglobulines G du porc; Etude du clivage par la pepsine. Ann. Recher. Vét., 3, 289–306

METZGER, J. J.; BOURDIEU, C.; ROUZE, P.; HOUDAYER, M., 1975 – Heat sensitivity of porcine IgG. J. Immunol. Meth., 8, 295–300

METZGER, J. J., 1976 – Les réactions d'hypersensibilité chez le porc. Rec. Méd. Vétér. Alfort, 152, 169–173

METZGER, J. J.; MILON, A.; BOURDIEU, C., 1978 a – Serum protein profiles in the suckling and non suckling piglet: the importance of colostrum. Ann. Rech. Vét., 9, 301–307

METZGER, J. J., BALLET-LAPIERRE, C.; HOUDAYER, M., 1978 c – Partical inhibition of the humoral immune response of pigs after early postnatal immunization. Am. J. Vet. Res., 39, 627–631

MILON, A.; HOUDAYER, M.; METZGER, J. J., 1978 – Study of the interaction of Protein-A sepharose with porcine IgG and with porcine lymphocytes. Develp. Comp. Immunol., 2, 699–711

OLSON, L. A.; POSTE, M. E., 1973 – The vascular supply of the thymus in the guinea-pig and pig. Immunology, 24, 253–257

PABST, R.; MUNZ, D.; TREPEL, F., 1977 – Splenic lymphocytopiesis and migration pattern of splenic lymphocytes. Cell. Immunol., 33, 33–44

PESTANA, C.; SHORTER, R.; HALLENBECK, G., 1965 – Development of lymphoid tissues in the foetal pig. J. Surg. Res., V, 471–475

PROKESOVÁ, L.; KOSTKÁ, J.; REINÉK, J.; TRÁVNIČEK, J., 1970 – Further evidence of active synthesis of immunoglobins in precolostral Germ-free piglets. Folia Microb., 15, 337–340

RODEY, G. E.; DAY, N.; HOLMES-GRAY, B.; GOOD, R. A., 1972 – Ontogeny of the phytohemagglutinin response of foetal piglet thymic and splenic lymphocytes. Inf. et Immunity, 5, 337–338

SACHS, D. H.; LEIGHT, G.; CONE, J.; SCHWARZ, S.; STUART, L.; ROSENBERG, S., 1976 – Transplantation in miniature swine – I: Fixation of the Major Histocompatibility Complex. Transplantation, 22, 559–567

SALMON, H., 1978 – Specificity of pig T-lymphocyte antiserum cytotoxicity and inhibiting properties onto E-rosette forming lymphocytes. Ann. Immunol. 129 C, 571–584

SALMON, H., 1979 – Surface markers of porcine lymphocytes and distribution in various lymphoid organs. Int. Arch. Allergy, 60, 262–274

ŠTERZL, J.; SILVERSTEIN, A. M., 1967 – Developmental

aspects of immunity. In: Advances in Immunology. Academie Press-New York – London, 6, 337–459
ŠTERZL, J., 1979 – Gnotobiological models and methods in immunology. Folia microbiologica, 24, 58–69
SYMONS, D. B. A.; BINNS, R. M., 1973 – Coincidence of a rapid increase in immunoglobulin bearing lymphocytes with foetal immunocompetence in pig – I. R. C. S. – Hematology (73–9), 17–31
SYMONS, C. B. A.; LAY, C. A.; MC DONALD, A. N., 1977 – Stimulation of pig lymphocytes with antiimmunoglobulin serum and mitogens. Int. Arch. Allerg. app. Imm., 54, 67–77
UPCOTT, D. H.; HEBERT, C. M.; ROBINS, M., 1973 – Erythrocyte and leucocyte parameters in fetal and neonatal piglets. Res. Vet. Sci., 15, 8–12
VAIMAN, M.; RENARD, C.; LAFAGE, P.; AMETEAU, J.; NIZZA, P., 1970 – Evidence for a histocompatibility system in swine (SL-A). Transplantation, 10, 155–164
VAIMAN, M.; RENARD, C.; PONCEAU, M.; LECOINTRE, J.; VILLIÉRS, P. A., 1975 – Alloantigènes sous la dépendance de la région SL-A contrôlant la réaction lymphocytaire mixte chez le porc. C. R. Acad. Sci., 280, 2809–2812
VAIMAN, M.; METZGER, J. J.; RENARD, C.; VILA, J. P., 1978 – Immune response gene (s) controlling the humoral antilysozyme response (Ir-Lys) linked to the Major Histocompatibility Complex SL-A in the pig. Immunogenetics, 7, 231–238
VIZA, D.; SUGAR, J. R.; BINNS, R. M., 1970 – Lymphocyte stimulation in pigs: evidence for the existence of a single major histocompatibility locus PL-A. Nature, 227, 949 to 950
WEBER, W. T., 1966 – Difference between medullary and cortical thymic lymphocytes of the pig in their response to PHA. J. Cell. Physiol., 68, 117–126
WHITE, D. J. G.; BRADLEY, B.; CALNE, R. Y.; BINNS, R. M., 1973 – The relationship of the histocompatibility locus in the pig to allograft survival. Transpl. Proceedings, 5, 317 to 320

Biologische Normwerte und Hämatologie Kapitel 2

J. P. VAISSAIRE

Im ersten Teil dieses Kapitels wurde eine bestimmte Anzahl biologischer und physiologischer Normen, besonders Geschlechtsapparat, Verdauung, Kreislauf, Atmung, Ausscheidung, Nerven, Haut und die Wärmeregulation betreffend, zusammengestellt. Das Wachstum, die Lebendmasse und die Zusammensetzung des Körpers und der Organe sind Gegenstand eines zweiten Teiles. Schließlich endet dieses Kapitel mit Angaben über die Hämatologie und die Biochemie des Blutes und das Myelogramm. Es ist an dieser Stelle hervorzuheben, daß eine bestimmte Anzahl Daten in den Tabellen nur den Wert einer vorbehaltlichen Aussage haben; sie würden eine weitere Bestätigung verdienen.

Bio-physiologische Normen

GENITALSYSTEM – FRUCHTBARKEIT

Die Tabelle III/2 informiert über die wichtigsten Daten zur Fortpflanzung.
Man stellte fest, daß die Fruchtbarkeit sich während der warmen Sommermonate vermindert (LEVASSEUR, 1980).
Die Tabelle III/3 faßt die die Fortpflanzung von Ebern und Sauen betreffenden numerischen Daten zusammen.

Tabelle III/2 Wesentliche Daten zur Fortpflanzung (aus VAISSAIRE, 1977)

Durchschnittsalter zur Pubertät		Sexualzyklen	ganzjährig
(Monate)	5–8	Zyklusdauer (Tage)	18–24
Landrasse (LR)	über 6	Zyklustyp	polyöstrisch
Large White (LW)	7	Ovulationstyp	spontan
Kreuzung LR × LW	6*	Trächtigkeitsdauer (Tage)	114 (101–130)
Yorkshire	7,5	Zahl der Ferkel/Wurf	9 (4–15)
		Geschlechtsverhältnis, % ♂ bei der Geburt	51–52

* LEVASSEUR, 1980

Tabelle III/3 Daten zur Fortpflanzung beim Eber und bei der Sau (aus VAISSAIRE, 1977; BARONE, 1978)

Eber				Sau			
Geschlechtsapparat		Fortpflanzung		Geschlechtsapparat		Fortpflanzung	
Hoden		Dauer der Spermatogenese (Tage)	34 – 38	Ovar		Zyklus	
Länge (cm)	6 – 13			Länge (cm)	3,4 – 3,6	Gesamtdauer	18–24 Tage
Breite (cm)	3,8 – 4,5	Spermatozoide		Breite (cm)	2,4 – 2,6	Ovulation	
Dicke (cm)	7	Länge (µm)	50 – 58	Masse (g)	8 – 16	Ovar am aktivsten	38–42 h nach Beginn der Rausche
Masse (g)	150 – 400	Beweglichkeit (h)	24 – 70	Eizelle, ∅ (mm)	0,12 – 0,14		
Nebenhoden		Befruchtungsfähigkeit (h)	24 – 48	Anzahl Graaf'scher Follikel	10 – 25	Beginn der Involution des Gelbkörpers	13 Tage nach Ovulation
Länge (cm)	55 – 65	Zur Kapazitation notwendige Zeit (h)	6	Follikel, ∅ (mm)	8 – 12		
Masse (g)	46 – 110						
Prostata		Ejakulat		Eileiter		Befruchtung	
Länge (cm)	3 – 4	Volumen (ml)	150 – 500	Länge (cm)	14 – 40	Dauer der Befruchtungsfähigkeit	8–36 h
Breite (cm)	2 – 3	Konzentration/ml	25 – $300 \cdot 10^6$	Uterus		Ei im Eileiter	50 h
Masse (g)	15 – 26	pH-Wert	7,3 – 7,9	Körper, Länge (cm)	10 – 15	Spermien im Eileiter	2–8 h
Samenblase				Cervix, Länge (cm)	10	Implantation	
Länge (cm)	12 – 17			Horn, Länge (cm)	14 – 120	Eieintritt in den Uterus	über 2 Tage
Breite (cm)	5 – 8			Masse (g)	850 – 900	Eiimplantation im Uterus	nach der Ovulation
Masse (g)	200 – 250			Vagina		Entwicklungsstadium des Eis im Uterus	4zellig
COWPER'sche Drüsen				Länge (cm)	10–23	Implantationsabschluß	10–20 Tage nach der Ovulation
Länge (cm)	12 – 18			Clitoris Länge (cm)	7 – 8	Trächtigkeit	
Breite (cm)	3 – 5					Placenta diffusa, epithelio-chorial	
Masse (g)	80 – 100					Geburt	
						Dauer	2,4–10 h
Penis		Koitus		Milchdrüsen		Laktation	
Länge (cm)	46 – 60	Dauer (min)	4 – 6	Anzahl Paare	5 – 8	Dauer	56 Tage
		Penis nach der Ejukalation zurückgezogen	ja	Verteilung: Brust	2	Milchmenge	≈ 300 ± 90 kg
				Bauch	3 – 4	Milchleistung/Tag	5–7 kg
		Stelle des Absamens	Uterus	Leistengegend	2	(vgl. Minischwein	1,1 ± 0,3 kg)
		Optimaler Zeitpunkt der Besamung	1. bis 2. Tag der Rausche			Zeit bis zur Verdoppelung der Geburtsmasse	15 Tage
						Milchzusammensetzung	s. Tab. III/7

Die wichtigsten Angaben über den Sexualzyklus sind aus der Tabelle III/4 zu entnehmen.

Die Abbildungen III/8 und III/9 verdeutlichen die hormonellen Variationen des Zyklus und der Trächtigkeit.

Tabelle III/4 Sexualzyklus der Sau (aus VAISSAIRE, 1977)

		Prooestrus	Oestrus	Metoestrus	Dioestrus
Dauer		2 Tage	29–72 h	2 Tage	14 Tage
Zeichen der Rausche			Unruhe, Ortswechsel, Duldungsreflex, Schleimabsonderung, evtl. blutig		
Histophysiologische Veränderungen	Ovar	Stark durchblutet, vergrößert, 8–15 Follikel, (8–12 mm)	Sehr durchblutete Eisäckchen	Beginn der Entwicklung des C. l., durch Palpation nicht nachweisbar	Abbau des C. l.
	Eileiter	Epithelzellen nehmen an Höhe zu, 25 µm	Stark hyperämisch, vermehrtes Volumen, sekr. aktiv	Nicht mehr durchblutet	Epithelzellen nur 10 µm hoch
	Uterus	Durchblutet, hypertrophisch, Sekretion beginnt, Tonizität	Sehr durchblutet, Myometrium sehr aktiv, Epith. hyperpl., hoch, Cervix offen, Entleerung von Schleim	Starke Drüsenaktivität	Epithel niedrig zylindrisch, Uterus weich, schlaff
	Vagina	Zahlreiche Zellen, kleine basophile, polynukleäre	Anlage zur Keratinisierung, häufig kleine basophile Zellen	Leukozytenvasion des Epithels, zahlreiche große und kleine Zellen	

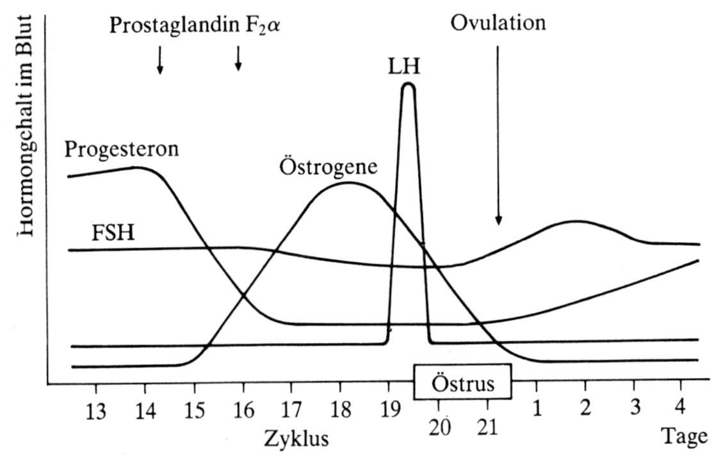

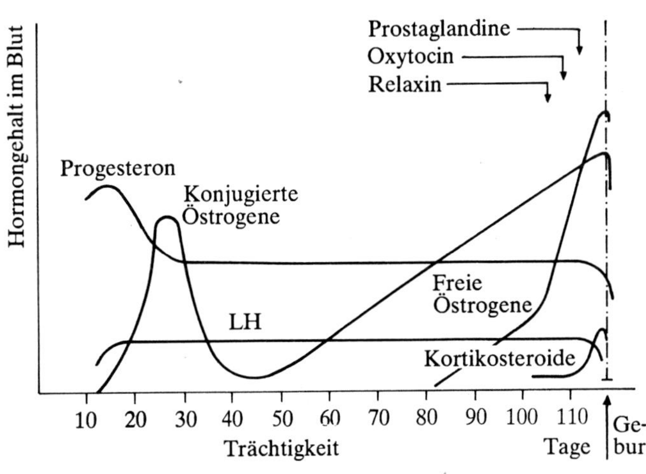

Abb. III/8 und III/9 Variationen des Hormongehaltes während des Brunstzyklus und der Trächtigkeit der Sau (WRATHALL, 1980)

Die Tabelle III/5 präzisiert einige Variationen in der Konzentration der Sexualhormone bei Eber und Sau.

Die Tabelle III/6 bringt die Zusammensetzung der Sauenmilch. (Das Ferkel verdoppelt seine Geburtsmasse in 15 Tagen).

Tabelle III/5 Variationen in der Konzentration an Sexualhormonen bei Eber und Sau (McDonald, 1980)

Eber Oestrogenkonzentration in Harn (μg/100 ml)		*Sau*		Sexualhormone im Zyklus			
				Follikelphase	Luteolytische Phase		
Oestron	192–451	Oestrogene	pg/ml	60*	20–40	Oestron	+
17 β-Oestradiol	10–388	Progesteron	ng/ml	0,5	12; 30**	17 β-Oestradiol	–
		LH	ng/ml	6*	1	17 α-Oestradiol	–

* Höchstwert vor der Rausche
** Höchstwert 10–13 Tage nach der Rausche

Tabelle III/6 Intrauterine Entwicklung des Schweines

Alter Tage	Größe cm	Masse g	Wesentliche Ereignisse Auftreten einiger Merkmale	Autor
Eizelle				
2			4-Zellpassage	Pond, 1978
3–4			16 Zellen, Morula	
4–5			Blastozyste, Blastula	
12			Beginn der Differenzierung des Embryo	Barone, 1978
13–14			Erscheinen der ersten Somiten	
14			Neuralrohr beginnt sich zu schließen	
15–16			Mesonephros (Urniere)	
16			Herzschlag feststellbar	
16–18			Verdauungsapparat	
20	1	0,25		
26	2			
28			Differenzierung der Hoden, erste Haarfollikel	Pond, 1978
30	2,5–2,7	25	Augenlider erscheinen, Ohrdeckel angelegt, Differenzierung der äußeren Geschlechtsorgane	Barone, 1978
35			Beginn der Foetalperiode, Augenlider gut entwickelt	
36	3,7			
39	4,5			
43	5,8			
45	6,7	70–80	Glieder verlängert, Klauen erkennbar	
51	9,8			Pond, 1978
55	11,3			Barone, 1978
60	≈ 12	≈ 250		
75			Durchbruch der Caninen und oberen Milcheckzähne	
≈ 90		500	Erscheinen der Haare, Augenlider öffnen sich	Altman, 1972
95			Hoden im Leistenkanal	Pond, 1978
100		970		
110	26	≈ 950–1000		Barone, 1978
114	29	1100–1300		Pond, 1978

Die Tabelle III/7 enthält einige Elemente der intrauterinen Entwicklung des Schweines.

Tabelle III/7 Zusammensetzung der Sauenmilch (aus VAISSAIRE, 1977)

Bestandteil		
Wasser	%	78 –84
Protein	%	6 – 8
Zucker	%	3,1– 4,2
Fett	%	3,7– 9,6
Asche	%	0,9– 1,1
Ca	mg/100 ml	210
P	mg/100 ml	150

VERDAUUNGSAPPARAT

Das mit einer starken Verdauungsleistung ausgestattete Schwein verfügt im erwachsenen Stadium über ein der Nahrungsaufnahme von Omnivoren vollständig angepaßtes Gebiß, über ständig wachsende Caninen (Verteidigung), über bemerkenswert entwickelte Speicheldrüsen und über einen einfachen, niemals vollständig leeren Magen.
Das Milch- und das erwachsene Gebiß entsprechen folgenden Formeln:

Milchgebiß $2(i\frac{3}{3}\, c\frac{1}{1}\, p\frac{3}{3}) = 28$

Bleibendes Gebiß $2(I\frac{3}{3}\, C\frac{1}{1}\, P\frac{2}{4}\, M\frac{3}{3}) = 44$

i, c, p = Milch-Incisiven, -caninen, -prämolaren
I, C, P, M = Incisivi, Caninus, Prämolaren, Molaren

Die Tabelle III/8 enthält die Daten des Durchbruches und des Ersatzes der Zähne.
Die Tabelle III/9 enthält einige Angaben über die Länge und die Aufnahmefähigkeit verschiedener Abschnitte des Verdauungskanals.

$$\text{Verhältnis}\ \frac{\text{Körperlänge}}{\text{Gesamtlänge des Darmes}} = 1:13 - 1:14$$

$$\text{Verhältnis}\ \frac{\text{Oberfläche Magenschleimhaut}}{\text{Oberfläche Darmschleimhaut}} = 1:13$$

Die Verweildauer der Futtermittel im Magen beträgt bei Milch 1,5 bis 2 h, bei Trockenfut-

Tabelle III/8 Daten des Durchbruchs und des Wechsels der Zähne (NICKEL, 1979)

Zähne	Durchbruch	Zähne	Wechsel
i_1^1	1.– 3. Woche 4.–14. Tag	I_1^1	12.–17. Monat
i_2^2	10.–14. Woche 8.–12. Woche	I_2^2	17.–18. Monat
i_3^3	Vor der Geburt	I_3^3	8.–12. Monat
c_1^1	Vor der Geburt	C_1^1	8.–12. Monat
p_1^1	$3^1/_2$–$6^1/_2$ Monate		
p_2^2	7.–10. Woche	P_2^2	12.–16. Monat
p_3^3	1.– 3. Woche 1.– 5. Woche	P_3^3	12.–16. Monat
p_4^4	1.– 4. Woche 2.– 7. Woche	P_4^4	12.–16. Monat
M_1^1	4.– 6. Monat		
M_2^2	7.–13. Monat		
M_3^3	17.–22. Monat		

Tabelle III/9 Länge und Kapazität der verschiedenen Abschnitte des Verdauungskanals (KOLB, 1975; BARONE, 1976)

Abschnitt	Länge		Kapazität	
	m	%	l	%
Oesophagus	0,3 – 0,45			
Magen			6 – 8	29
Darm, insges.	22 – 26			
Dünndarm	18 (14–21)	78	9 –10	33
Duodenum	0,6 – 0,9			
Caecum	0,3 – 0,4	1	1,5– 2	6
Colon	4 – 6	21		
Colon und Rectum			8 – 9	32
Insgesamt	23		24 –28	

Tabelle III/10 pH-Werte und Verdauungssäfte (ALTMAN, 1961; KOLB, 1975; POND, 1978)

	pH	Ausgeschiedene Menge
Speichel	7,1–7,5	15 l/Tag, davon 50 % durch die Parotis
Magen	5,4	
Magensaft	1–6	0,7–1,4 ml/min
Pankreassaft		1 ml/min
Duodenum	6,6	
Duodenalsaft	8,4–8,9	0,6–2,5 ml/h
Caecum	7,2	
Colon	6,8	
Galle		25 ml/kg und Tag
Zusammensetzung (Gallenblase konzentriert die Galle nicht):		
Wasser	g/100 ml	81 –89
Trockensubstanz	g/100 ml	11,5 –19
Gallensaure Salze	g/100 ml	8,5 –12
Cholesterol	g/100 ml	0,13– 0,18
Bilirubin	g/100 ml	0,03– 0,06

Tabelle III/11 Angaben zum Kreislauf

	Wert	Bemerkungen	Autor
Herzrhythmus (je min)	60– 80	erwachsen	KOLB, 1975
	200–280	Geburt	
	70–110	erwachsen	BUSTAD, 1975
Herzleistung ml/kg/min	70		RUCKEBUSCH, 1975
	139	Schwein 38 kg, Herzrhythmus 124	BUSTAD, 1975
	144 ± 23	Schwein 20–24 kg	MOUNT, 1971
Dauer der Systole in % zur Herztätigkeit	54		KOLB, 1975
EKG (ms) Intervall PR	101+, 120–140+	2.–4. Monat	BUSTAD, 1975
ORS	37+, 60		ALTMAN, 1971
OT	218+, 220–280		
Blutdruck (mm Hg)	72	Miniaturschwein, neug.	BUSTAD, 1975
	101	Miniaturschwein, 14 Tage	BUSTAD, 1975
	115–150	70 kg	BUSTAD, 1975
A. pulmon. Syst.	26– 30	Ferkel, 2 Wochen	BUSTAD, 1975
Carotid.	130–190	100–130 kg	KOLB, 1975

termitteln 8 bis 10 h (RUCKEBUSCH, 1975). Die Magenentleerung verläuft jedoch sehr schnell. Im Verlaufe von 15 min sind 30 bis 40 % des Volumens der aufgenommenen Mahlzeit in das Duodenum entleert (AUFFRAY, 1967).
Die fäkale Ausscheidung beträgt 0,5 bis 3 kg/Tag (KOLB, 1975); die Fäzes enthalten 55 bis 75 % Wasser.
Angaben über den pH-Wert in den verschiedenen Abschnitten des Verdauungskanals und einige Kennwerte der Verdauungssäfte sind in Tabelle III/10 zusammengefaßt. Nach ihrer Wirkung hat die Pankreassekretion, die vollkommen enzymatisch ist, von allen Verdauungssekreten eine besondere Bedeutung.

KREISLAUFAPPARAT

Im Vergleich zum Herzen des Pferdes oder des Hundes ist die Masse des Herzens beim Schwein relativ klein (Tab. III/24). Eine Erhöhung der Herzfrequenz hängt von der Lebendmasse des Tieres ab (Abb. III/10, Tab. III/11).

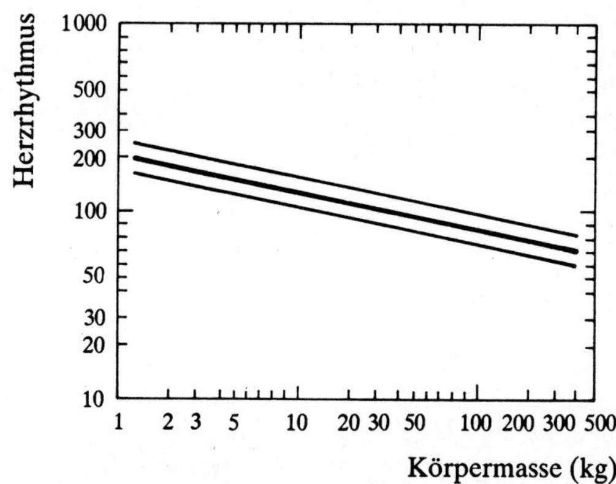

Abb. III/10 Variation des Herzrhythmus in Abhängigkeit von der Körpermasse des Schweines (in BUSTAD, 1975)

Streßeinwirkungen, Futteraufnahme, höhere Umwelttemperaturen, Eisenmangelanämie u. a. steigern den Herzrhythmus. Das Verhältnis zwischen der Dauer der Diastole und der Systole ist mit 0,7 bis 0,8 sehr eng. Das bedeutet eine intensive Myocardbeanspruchung und erklärt, warum das Schwein latent herzanfällig ist. Zur Präzisierung enthält die Tabelle III/12 einige Ergänzungen.

ATMUNGSAPPARAT

Mit steigender Umgebungstemperatur wird die Atmung beim Schwein schwieriger (Tab. III/12). So variiert beim erwachsenen Miniaturschwein die Atemfrequenz zwischen 20 und 45/Minute, sobald sich die Außentemperatur von 18 auf 25 °C erhöht. Ebenso erhöht sich, wenn bei einer Temperatur von 29 °C die relative Luftfeuchtigkeit von 20 auf 90 % ansteigt, die Atemfrequenz von 80 auf 143/min (BUSTAD, 1975).
Außerdem sollte man noch die sehr große Empfindlichkeit des mukoziliaren Apparates gegen Schadgase, wie Ammoniak, beachten.

AUSSCHEIDUNGSAPPARAT

Alle wesentlichen Daten dazu sind in Tabelle III/13 zusammengefaßt.

NERVENSYSTEM

Die Tabellen III/14 und III/15 enthalten Angaben zum Elektroencephalogramm und zur Hirn-Rückenmark-Flüssigkeit.
Besonders zu beachten ist die äußerste Empfindlichkeit des Geruchssinnes.
Die Rolle des Geschmacks gehört ebenfalls zu den höheren Elementen im Nahrungsverhalten des Schweines (RUCKEBUSCH, 1973).

Tabelle III/14 Elektroencephalogramm (ALTMAN, 1973)

Tier	Frequenz	Amplitude (μV)
wach	7–10	80
eingeschlafen	2– 3	100–200

Tabelle III/12 Angaben zum Atmungsapparat

	Wert	Bemerkungen	Autor
Atemfrequenz	15–24		GILLESPIE, 1976
(je min)	12–18	30 °C im Schlaf	BUSTAD, 1975
	30	30 °C beim Aufwachen	BUSTAD, 1975
	180	35 °C	BUSTAD, 1975
Lungenkapazität insges.	4300 ml		GILLESPIE, 1976
Laufendes Volumen	286 ± 25 ml = 6 l/min		
Restvolumen	33 ml/kg		RUCKEBUSCH, 1976
Dehnungsfähigkeit*	57 cm/ml H_2O		RUCKEBUSCH, 1977
O_2-Verbrauch	0,17 ml/g/h	Schwein 122 kg	ALTMAN, 1971
	0,13 ml/g/h	Schwein 250 kg	
	33,4– ± 4,3 ml/kg/min	Schwein 27 Tage, 30 °C	POND, 1978

Tabelle III/13 Angaben zum Ausscheidungsapparat

		Werte	Bemerkungen	Autor
Harnblase	Maximale Kapazität	2 – 3 l		
Nieren	Blutentwässerung	820 l/h		KOLB, 1975
Urin	Volumen	2 – 6 l/Tag	erwachsen	
		5 – 30 ml/kg		
	Glomeruläre Filtration	3 – 5 ml/min/kg	Miniaturschwein	BUSTAD, 1975
	Spez. Masse	1010 –1050		
	pH	5,4– 7,0		
	NaCl	6 – 8 g/l		POND, 1978
	Cl	70 – 197 mEq/l		POND, 1987
	Na	49 – 193 mEq/l		POND, 1978
	K	23 – 66 mEq/l		
	NH_3	10,3– 77 mEq/l		
	Urobilin	0,9– 3,1 mg/l		POND, 1978
	Indikan	10 – 95 mg/l		
	Kreatin	15 – 25 mg/kg/Tag		ALTMAN, 1961
	Harnstoff	430 mg/kg/Tag		ALTMAN, 1961
	Harnsäure	1 – 2 mg/kg/Tag		
	Inulin-Clearance	1,8– 4,4 ml/min/kg		ALTMAN, 1974
	Kreatinin-Clearance	1,5– 4,4 ml/min/kg		ALTMAN, 1974
	Harnstoff-Clearance	0,9– 1,8 ml/min/kg		ALTMAN, 1974

* Dehnungsfähigkeit ist die Kraft, die notwendig ist, das Volumen des Brustkorbes so zu erhöhen, daß es proportional dem intrapulmonalen Druck P ist. Das Verhältnis zwischen $\Delta V/\Delta P$ ist die Dehnungsfähigkeit

Tabelle III/15 Hirn-Rückenmark-Flüssigkeit (Altman, 1973; Kolb, 1975)

Druck	80–145 mm Hg
Lymphozyten	1– 20/ml
Gluzide	45– 87 mg/100 ml
Protein, gesamt	24– 29 mg/100 ml
Albumin	17– 24 mg/100 ml
Globulin	5– 10 mg/100 ml

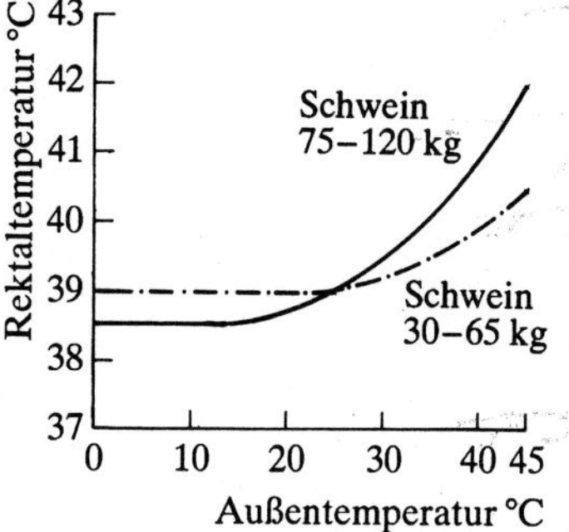

Abb. III/11 Variation der Körpertemperatur in Abhängigkeit von der Umgebungstemperatur (in Jaquot, 1961)

Tabelle III/16 Ruhestoffwechsel eines Schweines

		Ruckebusch, 1975	Kolb, 1975
Masse	kg	72	125
Körperoberfläche	m^2	1,4	2,2
Ruhestoff-	kcal/kg	18,6	19,5
wechsel/Tag	kcal/m^2	920	1080

HAUTWÄRMEREGULATION

Die Haut ist dick. Die ekkrinen Schweißdrüsen sind am Rüssel, an den Lippen und an der Carpusdrüse. Die apokrinen Drüsen nehmen fast die gesamte Haut ein. Die Hypodermis ist dicker als die beim Menschen (Guichaoua, 1977). Die Rektaltemperatur beträgt fast 39 °C. Sie erhöht sich mit der Luftaußentemperatur (Abb. III/11). Einige Minuten nach der Geburt beträgt die Rektaltemperatur 36 bis 37 °C, 48 h später steigt sie auf 39 °C. Für das sehr kälteempfindliche Ferkel ist es jedoch schwierig, die Homoiothermie zu erhalten. Das wachsende Jungschwein ist gegen Kälte widerstandsfähiger, aber gegen Hitze stärker anfällig. Die Verdampfung über die Haut ist gering (stündlich etwa 16 g/m^2 bei 25 °C und etwa 20 bis 50 g/m^2 bei 30 bis 37 °C; Bustad, 1975), dementsprechend auch die Schweißabsonderung (Abb. III/12).

Die thermische Neutralität beträgt:

- etwa 35 °C beim neugeborenen Schwein (Bustad, 1975),
- etwa 30 °C beim Schwein von 5 kg Lebendmasse (Bustad, 1975),
- etwa 20 bis 30 °C für ein Schwein im Alter von 3 Monaten, 21 °C beim ausgewachsenen Schwein (Jacquot, 1961).

Die obere kritische Temperatur für das ausgewachsene Schwein variiert zwischen 22 und 25 °C. Die für eine gute Zunahme optimale Temperatur liegt bei 24 °C für Schweine zwischen 32 und 65 kg und bei 16 °C für Schweine von 75 bis 120 kg Lebendmasse (Bustad, 1975).

Nach der Formel von Meeh (1979) ist die Körperoberfläche

$$S = K^3 \sqrt{p^2}$$

S = Körperoberfläche in cm^2;
p = Körpermasse in g;
K = Konstante (9,9 für das Schwein und 11,0 für das Ferkel)

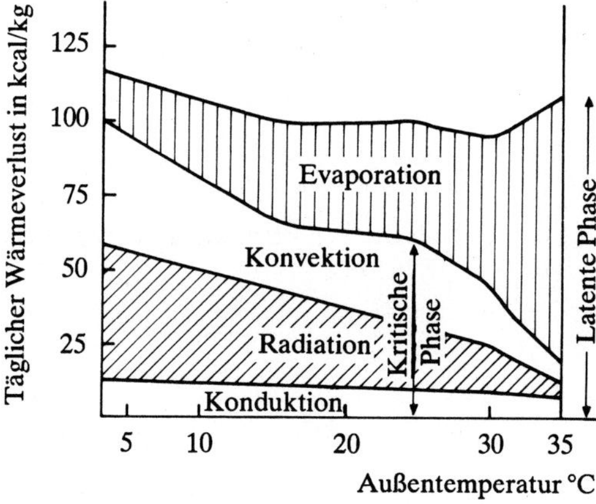

Abb. III/12 Wirkung der Außentemperatur auf Wärmeverluste beim Schwein (Ruckebusch, 1977)

Wachstum, Körperzusammensetzung, Organmassen

Die Tabelle III/17 vermittelt die chemische und Mineralstoffzusammensetzung des Foetus in verschiedenen Altersstadien.

Von der Geburt bis zu einer Körpermasse von 20 kg zeigt die Wachstumskurve einen Abfall (sog. Dreiwochenkrise) und zum Zeitpunkt des Absetzens (Absetzkrise).

Ein sehr schnelles Wachstum durchläuft das Schwein von 90 bis 100 kg im Alter von 6 Monaten.

Zahlenangaben zum Wachstum bringt Tabelle III/18. Von der Geburt bis zum Alter von 7 Monaten erhöht sich die Lebendmasse etwa 75fach, die Masse des Skeletts etwa 30fach, die des Muskelgewebes etwa 80fach und des Fettgewebes 670fach.

Die Tabellen III/19 bis III/22 vermitteln die Variationen in der Körperzusammensetzung in Abhängigkeit vom Alter.

Tabelle III/17 Chemische und Mineralstoffzusammensetzung des Foetus (Pond, 1978)

Chemische Zusammensetzung		Alter in Tagen			Mineralstoff-zusammensetzung		Alter in Tagen		
		30	60	107			51	97	113
In % der Frischmasse	Wasser	94,7	89,5	83,6	Körpermasse	g	55,6	823	1127
	Fette	0,5	0,9	1,4	Wasser	%	89	84	81
	Protein	3,6	6,2	9,7	Gesamt-N	%	1,15	1,43	1,84
	Asche	0,9	1,9	3,2	Ca	mg/100 g	218	800	1070
					Mg	mg/100 g	14,5	22,7	27,6
In % der Trockensubstanz	Fette	9,4	8,5	8,5	P	mg/100 g	209	490	628
	Protein	67,9	59,0	59,1	Na	mg/100 g	202	202	214
	Asche	16,9	18,0	19,5	K	mg/100 g	185	191	191

Tabelle III/18 Wachstumsverlauf von Hampshire- und Yorkshire-Schweinen (Altman, 1972)

	Hampshire kg	Yorkshire kg
Geburt	1,39	1,3
21 Tage	5,8	5,8
56 Tage	17,4	17,7
154 Tage	80,4	85,5

Tabelle III/19 Entwicklung der Körperzusammensetzung im Verlaufe des Wachstums (Zert, 1970)

Lebendmasse kg	Schlachtmasse kg	Schlachtkörperzusammensetzung in %			
		Muskel	Fettgewebe	Schwarte	Knochen
22,5	13,0	52,3	19,9	7,7	20,2
45,0	29,5	48,2	30,0	6,6	15,2
68,0	46,3	48,7	32,4	5,9	13,0
90,0	63,6	45,6	37,7	5,4	11,3

Tabelle III/20 Chemische Zusammensetzung der Gewebebestandteile des gesamten Schlachtkörpers (Desmoulin, 1978)

Bestandteile (anatomische Zerlegung)	Anteile in %			
	Wasser	Fette	Proteine	Asche
Muskel	72,7	5,8	20,5	1,0
Äußeres Fett	16,4	71,6	4,8	0,07
Inneres Fett	38,2	51,1	10,8	0,5
Knochen	43,0	12,9	19,3	22,3
Haut	43,4	16,8	41,7	0,6

Tabelle III/21 Änderungen in der Körperzusammensetzung mit zunehmender Körpermasse (Zert, 1970)

Lebendmasse kg	Leermasse kg	Alter Tage	Zusammensetzung in % der Leermasse			
			Wasser	Proteine	Fette	Asche
	1,2	1	81,5	12,4	1,9	4,2
	2,2	17	80,6	14,5	1,8	3,1
	6,9	28	65,7	15,3	16,7	2,3
25	22,7	89	64,6	15,7	16,4	2,3
40	36,9	116	61,8	16,1	19,2	2,9
60	56,0	144	56,4	15,0	26,7	1,9
90	83,9	183	50,3	14,4	33,1	2,2
110	103,2	208	48,9	14,3	34,5	2,3

Tabelle III/22 Zusammensetzung einiger Gewebe und Organe je kg Frischgewebe (POND, 1978)

Bestandteil		Neugeborenes Schwein				Ausgewachsenes Schwein					
		Muskel	Herz	Leber	Lunge	Muskel	Niere	Großhirn	Haut	Leber	Lunge
Wasser	g	823	830	784	858	650*	812	758	685	716	103
Gesamt-N	g	15,4	20,8	20,2	14,8	190*	23,7		53,2	34,5	20,1
Na	mEq	54,3	56,8	50,7	83,9		62,9	60,7	81,6	35,8	57,6
K	mEq	72,5	82,2	85,1	57,8		60,1	76,0	26,2	82,2	66,3
Cl	mEq	36,8	36,6	39,7	75,5		57,0	41,1	74,4	29,2	52,1
P	mmol	56,8	69,0	82,0	62,0		69,0	12,5	17,2	11,9	66,0
Mg	mEq	15,3	16,0	16,8			8,9	12,2	4,4	19,4	
Ca	mEq	2,9	6,3	2,2			4,4		9,2	2,6	

* SPECTOR, 1956

Tabelle III/23 Übersicht über die Organmassen

Organ	Masse	Masse relativ* (%)		Bemerkungen	Autor
	g	neugeboren	ausgewachsen		
Kleinhirn	13 – 14			1/8 der Hirnmasse	
Herz	300 – 330	1	0,3	Schwein 100 kg (Hund 0,7–1 %)	ALTMAN, 1971 RUCKEBUSCH, 1977
Großhirn	130 – 160		0,09		POND, 1978
Magen	600 – 850				
Magen + Darm		5,9	6,8		POND, 1978
Leber	≈ 1200 –2500	3,1	1,5–1,7		SPECTOR, 1956
Hypophyse			12,3 ± 0,5 g/kg	Geburt bis 8 Wochen	POND, 1978
			4,8 ± 0,1 g/kg	2. bis 12. Monat	POND, 1978
Ovar	0,2* – 19,4**			*33 Tage, ** 1180 Tage	POND, 1978
Pankreas	100 – 150				
Parathyreodea	0,05				
Lunge	1600 –2000	2,1	0,7	davon 850–1100 g D-Lunge	BARONE, 1976
Prostata	15 – 26				VAISSAIRE, 1977
Milz	220 (110–350)	0,17	≈ 0,15		POND, 1978
Nieren	200 – 280	1	0,25		POND, 1978
1 Niere	180 – 260				BARONE, 1978
Skelett			5–8		
Nebenniere		0,01	0,004		POND, 1978
Hoden	150 – 400		$^1/_{200}$–$^1/_{300}$		BARONE, 1978
Thymus		0,37	0,0001		POND, 1978
Thyroidea	5 – 7	0,02	0,005		POND, 1978

* bezogen auf die Körpermasse

Blut, Lymphe, Myelogramm
(Tabellen III/24, III/25 und III/26)

Tabelle III/24 Blut

		Werte	Bemerkungen	Autor
Häma-tologie	Blutvolumen	95 ml/kg	Schwein 10 kg	Schalm, 1975
		73 ml/kg	Schwein 40 kg	Schalm, 1975
		58 ml/kg	Schwein 100 kg	Schalm, 1975
		61 – 68 ml/kg	Schwein 45 kg	Altman, 1961
		45 – 65 ml/kg		Ruckebusch, 1975
	Spez. Masse	1039 –1054		Kolb, 1975
	Koagulationszeit auf Objektträger	10 – 15 min		Rullier, 1968
	Sedimentationsgeschwindigkeit (Westergren)	1 h, 5 min		Rullier, 1968
		2 h, 12 min		Rullier, 1968
		24 h, 45 min		
	Quickzeit	15,8 s		Rullier, 1968
Erythrozyten		5 – $8 \cdot 10^6$/mm³		Rullier, 1968
	Lebensdauer	86 ± 11 Tage		
	Durchmesser	4 – 8 µ		
	Volumen	50 – 68 µ³		
	Globulinwert	20 µµg		
	Globulinresistenz (konz. NaCl ‰)	max. 6,2, min. 4,2		
	Hämoglobin	10 – 16 g/100 ml		
	Hämatokrit (%)	32 – 50		
Leukozyten		10 – $23 \cdot 10^3$/mm³		Imlah, 1977
	Polynukleäre Neutrophile			
	Nichtsegmentkernige	0 – 4	Leukozytenformel (%)	Rullier, 1968
	Segmentkernige	28 – 47	Leukozytenformel (%)	
	Eosinophile	0,5– 11	Leukozytenformel (%)	
	Basophile	0 – 2	Leukozytenformel (%)	
	Lymphozyten	39 – 62	Leukozytenformel (%)	
	Monozyten	2 – 10	Leukozytenformel (%)	
Thrombozyten		3,2– $7,1 \cdot 10^5$/mm³		Rullier, 1968
Biochemie des Blutes	Harnstoff	8 – 20 mg/100 ml		Rullier, 1968
	Glukose	80 –140 mg/100 ml	Plasma	Pond, 1978
		5,7 ± 1,2 mmol/l	Blut, erwachsen	Imlah, 1977
	Ca	12,1 ± 1,5 mg/100 ml	Plasma	Noirrit, 1970
		4,3– 11,7 mg/100 ml	Serum	Pond, 1978
	PO_4	4,1– 11 mg/100 ml	Serum	Pond, 1978
	Mg	1,8– 2,6 mEq/l	Serum	Pond, 1978
		0,85 mmol/l	Serum	Imlah, 1977
	Na	138 –165 mEq/l	Serum	Pond, 1978
	K	3,9– 8,6 mEq/l	Serum	Imlah, 1977
	Cl	93 –108 mEq/l	Serum	Pond, 1978
	Cu	133 –278 µg/100 ml		Altman, 1961

		Werte	Bemerkungen	Autor
Biochemie des Blutes (Fortsetzung)	Fe	152 –200 μg/100 ml		ALTMAN, 1961
		22 μ mol/l	Serum, erwachsen	IMLAH, 1977
	Zn	8,8 ± 0,5 μmol/l	Serum, 16 Wochen	IMLAH, 1977
		0,13– 0,25 mg/100 ml	Plasma	POND, 1978
	J	0,12 μmol/l	Serum, 6 Wochen	IMLAH, 1977
	PCO_2	44 – 60 mm Hg	Plasma	POND, 1978
	Cholesterin gesamt	52 –250 mg/100 ml		ALTMAN, 1974
		57 –160 mg/100 ml	Serum	POND, 1978
	Freies Cholesterin	8 – 24 mg/100 ml	Serum	POND, 1978
	Phospholipide	69 – 100 mg/100 ml	Serum	POND, 1978
	Linolsäure	27 – 42 mg/100 ml	Serum	POND, 1978
	Linolensäure	0,7 – 4 mg/100 ml	Serum	POND, 1978
	Arachidonsäure	21 – 24 mg/100 ml	Serum	POND, 1978
	Triglyzeride	1 ± 0,2 mmol/l		RICO, 1978
	Proteine	75 ± 6 g/l		RICO, 1978
		7,6 ± 1,1 g/100 ml		IMLAH, 1977
	Albumine	2,4 – 3,3 g/100 ml	Plasma	IMLAH, 1977
	Globuline α (%)	5 Wochen 12–16, erwachsen 14–21	Plasma	POND, 1978
	β (%)	5 Wochen 11–19, erwachsen 15–23	Plasma	
	γ (%)	5 Wochen 7– 8, erwachsen 15–23	Plasma	
Aminosäuren	Arginin	2 (1 –4) mg/100 ml	Plasma (15 Wochen, 50 kg)	POND, 1978
	Histidin	2 (1,5–2,5)		
	Isoleuzin	2,5 (2 –4)		
	Leuzin	3 (2,5–5)		
	Lysin	4 (2 –6)		
	Methionin	0,5 (0,1–1)		
	Zystin	2 (0,5–3)		
	Phenylalanin	2 (1,5–3)		
	Threonin	5 (3 –6)		
	Valin	4 (3 –5)		
Enzyme	Phosphatase, alkalisch	100 ± 35 IE/l	Serum	RICO, 1978
	sauer	6,3 ± 1,9		
	Aspartat-Aminotransferase	59 ± 27	Serum	
	Alanin-Aminotransferase	48 ± 16		
	Laktat-Dehydrogenase	382 ± 171		
	α-Amylase	309 ± 30		
	γ-Glutamyltransferase	36 ± 14		
Vitamine	Vitamine A	15 –31,4 μg/100 ml	Serum	POND, 1978
	Vitamin E	160 mg/100 ml	Blut	POND, 1978
	Vitamin C	1,4– 4,3 mg/100 ml	Blut	POND, 1978
Hormone	GH	4,7 ng/ml	Plasma	POND, 1978
	Insulin	0,6 m mg/ml	Plasma	
	Kalzitonin	0,8– 1,4 ng/ml	Plasma	
	17-α-Kortikosteroide	5 – 5,3 μg/100 ml		POND, 1978
	Kortisol	0,6– 2,4 μg/100 ml		
		2 Spritzen 1,25 E/ml (3 h)		WHIPP, 1970
		1,35 E/ml (15 h)		SPENCER, 1979
Sexualhormone			s. Tab. III/5	

Tabelle III/25 Lymphe

Lymphatische Leistung (ml/h)	200	*(Ductus thoracicus)*
Konzentration an Lymphozyten (1000 Zellen/µl)	800	(ALTMAN, 1971)

Tabelle III/26 Knochenmark (RULLIER, 1968) (Punktion der Tibia)

Myelobeasten	0,2 – 0,8 (0,60)
Promyelozyten	1 – 4,8 (2,60)
Neutrophile	
Myelozyten	5,4 – 18,2 (9,90)
Metamyelozyten	15,5 – 26,2 (18,88)
Jugendliche Granulozyten	16,6 – 29,4 (23,20)
Reife Granulozyten mit nichtsegmentiertem Kern	2,6 – 38,2 (25,40)
Reife Granulozyten mit segmentiertem Kern	3 – 16,2 (5,68)
Eosinophile	
Myelozyten	0,4 – 3,6 (2,10)
Metamyelozyten	1,8 – 4,8 (2,81)
Granulozyten mit nichtsegmentiertem Kern	1,2 – 3,8 (2,16)
Granulozyten mit segmentiertem Kern	0,0 – 2,0 (0,61)
Basophile	
Myelozyten	0,0 – 0,8 (0,22)
Metamyelozyten	– –
Granulozyten mit nichtsegmentiertem Kern	0,0 – 0,4 (0,12)
Granulozyten mit segmentiertem Kern	0,0 – 0,4 (0,04)
Lymphozyten	0,80 – 3,6 (1,88)
Monozyten	0,2 – 2,4 (0,81)
Proerythroblasten	0,0 – 0,03 (0,01)
Basophile Erythroblasten	1,48 – 3,81 (3,40)
Polychromatophile Erythroblasten	11,6 – 45,0 (32,20)
Orthochromatophile Erythroblasten	5,8 – 25,0 (11,40)
Megakaryozyten	0,0 – 0,40 (0,08)
Plasmozyten	0,0 – 0,8
Retikuläre Zellen	0,4 – 2,4 (0,81)

LITERATUR

ALTMAN, P. L., 1961 - Blood and Other Body Fluids. Fed. Am. Soc. Exp. Biol., Washington

ALTMAN, P. L.; DITTMER, D. S., 1971 - Respiration and Circulation. Fed. Am. Soc. Exp. Biol., Washington

ALTMAN, P. L.; DITTMER, D. S., 1972 - Biology Data Book, vol. I, 2ᵉ édit., Fed. Am. Soc. Exp. Biol., Washington

ALTMAN, P. L.; DITTMER, D. S., 1973 - Biology Data Book, vol. II, 2ᵉ édit., Fed. Am. Soc. Exp. Biol., Washington

ALTMAN, P. L.; Dittmer, D. S., 1974 - Biology Data Book, vol. III, 2ᵉ édit., Fed. Am. Soc. Exp. Biol., Washington

AUFFRAY, P.; MARTINET, J.; RERAT, A., 1967 - Quelques aspects du transit gastro-intestinal chez le porc. Ann. Biol. anim. Bioch. Biophys., 7, 261-279

BARONE, R., 1976 - Anatomie comparée des mammifères domestiques, t III, fasc. 1. Appareil digestif - Appareil respiratoire, ENV Lyon

BARONE, R., 1978 – Anatomie comparée des mammiferes domestiques, t III, fasc. 2. Appareil urogénital, foetus et ses annexes. ENV Lyon

BUSTAD, L. K.; BOOK, S. A., 1975 – Physiology. In: Diseases of Swine. Ed. DUNNE, H. W. et al., Iowa State Univ. Press, 72–91

DESMOULIN, B., 1978 – Etudes sur la composition corporelle du porc. Applications scientifiques et techniques. Journées Rech. Porc Fr., 211–234

FIORAMONTI, J.; BUENO, L.; RUCKEBUSCH, Y., 1980 – Dualité de l'activité myoélectrique du côlon chez l'animal. Reprod. Nutr. Develop., 20 (4 B), 1203–1208

GILLESPIE, J. R., 1976 – External Respiration. In: Veterinary Physiology. Ed. PHILLIS, J. W. et al., Bristol: Wright-Scientechnia, 354–386

GUICHAOUA, J. J. M., 1977 –La peau du porc. Histologie.

Histochemie. Utrastructure. Comparaison avec l'homme. Thése Doct. Vét., Toulouse, N° 59

IMLAH, P.; MC TAGGART, H. S., 1977 – Hematology of the pig. In: Comparative Clinical Haematology. Ed. ARCHER. R. K. et al., Blackwell Scientif. Publ., 271–287

JACQUOT, R.; LE BARS, H.; LEROY, A. M.; SIMMONET, H., 1961 – Nutrition Animale. Vol. II, t. II, Bailliére, Paris, 1317

KOLB, E., 1975 – Physiologie des animaux domestiques. Vigot, Paris

LEVASSEUR, M. C.; THIBAULT, C., 1980 - De la puberté à la sénescence. Masson, Paris

MC DONALD, L. E., 1980 – Veterinary Endocrinology and Reproduction. Lea Febiger, Philadelphia

MOUNT, L. E.; INGRAM, D. L., 1971 – The pig as a Laboratory Animal. Acad. Press, 68

NICKEL, R.; SCHUMMER, A.; SEIFERLE, E., 1979 – The Viscera of the Domestic Mammals. Verlag Paul Parey, Berlin, 87

NOIRRIT, M., 1970 – Contribution á l'étude de la calcémie du porc. Thése Doct. Vét., Touloise, n° 15

POND, W. G.; HOUPT, K. A., 1978 – The Biology of the Pig. Cornell Univ. Press, Ithaca

RICO, A. G.; THOUVENOT, J. P.; BRAUN, J. P.; BERNARD, P., 1978 – Principaux paramétres minéraux et organiques dans le sérum de la vache, du cheval, de la brebis et du porc. Ann. Biol. Clin., 36, 319–320

RUCKEBUSCH, Y.; TOUTAIN, P. L., 1975 – Quelques particularités physiologiques du porc. Rev. Méd. Vét., 126, 995–1010

RUCKEBUSCH, Y., 1977 – Physiologie Pharmacologie Thérapeutique animale. Maloine, Paris

RULLIER, J.; PARODI, A., 1968 – Laboratoire et Diagnostic en médecine Vétérinaire, Vigot, Paris

SCHALM, O. W.; JAIN, N. C.; CARROLL E. J., 1975 – Veterinary Hematology, Lea Febinger, Philadelphia

SPECTOR, W. S., 1956 – Handbook of Biological Data. W. B. Saunders Co., Philadelphia

SPENCER, G. S. G., 1979 - Circadian variation of somatomedin and cortisol in pigs. Horm. Metab. Res., 11, 586–587

VAISSAIRE, J. P., 1977 - Sexualité et Reproduction des mammifères domestiques et de laboratoire. Maloine, Paris

WHIPP, S. C.; WOOD R. L.; LYON N. C., 1970 – Diurnal Variation in Concentration of Hydrocortisone in Plasma of Swine. Am. J. Vet. Res., 31, 2105–2107

WRATHALL, A. E., 1980 - Ovarian disorders in the Sow. Vet. Bull., 50, 253–272

ZERT, P., 1970 – Bases techniques de la production porcine. Institut Technique du porc, Paris

Kapitel 3 Physiopathologie der großen Funktionen

Y. RUCKEBUSCH

Angesichts unzureichender Leistungen bei einer bestimmten Tierart haben der Zootechniker und der Tierarzt, der mit einer in der Herde in unterschiedlichem Grade ausgeprägten Krankheit konfrontiert ist, folgendes in Betracht zu ziehen:

- Die bestehenden physiologischen Besonderheiten, die für die Pathologie eine Erklärung darstellen.
- Den Preis für Vakzinen und für den Einsatz von Medikamenten, um einen mit der Rentabilität der Tierhaltung zu vereinbarenden gesundheitlichen Status zu erlangen.

Frühreife und Fruchtbarkeit sind gemeinsame Merkmale der Tierart Schwein, die das Auftreten physiologischer Störungen verstärken und die Folgen vergrößern können. Jede der großen homoeostatischen Funktionen kann betroffen werden, wesentliche Gesichtspunkte sind wie folgt zu erklären:

- In allen Stadien der Entwicklung eines äußerst empfindlichen Verdauungskanals sind beim Ferkel der Durchfall und bei der Zuchtsau die Verstopfung ein schwerwiegendes Syndrom.
- Von der Befruchtung bis zum Ende der Trächtigkeit werden der mütterliche Organismus oder die Eizelle, der Embryo oder der Foetus, vom Leistungsabfall in spezifischer Weise betroffen.
- Die Häufigkeit des »Schweinehustens« und die Veranlagung zum Herzversagen sind die Anzeichen einer im Verhältnis zur Körpermasse relativ schwach entwickelten Atmungsfunktion und kardiovaskulären Funktion.
- Das schwierige Aufrechterhalten eines stabilen inneren Milieus kommt in einem anfälligen neuro-endokrinen Gleichgewicht zum Ausdruck. Das Ferkel ist gegenüber Kälte und das erwachsene Schwein gegenüber Hitze sehr empfindlich. Mit zunehmender

Körpermasse wird die Fortbewegung für das Schwein immer schwieriger. Schließlich ist es gegen Veränderungen des physikalischen und sozialen Milieus sehr empfindlich.
- Fehlende Energiereserven und ein noch nicht vollkommenes Nervensystem bei der Geburt erschweren die Anpassung an das extrauterine Leben.
- Die Veränderungen im Stoffwechsel, denen beim Ferkel für den Organismus fremde oder xenobiotische Substanzen zugrundeliegen, sind mit denen von Medikamenten in der Pädiatrie vergleichbar; hingegen werden toxische oder therapeutische Probleme ähnlich solchen gesehen, wie man ihnen beim fettleibigen Menschen begegnet.

Verdauung

FERKEL

Von seiner Geburt an hat das Ferkel bezüglich seiner Verdauung zunächst eine *enzymatische*, dann eine *motorische Belastung* zu überwinden. Die Möglichkeiten, die notwendige Muttermilch zu verdauen, um innerhalb von sieben Tagen seine Lebendmasse zu verdoppeln und von drei Wochen zu vervierfachen, hängen weniger vom Vorhandensein als von der Bildung von Enzymen in ausreichender Menge ab. Dann wird ein Magen mit geringer Magensäure es weniger schnell schaffen, sie zu steigern, als der Darm. Die Kapazität des letzteren und die Sekretion glykolytischer Enzyme (α-Pankreasamylase, jejunale Disaccharidasen) werden nach der Verabreichung pflanzlicher Kohlenhydrate verdreifacht, wobei Stärke an erster Stelle steht (Corring, 1980).
Eine harmonische postnatale Entwicklung der Verdauungsfunktionen setzt Futterstoffe nach dem Absetzen voraus, die den tierischen Enzymen angepaßt sind. Dieses Phänomen ist größtenteils, wie wenigstens bei der Ratte, unter neurohormonaler Kontrolle. 48 h vor der Erhöhung der Saccharase und der Verringerung der Laktase des Jejunum kommt es zur spontanen Erhöhung der Kortikosteroide im Blut (Abb. III/13). Nach Henning (1979) kann jeder Einfluß (Streß), der von der Fütterung oder von der Kälte herrührt, zu einer früheren funktionellen Reifung des Darmes und aus einem Defizit an Laktase zu einer Steigerung der Glukokortikoide im Blut führen. Die Folge ist eine schlechte Verdauung der Laktose bei Neugeborenen.
Ausgangspunkt von Verdauungsstörungen kann im proximalen Bereich eine *Dehnung des Darms* durch einen schlecht verdaulichen, voluminösen und fermentierbaren Inhalt sein. Das führt über einen Reflex zur Atonie des Magens oder einer Gastroplegie, wodurch es zur Blockade der Entleerung in den Darm und evtl. zum Erbrechen kommt. Die anormalen Fermentationen eines nicht entleerten Mageninhalts tragen jedenfalls zur Erklärung der Heftigkeit der Gastroenteritiden des Ferkels und der äußerst leichten Entstehung infektiöser Komplikationen bei.
Im distalen Bereich verändert die nicht verdaute Milch ebenso wie die Stärke bei fehlender Amylase die Art der mikrobiellen Flora. Eine Erhöhung des osmotischen Drucks führt zur Einschwemmung von Wasser in das Darmlumen, zu erhöhten Werten an organischen

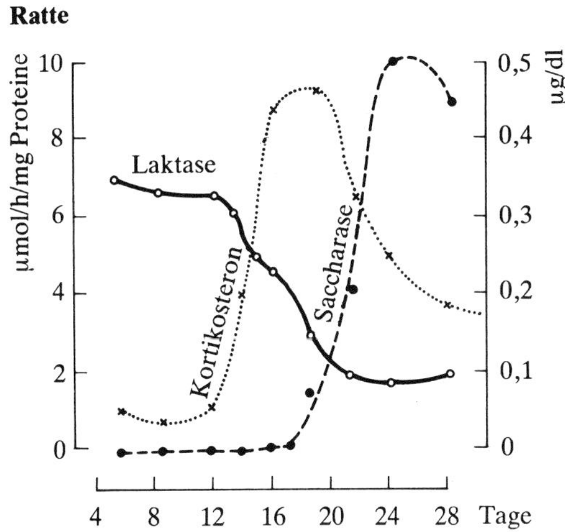

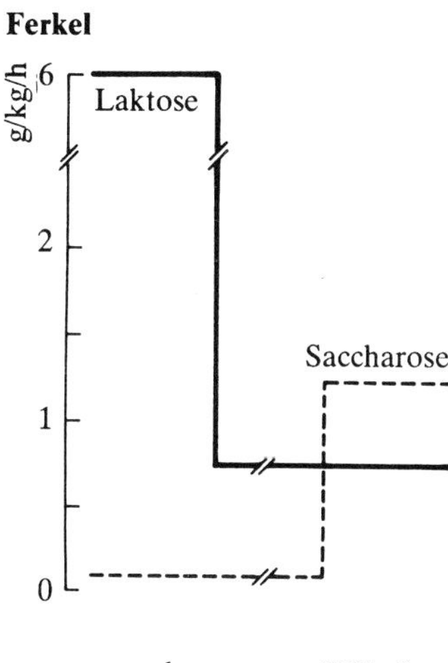

Abb. III/13 Postnatale Entwicklung der enzymatischen Darmaktivität.
Die Darmlaktase ist beim Ferkel von 5 Wochen wie bei der Ratte von 24 Tagen 3,5fach verringert. In derselben Zeit erhöht sich die Saccharase beim Ferkel um das 40fache. Bei der Ratte geht diesem Phänomen eine Erhöhung des Kortikosterongehaltes 16 Tage nach der Geburt voraus. Die während dieser Zeit verstärkte Wirkung der Schilddrüsenhormone ist nicht ausschlaggebend

Säuren (Essigsäure, Milchsäure, Brenztraubensäure) und verschlimmert durch örtliche Reizung die Motilität des Kolon.

WACHSENDES SCHWEIN

Das wachsende Schwein, das in etwa 110 Tagen von 20 bis 100 kg wächst, realisiert eine mittlere tägliche Zunahme von über 700 g. Es benötigt hierfür 3,1 bis 3,3 kg Futter-TS je kg Zunahme und das 3- bis 4fache an Wasser. Da es zwingend geboten ist, die Lipogenese einzuschränken, ist hiermit die Forderung verbunden, auf eine Rückenspeckdicke von höchstens 2 cm zu mästen. Das erfordert, die Ernährung im Vergleich zur ad libitum-Fütterung um 25 % einzuschränken.

Die *Peristaltik* ist besonders intensiv, wobei es zum Durchgang einer erheblichen Menge von mit Verdauungssekreten behaftetem Futter kommt. Die Magensekretion wird auf zwei Wegen ausgelöst. Der erste wird zephalisch genannt und ist durch den Anblick des Futters und seine Zubereitung bedingt labil; der andere ist hormonellen Ursprungs und stabil, denn hier wird das von der Magen- und Pylorusschleimhaut in Gegenwart des Futters freigesetzte Gastrin wirksam. Die Pankreas- und Gallensekretion wird durch die Ankunft des sauren Magenchymus im Duodenum verstärkt. Die Anlage des Ductus choledochus in der Nähe des Pylorus beim Schwein (Abb. III/14) begünstigt den Rückfluß der Galle zum Magen.

Das ist ein prädisponierender Faktor für die Bildung von Ulcera beim Menschen und tritt beim Schwein bei Peristaltikanomalien im gastroduodenalen Weg auf. Diese Peristaltik erweist sich tatsächlich als sehr komplex, besonders, wenn die Schwankungen im pH-Wert des Magens von einer Mahlzeit bis zur anderen Mahlzeit nicht vorübergehend, sondern ständig vorliegen. Es wird z. B. klar, daß die Neutralität des pH im Duodenum relativ ist. Diese Besonderheiten stimmen mit der Häufigkeit (≈ 60 %) der bei Schweinen im Alter von 3 bis 6 Monaten nachgewiesenen nichtinfektiösen Verdauungsstörungen überein (Hani u. a., 1976). Außer häufig vorübergehenden Dyspepsien findet man die Geschwürkrankheit

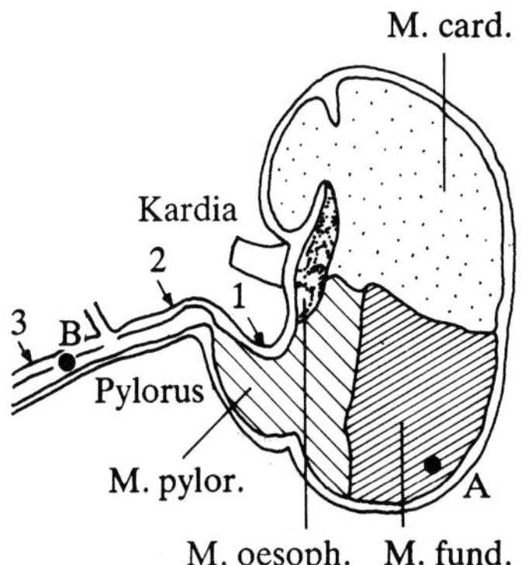

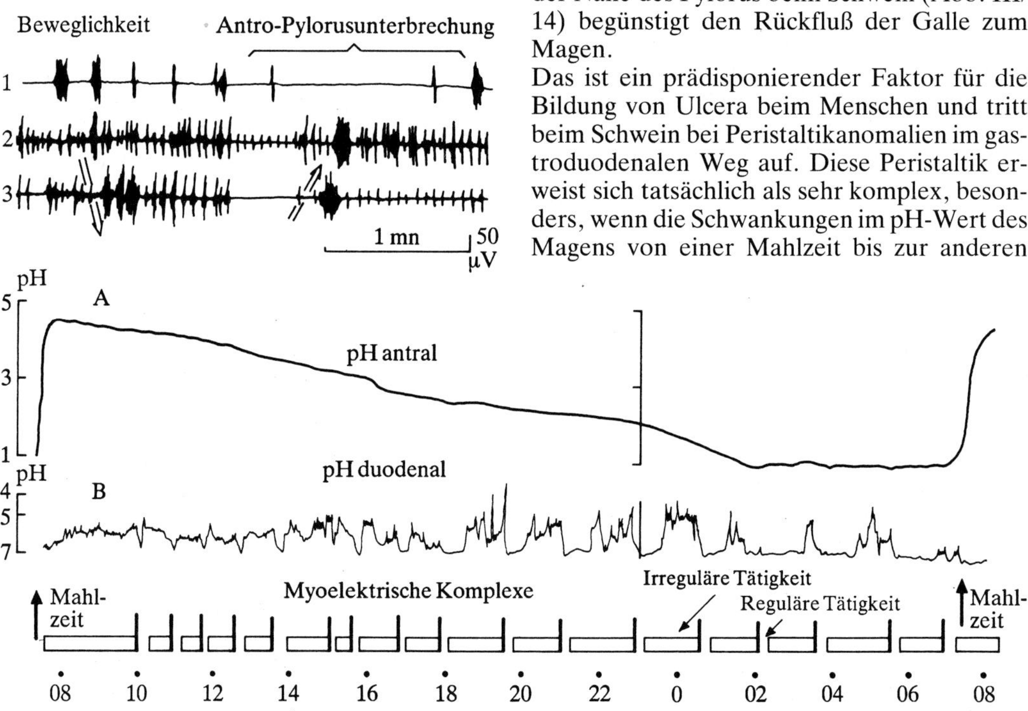

Abb. III/14 Schleimhautabteilungen des Magens, Duodengen Magenreflex und gastro-duodenaler pH-Wert.
Das Sekret der mit Cardia-Mukosa ausgestatteten Hälfte des Magens enhält keine Enzyme. Die nach antiperistaltischen Kontraktionen des Duodenum folgende Antro-Pylorus-Unterbrechung setzt sich mit langsamen Wellen und Rückfluss von Galle um. Die Pufferwirkung einer Mahlzeit gegenüber dem pH im Antrum hält etwa 18 Stunden an. Der pH-Wert im Duodenum ist nahe dem Neutralwert, von Perioden unregelmäßiger Wirkung myoelektrischer Komplexe abgesehen. Diese »Säurephasen« korrespondieren mit der Entleerung des sauren Mageninhaltes in den Darm (unveröffentl. Arbeiten)

und das diarrhoische Syndrom in erster Linie unter den festgestellten Erkrankungen.
Das *Geschwür* der ösophagogastrischen Zone beschränkt sich auf die von einer Erosion der Mukosa ausgehenden Keratinisierung und ist beim Schlachtschwein die Regel. Die Keratinisierung selbst beginnt mit einer Hyperplasie der Mukosa. Diese wird bei 75 bis 95 % der Schweine festgestellt, die entsprechend den Bedürfnissen der industriellen Tierhaltung ein geschrotetes Futter bekommen: Daher sind die Zonen der Hyperplasie hyperämisiert und binden die Gallenpigmente beim gastro-duodenalen Rückfluß stark (Penny und Hill, 1973). Eine sehr beengte Haltung der Tiere und das Fehlen von Einstreu begünstigen direkt oder indirekt die Bildung von Ulzera. Es genügt tatsächlich, den je Schwein verfügbaren Raum außen von 11 auf 5,5 m^2, innen von 1,1 auf 0,55 m^2 einzuschränken, um signifikant den Prozentsatz festgestellter Ulzera zu erhöhen (Pickett u. a., 1969).
Zu den vielseitigen Gesichtspunkten des *Diarrhoesyndroms* gesellt sich mehr oder weniger früh ein erschwerender Faktor, die Leber-Gallenfunktionsstörung (Field u. a., 1980). Beim Schwein sind die Gallensalze Glukonverbindungen der Hyocholsäure und der Chenodesoxycholsäure, deren Gesamtmenge 5 bis 8 g nicht überschreitet. Nahe dem Pylorus ausgeschieden, werden sie durch die Mukosa des Ileum zu 80 % reabsorbiert und dann über das Portalsystem durch die Leber geführt. Dieser entero-hepatische Zyklus erhält dadurch seine Bedeutung, daß er selbst die Sekretion von etwa 35 g Gallensalzen/Tag bedingt.
Wenn das der Fall ist, wird jede Störung der Sekretion und/oder des Stoffwechsels der Gallensalze unausbleiblich Diarrhoe hervorrufen. Eine im Dünndarm unzureichende Konzentration von Gallensalzen durch funktionelle Mängel im Ileum oder durch Dysmikrobismus im Darm führt zu einer Absorptionsstörung der Fette. Wenn umgekehrt eine außerordentliche Menge Gallensalze zum Colon gelangt, durch mangelnde Reabsorption des Ileum, werden die Colonbewegungen beeinträchtigt und die zur Ausformung der Fäzes notwendige Wasserabsorption behindert. Wenn eine hydroelektrolytische Diarrhoe nach einem Überschuß an Gallensalzen im Colon mit einer Absorptionsstörung der Fette wegen eines Mangels an Gallensalzen im duodeno-jejunalen Bereich folgt, verschlechtert sich der allgemeine Status sehr schnell.
Therapeutisch kann das Bakterienwachstum Ursache, aber auch Folge der gastro-duodenalen und hepato-biliären Funktionsstörung sein. Hiervon rührt die Zuflucht zur antiinfektiösen Chemotherapie her. Dagegen stimmt der hämorrhagische Charakter bestimmter Diarrhoen mit einer noch schwereren Erkrankung des Verdauungstraktes überein. In diesem Falle ist die Erkrankung der Mukosa nicht mehr funktionell, sondern organisch. Eine verbreitete intravaskuläre Koagulation folgt einer sehr häufig infektiösen Enteritis (Field u. a., 1980).

TRÄCHTIGE UND SÄUGENDE SAU

Bei der tragenden Sau beträgt die Zunahme netto 30 % der Anfangsmasse. Die *Masseentwicklung* des Gebärmutterinhaltes läuft zu $^2/_3$ im letzten Monat der Trächtigkeit von 115 Tagen ab. Die säugende Sau bildet mit dem Kolostrum (5 kg/Tag) eine doppelt so nährstoffreiche Milch wie die Kuh. Während der Trächtigkeit ist die Sau restriktiv zu füttern, um einen übermäßigen Fettansatz zu vermeiden. Die Ration soll reich an Rohfaser sein, um die Passage des Darminhalts zu fördern. Die Passage betrifft vor allem das Colon (Fioramonti u. Bueno, 1980). Hierbei haben die Anbindehaltung und fehlende Einstreu als Faktoren des Bewegungsmangels und der Verstopfung zu gelten. Die nunmehr energiereiche Fütterung während der Laktation muß entsprechend der Zahl der Laktationen und der Wurfgröße normgerecht verabreicht werden. Sie muß gute Zunahmen der Ferkel ermöglichen und die Abmagerung des Muttertieres vermeiden helfen.
Unruhe in den Tagen nach dem Absetzen und

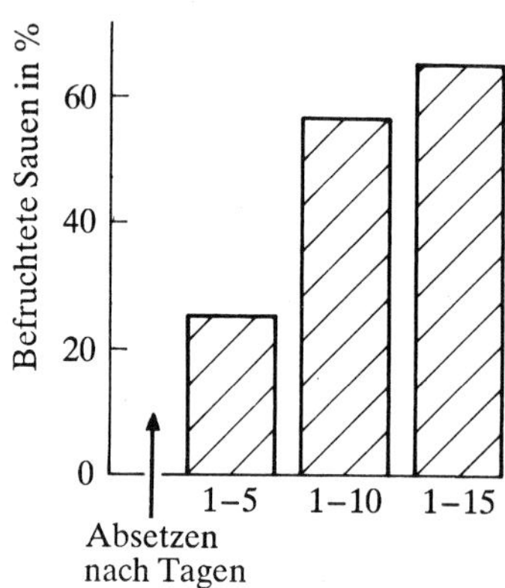

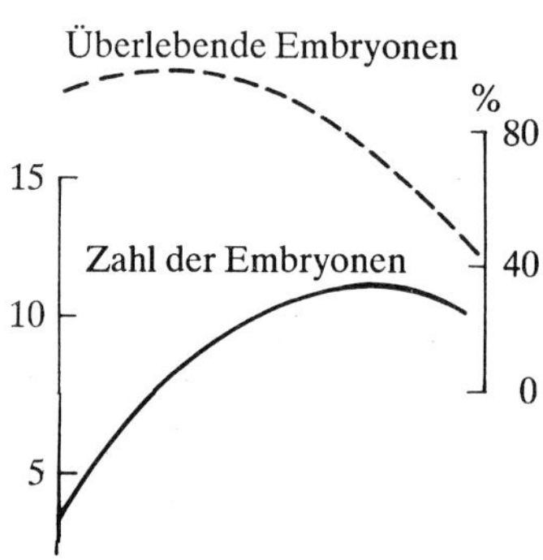

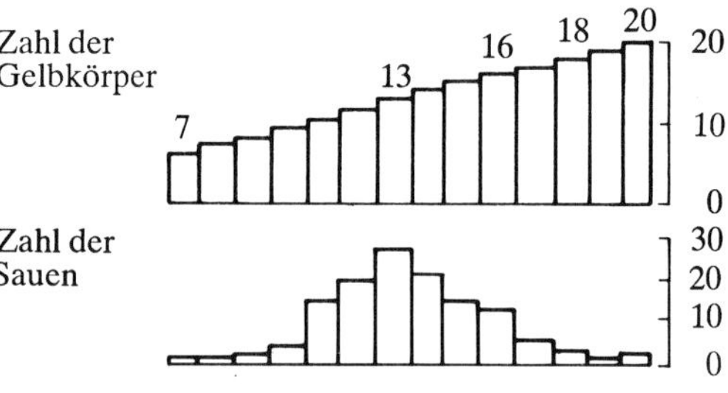

beim Anpaaren ist Zeichen einer Futtermangelsituation und neuro-endokiner Erschöpfung. Nach AUMAITRE und DAGORN (1980) hat die Entwicklung der Fruchtbarkeit der Sauen die mittlere Laktationsdauer um 11 Tage (von 42 auf 31) und den Abstand vom Absetzen bis zur neuen Befruchtung um 3 Tage (von 20 auf 17) verkürzt.

Milchmangel oder *sekretorische Agalaktie* ist häufige Auswirkung einer unzureichenden Nährstoffversorgung in den ersten 10 bis 15 Tagen nach dem Abferkeln. Sie kann sekundär nach Metritiden oder Mastitiden auftreten, die durch Verdauungsstörungen provoziert sein können. Ausgangspunkt kann auch eine Anorexie nach einer Verstopfung sein. Der Grad der Rohfaserverdauung, der während der Laktation geringer ist, hängt von der Art der Rohfaserstoffe und dem Energieangebot ab (RÉRAT, 1978). Aus den gebildeten flüchtigen Fettsäuren stammen bis zu 10 % der die Darmbewegungen insgesamt fördernden verdaulichen Energie; sie werden durch die Blinddarm-Grimmdarm-Schleimhaut absorbiert. In Gegenwart von Stärke können sie vermehrt gebildet werden. Was im Dünndarm nicht vollständig verdaut wurde, erscheint z. B. bei unzureichend feiner Zerkleinerung im Kolon. Die Bildung von aus Fermentationsprozessen stammenden Gasen und störende Tympanien sind dann sehr groß, wenn Leguminosen verfüttert wurden.

Der schlechte Allgemeinzustand solcher Ferkel, die an den inguinalen Zitzen saugen, sind pathognomonische Anzeichen von Erkrankungen der Harn- und Geschlechtsorgane und/ oder Verdauungsstörungen im Zäkum und Kolon mit Agalaktie und Anorexie. Die hervorragende Rolle der Fütterung in der Ätiologie dieser Krankheiten schließt die Mitbeteiligung einer neuro-endokrinen Gleichgewichtsstörung nicht aus.

Abb. III/15 Befruchtung nach dem Absetzen und Beziehung der Ovulationsrate zur embryonalen Sterblichkeit.
In der Regel treten während der Laktation Östrus und Ovulation nicht auf. 10 Tage nach dem Absetzen bei 3 Wochen Säugezeit ist die Befruchtungsrate sehr befriedigend. Die Zahl der bis 25 Tage nach der Konzeption nachweisbaren Embryonen ist infolge der Embryonensterblichkeit geringer als die der durch Gelbkörper ausgewiesenen Follikel (nach SWIESTRA und DYCK, 1976). Später, bei einer intensiven Ovulation, ist es die Überfüllung der Uterushörner, die zur Verringerung der Anzahl Embryonen beiträgt.

Fortpflanzung

Die Bildung von *Gameten* bei der Tierart Schwein erfolgt früh, da der erste Brunstzyklus, der 21 ± 2,5 Tage dauert, bei der Sau im Alter von 6 bis 9 Monaten auftritt. Die Zahl der 24 bis 46 h nach dem Beginn der Rausche gereiften Follikel wächst von der ersten zur sechsten Rausche progressiv.

Nach dem Ferkeln erhöhen sich während der ersten 2 bis 3 Wochen die sekretorischen Potenzen der Milchdrüse, wobei 2 Wochen zur Involution der Gebärmutter notwendig sind. In dieser Periode kommt es nicht zur Ovulation, so daß die Befruchtung in den ersten zehn Tagen nach dem Absetzen stattfindet. Zahlreiche Faktoren können in ihrer Wirkung beteiligt sein: Rasse, Fütterungsniveau, Wurfgröße, Säugezeit, Zwischenträchtigkeitszeit bzw. Güstzeit (Abb. III/15).

Im Falle der Befruchtung beruht die Tatsache, daß die Gelbkörper um den 15. Tag nach der Ovulation nicht abgebaut werden, auf einem zunächst uterinen, aber auch embryonalen Mechanismus. Die befruchteten Eizellen erreichen den Uterus im Vier- oder Achtzellstadium, und die Embryonen ernähren sich von der Uterinmilch, indem sie sich vom 9. Tag an über die gesamte Länge des Uterus verteilen. Die Entwicklung von Plazenten, deren Länge nach manueller Streckung 2 m erreichen kann, dauert bis zum fötalen Stadium, das am 30. Tag erreicht ist.

Wie die chirurgische Isolierung eines der Gebärmutterhörner die Trächtigkeit im anderen Horn unterbindet, so wird bei weniger als vier Embryonen die Trächtigkeit selten bis zum Geburtstermin andauern. Man ist der Auffassung, daß ein leeres oder unzureichend besetztes Horn einen *luteolytischen Faktor* abscheidet, der für den Abbau des Corpus luteum graviditatis verantwortlich ist.

Mit anderen Worten: Der Ablauf der Trächtigkeit und das Funktionieren der Gelbkörper hängen von der Zahl der Embryonen ab, die ausreichen muß, um eine luteolytische Wirkung zu verhindern (Abb. III/15). Später hängt die sekretorische Funktion des C. L. graviditatis vom Prolaktin der Hypophyse ab.

Trotz einer starken Empfindlichkeit gegen hohe Umwelttemperaturen ist die sexuelle Aktivität des Ebers nicht so von der Jahreszeit abhängig wie bei der Sau. Die Bedeutung des Ejakulatvolumens beim Eber, das zwischen 200 und 500 ml liegt, erklärt sich aus der Bildung der akzessorischen Sekrete: zu 60 % wässrige Sekrete der Prostata und der Gl. urethrales, zu 20 % Sekrete der Vesiculae seminales und der Cowper'schen Drüsen, das sind 20 % des Gesamtvolumens. Diese Spermamengen sind eine Funktion der Hodengröße, die bis zum Alter von 3 bis 4 Jahren gleichmäßig zunimmt (Swierstra und Dyck, 1976).

Die Spermien werden dank der periodischen Erschlaffung des Collum uteri oder der Cervix im Uterus deponiert, die Beweglichkeit der Gebärmutterhörner befördert sie innerhalb von 30 min zur Junctura utero-tubalis. Diese spielt die Rolle eines Filters, das nur einige Tausend Spermatozoen zum Eileiter läßt und die eines Reservoirs, da in weniger als 2 h die Spermien aus allen anderen Teilen des Uterus verschwunden sind. Die Kontraktionen der Muskeln, die Zilien des Eileiters und die Spermabewegungen ermöglichen die Verschmelzung der Gameten im Bereich der Ampulle, ohne daß dabei die Rolles des durch Reflex freigesetzten, bei der Paarung vorhandenen Oxytozins geklärt ist, das bei Unfruchtbarkeit einen in diesem Sinne fördernden Eingriff bedingt.

Sie beruht oft auf einer Asphyxie (O_2-Mangel und CO_2-Überschuß bei einer erschwerten Geburt), besonders wenn die Widerstandskraft des Ferkels gegen Anoxie (O_2-Mangel) nicht sehr groß ist. Die gefundenen Werte betragen tatsächlich 4 bis 5 min; sie entsprechen sozusagen denen, die für das Lamm oder das Kalb bekannt sind und erreichen beim Welpen, der Katze oder dem Junghasen leicht eine halbe Stunde. Bei einer kardiovaskulären Erschöpfung werden die zerebralen Schädigungen als irreversibel angesehen (Abb. III/16). Es ist wichtig, eine evtl. Gebärmutteratonie der Sau nicht andauern zu lassen, die dann als »entkräftender« Teil zu einem hohen perinatalen Sterblichkeitsrisiko beiträgt (Ellendorf u. a., 1979).

Der erste Atemzug nach Durchtrennen des Nabelstranges ist ein kritischer Augenblick, denn er bedingt die Entwicklung der Lungenalveolen. Diese wird durch das Vorliegen eines Lipoproteins ermöglicht, das »tensio-aktive *Lungenoberflächen-Spannungssubstrat*«.

Fehlt dieses Substrat oder ist es unzureichend vorhanden, entsteht ein Syndrom der Atemnot, das beim Ferkel analysiert wurde. Die Neugeborenen sterben größtenteils nach 12 bis 24 h, und ein in ein Gefäß mit Wasser getauchtes Fragment Lungenparenchym nimmt eine intermediäre Stellung ein. Es schwimmt nicht, als ob es mit Luft gefüllt wäre und es sinkt nicht, als ob es mit Flüssigkeit gefüllt wäre. Die histologischen Befunde deuten die Mitwirkung einer Hypothyreose an (Wrathall, u. a., 1977).

Jedes der Gebärmutterhörner nimmt Welle für Welle an der Austreibung der Foeten bis zur vollständigen Entleerung teil (Zerobin, 1968). Eine Atonie der Gebärmutter begünstigt zwei Situationen: Die gleichzeitige Geburt zweier Foeten, woraus ihre *Blockade* kranial der Zervix und die Notwendigkeit eines Eingriffes resultieren könnte, oder die *Nichtaustreibung* eines nahe der Junctio utero-tubalis steckengebliebenen Foetus. Seltsamerweise stört 24

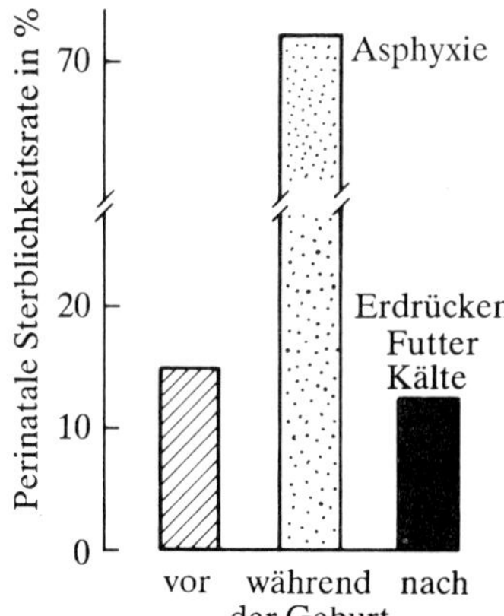

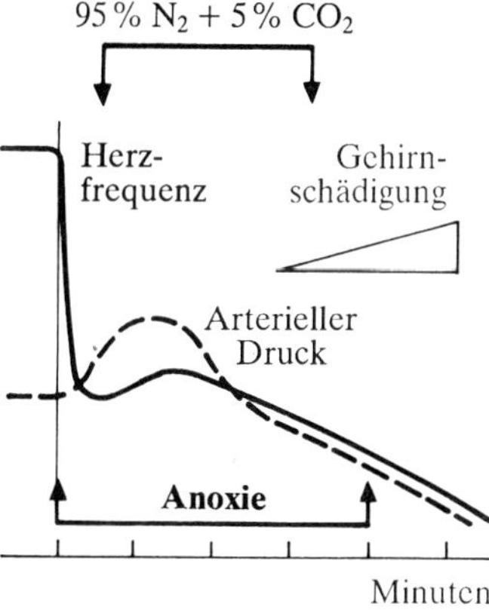

Abb. III/16 Vergleich der Sterblichkeit bei der Geburt und Widerstand gegen Anoxie.
Die Sterblichkeit vor und nach der Geburt beträgt 15 bzw. 12 %. Asphyxie ist in etwa ⅔ der Fälle der verantwortliche Faktor. Der Widerstand des Ferkels gegen Anoxie dauert nicht länger als 4 Minuten. In dieser Zeit brechen die Herzfrequenz und der arterielle Druck zusammen (nach Randall, 1978)

bis 48 h vorher die Anwesenheit dieses Foetus die Sau nicht. Sie wird dann zum auslösenden Faktor einer Metritis mit einer Mastitis, dann einer Agalaktie und Anorexie.
Eine durch die Fütterung verursachte Fortpflanzungsstörung ist um so heimtückischer, als sie sich unauffällig bei der hohen Empfindlichkeit des Schweines nach der Aufnahme von *Zearalenon* entwickelt, einem Mykotoxin mit östrogenen Eigenschaften, das von Fusarium gebildet wird. Eine Zearalenon-Konzentration von 25 mg/kg Futter (= 25 ppm) während 2 bis 3 Wochen genügt, um bei der tragenden Sau die Größe der Ferkel zu verringern, einen Östrogenismus der Neugeborenen transplazental hervorzurufen, um Pseudoträchtigkeit, Nymphomanie und Unfruchtbarkeit auszulösen (Chang u. a., 1979).

Kardiovaskuläres System und Atmung

Die zirkulierende Blutmenge oder Volämie ist beim Schwein relativ gering, denn das differenzierte Wachstum von Skelett >Muskel- >Fettgewebe innerhalb von 4 Monaten ist stark von einem hohen Energiegehalt der Ration abhängig. Prozentual schwankt der Fettgehalt eines Schweines von 90 kg je nach dem Energieniveau zwischen 27 und 38%. Die Blutmenge (4,5 bis 6,5 ml/kg Lebendmasse), die ohnehin kleiner ist als bei anderen Tierarten, wird um so geringer sein, je schneller die Zunahme erfolgte.
Hinzu kommt eine Herzleistung pro Minute von weniger als 70 ml/kg, die durch eine Herzpumpe, deren Masse nur 0,3 % der Körpermasse beträgt, gegenüber 0,7 % bei Hund und Pferd, gewährleistet wird.
Für die Funktionstüchtigkeit der Lunge ist der zur Sauerstoffbindung verfügbare Hämoglobingehalt im Blut wichtig; beim Hausschwein variiert er zwischen 11 und 14 g/100 ml, was nur etwa die Hälfte der beim Wildschwein gefundenen Menge ist. Daraus erklärt sich, daß bei einer Anämie die Herzleistung das Vierfache betragen müßte, um den O_2-Bedarf zu decken.
Eisenmangelanämie tritt beim Ferkel häufiger auf; es wird mit niedrigem Hb-Gehalt geboren, und seine Reserven an Cu und Fe sind gering. Der Hb-Gehalt verringert sich nach der Geburt spontan von 30 auf 15 %, so daß die Erythropoese behindert wird, wenn das Ferkel keinen Zutritt zu Mineralstoffgemischen hat. Ergebnis ist nach drei bis vier Wochen eine schwere Anämie. Durch Zufuhr von Fe ist diese zu bekämpfen und zu verhüten.
Der Gehalt an Plasmaprotein reicht beim Ferkel kaum aus, einer Transsudation der Kapillaren vorzubeugen, und es besteht das Risiko einer unzureichenden Versorgung, wenn die γ-Globuline nach der Aufnahme des Kolostrums nicht übertragen werden. Daher werden bei Jungtieren Oedeme beobachtet, die nicht genug Kolostrum aufgenommen haben und von Sauen stammen, deren Fütterung unausgeglichen war. Niedrige Umwelttemperatur wie bestimmte genetische Faktoren lösen das Auftreten von Oedemen beim Ferkel aus oder begünstigen es bei zu dieser Art von Erkrankungen veranlagten Ferkeln.
Eine Erhöhung der *Herzfrequenz* oder Tachycardie ist die natürliche Reaktion des Organismus auf einen äußeren Reiz. Die Zahl der Herzschläge/min (x) beim erwachsenen Schwein ist im Ruhezustand eine Funktion der Körpermasse (P) des Tieres gemäß der Beziehung $x = 216\ P^{0,18}$. Die Aufnahme einer Mahlzeit erhöht die Herzfrequenz in etwas mehr als einer Stunde um etwa 30%. Das Verhältnis der Dauer der Diastole : Dauer der Systole ist ein anderes Kriterium zur Beurteilung der Funktion des Herzens zur Erhaltung der Kreislauf-Homöostase. Dieses Verhältnis ist beim Schwein sehr niedrig (0,7 bis 0,8), während beim Wildschwein und beim Hund der Wert von 1,2 für eine größere Ruhepause des Myocards spricht.
Proteinmangel, unzureichende Thiaminversorgung, Transportkrankheit und Barbiturat-Narkose, Umstände also, die das Auftreten von Herzstörungen verursachen, gehen insgesamt mit einer Verringerung dieses Wertes ein-

her. Weiterhin ruft der durch s. c. Verabreichung von 100 mg/kg Desoxykortikosteron verursachte arterielle Bluthochdruck beim Schwein weniger Störungen des Na-Wasserstoffwechsels als eine Überempfindlichkeit gegen Katecholamine der Muskelfaser hervor (MILLER, u. a., 1979).
Die Kreislauf-Homöostase ist beim Schwein auch deshalb weniger belastbar, weil die nervösen Regulationsmechanismen (Luftdruck- und Chemosensibilität) nur einen der beiden üblichen Effektoren, das Herz oder die Erweiterung und die Kontraktion der Gefäße, wirksam werden lassen, wobei die letzteren nur in äußersten Fällen erregt werden. So tritt eine Vasotonie nur beim Herzen in Erscheinung; die Gefäße sind an der Aufrechterhaltung des arteriellen Druckes in den physiologischen Grenzen wenig beteiligt (MARSHALL u. BREAZILE, 1974). Der Blutdruck in der A. pulmonalis ist beim Schwein wegen des hohen Widerstandes des Lungengewebes relativ hoch; daher resultiert das Interesse der experimentellen Physiologie an diesem Modell, um durch Reizung der A. pulmonalis eine Insuffizienz des Ventriculus dexter zu erhalten. Schließlich ist beim Schwein im Alter von 7 bis 8 Monaten eine Atherosklerose mit Herzversagen möglich. Wenn das Schweineherz praktisch nur ohne Anstrengung funktioniert, wenn es schläft (BUSTAD u. MC CLELLAN, 1965), begreift man, daß die Tachycardie ein pathognomonisches Zeichen der Reaktion des Organismus auf negative Einflüsse ist (WEBB, 1980).
Die Blut-Lungenschranke des Schweines unterscheidet sich von der anderer Tierarten durch einen erhöhten Prozentsatz (20 %) mit Myoepithelien ausgestatteter Kapillaren, besonders die schwache Vaskularisation der Spitzen- und Herzlappen der Lungen im Verhältnis zu den Zwerchfellappen (Abb. III/17). Die Neigung des Schweines zu Erkrankungen der Atmungsorgane rührt auch vom mukoziliaren Apparat her, der sehr anfällig zu sein scheint. Daher ist Ammoniak, das man in einer Konzentration von 30 ppm geruchlich wahrnimmt, imstande, bei einer Konzentration von 50 ppm die Zilienbewegungen zu lähmen. Zu den anderen Faktoren, die Zilienbewegungen hemmen können, gehört die positive Ionisation der Luft bei warmem, trockenem Wind (Wind von Autan im Südwesten, Noirot in der Bretagne). Die Anfälligkeit des wachsenden Schweines wird durch die Intensität des Gasaustausches gesteigert. Sein von 10 bis 40 mg/kg entsprechend der Umgebungstemperatur variierender O_2-Verbrauch je Minute korreliert mit einem Energieaufwand von 130 Watt/m^2, was dem Bedarf eines Organismus entspricht, der in 10 Tagen seine Masse zu verdoppeln vermag. In dieser Hinsicht wurde gezeigt, daß die Verzögerung der Zunahmen und der Schlachtmasse Folgen ausgedehnter Lungenveränderungen sein können (BRASSINE u. a., 1971).

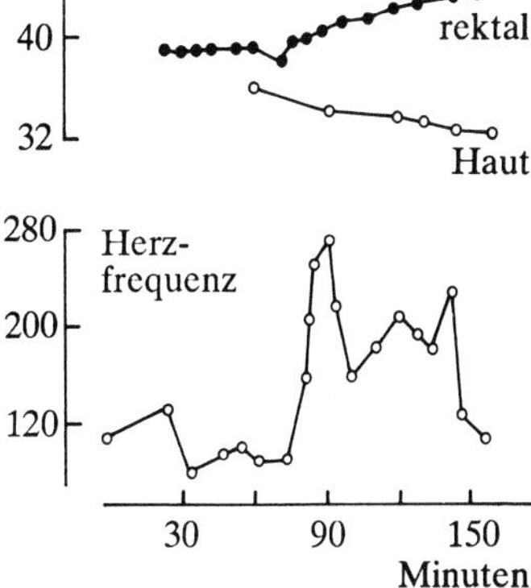

Spitzen-, Herz- und Zwerchfelllappen der rechten Lunge

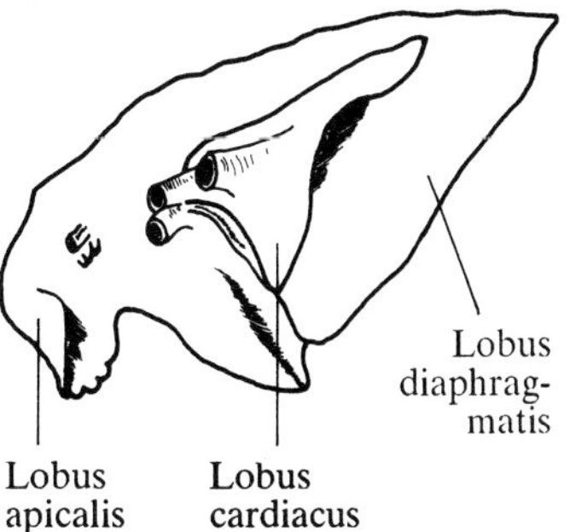

Abb. III/17 Schematische Darstellung der Empfindlichkeit des Herzens und der Lunge. Das Halothanpositive Schwein weist nach Inhalation des Narkotikums eine starke Tachycardie mit Muskelstarre und Hyperthermie auf. Der *Lobus pulmonalis apicalis dexter* und der *Lobus cardiacus* sind mit Gefäßen wenig versorgt und gegen Erkrankungen der Atemwege am empfindlichsten

Thermisches und neuroendokrines Gleichgewicht

Bei der Geburt beträgt die *Rektaltemperatur* eines Ferkels 39 °C und ist fast so hoch wie die des erwachsenen Schweines; sie sinkt um 2 bis 3° und kehrt 48 h später zu ihrem Anfangsniveau zurück. Die Kälteempfindlichkeit des Ferkels erklärt sich aus seiner schlechten Wärmeisolation. Das Haarkleid ist nicht wirksam und das Fettgewebe wenig ausgeprägt, woraus mangelnde Fähigkeit resultiert, die Wärmebildung oder Thermogenese zu erhöhen. Ist die Umgebungstemperatur unter 34 °C, erhöht das neugeborene Ferkel seinen Energieumsatz, der sich verdoppelt, wenn die Umgebungstemperatur 20 °C beträgt. Nach vier Tagen kann das Ferkel mehrere Stunden einer Außentemperatur von 5 °C widerstehen, indem es seine Thermogenese verdreifacht. Im Unterschied zu vielen anderen Tierarten besitzt es kein braunes Fettgewebe, das seine Thermogenese chemisch zu steigern vermag. Dies äußert sich in einem *Frösteln*. Nimmt die Umgebungstemperatur noch weiter ab, rücken die

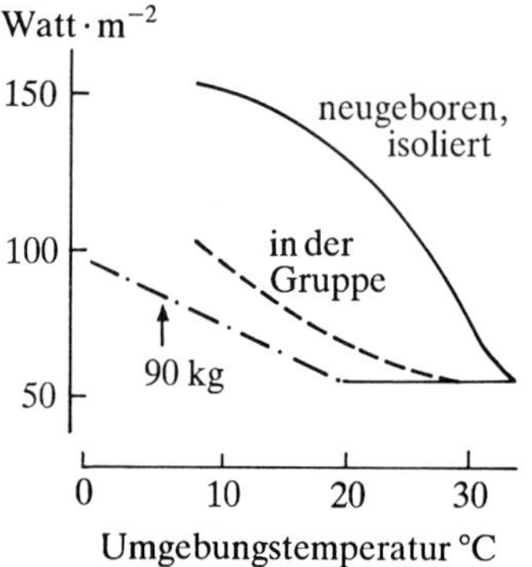

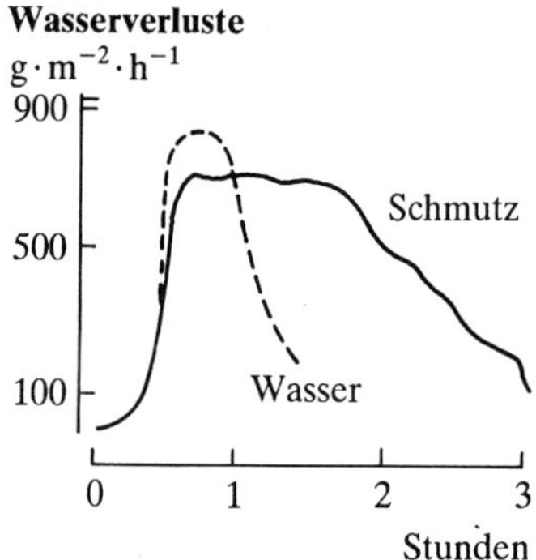

Abb. III/18 Einfluß der Isolierung und der Wasserverdampfung auf die Wärmeregulation.
Der Energieverbrauch bei 10° C ist fast so hoch wie der eines Schweines von 90 kg für Ferkel in Gruppenhaltung. Das fehlende Schwitzen wird durch Wasserverdunstung an der Körperoberfläche ersetzt. Das Bespritzen mit Wasser ist weniger wirksam als das mit Schmutz (nach Mount, 1979)

Ferkel eines Wurfes zusammen, um ihre exponierte Körperoberfläche wirksam zu verkleinern (Abb. III/18). Sie haben auch die Tendenz, sich unter die Mutter zu verkriechen, weshalb sich die Gefahr des Erdrücktwerdens erhöht.

Diese Informationen unterstreichen die Bedeutung der Haltungsbedingungen, besonders des lokalen Wärmeschutzes für die Erhaltung der Homöothermie und die Vorbeuge gegen Erkrankungen der Atmungsorgane.

Das wachsende Schwein ist gegen Kälte widerstandsfähiger, es verträgt aber Hitze schlecht. Die untere *kritische Temperatur*, unter der das Tier gegen Kälte anzukämpfen hat, wird durch zahlreiche Faktoren bestimmt: Menge und Niveau der Ernährung, Größe der Gruppe und Akklimatisierung des Tieres. Für Schweine derselben Altersgruppe liegt die untere kritische Temperatur bei 12 °C; um innerhalb eines Temperaturbereiches denselben Wachstumsvorlauf zu erhalten, muß die Ration je Grad C Temperatursenkung um 1,3 g/kg erhöht werden. Die obere kritische Temperatur, die beim Ferkel 36 °C überschreitet, wird beim erwachsenen Schwein bei einer Umgebungstemperatur von 22 bis 25 °C erreicht. Außerhalb dieser Temperatur sind eine verminderte Futteraufnahme und damit Wärmebildung sowie eine erhöhte Verdampfung des Wassers Faktoren zur Kühlung.

Die Verdampfung von Wasser wird im Bereich der vorderen Atemwege durch eine Erhöhung der Atemfrequenz (Polypnoe) erzielt. Das Schwein besitzt Schweißdrüsen apokrinen Typs, die auf pharmakologische Reizung (Noradrenalin, Adrenalin und Histamin) reagieren. Jedoch überschreiten die stündlichen Wasserdampfverluste über die Haut keine 30 g/m^2 gegenüber z. B. 1000 g/m^2 beim Menschen. Das Schwein kompensiert die mangelnde Schweißabsonderung durch Anpassungen seiner Verhaltensweise. Unter natürlichen Bedingungen wälzt es sich in der Suhle und versteht es, sich mit Wasser zu bespritzen; letzteres sichert eine wirksame aber weniger dauerhafte Wärmereduzierung als die Verdampfung über die Haut durch Trocknung des Schmutzes (Abb. III/18).

Die exsudative, mit Depigmentierung verbundene *Myopathie* bestimmter Schweine bei der Schlachtung (PSE-Fleisch) ist auch durch Besonderheiten des Stoffwechsels bedingt. Mit der Steigerung der Muskelmasse hat sich der Prozentsatz weißer Muskelfasern erhöht; der Stoffwechsel dieser Fasern ist anaerob, die Zirkulation in den Kapillaren verringert und die Mitochondrienzahl ist vermindert. Jede Belastung, z. B. eine Laufanstrengung, ruft den Abbau des Muskelglykogens der weißen Fasern zu Milchsäure hervor; Verlauf und Geschwindigkeit der Glykogenolyse sind wegen der Enzymwirkung (Phosphorylase, Phosphofruktokinase usw.) sehr schnell und umfangreicher. Die Bewegungsarmut führt zu einer explosiven Erhöhung der Laktatkonzentration des Blutes und der Muskeln.

Die von Myoglobinmangel befallenen Schweine weisen einen erheblichen Gehalt des Blutes an Kortikotropin und eine leichte Kortisolämie auf. Dieses Phänomen kommt anscheinend von der sehr schnellen Verwertung des Kortisols durch die Leberzellen und nicht durch die mangelnde Kapazität des ACTH, die Nebennierenrinde zu stimulieren (Marple und Cassens, 1973). Ein noch wenig bekanntes Gebiet der Mineralstoff-Homoeostase betrifft den Phosphor-Kalziumstoffwechsel bei Myopathien. Das bei den schwersten Tieren auftretende Syndrom der »Beinschwäche« könnte die Mobilisierung des Ca-Ions durch die kortikosteroiden Hormone erhöhen.

Das *neuroendokrine Gleichgewicht* des Schweines kommt allgemein im geringeren Wachsein zum Ausdruck, was sich im wesentlichen nachts zeigt und in Form des tiefen Schlafes etwa 45 % der Dauer der Dunkelheit in Anspruch nimmt. Dieser enzephalographisch festgestellte hohe Prozentsatz an Schlafverhalten ist mit der durch Aktographie nachgewiesenen Ruhezeit vergleichbar. Das Hypnogramm stellt sozusagen das allgemeine Profil der Schlafzustände dar.

Ein Gleichgewicht ist beim Individuum ein

Zeichen des Wohlbefindens und der Stabilität in der Gruppe (Ruckebusch, 1975). Seine Bedeutung liegt auch in der Annahme, daß eine erhöhte Schlafdauer mit einer verstärkten Freisetzung von Wachstumshormonen einhergeht und der Schlafzustand mit einer Reduzierung von Energieverlusten verbunden ist.

Jede Veränderung der physikalischen und sozialen Umgebung sowie Störungen der Nahrungsaufnahme beeinflussen das *Hypnogramm* durch Verringerung der gesamten Schlafdauer, Unterbrechung der Schlafperioden oder Verzögerung des Einschlafens.

Die beim Ausfallen einer Mahlzeit hervorgerufene Situation (Abb. III/19) ist insofern interessant, weil sie endokrine Reaktionen bedingt, die denen in allen Situationen der Tierhaltung entsprechen, sobald die Störung größer als normal ist. Jede Manipulierung der Tiere, Veränderungen der Umgebung, Lärm, vom Wärmeoptimum abweichende Umwelttemperaturen, medikamentelle Behandlungen sowie die sozialen Reize äußern sich in

- einer unmittelbaren Aktivierung des sympathischen noradrenergenen Nervensystems, dessen Wirkung durch die Sekretion zirkulierender Katecholamine und die Ausscheidung ihrer Metaboliten im Harn verlängert wird; sie ist mit einer Tachycardie Begleiterscheinung der Streßsituation beim Schwein;
- einer späteren Nebennierenrinden-Aktivierung, die mit der Injektion von Kortikotropin (ACTH) vergleichbar ist.

Diese Reaktionen sind nicht in allen Fällen spezifisch, in denen ein Tier eine gegebene Situation als aggressiv ansieht. Auch ist klar, daß die »psychische« Komponente schwer zu beurteilen ist. Ein Beweis dafür ist Lärm, der für den Menschen unangenehm sein kann, für das Tier es aber keinesfalls sein muß.

Setzt man ein Schwein einer Gruppe hinzu, führt das zur Ausbildung von Rangstreitigkeiten. Mit steigender Gruppengröße nimmt die Leistungsfähigkeit weniger durch die Instabiliät der Rangordnung als durch allgemeinen »Mikrobismus« der Schweinehaltung ab.

Man weiß, daß 95 % der Streßreaktionen beim Füttern auftreten und daß die Mast eines ranghöheren Schweines zügiger als die eines rangniedrigeren Schweines verläuft; im übrigen nimmt man an, daß die Stellung in der Rangordnung 13 % der Varianz der Körpermassezunahme beeinflußt, 24 h nach dem Füttern die Aggressivität am größten ist und durch das Vorhandensein von Einstreu nicht beeinflußt wird (Kelley, u. a., 1980). Auf praktischem Gebiet wird das Konkurrenzverhalten durch Verbringen der Tiere in geräumige Buchten und das Verabreichen des Futters in Einzeltrögen verringert. Die Mindestfläche für ein Schwein von 70 kg beträgt 0,81 m^2, von 95 kg 1,08 m^2 (Syme und Syme, 1979).

Bei dem postpartalen *Metritis-Mastitis-Agalaktie-Syndrom* ist eine hormonale Komponente nicht auszuschließen. Nach Nachreimer u. a. (1971) ist die Verbindung von Agalaktie mit einer Metritis nicht obligatorisch, während die mit einer Mastitis häufig ist. Das Ovar und der Uterus wurden in ihrem funktionellen Status bei kranken und Vergleichstieren untersucht und schienen keine signifikanten Schädigungen aufzuweisen. Dagegen sprechen die Veränderungen der *Nebennieren* (Masse: 12,7 anstelle von 9 g; Dicke der Rinde: 2,2 anstelle von 1,5 cm), des Gehaltes von Eosinophilen im strömenden Blut, Nebennierenhormonen und Askorbinsäure (0,24 anstatt 0,34 mg/g) für das Vorliegen einer Nebennierenrinden-Hyperaktivität bei den von Agalaktie befallenen Sauen. Bestimmte, gegen Streßfaktoren empfindliche Sauen reagierten beim Abferkeln, und die so geschaffene endokrine Störung bewirkte eine Blockade des Milchejektionsreflexes durch die zentrale Hemmung der Oxytozinsekretion und/oder der Reaktion der myoepithelialen Zellen der Milchdrüse auf dieses Hormon. Eine solche Hypothese verträgt sich mit der Erkenntnis schlecht, daß die Kortisolämie als Reaktion auf ACTH bei den Kranken und den Kontrollen ähnlich ist. Im übrigen ist die Oxytozinbehandlung oft vom Zufall anhängig. Nach Wagner (1972) stellt die Hypothyreose bei Agalaktie einen bestimmenden Faktor dar.

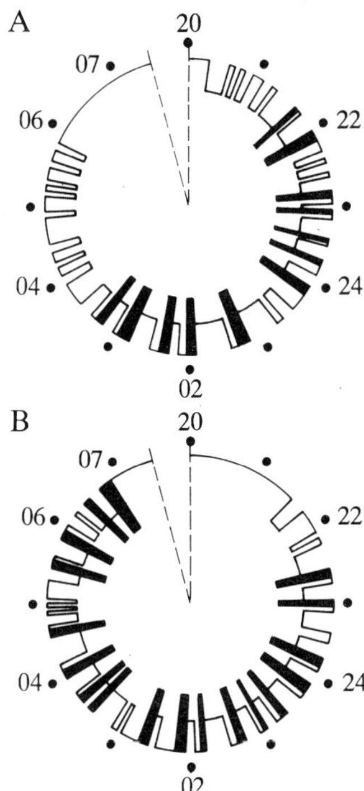

Abb. III/19 Hypnogramm und Aktivierung der Nebenniere des wachsenden Schweines im Wechsel von Wachsein und Schlaf. Die Schlafdauer ist vermindert, wenn die gesamte Ration in einer Mahlzeit verabreicht wird. Diese Störung äußert sich in einer praktischen Verdopplung der Katecholamine und Plasma-Kortikosteroide; vergleichbar mit der durch ACTH-Injektion erreichbaren Stimulation (0,5 IE/kg)

	A	B
Noradrenalin ng/ml	0,3	1,6
Adreanlin ng/ml	0,2	1,1
Kortikosteroide µg/100 ml	5,0	10,0

Abb. III/20 Hypoglykämie des Ferkels nach der Geburt.
Ein Hungernlassen von 48 h ist beim 2 Tage alten Ferkel problematisch, beim 8 Tage alten Ferkel ist die Glykämie nach mehreren Tagen um die Hälfte reduziert

Abb. III/21 Vergleich der Gehirnentwicklung zum Zeitpunkt der Geburt.
Die relative Hirnmasse bei der Geburt beträgt beim Schwein 2,9 % sie ist bei der Ratte nach der Geburt und beim Lamm und Meerschweinchen vor der Geburt am höchsten

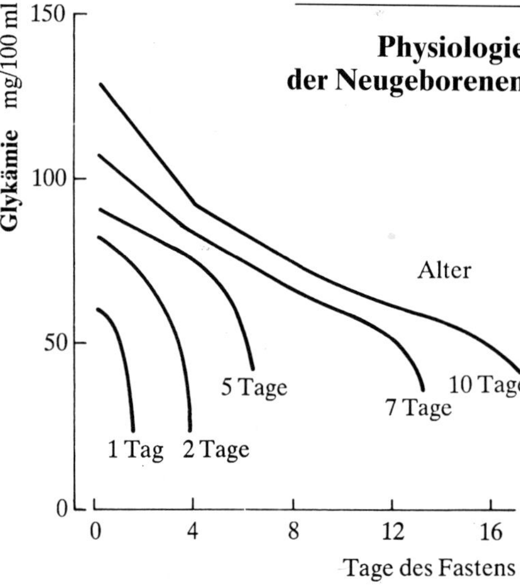

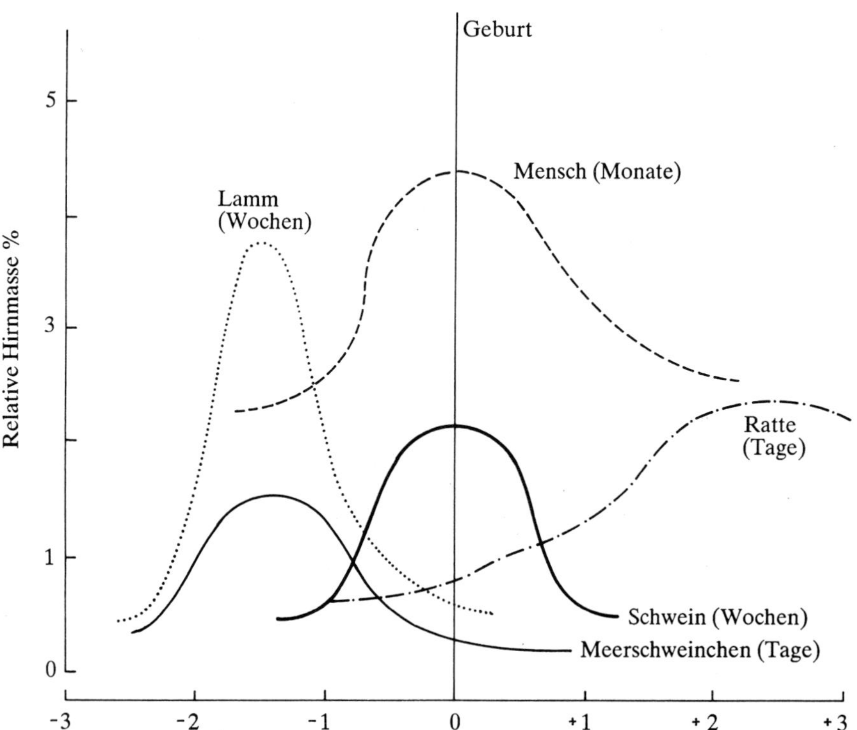

Physiologie der Neugeborenen

Die Glykogenreserven des neugeborenen Ferkels sind gering, so daß völliger oder teilweiser Milchmangel sehr schnell zu einem Stadium der *Hypoglykämie* führt. Entkräftung und das Ausstoßen kläglicher Schreie, dünnflüssiger Durchfall und ikterische Haut, schließlich lateraler Dekubitus und Verenden in 24 h sind Anzeichen, daß sich nach zweitägigem Fehlen der Milch bei dem Neugeborenen ein hypoglykämisches Koma entwickelt. Zehn Tage später erträgt das Ferkel 5 bis 8 Tage des Fastens ohne komatöse Störungen (Abb. III/20). Die Erklärung dieser durch Hungern erworbenen Widerstandsfähigkeit ist einfach; die Anpassung besteht in der Schaffung von Glykogen-Energiereserven zum Funktionieren vorrangig ökonomischer Elemente: Dem Nervensystem, den roten Blutkörperchen, dem Anteil des Markes der Nebenniere; Verminderung des Insulingehaltes verhindert das Eindringen der Glukose in die Muskel- und Fettgewebe; Insulinmangel (Insulin ist ein antilipolytischer Faktor) ist von einer verstärkten Lipolyse begleitet; schließlich wird die Glukose aus Aminosäuren, aus Milchsäure usw. gebildet.
Beim neugeborenen Ferkel resultiert unter gleichen Bedingungen des Fastens die Hypoglykämie aus dem spektakulären Fehlen von Glykogenreserven der Leber, einem Mangel, der um so schneller eintritt, als die Hypoglykämie durch die Verringerung der Neoglukogenese nicht aufgefangen wird. Hieran schließt sich der Abfall des Gehaltes an freien Fettsäuren an, wegen des Fehlens der Fettreserven (100 mEq/l) beim Neugeborenen gegenüber 640 mEq/l drei Wochen später; diese Verminderung der freien Fettsäuren hemmt die Neoglukogenese. Die Fettreserven des Ferkels (1 % der Körpermasse) könnten theoretisch trotz des niedrigen Prozentsatzes den Energiebedarf für 48 h decken.
Tatsächlich sind 80 % dieser Lipide Depotfette und für die Energiegewinnung unverwertbar. Wenn später die Fette 4 % der Körpermasse ausmachen, wird die Erhaltung der Lipämie beim Hungern möglich, die Glukoneogenese

ist nicht gehemmt und die Homoeostase des Blutzuckergehaltes bleibt erhalten.
Unter dem Gesichtspunkt der Vermehrung der Neuroblasten und Gliazellen geprüft, ist das Verhältnis von *Hirnmasse* zu *Körpermasse* im Augenblick der Geburt optimal (Abb. III/21). Dieser Wert ähnelt sich mit der beim menschlichen Neugeborenen gefundenen Gehirnentwicklung (Mc Intosh u. a., 1979). Es stellt einen der Vorteile dar, den das Ferkel als Versuchsmodell in der Kinderheilkunde hat. Der Vergleich zwischen den biochemischen Konstanten 24 h nach der Geburt weist zwischen Mensch und Schwein eine gute Übereinstimmung im pH-Wert (7,36 bis 7,40), der Glykämie (0,8 bis 1,0 g/l) und den Mineralstoffen auf. Der CO_2-Partialdruck im Blut ist beim Ferkel höher (55,3 Torr anstatt 34,2), der für O_2 ist beim Menschen höher (73,6 anstatt 43). Schließlich beträgt das täglich ausgeschiedene Harnvolumen 30 bis 40 ml, mit 0,46 mEq/kg Na und 175 bis 185 mg/100 ml Harnstoff.
Nach Glauser (1966) bewirkt das Einsperren beim Ferkel einen mit dem Lungenemphysem vergleichbaren Status, wie er beim Kinde auftritt; das kleinste Ferkel eines Wurfes ist gegen Anoxie resistenter als seine Zeitgefährten, wie es auch eine Frühgeburt im Verhältnis zu dem zum normalen Zeitpunkt Geborenen ist. Insgesamt erweist sich das Ferkel für drei Disziplinen als ein Versuchsmodell der Wahl: für die Hämatologie, die Pneumologie und die Nephrologie.
Das begrenzte Konzentrationsvermögen des *Harns* beim neugeborenen Schwein hält beim erwachsenen an. Hier muß nicht nur einer unzureichenden Sekretion antidiuretischen Hormons, sondern der Struktur der Niere Rechnung getragen werden; dazu gehören die Länge der Henle'schen Schleife, die Gefäßversorgung der Markzone und die Bedeutung des Volumens des Nierenbeckens (Schmidt-Nielsen, 1979).
Schließlich scheidet nach Rose und Ham (1979) die Gallenblase beim Ferkel von 4,5 bis 6,0 kg Bromsulphalein in einer mit dem Menschen vergleichbaren Weise aus; sie ist proportional der Gallenleistung, und das genügt vollkommen für die funktionelle Kontrolle der Leber.

Stoffwechsel körperfremder Substanzen

Die vergleichende Untersuchung der Toxizität eines Antibiotikums und der Wirkung des Medikaments in Abhängigkeit von der Tierart bezieht sich auf enzymatische Spezifitäten, für die Besonderheiten des Stoffwechsels verantwortlich sind. Auch für das Schwein gilt diese Regel, und die Konjugation der Metaboliten geht, wie beim Menschen, eher mit Glukoronsäure als mit Phosphaten oder Sulfaten vonstatten (Kao u. a., 1979). Dennoch gilt für alle im Stoffwechsel umgesetzten Medikamente als Faktor ersten Ranges:
Das Vorhandensein eines wenig mit Gefäßen versorgten Fettgewebes, das wenig Wasser enthält und imstande ist, fast die Gesamtmenge lipophiler Substanzen zu speichern.
Entsprechend dem Energieniveau der Ration erreicht ein Schwein eine Masse von 90 kg, von dem 27 % Fett sind, in 327 Tagen, oder in 165 Tagen, aber mit 38 % Fett. Im Falle einer Barbiturat-Allgemeinnarkose erhält man augenblicklich die zentrale Wirkung in Abhängigkeit von der Dosis (20 mg/kg Lebendmasse). Dann wird das Narkotikum langsm im Stoffwechsel entsprechend der »Mager«-Masse umgesetzt. Das Fettgewebe dient als Reservoir zur Speicherung geringer Erhaltungsdosen und vergrößert die narkotische Wirkung langsam, die bei wiederholter Anwendung eine toxische Schwelle für das bulbäre Atemzentrum erreichen könnte. Der Atemstillstand oder die weiße Ohnmacht ist beim Schwein oft tödlich und eine Komplikation des Barbituratstoffwechsels beim fetten Individuum.
Beim physisch nicht beanspruchten Schwein ist der *Oxydationsstoffwechsel* stark reduziert. Weniger als 1 km/Tag in 20 min genügt bei einem Tier von 80 kg, den Gehalt des M.-gastrocnemius an Myoglobin zu verdoppeln,

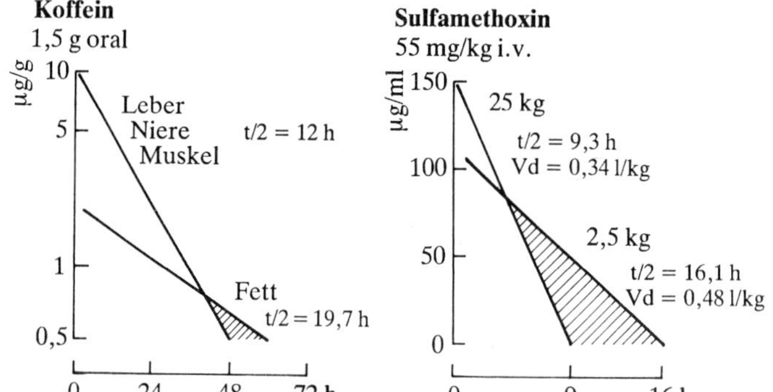

Muskelbeanspruchung

		Vergleich	1 km/ Tag
Myoglobin	mg/g	0,85	**1,37**
LDH	IE/g	460	360
Isoenzym	1 %	1,9	10,1
	2 %	3,0	6,6
	3 %	13,2	21,4
	4 %	17,7	19,3
	5 %	**64,2**	42,6

Abb. III/22 Variationsfaktoren der Medikamentenwirkung. Der O_2-Wechsel des Muskels kann durch physische Beanspruchung gesteigert werden. Die Koffein-Ausscheidung mit einer Halbwertzeit von 20 h ist wegen der adipösen Reserven besonders langsam. Für das Sulfamethoxin ist das Alter bestimmend

bei einer parallelen Verminderung der Laktatdehydrogenase teilweise bei Isoenzymen 5 (Jorgensen u. Hylgaard-Jensen, 1975). Diese Besonderheit des Oxydationsstoffwechsels läßt die Erklärung zu, daß Koffein, das zur Minderung der geweblichen Adipositas verwendet werden könnte, nicht wie beim Menschen nach 8 bis 10 h (Cunningham, 1970) sondern beim Schwein erst nach 24 bis 48 h ausgeschieden wird (Abb. III/22).

Die langsame Oxydation und die zeitweise Immobilität des Fettgewebes bewirken, daß die Dauer der Halbwertzeit der Ausscheidung des Koffeins, die bei der Leber, der Niere und den Skelettmuskeln 12 h beträgt, für das Fettgewebe fast 20 h in Anspruch nimmt.

Dieses Fettgewebe und nicht die Leber oder die Niere wird beim Schwein die Stelle sein, wo sich Rückstände akkumulieren.

Präventiv oder kurativ verabreichte *Adjuvantien in der Fütterung* werden vom jungen Tier im Stoffwechsel langsamer umgesetzt als vom erwachsenen. Von den Sulfonamiden verstoffwechselt ein Ferkel von 2,5 kg das Sulfamethoxin zweimal langsamer als ein Tier mit einer Lebendmasse von 25 kg.

In der kurativen Dosis von 55 mg/kg beträgt die Dauer der Halbwertzeit im ersteren Falle 16 h und nur 9 h nach dem Absetzen. Diese Datenangabe macht den Einsatz einer etwa zweimal schwächeren Dosis beim jungen als beim erwachsenen Tier zur Folge.

Die intakt ausgeschiedene Fraktion eines *Medikamentes* ist auch beim jungen Tier größer als beim erwachsenen. Sie kann genügen, um Einstreu zu kontaminieren und zum Schutze des Konsumenten getroffene gesetzliche Bestimmungen dem Zufall auszusetzen. Bei Sulfamethazin ist eine Karenzzeit von 10 Tagen gesetzlich vorgeschrieben, wobei der Zutritt der Tiere zu einer mit dem Harn anderer Individuen verschmutzten Einstreu zu unterbinden ist (Samuelson, u. a., 1979). Im Falle des i. v. applizierten Chloramphenicols beträgt die Halbwertzeit der Ausscheidung beim Schwein von 20 bis 40 kg fast 2,6 h, während sie beim Ferkel von 5 bis 6 kg 55 min nicht überschreitet. Bei letzteren werden 80 % des injizierten Chloramphenicols wie beim Menschen über die Nieren ausgeschieden, während z. B. die fäkale Ausscheidung beim Hund bedeutend ist (Rao u. Clarenburg, 1977).

Schließlich betont die vergleichende Prüfung der Retention gleichzeitig angewandter aktiver Prinzipien beim Menschen und beim Schwein die Gefahr einer Extrapolation. Das Verhältnis ist gut für das in einer Dosis von 15 g beim Menschen von 70 kg verwendete Magnesiumsulfat, die beim Schwein von 150 kg zur Anwendung gelangt (Dosis 30 g). Sie ist nicht gut beim Phenobarbital (15 mg und 1,5 g), für das Gentamycin (70 bis 600 mg), das Chloramphenicol oder das Sulfamethazin (1 g oder 7,5 g), für das Atropin (0,5 und 6,6 mg).

ZUSAMMENFASSUNG

Die Verbesserung der Haltungstechniken in großen Bestandseinheiten haben zur Entwicklung einer Schweineproduktion über die physiologischen Grenzen geführt. Das Ergebnis sind außerordentlich hohe Verdauungs- und Fortpflanzungsleistungen trotz einer angegriffenen Homöostase der Herz-Lungentätigkeit, in der Wärmeregulation und auf neuromuskulärem Gebiet. Die Labilität homöostatischer Prozesse bringt die Differenz in der Produktivität zwischen dem Hausschwein und seinem omnivoren Vorfahren zum Ausdruck. Sie beeinflußt die Ergebnisse und hohe Leistungen.

LITERATUR

AUMAITRE, A.; DAGORN, J., 1980 – Sevrage et productivité des truies. Ann. Zootechn., 29, 39–54

BRASSINNE, M.; DEWAELE, A.; BROUWERS, J., 1971 – Influence de l'étendue des lésions pulmonaires sur la croissance et l'homogénéité des porcs à l'engrais. Ann. Med. Vet., 115, 157–174

BUSTAD, L. K.; MC CLELLAN, R. O., 1965 – Swine in biomedical research. United States Atomic Energy Commission and Batelle Memorial Institute. Richland, Washington, 834 pp

CHANG, K.; KURTZ, H. J.; MIROCHA, C. J., 1979 – Effects of the mycotoxin-zearalenone in swine. Am. J. Vet. Res., 40, 1260–1267

CORRING, T., 1980 – The adaptation of digestive enzymes to the diet : its physiological significance. Reprod. Nutr. Dévelop., 20, 1217–1235

CUNNINGHAM, H. M., 1970 – Biological half-life of caffeine pigs. Can. J. Anim. Sci., 50, 49–54

DUCHIER, J., 1974 – Intolérance au lactose par déficit en lactose. Arch. Fr. Mal. App. Dig., 63, 513–531

FIELD, M.; FORDTRAN, J. S.; SHULTZ, S. G., 1980 – Secretory diarrhea. Williams & Wilkins C. Baltimore, 237 pp

FIORAMONTI, J.; BUENO, L., 1980 – Motor activity in the large intestine of the pig related to dietary fibre and retention time. Br. J. Nutr., 43, 155–162

ELLENDORFF, F.; TAVERNE, M.; SMIDT, D., 1979 – Physiology and control of parturition in domestic animals. Elsevier, Amsterdam, Oxford, New York, 348 pp

GLAUSER, E. M., 1966 – Advantages of piglets as experimental animals in pediatric research. Exptl. Med. Surg., 24, 181–190

HANI, H.; BRANDLI, A.; LUGINBUHL, H.; KONIC, H., 1976 – Incidence and importance of swine diseases: an analysis of post-mortem material (1971–1973). Schweizer Archiv. für Tierheilkunde, 118, 1–11

HENNING, S. J., 1979 – Biochemistry of intestinal development. Environmental Health Perspectives, 33, 9–16

JORGENSEN, P. F.; HYLDGAARD-JENSEN, J. F., 1975 – The effect of physical training on skeletal muscle enzyme composition in pigs. Acta Vet. Scand., 16, 368–378

KAO, J.; BRIDGES, J. W., 1979 – Metabolism of ^{14}C phenol by sheep, pig and rat. Xenobiotica, 9, 141–147

KELLEY, K. W.; MC GLONE, J. J.; GASKINS, C. T., 1980 – Porcine aggression : measurements and effects of crowding and fasting. J. Anim. Sci., 50, 336–341

MARPLE, D. N.; CASSENS, R. G., 1973 – A mechanism for stress-susceptibility in swine. J. Anim. Sci., 37, 546–550

MARSHALL, A. E.; BREAZILE. J. E., 1974 – Evidence for maturation of myelencephalic cardio-vascular control in the postnatal pig. Am. J. Vet. Res., 35, 231–236

MC INTOSH, G. H.; GAGHURST, K. I.; POTTER, B. J.; HETZEL, B. S., 1979 – Foetal brain development in the sheep. Neuropathol. Appl. Neurobiol., 5, 103–114

MILLER, A. W.; BOHR, D. F.; SCHORK, A. M.; TERRIS, J. M., 1979 – Hemodynamic responses to DOCA in young pigs. Hypertension, 1, 591–597

MOSS, B. W.; MURRAY, C. H., 1979 – The effect of the duration and type of stress on some enzyme levels in pigs. Res. Vet. Sci., 26, 1–6

MOUNT, L. E., 1979 – Adaptation to thermal environment. E. Arnold Londres, 333 pp

NACHREINER, R. F.; GINTHER, O. J.; RIBELIN, W. F.; CARLSON, J. H., 1971 – Pathologic and endocrinologic changes associated with porcine agalactia. Am. J. Vet. Res., 32, 1065–1075

PENNY, R. H. C.; HILL, F. W. G., 1973 – Abattoir observations of ulceration of the stomach (pars oesophagen) of the pig. Veterinary Annual., 14, 55–60

PICKETT, R. A.: FUGATE, W. H.; HARRINGTON, R. B.; PERRY, T. W.; CURTIN, I. M., 1969 – Influence and number of pigs per pen on performance and occurrence of esophagogastric ulcers in swine. J. Anim. Sci., 28, 837–845

RANDALL, G. C. B., 1978 – Perinatal mortality : some problems of adaptation at birth. Adv. Vet. Sci. & Comp. Med., 22, 53–81

RAO, V. R.; CLARENBURG, R., 1977 – Pharmacokinetics of intravenously injecte chloramphenicol in baby pigs. Drug Metabolism and disposition, 5, 253–258

RERAT, A., 1978 – Digestive and absorption of carbohydrates and nitrogenous matters in the hindgut of the omnivorous non ruminant animal. J. Anim. Sci., 46, 1808–1897

ROSE, M.; HAM, M., 1979 – The biliary excretion of sulfbromophthalein in the pig. Aust. J. Exp. Biol. Med. Sci., 57, 541–550

RUCKEBUSCH, Y., 1975 – The hypnogram as an index of adaptation of farm animals to changes in their environment. Appl. Anim. Ethol., 2, 3–18

SAMUELSON, G.; WIPPLE, D. M.; SHOWALTER, D. H.; JACOBSON, W. C.; HEATH, G. E., 1979 – Elimination of sulfamethazine residues from swine. Am. Vet. Med. Ass., 175, 449–452

SCHMIDT-NIELSEN, B., 1979 – Urinary concentrating processes in vertebrates. Yale J. Biol. Med., 52, 545–561

SWIERSTRA, F. F.; DYCK, G. W., 1976 – Influence of the boar on pregnancy rate and embryonic survial in swine. J. Anim. Sci., 42m 167–187

SYME, G. J.; SYME, L. A., 1979 – Social structure in farm animals. Ed. Elsevier, Amsterdam, Oxford, New York, 200 pp

WAGNER, W. C., 1972 – Endocrine function in normal and agalactic sows. J. Anim. Sci., 34, 270–272

WEBB, A. J., 1980 – The halothane test : a practical method of eliminating porcine stress syndrome. Vet. Rec., 106, 410–412

WRATHALL, A. E.; BAILEY, J.; WELLS, D. E.; HEBERT, C. N., 1977 – Studies on the barker (neonatal respiratory distress) syndrome in the pig. Cornell Veterinarian, 67, 543–598

ZEROBIN, K., 1968 – Untersuchungen über die Uterusmotorik des Schweines. Zbl. Vet. Med. A., 740–798

IV Spezielle Pathologie Größere Erkrankungen

Abschnitt A *Infektionskrankheiten*

Die Infektionskrankheiten des Schweines werden in diesem Abschnitt analytisch abgehandelt. Synthetisch sind sie im V. Teil dieses Buches dargestellt, das die vom Typ der Schweinehaltung abhängige Pathologie enthält.
Dieser Abschnitt ist der Darstellung von Infektionskrankheiten vorbehalten, je nachdem, ob sie bakteriell oder virusbedingt sind und welches Organ oder welches Gewebe vorrangig betroffen ist. Das hat den Vorteil, daß klinische Analogien bietende Erkrankungen abgehandelt und Sektionsbefunde differentialdiagnostisch in Betracht gezogen werden. Es hat hingegen den Nachteil, der allen Klassifikationen zu eigen ist, in durchaus diskutabler Weise z. B. die MKS als Hautinfektion zu behandeln, die auch unter die Krankheiten septikämischen Typs eingereiht werden könnte. Man hatte also zu wählen.
Jeder Krankheit war eine Darstellung zugedacht, die im möglichen Umfange proportional ihrer in Westeuropa erlangten Bedeutung ist. Beschränkungen der Herausgabe haben jedoch dazu geführt, jeder Krankheit nur den notwendigen Raum zuzubilligen.

Kapitel 1 Erkrankungen septikämischen Typs

Schweinerotlauf

L. Valette, Ph. Desmettre

Der Rotlauf des Schweines ist eine infektiöse, übertragbare, enzootische Erkrankung. Der Erreger, *Erysipelothrix rhusiopathiae*, ist ein Bakterium, das auch andere Tierarten und den Menschen infizieren kann. Der Rotlauf des Schweines gehört zu den meldepflichtigen Infektionskrankheiten. Diese akute oder subakute, septikämische oder lokalisierte Infektion kann auch in chronischer Form mit Endokarditis oder Arthritis einhergehen. In seiner üblichen Form ist die erythematöse Hauterkrankung eines der charakteristischen Symptome, die der Krankheit den Namen gegeben hat. In heutiger Zeit kann man Rotlauf leicht heilen, aber der Erreger ist in der Umwelt weit verbreitet, eine Infektion immer zu befürchten. Bei regelmäßiger medizinischer Prophylaxe kann man eine Bedrohung verhindern.

Die Wirkung des gegenüber dem Rotlaufbakterium sehr aktiven Penizillins und das Vorhandensein wirksamer Vakzinen haben nicht ausgereicht, diese weltweit verbreitete Krankheit verschwinden zu lassen. Sie behält in Europa, Asien und Amerika ihre große wirtschaftliche Bedeutung.
Es waren Pasteur, Thuillier und Loir in Bollène, die in der Zeit vom November 1882 bis Dezember 1883 das Rotlaufbakterium, die Übertragung der Krankheit und die Immunisierung gegen die Infektion entdeckten. Koch und Löffler (1881 bis 1886) beobachteten und isolierten diesen Erreger gleichzeitig. Nach den Vakzinationsversuchen Pasteurs mit abgeschwächten Bakterien wurde von Traub seit 1947 eine inaktivierte Vakzine, die Sero-Vakzination von Basset, dann eine lyophilisierte

Vakzine nach DELPHY und HARS (1953) herausgebracht. Nach KUCSERA (1973) wurde die Analyse der Serotypen von Erysipelothrix rhusiopathiae von WOOD u. a. (1978) vervollständigt. Außer dem Schwein befällt *E. rhusiopathiae* viele Tierarten; Fische, Vögel (Epizootien bei Puten und Perlhühnern), Marder, Pferde, Schafe (Arthritis der Lämmer) und schließlich den Menschen, der das Erysipeloid nach ROSENBACH aufweisen kann. Das ist eine Form des Rotlaufes, die sich durch Endokarditis und seltener durch Septikämie komplizieren kann.
Im Labor sind die Maus und die Taube die empfindlichsten Tierarten. Einige Hundert Bakterien eines virulenten Stammes stellen die minimale letale Dosis für diese beiden Tierarten dar.
Der Rotlauf des Schweines kommt auf allen Erdteilen vor, in Europa und den USA. Er herrscht in gleicher Weise in Asien und Südamerika.

PATHOGENITÄT DES ERREGERS

Morphologie – Kultur

Erysipelothrix rhusiopathiae, früher *Erysipelothrix insidiosa* genannt, ist ein grampositives Bakterium, unbeweglich, bildet keine Kapseln, sporuliert nicht, mikroaerophil, von Stäbchenform von 0,3 μ×2 μ. Dieses Bakterium kann Krümmungen, häufiger Fadenbildungen aufweisen.
In Kultur wächst er zwischen 4° und 41 °C (psychrophil) auf gewöhnlichem Agarnährboden. Bei 37 °C bilden sich in 24 h sehr feine Kolonien von 0,2 mm Durchmesser, die glänzen.
Diese Kolonien können auch runzelig und dikker (0,4 mm) sein und die Bakterien dann in Fadenform auftreten. Auf Hammelblutagar sind die Kolonien von einem kleinen Hämolysering umgeben (α-Hämolyse). Sie verflüssigen Gelatine nicht, es kommt zur Bildung von H_2S. Nitrate werden nicht reduziert, die Untersuchung auf Katalase und Oxydase ist negativ.
Das Wachstum ist in gewöhnlicher Bouillon nicht ausreichend und wird durch Zusatz von Blut oder Serum (1 bis 5 %) oder von Glukose (0,1 %) verstärkt. Der optimale pH-Wert liegt zwischen pH 7,4 und 7,8. Die Fermentationskraft dieses Bakteriums ist schwach, und je nach dem Stamm unregelmäßig : Glukose, Laktose, Galaktose, Maltose, Xylose und Melibiose werden häufig abgebaut.
Die Differentialdiagnose zwischen E. rhusiopathiae und Listeria beruht auf dem Fehlen der Beweglichkeit und der Nichtfermentation von Äskulin durch das Rotlaufbakterium sowie auf dem Fehlen der Katalese.

Pathogenität

Im Labor ist das Rotlaufbakterium für die Maus und die Taube äußerst pathogen; die Übertragung auf diese Tierarten dient als Nachweistest für Rotlauf. Die Injektion von 0,1 ml einer Kultur von 18 h i. m., s. c. oder i. p. genügt, um in 3 bis 10 Tagen eine Maus zu töten. Diese Zeitspanne hängt von der Zahl der injizierten Bakterien ab.
In der Natur sind zahlreiche Tierarten gegen diese Infektion sehr empfindlich: Lämmer, Puten, Perlhühner sind am häufigsten befallen, aber das bei weitem empfindlichste Tier ist das Schwein. Der Mensch zieht sich durch Manipulation mit infizierten Tieren oder ihrem Fleisch oder durch eine Laborinfektion Rotlauf zu.
Der Dermatropismus des Rotlaufbakteriums ist hervorzuheben. Hierdurch wird die Schwierigkeit, den Rotlauf beim Schwein selbst mit sehr virulenten Stämmen zu reproduzieren, erklärt. Eine Methode der Beurteilung der Pathogenität eines Stammes besteht in der Messung der nach intradermaler Injektion eines Volumens von unter 0,2 ml einer Kultur beim Schwein aufgetretenen Hautläsion.

Antigenbildung

Durch Agglutination der Bakterien oder durch Präzipitation des Kulturüberstandes kann man mehrere Serotypen unterscheiden. Das für den Typ verantwortliche Antigen ist hitzeresistent und säurelöslich (WHITE u. a., 1976). Zuerst hatte DEDIE (1946) einen Serotyp A und einen Serotyp B, dann dieses Antigen nicht besitzende Stämme (Serotyp N) isoliert. Diese Antigene werden im Nährboden nach 18 h Kultivierung in löslicher Form gefunden. Zur Zeit klassifiziert man die Rotlaufstämme nach KUCSERA (1973) in 16 Serotypen (Tab. IV/1). Die Serotypisierung beruht auf der Säureextraktion und der Charakterisierung des Peptidoglykans der Zellwand. In dieser neuen Klassifikation werden die Serotypen A und B von DEDIE zu 1 und 2. WOOD u. a. (1978) haben kürzlich Stämme isoliert, die in dieses Klassifikationsschema nicht passen und die Serotypen 17 bis 20 geschaffen. Sie teilen jedoch mit, daß die Serotypen 1 und 2 (die alten A und B) in 80 % der beim Schwein entnommenen Proben nachgewiesen werden. Scheinbar gibt es zwischen Serotyp und Pathogenität keine andere Beziehung als die, daß die Typen 1 und 2 scheinbar als einzige imstande sind, klinische Fälle von Rotlauf zu verursachen. Seitdem ist eine Epizootie des Serotyps 10 in den USA (1981) festgestellt worden. Es sei darauf hingewiesen, daß bestimmte Rotlaufstämme (Serotyp 2) die Blutkörperchen von Vögeln zu agglutinieren vermögen.

Tabelle IV/1 Typisierung des Rotlaufbakteriums (JOUBERT, 1962; KUCSERA, 1973)

	Serotypen durch Agglutination oder Präzipitation				
	A*	B			N
	1** (1 a und 1 b)	2	3 á 16	17 á 20***	N
Hämagglutination	±	++	ND		0
Lösliche immunis. Substanz (nach TRAUB, 1947)	0	+ +	ND		0
Pathogenität beim Schwein	+ +	+ +	±		+
Häufigkeit der Isol. (nach WOOD, 1978)	36 %	41 %	18,3 %	3,5 %	1,2 %
Stamm für inakt. Vakz.		+			
Stamm für Vakz.-Prüfung (Maus)					+
Säurelösliches Antigen	+	+	+	+	0

* DEDIER, 1949 ** KUCSERE, 1973 *** WOOD, 1978

Immunogenität

Man kann Schweine gegen eine Infektion mit dem Rotlaufbakterium schützen, indem man ihnen Serum eines hyperimmunisierten Pferdes injiziert. Zugleich ist zu sehen, daß die Immunität durch zirkulierende Antikörper unterstützt wird.
Das Immunisierungsvermögen des Rotlaufbakteriums wurde zuerst von PASTEUR untersucht, der einen lebenden, durch Kultur *in vitro* abgeschwächten Stamm verwendete. Man hat aber seitdem festgestellt, daß inaktivierte Bakterienkörper, selbst lösliche, in das Kulturmedium diffundierende Substanzen imstande wären, das Tier gegen eine experimentelle Infektion zu schützen. Die Stämme des Serotyps B (oder 2) scheinen am geeignetsten zu sein, diese lösliche, immunisierende Substanz zu bilden.

KLINISCHE STUDIE

Symptome

Die Dauer der Inkubation schwankt zwischen 3 bis 5 Tagen. Die *akute, septikämische Form* beginnt mit einer Hyperthermie von 41 bis 42° und Schwäche. Der Tod kann plötzlich eintreten (Weißer Rotlauf). Wenn nicht, erscheinen am 2. oder 3. Tag der Krankheit dunkelrote Flecken unten an der Brust, oben an den Ohren, die ineinander übergehen und violett werden. In 50 % der Fälle tritt 3 Tage nach den ersten Symptomen der Tod ein.

Die *chronische Form* äußert sich allgemein in einer Endokarditis oder einer Arthritis des Carpus oder des Tarsus. Die Endokarditis befällt oft die jungen Schweine, und sie ist durch schwere Atemnot mit Husten und Inappetenz gekennzeichnet. Nur der Tod beendet diesen Zustand.

Die *Hautform* tritt mit roten Flecken am Rücken auf, die geometrisch rund oder viereckig sind und violett werden.
Eine Behandlung ist erfolgversprechend, und diese Form ist selten tödlich.

Pathologische Veränderungen

Charakteristisch sind die erythematösen Hautveränderungen. Bei den akuten Formen beobachtet man Petechien am Herzen, an den Nieren und eine intensive Blutfülle der Magen- und Darmschleimhaut. Die Milz und die Lymphknoten sind stark hypertrophiert. Bei der Sektion sind bei Endokarditiden fibrinöse Auflagerungen vorhanden, deren Schichten die Ventrikel verstopfen können.

Epidemiologie

Zahlreiche Schweine (30 bis 50 %) sind gesunde Träger des Rotlaufbakteriums (Wood, 1978). Einige isolierte Serotypen sind nicht pathogen, aber 80 % der von den Mandeln und der Valvula ileocaecalis isolierten Stämme gehören zum Serotyp A oder B (1 oder 2).
Im äußeren Milieu ist das Bakterium lange widerstandsfähig, 35 Tage bei 3° C, 10 Tage bei 20 °C und 15 min bei 55 °C. Besonders wird es ständig von Tieren ausgeschieden, die Bakterienträger sind.
Die sehr variable Empfänglichkeit von Schweinen gegen diese Krankheit wurde seit 1882 von Pasteur beobachtet, der lange Zeit bei seinen Versuchen, diese zu reproduzieren, scheiterte. Tatsächlich ist es besser, die Krankheit über die Haut zu reproduzieren. Eine Ekchymose (selbst der Cavitas buccalis), die Übertragung durch ein stechendes, blutsaugendes Insekt, sind zweifellos die häufigsten Übertragungswege.
Individuelle Faktoren sind für das Auftreten der Erkrankung ausschlaggebend. Bestimmte Linien besitzen eine erbliche Resistenz, und eine geringere Empfänglichkeit ist auch für Ferkel bis zu 3 Monaten charakteristisch, selbst bei Unterlassungen der Vakzination der tragenden Sauen. Um eine rotlaufempfindliche Linie, z. B. zur Impfstoffprüfung zu erhalten, braucht man eine in sich verwandte Zucht, bei der im geschützten Milieu jede Änderung der Darmflora der Tiere vermeidbar war. Dies könnte wohl Ursprung der ungleichmäßigen Empfänglichkeit der Schweine gegen Rotlauf sein, die durch das Vorhandensein von Rotlaufbakterien in der Umwelt hervorgerufen wird.
Diese Empfänglichkeit kann nach einer Immundepression individuell oder kollektiv normal zurückkehren. Sie kann durch einen klimatischen Streß (starke Hitze), therapeutischen Streß (Vakzination) oder eine Infektion, eine enzootische Gastroenteritis oder eine Depression durch Überfütterung hervorgerufen sein.

Pathogenese

Das im naso-pharyngealen Bereich eindringende Bakterium wird auf dem Blutwege verbreitet. Das Allergisierungsvermögen des Rotlaufs ist für die in ihrer chronischen Form beobachteten Veränderungen (Arthritiden, Endokarditiden) eine Erklärung. Dies erklärt auch die zuweilen nach Vakzination sensibilisierter Tiere oder bei Überträgern beobachteten Erkrankungsfälle, die schnell einen klinischen Rotlauf aufweisen.

BEKÄMPFUNG DER KRANKHEIT

Diagnostik

Die klinische Diagnostik der kutanen Form ist eindeutig. Bei der septikämischen Form ist es nützlich, Sektionen vorzunehmen. Hierbei ist die Hypertrophie der Milz charakteristisch. Die mikroskopische Prüfung von Präparaten der Nieren oder der Milz gestattet mit Hilfe der Immunfluoreszenz schon eine Orientierung, und die Bestätigung bekommt man durch die Beimpfung der Maus. Die Kultur erfolgt praktisch auf Agar mit 5 % Hammelblut, pH 6,8 und 1/100 000 Kristallviolett (um Verschmutzungen zu vermeiden) oder mit einem gegen *E. rhusiopathiae* inaktiven Antibiotikum, wie dem Neomyzin oder dem Kanamyzin. Die serologische Diagnose wird wegen der zahlreichen Versager verhältnismäßig wenig angewendet. Am meisten setzt man die von Sikes (1967) oder Lozano u. a. (1959) empfohlene

Tabelle IV/2 Liste der gegen den Rotlauf des Schweines im Verlauf der Zeit hergestellten Vakzinen

Schutzvakzinierung (1882):
1. Injektion s. c. abgeschwächte lebende Bakterien
2. Injektion s. c. nach 40 Tagen mit virulenteren Bakterien

Serovakzination (LORENZ, 1892) *oder Seroinfektion* (BASSET, 1937):
Subkutane Injektion von Pferde-Anti-Rotlaufserum
Subkutane Injektion mit lebenden, virulenten Bakterien
Nachimpfung: 40 Tage danach virulente Bakterien

Vakzine von STRAUB (1939):
Subkutane Injektion avirulenter Bakterien mit Adjuvans

Vakzine von TRAUB (1948), inaktivierte Bakterien, adsorbiert, 5 ml

Gelöste Vakzine nach DELPY und HARS (1953):
2 ml s. c.

Orale Vakzine:
Lebende, avirulente Bakterien (USA, UdSSR)

Methode der Sero-Agglutination (ESCA) einer Lebendkultur ein. Man muß ein negatives Vergleichsserum und ein positives (therapeutisches) Serum verwenden, das auf 1 IE/ml titriert und eingestellt ist. Dieser Test gestattet die Bestätigung des Verdachtes auf chronischen Rotlauf in einem Schweinebestand.

Behandlung

Das Rotlaufserum, ob vom Pferd oder vom Schwein stammend, ist nicht bakteriostatisch. Es ist in vitro inaktiv; in vivo fördert es besonders die Phagozytose der Bakterien. Indem toxische Substanzen neutralisiert werden, unterstützt es den 2. Schritt der Phagozytose, der die Verdauung der Bakterien und das Überleben der segmentkernigen Granulozyten beinhaltet. Es ist der Organismus, der mit Hilfe des Serums das Bakterium neutralisiert. Überleben Bakterien, können sie sich vermehren, das retikulo-endotheliale System anregen, was die Entwicklung einer aktiven Immunität fördert. Das ist das Prinzip der Serovakzination. Es kommt auch oft in praxi vor, wenn die Serumbehandlung rechtzeitig erfolgt.

10 bis 50 ml Serum je nach der Körpermasse des Tieres in Verbindung mit Penizillin oder Streptomyzin (1 Mill. – 1 g) stellen eine sehr wirksame Behandlung dar. AZECHI u. a. (1972) empfehlen die Anwendung von 50000 IE/kg Penizillin i. m. 3 Tage hintereinander.

Medizinische Prophylaxe

Vakzinen

In den ersten Versuchen von PASTEUR und DE THUILLIER in Bollene, wo eine abgeschwächte Vakzine verwendet wurde, orientierten die Arbeiten in 2 Richtungen (Tab. IV/2):
Entweder eine Abschwächung zu suchen und die Virulenz der Bakterien niedrig genug festzulegen bei gleichzeitigem Serumeinsatz:
- eine Schutz-Vakzine;
- die Serovakzination nach LORENZ, BASSET, LECLAINCHE;
- Vakzine nach STRAUB;

oder die Gewinnung einer löslichen immunogenen Substanz aus dem Extrakt einer entsprechenden Rotlaufbakterien-Kultur (TRAUB oder DELPHY).

Bis 1950 wurden *Vakzinen mit lebenden Bakterien*, abgeschwächt oder mit Serum gemeinsam, in breitem Umfang eingesetzt. Sie verleihen sehr schnell eine gute Immunität (16 Tage). Handelt es sich um eine Lebendkultur, sind sie empfindlich genug. Für den, der mit ihnen umgeht, können sie gefährlich sein, mitunter auch für den Tierbestand, und sie tragen dazu bei, lebende Bakterien zu verbreiten. Auf bukkalem Wege angewandt, könnten sie die medizinische Prophylaxe dieser Infektion fördern (GRZEDA, 1972).

BASSET hat nachgewiesen, daß der Einsatz der Serovakzination im infizierten Bestand den Vorteil hatte, einer evtl. Infektion in der Inkubation (Serumwirkung) vorzubeugen und schnell genug vom 12. Tag an eine aktive Immunität zu schaffen. Diese aktive Immunität könnte der durch das Serum vorübergehend bewirkten passiven Immunität als Ablösung dienen. Die *Vakzinen mit inaktivierten Bakterien* wurden 1947 von TRAUB untersucht, um die Vakzinierung zu fördern und den vorherigen Einsatz von Serum zu unterbinden, der dann doch Lebendvakzinen erforderte. Um wirksam zu sein, sind diese Vakzinen mit einem Stamm des Serotypes B herzustellen.

Diese Beobachtung von TRAUB ist seit langem bestätigt. Man kann eine Vakzine mit inaktivierten Bakterien entweder mit einer konzentrierten Gesamtkultur, vom Stamme B (TRAUB) und adsorbiert, herstellen oder mit einer jungen, zentrifugierten, mit Adjuvanskünstlich zur Lösung gebrachten Kultur (DELPHY). Im letzteren Falle ist es zweckmäßig, die lösliche, vakzinierende Substanz zu adsorbieren, wenn die Konzentration durch Zentrifugierung vor der Lysis stattfindet. Es ist festzustellen, daß die Vakzinen mit abgeschwächten, lebenden Bakterien mit einem Stamm A hergestellt werden können, woraus zu ersehen wäre, daß die Vermehrung dieser Stämme im Organismus mit abgeschwächter, löslicher, immunisierender Substanz vonstatten geht. Schließlich ist die durch einen Stamm B bewirkte Immunität gut gegenüber einem Stamm N, mittelmäßig gegenüber einem Stamm A (White, 1962).

Einsatz

Gesunder Bestand

Vakzine mit inaktivierten oder gelösten Bakterien	
Mindestalter:	3 Monate
Dosis:	2 ml bis 5 ml, der Vakzine entsprechend
Applikation:	subkutan
Nachimpfung:	6 Monate
Kontraindikationen:	fieberhaft erkrankte Tiere, vorher nicht vakzinierte, tragende Sauen

Vakzine mit lebenden Bakterien	
Mindestalter:	8 Wochen
Applikation:	oral oder subkutan; eine Vakzination mit 8 Wochen und eine mit 12 Wochen
Nachimpfung:	bei den Sauen vor jeder Trächtigkeit
Gewöhnliche Vorsichtsmaßnahmen bei lebenden Vakzinen:	Konservierung, steriles Lösungsmittel, vorher flüssige Diät, Vorsichtsmaßnahmen für das Hilfspersonal
Kontraindikationen:	tragende Sauen

Infizierter Bestand

Tiere mit Fieber:	Serumtherapie und Antibiotikatherapie
»Kontaminierte« Tiere:	Serum (20 bis 100 ml je nach Masse), Vakzine 2 Wochen später (mit lebenden, inaktivierten oder lyophilisierten Bakterien)

Sanitäre Prophylaxe

Eine gute Desinfektion der Schweineställe (Boden, Material, Tröge) zwischen den Besetzungen mit Schweinen ist unerläßlich.

ZUSAMMENFASSUNG

Der Rotlauf des Schweines ist eine überall in den Beständen vorkommende Infektion des Schweines, selbst in den Betrieben industriellen Typs. Aus der starken Verbreitung des Rotlaufbakteriums in der Umwelt läßt sich die Persistenz der Krankheit erklären, die im übrigen mit Antibiotika und Serum leicht zu bekämpfen ist. Die aktive Immunisierung des Schweines kann mit Hilfe einer Vakzine mit lebenden, abgeschwächten Erregern oder sicherer mit einer Vakzine aus inaktivierten Bakterien durchgeführt werden.

LITERATUR

Azechi, H.; Terakado, N.; Ninomiya, K., 1972–Penicillin treatment and antibody reponse of pigs experimentally infected with Erysipelothrix rhusiopathiae. Am. J. Vet. Res., 33, 1963–1973

Bairey, M. H., 1972 – Comments of evaluation of erysipelas vaccine. J. A. V. M. A. 160, 607–608

Böhm, K. H., 1974 – The diagnostic evaluation of serologically demonstrable antibodies in chronic erysipelas of pigs. Deutsch. Tierarzt. Woch. 81, 101–128

Dedie, K., 1949 – Die säurelöslichen Antigene von Erysipelothrix rhusiopathiae. Monatsschr. Vet. Med. 1, 7–10

Dinter, Z.; Diderholm, H.; Rockborn, G., 1976 – Complement dependent hemolysis following hemagglutination by Erysipelothrix rhusiopathiae. Zbl. Bakt. Hyg. 236, 533–535

Geissinger, H. D.; Miniats, O. P.; Djurickovic, 1973 – Erysipelothrix rhusiopathiae infection in hypersensitized gnotobiotic and S. E. M. examination of the lesions. »Germfree Research«, Ed. Academic Press, 347–353

Grzeda, M., 1972 – Preliminary observations on the value of an oral vaccine against swine erysipelas. Medycyna Weterynaria, 28, 723–724

Joubert, L., 1952 – Données récentes sur le rouget du porc. Rev. Med. Vet., 103, 1–62

Kucsera, G., 1973 – Proposal for standardization of the designations used for serotypes of Erysipelothrix rhusiopathiae. Int. j. Syst. Bact., 23, 183–188

Likhachev, N. V.; Mischenko, N. K., 1974 – Simultaneous immunization of pigs against swine fever and erysipelas. Veterinarya, Moscou, 11, 74–75

Lozano, E. A.; Jones, L. D.; Parker, W. D., 1959 – An erysipelas serum culture agglutination (E. S.-C. A.) Test. Am. J. Vet. Res., 20, 394–397

Mercy, A. R.; Bond, M. P., 1977 – Vaccination of pigs against Erysipelothrix rhusiopathiae. Austr. Vet. J., 53, 600

Muramatsu, M.; Sawada, T.; Seko, K., 1975 – Restoration of virulence on attenuated Erysipelothrix rhusiopathiae Koganei strain passaged through horse meat broth with tween 80. Ann. Rep. of Nat. Vet. Assay Lab., 12, 3–8

Ose, E., 1972 – Evaluation of erysipelas vaccines. J. A. V. M A., 160, 603–606

Sawada, T.; Muramatsu, M.; Hirayama, H.; Seto, K., 1976 – Duration of immunity in pigs inoculated with swine erysipelas live vaccine. Ann. Rep. of Nat. Assay Lab. 13, 3–10

Stephenson, E. H.; Berman, D. T., 1978 – Isolation of Erysipelothrix rhusiopatiae from tonsils of apparently normal swine by two methods. Am J. Vet. Res., 39, 187 – 188

Valette, L., Immunisation du porc contre le rouget. Rec. Med. Vet., 152, (3), 213–218

White, G.; Mirikitani, F., 1976 – Some biological and physical chemical properties of erysipelothrix rhusiopathiae. Cornell Vet., 66, 151–163

WHITE, R.; VERMEY, W., 1970 – Isolation and characterization of a protective antigen containing particle from culture supermatant fluids of Erysipelothrix rhusiopathiae. Inf. Immun., 1, 383–386

WOOD, R. L., 1974 – Isolation of pathogenic Erysipelothrix rhusiopathiae from feces of apparently healthy swine. Am. J. Vet. Res., 35, 41–43

WOOD, R. L.; HARRINGTON, R., 1978 – Serotypes of Erysipelothrix rhusiopathiae isolated from swine and from soil and manure of swine pens in the United States. Am. J. Vet., 39, 1833–1840

WOOD, R. L.; HAUBRICH, D. R., HARRINGTON R., 1978 – Isolation of previously unreported serotypes of Erysipelothrix rhusiopathiae form swine. Am. J. Vet. Res., 39, 1958–1961

Klassische Schweinepest

H. LAUDE, J.-M. AYNAUD

Die klassische Schweinepest (SP) ist eine ansteckende, heftige, spezielle Erkrankung des Schweines, die sich häufig zu einer schweren Epizootie entwickelt. Sie wird durch ein Virus hervorgerufen, dessen pathogene Wirkung durch Sekundärinfektionen oft kompliziert wird. Die klassische Schweinepest ist auch unter *Schweinecholera*, *Schweinefieber*, *Peste suina* bekannt. In der akuten Form wird die Schweinepest mit Recht als größte Gefahr für die Schweinehaltung wegen ihrer außerordentlichen Ansteckungsfähigkeit und der beträchtlichen Verluste angesehen.

Während der ersten Hälfte dieses Jahrhunderts hat das Virus der SP zweifellos mehr Todesfälle bei dieser Tierart hervorgerufen, als jeder andere Krankheitserreger. Dank der eingesetzten Bekämpfungsmittel ist an die Stelle der spektakulären Form eine im wesentlichen Fortpflanzungsstörungen, Wachstumsverzögerungen und damit verdeckte wirtschaftliche Verluste verursachende Form getreten. Bedrohlicher scheint heute die Afrikanische Schweinepest zu sein, die pathologisch vollkommen, klinisch und epidemiologisch in vielem der SP sehr ähnelt, die aber durch ein ganz anderes Virus bedingt ist, gegen das man noch keine wirksame medizinische Prophylaxe kennt.

Die Krankheit wurde erstmals 1833 in Ohio (USA) gemeldet, aber erst 1885 wurde sie endgültig als eine sich vom Rotlauf und der Salmonellose unterscheidende Erkrankung charakterisiert. Dann wurde die SP um 1862 in England und in Frankreich beobachtet, von wo sie sich in den Mittelmeergebieten und im Osten ausbreitete. Nur Hausschweine und Wildschweine sind unter natürlichen Bedingungen gegenüber dem pathogenen Virus empfänglich. Dagegen erkranken unter Versuchsbedingungen bestimmte Tierarten, wie Schafe, Mäuse, Meerschweinchen und Affen an dieser Infektion; man ist aber auf das Kaninchen zurückgekommen, um das Virus durch Serienpassage abzuschwächen.

Die SP ist in der Mehrzahl der Länder mit entwickelter Schweinezucht aufgetreten. In Großbritannien, Skandinavien und den USA ist es zur Tilgung gekommen. In Frankreich, wo die Pest seit 1964 erheblich seltener geworden ist (50 bis 150 Herde jährlich), ist sie auf dem Wege der Tilgung. Man kann hier die erreichten Fortschritte erkennen, die auf der Konkretisierung der Diagnose und Immunisierung in Verbindung mit der Anwendung sanitärer Maßnahmen (Verwendung von Vakzinen mit abgeschwächtem Virus) beruhen.

ERREGER

Das Virus der klassischen Schweinepest ist im gleichen Maße ein pathologischer und ökonomischer Schadensverursacher. Anfang des Jahrhunderts wurde das Virus durch VON SCHWEINITZ und DORSET entdeckt. Seitdem ist aber eine gründliche Untersuchung wegen bestimmter biologischer und physiko-chemischer Eigenschaften, die die Arbeit im Labor erschweren, nur langsam vorangekommen.

Taxonomisch ist das Virus der SP in die Familie der *Toga-Viridae* und die Gattung der Pestviren einzuordnen, zu der ebenso der Erreger der Virusdiarrhoe und Mucosal Disease der Rinder und der Border Disease der Lämmer gehören; diese drei Viren besitzen sehr enge verwandtschaftliche Beziehungen, über die wir einen Überblick geben werden.

Die Togaviren sind die kleinsten mit Ribonuk-

leinsäure ausgestatteten Viren, die man derzeit kennt.
Die Virionen bestehen aus einem symmetrisch ikosaedrischen Nukleokapsid, das von einer Lipoproteinhülle umgeben ist. Das genetische Material wird von einer Einstrang-Ribonukleinsäure gebildet, die für drei Strukturpolypeptide direkt verschlüsselt ist (v. HORZINEK, 1981).

Morphologie und physiko-chemische Eigenschaften

Das Virus der klassischen Schweinepest ist morphologisch durch sehr kleine infektiöse physikalische Einheiten gekennzeichnet. Das beeinträchtigt seine Beobachtung im Elektronenmikroskop. Bei Negativfärbung erscheinen die Virionen sphärisch homogen (Durchmesser 40 nm), in ultrafeinen Schnitten infizierter Zellen unterscheidet man besser eine einen polygonalen Kern umgebende Membran.
Die Virionen haben einen Sedimentationskoeffizienten von 140 μ und in Saccharose eine Dichte von 1:13; diese Werte, die denen bestimmter Membranstrukturen der Wirtszelle nahezu entsprechen, erschweren die Reinigung dieses Virus in der Ultrazentrifuge (LAUDE, 1979).
Die hydrodynamischen Parameter dieses Virus stellen es als sehr wenig voluminös und sehr wenig dicht unter allen umhüllten Viren heraus. Die geringe Dichte der Teile äußert sich in einer erheblichen Speicherung von Phospholipid-Bestandteilen, deren Vollständigkeit übrigens zur Erhaltung des Infektionsvermögens notwendig ist (Empfindlichkeit gegenüber Fettlösungsmitteln und gegenüber Lipasen).
In vitro ist das Virus der SP in einem weiten pH-Bereich stabil. Es ist wenig hitzeresistent (nach 15 min bei 56 °C sind 10 % der Infektiosität vorhanden), gegenüber Proteasen ist es sehr empfindlich. Diese Daten bekräftigen das, was man über seine Stabilität im äußeren Milieu weiß: Widerstandsfähigkeit gegenüber der Milchsäurereifung des Fleisches, Empfindlichkeit gegenüber zersetzenden Agentien (Stallmist, in Zersetzung befindliche Organe).

Kultur und Titrierung

Das Virus der SP wächst wahlweise auf Schweine-Nierenzellen, kann aber auch an viele andere adaptiert werden. Die Zellen des Linientyps PK_{15} werden am meisten verwendet, sowohl für die Vermehrung des Virus als auch zu dessen Titrierung; die Infektionstiter erreichen im Mittel 10^7 Infektionseinheiten/ml.
Während des Replikationszyklus, der in 15 h abläuft, bleibt der größte Teil des Infektionsvermögens mit den Zellen in Verbindung. Das stimmt mit der Art der Virusreifung überein, bei der eine Knospung im Bereiche der intrazytoplasmatischen Membranen stattfindet.
Im typischen Fall ist das SP-Virus in Kultur nicht zytopathogen, wobei die infizierten Zellen in der Vermehrung unbegrenzt fortfahren und infektiöse Partikel bilden. Das Virus bildet keine Lysisränder mehr und hat im übrigen seine Hämagglutinationsfähigkeit eingebüßt. Es wird die Immunofluoreszenztechnik in größerem Umfange zur Titration virulenter Suspensionen angewendet.
Eine andere, ältere Technik beruht auf der Anregung der Pathogenität der Newcastle-Krankheit (END-test). Kürzlich wurden 2 Verfahren angewendet, bei denen man die Herde mit bloßem Auge auszählen kann, wobei das eine die Bildung umgekehrter, das andere die Bildung direkter Herde zu erkennen gibt (LAUDE, 1978).

Pathogenität

Das Schweinepestvirus besitzt eine ausgeprägte Pathogenität, was die natürliche Infektion des Schweines beweist. Experimentell läßt sich die Krankheit leicht reproduzieren. Bei der Serienpassage über Zellkulturen verringert sich seine Pathogenität nur schrittweise, und es sind 100 Subpassagen notwendig, um eine für das Tier völlig unschädliche Variante zu erhalten.
So bestehen in den klinischen und epidemiologischen Merkmalen der natürlichen Erkran-

kung Unterschiede, die zweifellos mit Unterschieden in der Pathogenität zwischen den verschiedenen Virusstämmen in Verbindung stehen. Den experimentellen Beweis haben für chronische Formen der klassischen Schweinepest verantwortliche Stämme geliefert.
Die pathogenen unterscheiden sich von den abgeschwächten Stämmen durch eine bestimmte Anzahl *in vitro* identifizierbarer Merkmale, ohne auf die Beimpfung eines Tieres zurückgreifen zu müssen. Sie sind durch eine optimale Virusentwicklung bei 39 bis 40 °C und durch Widerstandsfähigkeit gegenüber Hitze (56 °C) gekennzeichnet. Umgekehrt sind eine optimale Virusentwicklung bei 33 bis 34 °C, die langsame Vermehrung (kleine Herde) und die Empfindlichkeit gegenüber Hitze bei den für das Schwein abgeschwächten Stämmen typisch. Diese genetischen Markierungen in vitro stellen präzise Merkmale zur Herstellung und Kontrolle von Vakzinen mit modifiziertem Virus dar (Aynaud u. a., 1972).

Antigenbildung

Die Antigenwirkung des Virus der klassischen Schweinepest kommt in der Bildung von Antikörpern beim geimpften Tier zum Ausdruck. Sie wird mit Hilfe verschiedener serologischer Reaktionen bewertet, zu denen die Serumneutralisation, die Agargelpräzipitation, die KBR, die Immunfluoreszenz, die passive Hämagglutination und der ELISA-Test gehören. Das Virus enthält mehrere Antigenbestandteile. Deren Erscheinungsform und Eigenschaften als Viruspartikel bedürfen noch der Präzisierung. Ein lösliches Antigen wurde auch aus virulenten Suspensionen dargestellt.
Die zahlreichen bis jetzt vorliegenden Arbeiten lassen die Bestätigung einer einheitlichen Antigenstruktur des Virus der SP zu. Die quantitativen Untersuchungen ermöglichen jedoch die Unterscheidung zweier serologischer Untergruppen. Die eine Untergruppe enthält hauptsächlich die für die akute SP verantwortlichen Stämme, während die andere sich aus für die meisten chronischen Formen der Krankheit verantwortlichen Varianten zusammensetzt (Verwandte der Var. »331«, die in den USA isoliert wurde; Corthier u. a., 1974; Kamijo u. a., 1977).

Immunogenität

Die Antigenwirkung des Virus der Schweinepest findet in der Verdoppelung der Immunogenität ihren Ausdruck, deren Merkmale jedoch besser in dem der medizinischen Prophylaxe vorbehaltenen Kapitel Erörterung finden. Hier sei nur daran erinnert, daß die nach einer natürlichen Infektion geheilten Tiere den Vorteil einer festen und dauerhaften Immunität haben und daß der Gehalt an neutralisierenden Antikörpern im Serum eine ausgezeichnete Korrelation mit dem Grad des Schutzes nach natürlicher oder künstlicher Immunität aufweist. Neuere Resultate weisen aus, daß das Virus auch imstande sei, besonders bei subklinischen Infektionen zelluläre Reaktionen der Immunität in Gang zu setzen (Corthier, 1978).

Verwandtschaft mit anderen Pestviren

Es sei betont, daß zwischen dem Virus der SP und den Erregern des *Mucosal Disease* (MD) und der *Border Disease* (BD) bzw. der angeborenen Zitterkrankheit der Lämmer eine enge Verwandtschaft besteht. Zunächst haben diese Viren *in vivo* durchaus gemeinsame Merkmale. Erstens ist ihre Wirtsspezifität bei weitem nicht absolut. So vermag das Virus der klassischen Schweinepest beim Kalb und beim Hammel eine inapparente Infektion auszulösen; das Virus der Mucosal Disease (MD) kann beim Schwein oder Schaf weit verbreitet sein. Hinsichtlich des Immunisierungsvermögens (Immunogenität) ist es möglich, Schweine gegen die klassische Schweinepest zu schützen, indem sie mit dem Virus des Mucosal Disease und dem der Border Disease immunisiert werden. Obwohl die pathogenen Eigenschaften dieser Viren sicher unterschiedlich sein mögen, sei bemerkt, daß die Zerstörung

lymphoider und vaskulärer Gewebe eine gemeinsame Eigenschaft der SP und der MD ist. Weiterhin weisen alle drei Pestviren eine bemerkenswerte Embryonalpathogenität auf.
Alles das rechtfertigt das Interesse an der Differenzierung dieser Erreger *in vitro*. Physikochemisch hat nicht so sehr die Untersuchung der verschiedenen Erreger über das Infektionsvermögen, sondern die Analyse der hydrodynamischen Eigenschaften Kriterien zur Differenzierung dieser Viren geliefert. Kulturell ist es üblich, sie über Zellen der homologen Tierart zu vermehren; das ist aber keine absolute Notwendigkeit. So läßt sich das Virus der MD über Schweine- und Schafzellen kultivieren. Andererseits stellt die Möglichkeit, einen zytologischen Effekt in der Kultur zu bewirken, nicht eine auf das Virus der MD und BD beschränkte Ausnahme dar, sondern diese wird auch bei einigen Stämmen des Virus der SP beobachtet (Laude, 1978).
Hinsichtlich der Antigene wurden seit der Entdeckung gemeinsamer Präzipitogene des Virus der SP und der MD durch Darbyshire (1960) die Beziehungen zwischen den drei Viren untersucht. Neuere Ergebnisse deuten an, daß man die Viren der MD und BD nicht als gänzlich verschiedene Viren ansehen kann (Laude, 1978). Bezüglich des Virus der SP und der MD geht hervor, daß unter Ausschluß jedes anderen serologischen Tests die Untersuchung mittels Serokreuz-Neutralisation, die auch Außenantigene der Partikel berücksichtigt, es allein gestattet, die beiden Viren zu unterscheiden.
Eine gründliche Untersuchung (Corthier, 1974 u. a.) hat im übrigen gezeigt, daß die Anti-MD-Seren imstande wären, das Virus der klassischen Schweinepest zu neutralisieren, besonders die für chronische Formen verantwortlichen Stämme, während die Anti-SP-Seren das Virus der MD wenig oder gar nicht neutralisiert hatten.
Jedenfalls weiß man auf Grund der serologischen Variationen noch nicht, ob es sich hierbei um ein konstantes Merkmal handelt. Zusammengefaßt zeigen ihre Eigenschaften *in vivo* und *in vitro*, daß man z. Z. diese drei Erreger nicht deutlich trennen kann. Man neigt dazu, sie als serologische Varianten desselben Virus zu betrachten.

KLINISCHE UNTERSUCHUNG

Symptome

Die Inkubation dauert zwei bis sechs Tage. Schematisch unterscheidet man 3 Typen klinischer Erkrankungsformen.
Bei der *reinen Pest* äußert sich die Erkrankung in einer frühen Fieberphase (40 bis 42 °C), die leicht unbemerkt bleibt und 24 bis 48 h dauert. Die Anfangsphase beginnt häufig mit Augenveränderungen, in 50 % der Fälle liegt eine Blepharo-Konjunktivitis vor, der sich Verdauungs- und Atmungsstörungen, Hautveränderungen und nervöse Störungen anschließen. Bei allen treten Anzeichen von Blutstauungen auf, aber nie konstant. Die Lähmung der Hinterhand äußert sich in einem schwankenden Gang und Störungen der Bewegungskoordination, im Auftreten von Bluthypostasen, besonders im Bereiche der Ohren, was für Pest besonders typisch ist. In der Schlußphase kommt es entweder zur Verschlimmerung der den Tod des Tieres herbeiführenden Erkrankung oder zu einer langsam in Heilung übergehenden Rückbildung. Bei der reinen Pest, außer der akuten, klassischen Form, sind 2 Formen der Entwicklung zu beobachten, die subakute und unklare oder abortative.
Bei der *komplizierten Pest* ist die Symptomatologie mehr oder weniger durch die der Begleitkeime mitbestimmt. Der Polymorphismus ist ausgeprägter. Am häufigsten sind jedoch die Atmungserkrankungen (Pasteurella), Verdauungserkrankungen (Salmonella) und Mischinfektionen. Die Entwicklung ist langsamer, subakut (10 bis 30 Tage) oder chronisch (1 bis 3 Monate), gewöhnlich tritt der Tod ein.
Bei den *chronischen Formen* ist die Symptomatologie völlig atypisch, und man beobachtet im wesentlichen Fortpflanzungsstörungen, Unfruchtbarkeit, sporadische Aborte, Totgebur-

ten und Wachstumsverzögerungen bei den Jungtieren (Kamijo u. a., 1977; Plateau u. a., 1977; van Oirschot, 1980).

Pathologische Veränderungen

Merkmale bei der Sektion sind bei der akuten oder subakuten Form zur Diagnostik nicht immer eindeutig. Es kommt oft vor, daß man aus Vorsicht nur bei einer ungenügenden Anzahl Individuen eine Sektion vornimmt. Daher ist die Übersicht über festgestellte Läsionen von einem Herd zum anderen, auch von einem Tier zum anderen sehr verschieden, in bestimmten Fällen sind gar keine Veränderungen nachweisbar.

Bei der »reinen« Pest ist das Merkmal der Hämorrhagie beherrschend, unterschiedlich in Intensität und Verteilung. Es ist wichtig, systematisch die Lymphknoten, die der Sitz frühzeitiger und beständiger Läsionen congestiv-hämorrhagischer Art sind, und die Nieren, deren subkapsuläre Petechien manchmal zu dem charakteristischen Bild des »Puteneies« beitragen, die Milz, die Harnblase und den Kehlkopf zu prüfen. Im Darm suche man besonders nach Veränderungen ulzerativen Typs im Zäkum und Kolon, die die Form von Makronen mit konzentrischen Ringen haben.

Bei der komplizierten Pest haben die Veränderungen einen eitrig-nekrotisierenden oder ulzerativen Charakter.

Auf histologischem Gebiet wird man bei den Blutbestandteilen eine mehr oder weniger ausgeprägte Leukopenie, am Gefäßnetz die Degeneration endothelialer Zellen, die von lymphozytären, perivaskulären Infiltrationen ausgehen, wahrnehmen.

Epidemiologie

Reservoirs und Herkunft

Klinisch gesunde Tiere als Überträger ebenso wie Wildschweine dienen der Reproduktion des Erregers und müssen als mögliche Pestreservoirs betrachtet werden.

In der akuten Phase weisen die Tiere eine Virämie mit Titern auf, die an 10^7 Infektionseinheiten/ml heranreichen können.

Virusquellen sind chronische, langzeitige Ausscheider und gesunde oder die teilweise kranken Tiere, die von Tieren stammenden Produkte und andererseits verschmutzte Einrichtungsgegenstände.

Kot und Harn enthalten 8 bis 30 Tage lang reichlich Viren, ebenso die oralen und okulonasalen Exsudate. In den subklinischen Formen sind die Genitalsphäre oder der Embryo und die Adnexe mit Viren behaftet. Schließlich stellen die Mandeln eine der bevorzugten Stellen bei verborgenen Infektionen für die Virusanhaftung dar.

Vektoren

Die empfänglichen Tiere, zu denen die kranken Schweine und besonders Überträger Kontakt haben, sichern ohne Zweifel einen großen Teil der Kontaminationen. Die nicht empfänglichen Vektoren spielen eine immer wichtigere Rolle. Von den unbelebten Vektoren sei auf die nicht zu vernachlässigende Bedeutung des Gefrierfleisches, daraus hergestellter Erzeugnisse und der fettigen Abwässer hingewiesen.

Empfänglichkeit

Die Schweinepest kann zu allen Jahreszeiten Tiere jeden Alters befallen. Jedoch können mehrere Faktoren über die individuelle Empfänglichkeit von Schweinen sowohl die Infektion als auch die Krankheit beeinflussen. Die grundsätzlich wichtigsten Faktoren sind das Alter (junge Tiere von 5 bis 35 kg weisen bei akuter Pest die höchste Empfänglichkeit auf), der Immunstatus (besonders von immunen Sauen stammende Ferkel genießen mehrere Wochen den Vorteil einer passiven Immunität kolostralen Ursprungs) und schließlich dienen in Abhängigkeit von der Pathogenität des Virus (also auch in den Fällen der Hypovirulenz) der Embryo, der Foetus und das Ferkel als bevorzugte Angriffsziele des Virus. Im übrigen kann ein geringer Prozentsatz Tiere natürlich unempfänglich sein. Die Entwicklung großer Schweinebestände, in denen sich große Zahlen nicht vakzinierter Tiere befinden, stellt sicher einen größeren prädisponierenden Faktor besonders in Gebieten mit hoher Schweinedichte dar.

Übertragungswege

Die Übertragung verläuft im wesentlichen auf direktem oder indirektem Wege. Sie erfolgt sehr oft durch die Einfuhr neuer Tiere in den Betrieb, für die keine Garantien vorliegen, oder gelegentlich erlaubter oder nicht erlaubter Umsetzungen über den Viehhandel. Die indirekte Ansteckung erfolgt vor allem über verschiedene Zwischenträger, besonders über Futtermittel, wie fettige Abprodukte.
Unter natürlichen Bedingungen dringt das Virus über die Atmungs- oder Verdauungswege, gelegentlich über Haut und Schleimhäute ein (Deckakt, Biß oder Stich). Die transplazentare Passage wurde ebenfalls nachgewiesen, besonders bei persistierenden, angeborenen Infektionen (van Oirschot, 1980). Experimentell sind alle Übertragungswege möglich.

Epidemiologische Form

Die Krankheit herrscht in epizootischer oder enzootischer Form, was vor allem von der zoosanitären Situation des Landes abhängt.
In neun Ländern stellt die klassische Pest einen hohen Anteil der Erkrankungen, etwa 60 bis 90 %, und einen vergleichbaren Anteil der Verendungen. Die Infektion dringt fortgesetzt innerhalb von ein bis zwei Wochen in den Schweinebestand ein, umgekehrt wie beim Rotlauf, der auftritt und kurzfristig wieder verschwindet. In lange infiziert gewesenen Ländern kann der Anteil der Fälle beträchtlich zurückgehen. Die SP hat dann eine vor allem enzootisch-epizootische und abgeschwächte Form der Entwicklung.
Diese andauernde Enzootie, wie sie in Kontinentaleuropa in den letzten Jahrzehnten beobachtet wurde, rechtfertigt eine Strategie der Vakzination in Verbindung mit Maßnahmen strenger sanitärer Prophylaxe, für die, werden sie allein angewandt, das Risiko besteht, unwirksam zu sein.

Pathogenese

Die Charakteristika der Pathogenese der klassischen Schweinepest entsprechen denen, die man im Rahmen hämorrhagischer Septikämien beobachtet. Von Ressang (1973) wurde für das Eindringen des Virus in den Organismus ein Schema auf Grund der Resultate von auf oralem Wege infizierten Schweinen veröffentlicht. Nach Ablauf von 7 h wird das Virus in den Mandeln gefunden, die als Stelle primärer Replikation angesehen werden; dann gelangt es auf lymphatischem Wege in die verschiedenen Lymphknoten, die mit diesem Gebiet in Verbindung stehen (16 h). Anschließend dringt es in das Gefäßsystem ein, wobei wahrscheinlich mit Zellen wie den Monozyten Verbindung besteht. Das ist der Beginn der Virämie, die vor dem Eindringen in die Milz, einem besonders empfindlichen Organ, abläuft. Die neugebildeten Virionen diffundieren dann in alle Gewebe und Organe. Das Knochenmark, die Peyer-Platten, das Pankreas und die Darmschleimhaut enthalten vom 3. oder dem 4. Tag an reichlich Virus. Später (6. bis 7. Tag) wird es in Fäzes und Harn ausgeschieden.
Wenn man auch die Entwicklungsphasen der Infektion gut kennt, bestehen hingegen nur ungenaue Vorstellungen über die Wirkungsweise im Gewebe und noch weniger im zellulären Bereich.
In dieser Hinsicht sind zwei feststehende Tatsachen zu beachten. Einesteils handelt es sich um die teratogene Wirkung des Virus auf den Embryo in der Art eines anderen bekannten Togavirus, des Virus der menschlichen Röteln, andererseits ist es die schwere Schädigung lymphoider und retikulo-endothelialer Systeme. Neuere Ergebnisse (van Oirschot, 1980) lassen vermuten, daß bei der virulenten klassischen Schweinepest der Zirkulationsprozeß der B-Lymphozyten in dem Maße gestört ist, wie die Zahl und die Reagibilität dieser Lymphozyten, die im Blut und der Milz verringert sind, gleichzeitig in den peripheren Lymphknoten vermehrt sind.

BEKÄMPFUNG DER KRANKHEIT

Diagnostik

Um wirksam zu sein, verlangt die Bekämpfung eine schnelle und genaue Diagnostik.
In praxi gestattet allgemein die Kombination epidemiologischer, klinischer und Sektionsbefunde die Stellung einer Verdachtsdiagnose. So gibt auch der Ausbruch der Erkrankung 10 bis 15 Tage nach Aufnahme der Schweine, die Merkmale der Kontagiosität, die erhöhte Sterblichkeit, das Bestehen eines fieberhaften Syndromes in Verbindung mit allgemeinen schweren Symptomen und schließlich die hämorrhagische und ulzerative Art der Läsionen Veranlassung, an Schweinepest zu denken.
Demgegenüber sind bei subklinischen Formen persistierende Fortpflanzungsstörungen oder Wachstumsverzögerungen bei einem Teil der Jungtiere charakteristisch, so daß man an deren ätiologische Klärung denken müßte.
In allen Fällen ist die Zuhilfenahme des Labors unerläßlich, um schließlich mit aller Sicherheit die Rolle von Infektionserregern, wie das Virus der Teschener Krankheit, der Aujeszky'schen Krankheit und der Afrikanischen Schweinepest, des Rotlaufbakteriums und der Salmonellen und im Falle atypischer Formen, die der Parvo- und Enteroviren, sicher abgrenzen zu können.
Die wegen ihrer Empfindlichkeit und Spezifität am meisten angewendeten diagnostischen Methoden beruhen auf dem Nachweis von Virusantigen, von infektiösem Virus und spezifischer Antikörper. Die folgenden Methoden wurden von einer Expertenkommission der EG vorgeschlagen:
- Virusantigennachweis in Gefrierschnitten der Gewebe oder Organe (Niere, Milz, Ileum, Maxillar- und Mesenteriallymphknoten des verdächtigen Schweines) mit Immunfluoreszenztechniken.
- Isolierung des infektiösen Virus auf Zellkultur und Identifizierung mit Hilfe der Immunfluoreszenz, aus dem Blute (Serum oder Leukozyten) oder Geschabsel der genannten Organe.
- Nachweis spezifischer neutralisierender Antikörper im Serum nach einer der folgenden 3 Techniken, die Zellkulturen und die Immunfluoreszenz erfordern:
- Reduktionstest der Fluoreszenzmikroherde (»P. R.-Test«).
- Neutralisations-Indextest (»N. L.-Test«),
- Neutralisations-Immunfluoreszenz-Test (»N. I. F.-Test«).

Auf der Grundlage des Neutralisationsvermögens eines zytolytischen Stammes wurde kürzlich ein neues Verfahren vorgeschlagen. Seine Anwendung ist weniger arbeitsaufwendig als die mit Immunfluoreszenz verbundenen Techniken und könnte in Zukunft die systematische Überwachung der SP-Virusinfektion in Schweinegroßbeständen unterstützen (LAUDE u. GELFI, 1980).
Zur Differentialdiagnose zwischen der Schweinepest und der Mucosal-Disease der Rinder, deren Virus sich bei Schweinen verbreiten kann, kann es notwendig sein, einen Neutralisations-Kreuztest zwischen beiden Viren durchzuführen.

Sanitäre Prophylaxe

Die sanitäre Prophylaxe begründet sich auf die ordnungsmäßige Feststellung der Krankheit, die Schlachtung aller kranken und infizierten Tiere, den Erlaß von Verbotsmaßnahmen und die Festlegung eines Systems der Überwachung und Kontrolle in einem bestimmten Umkreis um den Schweinepestherd. Diese Maßnahmen sind in Frankreich Gegenstand der Gesetzgebung. Die EG konzentriert ihre Anstrengungen auf die Abstimmung veterinärpolizeilicher und prophylaktischer Maßnahmen, um in Zukunft die Gesamttilgung dieser Seuche zu realisieren.

Medizinische Prophylaxe

Außer der heute nicht mehr angewendeten Serumbehandlung beruht die medizinische Prophylaxe auf der Immunisierung des Schweines durch Vakzinierung mit einem inaktivierten oder einem abgeschwächten Virus. Nach s. c. Anwendung einer Vakzine mit inaktiviertem Virus ist die Unschädlichkeit hervorragend, aber die Immunität mittelmäßig. Sie stabilisiert sich langsam im niedrigen Niveau, ist nicht ausreichend dauerhaft (einige Monate), selbst nach mehreren Nachimpfungen. Wegen ihrer schwachen immunogenen Wirkung sind die Vakzinen mit inaktiviertem Virus wenig angewendet worden. Derzeit begründet sich die medizinische Prophylaxe ausschließlich auf den Einsatz von Vakzine mit abgeschwächtem Virus.

Es erscheint zweckmäßig, sich an die noch in der näheren Vergangenheit zur Anwendung gekommene Sero-Vakzination, eine aktive Immunisierung mit Hilfe einer Vakzine mit abgeschwächtem Virus und gleichzeitiger parenteraler Injektion von Anti-Schweine-Pestserum, zu erinnern. Die Schaffung neuer Vakzinetypen mit abgeschwächtem Virus, die völlig unschädlich sind, hat zur Aufgabe und schließlich zum Verbot der Sero-Vakzination in der medizinischen Prophylaxe der Schweinepest in Frankreich geführt. Man erhält die Vakzinestämme nach einer sehr großen Zahl Serienpassagen über das Kaninchen oder in Zellkultur. Sie haben ihre Pathogenität für das Schwein bei völliger Erhaltung ihres Vermehrungsvermögens und ihrer Immunogenität verloren.

Die Kenntnis der das Virus genetisch markierenden Substanzen im Hinblick auf die Pathogenität hat bessere Bedingungen der Kontrolle dieser Stämme, besonders über das Ausmaß ihrer genetischen Stabilität, ermöglicht. Auf trächtige Sauen und sehr junge Ferkel übertragen erwiesen sich die jetzt verwendeten Stämme (in Europa der lapinisierte Stamm »China« und der in Zellkultur bei niedriger Temperatur gewonnene Stamm »Thiverval«, in Japan der Stamm »G. P. E.«) als besonders für den Embryo und den Foetus völlig unschädlich. Die Virämie ist wenig oder gar nicht nachweisbar und das Vakzinevirus diffundiert wenig oder überhaupt nicht von einem Tier zum anderen.

Die Immunogenität ist ausgezeichnet. Nach einer einzigen Vakzineinjektion besteht eine frühe, intensive und dauerhafte Immunität (mehrere Jahre), die sich an der Resistenz gegenüber einer virulenten Infektion oder durch die neutralisierenden Antikörper des Serums messen läßt. Die Mütter sind gegen das Eindringen und die Vermehrung des Virus geschützt, der Embryo und der Foetus sind ipso facto gegen die Infektion in utero geschützt. Die passive Immunität mütterlichen Ursprungs, die durch die Aufnahme von Kolostrum erworben wurde, schützt die Ferkel die ersten 50 Tage des Lebens. Dennoch ist es möglich, das junge Ferkel im Alter von 30 bis 35 Tagen an mit Hilfe bestimmter Stämme (Stamm Thivernal) aktiv zu immunisieren, wenn es durch die mütterlichen Antikörper passiv geschützt ist (Launais u. a., Mierzejewska u. a., 1977).

Eine umfangreiche Anwendung dieser Vakzine in praxi hat zufriedenstellende Ergebnisse gebracht. Ein solider Schutz für die immer durch Umsetzungen gefährdeten Zuchttiere kann so erlangt werden. Die vor der ersten Bedeckung richtig immunisierten Sauen erleiden keine durch die chronische Schweinepest verursachten Fortpflanzungsstörungen.

Bezüglich der Perspektive einer völligen Tilgung sowohl der Krankheit als auch der Infektion besteht augenblicklich die Tendenz zum schrittweisen Fortfall der Anti-Schweinepest-Vakzinierung. Was die Länder der EG betrifft, hätte 1982 die Vakzination völlig unterlassen werden können.

ZUSAMMENFASSUNG

Die klassische Schweinepest ist eine durch ein Togavirus speziell beim Schwein hervorgerufene ansteckende Krankheit, die mit einer hämorrhagischen Septikämie häufig tödlich endet.

In vielen Ländern kommt diese Krankheit unter dem Einfluß gesundheitspolizeilicher Maßnahmen und medizinischer Prophylaxe nicht mehr als schwere Epizootie vor, sondern sie kann im chronischen Status bleiben und gelegentlich Fortpflanzungsstörungen verursachen.

LITERATUR

Aynaud, J.-M.; Galicher, C.; Lombard, J.; Bibard, C.; Mierzejewska, M., 1972 – Peste porcine classique : les facteurs d'identification in vitro (marqueurs génétiques) du virus en relation avec le pouvoir pathogène pour le porc. Ann. Rech. Vet., 3, 209

Corthier, G.; Aynaud, J.-M.; Galicher, C.; Gelfi, J., 1974 – Activité antigénique comparée de deux togavirus: le virus de la peste porcine et le virus de la maladie des muqueuses. Ann. Rech. Vet., 5, 473

Corthier, G., 1978 – Cellular and humoral immune response

in pigs given vaccinal and chronic Hog cholera viruses. Am. J. Vet. Res., 39, 1841
DUNNE, H. W., 1975 – Hog cholera in Diseases of swine. 4th ed. The Iowa State University Press, Ames
HORZINEK, M. C., 1981 – Non arthropod born Togaviruses. Academic Press, New York, U. S. A.
KAMIJO, Y.; OHKUMA, S.; SHIMIZU, Y., 1977 – Differences in pathogenecity and antigenicity among Hog cholera virus strains. Nat. Inst. An. Hlth., 17, 133
LAUDE, H., 1978 – A direct plaque assay for Hog cholera virus. J. General Virology, 40, 225
LAUDE, H.; GELFI, J., 1980 – Diagnostic sérologique de la peste porcine classique : utilisation d'une souche cytolytique pour la recherche des anticorps neutralisants en microplaque. Ann. Rech. Vet., 11, (3), 313
LAUDE, H., 1979 – Nonarbo-togaviridae : comparative hydrodynamic properties of the pestivirus genus. Arch. of Virology, 62, 353
LAUNAIS, M.; AYNAUD, J.-M.; CORTHIER, J. M., 1978 – Active immunization of piglets with the »Thiverval« strain in presence and in absence of colostral passive immunity. Veterinary Microbiology, 3, 31
MIERZEJEWSKA, M.; TERESZCZUK, S.; CORTHIER, G.; AYNAUD, J.-M., 1977 – Peste porcine classique : influence des anticorps passifs d'origine colostrale sur la réponse immunitaire du porcelet consécutive à la vaccination avec l'aide de la souche lapinisée dite »chinoise«. Ann. Rech. Vet., 8, 227
PLATEAU, E.; URSACHE, R., 1977 – Formes atypiques de la peste porcine classique. Etude au laboratoire de quelques souches hypovirulentes récemment isolées. Rec. Med. Vet., 153, 187
PRECAUSTA, P.; BRUN, A.; KATO, F.; TERRE, J.; MARCONI, CH., 1975 – Peste porcine classique. Etude d'un vaccin préparé à partir de la souche chinoise C. L. adaptée à la culture cellulaire. Rev. Med. Vet., 126, 269
RESSANG, A.A., 1973 – Studies on the pathogenesis of hog cholera. Virus distribution in tissue and the morphology of immune response. Zbl. Vet. Med. 20, 272
TERPSTRA, C., 1978 – The use of immunoelectro-osmophoresis as a possible aid in the diagnosis of swine fever. Zbl. Vet. Med., B 25, 576
VAN OIRSCHOT, J. T., 1977 – A congenital persistent swine fever infection. II. Immune response to swine fever virus and unrelated antigens. Vet. Microbiol., 2, 133
VAN OIRSCHOT, J. T., 1980 – Persistent and inapparent infection with swine fever virus of low virulence. Their effects on the immune system. Thèse de doctorat. Université d'Utrecht

Afrikanische Schweinepest (Afrikanisches Schweinefieber)

R. CARNERO

Die Afrikanische Schweinepest (ASP) ist eine virusbedingte, ansteckende, experimentell reproduzierbare Krankheit. Ihre natürlichen Wirte sind die Suiden, bei denen sich die Krankheit in einer der klassischen Schweinepest (SP) analogen Form äußert.

In allen Ländern der Welt ist sie eine anzeigepflichtige Krankheit. Wenn sie auftritt, ist der internationale Handel mit Schweinen und den vom Schwein stammenden Erzeugnissen verboten. Offiziellen Angaben nach gab es in der Zeit von 1960 bis 1978 auf der Iberischen Halbinsel etwa 50000 Krankheitsherde, was von den durch das Virus verursachten Schäden eine Vorstellung zu vermitteln vermag.

Zum ersten Male wurde die Krankheit 1921 von MONTGOMERY in Kenia festgestellt. Bis 1957 blieb sie auf Afrika beschränkt; zu dieser Zeit trat sie erstmals in Portugal auf.

Die einzige erkrankende Spezies sind die Suiden:

- *Sus scrofa domesticus et ferus* (Haus- und Wildschwein), empfängliche Tierarten, bei denen die Virusvermehrung einen pathologischen Status bewirkt;
- Phacochoerus, Hylochoerus, Potamochoerus (Afrikanisches Wildschwein), empfindliche Tierarten, bei denen es zur Virusvermehrung bei gesunden Überträgern kommt;
- Wildschweine des asiatischen Kontinentes: ihr Empfänglichkeitsgrad ist unbekannt.

EIGENSCHAFTEN DES ERREGERS

Morphologie, physikalische und chemische Eigenschaften

Das Virus der Afrikanischen Schweinepest (ASP) ist ein Desoxyribonukleinsäure-Virus kubischer (ikosaedrischer) Struktur und umhüllt. Im Elektronenmikroskop kann man unterscheiden:

- Eine äußere Hülle, zellulären Ursprungs, die sich im Augenblick der Freisetzung des Virus durch Knospung bildet.
- Eine Membrankapsel mit einer Außenhülle (aus dreieckigen Untereinheiten, die stark an der Membran hängen) und einer Innenhülle, die von Untereinheiten kugeliger Gestalt gebildet wird und den »Viruskern« bedeckt.

– Ein kugeliger Viruskern, der bei der elektronenmikroskopischen Untersuchung eine starke Dichte aufweist und einen Durchmesser von 90 nm hat.

Widerstand gegenüber physiko-chemischen Faktoren

Temperatur. Die Kälte wirkt wie ein Konservierungsmittel; bei 4 °C behält das Virus 7 Jahre seine Wirksamkeit, und niedrigere Temperaturen verlängern diese Dauer. Bei normaler Temperatur (20 bis 25 °C) behält das Virus 18 Monate seine Aktivität; bei Replikationstemperatur (37 °C) behält es 30 Tage seine Aktivität, bei 56 °C bleibt die Wirkung mehr als 60 min und bei 60 °C 15 min erhalten.

pH. Es widersteht bei pH 3 mehr als 60 min, und bei pH 9 braucht es zu seiner völligen Zerstörung etwa 1 h.

Lösungen. Äther und Chloroform inaktivieren es in 15 min.

Desinfektionsmittel. Das Virus ist in 30 min bei Labortemperatur und den üblichen Konzentrationen an Desinfektionsmitteln zerstört.

Kultur

Das Virus der Afrikanischen Schweinepest vermehrt sich spontan nur auf Schweineleukozytenkultur. Seine Überimpfung auf diese Kultur ruft nach einer Frist von 7 bis 8 Stunden eine Reihe fast gleichzeitig auftretender Veränderungen hervor:
Bildung zytoplasmatischer Einschlüsse, Änderung des Kernchromatins, Adsorption von in der Kultur vorhandenen Blutkörperchen an der Membran infizierter Leukozyten (Hämadsorption, H. A. D.), Freisetzung von Virus.
Es kann an andere primäre Kulturen und Zellinien, wie Epithelzellen vom Schwein und vom Affen adaptiert werden. Die Virusvermehrung ruft dort dieselben Veränderungen wie auf der Leukozytenkultur hervor, aber seine Aggressivität beim Schwein ist dann vermindert.

Pathogenität

Gegenüber einer Vermehrung des Virus sind nur die Suiden natürlich und experimentell empfindlich.

Antigenität und Immunogenität

Die Vermehrung des Virus im Organismus des Tieres bewirkt eine lokale und allgemeine serologische Reaktion, das Virus besitzt ein hohes Antigenbildungsvermögen.
So kann man die humorale Reaktion durch das Auftreten einer Serie von im Serum nachweisbaren Antikörpern mit folgenden Techniken messen: Mit der Präzipitation, der KBR, der Immunfluoreszenz (oder Immun-Peroxydase, ELISA, Radioimmuntest) und dem Hämadsorptions-Hemmtest.
Die neutralisierenden Antikörper und (oder) Schutzstoffe fehlen. Das gestattet den Einsatz solcher Techniken wie Vakzinationsprüfung, Serumschutz oder Serumneutralisation nicht.

KLINISCHE UNTERSUCHUNG

Die in der septikämischen Form entwickelte Krankheit weist folgende klinische, der SP (klassischen Schweinepest) ähnliche Anzeichen auf: Die Inkubationszeit dauert 3 bis 15 Tage; während dieser Zeit sind äußere Anzeichen nicht feststellbar.

Symptomatologie

Sie variiert mit der Form der Krankheitsentwicklung:
• *Perakute Form:* Einem Fieber von 24 bis 72 h folgt das Verenden des Tieres. Es fehlen Symptome und größere, makroskopische Läsionen.
• *Akute Form:* Nach 24 bis 72 h Fieber treten Anorexie, Entkräftung, Haut-, Verdauungs- und Atmungssymptome für die Dauer von 5 bis 7 Tagen auf. Dieser Periode folgt eine komatöse Phase von 24 bis 48 h, in deren Folge der Tod des Tieres eintritt.

Geographische Verbreitung der Afrikanischen Schweinepest Ende 1978

Befallene Länder	Jahr des letzten Ausbruches
Senegal	1974
Benin	1972
Kongo	1975
Moçambique	1974
Kenia	1964
Sambia	1975
Italien*	1969
Frankreich**	1974
Kuba	1971, 1980

Länder, in denen die Krankheit herrschte	Zahl der Ausbrüche 1978
Afrika	
Sudan	2
Angola	29
Simbabwe	1
Republik Südafrika	4
Insel Madeira	30
Malawi	Sporadische Herde
Europa	
Portugal	2384
Spanien	864
Italien (Sardinien)	24
Malta	Zahl unbestimmt
Amerika	
Brasilien	214
St. Domingo	283
Haiti	Zahl unbekannt

* Seuchenzüge 1967 und 1968
** 3 Seuchenzüge 1964, 1967 und 1974

• *Subakute Form:* Sie ist durch eine langsamere Entwicklung der klinischen Phase (von 7 bis 30 Tagen) und durch eine geringere Intensität als die vorherige Form gekennzeichnet, wodurch eine bestimmte Anzahl Tiere die Krankheit zu überleben vermag.
• *Chronische Form:* Die Entwicklung der klinischen Phase verläuft außerordentlich langsam (1 bis 12 Monate und mehr), die respiratorischen Symptome herrschen vor.
• *Inapperente Form:* Es handelt sich um eine Virusvermehrung ohne pathologische Erscheinungen beim Hausschwein. Man kann nur eine leichte Anorexie mit einer Wachstumsverzögerung feststellen.
Zur Zeit sieht man, wie die akute und subakute Form auf der Iberischen Halbinsel und in Brasilien gleichzeitig herrschen, während für die Entwicklung in Sardinien, St. Domingo, Haiti und Malta die akute Form charakteristisch ist.

Pathologische Veränderungen

Makroskopische Veränderungen

Bei der akuten Form kann man eine Zyanose der Haut und Hämorrhagien an den Serosen, in den großen Körperhöhlen und an den Organen verschiedener Systeme beobachten. Die Art der Blutaustritte schwankt von der Petechie bis zur echten Hämorrhagie.
Die größeren Veränderungen lokalisieren sich an den Organen des retikulo-endothelialen Systems (RES): Milz, Lymphknoten, Knochenmark sowie an der Niere.
Die Nieren-Petechien sind Bestandteile konstanter Veränderungen, wie die hämorrhagische Milzvergrößerung und die Lymphadenitis hämorrhagica (wesentlich die Lnn. hepatogastrici et iliaci).
Im Falle einer chronischen Form stellt man das Vorherrschen respiratorischer Veränderungen fest: Pleuritiden, Pneumonien, teilweise verbunden mit Perikarditiden. An der Niere und der Milz sind Veränderungen weniger häufig oder fehlen. Die Lymphknoten weisen eine leichte Schwellung und (oder) Degeneration auf.

Mikroskopische Veränderungen

Bei einer akuten Entwicklung findet man denselben Typ von Veränderungen am gesamten RES, aber sie sind intensiver und früher an der Milz, den Lymphknoten und dem Knochenmark vorhanden.
Der Thymus hingegen ist sehr wenig betroffen. Die Veränderungen sind proliferativer und degenerativer Art. Proliferative Veränderungen erreichen am vierten Tage nach der Infektion ihr Maximum; sie können an der Erhöhung der Zahl der Lymphozyten gemessen werden. Die Zunahme blastischer Zellen rührt von der Umformung von T-Lymphozyten durch Virusantigen und der Vermehrung von Retikulumzellen her. Vom Augenblick der Rückbildung der proliferativen Veränderung wird die degenerative sichtbar und nimmt vom fünften Tag nach der Infektion bis zum Tode des Tieres schrittweise an Intensität zu. Sie läßt sich durch die Verringerung der Zahl der Lymphozyten, der Retikulumzellen bis zu ihrer völligen Zerstörung, die Minderung der Gefäßendothelzellen, die Veränderungen der Permeabilität der Gefäße und das Vorhandensein Feulgen-positiver Zelltrümmer messen.
Die Organe verlieren ihre physiologische Funktion, und ihre Zellen werden durch Blutmassen ersetzt.
Bei der chronischen Form bemerkt man besonders mit der Entwicklung einer Lungenentzündung korrespondierende Veränderungen, die interstitiell, danach kaseös werden.

Prognose

Klinisch. Bei perakuter und akuter Entwicklung ungünstig. Mit der Chronizität der Entwicklung nimmt die Zahl der Überlebenden zu.
Wirtschaftlich und sanitär. Ungünstig in allen Formen des Verlaufs wegen der Wachstumsverzögerung und der Persistenz des Virus im Organismus, wodurch Tiere zu Überträgern werden und wirtschaftlich nicht rentabel sind.

Epidemiologie

Beschreibung

In *Afrika*, dem Ursprungsgebiet der Krankheit und permanenten Virusreservoir, beruht ihr Vorhandensein auf einem evtl. Kontakt zwischen afrikanischen Wildschweinen (gesunde Überträger) und dem Hausschwein (empfängliches Tier). Fehlt dieser Kontakt, vermehrt sich das Virus ohne pathologische Erscheinungen beim Wildschwein. In *Europa* und in *Amerika* wird das Überleben des Virus durch das Hausschwein gesichert und in bestimmten, gut abgegrenzten Gebieten durch Milben (*Ornithodorus moubata* in Afrika und *Ornithodorus erraticus* im Süden der Iberischen Halbinsel, in diesen Gebieten unter dem Namen Chinchorro und Garrapata bekannt).

So breitet sich die Krankheit auf Grund der verschiedenen, sie begünstigenden Faktoren unregelmäßig aus. Hierunter seien zu nennen: Die ständig schnelleren Transportmittel, die anscheinend wenig rationellen Umsetzungen im Rahmen des nationalen und internationalen Handels und die Bewegungen der menschlichen Bevölkerung aus sozialen oder politischen Gründen.

Diese mit der Resistenz des Virus im äußeren Milieu vereinten Faktoren lassen den Verlauf der Krankheit in Raum und Zeit unvorhersehbar erscheinen.

Analytik

Ansteckungsquellen sind: Bei den Kranken alle Sekrete und Exkrete; bei verendeten und getöteten Tieren alle Organe, Gewebe und Systeme des Organismus.

Die afrikanischen Wildschweine und die *Ornithodores* lassen einen asymptomatischen Viruswechsel ablaufen.

Die Persistenz des Virus im äußeren Milieu ist sehr groß. Seine Aktivität im Blut bleibt 18 Monate bei Umgebungstemperaturen erhalten, bei 4 °C mindestens sechs Jahre, drei Monate im Salz- und Räucherschinken und sechs Monate im Knochenmark bei dieser Art der Verarbeitung.

Die Tierart *Sus scrofa* (Haus- und Wildschwein) ist gegen eine Virusinfektion ohne Rücksicht auf Rassen-, Geschlechts- und Altersunterschiede empfänglich.

Am häufigsten dringt das Virus auf oralem Wege ein. Die aerogene und parenterale Ansteckung sind möglich. Diese letztere bleibt der Ansteckung durch *Ornithodorus* vorbehalten.

Die häufigste Ansteckung kommt jedoch bei dem Durcheinander gesunder und infizierter Schweine zustande und durch Futter, das durch Ausscheidungen infizierter Schweine kontaminiert wurde.

Auch die passive Übertragung ist mitgeteilt worden. Hauptverantwortlich ist der Mensch. Ihm folgen Transportfahrzeuge und landwirtschaftliches Material.

Synthese

Im allgemeinen nimmt die natürliche Verbreitung der Krankheit wegen der häufig unsicheren Verhältnisse der Schweinehaltung zu. So kommt es besonders in Gebieten mit einer primitiven Tierhaltung zu wellenförmigen Seuchenzügen. In Gebieten mit industrieller Tierhaltung nimmt die Krankheit enzootischen Charakter an. Sie entwickelt eine hohe Erkrankungs- und Sterblichkeitsrate. Beide betragen annähernd 90 %. Aber bestimmte Virusstämme rufen in deutlich geringerem Maße Erkrankungen hervor.

Allgemein kann man feststellen, daß auf Sardinien, Malta, St. Domingo und Haiti eine hohe Erkrankungsrate vorlag; in Spanien, Portugal und Brasilien bestanden Herde mit hohen Erkrankungsraten und solche mit geringen. Die Sterblichkeit folgt der Morbiditätsrate in einem mehr oder weniger kurzem Abstand entsprechend der Aggressivität des betreffenden Virus.

Tatsächlich läuft alles ab, als ob die Viruspopulation in ihrer Aggressivität für Tiere sehr heterogen wäre. Der Herd eines bestimmten Typs kann Ausgangspunkt sekundärer Herde sein, ohne daß die Resistenz des Schweines hierfür die Ursache ist.

Pathogenese

Es ist experimentell bewiesen, daß sich das Virus 24 h nach oronasaler Ansteckung in den Mandeln, den retro-pharyngealen Schleimhäuten und den korrespondierenden Lymphknoten befindet. Von diesen Stellen der Primärinfektion wandert das Virus auf dem Blut- und Lymphwege in alle Gewebe des Organismus; als erstes Zeichen folgt Hyperthermie. Das Virus wird in einer starken Konzentration in der Milz, den Lymphknoten, den Lungen und dem Knochenmark gefunden. Daher wird das retikulo-endotheliale System (RES) als das Gewebe der Wahl für die Virusvermehrung angesehen. Die histologischen Veränderungen bestätigen das.
In einem vorgerückten Stadium der Erkrankung werden im Gefäßendothel der verschiedenen Organe und Gewebe degenerative Veränderungen festgestellt. Diese Veränderung ist durch Viruswirkung direkt möglich. Verschiedene Autoren aber vertreten die Auffassung, daß die Stellen der Bildung von Antigen-Antikörper-Komplexen zur Entstehung nekrotischer Zonen und anschließender Hämorrhagien Anlaß bieten. So sterben funktionelle Zellen der Organe ab und werden durch Blutbestandteile ersetzt, die aus lokalen Hämorrhagien stammen. Die Ausdehnung der Schädigung eines lebenswichtigen Organs bestimmt den Tod des Tieres.

BEKÄMPFUNG DER KRANKHEIT

Diagnostik

Die große Schwierigkeit besteht in der Differentialdiagnose zwischen Klassischer und Afrikanischer Schweinepest (SP und ASP).

Klinische Diagnose

Die Gesamtheit der aus epidemiologischen und klinischen Daten gewonnenen Informationen reicht bestenfalls zur Stellung der Diagnose »Schweinepest«, ohne über die Art des ätiologischen Erregers etwas auszusagen.

Experimentelle Diagnostik

Sie beginnt mit den Proben, die einheitlich, re präsentativ und in gutem Zustand sein müssen
- *Einheitliche Proben:* Milz, Lymphknoten Mandeln und Blut fiebernder Tiere für de Virusnachweis;
- *Repräsentative Proben:* der Krankheit (be Tieren in der klinischen Phase entnommen) des Betriebes (bei einer genügenden Anzah Tiere entnommen);
- *Proben in gutem Zustand:* Bei zu diesen Zweck getöteten oder von verendeten Tie ren genommen, in gefrorenem Zustan schnell zum Labor geschickt.

Es ist unerläßlich, die Päckchen mit der ein heitlichen Kennzeichnung und dem warnen den Hinweis: »*Hochgradig infektiöses Mate rial*« für den Transport zu versehen. In Frank reich sind sie zum »Zentrallabor für Vet.-Med Untersuchungen« in Alfort zu senden, da allein zur Diagnostik befugt ist.
Die experimentelle Diagnose kann nach zwe klassischen Verfahren, der Virusisolierun und dem Nachweis von Antikörpern erfolgen.

Virusisolierung

- *In vivo-Diagnose*

Experimentelle Reproduktion der Krankheit Nur das Schwein dient als Versuchstier. Di experimentelle Reproduktion der Krankhei ebenso wie ihre natürliche Form sagen nicht über den ursächlichen Erreger aus.
Prüfung der Kreuz-Immunität. Sie besteht i der gleichzeitigen Verimpfung des verdächti gen Materials auf 2 Schweine, von denen da eine sicher empfänglich, das andere gegenübe dem Virus der klassischen Schweinepest durc Hyperimmunisierung bestimmt immun ist. Di Resultate und ihre Interpretation wurden i Tabelle IV/3 zusammengefaßt.

- *In vitro-Diagnose*

Hämadsorption (HAD). Die Leukozyten-Kul tur ist beim Schwein das einzig für die Vermeh rung des Virus natürlich empfindliche System Eine Bewertung der Virusvermehrung beruh

auf der direkten Beobachtung des HAD-(Hämadsorptions-) Phänomen, dem der zytopathische Effekt folgt.
Diese Diagnostik ist spezifisch, reproduzierbar und beruht auf dem Nachweis von etwa 50000 in der ganzen Welt verteilten Ausbrüchen. Fehlt die Hämadsorption, kann jedoch ein Phänomen der Lysis auftreten. Diese Lysis kann durch Vorhandensein des Virus der Aujeszky-'schen Krankheit oder von Stämmen des Virus der ASP entstehen, das seine Hämadsorptionskraft definitiv oder temporär verloren hat. Der Einsatz der Immunfluoreszenz gestattet bei den so infizierten Kulturen die Differenzierung beider Viren.
Direkte Immunfluoreszenz. Das Material der Wahl besteht aus einem Gefrierschnitt der eingetroffenen Organe. Im Fall einer akuten Entwicklung der Krankheit ist das Ergebnis bei dieser Technik sehr aussagefähig, gering bei einem chronischen Fall.

Feststellung von Antikörpern

• *Indirekte Immunfluoreszenz*
Beim Fehlen serumneutralisierender Antikörper ist die indirekte Immunfluoreszenz die empfindlichste Technik. Das Antigen wird entsprechend den Empfehlungen des Vergleichslabors* von infizierten Affen-Nierenzellen gewonnen, die von einem ihm adaptierten Virus infiziert sind und das dort reguläre Einschlußkörperchen bildet, die für eine leichte Identifizierung groß genug sind.
Bevor Seren in großer Zahl geprüft werden, kann die Herstellung dieses Antigens den Einsatz dieser Technik einschränken. Es ist ratsam, als »Siebtechnik« die Immunelektroosmophorese anzuwenden.

• *Immunelektroosmophorese*
Sie weist präzipitierende Antikörper im gefrorenen Milieu nach. Die Bildung der Antigen-Antikörper-Präzipitationslinie wird durch die Passage des elektrischen Stromes durch das Elektrophoresegerät während etwa 30 min beschleunigt. Eine Schwierigkeit bei dieser Technik besteht in vermehrten falsch-positiven Ergebnissen, wahrscheinlich auf Grund fehlender Reinigungstechnik, weshalb die als positiv angesehenen Seren in ihrem positiven Befund mit der indirekten Immunfluoreszenz bestätigt werden müssen.

Tabelle IV/3 Differentialdiagnose zwischen ASP und SP durch biologische Prüfung

Resistentes Schwein	Empfängliches Schwein	Diagnose
Reproduktion der Krankheit	Reproduktion der Krankheit	ASP
Keine Reproduktion der Krankheit	Reproduktion der Krankheit	SP
Keine Reproduktion der Krankheit	Keine Reproduktion der Krankheit	Mutmaßlich keine Pest, Bestätigung von ASP oder SP durch Antikörpertest

• *ELISA***
Das ist eine zur Komplettierung oder zum Ersatz der Immunelektroosmophorese (IEOP) vorgesehene Technik. Sie wird aus demselben Grund durch einen Überschuß an positiven Ergebnissen eingeschränkt, nämlich der mangelhaften Reinigungstechnik.

• *Hämadsorptions-Hemmungstest (HADH)*
Eine Technik, bei der die Serum-Antikörper die Adsorption der Blutkörper an der infizierten Zelle verhindern. Sie wird nur zu Versuchszwecken angewendet.

• *Komplementbindung, Agargelpräzipitation*
Diese Techniken können angewendet werden; ihre Empfindlichkeit schränkt aber ihren Einsatz in der täglichen Diagnostik ein.

• *Radio-Immunassay*
Bei dieser Technik ersetzen die radioaktiven Isotope die Markierungen von Fluorochrom (IF) oder ELISA (Enzym).
Das erfordert die Bestätigung ihrer Überlegenheit im Falle einer großen Epizootie.

Behandlung

Es gibt kein Behandlungsverfahren, und jeder therapeutische Eingriff bei den kranken Tieren ist verboten.

* Leit-Labor und teilweise für die Länder der EG: National-Institut für Landwirtschaftliche Untersuchungen, Abteilung Virologie bei Tieren. Embajadores 68, Madrid, Spanien
** ELISA. Enzym linked Immuno Sorbent Assay. Das ist eine zur Komplettierung und zum Ersatz der IEOP benannte Technik.

Sanitäre Prophylaxe

Sie ist die einzige bei der ASP anwendbare Prophylaxe. Maßnahmen allgemeiner Art streben Verbesserungen der sanitären Bedingungen der Schweinehaltung und die Schaffung vernünftiger Bedingungen des Handels und der konzentrierten Schweinehaltung an. Sie gelten für alle Infektionskrankheiten gemeinsam und werden in einem anderen Kapitel dieses Buches abgehandelt.

In bedrohten Ländern sind folgende Abwehrmaßnahmen anzuraten:

- Kontrolle der Importe von Schweinen und der von ihnen stammenden Erzeugnisse; dazu gehören auch für diese Tierart bestimmte biologische Präparate.
- Grenzkontrollen dieser Produkte und besonders von Lebensmittelresten, deren unmittelbare und systematische Vernichtung stark empfohlen wird.

In infizierten Ländern sind im allgemeinen offensive Maßnahmen zur Beseitigung der Herde in folgender Form vorgesehen:

- Nachweis der Herde über die Diagnose und Isolierung der Tiere und die Festlegung von Sperr- und Beobachtungszonen.
- Keulung der Herde im Verhältnis zum Wert der Bestände. Beseitigung der Tierleichen, Entschädigung.
- Wiederaufbau des Bestandes nach Maßnahmen der Reinigung und Desinfektion; die Karenzfristen und die Zahl der erstmalig einzustallenden Tiere sind einzuhalten.

Die gesetzlichen und organisatorischen Maßnahmen, die die Wirksamkeit der Bekämpfung zu garantieren haben, müssen periodisch auf ihre Aktualität, unmittelbare Anwendbarkeit und ihre gesamte Wirksamkeit überprüft werden. Operative Maßnahmen müssen durch Erhebungen über den Ursprung eines Herdes und dessen voraussichtliche Ausdehnung durch serologische Untersuchungen ergänzt werden.

Medizinische Prophylaxe

Eine medizinische Prophylaxe gibt es z. Z. nicht. Obwohl das Virus hochgradig antigen sein soll, führt es nicht zur Bildung neutralisationsfähiger Antikörper oder solcher, die gegen sein Eindringen genügend Schutz bieten. Bei natürlichen oder experimentellen Formen können, unabhängig von der Dosis, überlebende Individuen auftreten, vorausgesetzt, daß der Prüfstamm homolog ist. Diese Feststellung kann sich schnell als gefährlich erweisen, wenn man modifizierte Lebendvakzinen verwenden wollte.

Ein im Organismus des Tieres persistierendes Virus ruft eine chronische oder atypische Entwicklung, schließlich das Verenden des Tieres hervor, nachdem es eine mehr oder weniger lange Zeit in Abhängigkeit vom Grad der Modifikation des Stammes als scheinbar gesund gegolten hat, aber dennoch ein Überträger war.

ZUSAMMENFASSUNG

Die Afrikanische Schweinepest war bis 1957 in Afrika auf Gebiete südlich der Sahara beschränkt. Sie ist in dieser Zeit erstmals in Portugal und dann auf der gesamten Iberischen Halbinsel aufgetreten. Frankreich hat sich, mit ihr 1974 in Berührung gekommen, ihrer wieder entledigt, kann aber über seine Südwestgrenze durch Schweine oder im Rahmen des Schmuggels von Schweinen stammender Erzeugnisse stets reinfiziert werden.

Eine ständige sanitäre Überwachung muß um so mehr aufrechterhalten werden, solange es keine Vakzine gibt, die sich als wirksam erwiesen haben.

LITERATUR

DOYLE, T. M., 1961 – African Pig disease. Brit. Vet. J., 117, 229–238 et 552

CARNERO, R.; LARENAUDIE, B.; RUIZ GONZALVO, F.; HAAG, J., 1967 – Peste porcine africaine – Etudes sur la réaction d'hémadsorption et son inhibition par des anticorps spécifiques. Rec. Méd. Vét., 143, 49–59

CARNERO, R.; GAYOT, G.; PLATEAU, E.; COSTES, C.; DELCLOS, G., 1974 – Données épidémiologiques, symptomatologiques et anatomopathologiques, collectées an France en 1974, et pouvant servir de base au diagnostic clinique. Bull. Soc. Sci. Vét. et Méd. comparée, 76, 349–358

COSTES, C.; CARNERO, R.; GAYOT, G., 1974 – Peste porcine africaine – Diagnostic au laboratoire, technologie et résultats obtenus sur les cas observés en France au début de l'année 1974. Rev. Méd. Vét., 125, 1119–1130

HESS, W. R.; DE TRAY, D. E., 1961 – Empleo de cultivos de leucocitos para el diagnostico de la P. P. A. Bull. Off. Int. Epizoot., 55, 210–214

HESS, W. R., 1971 – African Swine Fever Virus. Virology Monograph., 9, 1–33

HEUSCHELE, W. P.; COGGINS, L., 1965 – Studies on the transmmission of A. S. F. V. by Arthropods. Proc. 69th Ann. Meet. U. S. Livestock Sanit. Ass., p. 94–100

LUCAS, A.; HAAG, J.; LARENAUDIE, B., 1967 – La Peste Porcine Africaine. L'Expansion Edith., Paris

MALMQUIST, W. A.; HAY, D., 1960 – Haemadsorption and cytopathic effect produced by A. S. F. V. in swine bone marrow and buffy coat cultures. Amer., J. Vet. Res., 21, 104–108

Malmquist, W. A., 1963 – Serologic and immunologic studies with A. S. F. V. Amer. J. Vet. Res., 24, 450–459
Nunes Pestica, J. L., 1965 – Etudes anatomopathologiques et histopathologiques sur la P. P. A. au Portugal. Bull. Off. Int. Epizoot, 63, 103–142
Plowright, W., 1977 – Vector of transmission of A. S. F .V. Publication C. E. E. (Eur), 5904 en, 575–590
Sanchez Botija, C., 1963 – La peste suina africana. Zooprofilassi, 18, 587–607
Sanchez Botija, C.; Ordas, A., 1977 – A. S. F. – I – Rapid diagnosis by indentification of antibodies extracted from tissues using indirect immunofluorescence. II – Detection of chronic infection and carrier pigs by immuno-electroosmophoresis. Publication C. E. E. (Eur), 5904 en, 658–668
Tubiash, H. S., 1963 – Quantity production of leucocyte cultures for use in hemadsorption tests with A. S. F. V. Amer. J. Vet. Res., 24, 381–384

Erkrankungen des Atmungsapparates Kapitel 2

Einleitung

M. Kobisch, J.-P. Tillon

Die Erkrankungen der Atmungsorgane stellen eine der wichtigsten wirtschaftlichen Verlustursachen in der Schweineproduktion dar. Wachstumsverzögerungen und schlechtere Futterverwertung sind die Kennzeichen bei den Mastschweinen.

Bei der Tierart Schwein interessieren die Krankheiten der oberen und unteren Luftwege isoliert und in Verbindung. Der Befall der oberen Luftwege bestimmt eine Reihe klinischer Anzeichen der Rhinitis, aus denen sich zuweilen eine Rhinitis atrophicans entwickelt, während bei den Schädigungen der unteren Atmungswege verschiedene Lungenerkrankungen auftreten, unter denen Erscheinungen der Pneumonie, der Bronchopneumonie und der Pleuritis vorherrschen.

Die Beteiligung zahlreicher Erreger (Viren, Mykoplasmen, Bakterien oder Parasiten) an respiratorischen Erkrankungen des Schweines war in den letzten Jahren geklärt worden. Neuerere Untersuchungen der Patho-Physiologie haben ergeben, daß der Atmungstrakt im Normalzustand mit Abwehrmechanismen gegen mikrobielle Erreger ausgestattet ist. Diese können nur die Luftwege besiedeln und bei ungünstigen Umweltbedingungen der Tiere (Morisse, 1977) dort Schädigungen verursachen, wo die besondere Virulenz bestimmter Keime und ein ungenügender Immunschutz der Tiere vorliegen (Charley, 1978).

Es ist in diesem Kapitel nicht beabsichtigt, den Einfluß der Umwelt auf die Entstehung pathologischer Erscheinungen zu behandeln. Wir wollen uns auf die Darstellung der wichtigsten mikrobiellen Erreger und deren Pathogenität beschränken, sofern sie für die Atmungsorgane des Schweines klar erwiesen sind. Den Ausführungen vorangestellt wird eine Übersicht über die Bedeutung von Erkrankungen der Atmungsorgane in einem Schweinezuchtbestand und die Häufigkeit der Isolierung der wichtigsten Krankheitserreger.

Bedeutung der respiratorischen Erkrankungen in der Schweinezucht

Häufigkeit der Isolierung der wichtigsten Krankheitskeime

Es ist möglich, sich über die Bedeutung der Erkrankungen der Atmungsorgane durch Untersuchungen im Schlachtbetrieb oder im Schweinebestand einen Überblick zu verschaffen. Untersuchungen im Schlachtbetrieb ermöglichen eine bessere Aussage über das wirkliche Auftreten der Erkrankungen der Atmungsorgane:

- 1976 haben Brassine und Dewaele festgestellt, daß 57 % der in einem Jahre in den Schlachtbetrieben Belgiens kontrollierten Schweine Läsionen an der Lunge (Pneumonie) aufwiesen und 14 % mit Veränderungen an den Serosen des Brustraumes behaftet gewesen sind.
- An 2701 Tieren in Schlachtbetrieben Großbritanniens hat Penny festgestellt, daß 75,7 % der Tiere einer Rhinitis atrophicans verdächtig gewesen wären, in 44,7 % der Fälle war die Atrophie deutlich.
- In Frankreich hat Busson (1973) die bei 844

Schweinen festgestellten Veränderungen nach ihrer Intensität klassifiziert (Tab. IV/4).

Von der Station für Pathologie beim Schwein in Ploufragan in den Jahren 1977, 1978 und 1979 durchgeführte Untersuchungen weisen die Häufigkeit der Isolierung pathogener Keime aus den Lungen und Nasenhöhlen von Ferkeln und das Fehlen oder Vorhandensein makroskopischer Läsionen auf (Tab. IV/5).

Tabelle IV/4 Verteilung der pulmonalen und nasalen Veränderungen bei 844 im Schlachtbetrieb untersuchten Schweinen (Busson, 1973)

Veränderungen	Note	Lunge %	Nasenmuschel %
fehlen	0	52,1	24,8
angedeutet	1	13,3	22,0
gering ausgeprägt	2	20,1	30,6
deutlich ausgeprägt	3	8,9	14,2
stark ausgeprägt	4	5,6	8,4
gesamt		100	100

Tabelle IV/5 Häufigkeit der Isolierung (in %) pathogener Keime bei 9 bis 12 Wochen alten Ferkeln (Untersuchungen der Station für Schweinekrankheiten, Ploufragen)

Erreger	1. Erhebung (1977)		2. Erhebung (1978)		3. Erhebung (1979)	
	0 Läs.*	Läs.**	0 Läs.*	Läs.**	0 Läs.*	Läs.**
In den Lungen						
Mycoplasma hyopneumoniae	11	42	0	16	3	15
Mycoplasma hyorhinis	22	47	18	48	35	45
Bordetella bronchiseptica	0	5	7	26	3	0
Pasteurella multocida	0	5	2	6	3	0
Haemophilus parasuis	0	5	2	6	5	0
Andere Mykoplasmen oder Bakterien	0	31	5	0	8	25
In den Nasenhöhlen						
Mycoplasma hyopneumoniae	ND	ND	0	0	0	0
Mycoplasma hyorhinis	ND	ND	94	82	62	71
Bordetella bronchiseptica	31	33	26	40	19	12
Pasteurella multocida	15	25	26	33	13	37
Haemophilus parasuis	54	50	21	53	56	49
Andere Mykoplasmen oder Bakterien	38	17	31	23	13	24

* Prozentsatz Isolierungen beim Fehlen einer Läsion
** Prozentsatz Isolierungen aus einer Läsion

Die nach diesen Untersuchungen mitgeteilten Zahlen sind in Abhängigkeit von bestimmten epidemiologischen Faktoren zu interpretieren: Wir wissen z. B., daß die Lungenveränderungen bei selektierten Zuchttieren selten und bei Schlachtschweinen am Ende des Winters häufiger sind (Brassine und Dewaele, 1976).

Die Untersuchungen in den Schweinebeständen haben das Vorliegen von Anzeichen klinischer Erkrankungen der Atmungsorgane in fast allen Herden erbracht: Niesen und Husten bei den Ferkeln vor und nach dem Absetzen; Husten, Dyspnoe, Niesen und Schiefstellung des Rüssels bei den Mastschweinen und zuweilen bei Zuchttieren.

Unter den Ferkeln mit einer Lebendmasse von 30 kg, die veterinärhygienisch überwacht wurden, aus Atmungswegen und -organen isolierten Mikroben kamen folgende am häufigsten vor: *Bordetella bronchiseptica*, *Pasteurella multocida* und *Haemophilus parasuis*. Andere, wie *Escherichia coli*, *Neisseria* ... kommen seltener vor. Unter den Spezies der Mykoplasmen sind in der Mehrzahl *Mycoplasma hyopneumoniae* und *Mycoplasma hyorhinis* vertreten. Alle diese Mikroorganismen können ohne krankhafte Veränderungen der Organe nachgewiesen werden.

Erkrankungen der Atmungswege sind so häufig, daß sich bei jedem zweiten Schwein bei der Schlachtung krankhafte Veränderungen der Lungen und Nasenhöhlen festellen lassen. Häufig ist mit diesen Veränderungen eine spezifische mikrobielle Flora verbunden, aber es ist schwierig, auf Grund einzelner Befunde auf die dominierende Rolle einer Bakterien- oder Mykoplasmen-Spezies Rückschlüsse zu ziehen. Eine experimentelle Untersuchung dieser Erreger schließt die Bestimmung der Pathogenität und der Immunogenität ein, was für das Verständnis pathogener Mechanismen, die vor und gleichzeitig mit den Erkrankungen der Atmungswege auftreten, unerläßlich ist.

Mykoplasmen-Infektionen

M. Kobisch, J.-P. Tillon

Die allgemeinen Eigenschaften der Mykoplasmen sind Gegenstand zahlreicher bibliographischer Übersichten gewesen, von denen wir die von Razin (1978), Whittlestone (1973) und de Friis (1974) nennen, die insbesondere die Mykoplasmen beim Schwein betreffen.

Biologische Eigenschaften

Die Mykoplasmen können in sehr verschiedenen Formen, rund, eiförmig, filamentös, auftreten. Diese Besonderheit beruht darauf, daß sie keine Wand haben, nur von einer Plasmamembran umgeben sind. Im Gegensatz zu Bakterien weisen Mykoplasmen keine Peptido-Glykane auf. Das erklärt ihre große Empfindlichkeit gegenüber osmotischen Schwankungen im Milieu.
Gegenüber Bakterien unterscheiden sich Mykoplasmen durch ein kleineres Genom, dessen molekulare Masse nicht größer als 5×10^8 Daltons ist. Dessen Gehalt an den Basen Guanin und Zytosin ist gering. Sie dürfen nicht mit den L-Formen von Bakterien verwechselt werden, die in Bakterienformen der Wand umschlagen können. Schließlich unterscheiden sie sich von Viren durch das Vorhandensein zweier Nukleinsäuren, DNA und RNA. Letztere liegt im wesentlichen im Bereiche der Ribosomen.
Antibiotika, die wichtige biologische Funktionen, z. B. die Biosynthese von Proteinen oder Nukleinsäuren blockieren, hemmen das Wachstum von Mykoplasmen. Das ist bei den Tetrazyklinen, bei Chloramphenicol und den Aminosiden der Fall. Dagegen sind die Mykoplasmen gegen bestimmte Antibiotika, wie das Penizillin, die im Bereiche der Zellwand wirksam sind, nicht empfindlich.

Kultur

Obwohl Mykoplasmen imstande sind, sich in künstlichem Milieu zu vermehren, ist ihre Kultur kompliziert, denn sie sind zur Biosynthese nur beschränkt imstande. Die Mehrzahl bildet spezifisch geformte Kolonien im Nährmedium, die man als »Spiegeleiform« bezeichnet. *Mycoplasma hyopneumoniae* weist als Kolonien rosa Tropfen ohne zentrale Ausbuchtung und ohne die genannten Merkmale auf. Im Vergleich zu anderen Mykoplasmen dauert ihr Wachstum lange, 5 bis 7 anstatt 2 bis 3Tage. Die Größe der Kolonien ist gering. Sie überschreitet 0,5 mm nicht. Eine Differenzierung der Mykoplasmen wird sehr häufig mit dem Wachstumshemmtest vorgenommen. Dazu wird eine sterile, mit spezifischem Antiserum imprägnierte Scheibe auf den Agar gebracht, dann kommt die Suspension zur Identifizierung hinzu. Falls das Anti-Serum mit der getesteten Spezies korrespondiert, erscheint um die Scheibe eine Hemmzone.

Pathogenität der wichtigsten Mykoplasmen

• *Mycoplasma hyopneumoniae*
Sie wurde erstmals 1965 durch Goodwin u. a. sowie Mare und Switzer gleichzeitig isoliert. Die ersteren nannten es *Mycoplasma suipneumoniae*, die zweiten *M. hyopneumoniae*. Dieselben Autoren haben gezeigt, daß *M. hyopneumoniae* makroskopische Veränderungen einer Pneumonie beim Schwein auslöst und dieses der für die enzootische Pneumonie verantwortliche Erreger sei. In der Folgezeit wurde die Pathogenität von *M. hyopneumoniae* häufig demonstriert. Diese Mykoplasmaart löst eine Reihe schwacher klinischer Erscheinungen aus, wie leichtes Fieber und vorübergehenden Husten. Dagegen treten nach experimenteller Infektion deutlich Erscheinungen einer Pneumonie auf; makroskopisch beginnen sie mit einer exsudativen Pneumonie in Verbindung mit einer Blutstauung und einem Oedem. Dann werden die Läsionen einer roten von einer grauen Hepatisation abgelöst, wonach Narbenbildung und ein Randemphysem in Erscheinung treten. Mikroskopisch zeigt sich in diesen Läsionen eine interstitielle Pneumonie, die durch Infiltrate

---

Mykoplasmen beim Schwein

Häufigste Mykoplasmen:
- *Mycoplasma hyopneumoniae*,
- *Mycoplasma hyorhinis*.

Daneben sind folgende Mykoplasmen zu finden:
- *Mycoplasma hyosynoviae*,
- *Acholeplasma laidlawii*,
- *Acholeplasma granularum* und
- *Mycoplasma flocculare*.

Seltene Mykoplasmen:
- *Mycoplasma arginini*,
- *Mycoplasma bovigenitalium*,
- *Acholeplasma axanthum*,
- *Mycoplasma buccale* und
- *Acholeplasma oculi*.

der Septen, peribronchale, reiche Ansammlungen von Lymphozyten und Plasmozyten charakterisiert ist, die wie voluminöse Follikel aussehen können.

Mycoplasma hyopneumoniae wird allgemein in den Lungen experimentell infizierter Tiere und solcher mit Lungenveränderungen reisoliert. Werden die Tiere bei einer Lebendmasse von etwa 100 kg getötet, sind die Läsionen vollkommen verschwunden, und der ursächliche Erreger wird nur in 60 % der Fälle gefunden, was zur Interpretation von Lungenbefunden im Schlachtbetrieb zu wissen notwendig ist. Es sei bemerkt, daß unter Versuchsbedingungen der 12 bis 30 Tage nach der Infektion festgestellte, fragliche Husten dann verschwunden ist, während die Tiere weiter Mykoplasmen beherbergen und Lungenläsionen aufweisen (Kobisch u. a., 1976).

- *Mycoplasma hyorhinis*

Mycoplasma hyorhinis ist häufig in den Nasenhöhlen und den Lungen zu finden, wobei Läsionen auftreten können oder nicht. Manche Autoren billigen diesen Mykoplasmen eine sekundäre Rolle in der Pathologie beim Schwein zu, während es andere als Ursache von Polyserositiden, Arthritiden oder von Pneumonie ansehen (Duncan u. a., 1966; Poland u. a., 1971; Gois u. a., 1974).

In der Station für Pathologie des Schweines in Ploufragan wurden mehrere Versuche an SPF-Ferkeln (Specific pathogen free) mit verschiedenen Stämmen von *Mycoplasma hyorhinis* bei verschiedenen Altersgruppen durchgeführt (Kobisch u. a., 1978). In der Pathogenität bestehen bei Versuchen Unterschiede; bestimmte Stämme scheinen ihre Pathogenität eingebüßt zu haben. Ihre Übertragung auf SPF-Schweine rief weder klinische Anzeichen noch pathologische Veränderungen hervor; andere Stämme hingegen verursachten weniger Lungenläsionen, aber Polyserositiden (Pericarditis, Pleuritis, Perihepatitis, Perisplenitis) gemeinsam mit klinischen Anzeichen von Arthritiden und Fieber, Lethargie und Bewegungsstörungen. Im Falle pathogener Stämme von Mycoplasma hyorhinis weisen die infizierten Tiere gegenüber Vergleichstieren Wachstumsverzögerungen auf (bei infizierten Schweinen sind 22 Tage zusätzlich notwendig, um eine Lebendmasse von 100 kg zu erreichen). Beim Schlachten der Tiere mit handelsüblicher Lebendmasse von 100 kg, 5 Monate nach der Infektion, wird *Mycoplasma hyorhinis* nur gelegentlich reisoliert.

- *Mycoplasma hyosynoviae*

M. hyosynoviae besitzt eine Affinität zu den Serosen (Ross u. a., 1970), die besonders an den Gelenken zutagetritt, wo es serofibrinöse Polyarthritiden besonders bei Schweinen von 40 bis 100 kg verursachen kann. In Frankreich ist diese Mykoplasmenart dreimal aus den oberen Atemwegen von Ferkeln isoliert worden.

In unserer Station sind mit verschiedenen Mykoplasmenstämmen, bei Tieren verschiedenen Alters und bei verschiedenen Übertragungswegen zwei Versuche nacheinander durchgeführt worden. Keiner der beiden geprüften Stämme von *M. hyosynoviae* hat bei den SPF-Ferkeln im Alter von 12 bis 15 Tagen Läsionen verursacht.

- *Mycoplasma flocculare*

Dieses Mykoplasma wurde vor allem in Dänemark isoliert. Sein Verhalten auf Kultur unterschied sich von dem von *M. hyopneumoniae* wenig, obwohl es zu seiner Entwicklung eine Temperatur von 30 °C vorzieht. Es scheint, daß dieses in den oberen Luftwegen isolierte Mykoplasma nur gering pathogen ist.

Antigenität der Mykoplasmen

Wie die Bakterien bestehen die Mykoplasmen aus einer großen Zahl Makromoleküle, von denen bestimmte Antigeneigenschaften besitzen. Gründlichere Untersuchungen betreffen ihre Membranproteine; es werden die Techniken der Elektrophorese und der Immun-Elektrophorese angewendet, und sie leisten einen Originalbeitrag zur Identifizierung verschiedener Spezies (Wroblewski u. a., 1976; Franz u. a., 1976; Ross u. a., 1978).

Immunogenität

Das Entstehen einer Immunität bei mit Mykoplasmen infizierten Schweinen ist seit langem bekannt. Gois u. a. (1974) haben empfängliche Ferkel durch intraperitoneale Injektion von Serum eines immunisierten Schweines zu schützen vermocht. Die Grundlage dieser Immunität ist noch wenig bekannt. Es handelt sich wahrscheinlich um lokale Antikörper für *Mycoplasma hyopneumoniae*, die durch die Technik der Waschung von Lungen nachgewiesen wurden (Holmgren, 1973). Die Rolle der zellvermittelten Immunität ist wenig bekannt, sie ist aber zweifellos von grundlegender Bedeutung. In der Nachbarschaft von Herden sich vermehrender Mykoplasmen kommt es vergleichsweise zu sehr ausgedehnten lymphozytären Reaktionen (Taylor u. a., 1974; Adegboye, 1975).

Klinische Untersuchungen über Mykoplasmosen beim Schwein

Eine Reihe klinischer Erkrankungen an Mykoplasmen ist gut bekannt, insbesondere die der enzootischen Pneumonie des Schweinens infolge *Mycoplasma hyopneumoniae*. Andere Mykoplasmen, besonders *Mycoplasma hyorhinis*, werden als Ursache verschiedener Syndrome des Types »Polyserositis« angesehen. Wir verfügen aber über keine Informationen über die sie begleitende Symptomatologie. Unter Praxisbedingungen begegnet man der reinen Form der Enzootischen Pneumonie relativ selten.

Diese erscheint plötzlich in einem Bestand, kommt in einem seltsamen Husten zum Ausdruck, der sich im gesamten Bestand schnell verbreitet und nach 2 Monaten verschwunden ist, wenn die Stallbedingungen der Tiere befriedigen. Die während der akuten Phase der Krankheit bei Schlachtschweinen vorgenommenen Kontrollen der Lungen ergaben das Vorliegen von Pneumonieveränderungen bei fast allen Tieren. Diese sind drei Monate später praktisch wieder verschwunden.

In den von der Enzootischen Pneumonie für frei angesehenen Herden (SPF) ist diese Form zur Zeit der ersten Passage der Krankheit festgestellt worden. In der Mehrzahl der Fälle, wenn die Bedingungen der Tierhaltung nicht befriedigen, tritt nach der akuten Phase Husten auf, der im Bestand bei einigen Tieren persistiert und Ausdruck schwerer bronchopulmonaler Komplikationen durch Superinfektionen mit Bakterien (besonders Pasteurella multocida) ist. Dieses Stadium einer chronischen Pneumopathie hat die Tendenz zu persistieren und geht mit ökonomischen Verlusten einher, die viel schwerer als nur die Phase der reinen Enzootischen Pneumonie (Mykoplasmose) sind.

Epidemiologie der Mykoplasmose

Die Schwierigkeiten beim Nachweis von Mykoplasmen haben zu epidemiologischen Untersuchungen dieser Erreger wenig ermutigt. Über die meisten Informationen verfügen wir bezüglich *Mycoplasma hyopneumoniae*, das wir als Modell für die Darstellung der Epidemiologie der Mykoplasmose beim Schwein verwenden.

Anscheinend ist die Infektion von Schweinebeständen durch *Mycoplasma hyopneumoniae* sehr häufig. Die Untersuchungen von Serum-Antikörpern ergaben, daß fast alle Bestände mit diesem Erreger infiziert sind.

Die Enzootische Pneumonie ist der klinische Ausdruck einer Modifikation in dem Wirts-Mykoplasmen-Verhältnis, welches man wahrscheinlich mit einer latenten Infektion vergleichen kann. Das durch eine natürliche, subklinische Infektion bedingte immunologische Gleichgewicht wird unter dem Einfluß verschiedener Faktoren zerstört: Zufuhr von jungen Zuchttieren in die Herde, ungünstige Stallverhältnisse, besondere Klimabedingungen.

Nach der Vermehrung bei einigen Tieren gewinnen die Mykoplasmen eine größere Virulenz, die der Krankheit eine höhere Ansteckungsfähigkeit verleiht. Das ist in der Phase der Infektion, wo die Risiken der Übertragung der Enzootischen Pneumonie auf andere Tierbestände am größten sind. Die Überlebensdauer von *Mycoplasma hyopneumoniae* im äußeren Milieu beträgt zweifellos nicht länger als einen Monat (Goodwin, 1972).

Pathogenese

Nach zahlreichen Autoren verläuft die Pathogenese der Mykoplasmose als Modifikation der Eigenschaften der Membran der als Ziel dienenden Zelle bei ihrer Bindung an die Rezeptorstellen. Durch Kontakt mit den Mykoplasmen wird ein Prozeß der Autoimmunisation ausgelöst, der zu einer intensiven lymphozytären Reaktion Veranlassung ist. Die bemerkenswerte Intensität der lymphozytären Reaktion kann Ursache von Atelektasen bei Enzootischer Pneumonie sein, und die peri- und parabroncholären lymphoiden Ansammlungen können auf den Bronchus drücken, so daß es zu einem Luftmangel der Alveolen kommt (Livingston u. a., 1972).

Diagnostik

Die Diagnostik der Mykoplasmosen wird durch Feststellen der Keime oder ihrer Antigene vorgenommen oder durch den Nachweis von Serum-Antikörpern.

• *Feststellen des Antigens*
Die Kultivierung von Mykoplasmenstämmen stößt auf die vorher mitgeteilten Schwierigkeiten: Spezialkulturen, zum Wachstum der Kolonien benötigte Zeit, Konkurrenz mit Bakterien bei Superinfektion, zu lange Verzögerung der Reaktion ... Diese Methode muß experimentellen Untersuchungen vorbehalten bleiben.
Die Immunfluoreszenz an Gefrierschnitten ist in die Routinediagnostik aufgenommen worden (L' Ecuyer u. a., 1970). Diese Schnelltesttechnik ist besonders zum Nachweis von Enzootischer Pneumonie bei der Untersuchung der Lungen im Schlachtbetrieb geeignet. Bei den ersten Stadien der Krankheit ist die Reaktion deutlich, aber sie bringt falsch-negative Resultate in den durch Bakterieninfektion komplizierten Formen und in den Spätstadien der Infektion mit *Mycoplasma hyopneumoniae.*

• *Nachweis von Antikörpern*
Methoden der Schnell-Agglutination auf dem Objektträger und die Komplementbindungsreaktion sind beschrieben und von verschiedenen Autoren mit Erfolg experimentell erprobt. Zweifellos ist es die von Holmgren (1973) angewendete Methode der passiven oder indirekten Hämagglutination, die sich als sehr empfindlich erwiesen hat.

• Die *histologische Untersuchung* der Lungen und der Serosen kann Orientierungselemente der Diagnostik liefern (Jericho, 1977).

Behandlung

Eine große Anzahl antiinfektiöser Substanzen sind »in vitro« gegen Mykoplasmen aktiv. Die Versuche in vivo werden oft mit konventionellen Tieren unter Praxisbedingungen durchgeführt. So ist es auch schwierig, genau festzustellen, ob die verwendeten Substanzen gegen die Mykoplasmen oder gegen die für die Komplikationen verantwortlichen Bakterien wirksam sind. Die in den letzten Jahren mit infizierten SPF-Ferkeln unternommenen Untersuchungen gestatten genauere Aussagen über die Wirksamkeit bestimmter Präparate.
Im Falle einer eindeutig durch Mykoplasmen bedingten Enzootischen Pneumonie kann man empfehlen, den Ablauf in folgender Weise festzulegen:
1. Schritt. Antiinfektiöse, gegen Mykoplasmen wirksame Therapie bei allen von der Infektion betroffenen und ihr ausgesetzten Tieren (Dauer: acht Tage; Anwendungsweg: Medizinalfutter oder Trinkwasser). Gleichzeitig überzeuge man sich, daß für sämtliche Tiere die Haltungsbedingungen verbessert wurden.
2. Schritt. Nach acht Tagen Unterbrechung der ersten Behandlung während einer weiteren

Woche Durchführung einer antiinfektiösen Behandlung mit Präparaten mit breiterem Spektrum (Breitspektrumantibiotika) gegen sekundäre bakterielle Komplikationen.
3. Schritt. Anwendung sanitärer Maßnahmen: Selektion von Überträgern mit chronischen Erscheinungen (Sauen oder Ferkel mit ständigem Husten). Eventuell müßte man ins Auge fassen, zwei oder drei Gruppen Schweine des Bestandes hintereinander abzuschaffen und schließlich eine vollständige (sanitäre) Räumung der Mastställe mit Desinfektion durchzuführen.
Wie bei allen Infektionskrankheiten ist ein sehr straffes Programm mit therapeutischen und sanitären Maßnahmen für den Erfolg unerläßlich.
Im Falle eines Mißerfolges entwickeln sich im Bestand durch Bronchopneumonie und Pleuritis komplizierte Formen der Erkrankung. Die therapeutischen Maßnahmen erweisen sich dann zur Bekämpfung der durch chronische Pneumonien eintretenden wirtschaftlichen Verluste als unzureichend. Nur eine Einflußnahme auf die Umwelt der Tiere ist geeignet, eine fortlaufende Verbesserung der klinischen Situation herbeizuführen.

Prophylaxe

Betrachten wir die Infektion allgemein, sind es von Natur aus nur die Maßnahmen der sanitären Prophylaxe, die dem Auftreten der Mykoplasmose in einem Schweinebestand vorbeugen. Wir stützen uns auf die hinsichtlich der Enzootischen Pneumonie erworbene Erfahrung und heben einige Punkte hervor, die beachtet werden müssen.

• *Versorgung mit Zuchttieren*
Besonders ist zu beachten, daß Zuchttiere aus Beständen bezogen werden, die frei von Enzootischer Pneumonie sind. Diese Maßnahme setzt voraus, daß in den Ursprungsherden regelmäßige Kontrollen durchgeführt werden, einschließlich Prüfung der Lungen in den Schlachtbetrieben, der Sektion von 25 bis 30 kg schweren Jungschweinen und eventuell die serologische Bestandsüberwachung. Die Ergebnisse der bakteriologischen Kontrollen der Nasenflora getöteter Ferkel sollten besonders analysiert werden, denn die mit Erkrankungen der Atmungsorgane in Zusammenhang stehenden Bakterien (*Pasteurella multocida, Bordetella bronchiseptica, Haemophilus parasuis*) werden als unerwünscht angesehen.
Von Enzootischer Pneumonie freie Schweinebestände werden allgemein durch Hysterektomie oder Hysterotomie aufgebaut. Es kommt jedoch vor, daß die seit mehreren Jahren technisch und gesundheitlich streng geleiteten konventionellen Bestände die Gesundheitskontrollen bezüglich der Enzootischen Pneumonie befriedigend bestehen können.

• *Einstallung von Zuchttieren zum Bestandsaufbau oder zum Ersatz*
Allgemein sind hierin die schwersten Mängel bekannt. Zwei Fälle sind zu unterscheiden:
- Die erste Einstallung in einen Bestand. Man sichere ab, daß die Ställe vorher desinfiziert und die Tiere unter den Bedingungen einer ausreichenden Wärmezufuhr und bei richtiger Belüftung gehalten werden.
- Zuführung von Zuchttieren in einen bereits bestehenden Bestand.

Für die zugeführten Tiere ist eine Quarantäne in einem gut eingerichteten Isolierstall erforderlich. Hierzu gehört eine Beobachtungsphase von acht bis zehn Tagen, um das Freisein von klinischen Anzeichen bei den eingestallten Tieren festzustellen, woran sich eine Phase der immunologischen Anpassung von mindestens 20 Tagen anschließt, in deren Verlauf man die Tiere im Rahmen des für den Bestand üblichen Vakzinationsprogramms versorgt.
Während dieser Phase könnte eine von den Tieren des Bestandes ausgehende gelenkte Kontamination erfolgen, indem man den Stallmist erwachsener Sauen zu den Zukaufstieren bringt oder einen Kontakt mit den eigenen Sauen herbeiführt und so einen Versuch der Anpassung der zugeführten Tiere an die vorher im Bestand vorhandenen Mikroben durch-

führt. Die Verabreichung eines antiinfektiös angereicherten Medizinalfutters in der Phase der »Vakzination« der jungen Zuchttiere ist nicht geraten.
Die sanitären, medizinischen und empfohlenen unspezifischen Maßnahmen werden bei jeder Zuführung von Zuchttieren in einen Bestand, unabhängig von ihrer Zahl und ihrer Herkunft (selbst wenn es sich um Jungtiere desselben Bestandes handelt) angeraten.

- *Leitung der Herde*

Man achte besonders auf ein harmonisches Gleichgewicht in dem Sinne, daß in der Zuchtproduktion, d. h. in der Sauherde, sich nicht mehr als 30 % Nullipara befinden. Den ältesten Sauen sagt man tatsächlich nach, besser als Jungsauen gegen Bestandskrankheiten und besonders gegen Mykoplasmosen immun zu sein. Diese Auffassung ist die Ursache der »schwedischen Methode« der Bildung an Enzootischer Pneumonie freier Bestände.

- *Wohlbefinden der Tiere*

Zahlreiche Untersuchungen haben das Bestehen enger Beziehungen zwischen bioklimatischen Faktoren und den Erkrankungen der Atmungsorgane des Schweines dargelegt. Die Einhaltung einer konstanten und ausreichenden Stalltemperatur ist eine wichtige Voraussetzung zur Vorbeugung der Enzootischen Pneumonie. Eine gute Belüftung ohne übertriebenen Luftzug sollte man besonders in den Abferkel- und Jungschweineställen nach dem Absetzen aufrechtzuerhalten suchen, weil junge Tiere Mykoplasmen und anderen Infektionen gegenüber die größte Empfindlichkeit aufweisen. Schließlich muß die Beseitigung der Zersetzungsgase unter dem Spaltenfußboden dazu beitragen, daß Reizungen der Atmungsschleimhäute unterbleiben.

- *Der sanitäre Schutz des Bestandes*

Schweinebestände befinden sich oft in Gebieten, in deren Nachbarschaft sich regelmäßig andere Bestände befinden. Das ist der Grund, weshalb der sanitäre Schutz zur absoluten Notwendigkeit wird. Unabhängig von der Einschleppung spezifischer Keime von Erkrankungen der Atmungsorgane ist der Schutz vor zwischenzeitlichen Infektionen wichtig. Eine Periode der Transmissiblen Gastroenteritis (TGE) kann bei den Tieren den Ausfall der Widerstandskraft bewirken und so der Vorläufer für Erscheinungen einer Enzootischen Pneumonie sein.

Infektionen mit Bordetella bronchiseptica

M. Kobisch, J.-P. Tillon

Bordetellen sind kleine, strikt aerobe Bakterien, von denen bestimmte für Mensch oder Tier pathogen sind. Hierzu gehören drei Spezies:

- *Bordetella pertussis;*
- *Bordetella parapertussis;*
- *Bordetella bronchiseptica.*

Diese Bakterien wurden lange Zeit mit dem Genus Haemophilus (*Haemophilus bronchisepticus*) in Verbindung gebracht, weil zu ihrem Kulturmedium ein Zusatz von Blut erforderlich war. Tatsächlich scheint es, daß Blut zu ihrer Vermehrung nicht unerläßlich ist, aber es unterdrückt die Wirkung bestimmter Hemmstoffe, die im Kulturmedium vorliegen.
Bordetella bronchiseptica spielt beim Schwein eine anerkannt pathogene Rolle.

Merkmale der Morphologie und auf Kultur

Bordetella bronchiseptica zeigt sich in der Form kleiner kokkoider Bakterien (0,5 $\times 1\,\mu$m), die beweglich sind , peritrich begeißelt, sporenlos, oft mit Kapsel, gramnegativ. Sie entwickeln sich in gewöhnlichem Milieu. Auf einfachem Agar bekommt man in 24 h Kolonien, die den »S«-Kolonien der Enterobakterien ähneln. Auf Bordet-Gengou-Nährboden sehen die Kolonien tropfenförmig gewölbt und dunkel aus und zeigen Lysis. Nach 48 h Inkubation bei 37 °C haben sie einen Durchmesser von etwa 1 mm. So sehen Bakterien in der Phase I, frisch isoliert, aus, die S-förmige Kolonien bilden, die für die Tierart spezifische Antigene aufweisen. Durch aufeinanderfolgende Passagen auf künstlichen Nährboden trübt sich die Oberfläche der Kolonien; die Phasen II, III und IV folgen der Phase I, von der sie degenerative Entwicklungsformen darstellen.

Pathogenität

Bordetella bronchiseptica kommt häufig mit Erkrankungen der Atmungsorgane beim Schwein und besonders in Verbindung mit der Rhinitis atrophicans vor, bei der man diesem Bakterium eine bestimmende Rolle zuschreibt (Ross u. a., 1963), obwohl genetische Veranlagungen oder Fütterungsbedingungen die Atrophie der Nasenmuscheln verschärfen könnten (Logomarsino u. a., 1974).
Die Versuche der experimentellen Reproduktion der Rhinitis atrophicans haben es ermöglicht, einige Virulenzfaktoren des Keimes zu präzisieren. Unter diesen scheinen das Alter der infizierten Tiere, die Dosis und das verimpfte Volumen sowie der Gesundheitsstatus der Versuchstiere die wichtigsten zu sein. *Bordetella bronchiseptica* verursacht in den ersten Lebenstagen bei infizierten Tieren verschiedene Symptome und Veränderungen; unter exakten Versuchsbedingungen kann es zum Tode bestimmter Individuen kommen. Veränderungen der Pneumonie und der Pleuritis sind hierbei bekannt. Wiederholte Verabreichungen dieses Keims in die Nase bewirken eine Atrophie der Nasenmuscheln, die zu ihrem vollständigen Verschwinden führen kann.
Als klinische Anzeichen sind ein seltsamer, heiserer Husten und sehr schnell nach der Infektion junger Ferkel Niesen und Dyspnoe zu beobachten. Diese Symptome gehen etwa zwei Monate nach der Infektion zurück. Bei in der Jugend infizierten Tieren tritt im Verhältnis zu Kontrolltieren eine teilweise deutliche Wachstumsverzögerung ein und hält sich bis mindestens 40 Tage nach der Infektion.
Wenn makroskopisch Lungenveränderungen bestehen, sind sie für die Infektion charakteristisch genug. Allgemein handelt es sich um eine streifenförmige Bronchopneumonie, die durch Zonen lädierten Parenchyms charakterisiert ist und von tiefen Rinnen Bindegewebe getrennt wird, das bis zur Phase der Narbenbildung bestehen bleibt.
Auf histopathologischem Gebiet treten bei der Entwicklung pulmonärer Läsionen relativ früh Phänomene der Fibrose in Erscheinung, mit fast völligem Fehlen lymphoider Reaktionen. Diese mikroskopischen Veränderungen unterscheiden sich deutlich von denen, die man bei der Mykoplasmose-Pneumonie beobachtet. Das Verschwinden der Nasenmuscheln läßt zwei oder drei Monate nach der Infektion eine histologische Untersuchung bei den geschlachteten Tieren nicht mehr zu. Bestimmte Autoren, unter ihnen Tornoe u. a. (1976) sowie Duncan (1966) sind der Meinung, daß die Nasenmuscheln mehrere Wochen nach der Infektion sich wiederherstellen können. Wir haben selbst bei Schlachtschweinen 6 Monate nach der Infektion intakte Nasenmuscheln beobachtet, während ihre vor dem dritten Monat notgeschlachteten Geschwister eine fast völlige Atrophie der dorsalen und ventralen Nasenmuscheln aufwiesen.
Bordetella bronchiseptica ruft bei im Alter von 26 Tagen infizierten Ferkeln Schädigungen geringeren Grades hervor (Kobisch u. a., 1979).
So sei betont, daß die Rhinitis atrophicans und die sie begleitende Pneumonie Erkrankungen der jungen Altersgruppen sind, selbst wenn sich die klinischen Anzeichen später äußern.
Das infizierte Tier beherbergt während seines Lebens ständig den Keim. Indem es eine bestimmte Immunität entwickelt, wird es sich gegenüber einer späteren Infektion mit *Bordetella bronchiseptica* als widerstandsfähig erweisen (Harris u. a., 1969).

Immunogenität

In zahlreichen Arbeiten wird zum Ausdruck gebracht, daß die mit *Bordetella bronchiseptica* infizierten Schweine mit Agglutination nachweisbare Serumantikörper bilden. Nach Kemeny (1973) persistieren die 15 Tage nach einer experimentellen Infektion erscheinenden Antikörper etwa 4 Monate. Zur Bekämpfung von Infektionen mit *Bordetella bronchiseptica* ist eine Anzahl Vakzinen entwickelt worden. Die Arbeiten von FARRINGTON und SWITZER haben 1973 die Wirksamkeit lebender Vakzinen eines wenig virulenten Stammes von *Bordetella bronchiseptica* bei der nasalen Anwendung bei vier bis sieben Wochen alten Schweinen ergeben. Die bei der Prüfung verwendeten virulenten Bakterien werden in den Nasenhöhlen vakzinierter Tiere selten wiedergefunden. Eine parenterale Vakzination mit lysogenen Bakterien ermöglicht die beschleunigte Eliminierung von *Bordetella bronchiseptica* aus den Atmungsorganen. Dieser Keim kann aber nach mehreren Wochen reisoliert werden (HARRIS u. a., 1972). Obwohl die Vakzine ersteren Typs ermutigende Ergebnisse brachte, sind es besonders die inaktivierten Vakzinen, die eine kommerzielle Anwendung zulassen. Dieser Vakzinetyp kann bei allen Kategorien von Tieren verwendet werden. Es ist aber die Vakzination der Sauen, die im Hinblick auf den kolostralen Schutz der Ferkel häufig empfohlen wird.

Klinische Untersuchungen im infizierten Bestand

In den Schweinebeständen äußert sich die Infektion mit *Bordetella bronchiseptica* klinisch in einem von Augentränen begleiteten Niesen der Ferkel und zuweilen einem Husten. Die Symptome sind im Stall nach dem Absetzen der Ferkel besonders stark ausgeprägt, wobei ein rauher Husten, oft mit Dyspnoe, auftritt. In diesem Stadium sind nicht selten Oberkieferverbildungen und mehr oder weniger starke Wachstumsverzögerungen zu erkennen. Besonders in späteren Wachstumsstadien treten Rüsseldeformationen und Nasenbluten auf. Das kann auch plötzlich in einem Bestand erwachsener Tiere vorkommen, ohne daß man wirklich weiß, ob es sich um eine Primärinfektion mit *Bordetella bronchiseptica* oder um den Neuausbruch einer bereits im jungen Alter zugezogenen Infektion handelt. Tritt erst einmal eine Rüsseldeformation auf, bleibt sie das ganze Leben des Tieres bestehen.
Das ist eines der Merkmale des Auftretens von *Bordetella bronchiseptica* im Bestand. Es kann aber auch ein die Enzootische Pneumonie komplizierender Erreger zu anderen, vorher bestehenden Infektionen sich hinzugesellen, ohne daß in einer bestimmten Zeit besondere klinische Anzeichen aufgetreten wären. Mehr als die Rüsseldeformation, die klinisch zur Definition der Rhinitis atrophicans beigetragen hat, bilden die Erkrankungen der Nasenmuscheln und das mehr oder weniger vollständige Verschwinden der knöchernen Windungen die grundlegenden Veränderungen infolge Infektion mit *Bordetella bronchiseptica*. Die durch Rinnen charakteristische Läsion der »gestreiften Bronchopneumonie« wird nur bei Ferkeln und in Herden mit einer akuten Infektion beobachtet.

• *Entwicklung der Rhinitis mit Bordetella bronchiseptica*
Die Infektion von Schweinebeständen mit *Bordetella bronchiseptica* ist sehr verbreitet. Das ist der Grund, weswegen sich die klinischen Anzeichen und die Läsionen in der Intensität von einem Bestande zum anderen in Abhängigkeit von prädisponierenden Faktoren unterscheiden. Wenn sich die Infektion zur Rhinitis atrophicans entwickelt, ist es selten, daß sie in dieser Art fortbesteht, wenigstens in einer besonderen epidemiologischen Situation. Man wird dann von einer »Passage« der Rhinitis atrophicans sprechen, die bis zu einem evtl. Wiederauftreten der Krankheit mehr oder weniger sichtbare Folgen hinterläßt.

Epidemiologie

Die Infektion mit *Bordetella bronchiseptica* wird von einem Bestand zum anderen durch Zukäufe von Zuchttieren oder Ferkeln verbreitet. Es bestehen sehr wenig Bestände, die sich freihalten könnten. Auch gibt es in den Beständen prädisponierende Faktoren, die für

das Auftreten klinischer Formen, speziell der Rhinitis atrophicans, mehr noch als die Infektion selbst, der Beachtung bedürfen. Hierunter seien besonders genannt:
- früheres Auftreten von Rhinitis atrophicans bei den Zuchttieren;
- schlechte Hygiene in den Abferkelställen;
- ungünstige Umweltbedingungen in allen Ställen des Bestandes (mangelnde oder zu starke Belüftung, Auftreten von Schadgasen aus dem Dung in der Stalluft; Stäube . . .);
- zu hohe Reproduktion von Zuchttieren, die die Bildung einer Populationsimmunität verhindert;
- beschleunigtes Wachstum (bes. bei Large White der Fall, von dem sich bestimmte Zuchtlinien für Mißbildungen des Rüssels als besonders empfindlich erwiesen).

Pathogenese

Begünstigt durch zahlreiche Faktoren scheidet das Bakterium in den Phasen seiner intensiven Vermehrung ein Toxin aus, das lokal bei den Osteoblasten den fibrösen Umbau und dann den Schwund des Knochen- und Knorpelgewebes bedingt (Yokomizo u. a., 1979).

Diagnostik und Kontrolle der Infektion

Die Erörterung der Diagnostik der *Bordetella bronchiseptica*-Infektion kann als völlig banal erscheinen, wenn man weiß, daß viele Herden mit dem Bakterium infiziert sind. Auch müssen wir dann folgende drei Umstände in Betracht ziehen, durch die man dazu gebracht werden kann, eine sichere Diagnostik der *Bordetella bronchiseptica*-Infektion zu schaffen.

• *Epidemiologische Untersuchungen im Bestand*
Seit ihren ersten Beobachtungen haben Harris u. a. (1969) zur Verbreitung des Nachweises der Infektion durch Nasentupfer beigetragen. Als serologische Methoden wurden besonders solche der Agglutination verwendet. Diese Untersuchungen haben die weite Verbreitung der Infektion in den Schweinebeständen gezeigt: 1954 wurde *Bordetella bronchiseptica* in 25 % der amerikanischen Bestände gefunden (Harris u. a., 1969). 91 % der Seren der Schlachtschweine Belgiens waren positiv (Martineau u. a., 1978). Wahrscheinlich liefern diese Ziffern falsche Informationen, denn man weiß, daß ein Teil der postinfektiösen Immunität oder die Verwendung bestimmter Medikamente bei der Isolierung von *Bordetella bronchiseptica* (Harris u. a., 1969) wiedersprüchliche Ergebnisse bringen kann, und daß andererseits die spezifischen Agglutinine für dieses Bakterium manchmal im Serum bei einer akuten Infektion der Tiere fehlen.

• *Bakteriologische Untersuchungen in Herden mit einer klinischen Infektion*
Im Falle einer Rhinitis atrophicans oder Rhinitis contagiosa kann der beratende Tierarzt veranlassen, im Labor bakteriologische Untersuchungen zur Bestätigung der Diagnose einer *Bordetella bronchiseptica*-Infektion und zur Anfertigung eines Antibiogramms anzufordern. Die bakteriologische Untersuchung selbst stellt vor keine besonderen Probleme. Dagegen hat die Interpretation der Ergebnisse folgenden Tatsachen Rechnung zu tragen:
- Am größten ist die Wahrscheinlichkeit der Isolierung von *Bordetella bronchiseptica* bei Ferkeln im Alter von 10 Tagen bis 10 Wochen.
- Am Ende einer Infektion kann wegen des Vorliegens einer starken lokalen Immunität bei den Tieren unter Umständen ein bakteriologisch negatives Ergebnis abgelesen werden.

• *Qualtitätskontrolle der mit Zuchttieren handelnden Bestände*
Sie läuft nach 2 Fragestellungen ab:
- Prüfung der Nasenmuscheln der Schlachtschweine im Schlachtbetrieb bei der Sektion des Rüssels der Tiere; diese Beobachtung erfolgt im allgemeinen zur selben Zeit wie die Untersuchung der Lungen;
- Tötung dreier 9 bis 12 Wochen alter Ferkel

zur makroskopischen Untersuchung der Nasenmuscheln und der Lungen und zur mikroskopischen Untersuchung der Lungen und zur mikrobiologischen Untersuchung in diesen beiden Abschnitten der Atmungswege.

Zur Feststellung der Infektion der Nasenhöhlen und einer genetischen Veranlagung für Rhinitis atrophicans wurde als weitere Methode insbesondere die röntgenologische Kontrolle des Rüssels vorgeschlagen (Bendixen, 1971; Done, 1976). Bei dieser Gelegenheit bemerkten Planchenaut u. a. (1978), daß zwischen den Beobachtungsresultaten an den gleichen Tieren im Lebendmasseabschnitt von 30 bis 100 kg nicht immer Übereinstimmung besteht.

Behandlung

Bei einer Infektion mit *Bordetella bronchiseptica* sind bei der Therapie zugleich sanitäre und medizinische Maßnahmen einzubeziehen. Auf sanitärem Gebiet versuche man, die ausgeprägtesten Haltungsmängel (schlechte Umwelt, überbesetzte Ställe, ungenügende Hygiene) zu korrigieren und zur Schaffung besserer Bedingungen in der Herde einen guten postinfektiösen Immunschutz zu schaffen (Aufhören mit der Zufuhr junger Zuchttiere in die Herde). Die damit in Verbindung stehenden medizinischen Maßnahmen werden wegen ihrer Aktivität *in vitro* als antiinfektiös gegen *Bordetella bronchiseptica* angesehen. Martineau u. a. (1978) haben gezeigt, daß mehrere Sulfonamide empfohlen werden können mit Ausnahme des Sulfamethazins und des Sulfadimerazins, die ursprünglich von amerikanischen Autoren empfohlen worden sind. Bei den Antibiotika erwiesen sich die Polymyxine B und E, Kanamyzin, Oxytetrazyklin, Chloramphenicol und Oleandomycin als am wirksamsten, während Ampizillin, Lynkomyzin, Spiramyzin und Tylosin *in vitro* keine bakteriostatische Wirkung zeigten. Die Vakzinierung in Herden mit akuter Infektion wurde zwar vorgeschlagen, aber es ist schwierig, die Wirksamkeit einer solchen Maßnahme zu beurteilen, die im selben Sinne verläuft, wie die spontane Entwicklung der Infektion.

Prophylaxe

Außer den allgemeinen Maßnahmen der sanitären Prophylaxe, die von den vorher erwähnten prädisponierenden Faktoren herrühren, wollen wir auf dem Gebiet der medizinischen Prophylaxe feststellen, daß verschiedene Vakzinen bei der Sau angewendet werden können, um die Infektion des Ferkels während der ersten Lebenstage einzuschränken.

Infektion mit Pasteurellen

M. Kobisch, J.-P. Tillon

Beim Schwein sind es im wesentlichen *Pasteurella multocida* und *Pasteurella haemolytica*, die man antrifft; nur die erstere Spezies wird wegen ihres Tropismus zu den Luftwegen regulär als Ursache bestimmter Erkrankungen der Atmungsorgane des Schweines angesehen.

Biologische und Kultureigenschaften

Bei der Isolierung erscheint *Pasteurella multocida* als ein sehr kleines kokkoides Bakterium von 0,3 bis 1,2 μm Länge, das im gewöhnlichen Mikroskop begrenzt sichtbar ist. Das ist besonders bei jungen Kulturen der Fall, bei denen nach Behandlung mit chinesischer Tusche das Vorhandensein einer Kapsel mit einer entsprechend den Serotypen variablen Dicke festgestellt wird (sie ist bei den Serotypen A und D sehr deutlich). In älteren Kulturen ist der Polymorphismus erheblich. Pasteurella multocida ist bei 20° und 37 °C unbeweglich; sie besitzt keine Geißeln.

Nach Färbung kommt die Bipolarität in den Ausstrichen infizierter Organe und den jungen Kulturen frisch isolierter Stämme sehr deutlich zum Ausdruck.

Es besteht eine Verbindung zwischen den Eigenschaften von *Pasteurella multocida* und den auf Agar beobachteten Aussehen der Kolonien:

- die immer mit Kapsel versehenen, schleimigen Stämme sind für die Maus von sehr variabler Virulenz;
- die regenbogenartig schimmernden Stämme sind für die Maus hochgradig virulent;
- die nicht iridisierenden Stämme, die ihr spezifisches Antigen vom kapsulären Typ verloren haben, bewahren ihre Virulenz oder nicht;
- die Rough-Stämme sind nicht pathogen.

Pathogenität

Man vertritt die Auffassung, daß die Pasteurellosen des Schweines sich in zwei Formen äußern: In einer sich schlagartig entwickelnden Septikämie, die zwar selten ist, die man aber durch i. v. Übertragung reproduzieren kann (Raynaud u. a., 1977), und einem Syndrom septischer, die Lungen betreffender Prozesse (Bronchopneumonie, Pleuropneumonie) sowie die Nasenmuscheln des Schweines berührende Vorgänge. Bei den meisten Autoren stehen diese Lokalisationen von *Pasteurella multocida* mit der pathogenen Wirkung anderer Erreger, besonders von *Mykoplasma hyopneumoniae*, in Beziehung.

Bei der Spezies Schwein sind die Serotypen A und D wesentlich, wobei A dominiert. Obwohl beim Schwein die Reproduktion einer Pneumonie mit Pasteurella multocida äußerst schwierig sein kann, haben verschiedene Autoren (Perreau, 1976) die experimentelle Infektion von SPF-Ferkeln durchgeführt (Harris u. a., 1981). Die meisten Stämme von *Pasteurella multocida*, die aus Lungen isoliert wurden, erzeugten krankhafte Veränderungen. Besonders der von einer Kapsel umgebene Serotyp A ruft bei diesen SPF-Tieren eine Pneumonie hervor, vor allem nach intratrachealer Übertragung.

Die experimentelle Infektion führt zu folgenden klinischen Befunden und Veränderungen: Septikämie, fibrinöse Pneumonie, Schädigungen der Brustkorb-Serosen und im Bereiche der Gelenke. Gelegentlich kann man Rhinitis, Bronchopneumonie oder Erscheinungen der interstitiellen Pneumonie feststellen. Einzelne Tiere werden nicht betroffen, obwohl *Pasteurella multocida* aus den Nasenhöhlen reisoliert wurde. Bei intratracheal belasteten SPF-Ferkeln ruft eine Mischinfektion von *Mycoplasma hyopneumoniae* und Pasteurella multocida viel ausgedehntere Veränderungen an den Lungen hervor. Verschiedene Autoren haben gezeigt, daß die wiederholte Übertragung einer geringen Dosis von Pasteurella multocida bei Ferkeln im Alter von einer Woche eine Atrophie der Nasenmuscheln hervorruft, die unter ungünstigen Haltungsbedingungen zu einer Deformation des Rüssels führt.

Klinische Untersuchung der Erkrankungen durch Pasteurella multocida

Die Infektion des Schweines mit *Pasteurella multocida* äußert sich in verschiedener Weise (Perreau, 1976):

- Die Erkrankung der Lungen ist die klinisch gewöhnliche Form. Sie besteht aus Schädigungen der Lungen oder aus einer Bronchopneumonie, die des öfteren die vorderen Lappen befällt.
  Diese Infektion ist häufig, tritt im allgemeinen bei Schweinen von 20 bis 40 kg auf und ist oft mit der Enzootischen Pneumonie verbunden, deren häufige Komplikationen sie darstellt (Little, 1975).
- Septikämische Formen werden beim Saugferkel oder in der Periode nach dem Absetzen beobachtet.
- Zuweilen wird über andere Organerkrankungen berichtet: Athritiden, Meningitiden, Wirbelabszesse.
- Schließlich gibt es zahlreiche gesunde Träger von *Pasteurella multocida*.

Prognose

Pasteurella multocida ist am häufigsten Erreger bakterieller Superinfektionen unter Bedingungen von Haltungsmängeln. Die Prognose für Tiere, bei denen es nur sehr zögernd zu einer Gesamtheilung kommt, ist nach Korrektur der prädisponierenden Faktoren sehr vorsichtig zu stellen.

Epidemiologie

Erregerquellen sind klinisch gesunde Träger von *Pasteurella multocida*, die in den Schweinebeständen weit verbreitet ist. Die Möglichkeit einer Infektion des Schweines durch andere Tierarten war nicht Gegenstand besonderer Untersuchungen. Sie kann aber zweifellos nicht ausgeschlossen werden. Bei den infizierten Tieren bewirkt der Keim zirkulierende Antikörper, die einen gewissen spontanen Immunitätsstatus zum Ausdruck bringen, der der Ursprung einer gewissen Unempfänglichkeit unter guten Bedingungnen gehaltener Bestände sein kann (Perreau,1976). Das Auftreten klinischer Erscheinungen ist die Folge von nachstehenden prädisponierenden Faktoren und einer Störung des vorherigen Gleichgewichts:

- Das Bestehen entzündlicher Herde, besonders im Atmungsapparat: Enzootische Pneumonie, Rhinitis infektiosa;
- schlechte Tier- oder Haltungshygiene;
- Vermischung von Tieren, besonders nach dem Absetzen, bei Mastbeginn oder Zuführung junger Zuchttiere zur Reproduktion;
- Zusammenbruch der Immunität nach Zufuhr einer großen Anzahl Jungsauen in einen infizierten Bestand. Diese stammen oft aus einem Bestand mit hohem sanitären Niveau, bei dem man die Freiheit von Pasteurellosen unterstellen kann.

Pathogenese

Das Eindringen von *Pasteurella multocida* während der Entzündung in die Gewebe scheint ein Prozeß der klassischen septischen Komplikation zu sein. Die Reaktion des Wirtes scheint vorrangig mit segmentkernigen Granulozyten abzulaufen mit geringer Beteiligung von Monozyten.

Diagnostik

- Die Isolierung des Keimes auf geeignetem Nährboden bereitet keine besonderen Schwierigkeiten. Seine Identifizierung kann mit der Bestimmung des Kapseltyps durch passive Hämagglutination und des somatischen Typs durch Serum-Schnellagglutination nach Hyaluronidasebehandlung vervollständigt werden.
- Die passive Hämagglutination ermöglicht die Feststellung von Antikörpern (Perreau, 1976).

Behandlung

Bei einer Beteiligung von Pasteurella multocida als eine primäre Infektion mit Bakterien, Mykoplasmen oder Viren komplizierende Erregerart kann die Behandlung der befallenen Tiere nicht ohne Veränderung der mangelhaften Haltungsfaktoren, wie stallklimatische Faktoren, Hygiene, Herdenbetreuung, erfolgen. Die positive Wirkung antiinfektiöser Substanzen wird durch die Beeinflussung eines variierenden Mikrobismus bedingt, bei dem Pasteurella multocida nur einer der beteiligten Erreger ist. Das ist der Grund, weshalb eine Kombination von Antibiotika die besseren Ergebnisse aufweist. Die besondere Wirksamkeit der Kombination Tetrazyklin-Chloramphenicol sei wegen der häufigen Resistenz bei anderen Antibiotika unterstrichen.

Prophylaxe

Der größte Teil der die Immunisierung von Schweinen gegen Pasteurellose betreffenden Veröffentlichungen kommt aus den Ländern Osteuropas, wo diese Infektion in gefährlicher Weise auftritt. Dort werden gute Resultate mit Vakzinen mit öligem Adjuvans erzielt. Eine inaktivierte Formolvakzine wurde experimentell von Goodnow u. a. (1976) mit Erfolg erprobt, indem die Ferkel gegen die Infektion intravenös oder durch Aerosol geschützt wurden.

Infektionen mit Haemophilus*

M. Kobisch, J.-P. Tillon

Die Haemophilus-Bakterien gehören zu derselben Familie, die zu ihrem Wachstum bestimmte, im Blut enthaltene Faktoren benötigt (Faktor X oder Hämin, Faktor V Nikotinamid-Adenin-Dinukleotid, NAD). Bei Tieren wie beim Menschen weisen diese Bakterien einen Tropismus für sämtliche Serosen (Peritoneum, Pericard, Pleura, Meningen und Gelenke) auf. Beim Schwein sind Haemophilus-Erkrankungen durch 2 Arten vertreten:

- *Haemophilus parasuis*, verantwortlich für die Glässer'sche Krankheit, die auch Polyserositis des Schweines genannt wird und hauptsächlich an den Gelenken lokalisiert ist.
- *Haemophilus pleuropneumoniae*, verantwortlich für eine Pleuropneumonie, deren hauptsächliche Lokalisation im Gegensatz zur vorherigen die Pleura ist. Die Gelenke sind weniger häufig betroffen.

Biologische Merkmale und Kultur

Die Haemophilen werden als sehr feine Stäbchen, gelegentlich kurz und selbst kokkoid, zumeist unbeweglich, ohne Sporen, gramnegativ dargestellt. Ihre Isolierung erfolgt auf Nährböden mit Blutgrundlage, wie Blutager.

Pathogenität: Klinische und pathologische Erscheinungen

Folgende Spezies sind zu unterscheiden:

• *Haemophilus parasuis*

Dieser Keim ist der Erreger einer ansteckenden, durch Befall der gesamten Serosen bekannten Erkrankung, der Glässer'schen Krankheit. In Frankreich wurde sie erstmals von Renault u. a. (1974) beschrieben. Sie scheint sich aber nicht ausgedehnt zu haben. Sehr oft wird sie als sporadische Enzootie mitgeteilt. Die Krankheit befällt Tiere im Alter von 5 bis 12 Wochen in der Periode nach dem Absetzen. Die Erkrankungsrate schwankt zwischen 30 und 100 % sowie die Sterblichkeit zwischen 5 und 10 %.

Klinisch ist sie auch durch das plötzliche Auftreten und einen raschen, ungünstigen Verlauf gekennzeichnet. Die hauptsächlichen Symptome sind Lahmheiten, anormales Bewegungsverhalten, wie »hundesitzige Stellung«, Lähmungen und Anorexie. Die erkrankten Tiere haben hohes Fieber (41 °C), heiße und sehr schmerzende Gelenke. Verschiedene Autoren haben nervöse Störungen festgestellt (Baehler u. a., 1974; Rilley u. a., 1977). Wird nicht schnell bei allen Tieren eine Antibiotikabehandlung vorgenommen, kann die Sterblichkeitsrate 10 % erreichen und überschreiten. Die geheilten Tiere weisen keine Folgeerscheinungen auf und die Mast verzögert sich nicht länger als 8 Tage. Bei der Sektion stellt man bei sämtlichen toten Tieren serofibrinöse Arthritiden fest. Sehr oft stellt man zur selben Zeit eine Pericarditis serosa und an den Nieren eine Schwellung der Rinde fest.

Die von anderen Autoren beschriebenen nervösen Anzeichen stehen mit Hirnhautläsionen im Zusammenhang. Gewisse Beobachtungen deuten darauf hin, daß es schwierig ist, Haemophilus parasuis bei Tieren zu isolieren, die das Fieberstadium überschritten haben (Rilley u. a., 1977).

Experimentell löst *Haemophilus parasuis* unterschiedlich je nach Bakterienstamm bei SPF-Ferkeln eine zuweilen mit einer Pneumonie verbundene Entzündung der Serosen aus.

Obwohl dieser Keim gewöhnlich in den Nasenhöhlen von Ferkeln vorkommt, führt die experimentelle Infektion nicht zur Atrophie der Nasenmuscheln.

• *Haemophilus pleuropneumoniae* (Syn. *Haemophilus parahaemolyticus*)

Er ruft ebenfalls eine Erkrankung der gesamten Serosen hervor, ist aber vor allem durch Pneumonien und Pleuropneumonien gekennzeichnet. In Frankreich ist er von Perrin u. a. (1979) in der Bretagne beschrieben worden, während er seit langem in zahlreichen Ländern, wie der Schweiz, Dänemark, Großbritannien und Kanada bekannt ist.

* Diese Untersuchung wurde in Zusammenarbeit mit L. Renault redigiert

In Frankreich befällt die Krankheit Saugferkel und Ferkel in der Periode des Absetzens; die Erkrankungsrate liegt bei etwa 15 %, und die Sterblichkeit kann 100 % betragen. Klinisch ist sie durch plötzliche Entwicklung und einen schnellen, ungünstigen Verlauf gekennzeichnet. Die Hauptsymptome sind Husten, Schniefen, Epistaxis und gelegentlich nervöse Störungen.
Bei der Sektion stellt man eine akute Rhinitis, sehr bedeutende pulmonäre Veränderungen in Verbindung mit exsudativer Pneumonie mit mehr oder weniger Haemorrhagien und Herden einer roten, generalisierten Hepatisation fest. Ein Befall der Serosen wird ebenfalls mitgeteilt (Pericarthritis, Pleuritis und Perihepatitis). Nach der Beschreibung anderer Autoren scheint es, daß auch chronische Läsionen in Form kleiner Lungenabszesse bei Mastschweinen vorkommen können, die so zu chronischen Überträgern würden.
Experimentell haben mehrere Autoren (NIELSEN u. a., 1977) gezeigt, daß bei nasaler oder intratrachealer Übertragung Haemophilus pleuropneumoniae Lungenveränderungen reproduziert, die denen der natürlichen Erkrankungen ähnelten. Manchmal hatten einige Tiere Arthritiden. Im Gegensatz zu Haemophilus parasuis scheint es in der Pathogenität der Stämme von Heamophilus pleuropneumoniae keine Unterschiede zu geben (JANETSCHKE u. a., 1977).

Influenza

J.-P. TILLON, B. CHARLEY

Die Influenza des Schweines ist eine 1918 erstmals in den USA aufgetretene akute Erkrankung der Atmungsorgane. Dort hatte sie den Tod mehrerer Tausend Schweine verursacht. Seit dieser Zeit ist die Krankheit auch in anderen Ländern bekannt, ohne jedoch die Bedeutung zu erlangen, die die nordamerikanischen Autoren ihr beimessen. Die amerikanische Epizootie von 1918 fiel mit der größten Pandemie der menschlichen Grippe moderner Zeiten zusammen. Die Identität der ursächlichen Erreger wurde in der Folgezeit festgestellt, wodurch sich das Interesse an der Schweineinfluenza im Hinblick auf ihre Beziehungen zu Erkrankungen beim Menschen noch steigerte. Schließlich wurde seit einigen Jahren die experimentelle Influenzainfektion des Schweines als Studienmodell für respiratorische Infektionen der Tierart Schwein verwendet. Da gibt es vieles, was das Interesse der Pathologen erwecken kann. Im Rahmen dieses Buches werden wir uns inhaltlich nur auf die Schweineinfluenza und Affekte der Atmungsorgane des Schweines beschränken.

Definition

Die Schweineinfluenza ist eine ansteckende Krankheit, die klinisch wie eine akute Pneumopathie mit allgemeinen Anzeichen von Fieber, der Anorexie und der Abgeschlagenheit mit respiratorischen Symptomen unterschiedlicher Intensität, hierunter vor allem Dyspnoe, Husten und seltener Schnupfen auftritt. In der akuten Phase der Erkrankung werden bei einigen Tieren krankhafte Lungenveränderungen beobachtet. Diese Schädigungen sind bei solchen Individuen länger vorhanden, die nach der Influenzaerkrankung eine ausgesprochene Wachstumsverzögerung aufweisen.
Ätiologisch wurde in den nasalen Sekreten und pulmonären Läsionen häufig die Verbindung eines Influenzavirus (Ortho-Myxovirus) mit Bakterien von respiratorischem Tropismus (*Haemophilus influencae suis, Pasteurella multocida* ...) festgestellt.

Bedeutung und geographische Verbreitung

Die Schweineinfluenza ist besonders in Nordamerika bekannt, wo sie sich hauptsächlich in den Schweinebeständen der Mastbetriebe nach Zusammenstellung von Schweinen unterschiedlicher Herkünfte entwickelt. Die bei Zucht- und Masttieren durchgeführten serologischen Untersuchungen wiesen eine Influenzainfektion durch ein Virus humanen Ursprungs in den Schweinebeständen nach

(Hinshaw u. a., 1978). Dieses Virus wurde in erkrankten Herden isoliert. Dabei kommt es bei der Mehrzahl der Tiere zu blutserologisch positiver Antikörperreaktion.
Die in verschiedenen Ländern Europas durchgeführten Untersuchungen betreffen ausschließlich die Epidemiologie der Grippeviren humanen Ursprungs in den Schweinepopulationen. Die Bedeutung der Influenza als Erkrankung der Atmungsorgane des Schweines hat zu einer besonderen Bearbeitung keinen Anlaß geboten, zweifellos wegen der in der Pathologie beim Schwein geringen Häufigkeit (Michel u. a., 1975; Tillon u. a., 1979).

Pathogene Erreger

Seit den Arbeiten von Shope im Jahre 1931 steht fest, daß die Schweineinfluenza auf der Wirkung eines durch eine bakterielle Infektion komplizierten Influenzavirus beruht.

• *Influenzavirus*
Es gehört zu der Gruppe von Myxoviren, deren Eigenschaften von Hoyles (1968) zusammengefaßt wurden. Die Pathogenität des Influenzavirus äußert sich wie bei allen empfänglichen Tierarten auch beim Schwein durch Stillstand der Ziliarbewegung an der Oberfläche des respiratorischen Epithels, dem sich eine Desquamation der Epithelzellen und eine toxische Wirkung auf alveoläre Makrophagen anschließen. Die versuchsweise Infektion von SPF-Ferkeln durch Stämme des Influenzavirus äußert sich verhalten in den jeweiligen klinischen Anzeichen.
Die jüngsten Ferkel weisen die schwersten Symptome auf, Sterblichkeit ist aber beim Fehlen einer pathogenen Bakterienflora sehr selten. Bei jungen, in der akuten Phase der Krankheit getöteten Tieren (Mensik, 1976) sind Erscheinungen der Pneumonie und der Bronchopneumonie bekannt geworden. Die Virusausscheidung durch experimentell infizierte Ferkel wurde von Blaskovic u. a. (1970) untersucht.
Die *Antigenstruktur* des Influenzavirus besteht im wesentlichen aus drei Gruppen Makromolekülen, einem
- Antigen S (löslich), das dem Nukleokapsid entspricht, das mit der Komplementbindung nachgewiesen wird und definierte Virustypen umfaßt (A, B oder C);
- Antigen V (virusartig), das dem Hämagglutinin (H) entspricht und eines der Spicula an der Oberfläche der Virushülle ist, wird durch die Hämagglutinations-Hemmungsreaktion nachgewiesen und die Subtypen des Virus definiert;
- Antigen N (Neuraminidase), dem anderen Oberflächenspiculum, das unabhängig vom Hämagglutinin variiert.

Zum Beispiel gehören die Mehrzahl der z. Z. vom Schwein isolierten Influenzastämme in Frankreich zum Typ A, Untertyp A_2, Hämagglutinin H_3, Neuraminidase N_2. Zwei Phänomene sind Ursachen der Schaffung neuer Influenzastämme: Die Antigendrift auf Grund von Mutationen, die infolge Antigenmodifikationen bei einer Virusvermehrung in Gegenwart von Antikörpern entstehen, während es zum Auftreten von Subtypen, durch tatsächliche Antigenrekombinationen zwischen an verschiedene Tierarten adaptierten Virusstämmen kommt.

• *Bakterielle Infektion*
Sie bestand in Verbindung mit der pathogenen Wirkung des Influenzavirus bei den ersten Fällen der Schweineinfluenza in den USA auf der Grundlage von *Haemophilus influencae suis* (Shope, 1931). Dabei ergab sich, daß der Keim allein die Schweineinfluenza nicht reproduzierte. Die Mehrzahl der Autoren stimmt heute zu, daß *Haemophilus influencae suis* nicht unbedingt notwendig ist, um bei einer Influenzavirusinfektion des Schweines Läsionen auftreten zu lassen. Scott (1941) hat mitgeteilt, daß man auch *Pasteurella multocida* in den Läsionen bei Schweineinfluenza finden könne.

Klinische und pathologische Untersuchung

Die Schweineinfluenza war von nordamerikanischen Autoren als eine explosionsartig auftretende und sich schnell entwickelnde Erkrankung beschrieben worden. In ein bis zwei Tagen wiesen sämtliche Tiere eines Schweinemastbestandes Anorexie, Fieber und erhebliche Masseverluste auf. Bei schlechten Umweltbedingungen entwickelt sich die Krankheit zur respiratorischen Form mit Husten, Dyspnoe und Folgen einer chronischen Pneumopathie. Bei ausreichend günstigen Bedingungen verschwindet die Krankheit in weniger als einer Woche so schnell wie sie erschienen ist. Aus Zuchtbetrieben wird das Auftreten von Schweineinfluenza seltener mitgeteilt. Bei älteren Tieren findet man häufiger Antikörper.
Die mit der Schweineinfluenza in Zusammenhang stehenden Läsionen betreffen das Lungengewebe. In Abhängigkeit von der Art der Bakterienflora kann man bei Komplikationen Veränderungen einer Pneumonie (Virus nur bei jungen Ferkeln), Bronchopneumonie (bakterielle Komplikationen mit Pasteurella multocida, Bordetella bronchiseptica) und Pleuropneumonie (*Pasteurella multocida, Haemophilus parasuis, Haemophilus pleuropneumoniae*) beobachten.
Die histologische Untersuchung der Lungen ergibt eine erhebliche peribronchale Infiltration, die Anhäufung oder das Fehlen von Zilien an der Oberfläche epithelialer, vakuolärer Zellen.

Epidemiologie

Seit langem ist bekannt, daß sich die Influenzainfektion der Schweinebestände zu menschlichen Populationen parallel entwickelt. Serologische Untersuchungen ergaben, daß die Infektion der Schweine trotz des Fehlens besonderer klinischer Anzeichen in den betreffenden Beständen häufig vorhanden ist. Unter diesen Bedingungen ist zu beobachten, daß bestimmte schädliche Einflüsse die Pathogenität des Virus selbst erhöhen können, so daß Schweineinfluenza in Erscheinung treten kann. Zusammenstellen von Tiergruppen verschiedener Herkünfte, schlechte Haltungsbedingungen, ungünstige Klimaverhältnisse. In den USA ist die Krankheit am Ende des Winters und in den Übergangszeiten häufiger (Hinshaw u. a., 1978). Die Rolle der Metastrongyliden bei der Übertragung der Krankheit ist bewiesen worden. Sie muß in Gebieten, wo die Schweine Zugang zu unbefestigtem Gelände haben, wegen des besonderen Entwicklungszyklus dieser Lungenparasiten, die den Regenwurm als Zwischenwirt benötigen, in Betracht gezogen werden.

Diagnostik

• *Klinische Diagnostik*
Wegen des wenig spezifischen Charakters der klinischen Anzeichen und Schädigungen kann es sich nur um eine Verdachtsdiagnose handeln. Das plötzliche Auftreten allgemeiner schwerer Symptome bei einer großen Tierzahl kann mit anderen Virusinfektionen (Aujeszky'sches Virus, Schweinepest) oder bakteriellen Infektionen (Haemophilus parasuis, Haemophilus pleuropneumoniae, Komplikationen der Enzotischen Pneumonie ...) zur Verwechslung führen. Zum Stellen der Diagnose ist die Laboruntersuchung notwendig.

• *Labor-Diagnose*
Zur Feststellung des Influenzavirus werden embryonierte Eier durch Nasentupfer oder Geschabsel aus pathologischen Veränderungen beimpft. Diese Untersuchung verlangt Vorsicht wegen des während der Manipulationen möglichen Auftretens bakterieller Infektionen, die auf Grund des unspezifischen Hämagglutinationsvermögens in den Amnions- und Allantoisflüssigkeiten beimpfter embryonierter Eier zu falsch-positiven Ergebnissen führen können. Bei Gefrierschnitten der Lungen wurden auch Techniken der Immunofluoreszenz vorgeschlagen.
Die *Feststellung grippaler Antikörper* beruht auf der klassischen Methode der Hämaggluti-

nationshemmung (HAH). Über den Schwellenwert zum positiven Bereich bestehen unterschiedliche Auffassungen (Michel, 1975). Eine für menschliche Seren verwendete Methode der radialen Hämolyse wurde für Seren des Schweines erfolgreich übernommen. Sie ist empfindlicher, aber in der Interpretation erfordert sie mehr Vorsicht als die HAM, weil es zwischen den Stämmen der Virusinfluenza gemeinsame Antigene gibt (Aymard, 1977; Ogawa u. a., 1978). Wie bei allen serologischen Untersuchungen sind zwei Probeentnahmen in 14tägigem Abstand zu empfehlen.
Bei den komplizierten Formen der Erkrankung ist die *bakteriologische Untersuchung* der pathologischen Veränderungen getöteter Schweine unerläßlich. In der Praxis liefert die serologische Untersuchung die für die Diagnostik der Influenza im Territorium wertvolleren Aussagen. Hat man die anderen Virusinfektionen (und besonders die Aujeszky'sche Krankheit) ausgeschlossen, spricht die Feststellung einer serologischen Veränderung der Proben bei allen Schweinen für die Entwicklung der Schweineinfluenza in einem Bestand.

Behandlung

In der akuten Phase der Krankheit kann eine kombinierte Behandlung mit Antipyretika und Kräftigungsmitteln empfohlen werden. Die Vorbeuge und Behandlung von bakteriellen Komplikationen könnten die Anwendung einer Antibiotikatherapie während einiger Tage rechtfertigen. Besondere Beachtung müßte den Gesichtspunkten einer normalen Umwelt der Schweinehaltung entgegengebracht werden.

Prophylaxe

Das fallweise Auftreten der Schweineinfluenza in Frankreich läßt die Zuflucht zur medizinischen Prophylaxe dieser Krankheit völlig vergeblich erscheinen. Allein die sanitäre Prophylaxe und die Beachtung der Regeln der Tierhaltung in jedem Niveau sind zu ihrer Vorbeuge geeignet.

ZUSAMMENFASSUNG

Die Krankheiten der Atmungsorgane stellen eine der wichtigsten Ursachen ökonomischer Verluste in der Schweinehaltung dar. Viren, Mykoplasmen und Bakterien werden häufig aus den Organen kranker Tiere isoliert, aber keiner dieser Erreger reproduziert allein das in den Beständen beobachtete Bild der klinischen Erscheinungen. Die Beobachtung prädisponierender Faktoren, von denen die Tierunterkünfte und der Immunstatus der Bestände hervorgehoben sein mögen, gestattet es, auf Bedingungen zu schließen, unter denen diese Erkrankungen zu beherrschen sind.

LITERATUR

Adegboye, D., 1975 – Immune mechanisms in Mycoplasma suipneumoniae infection of pigs with special reference to cell-mediated immunity. Cambridge University, Ph. D., 275 p

Aymard, M., 1977 – Comparison of immunological methods in the diagnosis of influenza. Bull. Inst. Pasteur, 75, 309–312

Baehler, J. F.; Burgisser, H.; Meuron, P. A.; Nicolet, J., 1974 – Infection à Haemophilus parasuis chez le porc. Schweizerisches Archiv. für Tierheilkunde, 116, 183–188

Bendixen, H. C., 1971 – Chronic dystrophic atrophic infectious rhinitis in pigs. Nord. Vet. Med., 23, suppl. 1

Blaskovic, D.; Jamrichova, O.; Rathova, V.; Kociskova, D.; Kaplan, M. M., 1970 – Experimental infection of weaning pigs with A/Swine Influenza Virus. 2 – The shedding of virus by infected animals. Bull. Org. Mond. Santé, 42, 767–770

Brassine, M.; Dewaele, A., 1976 – Les maladies respiratoires du porc. Résultat d'une enquête anatomopathologique effectuée dans différents abattoirs belges. Ann. Med. Vet., 120, 477–492

Busson, A., 1973 – Fréquence des dystrophies au atrophies nasales et des lésions d'atélectasie pulmonaires sur des porcs à l'abattoir. In: Rapport d'activité de l'Institut Technique du Porc

Charley, B., 1978 – Réactions immunitaires au niveau pulmonaire. Notions générales et aspects relatifs au porc. Rec. Med. Vet., 154 (7–8), 673–680

Done, J. T., 1976 – Porcine atrophic rhinitis: snout radiography as an aid to diagnosis and detection of the disease. Vet. Rec., 98, 23–28

Duncan, J. R.; Ross, R. F.; Switzer, W. P.; Ramsey, F. K., 1966 – Pathology of experimental Bordetella bronchiseptica in swine: atrophic rhinitis. Am. J. Vet. Res., 27, 457–466

Farrington, D. O.; Switzer, W. P., 1973 – Resistance to Bordetella rhinitis. Proc. 13th Annual SPF Nebraska conference, 44–52

Franz, J.; Gois, M.; Pokorny, J., 1976 – Differantiation of porcine mycoplasmas by polyacrylamide gel electrophoresis. Acta Vet. Brno, 45, 109–116

Friis, N. F., 1974 – Mycoplasma in pigs with special regard to the respiratory tract. Thése Vet. Copenhagen, 162 p

Gois, M.; Kiksa, F.; Franz, J., 1974 – Influence of intraperitoneal administration of hyperimmune Pig Serum, IgG and IgM on the development of infection in Gnotobiotic piglets infectet intranasally with Mycoplasma hyorhinis. Zbl. Vet. Med., 21, 176–187

Goodnow, R. A.; Lehr, C.; Mc Lennan, J., 1976 – Control of laboratory induced Pasteurellosis with a Pasteurella multocida bacterin. Proc. IPVS Ames Congress. M. 20

Goodwin, R. F. W.; Pommeroy, A. P.; Whittlestone, P., 1965 – Production of enzootic pneumonia in pigs with mycoplasma. Vet. Rec., 77, 1247–1249

Goodwin, R. F. W., 1972 – The survial of Mycoplasma suipneumoniae in liquid medium, on solid medium and in pneumonic tissue. Res. Vet. Sci, 13, 203–204

Harris, D. L.; Switzer, W. P., 1968 – Turbinate atrophy in young pigs exposed to Bordetella bronchiseptica, Pasteurella multocida and combined inoculum. Am. J. Vet. Res., 29 (4), 777–785

Harris, D. L.; Switzer, W. P., 1969 – Nasal and tracheal resistance of swine against reinfection by Bordetella bronchiseptica. Am. J. Vet. Res., 30 (7), 1161–1166

Harris, D. L.; Switzer, W. P., 1972 Immunization of pigs against Bordetella bronchiseptica infection by parenteral vaccination. Am. J. Vet. Res., 33 (10), 1975–1984

Hinshaw, V. S.; Bean, W. J.; Webster, R. G.; Easterday, B. C., 1978 – The prevalence of influenza viruses in swine and the antigenic relatedness of influenza viruses from man and swine. Virology, 84, 51–62

Holmgren, N., 1973 – An indirect haemagglutination test for detection of antibodies against Mycoplasma suipneumoniae using fromalinized tannes swine erythrocytes. Acta. Vet. Scand., 14 (2), 353–355

Holmgren, N., 1973 – Immunoglobulins in normal porcine tracheobronchial secretions. Acta. Vet. Scand., 14, 366–380

Hoyle, L., 1968 – The influenza viruses. In: Virology Monographs. Ed. Springer-Verlag. Wien. New York

Jericho, K. W. F., 1977 – Interpretation of the histopathological changes of porcine enzootic pneumonia. Vet. Bull., 47 (12), 887–889

Kemeny, L. J., 1973 – Agglutinin response of pigs to intranasal infection of Bordetella bronchiseptica. Cornell. Vet., 63, 130–137

Kobisch, M.; Tillon, J. P., 1976 – Pneumonie enzootique du porc: isolement d'une souche de Mycoplasma suipneumoniae et reproduction de la maladie. Rec. Med. Vet., 152 (12), 817–827

Kobisch, W.; Tillon, J. P.; Perrin, G., 1978 – Mycoplasma du porc: pouvoir pathogène expérimental de Mycoplasma hyorhinis. Rec. Med. Vet., 154 (3), 243–249

Kobisch, M.; Tillon, J. P.; Perrin, G., 1979 – Pathologie respiratoire du porc : détermination du pouvoir pathogène expérimental d'une souche de Bordetella bronchiseptica. Rec. Med. Vet., 155, 225–232

Kobisch, M.; Desmettre, G., 1980 – Hemophilose du porc: pouvoir pathogène expérimental de deux souches de Haemophilus parasuis. Rec. Med. Vet., 156 (3), 219–224

L'ecuyer, C.; Boulanger, P., 1970 – Enzootic pneumonia of pigs: identification of a causative mycoplasma in infected pigs and in cultures by immunofluorescent staining. Can. J. Comp. Med., 34, 38–46

Little, T. W. A., 1975 – Respiratory disease in pigs: a study. Vet. Rec., 96, 540–544

Livingstone, C. W.; Stair, E. L.; Underdahl, N. R.; Mebus, C. A., 1972 – Pathogenesis of Mycoplasma pneumonia in swine. Am. J. Vet. Res. 33 (11), 2249–2258

Logomarsino, J. V.; Pond, W. G.; Krook, L.; Kirtland, D., 1974 – Effect of dietary calcium, phosphorus and nasal irritation on turbinate morphology and performance in pigs. J. Anim. Sci., 39 (3), 544–549

Mare, C. J.; Switzer, W. P., 1965 – New species: Mycoplasma hyopneumoniae, a causative agent of virus pig pneumonia. Vet. Med., 60, 841–846

Martineau, G.; Josse, M.; Dewaele, A., 1978 – Sensibilité de Bordetella bronchiseptica à différents antibiotiques et sulffamides. Ann. Med. Vet., 122, 687–691

Mensik, J. et al., 1976 – Adaptation of human influenza A/Hong-Kong/68 (HN) virus to colostrumdeprived, specific-pathogen free piglets. Zbl. Vet. Med. B, 23, 638–651

Michel, C., 1975 – Epidémiologies des grippes du porc: présence d'anticorps dirigés contre des souches humaines chez les populations porcines de l'Quest de la France. Th. Doct. Vet. Paris, 88 p

Morisse, J. P., 1977 – Etude des relations entre pathologie respiratoire et environnement dans un élevage de reproduction de lapins de chair. Rec. Med. Vet., 153 (12), 915–922, 44–49

Nielsen, R.; Mandrup, M., 1977 – Pleuropneumonia in swine caused by Haemophilus parahaemolyticus. Nord. Vet. Med., 29, 165–473

Ogawa, T; Sugimura, T.; Tanaka, Y.; Kumagai, T., 1978 – A single radial haemolysis technique for the measurement of influenza virus antibody in swine serum. Nat. Inst. Anim. Hlth. Quart., 18, 58–62

Penny, R. H. C.; Mullen, P. A., 1975 – Atrophic rhinitis of pigs: abattoir studies. Vet. Rec., 14, 518–521

Perreau, P., 1976 – Immunisation du porc contre les infections à Pasteurella multocida et les mycoplasmoses respiratoires. Rec. Med. Vet., 152 (3), 203–208

Perrin, G.; Lorant, J. M.; Brun, J. Y.; Le Menec, M. M. C., 1979 – Isolement et identification de Haemophilus pleuropneumoniae dans plusieurs élevages porcins de Bretagne. Rec. Med. Vet., 155 (6), 571–575

Planchenault, D.; Sellier, P., Ollivier, L., 1978 – Le développement des cornets nassaux chez le porc, son appréciation, aspects génétiques. Ann. Biol. Anim. Bioch-. Biophys., 18 (1), 211–218

Poland, J.; Edington, L.; Gois, M.; Betts, A. O., 1971 – The production of pneumonia with or without pleurisy in gnotobiotic piglets with pure culture of strain T. R. 32 of Mycoplasma hyorhinis. J. Hyg. Camb., 69, 145–154

Raynaud, J. P.; Brunault, G.; Maire, C.; Renault, L., 1977 – Pouvoir pathogène de Pasteurella multocida por le jeune porc. Essai de réalisation d'un modèle de pneumonie aiguë expérimentale. p. 165–169. Journées Rech. porcine, France

Razin, S., 1978 – The mycoplasmas. Microb. Rev., 42 (2), 415–470

Renault, L.; Perrault, C. L.; Maire, Cl.; Vaissaire, J., 1974 – L'hémophilose du porc existe-t-elle en France? A propos d'un cas de la maladie de Glässer. Bull. Acad. Vet., XLVII, 283–288

Rilley, M.; Russel, E.; Callinan, R., 1977 – Haemophilus parasuis infection in swine. J. Am. Vet. Med. Ass., 171 (7), 649–651

Ross, R. F.; Duncan, J. R.; Switzer, W. P., 1963 – Turbinate atrophy in swine produced by pure cultures of Bordetella bronchiseptica. Vet. Med., 58, 566–570

Ross, J. F.; Duncan, J. R., 1970 – Mycoplasma hyosynoviae arthritis of swine. J. Am. Vet. Med. Ass., 157, 1515–1518

Ross, R.; Grebe, H.; Kirchhoff, H., 1978 – Serological and electro-phoretic characteristics of Mycoplasma hyosynoviae. Zbl. Vet. Med. B., 25, 444–451

Shope, R. E., 1931 – Swine influenza: experimental transmission and pathology. J. exp. Med., 54, 349–360

Taylor, G.; Taylor-Robinson, D., 1974 – Humoral and cell-mediated immune mechanism in mycoplasma infections. Coll. I. N. S. E. R. M. Mycoplasmes., 33, 331–340

Tillon, J. P.; Aymard, M.; Vannier, P.; Fontaine, M., 1980 – Incidence des infections à virus grippal chez le porc (1977–1978). Enquête sérologique dans des troupeaux de reproducteurs. Comp. Immun. Microbiol. infect. Dis., 3, 121–131

Tornoe, N.; Nielsen, N. C.; Svendsen, J., 1976 – Bordetella bronchiseptica isolations from the nasal cavity of pigs in relation to atrophic rhinitis. Nord. Vet. Med., 28, 1–18

Whittlestone, P., 1973 – Enzootic pneumonia of pigs. Adv. Vet. Sci. and Comp. Med., 17, 1–55

Wroblewski, H.; Ratanasavanh, D., 1976 – Etude par immunoélectrophorèse bidimensionelle de la composition antigénique de la membrane de quelques souches de mycoplasmes. Canad. J. Microbiol., 22, 1048–1053

Yokomizo, Y.; Shimizu, T., 1979 – Adherence of Bordetella bronchiseptica to swine nasal epithelial cells and its possible role in virulence. Res. Vet. Sci., 27, 15–21

Adenovirus-Infektion

G. Chappuis

Die Bedeutung der Adenoviren beim Schwein als Primärerreger von Erkrankungen ist noch nicht vollständig geklärt. Die Zahl der dieser Virusart gewidmeten Arbeiten ist verhältnismäßig gering. Es waren Haig und Clarke (1964), die als erste aus Durchfallkot ein Adenovirus isolierten. Kasza hat 1966 bei einem an Enzephalitis erkrankten, 10 Tage alten Ferkel einen anderen Stamm nachgewiesen. Seitdem wurden zahlreiche Stämme von Adenoviren in verschiedenen Ländern entdeckt: England, Bundesrepublik Deutschland, USA, Bulgarien, Ungarn, Dänemark, Australien, Japan, Frankreich.

Man kann annehmen, daß diese Adenovirusstämme in der Mehrzahl der Schweinebestände der Welt vorkommen.

Erreger

Die Adenoviren beim Schwein haben die morphologischen Merkmale aller tierischen Adenoviren (Huebner u. a., 1954). Sie sind Ätherresistent, relativ pH-stabil, temperaturresistent (Chappuis u. Tektoff, 1975) und können bei – 70 °C konserviert werden.

Alle Schweineadenoviren unterscheiden sich in den Antigenen von den Adenoviren anderer Tiere; man sieht vier Serotypen beim Schwein als typisch an: 1, 2, 3 und 4.

Die Anzüchtung des Virus erfolgt auf originären Zellkulturen vom Schwein (primären Nierenzellen, Zellen der Linien PK_{15}). Es entsteht ein zytopathischer Effekt: Im frischen Stadium ist der zytopathische Effekt vom Grad der Zellinfektion abhängig. Ist diese hochgradig, kann man einen deutlichen toxischen Effekt beobachten, mit rascher Degeneration der Zellschicht, die sich vom Glase ablöst. Im gegenteiligen Falle ist die fortschreitende Entwicklung durch das Auftreten voluminöser, rundlicher, zerfallender Zellherde gekennzeichnet, die sich vom Glas nicht mehr abheben, weil es zur Bildung eines maschenförmigen Gewebes kam (Chappuis u. Tektoff, 1975). Nach May-Grünwald-Giemsa-Färbung weisen die infizierten Zellen intranukleare Einschlüsse auf; die Kerne mit solchen Einschlüssen sind voluminöser als die gesunder Zellen.

Die von einem hellen Hof umgebenen Granula erscheinen in einem breiigen Chromatin. Diese eosinophilen Granulationen stellen die einzigen Einschlüsse innerhalb des hellen Raumes der Kernmembran dar. Der in eine Randstellung zurückgeschobene Nukleolus persistiert während dieses Stadiums. Er verschwindet aber, wenn die Einschlußkörper sich verdichten und basophil werden. Karyorexie und dann Lysis sind bei Virusbefall die letzten Stadien.

Die Pathogenität der Adenoviren beim Schwein ist wenig bekannt. Latent sind sie bei einer großen Anzahl Tiere vorhanden. Sie

ZUSAMMENFASSUNG

Adenoviren sind in der Schweinepopulation weit verbreitet und zur Ausbildung spezifischer Erkrankungen imstande. Die klinischen Anzeichen und Veränderungen ähneln denen der Adenovirusinfektionen des Menschen und

der Rinder. Die experimentelle intranasale Infektion ruft eine Erkrankung der Atmungsorgane hervor, die durch gleichzeitige Infektion mit Mykoplasmen oder Pasteurellen verschlimmert werden kann. Eine Isolierung des Virus aus verschiedenen Organen anscheinend gesunder Schweine läßt vermuten, daß es eine Vielzahl von Stämmen mit sehr unterschiedlicher Virulenz gibt und die Adenovirusinfektion beim Schwein eine Krankheit ist, deren klinisches Auftreten und wirtschaftliche Folgen der Bewertung bedürfen.

können bei verschiedenen Erkrankungen isoliert werden, ohne für diese Störungen verantwortlich zu sein.

Experimentell haben Shadduck u. a. (1967) durch intranasale Überimpfung eines Stammes Kasza eine interstitielle Pneumonie ausgelöst. Derbyshire u. a. (1975) haben eine schwere Pneumonie durch ein Adenovirus in Verbindung mit *Mycoplasma hyopneumoniae* hervorgerufen, während Smith u. a. (1973) eine Verschlimmerung der Atmungsstörungen durch *Pasteurella multocida* in Verbindung mit Adenovirus auslösten.

Bei einem in der Station für Pathologie beim Schwein in Ploufragen durchgeführten Versuch hat die Infektion 6 Tage alter Ferkel mit in Frankreich isoliertem Adenovirus zu der Feststellung geführt, daß bei intranasaler Applikation zwei Wochen nach der Infektion leichte Atmungs- und Verdauungsstörungen auftreten. Aber als wichtigste Feststellung wurde jedoch bei einem Wachstumsvergleich infizierter und normaler Tiere mitgeteilt, daß im Alter von 73 Tagen die Vergleichstiere 40 kg und die infizierten Tiere aber nur 26,3 kg gewogen haben.

Nach der Infektion mit dem Virus haben Ferkel serumneutralisierende Antikörper mit hohen Titern (1:700) entwickelt; diese scheinen sehr lange Zeit zu persistieren.

Durch die Feststellung serumneutralisierender Antikörper konnten wir im Rahmen einer epidemiologischen Erhebung in Frankreich ermitteln, daß mehr als 80 % der über 3 Monate alten Schweine Adenovirus-Antikörper besaßen.

LITERATUR

Chappuis, G.; Tektoff, J., 1975 – Isolement et identification de plusieurs souches d'adénovirus chez le porc. Rec. Méd. Vét., 151, 223–230

Clarke, M. C.; Sharpe, B. A.; Derbyshire, J. B., 1967 – Some characteristics of three porcine adenoviruses. Arch. Ges. Virusforsch., 21, 91–97

Derbyshire, J. B.; Clarke, M. C.; Collins, A. P., 1975 – Serological and pathogenicity studies with some unclassified porcine adenoviruses. J. Comp. Path., 85, 437–443

Haig, D. A.; Clarke, M. C., 1964-Isolation of an adenovirus from a pig. J. Comp. Path., 74, 81–85

Huebner, R. J. et al., 1954 – Adenoidalpharyngealconjunctival agents: a new recognized group of common viruses of respiratory system. New Engl. Jour. Med., 251, 1077

Kasza, L., 1966 – Isolation of an adenovirus from the brain of a pig. J. Vet. Res., 27, 751–758

Kasza, L.; Hodges, R. T.; Betts, A. O.; Trexler, P. C., 1969 – Pneumonia in gnotobiotic pigs produced by simultaneous inoculation of a swine adenovirus and Mycoplasma hyopneumoniae. Vet. Rec., 84, 262–267

Shadduck, J. A.; Koestner, A.; Kasza, L., 1967 – The lesions of porcine adenoviral infection in germfree and pathogen-free pigs. Path. Vet., 4, 537–552

Smith, I. M.; Betts, A. O.; Watt, R. G.; Hayward, A. H. S., 1973 – Experimental infections with Pasteurella septica and adeno or enterovirus gnotobiotic piglets. J. Comp. Path., 83, 1–2

Infektion mit dem Zytomegalievirus

G. Chappuis, L. Renault

Das Zytomegalievirus beim Schwein ist für eine Allgemeinerkrankung mit Vermehrung des Virus im gesamten Organismus verantwortlich.

Die Krankheit ist als »Einschlußkörperchen-Rhinitis« oder »Done'sche Rhinitis« besser bekannt.

Obwohl man wegen Fehlens geeigneter serologischer Techniken über keine genaue Übersicht verfügt, ist dieses Virus in der Schweinepopulation sehr verbreitet. 1955 hat in Großbritannien Done erstmals eine Rhinitis der Ferkel beschrieben, die in den ersten Lebenswochen durch das Vorhandensein großer, basophiler Einschlußkörper in den Kernen der Drüsenzellen der Nasenschleimhaut gekennzeichnet ist.

Hartley und Done (nach Corner, 1963) und Corner u. a. (1964) haben eine Erkrankung untersucht, die allgemein mit dem Vorkommen zytomegaler Einschlußkörper in den Nieren, der Leber, der Lunge, den Lnn. subparodici und lacrimales verbunden ist. Nach ihrer Entdeckung in Großbritannien wurde die Krankheit aus Kanada, den USA, Dänemark, der BR Deutschland, der UdSSR, den Niederanden, Schweden, Belgien, Australien, Finnand, Frankreich, Neuseeland, der ČSSR und Japan gemeldet.

Erreger

Die »Speicheldrüsenviren« (SMITH, M. G., 1959) oder »Zytomegalieviren« (PLUMMER, G., 1973) gehören zur Familie der Herpesviren oder Herpetovividae und sind beim Menschen wie bei zahlreichen Tierarten verbreitet.
Die Infektion mit dem Virus ist beim Schwein sehr spezifisch und durch das Vorhandensein runder, im Volumen vergrößerter Zellen mit intranukleären und kleinen zytoplasmatischen Einschlüssen gekennzeichnet.
Morphologisch ist das Zytomegalievirus ein Herpesvirus. Es wird durch Äther zerstört und ist gegenüber saurem pH-Wert nicht widerstandsfähig. Die Konservierung dieses Virus ist schwierig, selbst bei sehr niedriger Temperatur. Es wird empfohlen, die infizierte Zellkultur in flüssigem Stickstoff aufzubewahren.
Die Anzüchtung des Virus ist gelungen, sie bleibt aber sehr schwierig. Das Wachstum des Virus ist im Vergleich zu dem anderer Herpesviren sehr langsam. L'ECUYER und CORNER ist es 1966 gelungen, das Virus auf Lungenzellen zu vermehren.
Die zytopathogene Wirkung mit den charakteristischen Einschlüssen ist aber nur 11 bis 18 Tage nach der Beimpfung vorhanden. WATT u. a. (1973) haben nachgewiesen, daß nur Makrophagen eine Virusreplikation *in vivo* zuließen. Nach 4 Passagen war das Virus für junge, empfängliche Ferkel stets pathogen.
Eine serologische Untersuchung mit Titrierung der serumneutralisierenden Antikörper mit Hilfe der indirekten Immunfluoreszenztechnik konnte 1975 durch PLOWRIGHT u. a. durchgeführt werden. Das ist z. Z. die einzige serologische Methode, die beschrieben wurde.

Klinische Untersuchungen

Die Krankheit tritt am häufigsten in Form einer Rhinitis auf. Sie befällt Ferkel im Alter von 2 bis 6 Wochen. Deren Atmung ist durch Schniefen und Niesen sowie schleimigen, dann schleimig-eitrigen Nasenausfluß mit Krustenbildung erschwert. Die Temperatur ist etwas erhöht. Die Erkrankungsrate beträgt 10 bis 30 %, die Sterblichkeit 2 bis 5 %. Die respiratorischen Symptome können einen Monat andauern und die Wachstumsverzögerungen erklären.
In der generalisierten Form der von CORNER u. a. (1964) beschriebenen Krankheit waren die befallenen Ferkel 4 bis 10 Tage alt und wahrscheinlich Nachkommen von Sauen ohne Antikörper. Ihre Sterblichkeit war erheblich und betrug etwa 50 %.
Die postmortale Untersuchung der Ferkel ergab Abmagerung, Anämie und Rhinitis. Die Nasenhöhle war voller Eiter. Die Nasenmuscheln können abgebaut, aber anscheinend nicht nekrotisch und nicht echt atrophiert sein. Die lymphatischen Gewebe des Kopfes sind geschwollen. Im allgemeinen ist eine Pneumonie vorhanden. Bei der akuten, generalisierten Form kann man Petechien am Herzen und an den Nieren feststellen.
Histopathologisch finden sich pathognomonische Veränderungen in den Drüsen der Lamina propria, in den sekretorischen Kanälen der Nasenschleimhaut und evtl. bei der septikämischen Form in den Zellen der Nierenkanäle. Man beobachtet eine katarrhalische Entzündung der Schleimhaut mit Zerstörung der Lamina propria. Das Oberflächenepithel verhornt. Die Drüsenzellen und ihre Kerne sind stark vergrößert, und in den Kernen treten basophile Einschlüsse in Erscheinung (DONE, J. T., 1955). Die Ultrastruktur dieser Einschlüsse ist von VALICEK u. a., 1969 und 1970 beschrieben worden.
Die starke Zerstörung der Drüsen beeinträchtigt die Sekretion und verhindert die Versorgung der Nasenschleimhaut mit bakteriziden Substanzen. Dadurch vermehren sich Bakterien, und im Verlauf kann es zu Veränderungen der Nasenmuscheln und Auftreten einer Rhinitis atrophicans kommen. Die Epidemiologie der Krankheit ist noch nicht ausreichend

bekannt. Die DONE'sche Rhinitis, Rhinitis atrophicans und Pasteurellen-Bronchopneumonie können miteinander verbunden sein. Angenommen, die Krankheit ist in einem infizierten Schweinebestand auf Grund einer angenommenen kolostralen Immunität latent vorhanden, so wird das Auftreten klinischer Krankheitsanzeichen bei jungen, unter befriedigenden Bedingungen gehaltenen Ferkeln verhindert. Dieser Gleichgewichtszustand könnte durch vermehrte Virusausscheidung durch gesunde Überträger oder durch Verminderung der Widerstandsfähigkeit der Ferkel infolge ungünstiger Hygieneverhältnisse (Staub, Ammoniak, Zugluft, Kälte, Feuchtigkeit, Überbesetzung und interkurrente Krankheiten) aufgehoben werden.
Die Krankheit tritt in einem Bestand oft nach Zuführung eines neuen Ebers oder neuen Sau auf. Die Ansteckung eines Wurfes durch einen anderen scheint als Voraussetzung eine Durchmischung der Tiere zu brauchen. L'ECUYER u. a. (1972) haben die Möglichkeit einer transplazentären Infektion demonstriert. Die Ausscheidung des Virus über die Nasensekrete ist sicher, aber PLOWRIGHT u. a. nahmen 1978 auch eine Ausscheidung über den Harn an.
Die Virusausscheidung dauert wenigstens vier Wochen, aber wahrscheinlich ist bei physiologischen oder medikamentösen Belastungen eine intermittierende Ausscheidung möglich (EDINGTON u. a., 1976).

Bekämpfung

Eine genaue Diagnose liefert die histologische Untersuchung der Nasenschleimhaut. Das Vorhandensein von Einschlußkörpern scheint pathognomonisch zu sein, obwohl andere Viren (Aujeszky, Adenovirus) Einschlußkörper gleichen Typs nach sich ziehen können.
Wegen Fehlens jeder spezifischen Behandlungsmöglichkeiten ist es angebracht, Sekundärinfektionen zu verhindern. MITCHELL und CORNER haben 1958 mitgeteilt, daß bei den Ferkeln die Verendungen aufgehört hätten und eine deutliche Verbesserung der klinischen Symptome nach oraler Verabreichung von Sulfamethazin und i. m. Applikation von Dihydrostreptomyzin während drei Tagen eingetreten sei. Diese Autoren schlagen eine fünftägige Verabreichung einer einen Vasokonstriktor und 10 % Dihydrostreptomyzin enthaltenden Lösung in jedes Nasenloch von 1 ml vor. Beim derzeitigen Stand unserer Kenntnisse über die Zytomegalievirusinfektion ist es noch nicht möglich, eine medizinische Prophylaxe ins Auge zu fassen.

LITERATUR

CHAPPUIS, G.; GORET, P., 1976 – Mise en énvidence d'un cytomégalovirus porcin dans un foyer de peste porcine classique. Origine d'une erreur de diagnostic. Rec. Méd. Vét., 152, 105–111

CORNER, A. H.; MITCHELL, D.; JULLIAN, R. J.; MEADS, E. B., 1964 – A generalized disease in piglets associated with the presence of cytomegalic inclusions. J. Comp. Path., 74, 192–199

DONE, J. T., 1955 – An »inclusion body« rhinitis of pigs. Vet. Rec., 67, 525–527

EDINGTON, N.; WATT, R. G.; PLOWRIGHT, W., 1976 – Cytomegalovirus excretion in gnotobiotic pigs. J. Hyg. Cam., 77, 283–290

GUILLON, J. R.; RENAULT, L.; LEGAY, M., 1963 – Rhinite à inclusions chez le porc an France. Rec. Méd. Vét., 139, 813

HARDING, J. D. J., 1958 – Inclusion body rhinitis of swine in Maryland. Am. J. Vet. Res., 19, 907–912

L'ECUYER, C.; CORNER, A. H., 1966 – Propagation of porcine cytomegalie inclusion disease virus in cell cultures. Preliminary report. Can. J. Comp. Med. Vet. Sci., 30, 321

L'ECUYER, C.; CORNER, A. H. et RANDALL, G. C. B., 1972 – Porcine cytomegalic inclusion disease: transplacental transmission. Int. Pig. Vet. 2e Congrès Hannover, p. 99

MITCHELL, D.; CORNER, A. H., 1958 – An outbreak of »Inclusion Body« rhinitis in pigs. Can. J. Comp. Med., 22, 199–202

PLOWRIGHT, W.; EDINGTON, N.; WATT, R. G., 1976 – The behaviour of porcine cytomegalovirus in commercial pig herds. J. Hyg. Camb., 76, 125–135

PLUMMER, G., 1973 – Cytomegalgoviruses of man and animals. Prog. med. Virol., 15, 92–125

RENAULT, L.; MAIRE, C.; VAISSAIRE, J., 1973 – La rhinite atrophique du porc. Le point de vue du laboratoire de diagnostic. Rec. Med. Vet., 149, 989

SMITH, M. G., 1959 – The salivary gland viruses of man and animals (cytomegalic inclusion disease). Progr. med. Virol., 2, 171–202

VALICEK, L.; PLEVA, V.; SMID, B., 1969 – Electron microscopic demonstration of the causative agent of inclusion body rhinitis in pigs. Zblt. Vet. Med., 16, 593–597
VALICEK, L.; SMID, B.; PLEVA, V.; MENSIK, J., 1970 – Porcine cytomegalic inclusion disease virus. Arch. Virusforsch., 32, 19–30
WATT, R. G.; PLOWRIGHT, W.; SABO, A.; EDINGTON, N., 1973 – A sensitive cell culture system for the virus of porcine inclusion body rhinitis. Res, Vet. Sci., 14, 119–121
YOSHIKAWA, T.; HANADA, T., 1977 – Pathology of cytomegalic inclusion body disease in Swine. Jap. J. Vet. Sci., 39, 47–58

Krankheiten des Verdauungsapparates Kapitel 3

Transmissible Gastroenteritis

J. M. AYNAUD, H. LAUDE

Die Transmissible Gastroenteritis (TGE), eine äußerst ansteckende Krankheit, befällt Schweine jeden Alters, zeigt sich aber beim Ferkel besonders schwer und ruft bei Ferkeln im Alter von weniger als zwei Wochen nahezu 100% Verendungen hervor. Sie wird von einem spezifischen Corona-Virus hervorgerufen, das bei Neugeborenen Diarrhoen sowohl im Hinblick auf die Schwere der von ihm ausgelösten Erscheinungen als auch bezüglich der weiten Verbreitung innerhalb der Schweinebestände ätiologisch eine größere Rolle zu spielen scheint. Der Begriff »Transmissible Gastroenteritis« wird allgemein zur Bezeichnung der Krankheit angewendet, obwohl sich darüber noch diskutieren ließe. Es ist hervorzuheben, daß

- sie für erhebliche Verluste in der Neugeborenenperiode verantwortlich ist,
- die Anwendung hygienischer Maßnahmen selten ausreicht, um ihre Ausdehnung zu verhindern,
- es keine wirksame Behandlung gibt und
- die im Handel verfügbaren Vakzinen nur sehr beschränkt wirksam sind.

Die TGE wurde erstmals von DOYLE und HUTCHINGS 1946 in den USA festgestellt. Es handelte sich insofern nicht um eine völlig neue Erkrankung, da von einer ähnlichen Erkrankung dort schon seit 1935 mehrfach berichtet worden war. In Frankreich ist TGE erstmals um 1956 festgestellt worden.

Unter normalen Bedingungen erweist sich nur das Hausschwein gegenüber dem pathogenen Virus der TGE empfänglich. (Das serologisch verwandte Virus, das mit Erscheinungen der Diarrhoe beim Hund auftritt, hat sich als ein anderes Virus herausgestellt.) Demgegenüber können mehrere Tierarten, wie Katze, Fuchs, Sperling, eine inapparente Infektion mit fäkaler Virusausscheidung zeigen.

Die TGE ist eine weltbekannte Krankheit. Ihre rasche Verbreitung während der letzten Jahrzehnte steht wahrscheinlich mit der Intensivierung des Handels und mit der Entwicklung von Großbeständen industriellen Typs im Zusammenhang. In bestimmten europäischen Ländern, wie England und der ČSSR, trat die TGE im Laufe der Jahre schwächer auf, ohne daß die Gründe hierzu klar analysiert wurden. In anderen Ländern, wie in Frankreich, wo man bereits zyklische und heftige Neuauswüchse dieser Virose in den westlichen Gebieten feststellte, bleibt die Situation kompliziert. Eine 1977 im Lande durchgeführte Erhebung erwähnt das Vorkommen dieser Infektion in sechzig von siebenundsechzig untersuchten Kreisen.

ERREGER

Obgleich die Virusätiologie der TGE von DOYLE und HUTCHINGS 1946 vermutet worden war, wurde der ursächliche Erreger erst um 1963 isoliert und charakterisiert.

Morphologie, physikalisch-chemische Eigenschaften

Bei Betrachtung im Elektronenmikroskop erscheinen die Viruspartikel ziemlich pleomorph, grob kugelförmig. Ihr Durchmesser schwankt zwischen 80 und 160 nm. An der Oberfläche sind sie mit Gebilden ausgestattet, die an der Peripherie die charakteristische Gestalt einer Krone annehmen. Das hat zur

Zuordnung des TGE-Virus in die Familie der Corona-Viridae geführt. Zu dieser Familie gehören die ursächlichen Erreger gastro-intestinaler und respiratorischer Erkrankungen, deren typisches Beispiel das Virus der Infektiösen Bronchitis der Vögel ist. Andere enteropathogene Corona-Viren hat man beim Menschen und bei Rindern feststellen können.
Die Virionen, deren hydrodynamische Parameter bekannt sind, können mittels Ultrazentrifugierung korrekt gereinigt werden. Sie bestehen aus einem zentralen Kern, der das genetische Material enthält und von Lipoproteinmembran umgeben ist. Die Strukturlipide entstehen in der Wirtszelle durch Sprossung des endoplasmatischen Retikulums. Das Genom besteht aus einer Einstrang-Ribonukleinsäure, die für etwa sechs Struktur-Polypeptide kodiert ist.
Trotz der relativ guten Widerstandsfähigkeit des Virus gegen verschiedene, im Verdauungskanal vorhandene inaktivierende Faktoren (niedriger pH-Wert, Gallenflüssigkeit, proteolytische Enzyme), wird das Infektionsvermögen bei einer vom Virusstamm abhängigen Variabilität schnell durch den Mageninhalt eines erwachsenen Tieres inaktiviert. Im äußeren Milieu verträgt das Virus Hitze und UV-Strahlen schlecht, was mit dem häufigen Auftreten der TGE in der Winterperiode übereinstimmt.

Kultur

Es gibt keine Zellkultur, die den Nachweis von vorhandenem Virus in verdächtigem Isolat auf einfacher Koprokultur ermöglicht. Dagegen konnten zahlreiche Stämme auf primären Nieren- oder Schilddrüsenzellen vom Schwein kultiviert werden. Einige Laboratorien verwenden mit Erfolg synthetische Zellinien. Das Virus löst eine deutliche zytopathische Wirkung aus und die Virusreplikation läßt sich auf 10 h reduzieren, so daß man es leicht titrieren kann. Die Infektionstiter betragen 10^7 Einheiten/ml. Zeitig angewendet läßt die Immunfluoreszenztechnik eine Feststellung der Virusvermehrung ebenfalls zu. Schließlich hat das Virus der TGE seine Hämagglutinationsfähigkeit verloren, im Unterschied zu einem anderen Corona-Virus beim Schwein (HEV), das für das Syndrom des Erbrechens und Kümmerns verantwortlich ist.

Pathogenität

An der natürlichen Infektion der Ferkel zu urteilen, besitzt das Virus eine sehr große Pathogenität, von der man an den Feldstämmen noch keine größeren Variationen wahrgenommen hat. Besonders die sog. atypischen Formen der TGE scheinen nicht an schwach virulente Stämme gebunden zu sein, denn das aus solchen Verlaufsformen isolierte Virus erweist sich experimentell als vollvirulent. Die experimentelle Reproduktion der Krankheit beim neugeborenen Ferkel mit gereinigtem Virus aus Fäzes bereitet keine Schwierigkeiten. Bei seiner Anpassung an die Kultur verliert das Virus allmählich seine Virulenz für das neugeborene Ferkel. Dieses Phänomen der Abschwächung wird mit Erfolg bei der Untersuchung von Vakzinstämmen genutzt, wobei die Stabilität dieses Merkmales *in vivo* noch erhalten bleibt.

Antigenität und Immunogenität

Die Tatsache, daß die TGE-Virusstämme verschiedener geographischer Herkunft sind, aber in der Serumneutralisation Kreuzreaktionen aufweisen, spricht für das Vorhandensein nur eines Antigentyps. Der Sitz bestimmter Virusantigene konnte näher bestimmt werden. So scheinen neutralisierende Antikörper spezifisch gegen die Oberflächenerhebungen des Virions ausgerichtet zu sein.
Das Virus löst beim Tier eine humorale Reaktion aus, die zwei bis drei Wochen nach der Infektion ein Maximum erreicht und die mit Hilfe verschiedener serologischer Untersuchungsmethoden, wie der Serumneutralisation, der indirekten Hämagglutination, der Immundiffusion und der Komplementbindung

nachgewiesen werden kann. Es besteht auch eine lokale Reaktion, die durch das Auftreten von zweifach wirksamen Antikörpern im Darminhalt gekennzeichnet ist. Die frühere Wirkung ist für die Bindung der Antikörper an das Virusantigen verantwortlich, die andere, spätere, bewirkt die Neutralisation des Virus.
Außer zu dieser durch Antikörper vermittelten Reaktion kann das Virus bestimmte zelluläre Immunreaktionen im Darm auslösen. Deren genaue Rolle für den Schutz und die Heilung kennt man noch nicht. Verschiedene andere, die Immunogenität berührende Gesichtspunkte werden im Kapitel »Medizinische Prophylaxe« angesprochen. Bemerken wir hier nur, daß das der Zellkultur angepaßte Virus sein Immunbildungsvermögen im Verhältnis zum Feldvirus stark verändert hat.

KLINIK

Symptome

Die Klinik ist durch ein Syndrom der akuten Enteritis gekennzeichnet. Bei Saugferkeln beginnt die TGE mit dem plötzlichen Auftreten von Diarrhoe, das häufig von Erbrechen begleitet ist. Es handelt sich um einen wässrigen profusen Durchfall, bei dem der Kot ekelhaft riecht und gewöhnlich gelbliche Klumpen geronnener, nicht verdauter Milch enthält. Der anschließende Flüssigkeitsverlust ist für die Ferkel sehr oft innerhalb eines oder einiger Tage tödlich.
In Schweinemastanlagen verläuft die TGE weniger dramatisch. Allgemein erlebt man eine von Appetitlosigkeit begleitete Diarrhoe. Hierauf tritt ein schneller Muskelschwund in Erscheinung, der eine deutliche Wachstumsverzögerung nach sich zieht. Bei Sauen ist die Schwere der Symptome unterschiedlich. So ist es in Zuchtbeständen nicht selten, zwischen benachbarten, augenscheinlich freien Tieren einzelne, sehr kranke Sauen zu sehen, besonders säugende Sauen, was sich in diesem Falle mit der Ansteckung durch die Ferkel erklären ließe, bei denen eine intensive Virusvermehrung stattfindet.

Pathologische Veränderungen

Der lokale Sektionsbefund entspricht dem der Enteritis catarrhalis, wobei die signifikantesten Veränderungen bei den nicht abgesetzten Ferkeln zu beobachten sind. Außer dem Bild des Wasserverlustes ist das makroskopische Bild von Dünndarmveränderungen gekennzeichnet. Blutfülle in den Mesenterialgefäßen begleitet eine allgemeine Spannung des mit einer stinkenden Flüssigkeit gefüllten Darmtraktes. Die am meisten charakteristische Veränderung besteht im Dünnwerden der Darmwand, die teilweise besonders deutlich an den jejunalen und ilealen Abschnitten hervortritt. Unter den nicht konstanten Veränderungen sei Blutstauung in der Magenschleimhaut erwähnt.
Die histologische Untersuchung ergibt eine mehr oder weniger ausgedehnte Atrophie der Zotten, die völlig typisch ist. Sie sind verkürzt (von 800 auf etwa 200 µm), manche sind verklebt, während die Krypten hyperplastisch sind. Einige Autoren haben über schwere Nierenläsionen berichtet (Nekrose der Tubuli contorti). Unter dem Elektronenmikroskop scheint das Zottenepithel aus unreifen oder degenerierten Zellen zu bestehen; die Zotten sind jedoch im apikalen Bereich kahl.
Es ist auffallend, daß einzelne Praxisbeobachtungen von diesem histopathologischen Befund abweichen. So haben verschiedene Autoren nekrotische Phänomene oder Blutandrang mit deutlichem Strukturverfall der Zotten mitgeteilt. Diese Widersprüche erklären sich wahrscheinlich durch das gleichzeitige Auftreten anderer Mikroorganismen bei der spontanen TGE. Tatsächlich wird häufig die Verbindung von Corona-Virus mit Kolibakterien gefunden.

Epidemiologie

- *Analytische Darstellung*

Für die Übertragung der Krankheit spielt der Kontakt die wichtigste Rolle. Sie kommt sowohl direkt durch Kontakt mit kranken

Schweinen oder Überträgern als auch indirekt durch Kontakt mit verschmutzten Material (sehr oft durch Fahrzeuge) und evtl. über die Luft zustande. Die Rolle lebender Vektoren, wie Vögel, Hunde und Katzen, ist nicht zu vernachlässigen.
Eine Lokalisation der Infektion im Darm läßt die Fäkalien zur hauptsächlichen Virusquelle werden. Bei genesenden Schweinen endet die Virusausscheidung in einer bis zwei Wochen. Die Muttermilch, über die beträchtliche Virusmengen ausgeschieden werden, ist für das Ferkel ebenfalls als Ansteckungsursache anzusehen.
Die Reservoire der TGE sind nicht sicher bekannt. Es ist aber bekannt, daß bei erwachsenen Schweinen die Infektion inapparent weiter bestehen kann. Die fäkale Ausscheidung kann sich bei einigen Tieren auf über 100 Tage verlängern. Außerdem wurde das Virus gelegentlich aus Rachenabstrichproben von Sauen oder aus Lungen von Schlachtschweinen mehrere Monate nach der Infektion isoliert.
Die individuelle Empfänglichkeit scheint in erster Linie durch das Alter, die Umwelttemperatur und den Immunstatus bedingt. Die das Ferkel zum bevorzugten Ziel machenden Faktoren scheinen rein physiologischer Art zu sein: geringere, unspezifische Abwehrfähigkeit des Verdauungskanals und geringere Erneuerungsgeschwindigkeit des Darmepithels als beim erwachsenen Tier. Der günstige Einfluß niedriger Temperaturen auf die Vermehrung des Virus im Organismus wurde eindeutig bewiesen und könnte z. T. die Häufigkeit des Auftretens der Krankheit im Winter erklären. Die an TGE erkrankt gewesenen Tiere haben den Vorteil einer stabilen Immunität, deren Dauer aber noch nicht exakt bekannt ist.

• *Beschreibende Darstellung*

In der kassischen Form ist die Erkrankungsrate unabhängig vom Alter sehr hoch. Dagegen ist die Variation der Sterblichkeitsrate in Abhängigkeit von der Altersgruppe ein charakteristisches Merkmal der TGE. Bei Ferkeln von weniger als 10 Tagen erreicht die Sterblichkeit praktisch 100 %, bei älteren Ferkeln ist sie selten höher als 30 %. Bei Mastschweinen und Zuchttieren sind die Verluste gering. Charakteristisch ist auch die relativ kurze Krankheitsdauer, die sich in zum ersten Male befallenen Betrieben auf etwa zwei bis drei Wochen erstreckt. Man erlebt jedoch immer häufiger atypische Verlaufsformen, wobei Unterschiede in der Schwere der Erkrankungen, in der Zahl erkrankter Tiere oder in der Dauer der Krankheit bestehen können. Wahrscheinlich sind diese Variationen oft Ausdruck des Immunitätsstatus der Herde.

Pathogenese

Das Virus dringt oronasal in den Organismus ein und befällt auf digestivem Wege den Dünndarm. Die Dünndarmmukosa, wo die Läsionen innerhalb von 15 h nach der Aufnahme in Erscheinung treten können, muß als die Stelle der primären Replikation des Virus angesehen werden. Letzteres vermehrt sich vorrangig in den differenzierten Zellen, die mit einem Bürstensaum ausgestattet sind, und die jejunalen und ilealen Zotten auskleiden. Die Virusvermehrung ruft eine beschleunigte Zerstörung dieser Enterozyten hervor. Dadurch wird das normalerweise zwischen der Zelldesquamation im Bereiche der Spitze und der von proliferativen Zonen ausgehende Regeneration bestehende Gleichgewicht gestört. Die proliferativen Zonen sitzen in den LIEBERKÜHN'schen Krypten. Dieser Mechanismus bedingt die bei der TGE festgestellte völlige Atrophie der Zotten. Die Zerstörung von funktionstüchtigen Enterozyten ruft akute Absorptionsstörungen hervor. Die daraus resultierenden Störungen des elektrolytischen Gleichgewichts werden durch Phänomene besonders erhöhter Verdauungsstörungen beim Ferkel verschärft. Bei letzteren trägt die Persistenz nicht abgebauter Laktose im Darm durch einfache Osmose zur Intensivierung des Durchfalles und zur Störung des Gleichgewichts im Wasserhaushalt bei. Im Gegensatz zu dem, was man bei Enteritiden bakteriellen Ursprungs

beobachtet, ist die Reaktion auf Glukose beim Transport von Natrium aufgehoben, während die Aktivität der Adenylzyklase erhalten bleibt.
Es sei betont, daß ein solcher pathologischer Ablauf auf Dünndarminfektionen durch epitheliotrope Viren bei anderen Tierarten (Moon, 1978) übertragbar ist. Vor einiger Zeit hat man festgestellt, daß eine experimentelle Infektion des neugeborenen Ferkels zu einer deutlichen Bildung von Interferon im Darm und auch im zirkulierenden Blut führt. Obwohl man die Rolle, die dieses Molekül in der Entwicklung der Krankheit spielt, noch nicht kennt, das aber für seine antivirale und immunregulative Wirkung bekannt ist, eröffnet die Entdeckung eines auch pleiotropen Zytokines in der Darmsphäre als Reaktion auf eine Virusaggression interessante Perspektiven.

BEKÄMPFUNG

Diagnostik

Bei der klassischen Form der TGE wird die mutmaßliche Diagnose gewöhnlich auf der Grundlage des klinischen Bildes gestellt: Feststellung explosiver Durchfälle, die sich allgemein nach zwei Wochen bessern, hohe Verluste unter den noch nicht abgesetzten Ferkeln und als Sektionsbefunde Atrophie der Zotten. Es ist unerläßlich, auf Laborbefunde zurückzugreifen, um diesen Verdacht zu bestätigen und die Rolle evtl. anderer enteropathogener Erreger auszuschalten.
Die serologische Diagnostik begründet sich auf der Feststellung von Antikörpern mittels Neutralisation in der Zellkultur oder durch die passive Hämagglutination. Bei einer Enzootie sollte der diagnostische Nachweis gelten, wenn bei wenigstens 10 bis 15 % des Bestandes eine serologische Reaktion eingetreten ist, die den Zeitraum zwischen zwei Blutentnahmen im Abstand von 14 Tagen betrifft.
Die Virusuntersuchung erfolgt im Kot oder Darminhalt verdächtiger Tiere. Die Isolierung des Virus in der Zellkultur ist arbeitsaufwendig und vom Zufall abhängig, ebenso wie die Untersuchung von Virionen unter dem Elektronenmikroskop. Die Untersuchung auf Virusantigen in situ durch Immunfluoreszenztechnik am Gefrierschnitt des Darmes bleibt im Augenblick Methode der Wahl.

Behandlung und sanitäre Prophylaxe

Eine wirksame Therapie gibt es nicht. In praxi wird, wenn sich die Krankheitsanzeichen zeigen, nur die Möglichkeit bestehen, die Ferkel abzusetzen, soweit es geht, um die Verluste in Grenzen zu halten. Dann ist darüber zu wachen, daß den Tieren ausreichend Tränke zur Verfügung steht. In der sanitären Prophylaxe haben sorgfältige Maßnahmen zur Vermeidung der Einschleppung oder Verbreitung des Ansteckungsstoffes (Desinfektion des Schuhwerkes, Schließung der Tore und Luken, Sperrung des Zufahrtsweges, Sperrung der gemeinsamen Dungstätte) nur dann die erforderliche Wirkung, wenn die Bestände weit genug voneinander entfernt sind.

Medizinische Prophylaxe

Der Immunschutz des jungen Ferkels kann unter zwei Gesichtspunkten betrachtet werden. Durch passive Immunisierung (Vakzination der Sau einige Wochen vor dem Abferkeln) und durch aktive Immunisierung des neugeborenen Ferkels mit Hilfe der Vakzination.

Passive Immunisierung: Laktogene Immunität

Es steht heute fest, daß der Schutz des von einer immunen Mutter stammenden Ferkels wesentlich auf dem ständigen Vorhandensein mütterlicher Antikörper im Darmlumen beruht, was nur durch regelmäßige Aufnahme einer ausreichenden Menge Kolostrum und Sauenmilch möglich ist. Sind diese Antikörper ständig an der Oberfläche der Darmschleimhaut vorhanden, vermögen die spezifischen Antikörper das Virus zu neutralisieren, bevor es die empfänglichen Zellen der Darmzotten infiziert. Dagegen können die im Blut zirkulierenden Antikörper im Darmlumen nicht voll wirksam werden und haben folglich kein großes Schutzbildungsvermögen. Gegenüber der kolostralen Immunität, die besonders gegen die Infektion septikämischen Charakters (Schweinepest z. B.) wirksam ist, hat man den Schutz als laktogene Immunität bezeichnet, der lokal durch Antikörper der Milch gegen eine Infektion mit intestinalem Tropismus gebildet wird. Hierzu gehört auch der Schutz gegenüber TGE.

Merkmale der laktogenen Immunität

Die Stärke des den Ferkeln durch die immune Sau verliehenen passiven Schutzes hängt von mehreren Faktoren ab:

- Der Dauer der Säugezeit. Frühes Absetzen unterdrückt vorzeitig den durch die Milch gebildeten Schutz.
- Die effektiv von jedem Ferkel aufgenommene Milchmenge.
- Den immunologischen Eigenschaften der Milch. Die Intensität des passiven Schutzes steht einerseits mit dem Grad der Antikörperaktivität in der Milch in Beziehung, andererseits mit der Klasse der Immunglobuline, die diese Aktivität stützen. Im Falle der TGE müssen die Immunglobuline A wegen folgender Besonderheiten als Hauptstütze der laktogenen Immunität angesehen werden: Widerstandsfähigkeit gegenüber Proteasen, Affinität zu den Schleimhäuten, Vorhandensein in der Milch während der gesamten Laktation. Entsprechend dem Grad der Immunität des Ferkels findet man bei der Nachprüfung einen totalen oder partiellen Schutz vor.

Zustandekommen der laktogenen Immunität

Es ist bekannt, daß zwischen dem sekretorischen Immunsystem der Milchdrüse und dem des Darmes wahrscheinlich eine enge Beziehung besteht. Sie wird von Lymphozyten hergestellt, die von der Darmschleimhaut zur Milchdrüse wandern.

Übrigens hat man im Rahmen der TGE beobachtet, daß eine gute, laktogene Immunität an die intensive, lokale Antigenstimulation des Darmes durch virulente Infektion der Sau einige Wochen vor dem Abferkeln gebunden ist. Daher vermutet man, daß die Bedingungen der Virusvermehrung in der Darmmukosa ausschlaggebend sind. Die Laboratorien haben versucht, lebende Virusstämme zu isolieren, die für das Ferkel abgeschwächt bei der Sau imstande sind, eine laktogene Immunität auszulösen (SAIF u. a., 1979; KAJI u.a., 1978; WOODS, 1978; BACHMANN u. a., 1978; PENSAERT u. a., 1978).

Aus verschiedenen Gründen sind die Resultate unsicher. Die zahlreichen hierzu veröffentlichten Arbeiten unterstreichen die Bedeutung folgender Faktoren:

- *Weg und Art der Aufnahme* des Virus. Hauptsächlich kommen der orale und nasale Weg in Frage, der intramammäre Weg ist sekundär; diese drei sind am wirksamsten. BACHMANN u. a. (1978) haben die Verwendung magensäureresistenter Gelatinekapseln vorgeschlagen.
- *Zahl der Applikationen.* Zwei Applikationen der Impfstoffe sind wenigstens notwendig; eine sechs bis acht Wochen vor dem Abferkeln und eine zwei Wochen vorher.
- *Vakzinedosis.* Sie muß so hoch wie möglich sein. Japanische Autoren erhielten Resultate nur mit 10^8 bis 10^9 infektiösen Partikeln/Vakzinedosis (KAJI u. a., 1978).
- *Vakzinetyp.* In gesundem Milieu haben Vakzinen mit inaktiviertem Virus zu fraglichen Ergebnissen geführt. Nur die unter guten Bedingungen mit lebendem Virus eingesetzten Vakzinen bewirkten einen teilweisen Schutz gegen die Sterblichkeit, oft keinen gegen die Erkrankung. Die verschiedenen, mit der Auslösung der laktogenen Immunität beschäftigten Arbeitsgruppen setzen ihre Anstrengungen z. Z. für die Verbesserung der Vakzinen mit abgeschwächten Stämmen oder für die Schaffung neuer Vakzinen fort.

- *Eigenschaften der Virusstämme*

Entsprechend den neueren Empfehlungen der Weltgesundheitsbehörde (WHO) müssen oral gegen infektiöse Enteritiden eingesetzte Lebendvakzinen folgende Merkmale besitzen:

- Sie müssen apathogen für die Neugeborenen sein. Bestimmte Virusvakzinen haben eine nicht zu vernachlässigende Restpathogenität.
- Sie müssen stabil sein; die genetische Stabilität von Merkmalen, wie die Unschädlichkeit, wurde durch eine Arbeitsgruppe (Furuuchi u. a., 1975) mittels Serienpassagen über das neugeborene Ferkel versucht.
  Die Schaffung eines Totalschutzes gegen die Erkrankung und die Sterblichkeit. Noch keine der bisherigen Vakzinen hat diese Eigenschaften. Die besseren unter ihnen bewirken gegen die Sterblichkeit einen Schutz von 80 bis 90 %, aber einen nur schwachen gegen die Erkrankungsbereitschaft.
- Das Vorhandensein einer oder mehrerer, geeigneter genetischer Marker, die die Identifizierung im Labor oder in praxi zulassen. Obwohl man zwischen den Eigenschaften *in vivo* (Immunogenität, Pathogenität, Vermehrungsfähigkeit im Darm) mit den Eigenschaften *in vitro* noch keine Beziehungen feststellen konnte, hatten bestimmte, von mehreren Autoren vorgeschlagene Vakzinenstämme Marker, wie das Merkmal »Kleine Kolonien« auf Zellkultur, die Empfindlichkeit gegenüber proteolytischen Enzymen oder gegen pH 3.

Zur Zeit hat noch keine der lebenden Virusvakzinen die vier Eigenschaften, die der amtliche Kontrolleur normalerweise von einem Virusstamm verlangen muß, um seine Produktion und seinen Einsatz in praxi zu genehmigen.

Aus praktischer Sicht stellt sich die Frage, über welche Mittel man verfügt, um in einer Herde eine wirksame, laktogene Immunität auszulösen?

• *Im infizierten Bestand*

Die Anwendung von Feldvirus auf oralem Wege (Därme kranker Ferkel) einige Wochen vor dem Abferkeln bleibt die einzige wirksame Lösung zur Auslösung der laktogenen Immunität bei sämtlichen Sauen des Bestandes. Die Methode wird von vielen Züchtern angewendet, hat jedoch den großen Nachteil, den Infektionsstatus in der Herde aufrechtzuerhalten.

Vor kurzem haben Untersucher in der DDR und in der ČSSR Sauen im infizierten Bestand vakziniert. Die i. m. Anwendung einer Lebendvakzine (abgeschwächter Stamm in Zellkultur produziert) oder einer Vakzine mit in öliger Lösung inaktiviertem Virus hat eine Immunreaktion sekundären Typs vorher unter natürlichen Bedingungen durch Feldvirus stimulierter Sauen ermöglicht. Das würde eine Verstärkung der laktogenen Immunität in der Herde zur interessanten Konsequenz haben, eine große Homogenität des Immunstatus der Gruppe herbeiführen (hohe Antikörpertiter bei der Mehrzahl der Sauen) und eine wesentliche Senkung der Ferkelverluste bedeuten.

• *Im gesunden Bestand*

Pensaert (1978) hat Vakzinierungsversuche in praxi in gesunden Beständen mit Hilfe einer abgeschwächten Virusvakzine durchgeführt, denen 3 bis 4 Monate später noch eine TGE-Infektion folgte. Nach diesem Autor hätte die Vakzination die Sterblichkeit der Ferkel verringert und die Krankheitsdauer verkürzt.

Kontrolle der laktogenen Immunität

Man kontrolliert die laktogene Immunität, indem man Saugferkel mittels virulenter Infektion prüft. In der Mehrzahl der veröffentlichten Arbeiten wird die Variabilität der Ergebnisse nicht nur von einem Labor zum anderen, sondern von einem Wurf zum anderen im Verlaufe desselben Versuches betont. Pensaert (1978) hat einen großen Unterschied zwischen den in praxi und den im Labor mit demselben Vakzinestamm derselben Versuchsanstellung erzielten Ergebnissen festgestellt. Die in den Veröffentlichungen beobachteten Unterschiede bezogen sich auf folgende Punkte:

- die Dosis des bei Ferkeln angewendeten Feldvirus schwankt von 100 bis 4000 tödlichen Dosen;

- den Stamm des für die Virulenzprüfung verwendeten Feldvirus;
- die Zahl der geprüften Ferkel; bestimmte Versuchsansteller prüfen alle Ferkel eines Wurfes, andere prüfen nur eines allein, um den anderen eine Kontaktinfektion zu ermöglichen;
- die virulente Infektion des Wurfes allein oder der Sau und des Wurfes;
- das Alter der Ferkel bei der Prüfung;
- der Zahl der geprüften Würfe; man muß auf der Forderung bestehen, wegen der Variabilität zwischen den Sauen (Milchqualität und Immunstatus) oder zwischen den Würfen (Zahl der Ferkel/Wurf, Größe und Vitalität der Ferkel) mit einer großen Zahl Sauen zu experimentieren;
- Bewertungskriterien der laktogenen Immunität: Einige berücksichtigen nur den Schutz vor Verendungen, andere beurteilen gleichzeitig den Schutz vor Verendungen und Erkrankungsbereitschaft.

Aktive Immunisierung

Die aktive Immunisierung des neugeborenen Ferkels besteht in der so früh wie möglichen Verabreichung einer Vakzine. Im Augenblick haben 3 Autoren (Furuuchi, 1976 und 1978; Frederick und Bohl, 1976) die Reaktion des neugeborenen Ferkels auf die orale Verabreichung abgeschwächter Virusstämme nach einer großen Zahl Serienpassagen in Zellkultur erörtert. Nach Verimpfung von 10^6 oder 10^7 Infektionsdosen wiesen die Tiere weniger oder keine klinischen Reaktionen auf (schwache Durchfälle und Spontanabgänge) entsprechend dem Grad der Abschwächung des Stammes. Zwei bis vier Tage nach der Vakzination beobachtet man hauptsächlich in den Atmungsorganen (Nasenschleimhaut, Lymphknoten der Lunge) und im Verdauungskanal (Duodenum, Jejunum, Ileum, mesenteralen Lnn.) eine mäßige Virusvermehrung. Bohl teilt mit, daß die Vermehrung des Stammes Purdue 115 auf die hintere Hälfte des Dünndarmes beschränkt sei. Die Vermehrung des Vakzinevirus bewirkt eine Immunität, die sich vom 5. Tag an durch das Auftreten serumneutralisierender Antikörper und durch Resistenz der Tiere bei der Virulenzprüfung äußert.

Trotz der relativ langen Verzögerung des Auftretens der Immunität und praktischer Probleme bietet die aktive Immunisierung des Ferkels interessante Perspektiven, besonders bezüglich der Wirksamkeit des Schutzes in besonderen Situationen (Frühabsetzen, Batterieaufzucht). Bestimmte Parameter jedoch verdienen es, Gegenstand gründlicher Untersuchungen zu sein: Stabilität der Vakzinevirusstämme, Restvirulenz besonders in Gegenwart pathogener Kolibakterien, Dauer der Immunität, Einfluß des Immunitätsstatus der Mutter auf die Entwicklung der aktiven Immunität beim Ferkel.

ZUSAMMENFASSUNG

Die Transmissible Gastroenteritis (TGE) ist eine infektiöse, akute, katarrhalische Enteritis des Schweines, die durch ein sehr ansteckungsfähiges Corona-Virus bedingt wird, das für Tiere im geringen Alter hochpathogen ist. Mittel zur Bekämpfung dieser Krankheit schlugen fehl. Sie ist die Ursache schwerer Verluste in den Zuchtbeständen.

LITERATUR

Bachmann, P. A.; Mayr, A.; Hess, R. G., 1978 – Possibilités d'une vaccination préventive contre la gastroentérite transmissible du porc. Rapport n⁰ 313 bis – XLVIe Session générale du Comité de l'O. I. E. – Paris 22–27 mai

Bohl, E. H., 1975 – Transmissible gastroenteritis. In: Disease of swine, 4th ed. The Iowa State University Press. Ames (USA)

Bohl, E. H.; Saif, L. F., 1975 – Passive immunity in transmissible gastroenteritis of swine: immunoglobulin characteristics of antibodies in milk after inoculating virus by different routes. Infection and immunity 11, 23

Frederick, G. T.; Bohl, E. H.; Cross, R. F., 1976 – Pathogenicity of an attenuated strain of transmissible gastroenteritis virus for newborn pigs. Am. J. Vet. Res., 37, 165

Furuuchi, S.; Shimizu, T.; Kumagai, T., 1975 – Comparison of properties between virulent and attenuated strains of Transmissible gastroenteritis virus. Nat. Inst. An. Hlth. Quart., 15, 159

Furuuchi, S.; Shimizu, Y.; Kumagai, T., 1976 – Vaccination of newborn pigs with attenuated strain of transmissible gastroenteritis virus. Am. J. Vet. Res., 37, 1401

Kaji, T.; Shimizu, Y., 1978 – Passive immunization against transmissible gastroenteritis virus in piglets by ingestion of milk of sows inoculated with attenuated virus. Nat. Inst. An. Hlth. Quart., 18, 43

Kemeny, L. J., 1978 – Isolation of Transmissible gastroenteritis virus from pharyngeal swabs obtained from sows at slaughter. Am. J. Vet. Res., 39, 703

La Bonnardiere, C.; Laude, H., 1981 – High interferon titer in new-born pig intestine during experimentally induced viral enteritis. Infect. Immunity, 32, 28–31

LARSON, D. J.; MOREHOUSE, L. G.; SOLORZANO, R. F.; KINDEN, D. A., 1979 – Transmissible gastroenteritis in neonatal dogs: experimental intestinal infection with transmissible gastroenteritis virus. Am. J. Vet. Res. 40, 477
LAUDE, H.; GELFI, J.; AYNAUD, J. M., 1981 – In vitro properties of low and high passaged strains of transmissible gastroenteritis of swine. Am. J. Vet. Res., 47, 447–449
METZGER, J. J.; AYNAUD, J. M., 1978 – Réactions immunitaires et protection du porcelet contre les infections diges tives. Application à la Gastroentérite transmissible du porc. Journées de la recherche porcine en France, 289–306
MOON, H. W., 1978 – Mechanisms in the pathogenesis of diarrhea: a review. J. Am. Vet. Med. Assoc., 172, 443
PENSAERT, M.; ANDRIES, K.; DE ROOSE, P., 1978 – Vaccination trials in experimental and field sows using an attenuated transmissible gastroenteritis virus. Rapport n° 300 – XLVIe session générale du Comité der l'O. I. E., Paris 22–27 mai
SAIF, L. J.; BOHL, E. H., 1979 – Passive immunity in Transmissible gastroenteritis of swine: immunoglobulin classes of milk antibodies after oral-intranasal inoculation of sows with a live low celle culturepassaged virus. Am. J. Vet. Res., 40, 115
SHIMIZU, M.; SHIMIZU, Y.; KODAMA, Y., 1978 – Effects of ambient temperatures on induction of transmissible gastoenteritis in feeder swine. Infection and immunity 21, 747
SHIMIZU, M.; SHIMIZU, Y., 1979 – Lymphocyte proliferative response to viral antigens in pigs with transmissible gastroenteritis virus. Infection and immunity 23, 239
TOMA, B.; VANNIER, PH; AYNAUD, J. M., 1978 – Enquête épidémiologique sur la Gastroentérite transmissible du porc en Franc. Rec. Med. Vet., 154, 853
VANNIER, PH.; TILLON, J. P.; AYNAUD, J. M.; MALLORY, L., 1977 – Gastroentérite transmissible du porc: application de la séroneutralisation au diagnostic et à l'épidémiologie de la maladie. Rec. Med. Vet., 153, 103
WOODS, R. D., 1978–A small plaque variant transmissible gastroenteritis virus. J. Am. Vet. Med. Assoc., 172, 643
WOODS, R. D.; PEDERSEN, N. C., 1979 – Cross protection studies between feline infectious peritonitis and porcine transmissible gastroenteritis viruses. Vet. Microbiol., 4, 11

Gastroenteritis durch Rotavirus

G. CORTHIER

1972 haben LECCE und COALSON eine Form des nichtbakteriellen Ferkeldurchfalls beschrieben, der stark an die TGE erinnerte. (Das für die TGE verantwortliche Virus ist ein Corona-Virus.) Dieses Syndrom ist durch eine Periode des Erbrechens gekennzeichnet. An diese schließt sich profuser Durchfall an, der oft die Entwässerung und den Tod des Tieres nach sich zieht. Eine Infektion mit TGE-Virus hat man jedoch nicht feststellen können. Später konnten verschiedene Arbeitsgruppen (WOODE und BRIDGER, 1974; WILLIAMS, 1975; WOODE u. a., 1976; LECCE, KING und MOCK, 1976) im Darminhalt an Diarrhoe erkrankter Ferkel ein einem Reovirus ähnelndes Virus entdecken. In Analogie mit den für Durchfälle beim Menschen und den Haustieren in Frage kommenden Viren wurde dieses Virus in die Gruppe der Rotaviren eingeordnet (FLEWETT u. WOODE, 1978; MC NULTY, 1978). Diese Infektionen durch Rotavirus beschränken sich nicht nur auf Schwein und Kalb; sie sind bei zahlreichen anderen Tierarten beobachtet worden: Schaf, Ziege, Pferd, Kaninchen, Hund, Katze, Maus und auch beim Menschen. Es ist die Bedeutung der Interspezies-Infektionen, die das große Interesse des Rotavirus z. Z. erregt.

Unserer Kenntnis nach gibt es kein Land, wo man das Rotavirus nach korrekter Untersuchung nicht gefunden hätte. Die geographische Verbreitung des Erregers ist also sehr groß. Man teilte jedoch mit, daß Durchfälle durch Rotavirus vor allem in Ländern mit gemäßigtem Klima beobachtet werden. Eine in Frankreich 1978 durchgeführte Erhebung hat ergeben, daß mehr als 80 % der Schweine Antikörper besaßen (CORTHIER, VAUTHEROT, und VANNIER, 1979). In 10 von 42 Herden mit Durchfall wurde das Virus nachgewiesen.

ERREGER

Morphologie, physikalische und chemische Eigenschaften

Das Rotavirus ist ein der Gruppe der Reoviren nahestehendes Virus. Die Viruspartikel haben einen Durchmesser von etwa 65 nm. Sie besitzen eine doppelte Proteinschicht mit Strukturelementen (Kapsomeren). Entsprechend einer ikosaedrischen Symmetrie sind sie deutlich unterteilt. Das Virus besitzt keine Hülle.
Das Genom besteht aus einer zweisträngigen segmentierten Ribonukleinsäure. Es wurden zwei Typen der Partikeldichte von 1,36 und 1,38 festgestellt. Scheinbar entsprechen der er-

stere dem kompletten und infektiösen Virus, während der zweite Virionen gleicht, die die Außenhülle verloren haben und daher wenig oder gar nicht infektiös sind.
Das Virus ist bei pH 3 stabil und gegenüber Temperatur relativ stabil.

Anzucht

Trotz der Anwesenheit großer Mengen Viruspartikel in den Fäzes infizierter Tiere passen sich die Rotaviren an Zellkulturen außerordentlich schwer an. Rotavirusanzüchtung beim Rind hat bis jetzt die zufriedenstellendsten Resultate ergeben. Rotavirus vom Schwein kann sich in einer Schweinenieren-Zellinie PK_{15} vermehren, aber nur ein kleiner Prozentsatz Zellen ist infiziert. Dieser kann erhöht werden, wenn die Impfdosis vor der Beimpfung der Kulturen mit Trypsin oder Pankreatin behandelt wird (THEIL, BOHL und AGNÉS, 1977).

Pathogenität und Immunogenität

Das Kulturvirus oder aus dem Fäzes isolierte Virus kann lebend oder inaktiviert auf verschiedene andere Tierarten (Schweine, Schafe, Kaninchen, Meerschweinchen) übertragen werden und eine Antigenkörperbildung auslösen. Die Gewinnung spezifischer Seren von Rotavirus ist durch die Bedeutung latenter Infektionen erschwert.

KLINISCHE UNTERSUCHUNG

Pathogenese

Die Infektion des Schweines mit pathogenem Rotavirus äußert sich in einer Zerstörung von Darmepithelzellen, die der bei der TGE beschriebenen ähnelt.

Klinik

Die bei einer Infektion mit Rotavirus beobachteten klinischen Anzeichen können von einem Bestand zum anderen in Abhängigkeit vom Betriebstyp, der Immunitätslage des Bestandes und evtl. bakteriellen oder viralen Superinfektionen variieren. Beim Schwein äußert sich die Infektion mit Rotavirus sehr oft in profusem Durchfall, der zu Wasserverlust führt. Die Sterblichkeit schwankt zwischen 7 und 20 %. Nach einer Inkubationszeit von 16 bis 30 h beobachtet man einen starken Durchfall brauner Farbe. Danach sehen die Fäzes wie ein Gemisch aus koagulierter Milch und einer klaren Flüssigkeit hellgelber Farbe aus. Erbrechen wird selten beobachtet (BOHL u. a., 1978).
Wurden in Frankreich Ferkel ohne Kolostrum mit Stämmen des isolierten Rotavirus infiziert, verendeten die Tiere drei bis vier Tage danach (CORTHIER, COHEN und SCHERRER, 1980).

Epidemiologie

• *Prädisponierende Ursachen*
Die Rotavirus-Durchfälle werden besonders in Ländern mit gemäßigtem Klima und vor allem im Winter beobachtet. Das Alter der Tiere hat einen großen Einfluß auf die Schwere der Erkrankungen. Im Hinblick auf Erkrankungsbereitschaft und Sterblichkeit werden die Ferkel während der ersten beiden Lebenswochen und beim Absetzen als sehr empfänglich angesehen. Wir haben jedoch auch Mastschweine und tragende Sauen beobachtet, die als Syndrom Durchfall hatten und erhebliche Mengen Rotavirus ausschieden, wobei Coronavirus nicht festgestellt werden konnte. Das Vorliegen von Bakterien und vielleicht eine Talfanvirus-Infektion kann die Schwere des Syndroms erhöhen (WOODE und CRAUCH, 1978).

• *Erkrankungsperioden*
Das Vorkommen von durch Rotaviren im gleichen Schweinebestand verursachten Durchfallszyklen wurde beschrieben (LECCE, KING und DORSEY, 1978). Dieses Phänomen wurde in einem Abferkelstall mit Ferkeln unterschiedlichen Alters beobachtet. Alle zehn Tage wurden im Rhythmus neue Würfe geboren. Fünf Wochen nach der ersten sanitären Räumung trat bei den ältesten Ferkeln ein

leichter Durchfall auf. Von der fünften zur siebenten Woche wurde eine größere Anzahl Tiere von schwereren Gesundheitsstörungen befallen. Zwischen der siebenten und der neunten Woche begannen alle neuhinzugekommenen Ferkel im Alter von 3 bis 5 Tagen zu erbrechen, und 50 % verendeten im Alter von 15 Tagen an Durchfall. In der neunten Woche des Zyklus erkrankten die Ferkel klinisch im Alter von 2 bis 4 Tagen und verendeten im Alter von 10 Tagen. In den flüssigen Ausscheidungen konnte man 10^9 Partikel Rotavirus/ml nachweisen.

Jetzt wurde der Abferkelstall geräumt und gereinigt; die sanitäre Räumung erfolgte innerhalb einer Woche. Es wurden von neuem Schweine zugeführt und in der fünften Woche begann der Zyklus wieder. Über einen Zeitraum von zwei Jahren wurde dieser Zyklus sechsmal beobachtet. Die Autoren deuten dieses Phänomen als eine permanente Infektion. Bei der Zufuhr junger Tiere ohne passive Immunität traten stärkere klinische Anzeichen auf.

• *Übertragungsweg*

Bei einer Durchfallperiode werden große Mengen Rotavirus (10^8 bis 10^{10} Viruspartikel/g) in den Fäzes ausgeschieden (LECCE, KING u. DORSEY, 1978). Der Kontakt der Schweine mit Kot ist der wichtigste Ansteckungsweg. Neben dem müssen aber noch andere, nicht beschriebene Wege bestehen, die besonders bei Interspezies-Infektionen zu berücksichtigen sind.

Die Infektionen mit Rotavirus kommen bei vielen Tierarten und dem Menschen vor. Bestimmte dieser Viren können das Schwein anstecken, z. B. das Rotavirus des Rindes. Die von Rind, Fohlen oder Lämmern isolierten Ferkel, die mit Rotavirusstämmen infiziert worden sind, blieben klinisch gesund (histologische Untersuchungen des Dünndarmes sind jedoch nicht durchgeführt worden). Die infizierten Ferkel scheiden das Virus aus und bilden dann Antikörper. Die Gefahr selbst einer nichtpathogenen Virusausscheidung darf nicht unterschätzt werden. Es ist möglich, daß diese für das Schwein anfangs nichtpathogenen Stämme nach mehreren aufeinanderfolgenden Passagen für junge Ferkel pathogen werden können. Dieses Phänomen wurde beim Kalb nach vier Passagen mit humanem Rotavirus beobachtet (MEBUS, u. a., 1976).

BEKÄMPFUNG DER KRANKHEIT

Diagnostik

• *Klinisches Diagnostik*

Die typische, klinische Form wurde bereits beschrieben. Sie kommt den durch die TGE verursachten Störungen sehr nahe, obwohl die Krankheitserscheinungen oft weniger intensiv sein können. Diese Analogie gestattet die Stellung dieser klinischen Diagnose nicht.

• *Labordiagnose*

Eine serologische Diagnose kann wegen der Häufigkeit serologisch positiver Ergebnisse bei scheinbar gesunden Tieren nicht durchgeführt werden. Für die Diagnostik stützt man sich auf die Virusuntersuchung in fäkalen Materialien mit verschiedenen Methoden. So gestattet es die Elektronenmikroskopie, das Virus, dessen Morphologie spezifisch ist, zu identifizieren. Eine Untersuchung des Virus durch Immunfluoreszenz in Kotausscheidungen oder in Gewebedünnschichten von Darmmaterial wurde ebenfalls durchgeführt. Die z. Z. empfindlichste und brauchbarste Technik scheint der ELISA (Enzym-verbundener Immun-Sorptions-Test) zu sein (SCHERRER und BERNARD, 1977).

Prophylaxe

Es ist klar, daß sanitäre Maßnahmen geeignet sind, die Infektionen beim Schwein einzuschränken. Allerdings reichen diese Maßnahmen nicht aus (Zyklen der Krankheit). Außerdem kann man selbst in SPF-Beständen oder dort, wo besondere Vorsichtsmaßnahmen ergriffen sind, bei bestimmten Tieren serologisch positive Reaktionen feststellen. Unter Berücksichtigung der Häufigkeit der Infektionen und der Ansteckung zwischen den Tierarten ist eine auf der Schlachtung infizierter Schweine beruhende sanitäre Prophylaxe unmöglich. Es bietet sich eine medizinische Prophylaxe an. Ein passiver Schutz kann erzielt werden, indem man Ferkeln vom Schwein gewonnenes Rotavirusserum verabreicht, oder indem man junge Tiere mit dem Kolostrum gegen Rotavirus immunisierter Rinder versorgt. Diese Methoden haben den Nachweis der Rolle der Schutzwirkung passiver Immunität erbracht, sind aber in der Praxis nicht anwendbar.

Eine Rotavirus-Vakzine beim Schwein gibt es z. Z. nicht. Das Problem der Vakzine-Herstellung wird durch Interspezies-Infektionen kompliziert. Daher muß man die Entwicklung einer polyvalenten Vakzine, die das Ferkel gegen Rotavirusinfektionen des Schweines, des Rindes (Kalb), des Schafes (Hammel) und des Pferdes (Fohlen) sowie des Menschen zu schützen imstande ist, ins Auge fassen (Beim Menschen kennt man schon 2 Serotypen). Zuvor sind Untersuchungen über evtl. Kreuzreaktionen durchzuführen.

ZUSAMMENFASSUNG

Die Rotavirus-Infektionen sind bei Schwein, Mensch und zahlreichen Tierarten häufig. Die bei Ferkeln beobachtete Gastroenteritis ähnelt in ihrem Auftreten der TGE. Die Diagnose kann nur im Labor gestellt werden. Derzeit gibt es keine Vakzine.

LITERATUR

BOHL, E. H.; KOHLER, E. M.; SAIF, L. J.; CROSS, R. F.; AGNES, A. G.; THEIL, K. W., 1978 – Rotavirus as a cause of diarrhea in pigs. J. Amer. Vet. Med. Ass., 172, 458

CORTHIER, G.; COHEN, J.; SCHERRER, R., 1980 – Isolation of pig rotavirus in France: identification and experimental infections. Ann. Rech. Vet., 11, 45–48

CORTHIER, G.; VAUTHEROT, J. F.; VANNIER, P., 1979 – Mise en évidence sérologique d'infections à rotavirus au sein de l'élevage porcin francais (région de Bretagne). Ann. Rech. Vet., 10, 65

FLEWETT, T. H.; WOODE, G. N., 1978 – The rotaviruses. Arch. Virol., 57, 1

LECCE, J. G.; COALSON, J. A., 1972 – Abstr : Annual Meeting American Society Microbiology, 292, 234

LECCE, J. G.; KING, M. W.; DORSEY, W. E., 1978 – Rearing regimen producing piglet diarrhea (rotavirus) and its relevance to acute infantile diarrhea. Science, 199, 776

LECCE, J. G.; KING, M. W.; MOCK, R., 1976 – Reovirus like agent associated with fatal diarrhoea in neonatal pigs. Infect. Immun., 14, 816

MC NULTY, M. S., 1978 – Rotaviruses. J. Gen. Virol., 40, 1

MEBUS, C. A. et al., 1976 – Diarrhoea in gnotobiotic calves caused by the reovirus-like agent of human infantile gastroenteritis. Infect. Immun., 14, 471

RODGER, S. M.; CRAVEN, J. A.; WILLIAMS, I., 1975 – Demonstration of reovirus-like particles in intestinal contents of piglets with diarrhoea. Austral. Vet. J., 51, 536

SCHERRER, R.; BERNARD, S., 1977 – Application d'une technique immunoenzymatique (ELISA) à la détection d'un rotavirus bovin et des anticorps dirigés contre lui. Ann. Microbiol., 128, 499

THEIL, D. W.; BOHL, E. H.; AGNES, A. G., 1977 – Cell culture propagation of porcine rotavirus (reovirus-like agent). Amer. J. Vet. Res., 38, 1765

WOODE, G. N.; BRIDGER, J. C., 1974 – Causes of piglet enteritis. Vet. Rec., 95, 71

WOODE, G. N.; BRIDGER, J.; HALL, G. A., JONES, J. M., JACKSON, G., 1976 – The isolation of reovirus-like agents (rotaviruses) from acute gastroenteritis of piglets. J. Med. Microbiol., 9, 203

WOODE, G. N.; CROUCH, G. F., 1978 – Naturally occuring and experimentally induced rotaviral infections of domestic and laboratory animals. J. Am. Vet. Med. Ass., 173, 522

Salmonellose

L. RENAULT

Es handelt sich um eine Infektionskrankheit, die Menschen und Tiere befallen kann und durch Salmonella-Bakterien verursacht wird. Diese befinden sich im Darmmilieu und sind für Verdauungs- und Genitalerkrankungen verantwortlich. Sie werden auf oralem Wege übertragen. Ihre Entdeckung 1885 durch SALMON in den USA brachte dem Erreger den Namen *Salmonella cholerae suis*. Er kommt auf der ganzen Welt vor. Paradoxerweise kommt im Vergleich zur Situation in Großbritannien, Belgien, den Niederlanden und der BR Deutschland in Frankreich die Salmonellose beim Schwein nur wenig vor. Sie bleibt jedoch ein Anlaß zur Besorgnis, denn sie kann sich in Mastbeständen ausbreiten und stellt wegen der Lebensmittelvergiftungen immer eine potentielle Gefahr auch für den Menschen dar.

ERREGER

Die Salmonellen gehören zur Familie der Enterobakteriacea. Sie sind gramnegativ, be-

weglich, aerob wachsend, entwickeln sich auf einfachen Nährmedien, bauen über den Fermentstoffwechsel Glukose ab, aber praktisch keine Laktose. Durch Anreicherungsverfahren mit Selenit oder Tetrathionat wird ihre Isolierung erleichtert, ausgenommen die gegen diese Antiseptica empfindliche *Salmonella cholerae suis*. Die Salmonellen werden durch Kälte stabilisiert, ohne zerstört zu werden und sind gegen Hitze (einige Minuten bei 56 °C) und gegen Antiseptica empfindlich.
Ihre Klassifikation erfolgt nach dem KAUFFMANN-WHITE-Schema und beruht auf ihrer Antigenstruktur, die hauptsächlich umfaßt:
- ein somatisches O-Antigen, das mit einer Polysaccharidfraktion der Zellwand korrespondiert, und von dem 65 Faktoren bekannt sind.
  Bestimmte dieser O-Antigene gehören zu mehreren Salmonellen und gestatten es, sie in Gruppen zu ordnen, wie 6,7 für die Gruppe C;
- ein Geißel-Antigen H, von eiweißartiger Natur, in einer nicht spezifischen Phase durch Ziffern und in einer spezifischen Phase mit Buchstaben bezeichnet : So gehört *Salmonella cholerae suis* zum Serotyp 6,7 c: 1,5; und die Varietät KUNZENDORF (europäisch) zum Serotyp: 6,7: – : 1,5, das bedeutet ohne die spezifische Geißelphase c.

Im übrigen sind die Serotypen *Salmonella typhi* und *Salmonella paratyphi C* für Typhus und Paratyphuserkrankungen beim Menschen verantwortlich. *Salmonella dublin* der Rinder hat das Antigen Vi, das mit einem Antigen der Virushülle korrespondiert.
Außer an diese Antigene ist die Pathogenität besonders an das Endotoxin gebunden, dessen Wirkung auf die Kapillaren die Bildung von Mikrothromben in Form des SCHWARTZMANN-Phänomens auslöst.
Durch Mutation und Transformation glatter S-Kolonien (glatt) in rauhe (Rough) Kolonien können die Salmonellen ihre O-Antigenität und ihre Immunogenität verlieren.
Sie tragen einen lateinischen Namen, der die hauptsächlichsten Merkmale der Krankheit kennzeichnet: *Salmonella cholerae suis, Salmonella typhi suis*; oder den Namen der geographischen Herkunft: *Salmonella london, Salmonella derby*. Sie gehören zu
- bestimmten Spezies, wie beim Schwein *Salmonella typhi suis*;
- ubiquitären Spezies, wie *Salmonella typhimurium*, die bei Menschen und Tieren vorkommen und von einer Tierart auf die andere übertragen werden können.

KLINIK

Unabhängig vom Serotyp kommen 2 Formen der Erkrankung beim Schwein vor, die alimentäre und genitale Form.

Alimentäre Form

Sie tritt folgendermaßen auf:
- *Akute Krankheit*

Die Tiere verenden plötzlich ohne Diarrhoe, nach einer Phase mit Ataxie und Fieber (41 °C), Blutstauung in der Haut. Bei der Sektion liegen unspezifische Veränderungen der Septikämie vor: Enteritis, Schwellung und Durchblutungsstörung der Leber, der Nieren und der Milz.
Die Nieren sind mit zahlreichen, subkapsulären, punktförmigen Blutungen bedeckt. Pneumonieerscheinungen kann man feststellen. Diese Form muß von der klassischen Schweinepest und den Fällen des plötzlichen Herztodes unterschieden werden.

- *Chronische Erkrankung*

Die Tiere haben profusen Durchfall, der manchmal hämorrhagisch ist, bei dem nekrotisierende, diphtheriode Enteritiden auftreten (POHL und THOMAS, 1969).

Die Salmonellose des Verdauungskanals wird hauptsächlich in der Mastperiode bei Tieren von 30 bis 70 kg beobachtet. Erkrankungsrate und Sterblichkeit betragen 5 bis 75 %. Diese, viele Jahre in Frankreich unbekannte Form beginnt häufiger in Erscheinung zu treten.

Genitalform

Sie äußert sich in Aborten, einen Monat bis drei Wochen vor dem Abferkeltermin und in Totgeburten. In Frankreich werden Ausbrüche dieser Erkrankungsform häufiger als die mit Darmsalmonellose beobachtet. Sie treten aber sporadisch auf und verschwinden in kurzer Zeit. Die Häufigkeit beider, im Labor nachgewiesener Formen überschreitet 0,1 bis 1 % der untersuchten Bestände nicht (RENAULT u. a., 1972). *Salmonella typhimurium* wird hauptsächlich, neben anderen weniger häufigeren Typen, wie *Salmonella infantis* und *Salmonella saint paul*, nachgewiesen. Dagegen kam *Salmonella cholerae suis* im Einzugsgebiet des Zentrallabors für Nahrungsmittelhygiene in Paris in den Jahren 1976 und 1977 nicht vor.
Bei der Salmonellose werden die Keime außer von kranken auch von gesunden Tieren übertragen. Die Schweine können diese Bakterien in den Tonsillen, im Darm und den Mesenteriallymphknoten (THOMAS und POHL, 1972) ohne klinische Anzeichen beherbergen.
Tierkörpermehle können ebenfalls eine Infektionsquelle sein, scheinen aber keine hervorragende Rolle zu spielen, wenn man den Mangel an Übereinstimmung zwischen den isolierten Serotypen und den bei klinischen Fällen verantwortlichen und ihre Zerstörung in Futtermitteln für Tiere nach der Hitzebehandlung und Pelletierung berücksichtigt (EDEL u. a., 1974).
Trotz ihrer Empfindlichkeit gegenüber Hitze und Desinfektionsmitteln können die Salmonellen am Stallfußboden, im Tränkwasser und im Staub persistieren. Fliegen und Nagetiere können sie verbreiten oder ihre Überträger sein. Schlechte Bedingungen der Tierhaltung, Transportbelastungen, interkurrente Befallssituationen sowie mangelnde Desinfektion stellen begünstigende Faktoren dar.

BEKÄMPFUNG DER KRANKHEIT

Salmonellen sind gegenüber mehreren Antibiotikagruppen, wie Streptomyzin, Tetrazyklin, Chloramphenicol, Colistin sowie Furazolidon und Sulfamiden empfindlich. Systematische Behandlungsverfahren haben zur Selektion zahlreicher multiresistenter Stämme geführt. Es ist daher wünschenswert, ein Antibiogramm des isolierten Stammes anzufertigen. Trotz der geringen Ausbreitung der Salmonellose beim Schwein sollte man bei der sanitären Prophylaxe nicht vernachlässigen, daß die Infektion oral über die Fäzes zustande kommt. Man sollte darüber wachen, daß
- Ställe, Tränken, Futterkrippen und -tröge gereinigt und desinfiziert werden;
- verschiedene Tierarten, wie Schweine und Geflügel, nicht zusammen gehalten werden;
- zu lange Wege, Überbesetzung und die Zusammenlegung von Tieren verschiedenen Alters bei Mastschweinen vermieden werden;
- Schwankungen der Temperatur, der Luftfeuchtigkeit und der Belüftung bei Zuchttieren ausgeschlossen werden;
- pelletierte Futtermittel bevorzugt eingesetzt und der bakteriologische Status der Tierkörpermehle systematisch kontrolliert werden.

ZUSAMMENFASSUNG

Die Salmonellose ist eine durch Erkrankungen der Verdauungs- und Genitalorgane gekennzeichnete Krankheit. Sie wird durch Salmonellen, im Verdauungskanal des Menschen und der Tiere lebende Bakterien, hervorgerufen, deren Bestimmung auf der Grundlage somatischer (O)- und Geißel (H)-Antigene eine Differenzierung sichert.
Ihre Verbreitung schließt ein Vorhandensein ubiquitärer Spezies ein, wie Salmonella typhi murium beim Schwein, anderen Tierarten und beim Menschen. Bei ihnen rufen sie toxische Futter- und Nahrungsmittel-Infektionen hervor, die vom Fleisch oder Schlachterzeugnissen kranker Tiere stammen.
Beim Schwein tritt die Darmsalmonellose in 2 Formen auf:
- *Akute Erkrankung mit plötzlichen Verendungen nach Fieber und chronische Form mit hämorrhagischen Durchfällen.*
- *Die genitale Form äußert sich als Abort einen Monat vor dem Abferkeln.*

Trotz ihrer z. Z. in Frankreich geringen Häufigkeit stellt die Salmonellose jedoch ständig eine mögliche Gefahr dar.

LITERATUR

EDEL, W.; SCHOTHORST, VAN M.; GUINEE, P. A. M.; KAMPELMACHER, E. H., 1974 – Salmonellas in pigs on farms feeding pellets and on farm feeding meal. Zentralblatt für Bakteriologie, Parasitenkunde, Infektionskrankheiten und Hygiene. Erste Abteilung, 226 A, Heft 3, 314–323

POHL, P.; THOMAS, J., 1969 – La salmonellose aiguë du porc à *Salmonella typhimurium*. Aspects clinique, bactériologique et épizootologique. Ann. Méd. Vét., 1, 34–46

RENAULT, L.; MAIRE, C.; VAISSAIRE, J.; PALISSE, M.; LINDER, T., 1972 – Recrudescence des salmonelloses animales en France. Bilan des années 1961 à 1971. Bull. Acad. Vét., 45, 413–427

THOMAS, J.; POHL, P., 1972 – Cycle des salmonella chez le porc à l'engrais, persönl. Mitteilung

Kolibakteriose

L. Renault

Die Kolibakteriose ist eine infektiöse, kontagiöse, durch *Escherichia coli* hervorgerufene, bei Mensch und Tier auftretende, durch Gastroenteritis gekennzeichnete Erkrankung.
Beim Schwein tritt sie im wesentlichen in folgenden Fällen auf:
- nach der Geburt in einer rein digestiven Form mit einer Erkrankungsrate bis 100 % und einer durchschnittlichen Sterblichkeit von 50 %, bei zwischen 5 und 100 % schwankenden Extremwerten;
- in der Periode des Absetzens in zwei Formen:
- digestiv,
- digestiv und nervös mit Oedemen, einer durchschnittlichen Erkrankungsrate von 50 % und einer Sterblichkeit von 5 bis 50 %.

Die beiden letzteren Formen werden vom Tierhalter oft »Absetzerkrankheit«, »Oedemkrankheit« oder »Anpassungskrankheit« genannt, wenn das Auftreten mit dem Zeitpunkt des Wechsels von der flüssigen Milchnahrung zur Aufnahme fester Futterstoffe zusammenfällt. Kolibakteriose kann man auch bei Ferkeln im Alter von drei Wochen, zum Zeitpunkt der Anämiekrise und bei älteren Schweinen zu Beginn der Mastperiode begegnen. Diese Krankheit herrscht in der ganzen Welt in enzootischer Form, mit heftigen und schwächeren Erkrankungsperioden.

ERREGER

Escherichia coli ist ein sehr bewegliches Bakterium, gramnegativ, aerob, charakterisiert durch den Besitz eines für zahlreiche Zucker enzymatisch aktiven Systems, zu denen besonders die Laktose und die Glukose gehören. 1885 wurde *Escherichia coli* entdeckt. Das Kolonbakterium oder Kolibakterium ist ein normaler Darmbewohner des Menschen und der Tiere.
Um die pathogenen Stämme von den banalen Saprophyten zu differenzieren, reicht es nicht, nur die biochemischen Merkmale bei der Identifizierung zu berücksichtigen; es ist unerläßlich, auf folgende Untersuchungen zurückzugreifen:
- Merkmale der Hämolyse: Etwa 75 % der pathogenen Stämme zerstören die roten Blutkörperchen vom Pferd und Hammel;
- die Antigeneigenschaften.

Jeder *Escherichia-coli-Typ* hat ein somatisches Antigen, das mit dem Buchstaben O bezeichnet wird, und ein Kapselantigen K, zu dem die Hüllantigene B und L und ein eigentliches Kapselantigen A und ein Geißelantigen H gehören. Ebenso wie es eine serologische Klassifikation der Salmonellen gibt, ermöglicht auch eine serologische Klassifikation der Kolibakterien deren Differenzierung.
So ist der am häufigsten in Frankreich für die Kolibakteriose des neugeborenen Ferkels verantwortliche Stamm der Serotyp O 149:K 91 (B), K 88 ac (L):H 10, was bedeutet, daß er folgende Eigenschaften hat:
- das O-Antigen Nr. 149 unter den 157 tatsächlich angeführten somatischen Antigenen;
- die Kapselantigene K Nr. 91 vom Typ B und Nr. 88 vom Typ L unter den 100 Kapselantigenen;
- das Geißelantigen H 10 unter den 56 heute bekannten Antigenen.

Auf diese Art war es chronologisch möglich, die Pathogenität in Verbindung zu bringen
- mit der Existenz verschiedener somatischer Antigene, wie O 78 für die septikämischen Formen, O 8, O 138, O 141 für die Verdauungsformen, O 139 für Oedemkrankheiten;
- mit der Existenz verschiedener Kapselantigene, wie dem gemeinsamen K 88 und spezifischen Antigenen K 85, K 87 oder K 91.

Es ist tatsächlich demonstriert worden, daß die Stämme von *Escherichia coli*, die das gemeinsame Kapselantigen K 88 besitzen, die Merkmale einer akuten Enteritis im Darmligaturtest beim Ferkel erzeugen. Diese versuchsmäßige Reproduktion korrespondiert mit dem Vorhandensein eines Enterotoxins, das aus zwei Fraktionen besteht,
- einer thermolabilen (LT) und einer thermostabilen (ST) (Smith, u. Halls, 1967, 1968);

Tabelle IV/6 Pathogene Serotypen von Escherichia coli beim Schwein (Sojka, 1972)

• *Enteropathogene Gruppen OK (mit Enterotoxin)*
Bei kolibakterieller Diarrhoe, besonders bei Neugeborenen auftretende Stämme (ST + LT)
O 8 : K 87 (B), K 88 a, b, (L)
O 8 : K 87 (B), K 88 a, c, (L)
O 45 : a, c, K »E 65«, K 88 a, c, (L)
O 138 : K 81 (B), K 88 a, c, (L)
O 141 : K 85 a, b, (B), K 88 a, b, (L)
O 147 : K 88 (B), K 88 a, c, (L)
O 149 : K 91 (B), K 88 a, c, (L)

Bei kolibakteriellem Durchfall (ST) weniger auftretende Stämme
O 8 : K »P 16«
O 10 : K »V 50«
O 35 : K »V 79«
O 64 : K »V 142«
O 108 : K »V 189«
O 115 : K »V 165«
O 119 : K »V 113«
O »V 17« (O 116) : K »V 17«

Stämme, die oft bei der Ödemkrankheit und dem kolibakteriellen Durchfall, besonders beim Absatzferkel (ST), auftreten
O 141 : K 85 a, b (B), K 85 a, c (B)
O 141 : K 85 a, c (B)
O 138 : K 81 (B)

• *Nicht enteropathogene OK-Gruppen (ohne Enterotoxine) in Verbindung mit der Ödemkrankheit*
O 139 : K 82
O 45 a, c : K »E 65«

– mit der Fähigkeit, an Darmzotten anzuheften (Arbuckle, 1970).

Sojka konnte 1972 ein Diagnose-Schnellschema (Tab. IV/6) vorschlagen, womit Stämme mit Enterotoxinen identifiziert werden konnten,
– die häufig im kolibakteriellen Durchfall des neugeborenen Ferkels vorkamen, das Kapselantigen K 88 und die beiden Fraktionen des Enterotoxins LT und ST besaßen;
– die weniger häufig vorkamen, ohne gemeinsames Kapselantigen K 88 und nur mit der Fraktion ST des Enterotoxins;
– das gleichzeitige Auftreten der Oedemkrankheit und des kolibakteriellen Durchfalls der Absatzferkel mit der ST-Fraktion des Enterotoxins;
– die Stämme ohne Enterotoxin, die beim Absatzferkel auftreten.

Die Immunogenität dieser verschiedenen pathogenen Stämme hängt von ihrer Antigenstruktur und dem Vorhandensein verschiedener Fraktionen von Enterotoxinen ab.

KLINIK

• *In den ersten acht Lebenstagen*
Die kranken Ferkel zeigen profusen Durchfall, gelb oder grau mit Anzeichen von Exsikkose, manchmal Erbrechen und Zittern. Besonders häufig ist die Krankheit in den drei ersten Lebenstagen und am 8. Lebenstag. Die schnell eintretende Sterblichkeit kann sehr erheblich sein. Verendungen stehen mit einem Wasserverlust und einer akuten Blutstauung im Verdauungskanal in Zusammenhang, sehr selten mit einer hämorrhagischen Gastroenteritis. Der mit Milch gefüllte Magen scheint durchsichtig dunkelrot, ebenso weist der brüchig gewordene Dünndarm einen gelblichen, flüssigen Inhalt auf. Das Mesenterium und die Gekröselymphknoten sind unter Blutstauung geschwollen. In Fällen septikämischer Komplikationen treten Erscheinungen einer Epicarditis, Endocarditis sowie Durchblutungsstörungen von Nieren und Milz und selbst Polyarthritis hinzu.

Zu dieser sehr häufigen Form gehören praktisch immer enteropathogene Stämme, die das gemeinsame Kapselantigen K 88 und die thermolabile Fraktion (LT) des Enterotoxins besitzen, wie O 149 : K 91 und K 88; O 147 : K 89 und K 88 sowie O 138 : K 81 und K 88 (Renault u. a., 1975).

Diese Krankheit muß von der Transmissiblen Gastroenteritis (TGE) abgegrenzt werden. Deren Sterblichkeit erreicht in der ersten Lebenswoche der Ferkel 100 %, und die Entwicklung im Bestand verläuft viel schneller. So ist es auch mit dem Erbrechen und dem Kümmern. Darüber hinaus ist es möglich, daß die Ferkel gleichzeitig an TGE und Kolibakteriose erkrankt sind.

• *In der Periode des Absetzens*
Ob es mit 3, 5 oder 8 Wochen stattfindet, die Erkrankungen treten nach ca. 8 Tagen auf. Die Ferkel können plötzlich verenden oder sie bekommen Durchfall, mit und ohne Anzeichen eines Ödems. Bei der Ödemform sind die Augenlider geschwollen, die Tiere weisen zentralnervöse Störungen auf und stoßen auf grund des Glottis-Ödems charakteristische verhaltene Schreie aus. Die Sterblichkeit kann im Durchschnitt 20 % betragen. Die Veränderungen bei der ausschließlichen Enteritisform stimmen mit denen der Kolibakteriose des neugeborenen Ferkels genau überein.

Bei der Ödemkrankheit im histopathologischen Sinne, die in Frankreich viel weniger häufig ist (5 bis 15 % der gesamten Koliinfektionen beim Absetzen), kann die Magenwand durch ein Ödem noch beträchtlich verdickt sein.

Aber allgemein ist mehr das Spiralkolon betroffen; das Übergreifen des Ödems auf das Mesenterium verleiht dem Dickdarm das Aussehen eines Seidenkokons.

Mit diesem Alter korrespondieren die isolierten pathogenen Stämme (Renault u. a., 1976):
– zu etwa einem Viertel bis zu einem Drittel enteropathogene Stämme mit dem gemeinsamen Kapselantigen K 88; sie sind mit de-

nen identisch, die bei der Kolibakteriose des Ferkels bei der Geburt auftreten;
- ausnahmsweise mit nichtenteropathogenen, klassischen Stämmen, die bei der Ödemkrankheit beschrieben wurden: O 139, K 82, O 45, KE 65;
- seltener mit enteropathogenen Stämmen, die nur die Fraktion ST des Enterotoxins besitzen: O 141:K 85; O 138:K 81; oder mit Stämmen ohne Enterotoxin, die zu verschiedenen somatischen Gruppen gehören.

Das Vorkommen nervöser Störungen bei der ödematösen Form zwingt zur Abgrenzung von Virusinfektionen, wie Aujeszky'sche Krankheit, und bakteriellen, wie der Streptokokken-Infektion.

Pathogenese

Bei der Neugeborenenerkrankung ist ein vermehrtes Auftreten am Ende des Winters bekannt. Die Keimübertragung erfolgt bei der Neugeborenenerkrankung von den erwachsenen Tieren, Ebern und Sauen, und von den Ferkeln selbst in der Periode des Absetzens. Aber die Verbreitung pathogener Stämme ist ungleichmäßig. Bestimmte Bestände und Tiere sind stärker betroffen, andere nicht. Hieraus erklärt sich die Unregelmäßigkeit des Auftretens dieser Erkrankungen. Außerdem können im gleichen Bestand die pathogenen Stämme von einer Jahreszeit zur anderen im Serotyp wechseln.

Außer den hochgradig virulenten, beim Schwein selteneren Stämmen, die imstande sind, gleich eine Septikämie auszulösen, wird die Pathogenität der Mehrzahl der Stämme durch zahlreiche, ihre Vermehrung im Verdauungskanal begünstigende Faktoren bestimmt. Nach der Geburt sind es fehlende Wärme, Mangel oder Verarmung an Antikörpern in der Milch, die eine Unterbrechung der Darmperistaltik und den Ausfall des lokalen Immunschutzes bewirken. Beim Absetzen sind es verspätete und extreme Futterumstellung, Tränkwassermängel, der Abbruch der Milchimmunität und damit das Fehlen eines lokalen Schutzes, die eine Störung des Gleichgewichtes in der Darmflora hervorrufen.

Die Entstehung der Krankheit umfaßt mehrere Phasen (Nielson u. a., 1968):
- Ansteckung mit einem pathogenen Stamm,
- Vermehrung im Dünndarm,
- Bildung von Toxinen sowie
- klinisches Erkranken.

In der Phase der Vermehrung ermöglicht das Vorhandensein des gemeinsamen Kapselantigens diesen Stämmen das Anhaften an den Darmzotten. Diese Vermehrungsphase erweist sich als unerläßlich, wenn enterotoxinogene Stämme nicht imstande sind, sich im Darm zu vermehren, die Krankheit experimentell hervorzurufen. Die verschiedenen Formen der Kolierkrankung sind danach durch folgende Wirkungen bestimmt:
- durch ein Endotoxin, das einen raschen, nicht tödlichen Durchfall durch seine Lipopolysaccharidfraktion und nervöse Störungen durch seine neurotoxische, auch Vasotoxin genannte Fraktion hervorruft;
- durch die Fraktion ST als Enterotoxin, die einen frühen, nicht tödlichen Durchfall hervorruft. Durch die Fraktion LT werden ein langsamer, aber tödlicher Durchfall bedingt und hypersekretorische Phänomene infolge einer Aktivierung der cAMP-Zyklen ausgelöst;
- durch Endotoxin und Enterotoxine, durch die im Falle einer stärkeren Bildung von Enterotoxin als von Neurotoxin Durchfall, im umgekehrten Falle die Ödemform entsteht.

BEKÄMPFUNG DER KRANKHEIT

Die Kolibakteriose wird mit verschiedenen Antibiotika behandelt, wobei vorher die Empfindlichkeit der Stämme des betreffenden Betriebes zu testen ist.

Sanitäre Prophylaxe

Für die Verringerung der Keimdichte der pathogenen Stämme ist eine sanitäre Prophylaxe unerläßlich. So

- sind keine Zuchttiere unkontrolliert zuzuführen;
- sind die Sauen vor dem Abferkeln zu waschen;
- ist das Abferkeln in Einzelboxen und Abferkelabteilungen vorzunehmen;
- sind Reinigung, Desinfektion sowie sanitäre Räumung der Abferkelbuchten und Mastställe nach jeder Abferkelgruppe und jeder Charge von Mastschweinen sicherzustellen. Escherichia coli ist, wie andere Enterobakterien, ein gegenüber Hitze, Licht und Desinfektionsmittel empfindlicher Keim;
- ist das Wohlbefinden der Tiere durch Einstreu, Heizung der Ferkelställe, optimale Belegungsdichten bei Mastschweinen, Belüftung zu verbessern;
- die Qualität des Futters der Sauen und Ferkel (Vitamin-A- und Eisenversorgung), der Ferkel nach der Geburt (Starterfutter und fortlaufende Versorgung) sowie
- die Qualität des Tränkwassers; Temperatur, Menge, bakteriologische und chemische Qualität, zu prüfen.

Sie kann auch darin bestehen, daß
- durch Hysterektomie SPF-Ferkel gewonnen werden
- oder Ferkel nach Resistenz selektiert werden auf Grund des Vorhandenseins eines rezessiven Gens, das das Nichthaften an den Darmzotten und so die Resistenz gegen die Krankheit reguliert (Sellwood u. a., 1974).

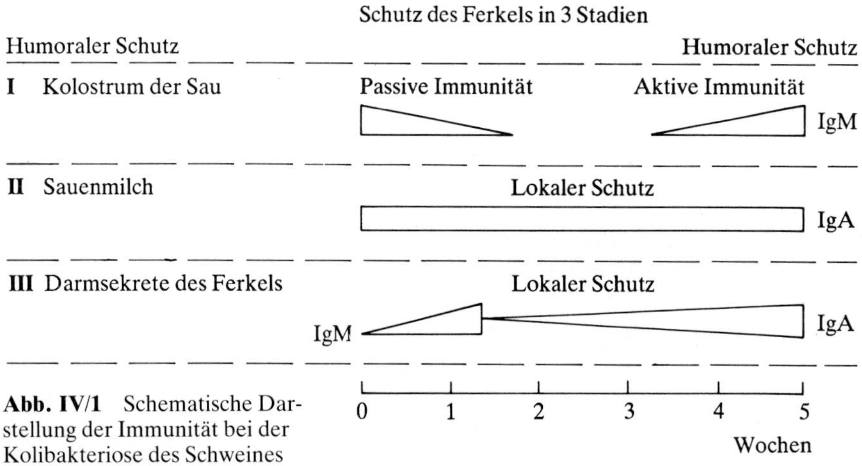

Medizinische Prophylaxe

Sie besteht in der Erhöhung der Widerstandsfähigkeit der Tiere durch Vakzinierung der Ferkel und Sauen. Der Erfolg hängt von der Gleichzeitigkeit der Maßnahmen mit der o. a. sanitären Prophylaxe ab.

- *Nach der Geburt*

Der Schutz der Ferkel wird durch die Vakzination der Sauen erreicht, die einen passiven Schutz humoral durch Kolostrum und Milch bildet (Porter, 1973) (Abb. IV/1):
- entweder mit inaktivierten, mit Adjuvans versehenen, handelsüblichen Vakzinen, die klassische Stämme vom Typ O 149, K 91, K 88 enthalten, oder Autovakzinen auf der Grundlage pathogener oder weniger häufiger enteropathogener Stämme, unter der Bedingung, daß unbedingt zwei Impfungen, z. B. einen Monat und 15 Tage vor dem Ferkeln, stattfinden;
- oder mit Hilfe eines Enterotoxins, besonders der Fraktion LT, durch die Applikation einen Monat vor dem Abferkeln (Dobrescu u. a., 1975);
- oder mit dem gereinigten Antigen K 88 (Rutter und Jones, 1973; Nagy u. a., 1979);
- oder mit der Fraktion LT des Enterotoxins und dem gereinigten Antigen K 88 (Storm, 1978).

Ein im Darm des Ferkels lokal wirksamer Schutz könnte durch orale Verabreichung von Stämmen erzielt werden, in den ersten Stunden nach der Geburt, die das Antigen K 88 zur Anhaftung an die Zotten besitzen, ohne Enterotoxine zu bilden.

- *In der Periode des Absetzens*

Ein lokaler intestinaler, aktiver Schutz des Ferkels wird versucht

Abb. IV/1 Schematische Darstellung der Immunität bei der Kolibakteriose des Schweines (nach Porter, 1973)

- durch die Vakzinierung des Ferkels mittels zwei Injektionen im Alter von 8 bis 10 Tagen und beim Absetzen unter dem Aspekt, daß die Tiere Antikörper nur zum lokalen Schutz (IgA) erst ab vier und fünf Wochen bilden (Abb. IV/1).

Im übrigen ist es vorzuziehen, Sauen mit bakteriellen Vakzinen zu impfen, damit sich die durch das Kolostrum übertragene sowie durch die Muttermilch gewährte passive Immunität nicht mit der aktiven Immunität des Ferkels überschneidet. Im Falle der Beteiligung klassischer, enteropathogener Stämme (O 149: K 91, K 88; O 138:K 81) oder pathogener Stämme der Ödemkrankheit (O 139:K 82) können handelsübliche, inaktivierte Vakzinen oder solche der neuen Generation auf der Grundlage von Enterotoxin und gereinigtem Antigen K 88 verwendet werden.

Für den Fall der Beteiligung weniger häufiger enteropathogener Stämme (O 141:K 85) sind Autovakzinen zu empfehlen:

- In Form von Endotoxinen und abgetöteten Mikroben, die dem Ferkel oral 15 Tage vor und 10 Tage nach dem Absetzen verabreicht werden, um einen lokalen, aktiven, direkten Schutz zu bekommen (Porter, 1973).

ZUSAMMENFASSUNG

Die Koliinfektion des Schweines ist eine sehr häufige und sehr schwere Erkrankung des Verdauungskanals, der man nach der Geburt und in der Periode des Absetzens begegnet.
Sie wird von Escherichia coli, einem normalen Darmbewohner des Menschen und der Tiere, hervorgerufen.
Zur Differenzierung der pathogenen Stämme muß man die Merkmale ihrer Antigene und der Hämolyse beachten.
Der Ausbruch der Krankheit wird durch zahlreiche, die Vermehrung pathogener Stämme fördernde Faktoren, wie fehlende Heizung und Antikörperarmut der Muttermilch bei der Geburt, ein verspätetes Angebot von Beifutter, unzureichende Tränken und Wegfall der Immunität beim Absetzen bedingt.
Die Differenziertheit klinischer Formen scheint das Ergebnis der Wirkungsweise von Toxinen zu sein: Das Enterotoxin und seine thermolabile Fraktion (LT), deren Bildung durch das Anhaften des Antigens K 88 an den Darmzotten gefördert wird, wären für die Kolibakteriose des neugeborenen Ferkels verantwortlich; das Enterotoxin und seine thermostabile Fraktion (ST) für die enterale Koliinfektion des Absatzferkels; das Endotoxin und seine neurotoxische Fraktion für die nervöse und ödematöse Form beim Absetzferkel.
Außer der Antibiotikabehandlung der Sauen und Ferkel muß die Bekämpfung der Kolibakteriose stets die sanitäre Prophylaxe berücksichtigen, um die Dichte der pathogenen Keime in der Umgebung und im Verdauungskanal der Tiere zu verringern.
Die medizinische Prophylaxe besteht entweder darin, die Sauen mit bakteriellen Vakzinen, Enterotoxin oder Antigen K 88 zu impfen, um die Ferkel zu schützen, oder man impft die Ferkel in der Periode des Absetzens mit bakteriellen Vakzinen oder durch die orale Verabreichung abgetöteter Mikroben und Endotoxine.

LITERATUR

Arbuckle, J. B. R., 1970 – The location of Escherichia coli in the pig intestine. J. Med. Microbiol., 3, 333–340

Dobrescu, L.; Derijke, J.; Huygelen, C.; Soontjens, J.; Hoorens, J., 1975 – Protection of piglets against neonatal E. coli enteritis by immunization of the sow with a vaccine containing heat-labile enterotoxin LT. 3rd International Congress International Pig Veterinary Society, Lyon, G 34

Nagy, L. K.; Bhogal, B. S.; Mc Kenzie, T., 1979 – Duration of antiadhesive and bacterial activities of milk from vaccinated sows on E. coli 0149 in the digestive tract of piglets during the nursing period. Res. Vet. Sci., 27, 289–296

Nielsen, N. O.; Moon, H. W.; Roe, W. E., 1968 – Enteric colibacillosis in swine. J. A. V. M. A., 153, 1590–1606

Porter, P., 1973 – Intestinal defence in the young pig. A review of the secretory antibody systems and their possible role in oral immunization. Vet. Rec., 92, 658–664

Renault, L.; Le Bourhis, E.; Maire, C.; Vaissaire, J., 1975 – Enquête sur la colibacillose du porcelet nouveau-né. Bull. Acad. Vét., 48, 397–403

Renault, L.; Le Bourhis, E.; Maire, C.; Vaissaire, J., 1976 – Enquête sur la colibacillose du porcelet au moment du sevrage. Bull. Acad. Vét., 49, 231–236

Rutter, J. M.; Jones, C. W., 1973 – Protection against enteric disease caused by Escherichia coli. A model for vaccination with a virulence determinant. Nature, 242, 531–532

Sellwood, R.; Gibbons, R. A.; Jones, G. W.; Rutter, J. M., 1974 – A possible basis for the breeding of pigs relatively resistant to neonatal diarrhoea. Vet. Rec., 95, 574–575

Smith, H. W.; Halls, S., 1967 – Studies en Escherichia coli enterotoxin. J. Pathol. Bacteriol., 93, 531–545

Smith, H. W.; Halls, S., 1968 – The transmissible nature of the genetic factor in Escherichia coli that controls enterotoxin production. J. gen. Microbiol., 52, 319–334

Sojka, W. J., 1972 – Colibacillose intestinale des porcelets. Ann. Méd. Vét., 116, 377–446

Storm, P. J., 1978 – Neonatal coli enterotoxicosis and vaccination. Lecture for the Academy of veterinary sciences, Barcelona, Spain, 9th March

Komplex der hämorrhagischen Enteritiden: Dysenterie und Ileitis haemorrhagica

J.-P. Raynaud,
G. Ballarini, L. Renault,
J.-P. Tillon

Die Dysenterie ist als eine durch *Treponema hyodysenteriae* verursachte Typhlocolitis mucohaemorrhagica, und die Ileitis haemorrhagica als eine durch *Campylobacter sputorum*, subsp. *mucosalis*, hervorgerufene Enteritis haemorrhagica anzusehen. Aber das Vorkommen verschiedener klinischer und pathologischer Formen, die Beschreibung zahlreicher ursächlicher Erreger und die erhebliche Beteiligung begünstigender Faktoren geben Veranlassung, diese beiden Krankheiten in einen größeren Komplex von hämorrhagischen Enteritiden einzuordnen. Diese Darstellung stützt sich ebenfalls auf die Ähnlichkeit der Pathogenese dieser beiden Krankheiten sowie die Gleichartigkeit der Behandlungsverfahren und Maßnahmen zur medizinischen und sanitären Prophylaxe.

Die Dysenterie ist eine weltweit verbreitete Krankheit, die hauptsächlich Mastschweine zwischen 12 und 70 kg befällt, aber auch Saugferkel und ausgewachsene Tiere. Roncalli und Leaning (1976) haben die Krankheit so dargestellt, wie sie in den verschiedenen Ländern der Welt heute beschrieben wird. Aus Westeuropa und einigen Ländern mit zahlenmäßig erheblichem Viehbestand liegen folgende Berichte vor:

- In Belgien waren 10 % der im Labor 1972 diagnostizierten Fälle eine Enteritis haemorrhagica. Sie stellt bis 30 % der Darmerkrankungen in den großen Mastbetrieben.
- In Frankreich wurde sie 1969 von Renault in 22 % der Mastbetriebe nachgewiesen.
- In Italien hat Ballarini (1974, 1978) angenommen, daß mindestens 25 % der Bestände betroffen wären.
- In der BRD hat Mechow (1975) in 64 % der von Enteritis befallenen Mastbestände *Treponema hyodysenteriae* festgestellt.
- In Großbritannien waren nach Windsor (1979) 462 erkrankte Bestände 1976 amtlich gemeldet.

Die Dysenterie kommt in Frankreich, Italien und Großbritannien sehr oft in einer subakuten oder chronischen Form vor als eine Enteritis mucoidea, atypisch und nicht tödlich, deren Bedeutung schwer zu ermitteln ist, weil Schwierigkeiten der Diagnostik bestehen und dem Labor nur wenig Tiere eingesandt werden. Das Verschwinden der akuten, klassischen hämorrhagischen Form zugunsten dieser atypischen Form ist ohne Zweifel den besseren Kenntnissen über die Krankheit bei den Tierhaltern und der Anwendung einer systematischen Prophylaxe durch supplementierte Futtermittel zuzuschreiben (Taylor, 1979).

Die Ileitis hämorrhagica, die 1978 von Tillon in Frankreich beschrieben wurde, scheint bis jetzt nur in einigen Beständen bei einer begrenzten Zahl von Tieren vorzuliegen und sporadisch nach remittierenden Perioden aufzutreten.

ERREGER

Dysenterie

Man unterscheidet:

- den ätiologisch hauptsächlich beteiligten Erreger: *Treponema hyodysenteriae*, eine anaerobe Spirochäte (aber O_2-tolerant) großen Formates (Typ 1 nach Taylor) und hämolysierend (Taylor und Alexander, 1971, Harris u. a., 1972), die sie entweder auf gefärbten Ausstrichen beobachteten, oder im frischen Stadium im Dunkelfeldmikroskop bzw. im Phasenkontrastverfahren. Sie kann aber auch mit anderen, großformatigen Spirochäten verwechselt werden. Sie weist eine charakteristische Beweglichkeit auf. Allein reproduziert sie eine beim konventionell gehaltenen Schwein typische Krankheit, nicht jedoch beim heteroxenischen (SPF) und dem durch Hysterektomie gewonnenen und ohne Kolostrum künstlich ernährten Schwein (CDCD/ohne Kolostrum);
- einen ätiologisch komplementären Erreger, *Campylobacter coli* (früher als *Vibrio coli* von Whiting, Doyle, Spray 1921 als verantwortlicher Haupterreger beschrieben), ein kleines Bakterium, kommaförmig oder

rund gekrümmt, beweglich, gramnegativ, mikroaerophil, nicht fermentativ. Sehr oft, aber nicht immer, tritt er in Verbindung mit *Treponema hyodysenteriae* auf, wobei er die Rolle des letzteren begünstigt. In sehr großer Zahl ist er im Kot klinisch erkrankter Tiere nachweisbar. Bei einfacher Gramfärbung ist Campylobacter sehr leicht zu erkennen. Man hat lange Zeit und zu Unrecht von der Dysenterie als von einer »Vibrionen-Enteritis haemorrhagica« oder einer »Vibrionen-Enteritis« gesprochen;

- ein weiteres ätiologisches oder komplementäres Agens, *Balantidium coli*, ein mit Geißel ausgestattetes Infusorium, dessen eiförmiger Trophozoit 40 bis 50 µ mißt. Bei subakuten und chronischen Formen kommt es sehr häufig vor. Der Trophozoit scheint charakteristisch und sehr leicht zu zerfallen. Unter dem Mikroskop kann er nur erkannt werden, wenn die Probe schnell genug untersucht wird. Nach dem Transport oder bei Probenentnahme von einem toten Tier wird Balantidium zu einer schwer erkennbaren Zyste. Wir haben die Rolle von Balantidium bei der experimentellen Dysenterie (durch Raynaud u. a., 1972) kennengelernt;
- andere, komplementäre Mikroben, wie *Bacteroides vulgatus, Fusobacterium vulgatus*, sind strikt anaerobe Keime, gramnegativ, gehören zur normalen Flora des Colon, sind erforderlich, um die Krankheit bei »keimfreien« d. h. »axenischen Tieren« zu reproduzieren.

Ileitis haemorrhagica und ihre verschiedenen Formen

Als verantwortlicher Erreger wird *Campylobacter sputorum*, subsp. *mucosalis* (Lawson u. Rowland, 1974) ausgegeben. Es handelt sich, wie bei *Campylobacter coli*, um ein kleines, gekrümmtes Bakterium, gramnegativ, das im Inneren von Epithelzellen am apikalen Pol und nicht an der Oberfläche lebt.

Epidemiologie

Die Krankheit wird besonders durch Aufnahme infizierten, von klinisch kranken Tieren oder auch gesunden Überträgern stammenden fäkalen Materials übertragen (Harris u. Glock, 1975).

Die hierzu von Windsor (1979) veröffentlichte Statistik ist interessant: Das Auftreten der Dysenterie in 25 Beständen wurde in 22 durch Zufuhr neuer, infizierter Tiere erklärt. In dem einen Falle entwich ein Schwein beim Transport zum Schlachthof und in den übrigen beiden Fällen war das Personal anderer Bestände der Überträger (verschmutzte Stiefel).

Eine schwer zu analysierende Beobachtung ist das Auftreten von Symptomen bei scheinbar gesunden Tieren. Es kommen folgende Faktoren als Streßursache in Frage: Futterwechsel, Transport, Eingriffe, Kälte, zu starke Belegung der Buchten usw.

Treponema hyodysenteriae ist ein gegenüber Austrocknung, chlorierten Desinfektionsmitteln, Formalin und Jodophoren sehr empfindlicher Mikroorganismus. In mit Wasser $^{1}/_{10}$ verdünntem Kot, bleibt Treponema bei 5 °C, 61 Tage infektionsfähig (Taylor, 1979).

KLINIK

Dysenterie (Tab. IV/7)

Die Dysenterie tritt in drei Formen auf (Ballarini, 1975):

- *Akute Form*

Die Krankheit wird als heftig auftretende hämorrhagische Diarrhoe mit Phasen der mukoiden Diarrhoe beschrieben. Bei schwerer Diarrhoe wird manchmal reines Blut ausgeschieden. Das Schwein weist eine Anorexie auf und erleidet starke Masseverluste. Es wird apathisch und kachektisch. Durchschnittlich dauert die Krankheit zwei bis sieben Tage.

Die Veränderungen sind, abgesehen von der beträchtlichen Anämie, charakteristisch. Es handelt sich um eine Typhlo-Colitis (mit und ohne Proctitis) hämorrhagica acuta. Nach

Abschabung des Coloninhaltes erscheint die Mucosa herdförmig, aber auch manchmal völlig im Zäkum, Colon und Rektum hämorrhagisch. Eine oberflächliche Nekrose wird zuweilen großflächig festgestellt.
Die mikroskopische Prüfung des Darminhaltes oder bei oberflächlicher Abschabung der Mukosa ergibt in sehr großer Zahl große Spirochäten bzw. Treponemen, eine große Anzahl *Campylobacter* und einen wechselnden Anteil von *Balantidien* oder *Trichomonas*.

• *Subakute oder chronische Formen*
Es sind Entwicklungsformen der akuten Dysenterie. Sie verdeutlichen eine spontane Heilung. Wenn bei der Massenbehandlung die wirksame Medikamentendosis nicht exakt appliziert ist oder die Tiere nicht genug eines Medizinalfutters aufnehmen, können subakute oder chronische Formen auftreten. Diese Formen führen nach Verschlechterung zum Tode oder zu einer Spontanheilung, oder zur nochmaligen akuten Phase, einem (oft tödlichen) Rückschlag, der sich als Streßfolge einer interkurrenten Erkrankung einstellt. Klinisch herrscht eine schleimige Diarrhoe vor.

Tabelle IV/7 Formen hämorrhagischer Enteritiden

Aussehen der Fäzes		Klinische Formen	
Durchfall mit Blut*	Durchfall mit Schleim*	Dysenterie	Ileitis hämorrhagica
		Akute Formen (Hämorrhagische Enteritis)	
+ + + +	+	Dysenterie	
+ + + +	+		Ileitis hämorrhagica
		Subakute oder chronische Form (Mykohämorrhagische Enteritiden)	
+ +/+	+ +	Dysenterie	
+/+	++		Enteritis necroticans
		Mukoide Formen (mukoide Enteritiden)	
0	+ + + +	Mukoide Dysenterie (+ atypische Formen)	
0	+ + + +		Ileitis regionalis

* Die relative Bedeutung des Blutes oder Schleims ist durch 0 bis + + + + angegeben

Mit dem Durchfallkot werden schleimige visköse Substanzen ausgeschieden.
Die pathologischen Veränderungen sind ebenfalls charakteristisch. Man beschreibt eine Typhlo-Colitis subakuta mit Hypertrophie und Ödem oder eine Typhlo-colitis necrohämorrhagica croupalis. In den Krypten und den kruppös-nekrotischen Veränderungen findet man Balantidienbündel. So unterstellt man diesem Parasiten eine erschwerende Rolle, indem man die Nekrosen nach deren Tiefe, oft lokalisiert, zuweilen auch generalisiert einordnet.
Im Kot ist *Treponema hyodysenteriae* nur schwer zu charakterisieren, je mehr Wucherungen kleinerer Spirochäten mit gedrückten Windungen (Typ b, TAYLOR) vorhanden sind. Man findet leicht große Mengen von Campylobacter, Balantidien oder Treponemen. Bei der Differentialdiagnose der Krankheit müssen Salmonellosen, Enterotoxämien und die »reinen« Balantidiosen abgegrenzt werden.

• *Atypische Form*
Sie korrespondiert mit Diarrhoeformen ohne charakteristische Veränderungen, deren Diagnose nur durch Isolierung von *Treponema hyodysenteriae* aus dem Kot oder Abschabungen der Mukosa gesichert wird.

Ileitis haemorrhagica (Tab. IV/7)

Sie wird unter dem Gesichtspunkt der hauptsächlichen Veränderungen in drei verschiedenen Formen beschrieben (ROWLAND u. LAWSON, 1975):

• *Ileitis haemorrhagica oder Enteropathia haemorrhagica proliferativa* (TILLON, 1978).
Diese Form ist durch umfangreiche Hämorrhagien im Dünndarm von Tieren von 60 bis 120 kg gekennzeichnet, die Tiere verenden ohne Voranzeichen und klinisch auffällige Symptome. Der Darminhalt im Caecocolon sieht wegen des nicht verdauten Blutes hämorrhagisch aus, aber die Blinddarm- oder Grimmdarmschleimhaut ist im Unterschied

zur Dysenterie intakt. Die Prüfung der Ileumschleimhaut führt zur Feststellung einer unauffälligen hämorrhagischen Tüpfelung, von der aus das Blut scheinbar weiterfließt.

- *Ileitis regionalis*

Diese Erkrankung zeigt sich in einer fortschreitenden Abmagerung der Tiere, mit Anämie und in einer als »Darmdurchblutungsrohr« bezeichneten pathologischen Form, wegen der teilweisen Starrheit des Ileum auf Grund seiner verdickten Muscularis. Ein Querschnitt durch diesen Darmabschnitt läßt erkennen, wie die sehr verdickte Mukosa außerhalb des sie komprimierenden Muskelzylinders sich zu einer Rosette entfaltet. Unter solchen Bedingungen kann der Darm die Passage des Futters nicht mehr ermöglichen. Diese Erkrankung kommt selten vor. In erkrankten Beständen kann man sie bei Tieren vermuten, die eine erhebliche Wachstumsverzögerung aufweisen.

- *Enteritis necroticans*

Hier ist die verdickte Ileum-Schleimhaut durch ein nekrotisches, graugelbes, tief gespaltenes Gewebe ersetzt, das Futterteile enthält. Histologisch stellt man Veränderungen des submukösen Bindegewebes mit einer voluminösen Gewebsgranulation fest. Die epitheliale Mukosa ist hyperplasiert und aus unreifen Zellen zusammengesetzt. Die Muscularis ist verdickt.
Eine Diagnose der Erkrankungen des Ileum beim Schwein beruht vor allem auf der makroskopischen und mikroskopischen Feststellung der pathologischen Veränderungen. Die Feststellung von *C. sputorum mucosalis* ist nur durch Speziallaboratorien an adenomatösen Läsionen möglich (Taylor,* 1976).
Die Differentialdiagnose hämorrhagischer Formen der Ileitis muß nach Ausschluß von ösophagealen Magengeschwüren und von Darmverdrehung gestellt werden, deren Häufigkeit bei mit Molke ernährten Schweinen erhöht ist. Eine Verwechslung mit der Dysenterie ist nicht möglich, denn bei letzterer befinden sich die muko-hämorrhagischen Veränderungen ausschließlich im Zäkum und Colon.

Pathogenese und Differentialdiagnose

Die Beteiligung von *Treponema hyodysenteriae* und *Campylobacter sputorum mucosalis* erklärt den Ausbruch der beiden Erkrankungen anscheinend nicht ausreichend. Tatsächlich haben wir die Reproduktion der Dysenterie über axenische Ferkel allein mit Treponema als unmöglich angesehen. Dagegen kann die Ileitis hämorrhagica nur über *Campylobacter* und durch ein Geschabsel von adenomatösen Veränderungen enthaltenen Mukosa nicht reproduziert werden. Es liegen viele begünstigende Faktoren bei den Tieren selbst und in den Haltungsbedingungen, die den Komplex der hämorrhagischen Enteritiden unter die »bedingten Technopathien« einordnen lassen** (Ballarini, 1978).

- *Bei den Tieren* spielen eine Rolle:
  - Rasse oder Linie im selben Bestand: Die Nachkommen eines Ebers der Landrasse sollen für Ileitis haemorrhagica zweimal anfälliger als die eines Ebers der Large White-Rasse sein;
  - Übertragung: Die Verbreitung von Treponema und die Kontamination junger Ferkel erfolgen durch gesunde, erwachsene Überträger (Harris u. Glock, 1975);
  - Interkurrente Erkrankungen, wie Parasitenbefall durch Trichuris und Oesophagostomum, oder Infektionskrankheiten, wie Koliinfektionen, Salmonellose;
  - Läsionen im Verdauungskanal, wie Magengeschwüre oder die Anfangsveränderungen der Adenomatose bei der Ileitis haemorrhagica.
- *Besondere Bedingungen im Bestand* können Verdauungsstörungen begünstigen:
  - Transportbedingungen;
  - Methoden der Tierhaltung: unausgeglichene Tiergruppen, Überbelegung, ungenügende Lüftung, fehlende Heizung;
  - Fütterungs- und Tränktechnik: Anpassung an neue Systeme der Versorgung mit Futter und Wasser;
  - Futterqualität: Unausgewogenheit der Ra-

* Vergl. Tillon, 1978
** Die sog. Technopathien oder Erkrankungen bei intensiver Tierhaltung können sein:
- nur in den Betriebstypen z. B. mit Zementerkrankungen und Lahmheiten durch Stallfußböden;
- bedingt durch zu hohe Belegungsdichten bei Gruppenhaltung. Dagegen kommt es in der intensiven Tierhaltung zur Reduktion traditioneller Krankheiten (Rachitis, Tuberkulose, Bronchitis verminosa usw.)

Tabelle IV/8 Hämorrhagischen Enteritiden; Ätiologie und Differentialdiagnose

Ätiologische Faktoren, Erreger			Differential-Diagnose
Krankheit	Zusammenhängende Faktoren	Begünstigende Faktoren	
Dysenterie *Treponema hyodysenteriae*	*Campylobacter* Strenge Anaerob. des Colon: *Bakteroides Fusobacterium, Balantidium*	*E. coli Salmonella Clostridium* *Trichuris Oesophagostomum* Mykotoxine	Coli-Bakteriosen Salmonellosen Enterotoxämie Balantidiosen Trichuriosen
Ileitis *Campylobacter sput. mucosalis*	Intestin. Adenomatose		Ulzera oesophagogastrica, Volvulus intestin.

Tabelle IV/9 Ätiopathogenese der Dysenterie des Schweines (nach Espinase u. a., 1973)

Phase	Symptome	Pathogenese	Versuchs-diagnose
Inkuba-tion	0	**1.** Übertragung und Vermehrung von *Treponema* – Veränderung des intestinalen Millius **2.** + Vermehrung von *Campylobacter* – Desquamat. der Mukosa – Überproduktion von Schleim **3.** + Vermehrung anderer Keime: *E. coli, Salmonella* usw. – Toxine im Kontakt mit Kapillaren	Kotuntersuchung: Vermehrung der Zahl von *Treponema, Campylobacter, Balantidium*
	Verlangsamtes Wachstum	**4.** Phänom. Sanarelli-Schwartzmann – Mikrothromb. in Kapillaren des Colon	
Klinik	Hämmorh. muk. Diarrhoe Verlangsamte Futteraufnahme Abmagerung	**5.** Hämmorrhag. Nekrosen, starke Keimvermehrung (einschl. *Treponema, Campylobacter, Balantidium*)	

tion, Unterdosierung von Medizinalfutter, Vorhandensein von Mykotoxinen, insbesondere Diazetoxyscirpenol in Verbindung mit dem Auftreten einer Ileitis haemorrhagica. Die durch die Toxine bestimmter Fusarien hervorgerufenen Blutgerinnungsstörungen führen zu schweren Formen der Dysenterie und können die Entwicklung einer atypischen oder subakuten Form in eine akute Form veranlassen. Ein Schema der Ätiologie und der Differentialdiagnose für das Syndrom der haemorrhagischen Enteritiden ist in Tabelle IV/9 dargestellt.

Das Zusammentreffen mehrerer begünstigender Faktoren läßt eine unkontrollierte, anarchische Vermehrung von *Treponema, Campylobacter* und evtl. anderer Infektionserreger zu. Die Bildung verschiedener Toxine bewirkt einen toxisch-infektiösen Schock von der Art des Schwartzmann-Sanarelli-Phänomens (Espinasse u. a., 1973; Ballarini, 1974). Dieses Phänomen dirigiert dann einen physiopathologischen Mechanismus des Syndroms der ausgedehnten intravaskulären Koagulation (C. I. V. D.). Nach einer Phase der schwer zu erfassenden Hyperkoaguabilität werden in der zweiten Phase Mikrokoagula in den Kapillaren (Kalima, 1979) bei Verringerung der die Koagulation bedingenden und Haemorrhagien auslösenden Faktoren gebildet. Eine dritte Phase der Aktivierung der sekundären Fibrinolyse wird die Tendenz zu Hämorrhagien verstärken.

Dieser Mechanismus der C. V. I. D. ist ein echter Circulus vitiosus und um so wichtiger, weil er nicht nur für die vasoaktiven Toxine von *Treponema* und *Balantidium* zutrifft, sondern auch bei anderen Erregern.

Ein Schema der Ätiopathogenese wird in den Tabellen IV/8 und IV/9 mitgeteilt. Hinsichtlich der Vermehrung der drei wichtigsten Erreger im Kot (*Treponema, Campylobacter, Balantidium*), die mit der Dysenterie zusammenhängen, wird diese in Tabelle IV/10 vor der Kontamination, zu Beginn der Erkrankung und im Augenblick des Todes ausgewiesen (Raynaud, 1979).

Medizinische Prophylaxe und Therapie

Die für die Behandlung oder Vorbeuge der hämorrhagischen Enteritiden wirksamen oder verwendeten Substanzen (Tab. IV/11) können unter 2 Gesichtspunkten funktionell dargestellt werden:

- Wirkungsspektrum auf die verschiedenen Gruppen der Mikroorganismen, die ätiologisch eine Rolle spielen oder den Kranheitsverlauf komplizieren können;
- Wirksamkeit der für die Vorbeuge oder die Behandlung empfohlenen Substanzen.

Beim Auftreten der ersten Fälle sind die Tiere parenteral (Nitroimidazole) oder oral zu behandeln, um den Tieren sowohl eine normale Ernährung als auch erfolgreiche Behandlung durch die Aufnahme eines Medizinal- oder supplementierten Futtermittels zu ermöglichen. Die Tiere einer Bucht und der angrenzenden Buchten müssen systematisch mit einem supplementierten Futtermittel und/oder im Tränkwasser gelösten Medikamenten behandelt werden. Die Gruppenbehandlung muß mindestens 15 Tage nach der Heilung der Anorexie des letzten Tieres fortgesetzt werden; eine zu kurze Behandlungsdauer beinhaltet das Risiko des Fortbestehens der Erkrankung im Bestand.

Tatsächlich können zahlreiche chronische Formen im Ergebnis ungenügender Behandlungen auftreten, deren Hauptursachen sind:

- Bedingungen, die eine Verringerung der Futteraufnahme und damit eine verminderte Absorption von darin enthaltenen Arzneimitteln bewirken (z. B. Schweineinfluenza oder verschiedene Eingriffe; Vakzinationen, Manipulationen);
- Abweichungen der tatsächlich zugesetzten Dosen durch ungenaues Mischen des Futters im Landwirtschaftsbetrieb, Verwendung von ungeeigneten, mit Mängeln behafteten Präparaten (Substanzen, die zu kleine oder zu starke Teilchengrößen oder elektrostatische Eigenschaften aufweisen).

Tabelle IV/10 Auszählung (in frischem Zustand) und Schätzung (auf Ausstrichen) von Mikroorganismen in den fäkalen Materialien gesunder oder an akuter Dysenterie erkrankter Tiere (Raynaud, 1979), Prüfung im Phasenkontrast

		Gesunde Tiere	Akute Dysenterie	
			Beginn der Krankheit	Tod
Beurteilung gefärbter Ausstrich*				
	Campylobacter	0,9	1,9	2,7
	Treponema	0	2,6	1,9
Zählung/g	*Treponema* ($\times 10^6$/g)	0**	115,9	60,8
	Balantidium ($\times 10^3$/g)	0,7	3,3	20,6

* 0 bis + + + + = 0–4
** 0 = unter $4{,}5 \times 10^5$/g

Tabelle IV/11 Aktivitätsspektren verschiedener Substanzen und ihre Eignung zur Vorbeuge- oder Behandlung hämmorrhagischer Enteritiden

Präparat	Aktivitätsspektrum			Empfohlene Verwendung	
	Treponema	Begleitende Bakterien*	Protozoen	Vorbeuge	Behandlung
Arsenpräparat	0	+ +	+ +	+	+
Sulfamide	?	+ + +	?	+ + +	+
Furan	+ +	+ + +	?	+ +	+
Chinoxalin-2-N-Oxide	+ + +	+ + +	+	+ + +	–
Nitroimidazole	+ + +	+ + +	+ + +	+ + +	+ + +
Antibiotika					
β-Laktamin G	+	+ +	0	0	0
Aminoside	0	+ + +	0	0	+
Popypeptide	0	+ +	0	0	+
Chloramphenikol	0	+ + +	0	0	+
Tetrazykline	+ +	+ +	0	+	0
Makrolide	+	+ +	0	+ +	+ +
Makrolidenverwandte Substanzen**	+ + +	+ +	0	+ + +	+ + +

* *Campylabacter*, streng anaerob
** Virginiamyzin, Lincomyzin

ZUSAMMENFASSUNG

Im Komplex der hämorrhagischen Enteritiden wurden in der Pathogenese ähnliche sowie in Behandlung und Prophylaxe gleichartige Syndrome abgehandelt.

- *Die Dysenterie, eine Typhlocolitis mucohaemorrhagica, deren ätiologischer Erreger hauptsächlich Treponema hyodysenteriae* ist; *Campylobacter, E. coli, Balantidium coli und die strikt anaeroben, gramnegativen Keime des Colon sind als ergänzende, zusätzliche Erreger anzusehen.*
- *Die Ileitis hämorrhagica, deren ätiologischer Erreger hauptsächlich Campylobacter sputorum subsp. mucosalis ist.*

Die Entwicklung dieser Keime kann einen toxisch-infektiösen Schock auslösen, entsprechend dem Schwartzmann-Sanarelli-*Phänomen, das zu einer ausgedehnten, intravaskulären Koagulation führt.*

Im Hinblick auf den Einsatz antiinfektiöser Stoffe können inadaequater Einsatz und unzureichende Dosierung am Fortbestand und bei der Verbreitung der Erkrankung beteiligt sein.

- Abweichungen in den zu verabreichenden Dosen, z. B. wenn aus besonderen Gründen eine rationierte Fütterung festgelegt werden muß. Der Anteil der Supplementierung muß so hoch sein, daß die täglich in mg/kg Lebendmasse aufzunehmende Menge eingehalten wird.

Diese Abweichungen führen zur Unterdosierung und bedingen eine Persistenz von Treponemen im Darmkanal und im Kot und laufen auf die Schaffung klinisch gesunder Überträger hinaus. Olson und Rodabaugh (1978) sowie Olander (1978) konnten zeigen, daß es möglich ist, die klinischen Symptome zu unterdrücken, ohne die Erreger im Organismus abzutöten, was den Tierhalter verunsichert. Sobald die Futterzusätze entfallen und Mängel in der Umwelt vorhanden sind, tritt die Krankheit wieder auf und die Kontamination in den Buchten hält an.

Zuweilen ist die Dysenterie nur teilweise unter Kontrolle; dieser Mißerfolg wird aber vom Tierhalter nicht wahrgenommen. In diesem Falle nimmt die Schwere der Erkrankung zu, sobald das Antibiotikum abgesetzt wird. Alle diese Phänomene sind bei der Erhaltung und der Verbreitung der Krankheit in einem Lande beteiligt (Taylor, 1979).

Zur Beurteilung der Wirksamkeit antimikrobieller Substanzen bei der Vorbeuge schwerer Dysenterien wurden Verfahren entwickelt, die die wiederholten Ansteckungen, wie sie im Bestande die Regel sind, nachahmten (Raynaud u. a., 1981 a u. b.).

Sanitäre Prophylaxe

Die Prophylaxe wird korrekt durchgeführt, wenn man medizinische oder sanitäre Maßnahmen miteinander verbindet oder abwechselt. Man kann sich für den »Cambridger Tilgungsplan« in der Fassung von Windsor (1979) oder die Empfehlungen von Harris und Glock (1975) entscheiden. Die vorgeschlagenen Schemata beruhen darauf, daß

- *T. hyodysenteriae* zur Auslösung der Krankheit notwendig ist,
- der Keim nur im Verdauungskanal und im infizierten Kot persistiert und
- die als Zusatzstoffe verwendeten Medikamente in vivo bakterizid sein müssen.

Folgenden Maßnahmen kann man eine ausreichende Wirksamkeit zubilligen:

- Da es nicht möglich ist, die gesunden Überträger herauszufinden, bleibt nur zu empfehlen, bei der Zuführung von Tieren in einen Bestand eine strikte Quarantäne einzuhalten. Der Streß beim Transport, bei Futterwechsel und durch die Veränderung der Umwelt kann zum Ausgang einer Infektion werden.
- Man muß auf der notwendigen Räumung der Stallabteilungen und auf Serviceperioden (Alles-Rein-Alles-Raus-Prinzip) bestehen. Nur diese gestatten eine ernsthafte Desinfektion. Zu bedenken bleibt, daß die ursächlichen Erreger gegenüber Hitze, Sauerstoff und Austrocknung empfindlich sind. Die Desinfektion muß auch so sorgfältig wie möglich durchgeführt werden mit wirksamen Substanzen (Bakterizide): Quaternären Ammoniumsalzen, Jodophoren oder Wasserdampf unter hohem Druck.
- Es ist wichtig, voraussehbare Streßfaktoren auf ein Minimum zu beschränken; man sollte nur erprobte Medizinalfutter- und Beruhigungsmittel anwenden, belastende Manipulationen einschränken und die Zahl der Tiere je Bucht verringern (besonders zu Mastbeginn).
- Die ständige, systematische und gründliche Beseitigung des Stalldungs erlaubt es oft, pathogene Erreger von Tieren eines Wurfes fernzuhalten.
- Ungünstige Stallklimabedingungen, besonders während des Winters, tragen zur Entwicklung einer Dysenterie bei. Maßnahmen zur Veränderung müssen getroffen werden.

Beim derzeitigen Stand der Kenntnisse kann man nicht auf die Entwicklung einer Vakzine warten, die zur Ausbildung einer guten Immunität führt. Jedoch kann die Verbesserung der Haltungsbedingungen die Eliminierung der Enteritis haemorrhagica bewirken.

LITERATUR

Ballarini, G., 1974 – Dissenteria emorragica del maiale (DEM): infezione o malattia? Swinicoltura, 15, 27–39

Ballarini, G., 1975 – Swine dysentery. Clinical-diagnostic aspects in swine dysentery. Proceed. meeting Parma, June 28, 1975. Merck and Co. Publ. 21–27

Ballarini, G., 1978 – Sindromidigestive. Documenti per una clinica di allevamento. Universita de Parma Edit. 288–293

Espinasse, J.; Cabanie, P.; van Haverbeke, G.; Raynaud, J. P., 1973 – Identification du syndrome de coagulation intravasculaire disséminé dans l'entérite hémorragique du porc. Revue Méd. Vét. 124 (6), 765–776

Harris, D. L.; Glock, R. D., 1975 – Swine dysentery, in Disease of Swine. Dunne 4e édition, Iowa State University Press, 541–553

Kalima, T. V.; Saloniemi, H.; Rahko, T., 1976 – Experimental regional enteritis in pigs. Scand. J. Gastroenterology 11 (4), 353–362

Mechow, A., 1975 – Die Schweinedysenterie (Doyle). Tierärzte. Umschau, 30, 334–338 et 376–378

Olander, J. H., 1978 – The effect of antibiotic treatment on the development of host resistance and shedding of Treponema hyodysenteriae in Swine Dysentery M. 4. Proceed. IPVS meeting Zagreb (Yugoslavia)

Olsen, L. D.; Rodabaugh, D. E., 1978 – Clinic and pathologic features various drug related problems of swine dysentery. K. A. 47 Proceed. IPVS meeting Zagreb (Yugoslavia)

Raynaud, J. P.; Renault, L.; Maire, C.; Vaissaire, Josée, 1972 – Reproduction expérimentale de l'entérite hémorragique (dysenterie) du porc an France. I – Etude de la maladie expérimentale en phase aiguë. Revue Méd-Vét. 123, 6, 729–754

Raynaud, J. P.; Brunault, G.; Philippe, J., 1980 – Swine dysentery. Comparison of experimental disease produced by infection with colonic mucosa or with Treponema hyodysenteriae French strains, and of »natural« disease. Ann. Rech. Vét., 11 (1), 69–87

Raynaud, J. P.; Brunault, G; Philippe, J., 1981 – A swine dysentery model for evaluation of drug prophylaxis : development of a model involving oral infection plus pen contamination. Am. J. Vet. Res., 42, n° 1, 49–50

Raynaud, J. P.; Brunault, G.; Patterson, E. B., 1981 – A swine dysentery model for evaluation of drug prophylaxis: efficacy of various drugs in the control of swine dysentery. Am. J. Vet. Res., 42, 51–53

Renault, L.; Linder, T.; Palisse, M.; Maire, C., 1969 – Evolution du parasitisme helminthique chez le porc en France. Rev. Méd. Vét., 120, 951–959

Roncalli, R. A.; Leaning, W. H. D., 1976 – Geographical distribution of swine dysentery. Brit. Vet. J., 127, 58–61

Rowland, A.C.; Lawson, G. H. K., 1975 – Porcine intestinal adenomatosis: a possible relationship with necrotic enteritis regional ileitis and proliferative haemorrhagic enteropathy. Vet. Rec., 97, 178–180

Taylor, D. J., 1979 – Swine dysentery. Veterinary Practice, 1 (2), 4–9

Tillon, J. P., 1978 – Existence en France l'iléite hémorragique du porc. Rec. Méd. Vét., 154 (5), 431–436

Wilcock, B. P.; Olander, H. J., 1976 – Treponema hyodysenteriae: cell invasion versus toxin production. Proceed. I. P. V. S. meeting Ames Iowa, July 1976, in Proceedings 4th Congr. Internat. Pig Vet. Soc., 1976, L. 6

Windsor, R. S., 1979 – Swine dysentery pp. 89–96. The Vet Annual 19th issue, Grunsell and Hill Edith., J. Wright and Sons Ltd. Publ. London

Hauptsächlich das Nervensystem befallende Erkrankungen — Kapitel 4

Aujeszky'sche Krankheit

B. Toma

Die Aujeszky'sche Krankheit (AK) ist eine infektiöse, virulente, übertragbare Krankheit bei der Spezies Schwein. Sie tritt bei zahlreichen Tierarten auf, bedingt durch ein Virus der Familie der *Herpesviridae* (*Herpesvirus suis* oder Herpesvirus beim Schwein des Types 1). Im Französischen nennt man sie auch »Pseudowut« (wegen der teilweisen klinischen Ähnlichkeit mit der Tollwut) im Englischen Aujeszky disease, Pseudorabies (Tolles Jucken, Verrücktes Jucken).

Sie ist klinisch wie folgt charakterisiert:

- beim Schwein durch einen oft gutartigen Verlauf, außer bei Saugferkeln, die schnell verenden;
- bei anderen Tierarten durch eine sich schnell entwickelnde, von Verendungen begleitete Enzephalomyelitis, die mit einem quälenden, unbeherrschbaren Juckreiz einhergeht.

Definitiv kann man unter der Aujeszky'schen Krankheit beim Schwein eine enzootische Krankheit verstehen, inapparente Infektionen

sind häufig. Das Schwein spielt dabei die Rolle eines Virusreservoires. Bei den anderen Tierarten zeigen sich sporadische Herde und eine Sterblichkeit von 100 % bei den Carnivoren und infizierten Wiederkäuern.
Erinnern wir uns, daß ALADAR AUJESZKY, Professor für Mikrobiologie an der Tierärztlichen Hochschule in Budapest, 1902 einen pathogenen Erreger durch Übertragung von Teilen des ZNS eines Hundes und eines verendeten Kalbes auf ein Kaninchen nachwies, nachdem diese an Tollwut erinnernde Anzeichen nervöser Natur aufgewiesen hatten. Dieser führte nach einer Inkubationszeit von 3 Tagen in 24 h unter erheblichem Juckreiz an der Injektionsstelle zum Tode. Es handelte sich um eine Neuheit, die wegen der Kürze der Inkubation und der Symptome beim Kaninchen anders als die Tollwut verlief.
Später wurde die Krankheit bei verschiedenen Tierarten nachgewiesen. Paradoxerweise war sie beim Schwein nicht bekannt, dem Reservoir und der Ansteckungsquelle für andere Tierarten. In der Mehrzahl infizierter Länder wurden diese lange Zeit nach der Identifizierung bei anderen Tierarten, so in Frankreich seit 1912, bei Rindern und Fleischfressern vermutet. 1934 wurde sie mit Sicherheit bei einer Färse festgestellt. Erst 1966 wurde die Infektion beim Schwein ermittelt.
Unter natürlichen Bedingungen erkranken zahlreiche Haustiere an AK: Schwein, Hund, Katze, Rind, Schaf. Ebenso verschiedene Wildtiere: Fuchs, Ratte, Wildschwein, Dachs, Nerz und Hirsch. Der Mensch wird nur ausnahmsweise befallen.
Unter Versuchsbedingungen kann die AK bei allen natürlich anfälligen Tierarten reproduziert werden. Im Labor verwendet man besonders das Kaninchen, evtl. die Maus, die Ratte, das Meerschweinchen oder den Hamster.
In Europa ist die AK weit verbreitet, ihre Ausbreitung in Mittel- und Osteuropa seit zwei oder drei Jahrzehnten bekannt. Ein starker Vakzineeinsatz hat danach die Zahl der Herde verringert. Eine ähnliche Entwicklung ist etwa seit 1970 in verschiedenen Ländern Westeuropas im Gange: Dänemark, Holland, Belgien und Frankreich (s. beschreibende Epidemiologie), Spanien, Italien.
Die AK kommt auch in Nord- und Südamerika vor. In den USA trat die Krankheit im Verlaufe der letzten Jahre in starkem Umfang auf, was der Entwicklung in Westeuropa entspricht. Die Zahl der Ausbrüche in den USA belief sich 1974 auf 125, 1975 auf 255, 1976 auf 714 und 1977 auf 1256.
In Afrika ist diese Krankheit praktisch unbekannt. In Asien hat sie in bestimmten Ländern (Singapur) in den letzten Jahren eine spektakuläre Entwicklung genommen.
Die wirtschaftliche Bedeutung der AK ist in Ost- und Westeuropa und den USA sehr groß. In mehreren Ländern ist sie an die Stelle der Klassischen Schweinepest als einer erstrangigen Viruskrankheit beim Schwein getreten; Dänemark, Holland, Belgien, Frankreich, USA.
Die Verluste können in einem infizierten Zucht- oder Zucht-Mastbestand erheblich sein (Ferkelsterblichkeit, Aborte). So hat im Finistère ein Bestand 603 Ferkel verloren, was einem Schaden von 136000 Frs entspricht. Ein anderer verlor 913 Tiere, und der Schaden betrug 780000 Frs. Bei Mastschweinen kann die Infektion mit dem Virus der AK eine Verzögerung der Zunahmen von 8 bis 15 Tagen nach sich ziehen.
Auf Länderebene können die Verluste sehr schwer abzufangen sein. So betrugen diese z. B. 1979 in den USA schätzungsweise 183 Mill. Dollar, weil ein Bekämpfungsprogramm fehlte.

EIGENSCHAFTEN DES ERREGERS

Morphologie, physikalische und chemische Eigenschaften

Das Virus der AK besitzt die allgemeinen Eigenschaften der Viren aus der Familie der Herpesviridae. Gegenüber physikalischen und chemischen Faktoren ist es mittelgradig resistent. Durch Betapropiolakton, Äthanol, Glutaraldehyd u. a. (Anwendung bei der Herstellung von Vakzinen mit inaktiviertem Virus) kann es inaktiviert werden.

Kultur

- *In vivo.* Verwendet werden im Labor verschiedene Tierarten, besonders Kaninchen.
- *Im Ei.* Die Kultur ist möglich, besonders auf der Chorio allantois-Membran. Sie ist zur Herstellung von Vakzinen verwendet worden.
- *Zellkultur.* Die Zellkultur-Technik ist z. Z. für die Anzüchtung des AK-Virus die Methode der Wahl. Es läßt sich leicht auf zahlreichen Zellsystemen kultivieren; auf primären Zellinien oder Zellen verschiedener Tierarten und des Menschen.

Besonders angewendet werden die Linien PK 15, IBR-S_2 und BHK $_{21}$. Der zytopathische Effekt zeigt sich mit dem Auftreten eosinophiler Kerneinschlüsse und Synzytien.
Viele praktische Anwendungmöglichkeiten hängen von der Kultur des Virus ab: Virusgewinnung (Vakzine), Änderungen der Virulenz, Isolierung von Stämmen (Diagnostik), Titrierung, Untersuchung auf Antikörper.

Pathogenität

- *Natürliche Pathogenität*

Das Virus der AK ist sehr pathogen und kann Tiere vieler Tierarten töten. Es zeigt regelmäßig Neurotropismus, der für das klinische Bild und die Verbreitung des Virus im Organismus verantwortlich ist. Außerdem weist es beim Schwein einen genitalen Tropismus auf, der Aborte und Totgeburten zur Folge hat. Weiterhin ist auch ein Pneumotropismus bekannt, der Atmungsstörungen (Husten) bei Mastschweinen hervorruft.

- *Experimentelle Pathogenität*

Neurotropismus des Virus findet man vor allem bei Labortieren, die nach einer kurzen Inkubation und einer im wesentlichen durch Juckreiz an der Einstichstelle charakterisierten kurzen klinischen Phase verenden. Die Pathogenität der Virusstämme der AK läßt sich durch Serienpassagen über eine Tierart (Taube), über das embryonierte Ei (z. B. Stamm Bukarest), über Zellkultur bei Normaltemperatur (z. B. K 61 von BARTHA) oder bei niedriger Temperatur (Stamm Alfort 26) verändern.

Antikörperbildung

Antikörper treten bei Tieren auf, für die die Infektion nicht tödlich ist (Schwein). Sie können mit verschiedenen Methoden nachgewiesen werden: Serumneutralisation, Agargel-Präzipitation, Komplementbindung, Immunfluoreszenz, ELISA.
In praxi sind diese Antikörper nur beim Schwein untersucht. Alle Stämme des Virus der AK haben die gleichen spezifischen Antigene. Für das AK-Virus und andere Herpesviren gibt es gemeinsame Antigene mit dem Herpesvirus des Menschen und dem Virus der Infektiösen Bovinen Rhinotracheitis (IBR).

Immunogenität

Unter natürlichen Bedingungen kommt die Immunogenität des Virus der AK ausschließlich beim Schwein zum Ausdruck. Die geheilten Tiere besitzen gegenüber verschiedenen Stämmen des Virus der AK eine feste Immunität.

Allergisierungsvermögen

Das Virus der AK besitzt ein für die Schaffung einer Allergie verzögerten Typs entsprechendes Allergisierungsvermögen. Diese Überempfindlichkeit kann zur allergischen Diagnose durch intradermale Injektion genutzt werden. Sie ist bei der Vakzination mit einer inaktivierten Vakzine in Betracht zu ziehen. Im übrigen wurde eine teilweise allergene Gemeinsamkeit zwischen dem Virus der AK und dem Virus der Infektiösen Bovinen Rhinotracheitis (IBR) nachgewiesen (AGUILAR SETIEN u. a., 1979).

KLINIK

Symptome

Es werden nur die Symptome beim Schwein beschrieben. Bei den anderen Tierarten kommt die AK klinisch in einer Enzephalomyelitis zum Ausdruck, die mit oder ohne Juckreiz an der Eintrittstelle des Virus rasch tödlich verläuft.
Beim Schwein sind für die Krankheit besondere Merkmale typisch. Schwere Symptome und Sterblichkeit sind dem Alter der Tiere umgekehrt proportional. Im übrigen beobachtet man Juckreiz praktisch niemals. Schließlich stellt man den Befall zahlreicher Tiere (20 bis 30 %) fest, vorausgesetzt, daß von dieser Tierart die Ansteckung ausgegangen ist.
Die Inkubation ist allgemein kurz, zwei bis fünf Tage.

• *Ferkel von weniger als 15 Tagen*
Das klinische Geschehen verläuft sehr rasch (nur wenige Stunden) bis zum Tode. Man sieht verschiedene nervöse Anzeichen, Krämpfe, Ruderbewegungen mit den Beinen. Die meisten Ferkel eines Wurfes oder mehrerer Würfe sind befallen und verenden.

• *Ferkel von 15 Tagen bis 3 Monaten*
Die Krankheit beginnt mit Appetitlosigkeit und mit Fieber, zwei bis drei Tage lang andauernd; dann werden die Tiere wieder gesund oder zeigen im gegenteiligen Falle nervöse Anzeichen einer Meningoenzephalomyelitis, Hyperästhesie-Symptome, Reizbarkeit, Muskelzittern, epileptiforme Krisen, Schlundkopflähmung und Ptyalismus. Die Entwicklung verläuft in vier bis sechs Tagen nach dem Beginn der nervösen Anzeichen in 20 bis 40 % der Fälle zum Tode.

• *Mastschweine*
Die Ak tritt in verschiedenen klinischen Formen auf:
- als Allgemeinerkrankung, mit einige Tage währendem Fieber, Inappetenz, Verdauungsstörungen, zeitweiligem Auftreten nervöser Störungen, wobei aber der Krankheitsverlauf zur Heilung tendiert (Sterblichkeit 1 %);
- als fieberhafte Erkrankung der Atmungswege, mit Inappetenz, vier oder fünf Tage Husten und Wachstumsverzögerungen;
- schließlich kann die Infektion inapparent verlaufen.

• *Zuchttiere*
- Männliche oder weibliche. Sehr häufig verläuft die Infektion inapparent oder beinahe nicht erkennbar. Manchmal bemerkt man eine undeutliche Form, die mit Fieber, Abgeschlagenheit, Inappetenz und Müdigkeit oder Abgeschlagenheit während vier oder fünf Tagen einhergeht. Nervöse Störungen und Verendungen sind selten.
- Tragende Sauen. Bei tragenden Sauen kann das Virus der AK Fortpflanzungsstörungen hervorrufen: Aborte, termingerechte Würfe, bei denen alle Ferkel totgeboren sind, ab und zu Würfe mit lebenden, toten, mazerierten und mumifizierten Ferkeln.

In einem Bestand, in dem mehrere Alters- oder Nutzungsgruppen von Schweinen vorhanden sind, kann man eine Überlagerung oder eine Vielzahl dieser verschiedenen Formen (nervös, respiratorisch, allgemein) bei den verschiedenen Gruppen der Tiere wahrnehmen.

Pathologische Veränderungen

• *Makroskopische Veränderungen*
Sie sind wenig charakteristisch, außer bei Ferkeln unter 10 Tagen, die kleine, weißliche, nekrotische Herde in Leber und Milz aufweisen können.

• *Mikroskopische Veränderungen*
Es sind Läsionen einer virusbedingten Enzephalomyelitis, deren Sitz nach der Eintrittspforte des Virus variieren kann:
Eine ausgedehnte lymphozytäre Infiltration, perivaskuläre lymphozytäre Ansammlungen, Chromatinränder an den Neuronen.

Pathogenese

• *Entwicklung der Infektion*
Nach dem oronasalen Eindringen vermehrt sich das Virus der AK lokal, besonders in den Tonsillen, dann gelangt es durch zentripetale Verbreitung (wie bei der Tollwut) über das Nervensystem in das ZNS. Dort vermehrt es sich intensiv und erreicht auf hämatogenem Wege verschiedene Organe, wo man es wiederfinden kann.

• *Infektion des Foetus*
Die Infektion der tragenden Sau kann einen Abort durch fieberhafte Allgemeininfektion auslösen. Die Feten sehen dann alle gleich aus, aber das Virus kann daraus nicht isoliert werden, oder einzelne Feten werden infiziert. Dann haben sie nicht das gleiche Aussehen, und bei einigen von ihnen kann das Virus nachgewiesen werden.

• *Latente Infektion*
Bei den geheilten Schweinen kann das Virus lange latent in bestimmten Geweben persistieren (Virus-Isolierung fünf Monate nach der Heilung durch Anzüchtung aus Organen des Schweines) und sich wahrscheinlich unter dem Einfluß aggressiver Faktoren wieder vermehren. Diese Auffassung ist im Sinne der Herpesvirosen des Menschen oder der Tiere typisch.

• *Immunität*
Die Immunität ist einerseits humoral durch neutralisierende Antikörper bedingt, wodurch der Einsatz eines Hyperimmunserums möglich wird und die Titerhöhe durch Titrierung der neutralisierenden Antikörper festgestellt werden kann. Andererseits ist sie zellulär, wie es die festgestellte Resistenz bei den vakzinierten Tieren ergeben hat, die nur wenig oder keine serumneutralisierenden Antikörper besaßen.
Die Infektion der Sauen bewirkt die Synthese neutralisierender Antikörper, die durch das Kolostrum auf die Ferkel übertragen werden. Deshalb bringt eine mehr als 15 Tage vor dem Ende der Trächtigkeit infizierte Sau Ferkel auf die Welt, die während der ersten Wochen geschützt sind.
Die von der AK geheilten Schweine besitzen eine dauerhafte Immunität. Das gilt aber für die Krankheit und nicht für die Infektion. Mit anderen Worten: Ein seit drei bis zwölf Monaten geheiltes Schwein zeigt keine klinischen Anzeichen, wenn es erneut mit dem Virus der AK in Kontakt kommt. Es kann aber das Virus vermehren und aussscheiden. Von der AK seit mehreren Monaten geheilte (oder geimpfte) Tiere können Ausscheider des Virus sein.

EPIDEMIOLOGIE

Beschreibende Epidemiologie

• *Zeitliches Auftreten*
- Monatliches Auftreten. Man erkennt deutliche jahreszeitliche Schwankungen mit Höchstwerten im Winter (Abb. IV/2).
- Jährliche Häufigkeit. Schwankt zwischen den Ländern. In Frankreich hat sie in den letzten Jahren zugenommen (Abb. IV/3).

In der Bretagne z. B. tritt die Krankheit im Winter in enzootischer Form und im Sommer sporadisch auf. In anderen Gebieten betreffen die sporadischen Ausbrüche Karnivoren.

• *Territoriale Verbreitung*
Die Krankheit tritt vor allem in Gebieten mit starker Konzentration der Schweinebestände auf. So wurden in Frankreich mehr als 90 % der Infektionsherde in der Bretagne festgestellt. Territorial dehnen sie sich langsam aus. Dieses Phänomen wurde in den Côtes-du-Nord und im Finistère beobachtet.
Man stellt zwischen der Verteilung der Ausbrüche von klinischer AK und der latenten Infektion einen scheinbaren Widerspruch fest. Dies wurde serologisch nachgewiesen. 1976 wurde die Krankheit klinisch in 12 Departements beobachtet, die latente Infektion serologisch in 45 Departements nachgewiesen.

• *Krankheitsverlauf in einem Bestand*
Er ist variabel, besonders in Abhängigkeit von der Bestandsgröße. Oft tritt die AK heftig in

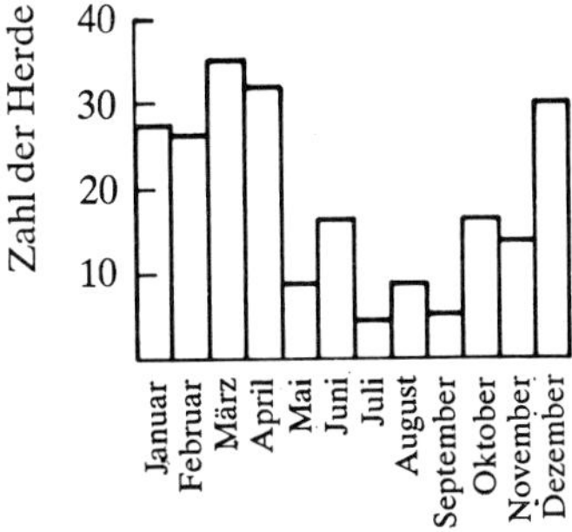

Abb. IV/2 Variation der monatlichen Häufigkeit klinischer Fälle der AK im Laufe des Jahres 1976. Die maximale Zahl der Herde wurde zwischen Dezember und April registriert

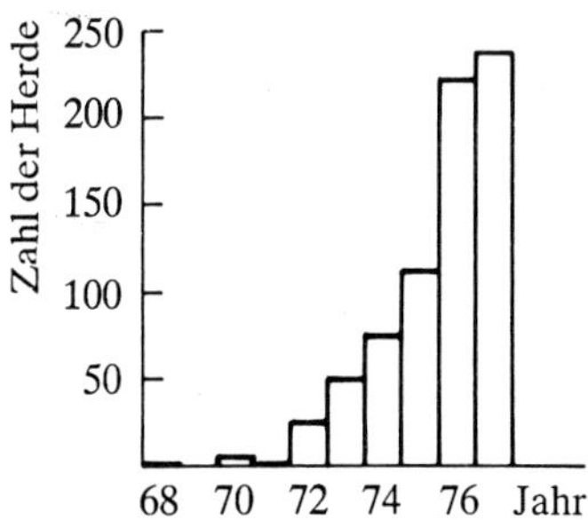

Abb. IV/3 Häufigkeit des Auftretens klinischer Fälle der AK in Frankreich in den Jahren 1968 bis 1977

Jungsauenwürfen auf. Sind es viele Würfe, kann sich die Krankheit in einem Bestand von 200 Sauen (ohne Bekämpfungsmaßnahmen) bis zu drei Monate hinziehen. Später bleibt die Infektion latent, wobei es in einem Drittel der Fälle zum Wiederauftreten nach einigen Monaten oder Jahren kommt.

Analytische Epidemiologie

Herkunft des Virus

- *Tiere*

Andere Tierarten als das Schwein stellen praktisch eine epidemiologische Sackgasse dar. Sie spielen nur eine minimale oder keine Rolle als Virusquelle (schneller Eintritt des Todes, geringe nasale und bukkale Virusausscheidung). Die fast ausschließliche Virusquelle der AK stellt das Schwein dar.

- *Kranke Schweine.* Das Virus wird während der klinischen Phase in der Milch, den Nasen-, Maul- und Genitalsekreten ausgeschieden. Die Körper verendeter Ferkel sind stark virushaltig.
- *Geheilte Schweine als Überträger.* Die Infektion persistiert bei geheilten Schweinen lange (häufiges Phänomen beim Herpes-Virus).
  Das Beherbergen von AK-Virus kann sechs Monate oder mehr, evtl. mit intermittierender Ausscheidung betragen (Sabo u. Rajcani, 1976; Béran u. a., 1980; Davies und Béran, 1980).
- *Gesunde Schweine als Überträger.* Latente Infektion und gesunde Überträger sind häufig, besonders bei Zuchttieren. Dasselbe Phänomen kommt bei vakzinierten und dann infizierten Schweinen vor. Diese sind gesunde Überträger, die das wirkliche Virusreservoir darstellen. Jedes Schwein, das im Besitze von AK-Antikörpern ist, kann als potentieller Virusausscheider betrachtet werden.

- *Erzeugnisse tierischer Herkunft*

Es können virushaltig sein: Fleisch und Organe (Leber, Milz und Lungen) infizierter Schweine (Gefahr für die Fleischfresser), fettige Abprodukte, Ebersperma, von Schweinen im Stadium der Virämie gewonnenes Serum (Anti-Schweinepest-Serum).

- *Umgebung*

Die Resistenz des Virus der AK gegenüber Umwelteinflüssen ist »mittelmäßig«. Im allgemeinen hält sich das Virus in einem Medium etwa 30 Tage im Sommer und 50 Tage im Winter resistent.

Empfänglichkeit

Schlechte Hygienebedingungen und starke Tierkonzentration begünstigen das Auftreten klinischer Anzeichen oder vergrößern deren Intensität.

Arten der Ansteckung

Die Infektion des Schweines ist direkt oder indirekt möglich:

- *Direkte Ansteckung.* Durch die Sauenmilch, durch die Sekrete, besonders die der Nase (Übertragung von Rüssel zu Rüssel), durch den Deckakt (Umsetzen von Ebern), durch die Unterbringung, die intrauterine Übertragung.
- *Indirekte Ansteckung.* Durch Verschmutzungen über Futtermittel, insbesondere fettige Abprodukte, Fahrzeuge, den Menschen (Stiefel des Tierhalters und der Besucher der Bestände).
  Die Rolle der Nagetiere ist zu vernachlässigen (Maes u. a., 1979). Jede Ansteckung anderer Tierarten (Fleisch- und Pflanzenfresser) geht direkt oder indirekt immer vom Schwein aus.

Das Virus dringt auf verschiedenem Wege in den Körper ein; oral, nasal und genital.

Synthetische Epidemiologie

- *Zeitliches Auftreten*
- Die Ursachen jahreszeitlicher Schwankungen sind nicht bekannt.
- Die Häufung in verschiedenen Ländern hängt mit der Konzentration der Schweine-

haltung und der Bildung von Großbeständen zusammen, die eine Ansammlung von Tieren verschiedener Herkunft bedingen und die Erhaltung des Virus in den infizierten Beständen fördern.

- *Territoriales Auftreten*

AK-Ausbrüche finden sich in Gebieten mit hoher Dichte der Schweinebestände und in großen Beständen. Die Krankheit findet besonders durch die Tierumsetzungen (Viehhandel) Verbreitung. Die Ansteckungsfähigkeit ist jedoch deutlich geringer als z. B. bei der MKS.

- *Auftreten in einem Bestand*

Das Einschleppen des Virus in einen gesunden Schweinebestand erfolgt am häufigsten durch latent infizierte Tiere. Die Krankheit kann sehr lange (mehrere Monate) nach der letzten Zuführung von Schweinen auftreten. Die Persistenz der Krankheit ist von der Größe des Bestandes abhängig. Waren alle Tiere betroffen, verschwindet die Krankheit, und das Vorliegen einer Infektion wird nur durch das Erkranken gesunder zugeführter Tiere oder durch die Erkrankung von Mastschweinen nachgewiesen, die ihre kolostrale Immunität verloren hatten.

Epidemiologische Prognose

In Frankreich muß man komplexe Wechselwirkungen zwischen günstigen und ungünstigen Faktoren berücksichtigen. Hieran sind u. a. beteiligt: Die Einführung der Vakzination der Schweine gegen die AK in den stark infizierten Departements (Bretagne). Die sanitäre Gesetzgebung schränkt einerseits die Verbreitung des Virus ein, andererseits bietet sie im Augenblick Veranlassung, daß Seuchenausbrüche verheimlicht werden. Das sind Folgen der Entwicklung der Schweinehaltung in den verschiedenen Gebieten.
1978 hat man eine Verminderung der Zahl der bekannten AK-Herde beim Schwein und eine Erhöhung der Zahl der Ausbrüche bei den Fleischfressern und eine Zunahme der Gebiete ermittelt, in denen die Krankheit festgestellt wurde. Fleischfresser tragen als Anzeiger dazu bei, die ständige Verbreitung des Virus beim Schwein nachzuweisen. Diese wird teilweise durch die Vakzination und teilweise indirekt durch die sanitären Bestimmungen verschleiert.
Die Ausbreitung der Virusinfektion in den Schweinebeständen und Gebieten kann man an der Zahl der Ausbrüche der AK bei Hund und Katze im städtischen Milieu abschätzen.

In den Côtes-du-Nord hat man zwischen Bestandsgröße und Häufigkeit der AK Übereinstimmung festgestellt:

Bestandsgröße (Zuchttiere)	Frequenz der AK
1–10	1:6500
11–20	1:900
21–30	1:220
31–50	1:50
61–100	1:10

BEKÄMPFUNG DER KRANKHEIT

Diagnostik

- *Klinische Diagnose*

Beim Schwein sind verdächtige Anzeichen auf AK: eine erhebliche Sterblichkeit junger Ferkel, nervöse Störungen, die mit Fortpflanzungsstörungen und Pneumonie bei Mastschweinen einhergehen können. Bei der Diagnosestellung können epidemiologische Elemente helfen. Das ist beim Auftreten der Krankheit bei Karnivoren oder Rindern eines Betriebes der Fall, die zuweilen Infektionen bei Schweinen anzeigen. Die Differentialdiagnose muß andere Ursachen von Nerven- oder Fortpflanzungsstörungen oder Pneumonie ausschließen.
Es können zu Verwechslungen führen:
Bei den nervösen Störungen die
- mit epileptiformen Krisen sich äußernde NaCl-Vergiftung;
- Teschener Krankheit, die in Frankreich nicht auftritt und vor allem ältere Schweine befällt als die AK;
- Talfan-Krankheit, sie befällt auch ältere Schweine als die AK und greift auf andere Tierarten nicht über;
- klassische Schweinepest (die Differentialdiagnose ist manchmal schwierig) sowie
- Koliinfektion des Ferkels und Hypoglykämie.

Bei der Lungenform der AK die
- Enzootische Pneumonie (Mykoplasmose),
- Schweineinfluenza.

Bei Fortpflanzungsstörungen
- der Rotlauf,
- die subakute oder akute klassische Schweinepest.

- *Sektionsdiagnose*

Durch die Sektion werden nur wenig deutliche Befunde erbracht, außer dem Vorhandensein nekrotischer Herde auf Leber und Milz der Ferkel.

- *Epidemiologische Diagnostik*

Neben den hier bereits behandelten Elementen ist die Jahreszeit in Betracht zu ziehen. Eine größere Häufigkeit der Krankheit zeigt sich im Winter, und ein regional bevorzugtes Gebiet ist die Bretagne. In klinischen Verdachtsfällen bei Rindern und Fleischfressern muß man versuchen, dem Schwein als Ursache der Infektion auf die Spur zu kommen.

- *Labordiagnose*

Proben. Zur Virusuntersuchung kann man dem Labor ganze Ferkel, abortierte Feten oder Organe, wie Hirn und Tonsillen, einsenden. Die Einsendung hat per Express, mit Kälteschutz und detailliertem Vorbericht zu erfolgen.

Zur Untersuchung auf Antikörper nimmt man Blutproben 10 Tage nach Ausbruch der Krankheit, oder man kann sofort, nach dem Auftreten der Symptome und 10 bis 15 Tage später Proben entnehmen. Hinsichtlich des Nachweises der Infektion sind mindestens 10 Proben bei Zuchttieren und wenn möglich bei Ebern zu nehmen.

Isolierung und Identifizierung des Virus. Es kann in Zellkulturen oder durch Übertragung auf ein Kaninchen isoliert werden.
- Die kulturelle Anzüchtung kann über PK 15- oder andere Zellinien erfolgen. Beim Fehlen eines zytopathischen Effektes sind drei Blindpassagen notwendig. Der zytopathische Effekt wird im frischen Stadium und nach Färbung (eosinophile Kerneinschlüsse) bewertet. Die Identifizierung des Virus erfolgt mit Serumneutralisation oder Immunfluoreszenz. Die Ergebnisse kann man nach 24 h bis 15 Tagen erhalten.
- Die Übertragung auf Kaninchen ruft innerhalb von zwei bis fünf Tagen Juckreiz an der Injektionsstelle hervor. Danach tritt ein rascher, in wenigen Stunden zum Verenden führender Krankheitsverlauf ein. Manchmal stirbt das Kaninchen ohne Juckreiz.

Histologie. Im Verhältnis zur Virus-Isolierung ist ihr Nutzen sekundär.

Serologie. Es können verschiedene serologische Reaktionen, wie die Serumneutralisation, die Agargelpräzipitation, Immunelektrophorese, die KBR, die passive Hämagglutination, ELISA angewendet werden. Vergleichsreaktion bleibt die Serumneutralisation. Die Schwelle zum positiven Bereich vergleicht man mit reinem Serum. Die Antikörper erscheinen einige Tage nach dem Beginn der Symptome und bleiben mindestens 1 Jahr.

Es ist nicht möglich, von einer Vakzination herrührende Antikörper von denen zu unterscheiden, die von einer Infektion stammen.

Die Untersuchung auf neutralisierende Antikörper ist die Methode der Wahl zur Kontrolle der Bestände. Das gleiche gilt bei der Neuzuführung von Tieren in einen Schweinebestand.

Allergie. Die intradermale Injektion von inaktiviertem Virus oder von Virusextrakten hat bei verschiedenen Autoren (Smith und Mengeling, 1976) gute Ergebnisse gebracht. In die Praxis hingegen hat sie keinen Eingang gefunden.

Prognose

Beim Schwein hängt die individuelle gesundheitliche Prognose vom Alter der Tiere ab. Die Prognose auf Bestandsebene ist immer ungünstig. Folgen sind Sterblichkeit, Wachstumsverzögerung und spätere Fortdauer der verborgenen Infektion.

Behandlung

Eine spezifische Behandlung der AK gibt es nicht.

Sanitäre Prophylaxe

Abwehrmaßnahmen

• *Andere Tierarten als das Schwein*
Für Rinder und die im Bereich der Landwirtschaftsbetriebe lebenden Fleischfresser ist es notwendig, den Kontakt mit Schweinen zu vermeiden. Fleischfressern (auch im städtischen Bereich) dürfen Fleisch und Eingeweide von Schweinen nicht roh verabreicht werden.

• *Schwein*
Zunächst muß man die Zuführung infizierter Tiere vermeiden. Die einem AK-freien Betrieb zugeführten Tiere müssen aus einem AK-freien Bestand kommen. Hierzu ist eine serologische Kontrolle mit negativen Ergebnissen erforderlich. Liegen über den gesundheitlichen Status des Herkunftsbetriebes keine Kenntnisse vor, ist eine Quarantäne mit serologischer Kontrolle während dieser Periode anzuraten.
Ein zum Decken zugelassener blutserologisch AK positiver Eber darf nicht benutzt werden. Im übrigen ist die Viruseinschleppung auf den verschiedenen Wegen zu vermeiden. Die Vorbeugungsmaßnahmen sind für alle Infektionskrankheiten dieselben und erstrecken sich auf die Besucher, die Fahrzeuge, streunende Hunde, die Futtermittel (besonders fettige Abprodukte) usw.

Bekämpfungsmaßnahmen im Seuchenbestand

Mastschweine. Die Mast der Tiere ist bis zum Ende zu führen und der Kontakt mit anderen Gruppen zu vermeiden. Nach ihrer Schlachtung sind eine sanitäre Räumung sowie Desinfektion vorzunehmen.
Zuchttiere. Man kann eine serologische Kontrolle bei allen Tieren vornehmen. Antikörper tragende Tiere sind zu isolieren und so schnell wie möglich zu eliminieren, wobei wirtschaftliche Aspekte zu berücksichtigen sind. Nach dem Ausscheiden der serologisch positiven Tiere und einer Desinfektion wiederholt man die serologische Kontrolle.
Die Anwendung der KBS ist geboten.
Alle Maßnahmen zur Feststellung und Ausscheidung infizierter Tiere erbringen gute Ergebnisse, erfordern aber viel Zeit und hohe Anforderungen.

Prophylaxe

Aktive Immunisierung

• *Die Vakzinen*
Vakzinen mit Lebendvirus. Man hat zahlreiche Stämme in Osteuropa durch Passagen über das embryonierte Ei oder über Zellkulturen erhalten:
Stamm Bukarest (Bran) und seine Derivate (Zuffa, Skoda), Stamm K 61 (Bartha), Stamm MK 25 (Tatarov) sind in den verschiedenen Ländern eingesetzt. Ein hitzeempfindlicher Stamm (Alfort 26) wurde in Alfort geprüft.
Vakzinen mit inaktiviertem Virus. Es sind in der Vergangenheit viele Vakzinen mit auf verschiedene Weise inaktiviertem Virus und verschiedenen Adjuvantien vorgeschlagen worden. Ihr immunogener Wert war eingeschränkt.
Das Virus einer Vakzine war auf IBRS-Zellen gezüchtet, durch Glutaraldehyd inaktiviert; sie enthält einen öligen Exzipienten (denselben wie die MKS-Vakzine spez. f. Schweine) und wurde in Frankreich eingesetzt (Delagneau u. a., 1975). Nur diese Vakzine befindet sich im Augenblick im Verkehr.

• *Vakzination*
Vakzinen mit lebendem Virus. Im allgemeinen bewirken zwei Injektionen im Abstand von drei oder vier Wochen eine gute, sechs bis zwölf Monate dauernde Immunität. Bestimmte, wenig abgeschwächte Vakzinen bedingen nur eine Injektion. Die Vorteile dieser Vakzinen bestehen in der Möglichkeit einer Kombination mit einer Vakzine gegen die klassische Schweinepest und in der Belastbarkeit der geschaffenen Immunität. Ein Nachteil ist die Restvirulenz bestimmter Stämme.
Ölvakzinen mit inaktiviertem Virus. Die Injektionen der Vakzine ist kontraindiziert zum Beginn und am Ende der Trächtigkeit für die

zweite Injektion im gesunden oder für die erste im infizierten Bestand.
Der Einsatz dieser Vakzine besteht in zwei i. m. Injektionen von 2 ml im Abstand von einem Monat (die belgischen Autoren schlagen 1 ml für die zweite Injektion vor), wobei für die zweite Injektion die Zeit von acht Tagen vor der Bedeckung bis 30 Tage danach zu vermeiden ist. Man muß bevorzugt diese zweite Injektion ebenso wie die Nachimpfung der Sauen zwei bis drei Tage vor dem Absetzen der Ferkel durchführen.
Bei Mastschweinen nimmt man eine Injektion i. m. im Alter von zwei Monaten vor.
Die Folgen der Vakzination sind unbedeutend. Wird jedoch die erste Injektion bei infizierten, die zweite bei gesunden Tieren vorgenommen, stellt man bei einem Teil der Tiere (10 bis 30 %) eine allgemeine Reaktion während 24 h mit Fieber und Appetitminderung fest. Bei einer Sau zum Beginn der Trächtigkeit könnte diese Reaktion zum Umrauschen führen. Diese Phänomene hängen von einer Hypersensibilität gegenüber Antigenen des AK-Virus ab.
Die Vakzination gewährt für sechs bis zwölf Monate eine gute Immunität; bei Zuchttieren ist alle sechs bis zwölf Monate eine Nachimpfung vorzunehmen. Vakzinierte Sauen übertragen neutralisierende Antikörper durch das Kolostrum auf die Ferkel; so sind diese während der ersten Lebenswochen geschützt.
Die Vorteile dieser Vakzine bestehen im Fehlen der Restvirulenz der Vakzine, in der Dauer und Belastbarkeit der Immunität. Ein evtl. Nachteil ist das Risiko einer allergischen Reaktion nach der Vakzinierung.
Alle Vakzinen gegen die AK haben die Eigenschaft der Induktion von Antikörpern gemeinsam, die den serologischen Nachweis der Krankheit stets stört. Wenn auch die gebildete Immunität stabil ist, verhindert sie nicht die Infektion und Persistenz des Feldvirus. Ein vakziniertes Schwein kann später zum Träger und Ausscheider von virulentem Virus werden.

Passive Immunisierung

Man verwendet homologes Importserum aus Mitteleuropa. In einem AK-Seuchenherd muß man eine systematische Injektion nach der Geburt von 5 bis 10 ml/ Ferkel in der Erwartung vornehmen, daß die Vakzination der Sauen zur Bildung einer ausreichenden Menge kolostraler Antikörper beigetragen hat.
Die Serumbehandlung der Ferkel hat gute Ergebnisse und gestattet es, Verendungen der empfindlichsten Tiere während der ersten Wochen des Auftretens der Krankheit in einem Schweinebestand zu vermeiden. Hierbei wird erwartet, daß sich Serumapplikation bei Ferkeln und Vakzination der Sauen sinnvoll ergänzen.
Wegen der Herstellungskosten ist das Serum bei älteren Schweinen nicht eingesetzt worden.

Medizinisch-sanitäre Prophylaxe

Die medizinische oder die sanitäre Prophylaxe werden selten allein angewendet. Im allgemeinen kombiniert man die Maßnahmen zur Bekämpfung.

Auf Landesebene

In einem gering infizierten Lande ist die ausschließlich sanitäre Prophylaxe verständlich, wobei der Staat die Diagnostik der Krankheit und die Merzung infizierter Tiere finanziell fördert.
In einem mittelmäßig oder stark infizierten Land ist die Vakzination zur Eindämmung der wirtschaftlichen Verluste unerläßlich. Die medizinische Prophylaxe ist dann das grundlegende Element, auf dem sanitäre Maßnahmen aufbauen.
Die Mehrheit der infizierten Länder hat diese Methode der medizinisch-sanitären Bekämpfung gewählt. Von den betreffenden Ländern hat allein Dänemark die Vakzination abgeschafft und wendet nur Maßnahmen sanitärer Prophylaxe an. In Frankreich war die ausschließlich sanitäre Prophylaxe solange berechtigt, wie die Zahl der jährlich festgestellten Herde sich in Grenzen hielt, also bis 1972.

Wegen des Fehlens eines nationalen Bekämpfungsprogramms hatte sich die Krankheit verbreitet, und die Vakzination war unvermeidbar geworden.

Auf Betriebsebene

- *Nichtinfizierter Betrieb*
- In einem wenig gefährdeten Territorium kann man die ausschließliche Anwendung von Maßnahmen der sanitären Prophylaxe raten.
- In gefährdeten Gebieten ist die Selektion mit den möglichen strikten Maßnahmen zur sanitären Prophylaxe abzustimmen, denn eine Vakzination würde den Verkauf Antikörper tragender Zuchttiere nach sich ziehen, weil es nicht möglich ist, infizierte Zuchttiere zu unterscheiden. In den anderen Betrieben kann man Vakzination und sanitäre Maßnahmen miteinander verbinden. In den enzootischen Zonen der Krankheit ist eine abgestimmmte Bekämpfung äußerst wünschenswert. Sie kann durch Züchtervereinigungen in Gang gesetzt werden.

- *Infizierter Betrieb*

Die Maßnahmen sind dem Typ des Betriebes anzupassen. So sind z. B. bei einem Züchter und Mäster, dessen Schweinebestand von der AK befallen wird, die Verluste einesteils in Grenzen zu halten, andererseits sind durch systematische Anwendungen von Serum bei Ferkeln von der Geburt an und durch Vakzination der Eber und Sauen die künftigen Zuchttiere zu schützen.

Der medizinische Schutz kann durch eine oder zwei weitere Wiederholungsimpfungen verlängert werden. Parallel sind die serologischen Kontrollen und die Vakzinierung der zugeführten Tiere fortzusetzen.

Der Infektionsverlauf im Betrieb ist durch serologische Kontrolle, im Schlachtbetrieb und bei den nach der systematischen Vakzination der Zuchttiere geborenen Schlachtschweinen zu überwachen. Das Fehlen von Antikörpern bei diesen Tieren spricht für das Nichtvorhandensein eines latenten Viruskreislaufes im Betrieb und berechtigt zum Abbruch der Vakzination, außer in stark infizierten Gebieten, in denen der Betrieb stärker bedroht ist. Positive Reaktionen bei Mastschweinen sind ein Zeichen für die Fortdauer der Infektion im Bestand.

In bestimmten Fällen ist man daran interessiert, sämtliche Tiere des Betriebes zu vakzinieren, um zu vermeiden, daß sich das Virus bei den nicht vakzinierten Mastschweinen vermehrt und diese dann für die Fortdauer der Infektion im Betrieb verantwortlich sind.

In Frankreich wird die AK legal als Infektion angesehen (VO v. 19. 7. 1977 und interministerielle Weisung v. 2. 8. 1977).

Jedoch haben die vorgesehenen Maßnahmen nur begrenzte Wirksamkeit, denn nur ein Teil der infizierten Tiere ist Maßnahmen der Bekämpfung unterworfen (klinische Ausbrüche der AK). Es sind keine kollektiven Maßnahmen vorgesehen und für die Bekämpfung der AK besteht seitens des Staates kein fördernder Anreiz.

ZUSAMMENFASSUNG

Die AK ist eine in Frankreich weit verbreitete Viruskrankheit. Die ausgewachsenen, latent infizierten Schweine bilden das Reservoir für den Erreger. Bei den Ferkeln tritt die AK mit hoher Sterblichkeit und nervösen Symptomen auf; bei tragenden Sauen ruft sie Fortpflanzungsstörungen hervor; bei Mastschweinen tritt sie schließlich in respiratorischer Form auf.

Die Mittel zur Vorbeuge sind zugleich sanitär wie medizinisch. Letztere bestehen aus einem unmittelbar wirksamen homologen Serum, das nur kurze Zeit wirksam ist. Außerdem sind verschiedene Vakzinen vorhanden, besonders eine Ölvakzine mit inaktiviertem Virus, die gute Resultate ergibt. Die sanitäre Prophylaxe muß systematisch vorgenommen werden, um den für den Nachweis der Krankheit durch die Vakzination entstehenden Störungen Rechnung zu tragen.

LITERATUR

Aguilar Setien et al., 1979 – Communauté antigénique entre le virus de la rhinotrachéite infectieuse bovine et le virus de la maladie d'Aujeszky démontrée, chez le bovin, par un test d'hypersensibilité retardée. Ann. Méd. Vét., 123, 55–61

Beran, G. W. et al., 1980 – Persistence of pseudorabies virus in infected swine. J. A. V. M. A., 176, 998–1000

Davies, E.-B.; Beran, G. W., 1980 – Spontaneous shedding of pseudorabies virus from a clinically recovered post parturient sow. J. A. V. M. A., 176, 1345–1347

Delagneau, J.-F. et al., 1975 – Immunisation contre la maladie d'Aujeszky à l'aide d'un nouveau vaccin huileux à virus inactivé. Rec. Méd. Vét., 151, (10), 567–575

Jakubik, J.; Wittmann, G., 1978 – Neutralizing antibody titres in pig serum after revaccination with an inactivated Aujeszky disease virus (ADV) vaccine. Zbl. Vet. Med. B., 25, 741–751

Lautie, R., 1969 – La maladie d'Aujeszky. Un volume, 226 pages. Collection de monographies : les maladies animals à virus, l'Expansion éd., Paris

Ligu, R.; Loquerie, R.; Durand, M., 1977 – Vaccination contre la maladie d'Aujeszky dans une porcherie récemment infectée. Contrôle de l'assainissement. Bull. Soc. Vét. Pr. Fr., 61 (2), 115–130

MAES, R. K.; KANITZ, C. L.; GUSTAFSON, D. P., 1979 – Pseudorabies virus infections in wild and laboratory rats. Amer. J. Vet. Res., 40 (3), 393–396

SABO, A; RAJCANI, J., 1976 – Latent pseudorabies virus infection in pigs. Acta Virol., 20, 208–214

SMITH, P. C.; MENGELING, W. L., 1976 – Cutaneous delayed-type hypersensitive reactions in pseudorabies virus-infected sine, in Proceedings, 4th Meeting, International Pig Vet. Soc. Ames, U. S. A.

TOMA, M. et al., 1978 – Epidémiologie descriptive de la maladie d'Aujeszky en France en 1977. Rec. Méd. Vét., 154, 681–685

TOMA, B., 1979 – Obtention et caractérisation d'une souche thermosensible de virus de la maladie d'Aujeszky (souche Alfort 26). Rec. Méd. Vét., 155 (5), 131–137

TOMA, B.; BRUN, A.; CAPPUIS, G.; TERRE, J., 1979 – Propriétés biologiques d'une souche thermosensible (Alfort 26) de virus de la maladie d'Aujeszky. Rec. Méd. Vét., 155 (3), 245–252

TOMA, B. et al., 1979 – La maladie d'Aujeszky en France en 1978. Rec. Méd. Vét., 155, 721–725

WITTMANN, G.; BARTENBACH, G.; JAKUBIK, J., 1976 – Cell-mediated immunity in Aujeszky disease virus infected pigs. I. Lymphocyte stimulation. Archiv. virology, 50, 215–222

Teschener Krankheit (Ansteckende Schweinelähmung)

B. TOMA

Es ist eine infektiöse, kontagiöse, speziell das Schwein betreffende, durch ein neurotropes Virus aus der Familie der Picornaviren verursachte Krankheit. Sie ist klinisch durch eine aufsteigende Paralyse und oft tödlicher Enzephalitis charakterisiert, histologisch durch Befunde einer Poliomyelitis.

Eine gutartigere, auf ein nahestehendes Virus zurückzuführende und oft ähnelnde Erkrankung ist die Talfan-Krankheit.

Die Teschener Krankheit wird auch »Kontagiöse Paralyse« des Schweines oder Poliomyelitis suis genannt. Sie wurde 1930 erstmals von TREFNY im Distrikt Teschen in der Tschechoslowakei beobachtet. Betroffen sind unter natürlichen oder Versuchsbedingungen nur das Haus- und das Wildschwein.

Im Verlaufe der letzten Jahre wurde die Teschener Krankheit nur aus wenigen Ländern gemeldet: ČSSR und Madagaskar, wo die Krankheit regelmäßig herrscht, Österreich und UdSSR.

ERREGER

Seinen physikalischen und chemischen Eigenschaften nach gehört das Virus der Teschener Krankheit zum Genus der Enteroviren (Familie der *Picornaviridae*). Man kann das Virus *in vivo* oder in Schweinezellkulturen kultivieren. Der zytopathische Effekt erscheint im allgemeinen noch nicht nach der ersten Passage von Feldstämmen. Es ist erforderlich, Blindpassagen vorzunehmen. Die Krankheit kann nur beim Haus- und Wildschwein nach intrazerebraler oder intranasaler Beimpfung reproduziert werden. Subkutane (s. c.) und intramuskuläre (i. m.) Übertragungen führen nur selten zum Ausbruch der Krankheit.

Das Virus der Teschener Krankheit gehört zum Serotyp 1 nach der Antigenklassifikation der Enteroviren beim Schwein. Unter diesem Serotyp findet man auch das Virus der Talfan-Krankheit, das Virus der Smedi-Infektion und nichtpathogene Viren, die häufig Bewohner des Verdauungskanals des Schweines sind.

Nach Überstehen der Teschener Krankheit besteht eine stabile Immunität, die sich teilweise auf neutralisierenden Antikörpern aufbaut.

KLINIK

Die Inkubationsdauer ist variabel. Unter Versuchsbedingungen beträgt sie 8 bis 30 Tage.

• *Akute Form*

Diese Form kommt am häufigsten vor. Sie befällt vor allem junge Mastschweine. Sie beginnt mit einem kurzen Fieberanfall von 40 bis 41 °C. Dann treten nervöse Anzeichen auf, erst eine leichte Lähmung der Hinterhand, bei Ortsveränderungen zittert die Nierenpartie, das Schwein gleitet oder fällt auf die Hinterhand, wenn es sich drehen muß.

Danach verschärfen sich diese Symptome. Aufstehen ist schwierig, die Fortbewegung schwankend. Die Lähmung greift nach vorn über. Das Schwein nimmt eine Sphinx-Stel-

lung ein und kann sich nur mit Hilfe der Vorderextremitäten rund um die Hinterhand drehen und vorwärtsziehen.
Nach ein oder zwei Tagen tritt vollständiges Festliegen auf. Das Schwein nimmt die Umgebung voll wahr. Es vollführt mit den Beinen Ruderbewegungen. Kurz nach Beginn des Festliegens treten Anzeichen der Enzephalitis auf. Zittern des Kopfes, Knirschen der Zähne, Nystagmus. Auf Grund einer Schlundkopflähmung werden seine Schreie heiser. Das Schwein kann so mehrere Tage leben. Es kann weder Wasser noch spontan Futter aufnehmen. Die Lähmung wird schlaff und vor dem Tod tritt nochmals eine Fieberperiode auf.

• *Perakute Form*

Sie ist selten. Es tritt sofort ein enzephalitisches Syndrom mit vollständiger Lähmung und seitlichem Festliegen auf. Zum Tode kommt es 48 h nach Auftreten der Symptome.

• *Chronische Form*

Man beobachtet sie besonders bei ausgewachsenen Tieren. Sie entspricht einer unvollkommenen Entwicklung der akuten Form. Die Enzephalitis entwickelt sich gar nicht oder bleibt schwach.
Die ersten Symptome entsprechen denen der akuten Form, entwickeln sich aber langsamer. Manchmal stagniert der Krankheitsverlauf, wenn nur die Hinterhand gelähmt ist. Die Lähmung geht nur langsam zurück und hinterläßt Lahmheiten und Amyotrophie als Folgeerscheinungen.
Makroskopische Befunde sind nicht typisch. Mikroskopische Befunde beschränken sich auf das Zentrale Nervensystem. Sie sind degenerativer Art (Verzerrungen der Zellen, Kernpyknose) oder entzündlicher Natur (perivaskuläre, lymphozytäre Infiltrationen, Gliose, Neuronophagie). Im Rückenmark beschränken sich diese Veränderungen auf die graue Substanz und besonders auf die Cornua cranialia.
Die Krankheit tritt in Form spontaner Ausbrüche oder von Epizootien auf. Das Virus wird in großen Mengen mit dem Kot ausgeschieden. Die geheilten Tiere können mehrere Wochen nach dem Erkranken Virusträger bleiben.
Die Ansteckung kann direkt oder indirekt erfolgen; die natürliche Ansteckung verläuft besonders auf nasalem Wege.

KRANKHEITSBEKÄMPFUNG

Die klinische Diagnose in einem Bestand beruht auf der Feststellung zahlreicher Fälle von aufsteigender Lähmung mit Enzephalitis.
Die Differentialdiagnose muß mehrere andere Krankheiten berücksichtigen: Talfan-Krankheit, klassische Schweinepest, Aujeszky'sche Krankheit, Streptokokken-Meningitis, Botulismus, Listeriose, NaCl-Vergiftung usw.
Der klinische Verdacht bedarf einer Bestätigung im Labor. Zu den Proben gehören Gehirn und Rückenmark. Ein Teil wird mit Antibiotikapuder, der andere mit 10% Formol fixiert oder in Bouin'scher Lösung eingesandt.
Im Labor kann die histopathologische Untersuchung hinsichtlich der Feststellung einer Poliomyelitis eine sehr gute Orientierung liefern.
Die Virusisolierung ist schwieriger. Es sind vier oder fünf Blindpassagen über primäre Zellen vom Schwein durchzuführen. Falls das Virus isoliert wird, setzt man seine Identifizierung mit der Serumneutralisation oder Immunfluoreszenz fort. Es kann sich jedoch auch um ein anderes Enterovirus des Types 1 handeln. Folglich ist für eine sichere Diagnose eine intrazerebrale oder nasale Übertragung auf ein junges Schwein notwendig.
Die serologische Diagnose nützt wegen des Vorhandenseins gemeinsamer Antigene mit anderen Enteroviren der Gruppe 1 nicht viel, besonders den Orphanviren, die normale Darmbewohner sind. Über ein spezifisches Behandlungsverfahren verfügt man nicht. Die sanitäre Prophylaxe in freien Ländern beruht auf dem Importverbot von Schweinen aus infizierten Ländern, in infizierten Ländern in der Schlachtung der Schweine des Seuchenherdes. Manchmal wird die medizinische Prophylaxe angewendet. Man hat Vakzinen mit lebendem oder inaktiviertem Virus beschrieben.

ZUSAMMENFASSUNG

Die Teschener Krankheit ist eine spezielle Erkrankung der Schweine, die in einigen Ländern Mittel- oder Osteuropas sowie in Madagaskar vorkommt. Sie äußert sich in einer aszendierenden, von einer Enzephalitis begleiteten Paralyse, die in einem Schweinebestand viele Tiere befallen kann.

LITERATUR

SERRES, H., 1970 – La maladie de Teschen. La maladie de Talfan. 1 vol., 215 p. in Collection de monographies: Les maladies animals à virus. L'Expansion éd., Paris

Talfan-Krankheit

B. Toma

ZUSAMMENFASSUNG

Die Talfan-Krankheit ist eine Virose des Schweines, die in verschiedenen Ländern Europas in Form sporadischer Ausbrüche und einer gutartigen Myelitis herrscht. Die Erkrankungsraten sind gering oder mäßig. Es werden besonders Tiere im Alter von 1 bis 3 Monaten betroffen. Die Krankheit gelangt sehr oft zur Heilung.

LITERATUR

Serres, H., 1970 – La maladie de Teschen. La maladie de Talfan. Un vol. 215 p. in Collection de monographies: Les maladies animales à virus. Léxpansion éd., Paris

Toma, B.; Parodi, A.; Richard, Y.; Wyers, M. et Goret, P., 1973 – La maladie de Talfan en France. Cah. Méd. Vét., 42, 107–126

Diese Krankheit kommt der Teschener Krankheit sehr nahe, ist aber gutartiger. Es wird in diesem Zusammenhang nur auf die Unterschiede zwischen beiden hingewiesen.
Die Talfan-Krankheit ist eine infektiöse, kontagiöse, spezielle Erkrankung des Schweines, die durch ein neurotropes, zur Familie der *Picornaviridae* gehörendes Virus hervorgerufen wird. Klinisch ist sie durch eine oft gutartige Myelitis charakterisiert, die nur manchmal tödlich ist.
Sie wurde erstmals durch Bendixen und Sjolte in Dänemark (1955) und von Harding u. a. beschrieben. In Frankreich wurde sie in Form sporadischer Herde in verschiedenen Gebieten, besonders in der Bretagne festgestellt.

ERREGER

Das Virus der Talfan-Krankheit hat dieselben physikalischen, chemischen und biologischen Eigenschaften wie das der Teschener Krankheit. Es unterscheidet sich jedoch bei der Übertragung auf das Schwein durch
- eine schwächere Pathogenität,
- die Möglichkeit der Reproduktion der Krankheit auf oralem Wege (Mißerfolg beim Virus der Teschener Krankheit) sowie
- ein Fehlschlagen der Reproduktion der Krankheit auf nasalem Wege (möglich mit den Virus der Teschener Krankheit).

KLINIK

Es handelt sich allgemein um eine gutartige Myelitis, ohne Enzephalitis, die zur Ausheilung führt.

• *Gutartige Form*
Sie beginnt mit einem Fieberanfall und danach einer Schwäche der Hinterhand. Bei einer Drehung z.B. sinkt das Tier auf sein Hinterteil. Diese Situation kann einige Tage dauern, das Tier wird dann wieder gesund. In anderen Fällen kann sich diese Störung bis zur Inkoordination verschärfen. Der Gang wird torkelnd, die Hinterextremitäten können über Kreuz gesetzt werden. Das Schwein kann aber aufstehen und seinen Platz wechseln.
Der Appetit bleibt erhalten und der Allgemeinzustand der Tiere ändert sich nicht.

• *Schwere Form*
Die schwere Form ist von einer Lähmung der Hinterhand begleitet. Das Tier kann nicht mehr laufen und es hat die Tendenz, sitzend oder liegend zu ruhen. Treibt man es auf, zieht es sein Hinterteil hinterher. Es kann auch fressen und trinken. Die Hinterhandlähmung kann schwerer werden und sich in eine schlaffe Lähmung des gesamten Körpers umwandeln. Symptome einer klaren Enzephalitis beobachtet man jedoch nicht.
Die Mehrzahl der erkrankten Tiere wird wieder gesund. In einigen Fällen ist das Wachstum verlangsamt. Einige Tiere können Lähmungssymptome behalten. Die Sterblichkeit bleibt gering. Gegenüber der Teschener Krankheit findet man bei der Talfan-Krankheit entzündliche Veränderungen der Weißen Substanz stärker ausgeprägt.
Die Talfan-Krankheit tritt in Form sporadischer Ausbrüche auf, in denen der Anteil der erkrankten Tiere gering ist. Die natürliche Eintrittspforte des Virus ist der Verdauungskanal.

BEKÄMPFUNG DER KRANKHEIT

Zur Diagnose der Talfan-Krankheit ist das Vorgehen mit dem bei der Teschener Krankheit identisch.
Die sanitäre Prophylaxe der Talfan-Krankheit ist schwierig. Für den Nachweis der Virusträger gibt es kein spezifisches, einfaches Verfahren. In einem infizierten Bestand kann man wegen der Gutartigkeit der Krankheit eine Schlachtung der Tiere nicht ins Auge fassen. Man kann eine Trennung zwischen kranken und normalen Tieren vorschlagen, ebenso eine Desinfektion der Schweineanlage. Gegen die Talfan-Krankheit gibt es keine Vakzine.

Tollwut

B. Toma

Die Tollwut ist eine infektiöse, virulente, im allgemeinen durch einen Biß übertragbare Erkrankung. Diese den Menschen und die Mehrzahl der warmblütigen Tierarten befallende Krankheit wird durch ein neurotropes Rhabdovirus, das Tollwutvirus, hervorgerufen.
Sie ist klinisch dadurch gekennzeichnet, daß nach einer langen Inkubationsperiode eine im allgemeinen tödliche Enzephalomyelitis eintritt, die mit Zeichen der Erregung beginnt und mit Lähmungen endet. Das histologische Bild der Tollwutinfektion wird durch das Vorliegen azidophiler, zytoplasmatischer Einschlüsse in bestimmten Nervenzellen, den Negrischen Körpern geprägt.
Diese Krankheit kommt in der Mehrzahl der Länder vor. Sie wird durch bestimmte gebietsmäßig unterschiedliche Vektoren übertragen, durch den Hund in Afrika und Asien, den Fuchs in West- und Mitteleuropa, das Stinktier (Skunks) in den USA.
In Frankreich hat die Fuchstollwut ihr geographisches Verbreitungsgebiet seit 1968 langsam ausgedehnt und erstreckt sich über 30 Departements im Osten des Landes. Beim Schwein tritt die Tollwut selten auf. In Frankreich waren bei den vom März 1968 bis März 1978 14479 registrierten Tollwutfällen nur neun (0,06 %) beim Schwein. Dasselbe gilt für die Mehrzahl der Länder, in denen Tollwut vorkommt. So entfielen in den USA zwischen 1938 und 1955 nur 0,58 % der in dieser Periode erfaßten Fälle von Tollwut auf das Schwein (Morehouse, 1975). Ihre wirtschaftliche Bedeutung ist somit sehr begrenzt. Dagegen kann ihre Bedeutung als Zoonose als größer erachtet werden wegen der evtl. erkannten oder unerkannten Kontamination des Menschen.

ERREGER

Das Virus der Tollwut besitzt die allgemeinen, morphologischen, physikalischen und chemischen Merkmale der Familie der Rhabdoviridae (der Familie, zu der u. a. das Virus der Stomatitis vesicularis contagiosa gehört).
Man kann es über das Tier in vivo, besser aber in Zellkultur züchten. Die letztere Methode der Kultivierung ist der Ausgangspunkt verschiedener praktischer Anwendungsmöglichkeiten, besonders bei der Herstellung von Rabies-Vakzinen.
Das Tollwutvirus besitzt zwei Antigene, das eine, zentrale, wird von dem an die Nukleinsäure gebundenen Protein gebildet und kann durch Agargelpräzipitation, Immunfluoreszenz der KBR nachgewiesen werden. Das andere ist das Glykoprotein der Hülle, für die Bildung neutralisierender Antikörper und folglich für die humorale Rabies-Immunität verantwortlich.

KLINIK

Beim Schwein äußert sich die Tollwut mit verschiedenen Symptomen, die den bei anderen Tierarten beobachteten ähneln. Sie sind nicht charakteristisch. Unter den festgestellten Symptomen kann man hervorheben: Übererregbarkeit, ständiges Umherlaufen, Grunzen, Schnüffeln, Ptyalismus, Muskelkontraktionen. Das tollwütige Schwein verweigert die Futteraufnahme und nimmt Fremdkörper auf. Es kann gegenüber Menschen und anderen Tieren gereizt und aggressiv werden. Dann treten Störungen der Bewegungskoordination und Gliederschwäche ein. Das Tier schwankt und liegt häufig. Abmagerung, Schwäche und Lähmung treten rasch auf, gewöhnlich kommt es nach zwei bis vier Tagen zum Tode.
An makroskopischen Veränderungen ist nichts charakteristisch. Die mikroskopischen Veränderungen entsprechen denen, die man bei anderen befallenen Tierarten findet. Sie sind sozusagen Teil der Auswirkungen einer nichtspezifischen, virusbedingten Enzephalomyelitis, andererseits durch das Vorhandensein Negri'scher Körperchen in den Nervenzellen des Ammonshorns, des Kleinhirns und des Bulbus spezifisch gekennzeichnet.
Die Tollwut wird beim Schwein durch den Biß eines tollwütigen Tieres, hauptsächlich den ei-

nes Hundes oder eines Wildtieres übertragen. Folglich kann sie nur bei in Kontakt mit Hunden oder wilden Tieren gehaltenen Beständen zum Ausbruch gelangen. Diese Bedingungen der Übertragung sind bei der intensiven Schweinehaltung praktisch ausgeschlossen. Im übrigen tritt die Tollwut sporadisch auf und befällt nur ein Tier oder eine geringe Anzahl von Tieren im Zeitraum von einigen Wochen. Dies ist bei diagnostischen Betrachtungen wichtig.

BEKÄMPFUNG DER KRANKHEIT

Die Diagnose muß den vorher geschilderten Verhältnissen Rechnung tragen. Man kann den Verdacht auf Tollwut in einem von Tollwut epizootisch befallenen Gebiet bei im Freien gehaltenen Tieren in Betracht ziehen, sobald bei einem Tier nervöse Symptome auftreten. So ist die Differentialdiagnose einerseits gegenüber Erkrankungen mit nervösen Störungen leicht, wenn sie zur selben Zeit bei mehreren Tieren zum Ausdruck kommen (AK, Talfan-Krankheit, Teschen-Krankheit, klassische Schweinepest, Kochsalzvergiftung ...), sie ist andererseits schwierig, weil sehr verschiedene Gründe bei einem Tier nervöse Störungen verursachen können (bakterielle Enzephalomyelitis, Unfälle ...).

Ein klinischer Verdacht auf Tollwut kann nur durch Laboruntersuchungen am Gehirn bestätigt werden, das als Eilsendung dem zuständigen Labor eingesandt werden muß. Dort kommen in Frage: Untersuchung mittels Immunfluoreszenztechnik auf Tollwutvirus-Antigen, histologische Untersuchungen und Übertragung auf die Maus.

Eine Behandlung der bestätigten Tollwut gibt es nicht. Mit der sanitären Prophylaxe wird beabsichtigt: Kontaktunterbindung zwischen den Schweinen und zu anderen Tierarten (Hunden und Füchsen ...), die das Virus übertragen könnten.

Im Falle der erkannten Tollwutkontamination eines Schweines ist die alsbaldige Tötung angezeigt. Die medizinische Prophylaxe wird beim Schwein selten angewendet. Im Bedarfsfalle könnte es mit Hilfe von Vakzinen mit inaktiviertem Virus, hergestellt über neugeborene Baby-Mäuse oder in durch Aluminiumhydroxyd oder durch mit einem öligen Exzipienten adjuvierter Zellkultur von statten gehen.

ZUSAMMENFASSUNG

Die Tollwut kann das Schwein befallen. Das kommt selten vor und nur dann, wenn es mit einem von Tollwut befallenen Tier Kontakt haben konnte. In Frankreich waren 0,06 % der Tollwutfälle beim Tier Schweinetollwut. Im Gebiet einer Tollwutenzootie, an einem nervöse Störungen aufweisenden Tier, in einer mit Fleichfressern in Kontakt gehaltenen Herde kann der Verdacht erhoben werden. Die Labordiagnostik ist unerläßlich.

LITERATUR

MOREHOUSE, L. G., Rabies in DUNNE, H. W. et LEMAN, A. D., 1975 – Diseases of swine, 4th ed., 1 vol., Iowa State University Press, Ames 1211 p.

Rage (La). Numéro spécial de la revue: Informations techniques des Services vétérinaires, 1978, n° 64 à 67

Infektiöses Erbrechen und Kümmern

P. VANNIER, L. RENAULT

Das HE-Virus ist für Störungen nervöser Art verantwortlich, die sich als Verdauungs- oder nervöse Störungen äußern. Entsprechend den Symptomen der Krankheit wird sie genannt: Infektiöses Erbrechen und Kümmern oder Enzephalomyelitis; im Englischen Vomiting and Wasting disease oder Enzephalomyelitis. Das Virus ist auf der ganzen Welt nachgewiesen, und serologische Erhebungen haben gezeigt, daß es in der Schweinepopulation weit verbreitet ist. Gebietsweise unterschiedlich enthalten 11 bis 99 % der Schweineseren neutralisierende Antikörper oder hemmen die Hämagglutination. In Frankreich hatten von 594 untersuchte Seren 433 einen Neutralisationsindex von über 1 (CHAPPUIS, 1976, nicht veröffentlicht). Gegenwärtig ist die Krankheit in den Schweinebeständen nicht sehr verbreitet. Nur das Schwein scheint gegenüber einer Infektion empfänglich zu sein.

ERREGER

Das für diese Krankheit verantwortliche Virus ist ein Coronavirus, das sich von dem Virus der TGE durch seine hämagglutinierenden Eigenschaften und die Bildung eines Synzytiums in den infizierten Zellkulturen unterscheidet (PHILIP u. a., 1971).

Antigenität und Immunität

Auf diesem Gebiet sind viele Punkte noch ungeklärt. Nach der Infektion treten neutralisierende Antikörper und die Hemmung der Hämagglutination auf. Die im Serum infizierter Tiere beobachteten postinfektiösen Antikörpertiter sind von einem Tier zum anderen unterschiedlich hoch.

KLINIK

Symptome unter Versuchsbedingungen

Die experimentelle Übertragung des HE-Virus führt zum Auftreten der Krankheit in zwei sehr unterschiedlichen Formen:

- *USA und Kanada*

Nach Mengeling und Cutlip (1976) treten Enzephalitis-Symptome bei den im Alter von 1 bis 15 Tagen infizierten Schweinen nach einer Inkubationsperiode von vier bis sieben Tagen auf. Bei den infizierten Tieren werden Muskelzittern mit anfallsweisen Ruderbewegungen der Beine und Überempfindlichkeit beobachtet. Die Schweine erbrechen ständig. Die Krankheit entwickelt sich schnell. Dann tritt zwei bis sechs Tage nach dem Auftreten der klinischen Anzeichen der Tod ein. In Nordamerika dominieren die nervösen Formen über die enteralen. Dieselben Autoren haben nach experimenteller Infektion gnotobiotischer Ferkel mit einem Stamm 67 N das Auftreten einer Pneumonie beschrieben. Stamm 67 N war aus den Nasenhöhlen eines gesunden Schweines isoliert worden.

- *Europa*

Es ist nur die enterale Form beschrieben und mit im Territorium isolierten Virusstämmen reproduziert worden. Der Verlauf der Krankheit ist je nach Alter der Ferkel bei der Ansteckung verschieden. Nach einer Inkubation von fünf bis sechs Tagen weisen bei der Infektion 5 Tage alte Ferkel Appetitlosigkeit auf, sind erschöpft, dann tritt Erbrechen auf. Seine Häufigkeit verringert sich nach zwei bis drei Tagen. Diese infizierten Ferkel werden immer schwächer und verenden im Verlaufe einiger Tage (Pensaert u. a., 1974). Kommt es erst später zur Infektion (17 Tage), ist der Verlauf langsamer. Die Symptome sind analog, aber die Schweine werden kachektisch (Kümmerer) mit aufgetriebenem Bauch. Sie verenden mehrere Wochen nach Beginn der Krankheit.

Verbreitung unter natürlichen Bedingungen

Obwohl sie außer serologischen Erhebungen noch nicht Gegenstand von Veröffentlichungen gewesen ist, kommt die Krankheit in Frankreich in mehreren Gebieten vor, so im Norden, in der Bretagne und im Südosten. Tatsächlich konnte das Virus in mehreren Beständen isoliert, im ZNS oder Darm kranker Ferkel identifiziert werden. Die Krankheit wurde in zwei Formen beobachtet, einer nervösen und einer enteralen. Letztere kommt häufiger vor.
Bei der enteralen Form wiesen Saugferkel im Alter von acht bis fünfzehn Tagen Erbrechen und Kümmern ohne Diarrhoe auf. Die Wachstumsverzögerung ist besonders ausgeprägt. Die Erkrankungsrate beträgt 50 % und die Sterblichkeitsrate 10 bis 20 %.
Bei der nervösen Form wiesen sämtliche, aus mehreren Würfen stammenden Saugferkel Anzeichen nervöser Störungen im Alter von 15 Tagen bis 3 Wochen auf. Die Tiere zeigen Zittern und Drehsymptome. Nach Ruderbewegungen mit den Beinen und Lähmung tritt der Tod in 50 bis 100 % der Fälle ein. Die Sauen werden nicht krank und in der Folgezeit traten keine weiteren Fälle in dieser enteralen Form auf. Sie muß von der Aujeszky'schen Krankheit in jedem Falle differenziert werden.

Pathologische Veränderungen

Makroskopisch. Keine pathognomonischen Veränderungen. Der Magen ist allgemein erweitert und zur Hälfte mit einer grünlichen bis kastanienbraunen Flüssigkeit gefüllt.

Mikroskopisch. Im Bereiche des ZNS werden Läsionen der Gliaknötchen mit perivaskulären Infiltraten mononuklearer Zellen festgestellt.

Pathogenese

Bei der Infektion läuft die Virusvermehrung in der Nasenschleimhaut und den Tonsillen ab. Das Virus befällt den Bulbus olfactorius, indem es den N. olfactorius entlangläuft. Über den N. vagus gelangt es in die Magenwand. Das Erbrechen könnte auf Grund der Virusvermehrung in der Magenwand entstehen (PENSAERT, u. a., 1976). Die experimentelle Übertragung in den Magen hat eine Reproduktion der Krankheit nur in Ausnahmefällen ermöglicht. Das Virus ist niemals aus dem Blut eines infizierten Tieres isoliert worden. Durch seine i. v. Übertragung kommt es nicht zur experimentellen Reproduktion der Krankheit.

DIAGNOSTIK UND MASSNAHMEN DER BEKÄMPFUNG

Die Diagnostik beruht im wesentlichen auf der klinischen Untersuchung der sich in einem Bestand entwickelnden Störungen, deren Bilder genügend charakteristisch sind. Sie ist im Labor schwer durchzuführen, denn die Isolierung des Virus ist schwierig und kann nur unter den üblichen Bedingungen versucht werden. Schließlich läßt das Vorliegen von Antikörpern im Serum kranker Tiere es nicht zu, eine ursächliche Beziehung zwischen den Antikörpern und den Erkrankungen festzustellen.
Diese Antikörper können kolostralen Ursprungs oder der Ausdruck einer latenten, symptomlosen Infektion des Tieres sein. Es ist nicht möglich, diese Infektion zu bekämpfen. Man kann aber die Auswirkungen einschränken und die kranken Tiere schnell selektieren.

ZUSAMMENFASSUNG

Ein Coronavirus ist für eine Enzephalomyelitis und Verendungen verantwortlich. In den USA und Kanada ruft dieses Virus bei den Ferkeln Symptome einer Enzephalitis mit Erbrechen hervor. In Europa dominieren Verdauungsstörungen. Die Krankheit beginnt mit Erbrechen, dann kümmern die Ferkel und verenden nach mehreren Wochen. Die Pathogenese wird diskutiert.

LITERATUR

CUTLIP, R. C.; MENGELING, W. L., 1972 – Lesions induced by Hemagglutinating Encepahlomyelitis Virus strain 67 N in pigs. Am. J. Vet. Res., 33, 10, 2003–2009

MENGELING, W. L.; CUTLIP, R. C., 1976 – Pathogenicity of field isolants of Hemagglutinating Encephalomyelitis Virus from neonatal pigs. J. A. V. M. A., 168 (3), 236 bis 239

PENSAERT, M. B.; CALLEBAUT, P., 1974 – Caracteristics of a coronavirus causing vomition and wasting in pigs. Archiv. ges. Virus forsch., 44, 35.50

PENSAERT, M. B.; ANDRIES, K.; CALLEBAUT, P., 1976 – Studies on the pathogenesis of Hemagglutinating Encephalitis in pigs using different routes o inoculation. Proc. Congrès I. P. V. S., 14

PHILIP, P.; CARTWRIGHT, S.; SCOTT, A., 1971 – The size and morphology of T. G. E. and Vomiting and Wasting disease viruses of pigs. Vet. Rec., 88, 311–312

Listeriose

L. RENAULT

Es ist eine infektiöse, aber wenig kontagiöse Krankheit, die durch ein Bakterium, *Listeria monocytogenes*, hervorgerufen wird. Sie tritt beim Menschen, zahlreichen Säugetieren und Vögeln auf. Zum klinischen Bild gehören Meningo-Enzephalitiden und zuweilen Aborte.
Sämtliche Tierarten können befallen werden, aber Schafe und Rinder sind bevorzugt betroffen. Dagegen ist Listeriose eine bei Schweinen seltene Krankheit. BLENDEN u. a. (1966) haben in Missouri (USA) bei insgesamt 281 diagnostizierten Listeriosefällen, die 1964 bis 1965 bei verschiedenen Tierarten festgestellt wurden, nur einen bei Ferkeln mitgeteilt. Die Krankheit ist weltweit verbreitet.

ERREGER

Das Bakterium ist ein kleiner, grampositiver, beweglicher, fakultativer Anaerobier. Auf gewöhnlichen Nährböden entwickelt er sich leicht. Entsprechend den somatischen und den Geißelantigenen werden vier serologische Typen unterschieden.

KLINISCHE UND EPIDEMIOLOGISCHE UNTERSUCHUNGEN

Beim Schwein kommt die Krankheit septikämisch vor und führt in weniger als vier Tagen zum Tode. Die wichtigsten Anzeichen sind Fieber und nervöse Störungen, Zittern, Bewe-

gungsstörungen, Steifheit der Vordergliedmaßen, die an Tetanus denken lassen. Listeriose kommt besonders bei Saugferkeln vor.
Die wichtigsten Veränderungen sind Nekroseherde in Leber und Milz und mikroskopische Läsionen von Meningitiden, die Infiltration segmentkerniger Granulozyten und perivaskuläre Infiltrationen im ZNS.
Die klinische Differentialdiagnose muß nervöse Formen der Schweinepest, der Aujeszky'schen Krankheit, der Enzephalomyelitis durch HE-Virus, der Teschener Krankheit und der Tollwut in Betracht ziehen. Eine endgültige Diagnose kann nur nach Isolierung von Listerien aus dem Darminhalt, der Leber, der Milz, dem Gehirn oder dem Rückenmark gestellt werden. Diese Isolierung ist aber schwierig, denn die ersten Kulturen können trotz vorhandener Keime negativ bleiben. Man muß dann neue Kulturen nach Anreicherung der Geschabsel bei Kälte (bei + 4 °C) anlegen. Die Epidemiologie der Listeriose des Schweines wie der anderer Tierarten läßt viele Fragen unbeantwortet. Folgendes läßt sich dabei feststellen:

- Das äußere Milieu mit Boden, Stroh, Wasser, Silagen stellt sicher eine Keimquelle dar, da Listeria der Fäulnis, der Alterung, der Kälte wie der Hitze widerstehen kann (in Milch wird sie erst nach Erhitzung über eine Minute bei 85 °C zerstört). Die Seltenheit der Listeriose beim Schwein könnte durch die Entwicklung geschlossener Bestände erklärt werden.
- Das Schwein kann selbst ein natürliches Reservoir für den Erreger und unerkannte Ausscheidungen mit dem Kot sein.
- Die Krankheit rührt vom Boden her oder ist die Folge einer Ansteckung (von Schafen und Schweinen z. B.), oder sie flammt nach einer latenten Infektion wieder auf (Fütterung, Kälte, interkurrente Krankheiten sind begünstigende Faktoren).
- Die Ansteckung erfolgt auf oralem oder nervalem Wege.

BEKÄMPFUNG DER KRANKHEIT

Zur Behandlung kommen Sulfonamide sowie zahlreiche Antibiotika in Frage: Penizillin, Chloramphenikol, Tetrazykline, Streptomyzin. Sanitäre und medizinische Prophylaxe sind schwer zu übersehen, weil die Kenntnisse über diese Krankheit noch unvollkommen sind und ihre Häufigkeit beim Schwein gering ist.

ZUSAMMENFASSUNG

Die Listeriose ist eine bakterielle, den Menschen und die Tiere befallende, mit Meningoenzephalitis und Aborten einhergehende Erkrankung. Sie ist beim Schwein sehr selten und kann nur beim Saugferkel als nervöse Störung beobachtet werden, ähnlich solchen bei Tetanus.

LITERATUR

Blenden, D. C.; Silberg, L. L.; Gates, G. A., 1966 – Studies on the epidemioly of listeriosis in Missouri. Mo. Med., 63, 737

Goret, P.; Oudar, J., 1965 – Les listérioses animales. Fréquence et incidence éventuelle chez l'homme. Soc. Path. Comp., 2, 603–627

Joubert, L.; Prave, M., 1972 – Epidémiologie de la listériose animale. La listériose zoonose. Bull. Soc. Sci. Vét. et Méd. Comp. Lyon, 74, 457–465

Infektionskrankheiten der Fortpflanzungsorgane Kapitel 5

Parvovirus-Infektion

P. Vannier

Diese übertragbare, kontagiöse Infektionskrankheit wird durch ein Virus hervorgerufen, dessen pathogene Wirkung überwiegend den Embryo bzw. den Foetus betrifft. Das Virus ist in der Schweinepopulation Frankreichs weit verbreitet und mutmaßlich für bedeutende wirtschaftliche Verluste verantwortlich. So führt z. B. die Infektion tragender Sauen zur Beeinträchtigung einer hohen Vermehrungsrate als Folge von Fortpflanzungsstörungen. Verschiedene Untersuchungen an totgeborenen oder mumifizierten Früchten haben gezeigt, daß das Parvovirus für 40 % der Fortpflanzungsstörungen verantwortlich ist (Vannier u. a., 1979).
Seit 1967 haben Cartwright u. a. auf Grund von Untersuchungen an über 111 Virusisolierungen aus Proben von fortpflanzungsgestörten Beständen geschlossen, daß das identifizierte Virus 96× der Gruppe der Parvoviren

Tabelle IV/12 Prozentsatz der Antikörper gegen Anti-Parvovirus enthaltenden Schweineseren in verschiedenen Ländern

Land	Positive Seren (%)
USA (Ohio)	73–82
USA (Oregon, Vermont, Washington)	40,7
Republik Südafrika	52
BR Deutschland	54
Großbritannien	33
Frankreich	80

zuzuordnen ist. Seitdem war es Objekt zahlreicher Arbeiten, die über seine Pathogenität für den Foetus keine Zweifel mehr aufkommen lassen.
Wenn bestimmte Viren dieser Gruppe für die Katze, das Rind und die Gans pathogen sind, scheint es aber nicht so, daß das vom Schwein isolierte Virus imstande wäre, andere Tierarten zu infizieren.
Viele serologische Untersuchungen haben die weite Verbreitung des Parvovirus in der Welt demonstriert. Ein hoher Prozentsatz in Schlachtbetrieben, in mit Fortpflanzungsstörungen behafteten Betrieben sowie in gesunden Betrieben gewonnener Seren weist Parvovirus-Antikörper auf (Tab. IV/12). Das Virus wurde in Japan (Morimoto u. a., 1972) in den USA (Mengeling, 1972), in Großbritannien (Cartwright, u. a., 1967), in der BRD (Bachmann, 1970), in Australien (Johnson, 1973) und in Frankreich (Vannier, 1977) isoliert.

PATHOGENER ERREGER

Allgemeine Merkmale des Virus

Das Parvovirus ist ein kleines Virus mit einem Durchmesser von 22 nm. Es ist von kubischer Form, hämagglutinierend und hitzeresistent. Beim Schwein kennt man z. Z. nur einen Serotyp, und die in verschiedenen Ländern isolierten Viren haben alle die gleichen Antigeneigenschaften.

Virusvermehrung in Zellkultur

Bestimmte Stämme des Parvovirus wurden an die Zell-Linie PK 15 adaptiert. Die Mehrzahl von ihnen vermehrt sich nur auf primären oder sekundären Zellen, die nach Trypsinbehandlung der Nieren von 15 bis 21 Tage alten Ferkeln gewonnen wurden. In allen Fällen vermehrt sich das Virus nur optimal, wenn Zellen in solchen Suspensionen infiziert wurden, die, nachdem sie in Flaschen kultiviert wurden, eine intensive mitotische Teilung aufwiesen (Chappuis u. a., 1975).

Pathogenese des Parvovirus

- *Unter natürlichen Bedingungen*

Das Parvovirus kommt sehr oft in Verbindung mit Aborten, Totgeburten, Embryonensterblichkeit und Unfruchtbarkeit vor (Cartwright u. a., 1967; Morimoto u. a., 1972; Mengeling, u. a., 1975; Rodeffer u. a., 1975). Mumifikationen wurden in Fällen beobachtet, in denen Parvoviren isoliert wurden und Titerveränderungen bei Zuchttieren mit der Entwicklung von Störungen im Zuchtbetrieb einhergehen.
Auch aus Organen gesunder Ferkel ist das Virus isoliert worden. Es scheint jedoch, daß sich seine Pathogenität nur dann zeigt, wenn ganz besondere Bedingungen vorliegen: Trächtigkeitsstadium und Immunitätsstatus der Sau z. Z. der Infektion.

- *Unter Versuchsbedingungen*

Das Parvovirus hat für das erwachsene Schwein nur geringe Pathogenität (Cartwright u. a., 1971; Bachmann u. a., 1975; Cutlip u. a., 1975). Wird es auf ein Ferkel übertragen, ruft es verschiedene, wenig spezifische Symptome hervor (Cartwright u. a., 1971; Cutlip u. a., 1975).
Als allgemeine Regel kann man festhalten, daß das Parvovirus nur für den Embryo oder den Foetus pathogen ist. Zu jungen vermehrungsaktiven Zellen besitzt es eine große Affinität. Auch haben der Foetus und die Embryonen ausgewählte Stellen für seine Entwicklung (Cutlip, 1975). Die Tabelle IV/13 vermittelt die Ergebnisse verschiedener experimenteller Infektionen bei der tragenden Sau.
Jedoch bringt diese Tabelle nur schlüssige Ergebnisse, die das Auftreten der verschiedenen Symptome (Aborte, Mumifikationen) ausdrücken. Ein Teil der Sauen, die während der Trächtigkeit infiziert wurde, bringt normale Ferkel zur Welt, wenn die Infektion der Sau oral oder i. v. zwischen dem 57. und dem 101. Tag der Trächtigkeit erfolgte. Bei einer Infektion des Foetus in utero ergaben alle Versuche, daß ihre Empfänglichkeit gegenüber

dem Virus nach dem 70. Tag der Trächtigkeit verschwindet. Die Pathogenität des Parvovirus für den Embryo oder den Foetus hängt also vom Stadium der Trächtigkeit ab, in dem die Sau infiziert worden ist. Die Infektion des Foetus vor dem 70. Trächtigkeitstag führt stets zu seinem Absterben. Mutmaßlich kommt es nicht zum gezielten Befall eines bestimmten Organs, sondern zu einer kumulativen Wirkung des Virus auf viele foetale Gewebe und plazentare Hüllen (Cutlip u. a., 1975).

Antigenität

Das Virus löst die Bildung hämagglutinationshemmender Antikörper aus.

Immunogenität

Im Serum infizierter Tiere sind die Antikörpertiter allgemein sehr hoch. Die durch das Virus bewirkte Immunität scheint stabil und dauerhaft zu sein. Zur Zeit ist die Dauer dieser Immunität unbekannt, vor allem weil die Tiere unter natürlichen Bedingungen dauernd Reinfektionen ausgesetzt sind.

KLINIK

Symptome; Schädigungen

Die Infektion eines erwachsenen Schweines äußert sich symptomlos. Kommt es während der Trächtigkeit einer Sau zur Infektion, wer-

Tabelle IV/13 Pathogenität des Parvovirus bei der tragenden Sau

Übertragungsweg	Trächtigkeitsstadium	Konsequenzen	Auftreten von Antikörpern bei Foetus oder Ferkel	Isolierung des Virus
KBS (Sperma + Virus) (Lucas, Cartwright)	0	Normale Trächtigkeit oder Verringerung der Wurfgröße, embryonaler Tod, Umrauschen, Mumifikation	+	+ Foetus, Plazenta, Scheidenabstrich
Per os, intravenös (Johnson, Collings, Cartwright, Lucas)	15–26 Tage	Mumifikation, Neugeborenensterblichkeit	0	+
	57–101 Tage	Totgeburten 1. bis 75. Tag	+ +	+ +
Intrauterin	35–49 Tage (Mengeling, Cutlip, Bachmann, Sheffy, Vaughan)	Mazeration, Mumifikation, Totgeburten	0	+
	49 Tage (Johnson, Collings)	Abort 8 Tage p. i.	0	+
	49–56 Tage (Cutlip)	Mumifikation, embryonaler Tod	++ Übertragung 56. Tag	+
	62. Tag (Redman, Bohl, Ferguson)	Mumifikation 8 bis 13 Tage p. i.	+ + bei infizierten und nicht infizierten Verbreitung des Virus	N. D.
	72–101 Tage	0	+ + bei infizierten keine Virusverbreitung	+ –

den nur die Embryonen oder Foeten betroffen. Erfolgt die Infektion zu Beginn der Trächtigkeit, bewirkt sie den Tod der Embryonen, und die Sau rauscht 21 Tage nach der Bedekkung oder später um. Im Falle einer teilweisen Embryonensterblichkeit wird die Wurfgröße vermindert.
Wenn das Virus den Foetus nach dem 35. Tag der Trächtigkeit infiziert, also die Kalzifizierung des Skelettes beginnt, ist eine totale Resorption des Foetus nicht mehr möglich. Er wird dann mumifiziert. So können dann alle Foeten aussehen, mumifizierte Früchte können aber auch in einem Wurf mit voll lebensfähigen Ferkeln beobachtet werden. Findet die Infektion später statt, äußert sie sich durch Totgeburten oder in Neugeborenensterblichkeit. Aborte sind häufig in Beständen, die einer Infektion mit Parvovirus verdächtig sind. Durch dieses Symptom unterscheidet sie sich von Infektionen mit dem Smedi-Virus.

Prognostik

Die Entwicklung einer Parvovirusinfektion in einer Herde hängt von der Struktur und Bestandsführung ab. Bei einer geschlossenen Bestandsorganisation kommt es zu einer Homogenität im Immunitätsstatus der Zuchttiere. Wenn die Tiere der Herkunft nach nicht differieren und mit Anpassung (bei der massiven Zufuhr von Jungsauen z. B.) zusammengestellt wurden, wird die Infektion günstig verlaufen. Die Fortpflanzungsstörungen werden in einigen Wochen verschwinden. In allen anderen Fällen können sie viel länger bestehen.

Beschreibende Epidemiologie

Augenblicklich sind 80 % der französischen Schweineherden mit diesem Virus infiziert. Die Infektion einer Herde kommt nicht systematisch im Auftreten von Fortpflanzungsstörungen zum Ausdruck. Das zeigt, daß ganz besondere Bedingungen gleichzeitig vorliegen müssen.

Analytische Epidemiologie

• *Infektiöse Substanzen*
Das Parvovirus wird auf verschiedenen Wegen ausgeschieden. Häufig wird es aus den Fäzes isoliert (Cartwright u. a., 1969).
Es wurde auch im Hoden eines Ebers festgestellt, dem man es experimentell in das Präputium übertragen hatte (Cartwright u. a., 1974). Das Virus wurde aus dem Vaginalschleim von an Fortpflanzungsstörungen erkrankten Sauen isoliert. Der Geschlechtsweg scheint für die Verbreitung der Infektion eine wichtige Rolle zu spielen. So wie es in den Nieren von Schweinen nachgewiesen wurde (Vannier u. a., 1977), kann man sich vorstellen, daß es auch im Urin ausgeschieden wird.

• *Empfänglichkeit*
Die Pathogenität dieses Virus kommt nur bei tragenden Sauen zum Ausdruck und betrifft Foeten, die weniger als 70 bis 80 Tage alt sind.

• *Übertragungswege*
Zwei Ansteckungswege scheinen bei Zuchttieren zu bestehen.
- Zum einen gelangt das Virus auf nasalem oder oralem Wege in die Sau. Die Virämie tritt dann zwischen dem ersten und fünfzehnten Tage nach der Infektion auf, und das Parvovirus infiziert den Foetus auf transplazentarem Wege (Johnson u. a., 1969).
- Zum anderen infiziert sich der Eber beim Deckakt durch Kontakt mit dem Vaginalschleim einer infizierten Sau. Das Parvovirus vermehrt sich aktiv und dringt in den Hoden ein (Lucas u. a., 1974). Unter noch ungenügend bekannten Bedingungen kann der Eber gesunde Sauen durch das virushaltige Sperma oder durch direkten Kontakt anstecken.

Zusammengefaßte Epidemiologie

In einem Bestand schafft das Zusammensein immuner und mutmaßlich Virus ausscheidender Tiere (Cartwright u. a., 1971) mit nicht

immunen Tieren günstige Bedingungen für die Entwicklung der Infektion und für das Auftreten von Fortpflanzungsstörungen (VANNIER u. a., 1976). Die Wahrscheinlichkeit für das Auftreten dieser Störungen ist um so größer, je größer die Zahl tragender Sauen ist, deren Serum keine Antikörper aufweist.
Die Infektion begünstigende Bedingungen entstehen durch das Zusammenstellen von Tieren verschiedener Herkunft und mit unterschiedlichem Immunstatus (genauere Angaben in neueren Veröffentlichungen). So kann sich eine Gruppe in einen Bestand zugeführter Jungsauen ohne Anpassungszeit an die Keimflora dieses Bestandes während der Quarantäne infizieren. Das könnte sich auf ihre Trächtigkeit nachteilig auswirken, sofern der Deckakt zu früh nach dem ersten Viruskontakt erfolgt. Außerdem wird die stumme Infektion in den Empfängerbestand verlegt.
Ebenso findet in einem Bestand, in dem Jungsauen aus der Mastgruppe direkt der Bedekkung zugeführt werden, die gegen das Parvovirus nicht immun sind, der Infektionskontakt z. Z. der Befruchtung statt, wobei eines der empfindlichsten Fortpflanzungsstadien mit der Wirkung eines Virus korrespondiert, was besonders für das Parvovirus gilt. Das letztere scheint auch für das Auftreten pathologischer Probleme in neu aufgebauten Beständen mit Tieren verschiedener Herkunft verantwortlich zu sein. Das Zusammenstellen von Schweinen schafft eine günstige Situation für das Auftreten von Fortpflanzungsstörungen bei gegen eine Infektion mit dem Parvovirus mehr oder weniger geschützten Zuchttieren.

BEKÄMPFUNG DER KRANKHEIT

Serologische Diagnostik bei erwachsenen Schweinen

Bei erwachsenen Schweinen ist die ätiologische Diagnose einer solchen Infektion kompliziert, da dieses Virus in den Schweinebeständen außerordentlich verbreitet ist. Die serologische Untersuchung verschiedener Tiergruppen bringt entsprechend der Homo- und Heterogenität der in den Seren nachgewiesenen Antikörper einen guten oder schlechten Immunitätsstatus der Zuchttiere gegenüber Parvovirus zum Ausdruck. Damit die Ergebnisse serologischer Untersuchungen korrekt interpretiert werden können, müssen drei Bedingungen erfüllt sein:

- Die Schwelle zum positiven Bereich liegt bei einem Titer von 1:320.
- Zehn Seren/Bestand müssen mindestens entnommen werden, damit die korrekte Interpretation der Ergebnisse möglich ist.
- Die Seren müssen bei verschiedenen Gruppen von Tieren gewonnen werden, wobei bei den Sauen die Rangfolge der Würfe genau zu berücksichtigen ist. Tabelle IV/14 stellt serologische Profile dar, die zwei verschiedenen Situationen entsprechen.

Wenn die Infektion stabilisiert ist, haben alle Tiere, besonders die Zuchtsauen, eine gute humorale Immunität gegenüber dem Parvovirus, die eine plazentare Infektion der Foeten während der Trächtigkeitsperiode verhindert. Dagegen äußert sich eine sich entwickelnde Infektion durch Heterogenität der Antikörpertiter im Serum der Tiere. Aber die Serologie allein kann keine exakte Beziehung zwischen Ursache und Wirkung der beobachteten Symptome und der Infektion mit dem Parvovirus herstellen, weil die Mehrzahl der Schweinebestände infiziert ist. Das serologische Bild einer Infektion gestattet hinsichtlich der Entwicklung nur die Vermutung einer epidemiologisch ungünstigen Situation, die das plötzliche Auftreten von Fortpflanzungsstörungen erklärt. Die hämagglutinationshemmenden Antikörper werden in speziellen Testseren untersucht. Die Antikörpertiter werden als der umgekehrte Wert der letzten Verdünnung ausgedrückt, bei der die Hämagglutination gehemmt war.

Antigenfeststellung oder serologische Diagnostik am Foetus

Bestimmte Techniken gestatten den Nachweis von Antikörpern oder von Parvovirusantigen

Tabelle IV/14 Serologische Befunde in Beständen nach zwei Phasen der Infektion mit Parvovirus

Zahl der Tiere	Stabilisierte Infektion	Sich entwikkelnde Infektion
Masttiere oder Jungsauen in Quarantäne		
1	≥ 10240	80
2	5120	640
3	≥ 10240	80
Primipare		
4	≥ 10240	1280
5	5120	320
6	5120	5120
7	2560	80
8	≥ 10240	80
Multipare		
9	≥ 10240	≥ 10240
10	≥ 10240	≥ 10240
11	≥ 10240	160

Die Zahlen bringen die nachgewiesenen Antikörpertiter im Serum der Schweine zum Ausdruck (umgekehrt proportional der Serumverdünnung)

an mumifizierten Früchten, Aborten oder Totgeburten, die beweisen, daß diese in der Gebärmutter infiziert worden sind. Das Vorhandensein von Virusantigen oder von hämagglutinationshemmenden Antikörpern beim Foetus gestattet es uns, das Parvovirus als für die beobachteten Störungen verantwortlich zu erklären.

Die Einsendung von Aborten, mumifizierten Früchten oder totgeborenen Ferkeln in gefrorenem Zustand ist für die Diagnostik solcher Infektionen bedeutsam unter der Bedingung, daß das Labor das hämagglutinierende Parvovirusantigen oder die hämagglutinationshemmenden Antikörper nachweisen kann. Diese Techniken sind leicht anzuwenden und bedingen nicht die Verwendung von Zellkulturen (VANNIER u. a., 1979).

Medizinisch-sanitäre Prophylaxe

Sie beruht im wesentlichen auf der absichtlichen Ansteckung von in einen Bestand vor der Fortpflanzungsperiode zugeführten Zuchttieren. Diese Vorsichtsmaßnahmen müssen die Reinfektion einer bereits infizierten Herde vermeiden. Drei Methoden sind möglich, um die zugeführten Tiere an das mikrobielle Milieu des Bestandes und besonders an Parvovirus zu adaptieren. Die bessere Anpassung kommt bei einer Kombination von zwei oder drei dieser Methoden zustande:

- Bei der Ankunft von Jungsauen muß der Stalldung von Altsauen des Bestandes entnommen und in der Quarantäne täglich in den Buchten der Tiere ausgebreitet werden.
- Reproduktionssauen können auch mit von außen stammenden Tieren nach ihrer Ankunft im Quarantänestall in Kontakt gebracht werden.
- Wenn im Bestand bei der Zufuhr von Zuchttieren Fortpflanzungsstörungen auftreten, sind diese durch Zumischen von Eingeweideteilen oder von fein zerkleinertem foetalen Hirn zum Futter zu kontaminieren. Zu diesem Zweck müssen die mumifizierten Früchte geöffnet werden, um sowohl die Brust- und Baucheingeweide als auch das Gehirn zu entnehmen. Diese Organe sind zerschnitten und in kleinen Portionen verpackt bei -20 °C zu konservieren.

Diese Kontaminationsversuche müssen lange vor Zuchtbenutzung der zugeführten Zuchttiere durchgeführt werden, damit sich vor deren Beginn eine feste Immunität bildet. Schließlich gilt als allgemeine Regel, einen neuen Bestand aus nur einer Lieferherde aufzubauen, damit die Zusammenstellung von Tieren mit unterschiedlichem Immunstatus unterbleibt.

Medikamentelle Prophylaxe

Diese Anpassungsversuche führen zuweilen zu Mißerfolgen, und es erscheint immer notwendiger, besonders beim Zusetzen von Jungsauen in einen infizierten Bestand, eine Vakzine anzuwenden.

Vakzinen mit inaktiviertem Virus wurden in verschiedenen Ländern mit Erfolg versuchsmäßig erprobt (JOO u. a., 1977; MENGELING u. a., 1979). Sie scheinen den geimpften Tieren eine feste Immunität zu verleihen, obwohl die in den Seren nachgewiesenen Antikörpertiter selbst nach einer Wiederholungsimpfung relativ niedrig sind.

ZUSAMMENFASSUNG

Das Parvovirus ist in der Weltschweineproduktion weit verbreitet. Es ist für Fortpflanzungsstörungen der tragenden Sau verantwortlich und löst Umrauschen, Aborte, Mumifikationen und Totgeburten aus. In einer Herde, in der immune Tiere, die das Virus mutmaßlich ausscheiden, und nicht immune zusammenleben, sind für die Entwicklung der Infektion günstige Bedingungen gegeben. Die Methoden der Diagnostik und der Vorbeuge des Auftretens dieser Störungen werden beschrieben.

LITERATUR

BACHMANN, P. A., 1970 – Parvoviren beim Schwein. Zbl. Vet. Med., 17 (1), 191–194

BACHMANN, P. A.; SHEFFY, B. E.; VAUGHAN, J. T., 1975 – Experimental in utero infection of fetal pigs with a porcine parvovirus. Inf. Immun., 12, 455–460

CARTWRIGHT, S.; HUCK, R. A., 1967 – Viruses isolated in association with herd infertility, abortions and stillbirths in pigs. Vet. Rec., 81, 196–197

CARTWRIGHT, S.; LUCAS, M.; HUCK, R. A., 1969 – A small hemagglutinating Porcine DNA Virus. 1) Isolation and properties. J. Comp. Path., 79, 371–377

CARTWRIGHT, S.; LUCAS, M.; HUCK, R. A., 1971 – A small hemagglutinating Porcine DNA Virus. 2) Biological and serological studies. J. Comp. Path., 81, 145–155

CHAPPUIS, G.; LEPRAT, R.; OUDAR, J.; TERRE, J., 1975 – Isolement et identification du virus de la panleucopénie

infectieuse féline. Etude sérologique croisée. Rev. Méd. Vét., 126 (5), 635–640
CUTLIP, R. C.; MENGELING, L., 1975 – Experimentally induced infection of neonatal swine with porcine parvovirus. Am. J. Vet. Res., 36, 1179–1182
CUTLIP, R. C.; MENGELING, L., 1975 – Pathogenesis of in utero infection : experimental infection of eight and ten week old porcine fetuses with porcine parvovirus. Am. J. Vet. Res., 36, 1751–1754
JOHNSON, R. H.; COLLINGS, D. F., 1969 – Experimental infection of piglets and pregnant gilts with a parvovirus. Vet. Rec., 85, 446–447
JOHNSON, R. H., 1973 – Isolation of swine parvovirus in Queensland. Aust. Vet. J., 49, 157–159
JOO, H. S.; JOHNSON, R. H., 1977 – Serological responses in pigs vaccinated with inactives porcine parvovirus. Aust. Vet. J., 53, 550–552
LUCAS, M.; CARTWRIGHT, S.; WRATHALL, A. E., 1974 – Genital infection of pigs with a porcine parvovirus. J. Comp. Path., 84, 347–350
MENGELING, W. L., 1972 – Porcine parvovirus: properties and prevalence of a strain isolated in the United States. Am. J. Vet. Res., 33 (11), 2239–2248
MENGELING, W. L.; CUTLIP, R. C.; WILSON, R. C.; PARKS, J. B. ; MARSHALL, R. F., 1975 – Fetal mummification associated with porcine parvovirus infection. J. A. V. M. A., 166, 993–995
MENGELING, W. L.; BROWN, T. T.; PAUL, P. S.; GUTEKUNST, D. E., 1979 – Efficacy of an inactivated virus vaccine for prevention of porcine parvovirus – induced reproductive failure. Am. J. Vet. Res., 40 (2), 204–207
MORIMOTO, T.; KUROGI, H.; MIURA, Y.; SUGIMORI, T.; FUJISAKI, Y., 1972 – Isolation of japanese encrephalitis virus and a hemagglutinating DNA virus from the brain of stillborn piglets. Nat. Inst. An. Hlth. Quat., 12, 127–136
RODEFFER, M. E.; LEMAN, A. D.; DUNNE, H. W.; CROPPER, M.; SPRECHER, D. J., 1975 – Reproductive failure in swine associated with maternal seroconversion for porcine parvovirus. J. A. V. M. A., 166, 991–992
VANNIER, P.; CHAPPUIS, G.; TILLON, J. P., 1977 – Isolement d'un parvovirus chez le porc. Rec. Méd. Vét., 153 (9), 579–583
VANNIER, P.; LEUNEN, J.; TILLON, J. P., 1976 – Rôle du parvovirus dans les troubles de la reproduction chez le porc. Rec. Méd. Vét., 9, 56–57
VANNIER, P.; TILLON, J. P., 1979 – Diagnostic de certitude de l'infection à parvovirus dans les troubles de la reproduction de l'espéce porcine. Rec. Méd. Vét., 155 (2), 151–158

Infektion mit dem Smedi-Virus

P. VANNIER

Der Begriff »Smedi« bedeutet als englische Abkürzung

Totgeburt =	**s**tillbirth
Mumifikation =	**m**umification
embryonaler =	**e**mbryonic
Fruchttod	**d**eath
Unfruchtbarkeit =	**i**nfertility

Die Smedi-Viren sind spezifische Enteroviren beim Schwein, sie sind klein, kubisch-symmetrisch geformt und mit Ribonukleinsäure ausgestattet.

1965 hat DUNNE (USA) in Feten aus Beständen mit fortschreitenden Fortpflanzungsstörungen, die sich mit Totgeburten, Mumifikationen und Unfruchtbarkeit äußerten, Enteroviren verschiedenen serologischen Typs isoliert. Dasselbe gelang CARTWRIGHT unter ähnlichen Bedingungen (1967). Schließlich hat PHILLIPS (1972) mehrere Stämme der Gruppe A des Smedi-Virus aus Sperma oder aus Gewebegeschabsel des Gechlechtsapparates isoliert.

Es ist nicht leicht, die Bedeutung des Enterovirus für Fortpflanzungsstörungen zu bestimmen, denn verschiedene Faktoren, infektiös oder nichtinfektiös, können als Ursache beteiligt sein, und die Zahl der Fälle, in denen Enteroviren als Ursache gelten, ist gering, auch wegen der Schwierigkeiten der Diagnostik.

Letztendlich scheint es, daß diese Viren, die vielleicht nur für das Schwein pathogen sind, in der Pathologie der Fortpflanzung keine überragende Rolle spielen.

Alle bis heute in verschiedenen Ländern durchgeführten serologischen Untersuchungen haben die weite Verbreitung der Enteroviren in der Schweinepopulation gezeigt. In den USA weisen 25 bis 50% der untersuchten Seren Antikörper auf. In Bayern (BRD) enthielten von 224 aus 83 Beständen stammende Seren 75% Antikörper gegen den Serotyp I (BIBRACK, 1972). In Südafrika haben PINI und SMIT (1973) festgestellt, daß vermehrte spezifische Antikörper für Smedi A, B, C vorlagen.

In Frankreich hat die Untersuchung von 55 Seren ergeben, daß der größere Teil der Proben gegen Smedi-Virus A, B, C und E (AYNAUD u. a., 1975) neutralisierende Antikörper besitzt. Aus der Gesamtheit dieser Untersuchungen geht hervor, daß Enteroviren beim Schwein, seien es Smedi oder nicht, in den Schweinebeständen weit verbreitet sind und daß oft keine klinischen Anzeichen bestehen.

ERREGER

Diese Enteroviren sind Picorna-Viren und unterscheiden sich von Rhino-Viren hauptsächlich durch ihre Widerstandsfähigkeit gegenüber sauerem pH-Wert (bis zu pH 3). Sie sind klein (30 nm Durchmesser), mit Ribonukleinsäure ausgestattet, und kubisch-symmetrisch. Sie haben keine Hülle, sind jedoch Fettlösungsmitteln gegenüber resistent. In Kultur vermehren sie sich gut auf primären Schweinenieren-Zellen, selbst auf Zellen der Linie PK 15.

Pathogenese

Nicht alle Enteroviren sind für das Schwein pathogen, einige sind für Störungen vom Typ der Polioenzephalomyelitis (Gehirn-Rückenmark-Entzündung) verantwortlich.
Das Virus der Teschener und der Talfan-Krankheit gehören zur Gruppe I der Klassifikation von Dunne und hat doch Antigenbeziehungen mit dem Smedi C. Andere Enteroviren haben zu Erkrankungen der Atmungsorgane und Myocarditiden Beziehungen. Es ist aber niemals festgestellt worden, daß sie für Gastroenteritiden verantwortlich sind, besonders nach Übertragung auf SPF-Ferkel.
Andererseits sind bestimmte Enteroviren, ECPO (*Enteric Cytopathogenic Porcine Orphans* = Darmpathogene Schweinewaisen) genannt, bei Schweinen isoliert worden, aber niemals in Verbindung mit einer bestimmten Erkrankung nach experimenteller Übertragung. Die ECPO-Viren müssen Viren des Menschen vom Typ ECHO (*Enteric Cytopathogenic Human Orphan*) nahe stehen, die keine bestimmte Krankheit verursachen, aber eine Meningitis lymphocytaria bewirken können.

Tabelle IV/15 Klassifikation der Smedi-Viren nach den verschiedenen Serotypen des Enterovirus beim Schwein

Serotypen	Stämme
1	PS 34 oder Smedi C
3	PS 14 oder Smedi B
6	PS 37 oder Smedi E
8	PS 27 oder Smedi A
8a	PS 32 oder Smedi D

• *Bei Ferkeln*
Bei Übertragung auf junge Ferkel, die kolostrumfrei aufgezogen wurden, entwickeln sich Smedi im Organismus, ohne klinische Veränderungen zu verursachen. Aus Fäzes sind sie leicht nachzuweisen, und im Serum sind spezifisch neutralisierende Antikörper festzustellen (Pensaert u. a., 1973).

• *Bei tragenden Sauen* (Dunne, 1965; Wang, 1973; Pensaert, 1973; Pillips, 1972)
Nach allen bei tragenden, auf verschiedenen Wegen infizierten Sauen durchgeführten Versuchen verursachten Smedi-Viren häufig embryonalen Fruchttod oder eine mehr oder weniger vollständige Resorption der Foeten. Die Resorption hängt vom Stadium der Kalzifizierung des Skeletts ab. Die Foeten können gleichzeitig oder einer nach dem anderen infiziert werden. Im letzteren Falle sterben sie nacheinander ab, je nachdem, wie die Virusvermehrung bei jedem von ihnen verlief. Das Absterben tritt dann in verschiedenen Entwicklungsstadien ein.
Der Sitz und die relative Größe verendeter Foeten können für den Eintrittsweg des Virus und den Zeitpunkt der Infektion ein genauer Ausdruck sein. Wenn der kleinste Foetus sich in Zervixnähe befindet und der größte nahe der Uterushornspitze, ist der Virus wahrscheinlich auf vaginalem Wege eingedrungen.
Wie bei Parvoviren resultiert die Pathogenese des Smedi-Virus aus dem Einfluß folgender Faktoren:
- Immunitätsstatus bei der Infektion,
- Virulenz des Stammes,
- Übertragungswege sowie
- Zeitpunkt der Ansteckung.

Antigenität

In der Klassifikation der Enteroviren (Dunne u. a., 1971) unterscheidet man fünf verschiedene Serotypen von Smedi (Tab. IV/15). Bei jedem Serotyp gibt es viele Enteroviren, die mit dem zum gleichen Serotyp gehörenden Smedi-Virus serologische Kreuzreaktionen aufweisen. Dagegen haben zwei zu verschiedenen Serotypen gehörende Stämme praktisch keine gemeinsamen Antigeneigenschaften.

Immunogenität

Nach einer natürlichen oder experimentellen Infektion bildet sich in der Herde gegenüber dem Serotyp, zu dem das ursächliche Virus gehört, eine stabile Immunität. Ereignet sich eine neue Infektion durch ein zu einem anderen Serotyp gehörendes Virus, können neue Störungen auftreten, nach denen von neuem die Ausbildung einer spezifischen Immunität erfolgt.

KLINIK

Symptome; Veränderungen

Den Smedi-Viren ist ein besonderer Tropismus für die Embryonen und Foeten zu eigen. Sie verursachen Fortpflanzungsstörungen in Abhängigkeit von der Pathogenität des Virus. In den Beständen tritt die Smedi-Virusinfektion in Verbindung mit dem Vorkommen kleiner Würfe und einer zunehmenden perinatalen Sterblichkeit auf. Manchmal beginnt die Infektion in einem Bestand mit einer einfachen Verminderung der Wurfgröße. Bei neugeborenen Ferkeln können zahlreiche Mißbildungen (Atresia ani, Gaumenspalte, generalisiertes Oedem) beobachtet werden. Die Schädigungen der Plazenta unterscheiden sich nicht von denen, die bei anderen Virusinfektionen vorkommen. Man weiß nicht, ob diese Schädigungen Folgen des Todes oder der Mumifikation sind bzw. ob sie zu letzterer beigetragen haben. Häufig erscheinen Sauen normal befruchtet, rauschen nicht um und bringen zum Abferkelzeitpunkt kein Ferkel zur Welt. In einem solchen Falle sind alle Foeten mumifiziert und können von der Sau nicht abgestoßen werden. Zum Abferkelzeitpunkt magert die Sau ab, das Gesäuge bleibt unverändert. Diese Sauen müssen gemerzt werden. In allen Fällen treten bei in der späteren Trächtigkeit infizierten Sauen selbst keine klinischen Anzeichen auf. Nach Smedi-Infektionen ist kein Abort beobachtet worden.

Prognose

In einem infizierten Bestand scheint sich eine Herdenimmunität rasch aufzubauen, und die Störungen verschwinden innerhalb von acht bis zwölf Wochen.

Epizootie

Die Epizootie einer Smedi-Virusinfektion kommt der beim Parvovirus beschriebenen Infektion nahe. Es ist schwierig, den Anteil der Infektionen von Zuchttieren mit Smedi-Virus zu erkennen, da praktisch alle Schweine, die Enterovirus beherbergen, mit ihnen serologische Kreuzbeziehungen unterhalten.
Diese Smedi-Enteroviren befinden sich jedoch in erheblicher Menge im Kot, der mutmaßlich die Hauptursache der Ansteckung von Schwein zu Schwein darstellt. Andere epizootologische Faktoren sind kaum bekannt, unterscheiden sich aber zweifellos wenig von denen, die beim Parvovirus beschrieben wurden.

BEKÄMPFUNG DER KRANKHEIT

Diagnostik

Praktisch beruht die Diagnostik nur auf dem Nachweis von Antikörpern im Serum totgeborener oder neugeborener Ferkel, Geschwistern mumifizierter und noch kein Kolostrum aufgenommener Ferkel. Tatsächlich bestätigt das Vorliegen von Antikörpern in ihrem Serum die Feststellung einer intrauterinen Infektion und gestattet die Diagnose der Smedi-Virusinfektion. Das Vorhandensein von Antikörpern im Serum von Zuchttieren hat für die mit diesem Typ der Infektion in Verbindung stehenden Störungen keinen diagnostischen Wert, da das Schwein in seinem Verdauungskanal Enteroviren beherbergt, die serologisch Kreuzreaktionen mit dem Smedi-Virus aufweisen.
Die Virusisolierung aus totgeborenen Ferkeln ist schwierig und kann nur durch Speziallaboratorien erfolgen. Die Viren können nicht aus mumifizierten Früchten isoliert werden.

Medizinisch-sanitäre Prophylaxe

Wie für das Parvovirus beruht sie auf der gezielten Kontamination von in einen Bestand vor der Fortpflanzungsperiode zugeführten Zuchttieren; sie ist leichter durchführbar als beim Parvovirus, denn diese Enteroviren be-

ZUSAMMENFASSUNG

Der Begriff »Smedi« ist eine Abkürzung, die die hauptsächlichen Symptome, die nach einer Infektion tragender Sauen beobachtet werden, bezeichnet. Die Smedi-Enteroviren sind in der Weltschweinepopulation weit verbreitet. Sie bewirken embryonalen oder foetalen Fruchttod mit einer mehr oder weniger vollständigen Resorption des Foetus. Es gibt fünf verschiedene Serotypen. Die diagnostischen Bedingungen und die Maßnahmen zur medizinisch-sanitären Prophylaxe werden einer prüfenden Betrachtung unterzogen.

finden sich in erheblicher Menge im Kot von Schweinen. Aus diesem Grunde stecken sich die jungen Zuchttiere leicht an, wenn Kotproben in ihrer Bucht regelmäßig verteilt werden. Diese Vorsichtsmaßnahmen helfen das Auftreten von Fortpflanzungsstörungen durch das Smedi-Virus nach der Bedeckung von derart behandelten Jungsauen zu vermeiden.

LITERATUR

AYNAUD, J. M.; VANNIER, P., 1975 – Données récentes sur le rôle des virus dans le troubles de la reproduction de l'espèce porcine. Vétérinaire Francais, suppl. n° 1, 39–51

BENYEDA, J.; MESZAROS, J.; REIBLING, J., 1973 – Fetal disease caused by swine enteroviruses. Acta Vet. Acad. Sci. Hung., 23, 25–35

BIBRACK, B.; MAYR, A.; BACHMANN, P. A., 1972 – Presence and spread of clinically inapparent virus infections in pigs in the German Federal Republic. Zbl. Vet. Med., 19, 814

CARTWRIGHT, S. F.; HUCK, R. A., 1967 – Viruses isolated in assiciation with herd infertility, abortions and stillbirths in pigs. Vet. Rec., 81, 196–197

DUNNE, H. W.; GOBBLE, S. L.; HOKANSON, J. F.; KRADEL, D. L.; BUBASH, G. R., 1965 – Porcine reproductive failure associated with a newly identified Smedi Group of picorna viruses. Am. J. Vet. Res., 26, 115, 1284–1297

DUNNE, H. W.; WANT, J. T.; CLARK, C. D.; HOKANSON, J. F.; MORIMOTO, T.; BUBASH, G. R., 1969 – The effects of in utero infection on embryonic, fetal and neonatal survival : a comparison of Smedi (porcine picorna) viruses with hog cholera vac. virus. Can. J. Comp. Med., 23, 244

DUNNE, H. W.; WANG, J. T.; AMMERMAN, E. H., 1971 – Classification of North American Porcine enteroviruses : a comparison with european and japanese strains. Infection and immunity, 4, 613–630

PENSAERT, M.; DE MEURICHY, N., VAN LEEUWE, G., 1973 – A porcine enterovirus causing fetal death and mummification. I. Characteristics and identification. Zbl. Vet. Med. 20, 749–759

PENSAERT, M; DE MEURICHY, W., 1973 – A porcine enterovirus causing fetal death and mummification. II. Experimental infection of pregnant sows. Zbl. Vet. Med., 20, 760–772

PHILLIPS, R. M.; FOLEY, C. W.; LUKERT, P. D., 1972 – Isolation and characterization of viruses from semen and the reproductive tract of male swine. J. A. V. M. A., 161 1306–1316

PINI, A.; SMIT, G., 1973 – Incidence and distribution of neutralizing antibodies to porcine enteroviruses in Southern Africa. J. S. Afr. Vet. Ass., 44, 247–250

WANG, J. T.; DUNNE, H. W.; GRIEL, L. L.; HOKANSON J. F.; MURPHY, D. M., 1973 – Mortality, antibody development and viral persistence in porcine fetuses inoculated in utero with Smedi (entero) virus. Am. J. Vet. Res., 6 34, 785–791

Schweinebrucellose

J. P. DUÉE

Die Schweinebrucellose ist eine ansteckende, übertragbare Krankheit mit hauptsächlich genitialem Tropismus. Dieser wird in Westeuropa durch zwei von vier Biotypen der *Brucella suis*, dem TRAUM'schen Biotyp 1 und den THOMSEN'schen Biotyp 2 verursacht.

Es ist eine Erkrankung, die selten auftritt, und auf Grund ihrer besonderen Epizootiologie kann man sie als zufällig bezeichnen. Das Schwein hat gegenüber Brucella eine relativ große Resistenz, die zur Beschränkung der Erkrankung beiträgt.

Mutmaßlich ist Schweinebrucellose erstmals 1908 durch HUTYRA in Ungarn festgestellt worden. TRAUM (1914) hat in den USA Brucella suis aus Schweinefoeten isoliert. THOMSEN (1929) hat in Dänemark unter denselben Bedingungen *B. suis* festgestellt, aber einen anderen Biotyp als den von TRAUM.

WITTE (1941) hat beim europäischen Hasen Brucellose nachgewiesen und BENDTSEN (1954) hat in Dänemark gleichzeitige Brucellose-Enzootien beim Hasen und Schwein festgestellt. Die bei der einen oder der anderen Tierart isolierten Brucella-Stämme sind identisch und gehören zu *Brucella suis* Biotyp 2. Diese Tatsachen sind durch zahlreiche Autoren bestätigt worden, und seit 1971 erkennen die Experten der Gemischten Kommission FAO OMS an, daß der Hase als natürliches Reservoir der *Brucella suis* Biotyp 2 gilt.

B. suis Biotyp 1 »americana« kann auch für Brucellose des Hasen verantwortlich sein (NIZNANSKY, 1956 in der Slowakei; JOUBERT, 1970 in Frankreich.)

In Frankreich rührt die erste Mitteilung zu Schweinebrucellose von DE REBOULLEAU u. a. (1931) in der Rhône-Mündung her. Die zweite wird 25 Jahre später von VERGE u. a. in Nordfrankreich gemacht. Die in Frankreich isolierten *B. suis* beim Schwein und beim Hasen gehören zu den Biotypen 1 und 2.

In einer Übersicht über die Beziehungen der Schweinebrucellose in der Literatur zu den Laborbefunden (1974) ist ersichtlich, daß in Frankreich aus Schweinefoeten etwa 20 Stämme *B. suis*, hauptsächlich im Norden, isoliert worden sind. Die Zahl der Stämme von *B. suis*, die beim Hasen isoliert wurden, ist deutlich größer.

Von verschiedenen Autoren wurden serologische Erhebungen durchgeführt (PILET, 1963; SIMINTZIS, 1972; DUÉE und GAUMONT, 1974). Wenn man als positiven Schwellenwert 60 agglutinierende IE festlegt, beträgt der Anteil positiver Seren zwischen 0,5 bis 0,7 %. Der Anteil positiver Seren mit 120 IE oder mehr sinkt rapide auf 0,17 %.

ERREGER

B. suis weist die allgemeinen Merkmale des Genus Brucella auf. Sie kann in CO_2-Atmosphäre kultiviert werden. Eine CO_2-Anreicherung zur kulturellen Isolierung ist aber nicht notwendig. Die Stämme von *B. suis* sind nicht serophil, sie wachsen auf relativ einfachem Nährboden, wie Tryptose-Agar oder Tryptikase-Soja. Die von uns isolierten Stämme ließen sich nicht auf Selektivnährböden von KUZDAS oder MORSE, modifiziert nach RENOUX (MILIEU, W. E.), kultivieren.

Ein gutes Orientierungsmittel des Genus *Brucella* zur Abgrenzung der Spezies *suis* ist der Ureasetest (ein Momentanbild, bei fast 20 °C auf festem Agar nach CHRISTENSSEN mit Harnstoff stark angereichert, 15 min bis zu einer Stunde bei den anderen Tierarten).

Vervollständigt wird die Identifizierung durch Anwendung konventioneller Tests, wie das Wachstum in Gegenwart von Farbstoffen und die H_2S-Bildung.

Das fehlende Wachstum in der Kultur mit Fuchsin und Thioninzusatz genügt zur Charakterisierung der Biotypen 1 und 2 der *B. suis*, wobei der erstere H_2S bildet, der Biotyp 2 nicht. Jeder beim Schwein isolierte Stamm, der in Gegenwart dieser beiden Farbstoffe zu wachsen imstande ist, muß obligatorisch zusätzlichen Testverfahren unterworfen werden: Empfindlichkeit gegenüber Tb-Phagen und Prüfung des Oxydationsvermögens.

Als Mangel gilt, daß die Biotypen 3 und 4 der *B. suis* mit *B. melitensis* oder *B. abortus* verwechselt werden können. *B. suis* der Biotypen 1, 2 und 3 besitzen überwiegend Antigen A. Der Biotyp 4, der bisher beim Rentier nachgewiesen wurde, besitzt sowohl A und M. Die vier Biotypen sind pathogen und beim Menschen isoliert worden.

KLINIK

Symptome

• *Bei der Sau*

Die wesentlichen Erscheinungen sind Abort und Unfruchtbarkeit. Zum Abort kommt es in der zweiten Hälfte der Trächtigkeit. Wenn die Sauen beim Deckakt infiziert wurden, absorbiert nur ein Viertel der Tiere, die anderen ferkeln zum normalen Zeitpunkt mit einer annähernd normalen Wurfgröße (VANDEPLASSCHE u. a., 1967). Der einzige Beweis einer Brucelloseinfektion besteht in dem Auftreten von Antikörpern im Blut. Wenn, nach denselben Autoren, die Sauen vor der Bedeckung infiziert werden, sind sie in 65 % der Fälle unfruchtbar, und bei 77 % ergibt die bakteriologische und die histologische Untersuchung Infektion mit *B. suis*.

• *Beim Eber*

Die Infektion ist in der Samenblase, im Nebenhoden, in den Hoden und der Prostata lokalisiert. In der Mehrzahl der Fälle ist die Infektion beim Eber makroskopisch nicht sichtbar. Bei beiden Geschlechtern hat man Spondylitiden und subkutane oder intramuskuläre Abszesse beschrieben.

Entwicklung, Prognose

In der Mehrzahl der Fälle haben infizierte Sauen, die nur eine relativ gutartige Endometritis hatten, eine normale Fruchtbarkeit. Sie sind scheinbar imstande, sich von der Infektion

ZUSAMMENFASSUNG

Die Schweinebrucellose ist in Frankreich und, wie es scheint, in ganz Westeuropa eine seltene Erkrankung, die sich in Aborten und Unfruchtbarkeit äußert und durch eine rückläufige Tendenz im Auftreten gekennzeichnet ist.
Das wirkliche Reservoir des Biotyps 2 der B. suis ist der Hase; dieser wilde Nager kann auch für den Biotyp 1 als Reservoir dienen.
Die Krankheit tritt nur bei im Freien gehaltenen Beständen auf, in denen eine Ansteckung auf der Weide möglich ist, die sich dann in der Herde auf venerischem Wege verbreitet.
Die bestehenden Haltungsbedingungen von Zuchttieren und die bei Deck- und Besamungsebern durchgeführten sanitären Kontrollen lassen das Wiederauftreten dieser Erkrankung wenig wahrscheinlich werden. Sie muß jedoch auch weiterhin beachtet werden.

LITERATUR

Lesage, J. L., 1976 – La brucellose porcine: une enquête sérologique dans le département du nord. Thèse doctorat vétérinaire, Toulouse

Vandeplassche, M., 1967 – Brucella suis infection and infertility in swine. Publication de l'Ecole Vétérinaire de Gand. (Mededelingen der Veeartsenyschool van de Rijksuniversiteit van Gent, 1967 – XI-2)

bakteriologisch zu befreien und können ziemlich schnell serologisch negativ werden. Die alleinige Ausscheidung durch den Eber kann, wenn nicht zum Verschwinden der Brucellose, doch wenigstens zum Erlöschen der sichtbaren Erscheinungen beitragen.

Epizootologie

In Westeuropa scheint der Hase das B. suis Reservoir zu sein. Die Zuchtschweine stecken sich zufällig oral auf der Weide an. Die Krankheit verläuft dann von Zuchttier zu Zuchttier wie eine venerische Erkrankung von Bestand zu Bestand.

Beziehungen der Schweinebrucellose zur Brucellose anderer Tierarten

Die außerordentliche Widerstandsfähigkeit des Schweines gegenüber *B. suis*, die als Schweinekrankheit nur begrenzte Bedeutung hat, kommt bei *B. abortus* und *B. melitensis* noch deutlicher zum Ausdruck. Obwohl seit vielen Jahren in den gleichen Gebieten, ja in denselben Betrieben teilweise Schweine – teilweise Wiederkäuer – mit *B. abortus* oder *B. melitensis* infiziert sind, tritt die Infektion der Rinder oder kleinen Wiederkäuer bei Schweinen nicht enzootisch auf. Die seltenen, in der Welt mitgeteilten Fälle waren immer Ausnahmen und betrafen nur ein Tier und nicht den gesamten Bestand.

BEKÄMPFUNG DER KRANKHEIT

Bakteriologische Diagnostik

Sie muß systematisch erfolgen. Es müssen mehrere abortierte Foeten eines Wurfes geprüft werden, da einzelne negativ sein können. Die bakteriologische Untersuchung der nach Stamp oder Koster gefärbten Ausstriche ist brauchbar. Diese Methode läßt den Nachweis der Bakterienspezies jedoch nicht zu.
Das Untersuchungsmaterial der Wahl ist der Mageninhalt, da eine Verwendung von Selektivnährböden zur Isolation nicht möglich ist. In der Mehrzahl der Fälle liefert er reichliche und praktisch reine Kulturen.

Serologische Diagnostik

Für den Infektionsnachweis sind brauchbar: Die Serumagglutination nach Wright, die KBR, die Coombs-Reaktion und die Prüfung auf säuregepuffertes Antigen oder der Card-Test. Die serologischen Methoden müssen von Zeit zu Zeit wiederholt und im Herdenmaßstab gedeutet werden, weil die Höhe der unspezifischen Antikörper bis 80 IE gehen und zum Verschwinden von Antikörpern bei brucelloseinfizierten Tieren führen kann. Die allergische Diagnostik wurde vorgeschlagen, ist jedoch nicht von Interesse.

Behandlung, medizinische Prophylaxe

Eine Behandlung wäre gerechtfertigt, wenn eine Keimfreimachung der Lochien und der absorbierten Teile durchführbar ist. Ein Abort ist nicht voraussehbar, und die serologische Untersuchung wird erst 27 bis 60 Tage nach der Infektion positiv.
Die Seltenheit der Infektion läßt die Durchführung einer medikamentellen Prophylaxe unzweckmäßig erscheinen, deren Ergebnisse außerdem immer zweifelhaft sind.

Sanitäre Prophylaxe

Vorteilhafter und wirtschaftlicher ist es, sich der sanitären Prophylaxe zu bedienen. Denn es ist sehr leicht, eine infizierte Schweineherde zu merzen und auf einer gesunden Grundlage wieder aufzubauen. Die Haltungshygiene ist von erstrangiger Bedeutung, ebenso wie die regelmäßige serologische Kontrolle der Zuchttiere. Hierzu gehören besonders die Untersuchung der Gemeinde-Deckeber, Eber der KBS-Stationen und privater Vatertiere. Es wäre angezeigt, die zum Import oder zur Auswilderung vorgesehenen Hasen zu kontrollieren.

Im folgenden werden nur die wichtigsten Erkrankungen infektiösen Ursprungs behandelt, die sich in Hautveränderungen äußern. Wegen der Verschiedenheit und Anzahl der Krankheiten erschien es wünschenswert, infektiöse und nichtinfektiöse Krankheiten, die sich im Bereiche der Haut äußern, in zwei Tabellen (IV/16 und IV/17) zu gruppieren (Gourreau, L.; Dhennin, L., 1980):

- die generalisierten oder an anderen Körperstellen wie dem Maul, dem Rüssel, dem Gesäuge und den Extremitäten lokalisierten Dermatosen;
- die an kutanen Schleimhäuten am Maul, am Rüssel, dem Gesäuge und/oder an den Extremitäten gelegenen Erkrankungen.

So läßt sich einesteils ein schneller Überblick über die sich an der Haut äußernden Erkrankungen erhalten und anderenteils die Diagnostik präzisieren. Das ist um so notwendiger, als diese in den verschiedenen Teilen dieses Buches dargestellt werden.

Tabelle IV/16 Generalisierte Dermatosen oder an anderen Stellen als am Maul, dem Rüssel, dem Gesäuge und den Extremitäten lokalisierte Erkrankungen

Ätiologie	Verantwortlicher Erreger	Typ der Schädigung	Epidemiologie		Überwiegend lokalisiert	Andere Merkmale
			Ansteckung	Alter		
virusbedingt	Schweinepocken, vakz.	Pusteln, Nekrosen	+	4–6 Wochen	Rücken, Flanke	Fieber
	Klassische Schweinepest	Hämorrhagien, Zyanose, Alopezie	+++		Ohr, Rücken, Flanke	Diarrhoe, Atmungs- und nervöse Störungen, Erbrechen
	Afrikanische Schweinepest	Erythematose	+++		Ohr, Rücken, Flanke	
	Papillome	Tumor	+		Diverticulum präputiale	
bakteriell	Rotlaufbakterien	Erythemat., Papillomatose, Zyanose	+			Fieber, Arthritis
	Streptokokken	Pustulöse Dermatitis				
	Mikrokokken	Abszeß, Epiderm. exsud. (Hyperhydrose brut.)	+++	Jungtier	Region inguin. Bauch, Ohren, Kopf, Schwanz	Fieber, Apathie, Septikämie
	Staphylokokken	Gangrän, Hämorrh. der Haut				
	Corynebakterien	Dermatitis veget.				
parasitär	Sarkoptesräude	Papulose, Alopez.	+++		Ohr, Stellen mit feiner Haut	Juckreiz
	Demodexräude	Hyperkeratose, Erythematose, juckendes Ekzem	+		Haarfollikel	
	Pityriasis	Erythematose	++		Stellen mit feiner Haut	Juckreiz

Tabelle IV/16 Fortsetzung

Ätiologie	Verantwortlicher Erreger	Typ der Schädigung	Epidemiologie		Überwiegend lokalisiert	Andere Merkmale
			Ansteckung	Alter		
pilzbedingt	Trichophyten Mikrosporen	Papillen, Krusten Alopez.	++		Rücken, Flanke, Kopf untere Partie	
	Cryptococcus		±		Füße, Flanke	Erbrechen, Inappetenz, Diarrhoe
genetisch	Pityriasis rosea	Entzündlich-schuppige Haut	0			
stoffwechselbedingt	Mangel an – Zn, Ca, Nikotinsäure, Fett, Vitamin A und B_2	Hyperkeratose, Parakeratose (Papillom, Krusten), Alopezie, Dermatiten, Nekrosen, Ödeme		Jungtier	Hals	Rücken
	– Biotin, Pantothensäure	Alopezie, Ulzera				
	– Riboflavin	Ulzera, Alopezie				Ankylose, Katarakt
	Ödemkrankheit	Hämorrhagien				Pneumonie
toxisch	Urtikaria	Papillen			Stellen mit feiner Haut	Verdauungsstörungen, Fieber
	Thalliumsulfat (Rodentizide)	Alopezie, Erythematose, Ekzeme				Dyspnoe, Diarrhoe
	Nitrate, Nitrite	Zyanose				Dyspnoe, Diarrhoe
	Pentachlorphenol	Zyanose				Hyperästhesie, Konvulsion
		Nekrose				Gastroenteritis, Konvulsion
physikalisch, chemisch oder traumatisch	Photosensibilisation (55 bekannte Pflanzen, Medikamente, Pilze)	Ödeme, Erythematose, Exsud., Hämorrhagien, Nekrosen, Gangren				Hyperthermie Hämoglobinurie
	Sonnenbrand	Erythematose, Nekrose			wenig Pigment	
unbestimmt	Melanome	Tumor	0	Jungtier	Flanke	Lungenlymphknoten, Nieren, Leber
	Thrombozytopenie	Macula		Jungtier		Anämie, Hämoglobinurie

Aphtenfieber des Schweines (MKS)

LÉONE und LOUIS DHENNIN

Die MKS, eine infektiöse, hochvirulente, übertragbare, durch ein Aphtenvirus hervorgerufene Krankheit, zählt zu den ansteckendsten Infektionen der Tiere und stellt eine der größten Geißeln der Tierhaltung dar, da sie Rinder, Schafe, Ziegen und Schweine befällt. Gesetzlich gilt diese Krankheit als ansteckende Seuche und unterliegt in den meisten Ländern der Anzeigepflicht.

Seit langem kommt dem Aphtenfieber der Rinder wegen seiner wirtschaftlichen Auswirkungen und des spektakulären Verlaufs der

Krankheit besondere Bedeutung zu. In zahlreichen Ländern erfolgt eine wirksame und systematische Impfung der Rinder. Dementsprechend nehmen die Schweine ein erhöhtes epidemiologisches, medizinisches und zunehmend prophylaktisches Interesse in Anspruch. Dieses hat sich in Verbindung mit den Bedingungen der industriemäßigen Tierhaltung aus den sie betreffenden vielen überbetrieblichen und internationalen Tierumsetzungen ergeben. In der Bekämpfung der MKS stellen sie ein beträchtliches Hindernis dar.

1764 stellte Michael Sagar unter der Bezeichnung *Aphtis pecorinis* eine in Mähren herrschende, ansteckende Krankheit fest, die Rinder, Schafe, Ziegen und Schweine befiel. 1897 haben Loeffler und Frosch nachgewiesen, daß die MKS auf einem Ultravirus beruhe, 1922 haben Vallee und Carree die Typen O und A isoliert und auf die Pluralität der Antigene des Virus hingewiesen. Waldmann und Trautwein haben 1926 den Typ C und 1936 Lawrence die vier anderen Typen SAT_1, SAT_2, SAT_3 und $ASIA_1$ identifiziert.

Alle Haus- oder wilden Klauentiere sind gegenüber dem Aphtenvirus empfänglich. Unter den Haustieren sind die Rinder, Schweine, Schafe und Ziegen beinahe gleich empfänglich und reagieren auf sieben Virustypen. Unter bestimmten Bedingungen und ausnahmsweise kann die Krankheit den Menschen befallen.

Die MKS herrscht oder hat auf fünf Kontinenten geherrscht. Außer einigen Inseln war sie mit unterschiedlicher Ausbreitung nachweisbar. In Neuseeland, Réunion, Madagaskar, Insel Mauritius ist sie niemals festgestellt worden. Australien wurde 1872 letztmals befallen, die USA 1929, Irland 1941, Mittelamerika 1946 und Kanada 1952. Die skandinavischen Länder und Großbritannien können als frei angesehen werden. Einige europäische Länder sind praktisch nur periodisch betroffen.

Verteilung der verschiedenen MKS-Virustypen

	Virustypen
Europa	O, A, C
Lateinamerika	O, A, C
Asien, Ozeanien	ASIA, SAT_1
Afrika	O, A, C, SAT_1 SAT_2, SAT_3

Tabelle IV/17 Affekte am Maul, Rüssel, Gesäuge und/oder an den Extremitäten

Ätiologie	Verantwortlicher Erreger	Typ der Schädigung	Ansteckung	Morbidität %	überwiegend lokalisiert	Andere Merkmale
virusbedingt	MKS		+++	100		
	Bläschenkrankheit	Blasen,	++	15–80	Rüssel	Inappetenz,
	Exanthematose	Eiter,	+		Klauen-	Fieber,
	Stomatitis-vesicularis-V.	Ulzera	+++	50–100	wulst	Starre
	Seelöwenkrankheit		++			
bakteriell	Borrelia	Ulzera	+		Maul, Füße	
	Aktinobaz.	Abszeß	±		Gesäuge	
	Micrococcus			5		Fieber
	Corynebakt.	Ulzera				
	Fusobact.	Nekrose	0	10–50	Rüssel, Füße	
pilzbedingt	Stachybotr.	Squam. Erythem.			Rüssel	Masseverlust
	Aktinomyk.	Botryomykome	±	1– 5	Gesäuge	Lungenabszeß
traumatisch	Chem. Produkte	Blasen, dann	0	1–90	Maul	
	Verbrennung	Ulzera			Sohle	Sekundärinfektion
stoffwechselbedingt	Biotinmangel	Ulzera	0	100	Sohle	Alopezien
unbestimmt	Zement	Ulzera	0	20–50	Sohle	Sekundärinfektion

ERREGER

Das Aphtenvirus gehört zur Familie der *Picornaviridae*, Genus Aphtenvirus. Sein Kapsid besteht aus 60 Kapsomeren, die dreimal die Proteine VP 1, VP 2, VP 3 als Gruppen enthalten. Es ist nicht umhüllt. Es stellt sich in der Form des vollständigen Virion (20 bis 25 nm), des Kapsides oder seiner freien Untereinheiten dar (7 nm).
Das Aphtenvirion ist ein reines Nukleoprotein, unempfindlich gegen organische Lösungsmittel (Chloroform, Äther usw.). Es enthält 31 % Ribonukleinsäure und 69 % Proteine. Die Ribonukleinsäure kann leicht extrahiert werden; sie ist eine Einstrang-Ribonukleinsäure.

- *Resistenz*

Die Infektiosität der MKS wird in sechs Stunden bei 85 °C zerstört. Die Ribonukleinsäure verliert bei pH 3 ihre Infektiosität sehr schnell, aber sie behält sie teilweise fünf min bei 100 °C.

- *Kultur*

Das Aphtenvirus vermehrt sich auf primären Schilddrüsenzellen des Kalbes, primären Nierenzellen des Kalbes und des Schweines, den Nierenzell-Linien neugeborener Hamster (B. H. K.) und den Zell-Linien von Schweinenieren (I. B. R. S. 2).
Die Gewebekulturen vom Type MAITLAND werden zur industriellen Herstellung von Vakzinen verwendet (Verfahren FRENKEL).
Der zytopathogene Effekt des Aphtenvirus kommt in entsprechender Lichtbrechung der Zellen zum Ausdruck, dann folgt eine sehr schnelle Lysis des Zellgewebes (6 bis 12 h).

Experimentelle Pathogenität

Versuchstierarten der Wahl sind Meerschweinchen und 4 bis 7 Tage alte Mäuse (Babymaus).

Antigenität und Immunogenität

Sie ist an das Kapsid des Virion und an Untereinheiten gebunden. Die qualitative oder quantitative Komplementbindung ist die hauptsächliche Methode zur Untersuchung der Antigenstruktur des Virus und der Diagnostik der Krankheit. Die Immunogenität ist vollständig an das Kapsid gebunden. Die Untereinheiten 12 S besitzen keine Immunogenität. Die Serumneutralisation über die Babymaus oder über Zellkulturen und die Prüfungen der kreuzweisen Vakzination haben die Pluralität des Aphtenvirus in der Antigenität und Immunogenität klargestellt.
Zur Zeit kennt man:
- sieben immunologische Typen, bei denen eine natürliche oder eine vakzinale Immunität des einen gegen den anderen Typ unmöglich ist;
- innerhalb jedes Typs eine große Zahl Varianten oder Dominanten, die sich im wesentlichen serologisch charakterisieren lassen.

KLINIK

Symptome

Ihrer Definition nach ist die MKS durch die Bildung von Aphten gekennzeichnet. Sie entwickelt sich in vier Stadien:
- Inkubation,
- Fieberausbruch,
- Aphtenausschlag,
- Abklingen und Heilung.

Die Inkubationszeit ist kurz. Sie dauert einen bis vier Tage. Es folgt eine Periode der Septikämie, in deren Verlauf das Fieber bis auf 41 bis 42 °C ansteigen kann. Die Tiere zeigen Appetitlosigkeit, liegen oft fest, drängen sich aneinander, schwanken beim Aufstehen, zeigen torkelnden Gang und stützen sich häufig auf die Karpalgelenke. Das Auftreten von Aphten kann schon vor dem Gipfel des Fiebers erfolgen und zeigt sich an verschiedenen Körperteilen: am Kronensaum, im Zwischenklauenspalt, am plantaren Wulst, an der Zunge, den

Lippen, der Backenwand, am Rüssel und am Gesäuge laktierender Sauen. Eine oder mehrere dieser Stellen befinden sich beim selben Tier. Die Lahmheiten sind stark und werden durch entzündliche Stellen im Klauenbereich hervorgerufen. Wegen des Festliegens oder des Laufens auf den Knien können an diesen Stellen kutane Aphten in Erscheinung treten. Es handelt sich dann um eine traumatische Infektion im Bereiche von Hautabschürfungen oder tieferen Wunden.
Die Schädigungen am Kronensaum und am Rüssel heilen leicht wieder ab. Im Bereich des Kronensaums bildet die Aphte ein weißes bis elfenbeinartiges Kissen, das die rosa Haut des Tieres durchdringt. Am Rüssel entsteht durch das Zusammenfließen mehrerer Aphten ein Gebilde von der Größe einer Erbse. Bukkal und lingual sind die Ausschläge schwächer und nicht größer als eine Linse. Öfter werden sie übersehen, bewirken aber einen Speichelfluß. Die Schädigungen entwickeln sich schnell. Die Decke der Aphten reißt an mehreren Stellen, aus denen sich eine bernsteinfarbene, besonders virusreiche Flüssigkeit entleert. Epithelfetzen heben sich ab, fallen ab und lassen ein serös überdecktes Geschwür zurück, unter dem sich in acht bis zehn Tagen eine schnelle Narbenbildung vollzieht.
Über den schlaffen Partien verbleibt ein faseriges, weißes Polster, und quer über die Klauen verläuft ein bläulicher Streifen, der je nach ihrem Wuchs abwärts zieht. Normalerweise geht die Krankheit günstig aus, außer es treten Komplikationen und Folgen ein. Es kommt dabei zum Ablösen und Ausschuhen der Klauen, Eiterungen infolge Sekundärinfektion, Abmagerung, insgesamt zu einem mangelhaften Allgemeinzustand. Herzkomplikationen treten sehr oft bei Saugferkeln und bei Jungschweinen auf und können zu plötzlichen Todesfällen durch Myocarditis führen.
Die Schweine sind gegenüber allen Typen des Virus empfänglich, in Europa scheinen sie aber häufiger am Virustyp C zu erkranken. Es ist unmöglich, den ursächlichen Virustyp klinisch zu differenzieren. Die Bedeutung von Schädigungen oder die Schwere von Symptomen entsprechen der Aggressivität des Stammes.

Atypische Formen

Die MKS weist atypische, schwere oder gutartige Formen auf. Die schweren Formen findet man vorzugsweise bei hochgezüchteten Rassen und bei jungen Tieren infolge deren Anfälligkeit. Junge Tiere können durch die Milch angesteckt sein, die schon früh ansteckungsfähig ist, und durch die Aphten am Gesäuge. Beim Ferkel kann die Krankheit in einer digestiven Form mit Durchfällen, reichlichem Speichelfluß und Enteritis auftreten, die in einigen Tagen zum Tode führen. Die heftigen, septikämischen Formen bringen die Ferkel in wenigen Stunden zum Verenden. Dabei kommt es weder zu Voranzeichen noch zu einem Symptom. In geringem Grade befallen sie Jung- und Schlachtschweine. Die bösartigen Formen können bei Tieren aller Altersgruppen auftreten, ausgelöst durch Virusstämme mit erhöhter Virulenz. Die gutartigen Formen weisen eine abgeschwächte Symptomatik auf. Sie sind bei unveredelten Landrassen oder bei vakzinierten Tieren zu finden. Sie können auch unbemerkt bleiben. Nach einer spontanen Erkrankung setzt eine spezifische, feste und dauerhafte Immunität ein.

Schädigungen

Die charakteristischen Schädigungen durch MKS sind die durch Exsudation einer serösen Flüssigkeit in die oberflächlichen Hautpartien nach Dehnung der Epidermis entstandenen Aphten. Die Blasen werden in der MALPIGHIschen Schicht und der Granulosaschicht gebildet. Nach einem Stadium der Exsudation werden die MALPIGHI'schen Zellen polyedrisch, ihr Zytoplasma sauer, der Kern tritt in ein pyknotisches Stadium ballonisierender Degeneration. Zwischen den Zellen der MALPIGHIschen Schicht bilden sich Vakuolen, durch deren Verschmelzung es zur Bildung der typischen Blase kommt, deren Oberfläche von der verhornten Schicht gebildet wird. Sie enthält eine klare, bernsteinfarbene, fibrinreiche Flüssigkeit. Nach der Ruptur regeneriert die Keimschicht die Epidermis schnell.

Prognose

Die natürliche Erkrankung in der klassischen Form läuft normalerweise bis zur vollständigen Heilung in 10 Tagen ab. Komplikationen, wie das Ausschuhen der Klauen, zusätzliche bakterielle Infektionen, Herzstörungen, können den Zustand einer Allgemeinschwäche herbeiführen. Bei den schweren Formen und bei jungen Tieren tritt fast unausbleiblich der Tod ein.

EPIDEMIOLOGIE

Beschreibende Epidemiologie

Die MKS verlief in Formen großer Epizootien, die in der Vergangenheit von Osten nach Westen zogen. Sie betraf alle Länder und alle empfänglichen Tiere, dann verschwand sie. Dieser Zyklus hat sich geändert, und die Panzootie von 1937 bis 1939, die sich über ganz Europa verbreitete, ist von Nordafrika ausgegangen. Zur selben Zeit entstand in vielen Herden ein enzootischer Status. Diese Herden bildeten den Ausgangspunkt für neuaufflammende Infektionen. Die Entdeckung einer wirksamen Vakzine, die Festlegung einer obligatorischen Impfung der Rinder und die in bestimmten Ländern getroffenen prophylaktischen Maßnahmen gestatten im Augenblick sowohl einer entstehenden Epizootie Einhalt zu gebieten als auch sie in geschützten Ländern von den Grenzen fernzuhalten. Da das Schwein schon 1937 bis 1939 für die Verbreitung der Epizootie eine gewisse Rolle spielte, gewinnt dies um so mehr bei der Entstehung von MKS-Herden an Bedeutung, weil die Vakzinierung bei dieser Tierart nur ausnahmsweise erfolgt und sie im übrigen Gegenstand intensiver nationaler und internationaler Tierumsetzungen ist. Von Holland nach der Schweiz transportierte Schweine waren der Grund für die 1956 in diesen Ländern entlang der Bahnlinie Bâle-Chiasso herrschende Epizootie. 1974 ging in Frankreich die Epizootie der Bretagne vom Schwein aus.

Analytische Epizootologie

Herkunft des Virus

• *Kranke Tiere in der aktuten Phase der Krankheit.* Sie sind die wichtigste Ansteckungsursache, nicht nur durch die Aphten und Aphtenflüssigkeit, die außerordentlich virulent ist, sondern, wenn auch in etwas geringerem Grade, durch Speichel, Blut, Exkrete, Tränenflüssigkeit, verschmutzte Haut usw.

• *Tiere, die als Virusträger sich in der Inkubation befinden.* Diese Virusquelle ist um so gefährlicher, da man sie nicht vermutet. Man hat festgestellt, daß bei einem infizierten Schwein das Virus im Blut 32 h und im Muskel 20 h vor dem Auftreten der Aphten und dem Fiebergipfel nachweisbar war. Das ist aber noch eine Zeit, in der die Schweine völlig gesund erscheinen.

• *Tiere als latente Keimträger nach Genesung bzw. Heilung.* Sie sind die Ursache für die Fortdauer der Infektion in den Ländern, in denen die Schlachtung nicht obligatorisch ist. Die Anzüchtung von Speiseröhren-Schlundkopfmaterial auf Schilddrüsen-Zellkulturen (PROBANG-Test) hat ergeben, daß das Virus hierin bis zu zwei Jahre überlebte.

• *Vakzinierte Tiere.* Sie können an der Stelle des Eindringens des Virus eine wenig bedeutende Primäraphte aufweisen, die der Wahrnehmung entgeht, aber virulent ist.

• *Schlachtkörper und -erzeugnisse, Futtermittel auf der Grundlage von Fleisch- und Knochenmehl.* Der gesamte Organismus des mit Aphten behafteten Schweines ist ansteckungsfähig. Das Virus ist in variabler Menge in Muskeln und Organen enthalten und besitzt eine bemerkenswerte Resistenz. In den Mus-

keln bewirken theoretisch die enzymatischen Reaktionen im Verlaufe der Fleischreifung eine Senkung des pH-Wertes und die Zerstörung des Virus in einigen Tagen. Ganz anders im Speck, dessen pH sich nur ganz langsam und wenig senkt; er stellt für das Überleben des Virus ein günstiges Milieu dar.
Mehrere Autoren interessierten sich für die Überlebensdauer des Virus in den Schlachtkörpern und den bei −30 °C gefrorenen oder bei +4 °C konservierten Organen. Das Virus hält sich bei −30 °C 210 Tage im Blut, der Niere, der Milz, der Leber, dem Hirn, den Lymphknoten, dem Knochenmark usw. und 70 Tage in den Muskeln. Bei 4 °C können das Blut, die Nieren und die Lymphknoten ihre Ansteckungsfähigkeit 70 Tage behalten, die Milz, das Hirn, das Knochenmark mehr als 42 Tage, die Leber und Muskeln 24 h, das Gehirn 10 Tage.

Empfänglichkeit

Die hochgezüchteten Rassen weisen ohne Zweifel gegenüber der MKS eine große Empfänglichkeit auf, während die Landrassen widerstandsfähiger sind. Die Saugferkel aus Beständen mit von SPF-Eltern stammenden Zuchtschweinen zahlen der Krankheit einen schweren Tribut, die fast immer mit dem Tode endet. Es hat den Anschein, daß die Bestände, deren Tiere schlecht ernährt sind und Parasiten aufweisen, auf Grund des ungünstigen Stoffwechsels ihrer Nukleoproteine eine höhere Widerstandsfähigkeit besitzen.

Übertragungswege

Wegen der sehr hohen Kontagiosität des Aphtenvirus kann dieses weit verbreitet auftreten, wobei die Verbreitung rein mechanisch mit äußerst geringen Virusmengen erfolgt. Die Ansteckung kann direkt, von Tier zu Tier im Schweinebestand, in Verbindung mit Auftrieben, Märkten oder Tierschauen, indirekt durch belebte oder unbelebte Vektoren stattfinden. Unter den belebten Vektoren hat der Mensch an der Verbreitung einen wesentlichen Anteil, besonders die Händler, Tierpfleger und Schlächter, deren Hände, Haare, Kleidung, Schuhwerk kontaminiert sein können. Nicht empfängliche Tiere, wie bestimmte Säugetiere und domestizierte und wilde Vögel, können, wenn auch in geringem Grade, die Rolle von passiven Virusträgern spielen. Unzählbar sind die unbelebten Vektoren: Produktionsmittel (Besen, Eimer, kontaminiertes Futter und Wasser), Fahrzeuge, Transportmittel der Bahn und des Luftverkehrs usw. Nach neueren Untersuchungen ist selbst die Übertragung durch die Luft möglich.

Synthetische Epidemiologie

Beim Schwein, wie bei anderen Tierarten, zeigt sich MKS als enzootisch-epizootisch-remittierender Typ. Es treten keine reinen Epizootien beim Schwein auf, aber der Anteil dieser Tiere an der Entstehung und Entdekkung von Herden wird jetzt immer häufiger. In Frankreich wurden in den letzten Jahrzehnten mehr Schweine als Rinder geschlachtet (z. B. 1974 = 29518 Schweine und 4372 Rinder). Die an die Virusvirulenz gebundene Häufigkeit der Erkrankung ist immer sehr hoch, hauptsächlich in den freien und den nicht über ein rationelles Bekämpfungssystem verfügenden Ländern. Der von der Virulenz des Virus mitbestimmte Anteil an Verendungen dürfte bei 8 bis 10 % liegen; bestimmte Stämme sind virulenter, in Abhängigkeit von der Organisationsform der Bestände.
Wir hatten vorher das Vorhandensein der MKS bei Schweinen in der Periode der Inkubation und in der Periode der aktuten Infektion, die Virulenz der Schlachtkörper, die Widerstandsfähigkeit des Virus sowohl in den Muskeln als auch in den Organen und den Schlachterzeugnissen abgehandelt. Durch die Intensivierung des interregionalen oder internationalen Handels mit Schweinen und den von ihnen stammenden Erzeugnissen besteht eine größere Gefahr der Verbreitung der Krankheit. Denn diese kann über tausende Kilometer von ihrem Ausgangspunkt übertragen werden.

Überlebensdauer des Virus (nach Versuchen im Zentrallabor für Tierärztliche Untersuchungen Alfort)

	Tage
Bei 10 °C:	
im gesalzenen Speck	183
im Fett rohen Schinkens	176
im Knochenmark des Femur	116
im Magen	112
in trockener Wurst	49
Bei 21 °C: Kontaminiertes Blut bewahrt seine Infektiosität für die Maus	
in einem Plastebehälter	84
in Holzgegenständen	70
in der Erde	42
im Zement	14

BEKÄMPFUNG DER KRANKHEIT

Diagnostik

Zur Diagnostik der MKS gehören: die Diagnose der Krankheit selbst, die Typenbestimmung des verursachenden Virus, die Differentialdiagnose zur Vesikulären Schweinekrankheit (VSK), der Stomatitis vesicularis und dem Vesikulären Exanthem. Diese beiden Infektionen kommen in Frankreich nicht vor.

• *Klinische Diagnostik*
Das Vorliegen typischer, bläschenhafter Schädigungen an ausgewählten Körperstellen ist bei einzelnen Tieren leicht festzustellen. Es ist dagegen viel schwieriger, sie in Betrieben der industriellen Tierhaltung zu bemerken. Jede in einem Bestand und bei mehreren Tieren auftretende Lahmheit sollte Anlaß zum Verdacht auf MKS sein. Die klinische Untersuchung sollte besonders den am Kronensaum und am Rüssel befindlichen Aphten gelten. Die bukkalen und lingualen Schädigungen sind wenig zugänglich und bleiben oft verborgen.
Aphten an Klauen und Rüssel treten beim Abwaschen mit Wasser deutlicher zutage und, abgesehen davon, daß der Schmutz verschwindet, entsteht zwischen der rosa Haut des Tieres und dem von der Aphte gebildeten weißen Polster ein wirksamer Kontrast. Die oben beschriebenen Symptome sind bei allen Virustypen gleich und nicht nur bei MKS charakteristisch. Die Vesikuläre Schweinekrankheit ruft tatsächlich die gleichen Symptome und gleichen Schädigungen hervor. Ein geringer, epizootiologischer, aber nicht beständiger Unterschied ist herauszustellen: Bei der MKS werden besonders die Ferkel befallen, während bei der Bläschenkrankheit (VSK) in erster Linie erwachsene Tiere betroffen sind. Zur Sicherung einer exakten Diagnose auf MKS ist die Prüfung im Speziallabor unerläßlich.

• *Labordiagnose*
Sie gestattet die Bestätigung der klinischen Diagnose, den Nachweis des ursächlichen Virustyps und den Ausschluß der Bläschenkrankheit. Als hauptsächliche Reaktion wird die Komplementbindung angewendet; sie ist eine schnelle Methode (einige Stunden) und billig. Sie erfordert den Einsatz von bei Meerschweinchen hergestellten Antiseren. Bei dieser Gelegenheit ist es angebracht, einige Eigenschaften des MKS-Virus und des Virus der Bläschenkrankheit der Schweine miteinander zu vergleichen.

Das MKS-Virus
- bindet das Komplement in Gegenwart eines spezifischen Antiserums. In einer von einigen Stunden bis zu sechs Tagen dauernden Zeitspanne tötet es vier bis sieben Tage alte Mäuse;
- entwickelt sich auf Kälberschilddrüsenkultur sehr schnell.

Das Virus der Bläschenkrankheit der Schweine
- bindet Komplement in Gegenwart eines spezifischen Anti-VSK-Serums;
- tötet die vier bis sieben Tage alte Maus nicht;
- wächst nicht auf Schilddrüsenkulturen des Kalbes.

Zur Labordiagnose werden drei verschiedene Proben benötigt:
- die Lymphe, die sich in nicht geplatzten Aphten angesammelt hat;
- die Aphtenwände;
- das Blut oder infizierte Serum fiebernder Tiere.

Sind Lymphe und Aphtenlappen in ausreichender Menge (1 g) frisch und gut konserviert vorhanden, werden sie als Antigen zur Durchführung der Komplementbindung benutzt. Wenn nicht, werden eine oder alle drei Proben auf neugeborene Mäuse und auf Schilddrüsenkulturen übertragen. Die Muskeln der verwendeten Tiere oder der Kulturüberstand dienen dann als Antigen für die Komplementbindungsreaktion.

Behandlung

Eine Behandlung der MKS gibt es nicht.

Sanitäre Prophylaxe

Die sanitäre Prophylaxe bedient sich in nichtinfizierten Ländern vorbeugender Mittel und in infizierten Ländern bekämpfender Maßnahmen. Vorbeugende Mittel sind

- ständige gesundheitliche Überwachung bei der Zufuhr lebender Tiere oder ihrer Erzeugnisse;
- gelegentlich: Quarantäne für aus verdächtigen Gebieten stammende Tiere;
- Dringlichkeit liegt vor: Vollständige Unterbrechung der Importe aus sicher infizierten Ländern.

Die bekämpfenden Maßnahmen betreffen die infizierten Länder. Sie beinhalten die Feststellung und Isolierung kranker oder verdächtiger Tiere, das Verbot der Umsetzung von Tieren in derartige Gebiete. Sie sind zu beseitigen und die Ställe einer vollständigen Desinfektion zu unterziehen. Die Schlachtung und Beseitigung aller kranken und kontaminierter Tiere ist nur in wenig betroffenen Ländern oder in Einzelfällen möglich.

Medizinische Prophylaxe

Eine speziell für Schweine bestimmte Anti-Aphten-Vakzine in mono-, bi- und trivalenter Form ist in Frankreich seit 1970 vorhanden. Sie ist aus an das Schwein adaptiertem MKS-Virus hergestellt, das man auf einem Zellsubstrat (einer vom Schwein stammenden Zell-Linie) vermehrt und inaktiviert hat. Dieses Antigen ist dann in einem öligen Adjuvans emulgiert worden. Diese Vakzine löst bei der Injektion einer Dosis von 1 ml/Valenz i. m. in die Tiefe der Halsmuskulatur eine ausgezeichnete Immunität auf die Dauer von etwa 6 Monaten aus. Die Vakzinierung der Zuchttiere zweimal jährlich wird empfohlen, Jung- und Mastschweine können ab 7. Lebenswoche vakziniert werden. Die Injektion der Vakzine führt nicht zur Bildung eines öligen Granuloms. Allgemein ist sie von keiner lokalen oder allgemeinen Reaktion begleitet. Im Ausnahmefall können einige individuelle, lokale Reaktionen, wie Rötung, Schwellung und Zittern festgestellt werden.

Die genaue Kenntnis der Kapsidproteine des Aphtenvirus und die Bildung von Virusantigen durch ein »genetisch manipuliertes« Bakterium wird zur versuchsmäßigen Gewinnung einer Vakzine auf der Grundlage des Kapsidproteins VP 3 mit Öladjuvans verwendet, die bei Schwein und Rind wirksam ist. Dazu kommt eine Vakzine auf der Grundlage eines nicht behandelten Virions. Diese Vakzinen lassen neue, prophylaktische Perspektiven erkennen (Bachrach, 1977; Bachrach u. a., 1981).

ZUSAMMENFASSUNG

Als infektiöse, hochansteckende und leicht übertragbare Krankheit herrscht die MKS bei den Klauentieren der Haustier- und Wildbestände auf fünf Kontinenten. Beim Schwein hat diese Krankheit im Verlaufe der letzten Jahrzehnte durch die Entwicklung der industriellen Tierhaltung und des internationalen Tierhandels zunehmende Bedeutung erlangt. Die für die Krankheit typische Schädigung sind die an verschiedenen Stellen des Organismus sitzenden Aphten. Hierzu gehören besonders der Kronenwulst, der Rüssel, die Zunge und das Maul. Die klinische Diagnose muß durch die Laboruntersuchung, die die Bestätigung des Vorliegens der Krankheit zuläßt, vervollständigt werden. Weiterhin ist der Virustyp zu bestimmen und die Differentialdiagnose gegenüber der Vesikulären Schweinekrankheit vorzunehmen.

LITERATUR

Amaral, L., 1973 – Immunité chez les porcins. Bibliographie publiée par Centro panamericano de fiebre aftosa. Rio de Janeiro, Brésil

Bachrach, H. L., 1977 – Foot and Mouth Disease Virus: properties, Molecular Biology and Immunogenicity. in I – Virology in Agriculture. J. A. Romberger Edit. 1977. Allanheld. Montclair U. S. A., 3, 32

Bachrach, H. L.; Mc Kercher, P. D.; Morgan, D. O.; Morre, D. M., 1981 – Abstr. Ann. Amer. Soc. Microbiol., 81, 72

Dhennin, Louis, 1976 – Immunisation du porc contre la fièvre aphteuse. Rec. Méd. Vét., 152 (3), 183–188

Dhennin, Léone; Gicquel, B.; Labie, J., 1979 – Recherches sur le moment d'apparition du virus de la fièvre aphteuse dans les muscles du porc. Bull. Aced. Vét., 52 (1), 125–128

Dhennin, Léone; Frouin, A.; Gicquel, B.; Bidard, J. P.; Labie, J., 1980 – Risque de dissémination du virus aphteux pur la charcuterie crue. Bull. Acad. Vét., 53, 315–322

Dhennin, Léone; Frouin, A.; Gicquel, B.; Bidard, J. P., 1980 – Risques de dissémination du virus aphteux par les produits de charcuterie crue. Survie du virus aphteux dans les saucissons secs. Bull. Acad. Vét., 53, 349–355

Fontaine, J.; Favre, H., 1975 – La vaccination antiaphteuse du porc. 3e Congrès International Stè Intern. Vet. porcine, Lyon 12–14 juin 1974. Rev. Mét. Vét., 126 (11), 1421–1450

Gicquel, B., 1979 – Contribution à l'étude des risques de dissémination du virus aphteux de type O à partir de la viande des porcs aphteux et de ses dérivés. Thèse Doct. sciences, Caen

Giraud, H. et al., 1970 – Recherches sur la vaccination antiaphteuse du porc (mise au point d'un vaccin trivalent O, A, C). Bull. Acad. Vét., 43, 335–343

Joubert, L.; Mackowiack, C.; Fontaine, J., 1966 – La fièvre aphteuse du porc. Rev. Méd. Vét., 117 (4), 331–340

Röhrer, R., 1970 – Traité des maladies à virus. Vigot Edit. Paris, T. II

Vesikuläre Schweinekrankheit

J.-M. Gourreau

Die Bläschenkrankheit des Schweines (VSK) ist eine infektiöse, virulente, leicht übertragbare und ansteckende Krankheit der Schweine, die sich epizootisch entwickelt. Klinisch mit der MKS verglichen, wird sie durch ein Enterovirus verursacht, wobei Blasen an Rüssel, Zunge, Kronenwulst der Klauen und in den Zwischenklauenspalten auftreten. Sie kann sich in drei klinischen Formen entwickeln: schwer, bei der die Sterblichkeit der Tiere 15 % betragen kann, gutartig oder inapparent; letztere ist nur durch das Auftreten spezifischer Antikörper nachzuweisen.

Klinisch ist die VSK sehr oft gutartig. Dagegen hat sie wegen der evtl. klinischen Verwechslung mit der MKS eine erhebliche wirtschaftliche Bedeutung, die noch durch die mögliche Koexistenz beider Krankheiten im gleichen Schweinebestand zunimmt. Weiterhin kann das Virus auf den Menschen übertragen werden: Störungen des ZNS wurden bei mit kranken Schweinen in Kontakt befindlichen Tiermalern und bei mit diesem Virus arbeitenden Laboranten mitgeteilt. Die Verordnung vom 21. Januar 1975 führt die VSK in der Liste der in Frankreich als ansteckend angesehenen Erkrankungen.

In historischer Hinsicht wurde 1966 aus einem Schweinebestand der Lombardei (Italien) das Auftreten einer in der Symptomatik mit der MKS identisch verlaufenden Krankheit gemeldet, deren verantwortlicher Erreger sich als davon unterscheidendes Enterovirus herausstellte. Im April 1971 trat diese Krankheit neu in China im »Neuland«, einem Gebiet intensiver Tierhaltung in der Umgebung von Hongkong, auf.

Im folgenden Jahr wurden die VR Polen, Österreich, Italien und Großbritannien von ihr befallen. Im Dezember 1972 wurde im Departement Landes in Frankreich der erste Fall dieser Krankheit gemeldet. Aber scheinbar sind andere, ältere Ausbrüche nicht diagnostiziert worden. Unter natürlichen Bedingungen kommt die Krankheit nur bei Haus- und Wildschweinen vor. Ebenso ist die neugeborene Maus dem i. p. injizierten Virus gegenüber empfänglich. Im Alter von 3 Tagen ist sie es aber nicht mehr.

Nach ihrem ersten Auftreten in Italien und ihrem Wiederauftreten in Hongkong hatte sich die Krankheit in Westeuropa verbreitet. Besonders in der BR Deutschland, in Österreich, Belgien, Dänemark, Frankreich, Großbritannien, Italien und den Niederlanden. In Asien war die Krankheit auf China und Japan beschränkt. In Afrika wurde ein Herd der VSK 1975 in Nigeria identifiziert. Der amerikanische Kontinent scheint bisher verschont geblieben zu sein.

ERREGER

Morphologie, physikalische und chemische Eigenschaften

Der Erreger der VSK ist ein kubisch-symmetrisches Virus von 30 bis 32 nm ohne Hülle, dessen Genom aus einer Einstrang-Ribonukleinsäure besteht. Es gehört zum Genus der Enteroviren. Sein Sedimentationskoeffizient liegt bei 150 s und seine Dichte bei 1,34 g/ml. Die Resistenz des Virus gegenüber physikalischen und chemischen Substanzen ist besonders ausgeprägt. Seine Infektiosität wird durch eine Erhitzung auf 60 °C während einer Minute nicht verändert. Darüber hinaus hält es sich 164 Tage ohne Denaturierung bei pH zwischen 2,8 und 10,1. Das unterscheidet es vom MKS-Virus, das gegenüber sauren pH-Bereichen empfindlicher ist.

Kultur

Die Virusreproduktion der VSK ist in vivo bei empfänglichen Tierarten oder in vitro in Zellkultur möglich. Die verwendeten primären Zellen sind im allgemeinen Schweinenierenzellen. Im Hinblick auf Zell-Linien sind wahrscheinlich die Nierenzellen der Schweine am empfindlichsten (IB-RS_2, PK_{15}). Aber der Nachweis eines spezifischen zytopathischen

Effektes ist bei bestimmten humanen Linien (HeLa) oder des Affen (Vero) möglich, wenn man sie mit diesem Virus kontaminiert. Nur unter den Bedingungen des Zyklus von 37 °C beträgt die Latenzphase 2 h 30, und der maximale Virustiter wird in der fünften Stunde nach der Beimpfung erreicht. Er schwankt zwischen 10^8 und 10^9 UFP/ml.

Pathogenese

Unter natürlichen Bedingungen ist die Pathogenese des Virus sehr variabel. Bestimmte Stämme bewirken eine ansteckende Krankheit und lange sich hinziehende Epizootien. Die Erkrankungen der Tiere sind dann erheblich und die Verlustrate kann 15 % betragen, was in einigen Ausbrüchen in Frankreich beobachtet wurde. Sehr oft verläuft die Krankheit unauffällig. Die Erkrankungsrate schwankt zwischen 25 und 60 %, und die Sterblichkeit ist Null. In bestimmten Fällen entwickelt sich die Infektion latent, und z. Z. ist das immer häufiger. Die Spuren ihrer Passage sind nur serologisch nachzuweisen.

Antigenität

Die Methoden des Serumneutralisationstests und der Agargel-Präzipitation im Serum genesender Schweine und verschiedener Stämme des Virus der VSK haben die Feststellung kleiner Antigenunterschiede zwischen den untersuchten Viren ermöglicht. Gegenwärtig unterscheidet man fünf »Stämme« des Virus, die Italien/72, Frankreich/72, England/72, Polen/73, Österreich/73 benannt sind. Nach neueren Untersuchungen mittels molekularer Hybridisation gelang der Nachweis, daß der Erreger der VSK in Wirklichkeit ein beim Schwein adaptiertes Coxsackie-Virus B 5 ist.

Immunität

Die Infektion mit dem Virus der VSK hat das Auftreten verschiedener, durch die Komplementbindung, die Immunfluoreszenz, die Agargel-Präzipitation und die Serumneutralisation nachgewiesener Antikörper zur Folge. Die neutralisierenden Antikörper treten vom achten Tage nach der Infektion in Erscheinung. Ihr Titer hängt von der Schwere der Erkrankung und ihrer Persistenz (mehrere Monate) ab. Diese Antikörper schützen die Tiere gegen eine Neuinfektion mit einem virulenten Stamm.

KLINIK

Symptome

Die Krankheit kann beim Schwein in verschiedenen Formen auftreten. In einer sichtbaren Form, die schwer aber auch gutartig sein kann, und in einer klinisch nicht auffallenden Form. Die *schwere Form* ist nicht sehr häufig und in der Symptomatik mit der der MKS identisch. Eine Fieberphase, die 42 °C erreichen kann, tritt vor den Symptomen der Abgeschlagenheit und Lahmheit in Erscheinung. Man hat den Eindruck, die Tiere laufen auf »Nadeln« und es bestehe eine durch Zungen- und bukkale Wangenschädigungen verursachte Anorexie.
Das klinische Bild wird von Haut- und Schleimhautschädigungen beherrscht, zu deren ständigem Bild das Auftreten von Blasen an den Gliedmaßen, häufig am Rüssel, an der Zunge, außerdem am Gesäuge gehören. 24 bis 36 h nach der Infektion sind die primären Blasen vorhanden. Weil sie zusammenfließen, scheint der Kronensaum geschwollen, weißelfenbeinfarben, er hebt sich von der rosa Farbe der Haut der Klaue deutlich ab. Diese Aphten, die auch an den Ballen, im Zwischenklauenspalt, an der Krone der Afterklauen und der hinteren Fläche von Metakarpus und Metatarsus sitzen können, brechen leicht auf und entleeren eine bernsteinfarbene, seröse Flüssigkeit. Sehr schnell bildet sich ein flaches Geschwür, das jauchig ist und dessen Ränder zerfetzt sind, wie bei der MKS. Das Ausschuhen der Klauen ist möglich. Nach ungefähr 12 bis 15 Tagen kommt es an der Wunde zur Narbenbildung.

Allgemein erkranken nahezu 100 %, und die Verendungen, die 14 Tage nach Beginn der Erkrankung einsetzen, können 12 % des Bestandes ausmachen.
Bei der *gutartigen Form* beträgt die Inkubation drei bis sieben Tage, sie kann bei einer schwachen Infektion auch noch länger dauern. Die klinischen Anzeichen sind abgeschwächt und die Tiere weisen keine Anorexie und keine verringerten Zunahmen auf. Das Fieber ist gering. Die Erkrankungshäufigkeit der Bestände ist verschieden und die Sterblichkeit Null.
Die *inapparente Form* kommt nur in einem erhöhten Antikörpergehalt, dem einzigen Beweis der Infektion, zum Ausdruck. Diese Form der Erkrankung weist die Tendenz auf, an die Stelle der apparenten Form zu treten.
Beim Menschen tritt sie in der Form mehr oder weniger ausgeprägter Meningen-Affekte auf.

Schädigungen

Sie sind bei der VSK denen bei der MKS ähnlich. Die histologische Untersuchung der Haut hat die Feststellung ermöglicht, daß im primären Stadium ein lymphohistiozytäres Infiltrat im Corium und ein Oedem der Hautpapillen bestehen. Anschließend kommt es zur Degeneration epithelialer Zellen, die von einer Exoserose und Exozytose begleitet sind.
Es bilden sich Mikrobläschen, und ihre Konfluenz füllt eine intraepidermale Höhle, die nekrotische Zellen enthält. Sie weist in serofibrinöser Flüssigkeit liegende polynukleäre und lymphohistiozytäre Zellen auf. Die Entwicklung dieser epithelialen Schädigung setzt sich in einer infolge der Vermehrung bestimmter basaler Zellen nach Ulzerationen einsetzenden Narbenbildung fort. Es konnten auch Anzeichen einer Encephalitis acuta non purulenta und mehrfach Darmentzündungen nachgewiesen werden.

Prognose

Meistens hat die Bläschenkrankheit (VSK) für das befallene Tier keine bedeutenden Folgen. Für die Herde ist die Prognose jedoch ernster, einesteils wegen der hohen Ansteckungsfähigkeit der Krankheit, anderenteils wegen der großen Resistenz des Virus im äußeren Milieu. Ökonomisch wird die Prognose wegen der möglichen Verwechslung der VSK mit der MKS erschwert, was zu einer Verzögerung der Tilgung letzterer führt.

Epidemiologie

• *Beschreibung*
Die VSK tritt territorial in gleicher Form wie die MKS auf. Innerhalb eines Schweinebestandes verbreitet sich die Infektion schnell, aber viel langsamer von einem Bestand zum anderen. Die Verendungen wie die Erkrankungsrate schwanken zwischen Beständen und den ursächlichen Virusstämmen. Im Unterschied zur MKS werden besonders erwachsene Tiere im Gegensatz zu Saugferkeln von Verendungen betroffen. Es ist eine im wesentlichen im Herbst und Winter auftretende Erkrankung.
Wenn sie die ersten Jahre durch plötzliche Epizootien gekennzeichnet war, scheint sie jetzt in den am meisten betroffenen Ländern in einer enzootisch-epizootischen Form zu herrschen.

• *Analytik*
Infizierte Schweine stellen die wichtigste Virusquelle dar. Bei den kranken Tieren breitet sich das Virus im gesamten Organismus aus und persistiert in verschiedener Menge in bestimmten Organen. Seine Virulenz nimmt jedoch rasch ab, da man 8 Tage nach der Kontamination kein Virus in den Geweben mehr findet. Drei Monate nach experimenteller Übertragung trifft man sie gerade noch in den Fäzes und im Harn an. Ebenso sind mehr als zwei Monate nach dem Auftreten der Krankheit Viruspartikel im Nasen- und Schlundkopfschleim nachgewiesen worden.
Auch stellen die Schlachtkörper und die von kranken oder genesenden Tieren stammenden Schlachterzeugnisse eine nicht zu vernachlässigende Virusquelle dar. Das bestätigt mutmaß-

lich die Kontaminationsweise, mit der die VSK 1972 von China nach Europa gebracht wurde. Wir haben gesehen, daß die Resistenz des Virus gegenüber physikalischen (Erhitzung) und chemischen Agentien (pH) höher als die der MKS ist. Das könnte die Resistenz des Virus im reifenden Fleisch und im biologischen Substrat erklären.
Sehr oft kommt die Ansteckung durch direkten Kontakt von Schweinen, oder sie kommt durch mit Ex- und Sekreten kranker Tiere verschmutzte Zwischenträger zustande. Weiterhin scheint, wie bei MKS, auch bei der Bläschenkrankheit die Verbreitung durch Wirbellose (Fliegen, Parasiten) oder durch andere Wirbeltiere, wie Vögel, kleine Säuger oder selbst Schafe, möglich zu sein. Hauptsächliche Eintrittspforten des Virus in den Organismus sind der Weg über die Haut (Verletzungen am Fuß, kleinste Schnittwunden) und über den Verdauungskanal. Anders als bei MKS scheint die Verbreitung der Infektion über die Luft keine Rolle zu spielen. Dagegen könnte das die hauptsächliche Art der Ansteckung des Menschen sein.

• *Synthese*
Der Erreger kann in ein Land oder einen Bestand durch infizierte Tiere, Fleisch und seine Erzeugnisse oder verschmutzte Materialien eingeschleppt werden. Die Entwicklung der Krankheit wird innerhalb eines Landes durch die Intensität der Schweineproduktion in Verbindung mit einer regionalen Konzentration der Bestände erleichtert. Weiterhin ist eine schnelle, in verschiedene Richtungen sich erstreckende Ausdehnung durch viele der genannten Übertragungswege möglich.

Pathogenese

Die Ansteckung eines empfänglichen Tieres hängt von der Dosis, der Virulenz des Erregers und dem Weg des Eindringens ab. Nur höhere Dosen als $10^{5,5}$ Einheiten lösen beim antikörperfreien Tier eine Infektion aus. Die Aggressivität des Virus schwankt zwischen den Stämmen, was man zu den epizootologischen Variationen der Krankheit in den verschiedenen befallenen Ländern in Beziehung setzen kann. Die Inkubation schwankt von 24 h bis drei oder sechs Tagen. Die anfängliche Schädigung ist eine oft unentdeckte Aphte. Dann kommt die virämische Phase und die Generalisation der Krankheit. Die Narbenbildung der ulzerativen Wunden beginnt um den achten Tag, und die Heilung verläuft allgemein ohne Folgen. Die durch die Krankheit erreichte Immunität ist fest und dauert mindestens 18 Monate.

BEKÄMPFUNG DER KRANKHEIT

Diagnose

Weder die Epidemiologie noch die klinische Untersuchung oder der Sektionsbefund lassen es bei der VSK zu, sie von anderen kutanen Schleimhauterkrankungen des Schweines differentialdiagnostisch zu trennen (MKS, Stomatitis vesicularis, Exanthema vesiculare) (Tab. IV/18). Jeder Verdacht muß durch Laborprüfungen – Virusuntersuchung oder Nachweis spezifischer Antikörper im Serum erkrankter Tiere – bestätigt werden.
Die Feststellung des Virus wird aus Lymphe oder Decken frisch geborstener Aphten vorgenommen. Letztere können in einem Gemisch

Tabelle IV/18 Wichtige Merkmale der das Schwein befallenden vesikulären Erkrankungen

	MKS	VSK	Stomat. vesicul.	Exanthem. vesicul.
Befallene Spezies	Rind Schaf Ziege Schwein	Schwein	Rind Schaf Ziege Schwein Equiden	Schwein Equiden
Geographische Verbreitung	Europa Afrika Asien Südamerika	Europa Asien (Afrika)	Amerika (Europa)	Amerika

aus gleichen Teilen Wasser und Glyzerin aufbewahrt werden. Identifiziert wird das Virus mit verschiedenen Techniken aus den zentrifugiertem Sediment der Gewebsproben:
- Komplementbindung;
- Serumneutralisation nach Kultivierung auf Nierenzellen des Schweines;
- Immunfluoreszenz;
- Agargel-Präzipitation nach d' OUCHTERLONÝ;
- Übertragung auf verschiedene Tierarten.

Zur Labordiagnose ist eine Zeitspanne von 48 bis 96 h notwendig. Die Untersuchung auf Antikörper erfolgt durch Serumneutralisation oder Immunfluoreszenz. Als Antigen dient dann ein gereinigtes Vergleichsvirus. Nur die Seren ab einem Schwellentiterwert von 1/32 gelten als positiv.

Behandlung

Eine spezifische Behandlung dieser Krankheit gibt es nicht.

Sanitäre Prophylaxe

Im seuchenfreien Raum sind die zu treffenden Maßnahmen defensiv (vorbeugend). Die Grenzkontrolle erstreckt sich gleichzeitig auf lebende Tiere und von ihnen stammende Erzeugnisse. Bei jeder Einfuhr von Schweinen müssen die üblichen Quarantänemaßnahmen beachtet werden.

Im infizierten Bestand sind die Maßnahmen offensiv. Erfolgt keine systematische Schlachtung, müssen die kranken und kontaminierten Tiere beseitigt werden.

Im infizierten Betrieb müssen Straße und Wege gesperrt werden. Schließlich sind 0,8 % Sodalösung enthaltende Fußdesinfektionswannen herzurichten.

Die Desinfektion der Schweineanlagen und des gesamten kontaminierten Materials kann mit kochendem Wasser unter Druck oder durch Abflammen, mit 10 %igem Formol oder 0,8 % Soda erfolgen. Schließlich stellt die Sterilisation fettiger Abwässer einen wesentlichen Faktor der Seuchentilgung dar.

Medizinische Prophylaxe

Man hat Vakzinen mit β-Propiolakton, Formol oder Azetyl-Äthylenimin inaktiviert und mit einem öligen, resorbierbaren Adjuvans versehen. Sie wurden von mehreren Instituten hergestellt und waren im Falle von Epizootien verfügbar. Die französische Vakzine verschafft in einer Dosis von 2 ml, i. m. angewendet, eine ausgezeichnete Immunität, die, parallel zur Erhöhung des Titers zirkulierender Antikörper, zwischen dem 6. und 8. Tag nach der Vakzination in Erscheinung tritt.

ZUSAMMENFASSUNG

Die Vesikuläre Schweinekrankheit ist in Frankreich 1972 aufgetreten und hat sich sehr schnell im gesamten Lande verbreitet. In der akuten Form ähnelt sie klinisch der MKS.
Zur Zeit tritt sie immer mehr in einer subklinischen, inapparenten, nur im Serum befallener Tiere nachweisbaren Form neutralisierender Antikörper auf.

LITERATUR

BROWN, F.; GOODRIDGE, D.; BURROWS, R., 1976 – Infection of man by Swine Vesicular Disease Virus. J. Comp. Path., 86, 409–414

DHENNIN, LÉONE, DHENNIN, L., 1973 – La maladie vésiculeuse du porc: son apparition en France. Bull Acad. Vét., 46, 47–51

GOURREAU, J. M., 1979 – Dermatologie porcine. Bull. Inf. Techn. Sevices Vétérinaires; N^{O} 68 à 71

HARRIS, T. J. R.; DOEL, T. R.; BROWN, F., 1977 – Molecular aspects of the antigenic variation of Swine Vesicular Disease and Coxsackie B_5 Viruses. J. Gen. Virol., 35, 299–315

NARDELLI, L. et al., 1968 – A Foot-and-Mouth Diesase syndrome in pigs caused by an Enterovirus. Nature, 219, 1275–1276

SAURAT, P.; GANIERE, J.-P., 1975 – La maladie vésiculeuse des suidés. Rev. Méd. Vét., 126, 1478–1506

Exanthema vesiculosum

J.-M. GOURREAU

Das Vesiculäre Exanthem des Schweines ist eine infektiöse, virulente und ansteckende Erkrankung des Schweines, die klinisch der MKS, der Bläschenkrankheit der Schweine und der *Stomatitis vesicularis* sehr ähnelt. Sie tritt auf dem amerikanischen Kontinent auf und befällt Schweine und gelegentlich auch Equiden. Ihre Bedeutung liegt nicht nur in wirtschaftlichen Verlusten, sondern auch in dem Risiko einer Verwechslung mit der MKS.

Die Krankheit ist erstmals 1932 in Kalifornien aufgetreten und blieb bis 1953 dort lokalisiert. Nach dieser Zeit wurden in 42 Staaten der USA Infektionsherde beobachtet. Seit 1960 ist sie nicht mehr diagnostiziert worden, aber mutmaßlich entwickelte sie sich in diesem Lande zu einer heimtückischen Form.

Tatsächlich ergab die Untersuchung der Hautläsionen von Mähnenseelöwen (*Zalophus californianus*) der Inseln von St. Miguel (an der Ostseite Kaliforniens) 1972 die Isolierung eines Virus, dessen physikalische und biologische Eigenschaften in der Mehrzahl denen des Virus des Vesikulären Exanthems weitgehend ähnelten.

Auf das Schwein übertragen ruft dieses Virus klinische Anzeichen hervor, die mit denen der letzteren Krankheit identisch sind, die bisher nur in den USA beobachtet wurde.

Der *Erreger* ist ein sphärisches Calicivirus mit einem Durchmesser von 55 nm, dessen Sedimentationskonstante bei 140 s liegt. Es bewahrt seine Infektiosität 2 $^1/_2$ Jahre bei 4 °C (in einem Gemisch gleicher Teile Phosphatpuffers und Glyzerin), sechs Wochen bei Labortemperatur in Peptonwasser und eine Stunde bei 60 °C. Es ist auch im basischem Bereich sehr resistent; um es zu zerstören, muß man es bei pH von über 12 mindestens 15 min halten.

Es kann auf embryonalen und epithelialen Zellen des Schweines und auch auf embryonalen Nierengewebe des Huhns gezüchtet werden. Man kennt heute 11 Typen des Virus von Exanthema vesiculosum, die sich voneinander nicht nur durch die Serologie und Immunologie, sondern auch durch ihre Pathogenität für das Schwein und die Möglichkeit unterscheiden, sie auf Zellen zu kultivieren. Nach der Heilung sind die Tiere gegen eine neue Infektion durch ein Virus desselben Typs immun, aber ihre Empfänglichkeit gegen andere Typen ist keinesfalls gemindert. Die Antikörper können durch die Komplementbindung oder durch die Serumneutralisation festgestellt werden.

Die *Symptome* dieser Krankheit sind in allen Punkten denen der MKS ähnlich. Verendungen sind bei Ferkeln häufiger, bei erwachsenen Schweinen selten.

Das Virus kann nicht nur in den Blasen, sondern im ganzen Organismus auftreten. Die Virämie beginnt 48 h vor dem Blasenausschlag und endet etwa 36 h danach. Das Virus wird mit dem Harn nicht ausgeschieden, aber in den Fäzes 84 bis 108 h. Folglich ist das Vesikuläre Exanthem durch Kontakt mit gesunden Tieren nur 120 h nach dem Beginn der Krankheit übertragbar. Hauptsächlich rührt die Ansteckung von der Fütterung nicht sterilisierter, fettiger Abprodukte her.

Die Krankheit wird durch direkten Kontakt von Schwein zu Schwein oder durch das Futter übertragen. Das Auftreten des Virus bei den Seelöwen und den Ohrenrobben des nordamerikanischen Kontinents deutet darauf hin, daß diese Tierarten als Reservoir der Krankheit beim Schwein zu gelten haben. Bei Berücksichtigung der großen Resistenz des Virus gegenüber physikalischen und chemischen Faktoren ist es möglich, daß seine Verbreitung auf anderen Kontinenten durch die Pelze kranker Tiere hervorgerufen werden kann.

Die *Diagnostik* der Krankheit beruht auf klinischen und epidemiologischen Daten, die immer experimentell im Labor durch Serumneutralisation oder Komplementbindung bestätigt werden müssen.

Eine *sanitäre Prophylaxe* der Krankheit beinhaltet die Tilgung durch Schlachtung des infizierten Bestandes, Desinfektion, Beschränkung des Tierhandels und Quarantänisierung, aber auch auf Sterilisation der zur Fütterung vorgesehenen fettigen Abprodukte. Eine Vakzine, deren Virus mit Formol inaktiviert und an $Al(OH)_3$ adsorbiert wurde, haben 1953 MADIN und TRAUM entwickelt. Sie bewirkt gegen eine experimentelle Infektion einen guten Schutz.

ZUSAMMENFASSUNG

Das Vesikuläre Exanthem ist eine auf dem amerikanischen Kontinent lokalisierte Erkrankung. Sie ist klinisch mit der MKS identisch, wird aber durch ein anderes Virus hervorgerufen.

LITERATUR

SAWAYER, J. C., 1976 – Vesicular exanthema of swine and San Miguel Sea Lion virus. J. A. V. M. A., 169, 707

SMITH, A. W.; AKERS, T. G., 1976 – Vesicular exanthema of swine. J. A. V. M. A., 169, 700

TRAUM, J., 1936 – Vesicular exanthema of swine. J. A. V. M. A., 88, 316

Stomatitis vesicularis

J.-M. GOURREAU

Die Stomatitis vesicularis ist eine infektiöse, virulente und ansteckende Krankheit, die hauptsächlich Equiden, Rinder, Schafe und außerdem Schweine befällt. Klinisch ist sie mit der MKS identisch. Sie ist beim Schwein durch das Auftreten von Blasen im Maul und an der Zunge, am Kronenwulst der Klauen sowie am Zwischenklauenspalt gekennzeichnet. Die Erkrankung ist z. Z. an den amerikanischen Kontinent gebunden und entwickelt sich allgemein in einer gutartigen Form. Durch die Differentialdiagnose mit anderen Krankheiten, bei denen es zur Aphtenbildung kommt, gewinnt sie besondere Bedeutung. Im übrigen verwenden bestimmte Laboratorien das Virus, um Interferon zu erzeugen. Es ist deshalb wichtig, eine Verschleppung in andere, in der Nähe dieser Laboratorien gelegene Bestände, zu beachten.

Die erste diese Krankheit betreffende Beschreibung datiert aus dem Jahre 1901 von THEILER aus Südafrika. Es ist aber wahrscheinlich, daß sie bereits vor diesem Zeitpunkt in Amerika vorkam. Während des ersten Weltkrieges wurde das Virus der Stomatitis vesicularis durch Truppenpferde von Nordamerika bis Europa und besonders in Frankreich verbreitet, wo es in vielen Herden auftrat.

Unter natürlichen Bedingungen scheinen Huf- und Klauentiere die einzigen hiervon befallenen Spezies zu sein. Aber zahlreiche andere Tierarten, Nagetiere und bestimmte Vögel, besonders aber auch der Mensch, sind dafür empfänglich.

Der *Erreger* ist ein Rhabdovirus. Es vermehrt sich sehr leicht im embryonierten Ei und auf vielen Zellkulturen (Kalb, Schwein, Maus, Meerschweinchen, Hund, Frettchen, Hammel, Huhn, Mensch, Affe, Schildkröte usw.). Dort ruft es einen zytopathischen Effekt hervor, der mit dem des Enterovirus identisch ist. Seit 1926 sind zwei *immunologisch verschiedene Typen* bekannt, die als Indiana- und New Jersey-Typ bezeichnet werden, was den Standorten der anfänglichen Herde entspricht. Der letztere ist virulenter und häufiger als der Typ Indiana. Die Tiere, die die Krankheit überwunden haben, verfügen über eine typenspezifische, feste und dauerhafte Immunität, die sich durch Komplementbindung oder Serumneutralisation nachweisen läßt.

Beim Schwein wird die Krankheit selten beobachtet. Sie beginnt mit Lahmheit. Die Schädigungen an den Füßen (ulzerierende Blasen) sind häufiger als die an den Backen. Eine Heilung tritt allgemein zwischen dem achten und dem fünfzehnten Tag nach Beginn der Krankheit ein.

Das Virus der Stomatitis vesicularis wird durch Arthropoden, bei denen es sich vermehrt (*Arbovirus*), besonders von Moskitos, übertragen. Hierdurch erklärt sich die überwiegend an natürlichen Wasserstraßen entlangführende Verbreitung. Von Schwein zu Schwein wird die Krankheit durch Haut- oder Schleimhautschädigungen und nicht durch den Verdauungstrakt verschleppt.

Die *Diagnose* der Krankheit kann nur im Labor durch Serumneutralisation oder Komplementbindung erfolgen. Es ist unmöglich, sie klinisch von MKS beim Schwein abzugrenzen. Auch gibt es keine spezifische Behandlung dieser Krankheit, deren Schädigungen spontan in einigen Tagen heilen.

Die Maßnahmen der *sanitären Prophylaxe* sind mit denen identisch, die bei den anderen Aphten-Erkrankungen angewendet werden müssen, obwohl die Stomatitis vesicularis relativ wenig ansteckend ist. Eine auf Viruskultur mit embryoniertem Ei hergestellte Vakzine, der Kristallviolett zugesetzt und die mit β-Propiolakton inaktiviert wurde, schützt besonders die Tiere gegen eine drei Monate nach der Vakzination durchgeführte Prüfbelastung.

LITERATUR

CARDONA, U.; EUGENIO, B.; VELANDIA, J.; ROCHA, J.; GUTIERREZ, A., 1971 – Evolution des maladies vésiculeuses en Colombie en 1970. Proc. US. Livestock Sanit. Assoc., 58, 379

COTTON, W. E., 1926 – The causal agent of vesicular stomatitis proved to be a filter – passing virus. J. Amer. Vet. Med. Ass., 70, 168

HANSON, R. P., 1952 – The natural history of vesicular stomatitis virus. Bact. Rev., 16, 179

JENNEY, E. W.; HOLDBROOK, A. A., 1956 – Experimental infections with vesicular stomatitis in swine. Proc. US Liverstock San. Ass., 59, 368

RASMUSSEN, A. F.; BRANDLY, C. A.; BROWN, J. W., 1950 – Human infection with virus of vesicular stomatitis. J. Lab. and clin. Med., 36, 754

TESH, R. B.; CHANIOTIS, B. H.; JOHNSON, K. M., 1972 – Vesicular stomatitis virus (Indiana serotype): transovarial transmission by phlebotomine sandflies. Science, 175, 1477

THEILER, S., 1901 – Eine contagiöse stomatitis des Pferdes in Süd-Afrika. Deutsch. Tierärztl. Wochenschr., 9, 131

Schweinepocken

J.-M. GOURREAU

Die Schweinepocken sind eine infektiöse, virulente und ansteckende Krankheit, die für Schweine spezifisch ist. Das Virus aus der Familie der *Poxviridae* befällt Tiere aller Altersgruppen. Es zeigt sich an verschiedenen Stellen des Körpers in einigen Tagen in Pusteln, danach in sich in Krusten verwandelnde Papeln. Eine der ersten Beschreibungen der Krankheit stammt 1842 von SPINOLA. 1913 war es POENARU, der die Krankheit experimentell reproduzierte und die Virusnatur ihres ätiologischen Erregers entdeckte. Nach Untersuchungen von MAYR (1959) gibt es zwei die Schweinepocken verursachende Viren: Das Vakzinevirus (*Variola vaccina*) und das eigentliche Schweinepockenvirus. Sie sind in ihrer Form, Größe, Morphologie, der Art ihrer Vermehrung und der Fähigkeit zur Bildung von Einschlüssen gleich.

Veröffentlichungen der letzteren Jahrzehnte zeigen, daß die Schweinepocken noch in zahlreichen Ländern, besonders in ganz Afrika, in den USA und Argentinien, in der UdSSR, in Japan und fast in allen europäischen Ländern vorkommen.

Das in den Pusteln in großer Menge vorhandene Virus erscheint im Elektronenmikroskop wie ein Parallelogramm mit abgerundeten Kanten von 150 bis 180 nm Dicke und 250 nm Länge. Es widersteht Fettlösungsmitteln und verträgt die Wirkung von Hitze und ultravioletten Strahlen. Im übrigen hält es sich in getrockneten Krusten mehrere Monate.

Seine Antigenstruktur ist komplex und Spezifität eng. Es vermehrt sich nur auf Schweinenierenzellen, bei denen es einen charakteristischen zytopathischen Effekt hervorruft. In den Zellen läuft eine ballonisierende Degeneration ab, und man nimmt neben azidophilen, den GUARNIERI'schen Körpern ähnlichen Einschlüssen, einen perinukleären Hof wahr, der nach BAKEMORE und ABDUSSALAM für die Krankheit charakteristisch ist.

Im Verlaufe einer Variolainfektion bilden sich neutralisierende Antikörper, die präzipitieren, Komplement binden und die Hämagglutination hemmen. Die Immunität setzt um den 10. Tag nach Beginn der Krankheit ein.

Nach einer Inkubation von drei bis fünf Tagen beginnt das *klassische Pockenexanthem* mit einer mit den Röteln vergleichbaren Rötung (Stad. erythematosum). An deren Stelle treten bald kleine Knötchen mit hyperämischem Zentrum (Stad. papulosum). Später bildet sich eine in ihrer Mitte eingedrückte Blase (Blasenstadium). Der Blaseninhalt trübt sich schnell und wird purulent (pustulöses Stadium). Die Pusteln trocknen ein und bedecken sich mit einer Kruste (Krustenstadium). Das wird oft durch eine bleibende Narbe ersetzt. Histologisch nimmt man im wesentlichen degenerative Schädigungen und Entzündungen exsudativen Typs wahr.

Bei Neugeborenen weist die Krankheit eine perakute, septikämische, rasch tödliche Form auf, die durch das Fehlen der klassischen Pusteln gekennzeichnet ist. Man beobachtet nur eine einfache Durchblutungsstörung der Haut. Die krank geborenen Ferkel verenden einige Stunden später oder die Ferkel werden schon tot geboren.

Durch die Variola selbst werden keine Verluste hervorgerufen. Die jedoch mitgeteilten Verendungen sind durch intercurrente Infektionen, wie Grippe oder Salmonellose, hervorgerufen. Die Krankheit verbreitet sich in infizierten Schweinebeständen durch Läuse. In den gemäßigten Zonen herrschen sie besonders im Winter. In der tropischen Zone tritt sie besonders häufig wegen schlechter hygienischer Bedingungen auf, die das Auftreten schwererer Formen begünstigen. Im übrigen sind hochgezüchtete Rassen wesentlich empfindlicher.

Eine *Diagnose* der Krankheit ist leicht. Die Koexistenz von Papeln, Krusten und Pusteln ist ein diagnostischer Hinweis. Die originären Schweinepocken können von der Vakzineinfektion unterschieden werden. Hierzu dient der Kreuzimmuntest. Während das Vakzinevirus hämagglutinierende Eigenschaften besitzt, sind diese bei dem Virus der originären Variola nicht vorhanden.

Die zur Bekämpfung der Krankheit zu treffenden Maßnahmen sind vor allem hygienischer Natur. Läusebekämpfung, Beseitigung zu Boden gefallener Krusten, rationelle Fütterung, häufiger Auslauf der Tiere. Maßnahmen der medizinischen Prophylaxe sind entweder gefährlich oder nutzlos.

ZUSAMMENFASSUNG

Die Schweinepocken sind eine virusbedingte, pustulöse, gutartige Hauterkrankung, die durch Läuse übertragen wird und besonders im Winter in Schweinebeständen mit schlechten Hygieneverhältnissen auftritt.

LITERATUR

KASZA, L., 1975 – Pox in swine, in DUNNE, H. W. et LEMAN, A. D. Disease of swine p. 273–285, Iowa State University Press, Ames, U. S. A.

SPINOLA, M., 1842 – Krankheiten der Schweine. A. Hirschwald ed., Berlin, p. 204

Nekrobazillose

J.-M. GOURREAU

Die Nekrobazillose ist eine infektiöse, virulente und ansteckende Krankheit, die die meisten unter schlechten Hygienebedingungen gehaltenen Wirbeltiere befällt. Hervorgerufen wird sie durch das Nekrosebakterium *Fusobacterium necrophorum* (*ex. Sphaerophorus necrophorus*). Beim Schwein äußert sie sich durch ulzerative, eitrige, nekrotische, allgemein distal an der Extremität (plantare Nekrose) oder in der Maulhöhle (bukkale Nekrose) gelegene Schädigungen. Seltener können solche Veränderungen an anderen Regionen der Haut des Tieres vorkommen, also an den Lippen, den Ohren und am Schwanz. Beim Fehlen einer spezifischen Behandlung und ohne Verbesserung der Haltungs- und Fütterungshygiene nimmt die Krankheit bis zum Tode einen langsamen Verlauf, verbunden mit Lungen- und Verdauungskomplikationen und Septikämie. In unseren Gebieten relativ häufig, gewinnt die Erkrankung wegen der Ähnlichkeit mit dem ulzerativen Stadium vesikulärer Erkrankungen, vor allem der MKS, besondere Bedeutung.

Schon sehr lange bekannt, ist diese Erkrankung oft mit anderen bakteriellen Krankheiten verbunden (Pyobazillose, Staphylo- und Streptokokkosen), mit Virosen (Schweinepest, Pocken) oder Ernährungsschäden (Vitaminmangel der B-Gruppe, Mangel an essentiellen Amino- oder Fettsäuren). Es ist jedoch oft schwierig, die Diagnose zu stellen.

Der Erreger, ein Kommensale des Magen-Darm-Kanals des Menschen und der Haustiere, wurde von HALLÉ 1898 aus gangränösen Eiterungen isoliert. Es ist ein polymorphes, gramnegatives Bakterium, das sich in drei Formen zeigen kann:

- bakterielle Form, ziemlich fein, 1 bis 3 μ lang und 0,5 μ stark, die sich bipolar darstellen läßt;
- kugelförmige Gestalt mit medianen oder endständig-deformierenden Aufblähungen. Diese kugelförmigen Gebilde färben sich schlecht, denn sie binden das Fuchsin immer ungleichmäßig;
- fadenförmige Gestalt von 10 bis 100 μ Länge, an der sich kugelförmige Gebilde befinden.

Dieser Keim ist Erreger von Septikämien und pleuropulmonaler, hepatischer und articulärer Metastasen und besitzt ein an den Bakterien-

körper gebundenes Hämolysin und ein lipidoglucidisches, nekrotisierendes Endotoxin.
Die Krankheit, die bei schlecht ernährten und in feuchten unsauberen Ställen gehaltenen Tieren allgemein auftritt, äußert sich mit Fieber und Abgeschlagenheit bei den schwächsten Individuen. Nach einigen Tagen treten an den Extremitäten ausgedehnte ulzerative, dann nekrotisierende Schädigungen auf. Die Tiere sind erschöpft, können nur unter Schwierigkeiten aufstehen, um Futter aufzunehmen. Innerhalb von 15 Tagen tritt der Tod ein. Wenn diese Schädigungen an der Sohle und an den Klauen sitzen, kann man sie den Erscheinungen der »Zementkrankheit« zuordnen, die, in ihrer Herkunft selbst unbestimmt, zu einer Nekrose des geschädigten Gewebes führt.
Dieser Keim kann auch Ulzerationen der bukkalen und pituitären Schleimhäute sowie diphteroide Schädigungen des Schlund- und Kehlkopfes mit einer ausgedehnten Gangrän und Metastasen in Leber und Nieren auslösen.
Die Krankheit muß *differentialdiagnostisch* abgegrenzt werden von:

- ulzerativen Formen der »Bläschenkrankheiten«, die ausschließlich an der Zunge, dem Zahnfleisch, dem Rüssel, dem Kronenpolster der Klauen, dem Zwischenklauenspalt und dem Gesäuge sitzen;
- der ulzerativen Spirochaetose infolge *Borrelia suis*, die sich langsam (zwei bis drei Wochen) entwickelt, im Gebiet der Backen, peribukkal, am Ohr oder am Bauch in Form einer kleinen, erhöhten Stelle, die hart und fibrös und in acht Tagen geschwürig entartet ist;
- Biotinmangel, der an der plantaren Sohle und dem Klauenpolster in ulzerativer Form auftritt und zu longitudinalen und vertikalen Spalten der Klauenwand führt, was die Achse der Verbindung Hacke: Sohle abweichend verändert und zu Hämorrhagien an den Klauen führt;
- einer sich seit einem Jahrzehnt in den Schweinebeständen entwickelnden Stachybotryotoxikose, wenn die Tiere auf fauligem Stroh gehalten werden. Es treten erythematös-squamöse Stellen auf, die danach in Krusten am Rüssel und an den Lippen saugender Ferkel und an den Zitzen säugender Sauen umgebildet sind;
- traumatischen Schädigungen, die von Verbrennungen durch Verzehr oder das zufällige Durchlaufen zur Desinfektion verwandter ätzender Mittel herrühren.

Die Prophylaxe dieser Krankheit besteht in der Verbesserung sanitärer Bedingungen (Lüftung und Säuberung der Ställe) und der Fütterung. Zur Behandlung wird eine Sulfonamid- und spezifische Antibiotikatherapie empfohlen.

ZUSAMMENFASSUNG

Diese Erkrankung ist durch das Auftreten geschwüriger, eitriger und nekrotischer Schädigungen an den Extremitäten (Sohle, Klauenpolster), am Maul und der Haut an den Gelenken durch das Nekrosebakterium gekennzeichnet. Sie kommt vorwiegend in Betrieben mit schlechten Haltungsbedingungen vor, z. B. wenn die Tiere oft im Stalldung stehen müssen.

LITERATUR

L. et L. Dhennin, et J.-M. Gourreu, 1980 – Dermatologie porcine. Bull. Inf. Techn. Vét., 68, 18–19

Verschiedene Krankheiten Kapitel 7

Leptospirose

R. Gaumont, Danièle Trap

Die Leptospirose ist eine ansteckende Krankheit, die von verschiedenen Serotypen eines Bakteriums verursacht wird, das zur Ordnung der Spirochaetalen, *Lept. interrogans* gehört. Beim Schwein wie bei zahlreichen anderen Haus- und wilden Säugetieren kommt sie sehr oft in Form einer inapparenten Infektion vor. Sie kann gelegentlich auch vom Menschen »aufgegriffen« werden, der gegenüber dieser Zoonose besonders empfindlich ist. Ihre Bedeutung beruht auf den großen Verlusten, die die Schweinehaltung durch diese Krankheit erleidet. Wird sie von klinischen Anzeichen begleitet, sind es im wesentlichen Fortpflanzungsstörungen bei Sauen.
Die von Leptospirose befallenen Tierarten sind zahlreich. Obwohl eine enge Wirts-Serotyp-Spezifität nicht besteht, bilden bestimmte Spezies natürliche Reservoire für einen bestimmten Serotyp: Das Schwein für *L. pomona und L. tarassovi*, der Hund für *L. canicola*, und verschiedene kleine Säugetiere der

Prüfung von 2271 Seren aus 399 Schweinebeständen mit Fortpflanzungsstörungen, besonders Aborten, in den Jahren 1971 bis 1977

Anti-Leptospirenagglutinine in 80 Beständen, davon Agglutinine für	
L. icterohaemorrhagiae	65 %
L. canicola	21 %
L. pomona	10 %
L. tarassovi	6 %
L. sejroe	5 %
*L. grippotyphosa**	22 %
*L. australis**	19 %

* Serotypen, deren Pathogenität für das Schwein nicht bewiesen werden konnte. Nicht selten wurden für zwei Serotypen oder mehr in einem Bestand positive Ergebnisse beobachtet.

Wildbahn – im allgemeinen Nagetiere – für die anderen.
Als natürliches Reservoir für *L. pomona* und *L. tarassovi* kann das Schwein nicht nur andere Schweine, sondern auch andere Tierarten, besonders Rinder, und auch den Menschen infizieren. Nach der FAO (1976) gibt es die Leptospirose beim Schwein praktisch in der ganzen Welt. Besonders wichtig scheint jedoch ihr Auftreten in den USA und in Mitteleuropa zu sein.
Nach einer in der Zeit von 1952 bis 1957 an Seren aus Schlachthäusern in Frankreich durchgeführten Erhebung haben KOLOCHINE-ERBER und MAILLOUX (1960) Schweineleptospirose-Herde in praktisch allen Ländern festgestellt. Ursächliche Serotypen waren hauptsächlich *L. pomona* und *L. icterohaemorrhagiae*, *L. tarassovi* und *L. canicola*. Eine zweite Erhebung hat 1961 zu der Feststellung geführt, daß eine Infektion des Menschen mit *L. pomona* und *L. tarassovi* vom Schwein nicht selten vorkam.

ERREGER

Morphologie

Die Leptospiren haben die Form feiner Spiralfasern von 6 bis 15 µm Länge und 0,1 bis 2,2 µm Durchmesser. Sie können in frischem Material im Dunkelfeldmikroskop nachgewiesen werden, wobei ihre Beweglichkeit zu erkennen ist, oder nach Silberimprägnierung. Die Immunfluoreszenz (HODGES und EKDAHL, 1973) und die Peroxydasetechnik (TRIPATHY und HANSON, 1974) können ebenfalls angewendet werden.

Kultur

Viele empfohlene Nährböden leiten sich vom NOGUCHI-Nährboden (1915) ab. Sie bestehen aus einer gepufferten Lösung, der Kaninchenserum zugesetzt wurde. Es gibt auch semisynthetische Nährböden, wie der von ELLINGHAUSEN. Die Kultur erfolgt bei 28 bis 30 °C. Sie dauert lange (mind. vier bis fünf Tage, manchmal fast zwei Monate).

Pathogenität

Sie variiert für eine bestimmte Tierart nach den Serotypen, für denselben Serotyp nach den Stämmen. Bestimmte Serotypen, wie *L. icterohaemorrhagiae*, rufen beim Meerschweinchen mit der natürlichen Krankheit vergleichbare klinische Anzeichen mit Tendenz zu tödlichem Ausgang hervor. Die anderen rufen bei diesem Tier nur eine inapparente Infektion hervor. Das gestattet dennoch, Leptospiren aus dem Blut und Harn zu isolieren und spezifische Agglutinine nachzuweisen. Wie dem auch sei: Der Hamster ist gegenüber den meisten Serotypen empfindlicher als das Meerschweinchen. Junge Tiere bis zum Absetzen sind auch empfindlicher als erwachsene.

Antigenität und Immunogenität

Die wissenschaftliche Arbeitsgruppe O. M. S. für Untersuchungen über Leptospirose hat auf einer Tagung 1967 empfohlen, unter dem Genus *Leptospira* nicht nur *L. interrogans* zu verstehen. Hierzu gehören saprophytäre und parasitäre Stämme. Die letzteren verteilen sich auf 18 Serogruppen mit 125 Serotypen. Zwischen bestimmten Serotypen bestehen gemeinsame Antigenfraktionen, die Kreuzagglutinationsphänomene verursachen können.

KLINIK

Symptome

Beim Schwein herrscht Leptospirose sehr oft in inapparenter Form. Einzelne Ferkel können jedoch eine mäßige Fieberreaktion, Appetitlosigkeit und Durchfall aufweisen. Seltener beobachtet man nervöse Symptome (Krämpfe, Bewegungsstörungen). Das ist die in Savoyen als »Drehwurm« bezeichnete Krankheit. Schließlich kann man in Ausnahmefällen Ikterus und Hämoglobinurie feststellen. Doch sind alle diese Erscheinungen vorübergehend und allgemeiner Art. In einigen Tagen tritt spontan Heilung ein. Dagegen kann die Infektion der Sau während der Trächtigkeit zu Fortpflanzungsstörungen führen. Es treten Aborte in den letzten drei Wochen der Trächtigkeit, Totgeburten und die Geburt lebensschwacher Ferkel auf. Das sind oft die einzigen Krankheitssymptome in einem Bestand. Man hat auch Fälle von Metritis und Sterilität der Leptospirose zugeschrieben. Hierüber wurde aber eine Nachprüfung nicht angestellt.

Schädigungen

Sieben Tage nach der experimentellen Infektion eines Ferkels mit *L. pomona* haben SLEIGHT u. a. (1960) an der Oberfläche der Niere weißgraue Herde beobachtet, die ein bis drei Monate persistieren. Die mikroskopische Untersuchung ergab eine intertubuläre, leukozytäre Infiltration vorwiegend mit Lymphozyten. Die degenerativen Schädigungen waren minimal, die Nierenfunktion blieb anscheinend erhalten.

Epidemiologie

Das Schwein selbst stellt ein Erregerreservoir dar. Die Leptospirose mit *L. pomona* und *L. tarassovi* tritt in allen Jahreszeiten auf. Während der ersten Woche der Infektion sind die Leptospiren im Blut und während der Bildung von Antikörpern in verschiedenen Organen vorhanden. Das ist am Ende dieser ersten Woche oder am Beginn der zweiten Woche, wo sie aus dem Blut verschwinden, sich in die Niere zurückziehen und dort vermehren. Von dort gelangen sie in den Urin. Diese Ausscheidung, die besonders bei *L. pomona* und *L. tarassovi* anhält, kann bis zu sechs Monaten, nach MITCHELL u. a. (1966) bei einzelnen Tieren selbst bis zu zwei Jahren dauern.
Auf bestimmte physikalische Fakten reagieren Leptospiren sehr empfindlich (Licht, saurer pH, Austrocknung, übliche Antiseptika).
Nach FERGUSON (1956) können sie mehrere Stunden im neutralen oder leicht alkalischen Harn des Schweines leben. Im Fleisch überleben sie nur kurze Zeit, weil die Milchsäurereifung des Fleisches eine Senkung des pH-Wertes bewirkt. Jedoch haben SASSE und REUTER (1978) mitgeteilt, daß in Gefrierfleisch Leptospiren ein bis zu zwei Wochen leben bleiben können.
Im äußeren Milieu hängt ihr Überleben von den vorher erwähnten physikalischen Bedingungen ab. In den Abwässern infizierter Schweinebestände überschreitet die Lebenszeit allgemein 48 h nicht, aber in bestimmtem Wasser kann sie bis zu zehn Tage gegeben sein, und in sauren und feuchten Böden sind sie bis 40 Wochen nachweisbar. Die Übertragung von Schwein zu Schwein kann direkt durch Kontakt mit infiziertem Harn (der Deckakt ist auch verdächtig) vorkommen, aber häufiger ist sie indirekt durch Wasser oder mit Harn behafteten Schmutz. Die indirekte Übertragung ist im allgemeinen Ursache der Infektion des Schweines durch andere Tiere: Wanderratte (*L. icterohaemorrhagiae*), Hund (*L. canicola*), und die Infektion anderer Haustiere – Rinder und Hunde besonders – und des Menschen durch das Schwein (sehr oft *L. pomona* und *L. tarassovi*). Die Eintrittspforten sind gewöhnlich Schleimhäute oder Hauterosionen.

BEKÄMPFUNG DER KRANKHEIT

Diagnostik

Was man über die Symptome der Leptospirose beim Schwein weiß, läßt nur einen Verdacht der Krankheit zu. Aber die experimentelle Diagnostik gestattet es, diesen Verdacht zu bestätigen, um viele Fälle inapparenter Infektion nachzuweisen. Dieser Befund beruht auf der Feststellung der Leptospiren und ihrer Antikörper.
Für die *bakteriologische Diagnostik* variieren die durchzuführenden Probeentnahmen nach dem Krankheitsstadium. Während der ersten zehn Tage richtet man sich in geeigneter Weise nach dem Blut, vor allem mit der Behandlung durch Antibiotika, besonders in einer Fieberperiode. Später ist es der Harn. An der Tierleiche ist die Entnahme der Niere zweckmäßig und beim Abort sind es der Foetus und die Plazenta. Wegen der Empfindlichkeit der Lepto-

spiren hat die Untersuchung so schnell wie möglich nach der Probeentnahme oder dem Tode zu erfolgen (spätestens nach 6 h).

Die mikroskopische Untersuchung für den Nachweis der Leptospiren im Blut ist sehr vom Zufall abhängig. Dagegen kann sie zum Nachweis im Harn sowohl in den Schnitten und Ausstrichen der Niere als auch von Aborten angewendet werden.

Am meisten empfohlen für die Leptospirenisolierung sind die Nährböden von Fletcher und der modifizierte von Reiter-Ramme. Die Anzüchtung kann aus Blut, Harn, Nieren und Abortmaterial erfolgen.

In allen Fällen ist es zweckmäßig, je Probe drei bis sechs Röhrchen zu beimpfen und vom einen zum anderen Röhrchen zehnfach zu verdünnen. Bestimmte Substanzen haben auf die Kultur von Leptospiren eine hemmende Wirkung.

Die Techniken des Tierversuchs können auch angewendet werden. Gayot (1954) benutzte Kaninchen nach dem Absetzen, die i. v. infiziert wurden. Drei Wochen alte Hamster wurden i. p. beimpft (Galton, 1962).

Zur Zeit beruht die *serologische Diagnostik* im wesentlichen auf einer mikroskopischen Agglutinationstechnik mit einem lebenden Antigen, auf der Agglutinations-Lysis-Reaktion, die so genannt wird, weil in schwächeren Verdünnungen das Vorliegen von Antikörpern im Serum in einer Lysis der Leptospiren zum Ausdruck kommt. Die Ablesung der Proben erfolgt nicht anhand der Agglutination, sondern des Prozentsatzes freier Leptosspiren im Verhältnis zu einem Vergleichspräparat, das aus einem Antigen in 50 % verdünnter physiologischer Lösung besteht.

Wenn ein Serum ein bestimmtes Antigen in der Endverdünnung 1/100 nicht agglutiniert, wird das Ergebnis als negativ angesehen. Agglutiniert es bei dieser Verdünnung, wird es als »nicht negativ« beurteilt und höhere Verdünnungen (1/300, 1/1000 und 1/3000) werden dann geprüft, um den Titer des Serums genau zu bestimmen. Ist dieser höher als 1/1000, wird die Probe als positiv angesehen, liegt er unter dieser Verdünnung, ist er als »verdächtig« zu betrachten (Gaumont, 1966). Die Interpretation der Ergebnisse der Agglutinations-Lysis-Prüfung bietet allgemein keine Schwierigkeiten. Jedoch kann in den ersten Wochen der Krankheit die Identifizierung des ursächlichen Serotyps schwierig sein. Dasselbe Serum kann dann mehrere Serotypen agglutinieren, weil Koagglutinine vorhanden sind. Die Untersuchung einer zweiten Probe, zehn bis fünfzehn Tage später, gestattet jedoch die genaue Diagnose.

Man verwendet auch Techniken der Objektträger-Schnellagglutination mit abgetöteten Antigenen. Diese haben den Vorteil, daß sie sich mindestens mehrere Monate konservieren lassen. Im Falle eines positiven oder fraglichen Ergebnisses ist es jedoch richtig, einen Agglutinations-Lysis-Test vorzunehmen.

Behandlung

Die Schwierigkeit besteht in der Keimfreimachung von Erregerträgern. Nur Antibiotika, die über die Niere ausgeschieden werden, lassen das zu. Hierbei wurde das Dihydrostreptomyzin mit Erfolg in einer Dosis von 25 mg/kg Körpermasse angewendet. Diese Dosis muß am folgenden Tage und evtl. am übernächsten Tag erneut verabreicht werden. Mit dieser Behandlung sind sanitäre Maßnahmen zu verbinden.

Sanitäre Prophylaxe

Sie soll einesteils auf Tiere als Keimreservoirs, andererseits auf Schmutzwasser einwirken.

Für *L. pomona* und *L. tarassovi* ist das Tierreservoir das Schwein selbst. Es ist daher zweckmäßig, die Einfuhr infizierter Tiere in freie Bestände zu verhindern, und in infizierten Beständen durch Schlachten oder Behandlung der befallenen Individuen mit Antibiotika und durch Desinfektion der Ställe die Krankheit zu beseitigen. Es ist auch wichtig, die Schadnager, besonders Ratten, zu bekämpfen, die gewöhnlich Überträger von *L. icterohaemorrhagiae* sind. Es ist zu vermeiden, daß

ZUSAMMMENFASSUNG

Die Leptospirose beim Schwein ist eine durch verschiedene Serotypen von Leptospira interrogans hervorgerufene Zoonose. In Frankreich treten L. canicola und besonders L. icterohaemorrhagiae viel häufiger als L. pomona und L. tarassovi auf. Diese Infektion herrscht sehr häufig in inapparenter Form. Wenn klinische Anzeichen vorhanden sind, bestehen sie überwiegend in Fortpflanzungsstörungen bei der Sau, besonders in Aborten. Aber nur die Labordiagnostik erlaubt, das Vorliegen der Krankheit mit Sicherheit festzustellen. Diese beruht im wesentlichen auf der Agglutinations-Lysis-Probe. Eine Behandlung auf der Grundlage von Dihydrostreptomyzin stellt in Verbindung mit sanitären Maßnahmen einen wirksamen Weg zur Bekämpfung der Krankheit dar. Die Vakzination hat keinen praktischen Nutzen.

Schweine mit Hunden Kontakt haben, die mögliche Überträger von *L. canicola* sind. Schließlich ist Nässe zu beseitigen und das Ansammeln von Schmutzwasser zu vermeiden.

Medizinische Prophylaxe

Sie beruht auf dem Einsatz einer aus *L. pomona* und evtl. anderen Serotypen, *L. tarassovi*, *L. icterohaemorrhagiae*, *L. canicola*, hergestellten Vakzine. Es handelt sich allgemein um inaktivierte Vakzinen. Zur Vakzination gehören zwei Injektionen im Abstand von einem Monat. Die Immunität wird danach durch alle 6 Monate oder alle Jahre durchzuführende Wiederholungsimpfungen aufrechterhalten. Mit lebenden Leptospiren hergestellte Vakzinen nach Gammabestrahlung oder mit Streptomyzin kultivierte Vakzinen waren in den USA Gegenstand befriedigender Versuche. In Frankreich wird die Vakzination nicht angewendet. Sie stört den Nachweis der Infektion, und Leptospirenträger sind anscheinend nicht zu vermeiden.

LITERATUR

ANONYME, 1976 – Animal Health Yearbook F. A. O./ W. H. O./O. I. E., Rome, Italie

FERGUSON, L. C. et al., 1956 – The control and treatment of swine leptospirosis during a naturally occuring outbreak. J. Am. Vet. Med. Assoc., 129, 263

GALTON, M. M. et al., 1962 – »Leptospirosis« U. S. Department of health education and Welfare, Public Health Service, Communicable Disease Center, Atlanta 22, Ga

GAUMONT, R., 1966 – Enquête sur la présence d'agglutinines antileptospires chez les animaux domestiques en France. Bull. Off. Int. Epiz., 66, 833

GAYOT, G., 1954 – Leptospirose bovine. Isolement de quelques souches. Bull. Off. Int. Epiz., 41, 749

HANSON, L. E.; FERGUSON, L. C., Leptospirosis. In: DUNNE, H. W. and LEMAN, A. D., 1975 – Disease of Swine, fourth edition, the Iowa State University Press, Ames, Iowa

HODGES, R. T.; EKDAHL, M. O., 1973 – Use of a fluorescent antibody technique for the serological differentiation of lepsospiral serotypes in cultures and in bovine urine. New Zeal. Vet. J., 21, 109

KOLOCHINE-ERBER, B.; MAILLOUX, M., 1960 – Les leptospiroses porcines en France. Seconde enquête et isolement de Leptospira pomona. Ann. Inst. Pasteur, 99, 359

KOLOCHINE-ERBER, B.; MAILLOUX, M., 1961 – Les leptospiroses humaines à L. pomona et L. mitis. Johnson 1942 (maladie des porchers). Ann. Inst. Pasteur, 100, 53

MITCHEL, D. A. et al., 1966 – Some observations on the diagnosis and epidemiology of leptospirosis in swine. Can. J. Comp. Med. Vet. Sci., 30, 211

SASSE, D.; REUTER, G., 1978 – Prüfung der Überlebensfähigkeit von Leptospira pomona in Nieren- und Muskelgewebe von Schlachtschweinen bei Gefriertemperaturen. Berliner und Münchener Tierärztliche Wochenschrift, 91, 130

SLEIGHT, S. D. et al., 1960 – Experimental leptospirosis: the early pathogenesis of Leptospira pomona infection in young swine. J. Infect. Diseases, 106, 262

TRIPATHY, D. N.; HANSON, L. E., 1974 – Immunoperoxidase staining of leptospires. Appl. Microbiol., 27, 268

Streptokokkose

L. RENAULT, G. PERRIN

Es ist eine infektiöse, ansteckende, durch zahlreiche Bakterienspezies des Genus *Streptococcus* beim Menschen und bei Tieren hervorgerufene Krankheit, die sich in Septikämien äußert und an den Gelenken, den Meningen oder an den Urogenitalorganen auftritt.

Sie kommt in der ganzen Welt vor, da dieses Bakterium ein Teil der kommensalen Flora der Haut und der Schleimhäute des Menschen und der Tiere darstellt. Beim Schwein kommt es häufig zu einem Eindringen in die Haut, das zur Infektion führt und eine Septikämie mit folgenden, dem Alter entsprechenden verschiedenen Lokalisationen hervorruft:

- an den Gelenken neugeborener Ferkel,
- an den Hirnhäuten bei Ferkeln nach dem Absetzen,
- an Herzen und Lungen bei Mastschweinen,
- urogenital bei Zuchttieren.

Sie kommt sporadisch vor, kann aber in intensiven Tierhaltungen zu enzootischen Krankheitsformen führen. Der Anteil Erkrankter ist unterschiedlich: 10 bis 25 % in der perinatalen Periode, bis zu 50 % kann er nach dem Absetzen bei der meningitischen Form betragen.

Verendungen sind relativ gering, sie liegen im Bereiche von 2 bis 5 %. Die Streptokokkose wird häufiger im Winter in kleinen, traditionellen Betrieben und das ganze Jahr über in konzentrierten Beständen beobachtet.

ERREGER

Die Streptokokken sind grampositive Bakterien, kugelförmig von 0,5 bis 1 μ Durchmesser, in mehr oder weniger langen Ketten angeordnet. Sie umfassen strikt anaerobe und aeroanaerobe Arten, die Zucker durch Bildung von Milchsäure fermentieren. Ihre Identifikation ist komplex und muß obligatorisch die Untersuchung ihrer sämtlichen hämolytischen, biochemischen und serologischen Eigenschaften berücksichtigen. Nach den Arbeiten von LANCEFIELD ist die Bezeichnung von 19 serologischen Gruppen mit den Buchstaben A bis H und K bis U möglich.
Die beim Schwein in der Welt häufigsten Stämme entsprechen den Gruppen C (*Streptococcus pyogenes humanus – Str. equisimilis*) und L. Aber auch andere Gruppen können identifiziert werden, wie D (alte Gruppe der Enterokokken, Streptokokken der normalen Darmflora des Menschen und der Tiere), wozu *Strept. faecalis* und seine Varietät *liquefaciens* gehören. Es kommt speziell in den USA in Form von Abszessen vor, R und S (*Streptococcus suis*, Typ 2 und 1) in Europa seit ihrer Entdeckung in Holland durch DE MOOR (1963).
In Frankreich gehören die isolierten Stämme zu den Gruppen C und D, in der Bretagne zur Gruppe R.
Die Mehrzahl der für das Schwein pathogenen Gruppen C, E, G, L und P verursachen eine vollständige β-Hämolyse. Diese hat auf der Agarplatte mit Pferdeblut einen beträchtlichen Durchmesser. Die Gruppe R macht eine α-Hämolyse, die unvollständig und von geringem Durchmesser ist.
Die Pathogenität soll an das Vorhandensein eines Proteins M für die Gruppen C und G (und für die beim Menschen typische Gruppe A) und mit der Freisetzung von Exotoxinen und Exoenzymen oder einer aus einem Polysaccharid und Hyaluronsäure gebildeten Kapsel für die Gruppen B, C, R und S gebunden sein. Diese Substanzen würden die Vermehrung der Streptokokken fördern, indem sie die Phagozytose verhindern.
Die verschiedenen Streptokokkenspezies erweisen sich gegenüber den Antibiotika der Gruppe der Penizilline, der Gruppe der Makrolide, dem Chloramphenicol, dem Virginiamyzin, dem Trimethoprim-Sulfonamid als empfindlich.

KLINIK

Die Streptokokken sind als pyogene Keime »fakultativ pathogene Erreger«, die verschiedene klinische Bilder und Schädigungen hervorrufen und in allen Altersgruppen vorkommen können, selbst wenn bestimmte Formen in verschiedenen Altersabschnitten vorherrschen:

- *Kurz nach der Geburt*, häufiger in der ersten Lebenswoche, können Ferkel Störungen der Fortbewegung, Lähmungen in Verbindung mit heißen Gelenken und Schmerzen, zeigen, die sich bei der Sektion als purulente Arthritiden erweisen.
- *10 bis 15 Tage nach dem Absetzen* treten bei den Ferkeln nervöse Symptome auf, sie zittern, haben Nystagmus, halten den Kopf schief, können mit und ohne Arthritis nicht aufrecht stehen, zeigen Dekubitus und Ruderbewegungen mit den Füßen und verenden. Der Tod kann auch ohne vorherige Symptome plötzlich auftreten. Bei der Sektion bestehen die hauptsächlichen Läsionen aus Inseln einer Peritonitis fibrinosa, Blutfülle der Leber und Lungen, Pericarditis serofibrinosa, Blutfülle der Nieren und der Meningen.

Diese und die vorhergehende Form stehen mit Streptokokken der Gruppe C, aber auch mit den Gruppen R und S in Verbindung, seit sich die meningitische Form gehäuft hatte (S wurde bei weniger als sechs Wochen alten Ferkeln und R bei älteren Ferkeln festgestellt).

- *In der Mastperiode* können Schweine mit einer Endocarditis valvularis, die durch Streptokokken der Gruppen C und D verursacht ist, befallen werden.
- *Sauen* zeigen einen mit Erkrankung des Uterus, der Nieren oder der Blase in Verbindung stehenden Scheidenausfluß. Manche Aborte

haben Streptokokken als Ursache. Außer Schädigungen als Folge von Metritis ergibt die Sektion oft solche als Folge von Pyelonephritis und Zystitis purulenta.

• *Differentialdiagnose*
Sie muß in der Periode des Absetzens besonders die Hämophilus-Arthritiden (GLÄSSERsche Krankheit) und nervöse Affekte berücksichtigen, die durch Viren (AK) oder Bakterien (Kolibakteriose bzw. Ödemkrankheit) bedingt sind. Im letzteren Falle ist die histologische Untersuchung durch den Nachweis von neutrophilen Granulozyten bei einer Meningitis, einer Virusenzephalitis oder des einfachen Ödems sehr genau. In der Mastperiode gestattet die bakteriologische Untersuchung die Streptokokken-Endocarditiden von solchen durch Rotlaufbakterien zu unterscheiden.

• *Ansteckungsquellen*
Diese stellen in der Umgebung der Boden, das Wasser und besonders die Tiere selbst dar. Erhebungen in Frankreich und in Großbritannien (JONES, 1976) haben gezeigt, daß außer Ferkeln in der ersten Lebenswoche alle Schweine im Bereich ihres Nasenrachenraumes und ihrer Tonsillen und etwa 1/3 der Zuchttiere in Vulva und Praeputium Streptokokken beherbergten.

• *Ausbruch der Krankheit*
Zahlreiche Faktoren spielen für die Empfänglichkeit eine Rolle, die zu den Tieren und der Umwelt in Beziehung stehen:

• Die Streptokokkose neugeborener Ferkel in der Form von Gelenkerkrankungen hängt vom Immunstatus der Sau ab. Ferkel des ersten Wurfes erkranken häufiger. Die Nabelwunde, das Abkneifen der Zähne und des Schwanzes sind häufig Eintrittspforten, die begünstigende Faktoren darstellen, wie es Untersuchungen in Frankreich und Dänemark bewiesen haben (RIJSING u. a., 1976). Ebenso kann ein harter und abschüssiger Zementboden den Streptokokkenbefall begünstigen, wie er Wunden an den Gelenken saugender Ferkel verursacht.

• Nach dem Absetzen kann Streptokokkeninfektion in Form einer Meningenerkrankung infolge von Hautwunden, Bissen und nach Kastration entstehen. Sie scheint aber ein besonderes Merkmal der konzentrierten Tierhaltung zu sein, denn unterschiedliche Herkünfte, Überbelegung und Mängel in der Regelung des Stallklimas begünstigen den Ausbruch der Krankheit (WINDSOR, 1977).

BEKÄMPFUNG DER KRANKHEIT

Die therapeutischen Maßnahmen beruhen auf Injektionen von Antibiotika, besonders von Penizillin. Massenbehandlungen finden auf der Grundlage von Tetrazyklinzusätzen im Futter Anwendung. Die *sanitäre Prophylaxe* hat Vorrang und besteht in der
- Auswahl der Ferkel aus bestimmten Betrieben, falls die Lokalisation der Infektion möglich ist,
- Desinfektion und sanitären Räumung der Ställe,
- besonderen Fürsorge bei der Nabelpflege,
- konsequenten Anwendung der Regeln der Antisepsis bei kleinen Eingriffen, wie Abkneifen der Zähne, Schwänze kupieren und Kastrieren,
- strikten Einhaltung von Haltungsbedingungen, die den Tieren im Hinblick auf Boden, Temperatur, Belüftung und Besatzdichte zusagen.

Die *medizinische Prophylaxe* stellt in Abhängigkeit von Neuentwicklungen von Vakzinen auf der Grundlage von Protein M oder von Ribosomenvakzinen des Menschen einen erfolgversprechenden Weg bei Zuchttieren in Aussicht.

ZUSAMMENFASSUNG

Beim Schwein wird die Streptokokkose durch Streptokokken hervorgerufen, die zu den serologischen Gruppen C, L, D, E, R und S gehören. Als normale Haut- und Schleimhautbewohner dringen die Streptokokken über Nabel, Gelenke, Zähne und Schwanz bei ihrer Durchtrennung und in die Hodenstränge bei der Kastration ein, sie dringen bei Überbelegung und mangelnder Belüftung auch auf dem Luftwege vor. Beim Neugeborenen tritt sie als Gelenkinfektion, beim Absatzferkel als Meningenerkrankung, beim Mastschwein als kardiopulmonäre Schädigung und urogenital beim Zuchttier auf.

LITERATUR

JONES, J. E. T., 1976 – The carriage of beta haemolytic streptocci by healthy pigs. Br. Vet. J., 132, 276–283
RIISING, H. J.; NIELSEN, N. C.; BILLE, N.; SVENDSEN, J., 1976 – Streptococcal infections in suckling pigs. 1 Epidemiological investigations. Nord. Vet. Med., 28, 65–79
WINDSOR, R. S., 1977 – Meningitidis in pigs caused by Streptococcus suis type II. Vet. Rec., 101, 378–379
WOODS, R. P.; ROSS, R. F., 1976 – Streptococcosis in swine. Vet. Bull., 46, 397–400

Staphylokokkose und Pyobazillose

L. Renault

Die Staphylokokkose, die Pyobazillose und selbst die Streptokokkose können gemeinsam behandelt werden, denn sie werden durch pyogene Keime hervorgerufen. Sie sind die Ursachen von Septikämien oder eitrigen, an der Haut, den Lungen, den Harnwegen, den Genitalien, an den Gelenken und Knochen lokalisierten Prozessen bei Menschen und Tieren auf der ganzen Welt.

Beim Schwein kommen sie sporadisch oder enzootisch je nach dem Alter vor. Die Anteile der Erkrankungen und Verendungen sind sehr unterschiedlich, sie betragen 5 bis 10 aber auch bis 90 %. Ihre wirtschaftlichen Auswirkungen können wegen der teilweisen oder vollständigen Beanstandungen bei Mastschweinen beträchtlich sein.

ERREGER

Die Staphylokokken sind Kokken in Trauben, grampositiv, deren biochemische Merkmale und Besitz bestimmter Enzyme die Differenzierung der Spezies *Staphylococcus aureus*, die am häufigsten vorkommt, und *Staphylococcus epidermidis*, Biotyp 2 (auch *Staphylococcus hyicus* genannt), gestatten.

Die Pyobazillen oder »Eiterbazillen« zählen zum Genus Corynebacterium, zu deren Gruppe kleine, kurze, grampositive Stäbchen gehören. An einem Ende verdickt sehen sie wie Rosinenkerne aus und haben eine äußerliche Ähnlichkeit zu »Zähnen eines Kammes«, »Klammerpaketen« und zu chinesischen Buchstaben. Die Spezies *Corynebacterium pyogenes* ist beim Schwein besonders häufig. Staphylokokken und Pyobazillen sind schlechte Antigene, was die unterschiedlichen, mit Vakzinen erzielten Ergebnisse erklärt. Diese Keime sind gegenüber sämtlichen Antibiotika und Sulfonamiden empfindlich. Bestimmte Staphylokokken, die Penizillinase besitzen, zwingen auf Penizilline zurückzugreifen, die penizillinaseresistent sind, oder Penizilline mit erweitertem Spektrum, wie Ampizilline und Zephalosporine, zu verwenden.

KLINIK

Staphylokokken-Erkrankungen

Zu den durch Staphylokokken hervorgerufenen Erkrankungen rechnen außer Abszessen Arthritiden, Mastitiden, die Nekrose der Zitzen neugeborener Ferkel und Septikämien, außerdem hat man *Epidermitis exsudativa* festgestellt.

Die Exsudative Epidermitis ist eine pustulöse, akute, generalisierte Dermatitis der 5 bis 35 Tage alten Ferkel. In den perakuten und akuten Formen weisen die Ferkel nach einem heftigen Anfangsstadium kleine Pusteln von 1 bis 2 mm auf, die zu Flecken von 3 bis 5 cm im Umkreis von Zonen der feinen Haut konfluieren, um die Augen, am Bauch, an der Scham und der Krone der Klauen einen hellgelben Eiter enthalten. Dann öffnen sich die Pusteln, und der gesamte Körper ist mit schwärzlichen Krusten bedeckt. Der Tod tritt innerhalb von drei bis acht Tagen infolge der Erkrankung der Niere und des Wasserverlustes ein. Daher ergibt die Sektion Blutstauung in der Haut und eine Hypertrophie der Ureteren und Zysten der Nieren.

Bei der subakuten Form ist die Entwicklung länger und der Anteil der Verendungen geringer. Sie ist sehr ansteckend, aber ohne Juckreiz. Experimentell reproduziert wird sie durch Skarifikation der Haut bei keimfreien oder SPF-Ferkeln (Amtsberg, 1978).

Sie muß von mehreren anderen Hautkrankheiten unterschieden werden (Ezeby, 1966), besonders den Schädigungen durch Hyperkeratose und Mangel an Vitamin B_1 (Biotin).

Erkrankungen durch Pyobazillen

Unter den durch Pyobazillen ausgelösten Erkrankungen erfordern neben den seltenen Fällen von Septikämie bei Ferkeln mit Pleuroperitonitis und ausgedehnten Leberabszessen besonders Lahmheiten und diffuse Abszesse in den Muskeln die Aufmerksamkeit. Lahmheiten bei Mast- und Zuchtschweinen werden durch Abszesse an den Klauenspalten und Schädigungen der Metakarpen und Metatarsen hervorgerufen. Hinterhandlähmungen können auf voluminösen Abszessen in der Schinkenmuskulatur und manchmal auf Abszessen in den Kreuzbein-, Lenden- und Rükkenwirbeln beruhen, die auf das Rückenmark drücken (JOUBERT, 1969). In solchen Fällen muß Tuberkulose differentialdiagnostisch ausgeschlossen werden.

Pyogene Keime kommen insgesamt aus dem Außenmilieu und von den Tieren selbst, wo sie sich an der Haut, in den Genitalien, der Vulva, dem Präputium, dem Gesäuge und in den Fäzes befinden. Als ausgesprochene »fakultative pathogene Erreger« sind diese Keime von vielen begünstigenden Faktoren abhängig, die von den Tieren und der Umwelt herrühren. So sind Nabelwunden und Wunden an den Gelenken der Vorder- und Hinterextremitäten, Bisse an den Ohren oder am Schwanz von Mastschweinen Eintrittspforten der Infektion.

Andere prädisponierende Faktoren sind das Abkneifen der Zähne, das Kupieren des Schwanzes, die Kastration bei den Ferkeln, die Bodenqualität (der frische Zement bei alkalischem pH zwischen 10 und 11,6 hat der Pyobazillose die Bezeichnung »Krankheit des frischen Zementes« eingebracht), zu hohe Belegungsdichte, unausgeglichene Herkünfte, Mängel in der Stallklimaführung, eine unausgeglichene Ernährung und schlechte Tränkverhältnisse bei Mastschweinen. Die am meisten mit Staphylokokken, Pyobazillen oder mit beiden behafteten Bestände sind dort zu finden, wo man allgemein interkurrente Krankheiten und eine erhebliche Keimanreicherung in Verbindung mit mangelhafter Desinfektion und fehlender sanitärer Räumung antrifft.

Bei den Staphylokokkosen kommt es zur Infektion durch direkte Übertragung über die verschiedenen Wunden und Kontakt. Bei den Pyobazillosen handelt es sich um einen äußeren Übertragungsweg mit digitalem oder kaudalem Ursprung und einem inneren Weg, der über das Blut führt. Die septikämischen Formen sind oft das Ergebnis einer von einer lokalen Schädigung ausgehenden Generalisation, wie z. B. einem Schwanzbiß. Über den Rükkenmarkskanal kann die Pyobazillose zum ZNS gelangen und so eine tödliche Meningitis auslösen.

BEKÄMPFUNG DER KRANKHEIT

Bei Schädigungen an den Klauen könnte außer der Behandlung mit bestimmten Antibiotika eine medizinische Prophylaxe mit Bädern der Gliedmaßen in 2%iger Formaldehydlösung oder 5%iger $CuSO_4$-Lösung erfolgen. In Anbetracht der Natur der pathogenen Erreger müßte sich die Bekämpfung dieser Krankheiten vor allem auf der sanitären Prophylaxe unter Beachtung der Umwelthygiene, der Haltungstechnologie und besonders der Tränke aufbauen.

ZUSAMMENFASSUNG

Zwischen Staphylokokkenerkrankung und Pyobazillose gibt es eine Verbindung, wie sie bei der Streptokokkose und eitrigen Prozessen besteht. Bei der Staphylokokkose handelt es sich um Arthritis, Mastitis und eine spezifische Hauterkrankung, die eine Epidermitis exsudativa darstellt. Die Pyobazillose tritt als Arthritis und als Abszesse in der Muskulatur auf. Eintrittspforten für diese Mikroben können alle Wunden und Bisse sein.

LITERATUR

AMTSBERG, G., 1978 – Tierexperimentelle Untersuchungen zur Pathogenese des lokalen und generalisierten nässenden Ekzems sowie der durch Staphylococcus hyicus verursachten Polyarthritis der Schweine. Dtsch. Tierärztl. Wschr., 85, 433–438

EUZEBY, J., 1966 – Quelques troubles cutanés en pathologie porcine. Rev. Mèt. Vét., 177, 283–306

JONES, L. D., 1956 – Exudative epidermitis of pigs. Am. J. Vet. Res., 17, 179–193

JOUBERT, L.; CHIROL, C.; BEYLOT, J. C.; PLANCHON, J., 1969 – La discospondylite pyobacillaire tuberculoide du porc à l'abbatoir. Bull. Soc. Sci. Vét. Méd. Comp. Lyon, 71, 257–265

Infektionen durch anaerobe Keime

L. RENAULT

Es handelt sich um eine Gruppe infektiöser, übertragbarer, durch anaerobe Keime verursachte Infektionskrankheiten. Diese Keime sind nicht imstande, sich bei Anwesenheit von Luft-O_2 zu entwickeln. Sie benötigen daher das Vorliegen einer Wunde. Lokal äußern sie sich durch eine Gangrän in vivo und durch eine Vergiftung des gesamten Organismus durch tödliche Toxine, woher auch die Bezeichnung gangränöse Toxinfektion stammt. Alle diese

Keime wurden am Ende des 19. Jahrhunderts entdeckt: *Clostridium septicum* (Pasteur und Joubert, 1877), *Clostridium perfringens* (Welch und Nuttal, 1882), *Clostridium tetani* (Kitasato, 1889).
Die gangränösen Toxinfektionen sind bei Menschen und Tieren vorkommende Erkrankungen und in der gesamten Welt verbreitet. Bei Tieren können sie in Europa sporadisch auftreten, in den Ländern Afrikas und Asiens epizootisch mit einem Anteil an Verendungen von 10 bis 20 % vorkommen. Den höchsten Tribut zahlen ihnen die Rinder und die Schafe. Die Schweine hingegen sind resistenter, und man kennt in Frankreich nur Einzelfälle von Tetanus bei Ferkeln und plötzliche Verendungen durch *Clostridium oedematiens* bei Zuchttieren und Mastschweinen.

ERREGER

Diese anaeroben Keime gehören zum Genus *Clostridium* der Gruppe der grampositiven, sporenbildenden obligaten Anaerobier.
Ihre Entwicklung in den Kulturmedien ist nur bei fehlender Luftzufuhr, unter Vakuum oder beim Zusatz reduzierender Substanzen zu den Kulturmedien möglich. Diese Bedingungen richten sich mehr oder weniger nach den Spezies. Während z. B. die Isolierung von *Clostridium perfringens* nur 24 h benötigt, braucht die von *Cl. oedematiens* mehrere Wochen. Das ist der Grund, weshalb sich eine Schnelldiagnose zur Feststellung der Pathogenität durch i. m. Übertragung eines Geschabsels verdächtiger Organe auf ein Meerschweinchen, auf den Nachweis anaerober Keime durch Immunfluoreszenz (Batty u. Walker, 1964) und auf den Einfluß anaerober Keime auf bestimmte Leberveränderungen verendeter Tiere stützen kann.
Alle anaeroben Keime bilden Sporen, deren Zerstörung im Labor je nach Spezies nur durch eine mehrere Minuten bis mehrere Stunden dauernde Erhitzung auf 80 bis 100 °C gesichert ist. Die Pathogenität (lokale Gewebszerstörung, allgemeine Vergiftung) ist an die Existenz eines Toxinpools, von Enzymen und Abbauprodukten gebunden. So bildet *Cl. perfringens* zehn Toxine, besonders ein Hämolysin (Typ A, α) oder zwei Hämolysine (Typen C, α und β); *Cl. oedematiens* bildet sieben, von denen eines letal, eines nekrotisch und eines hämolytisch ist. *Cl. tetani* weist ein Hämolysin und ein Neurotoxin auf. Die ausgezeichnete Immunogenität dieser Bakterien gestattet es, bei der Mehrzahl von ihnen Anatoxine und Hyperimmunseren zu gewinnen.

KLINIK

Die wenigen Fälle der in Frankreich beobachteten Infektionen mit Anaerobiern sind Tetanusfälle oder eine Gasgangrän mit *Cl. perfringens* des Typs A bei den Ferkeln oder schließlich Fälle plötzlicher Verendungen durch *Cl. oedematiens* bei erwachsenen Schweinen. Paradoxerweise scheint die nekrotisierende Enteritis des Ferkels mit *Cl. perfringens* des Types C in Frankreich nicht vorzukommen. Wir bringen jedoch eine kurze Beschreibung ihrer Bedeutung und die Schwere der Infektionen in anderen europäischen Ländern: Großbritannien, Ungarn, Dänemark, BRD und DDR.

• *Tetanus*
Die Inkubation kann zwischen mehreren Tagen und mehreren Wochen variieren. Die Ferkel beginnen, sich schwerfällig zu bewegen, der Kopf ist leicht gehoben, Ohren und Schwanz sind gerade gestellt; dann zeigen sie Festliegen, die Gliedmaßen seitwärts und nach hinten gestreckt, den Kopf im Opisthotonus und verenden in 1 bis 2 Tagen mit Schaum am Maul. Diese Krankheit entsteht allgemein nach schlecht desinfizierten Nabelwunden oder nach der Kastration, ohne charakteristische Merkmale innerer Veränderungen zu hinterlassen. Sie muß von der Listeriose unterschieden werden.

• *Gasgangrän, Gasödemerkrankung durch Cl. perfringens des Typs A*
Es handelt sich um eine lokale, akute Infek-

ion, die sich in einer Rotfärbung der Haut, inem Ödem mit Knistern äußert. Die Verenlungen können bis 50 % als Folgen einer septikämischen Infektion nach prophylaktischer Behandlung zur Bekämpfung des Fe-Mangels in den ersten drei Wochen, d. h. der Ferkelanämie, betragen. Die Infektion kann dann oft aus einer Verbindung aerober und anaerober Keime, wie aus dem leicht toxinogenen *Cl. perfringens* des Typs A und *Staphylococcus* oder *Escherichia coli*, entstehen.

• *Nekrotisierende Enteritis der neugeborenen Ferkel mit Cl. perfringens, Typ C*

Das ist eine Erkrankung, die weniger als 8 Tage alte Saugferkel, seltener abgesetzte Ferkel betrifft.

Die Erkrankungsrate ist sehr variabel, beträgt 10 bis 100 %, und der Anteil Verendungen ist mit 25 bis 50 % hoch. Je nach der Schwere dauert die Entwicklung zwei bis sieben Tage. Die Ferkel hören auf zu saugen und zeigen einen hämorrhagischen und reisförmigen Durchfall. Die charakteristischen Schädigungen der nekrotischen Enteritis, der Hypertrophie und der Blutfülle der mesenterialen Lymphknoten, besonders aber die Hämorrhagien und Nekrose des Jejunum, führen leicht zur Diagnose.

• *Plötzlicher Tod durch Cl. oedematiens*

Dieser tritt bei Schweinen am Mastende und bei Sauen zum Abferkelzeitpunkt auf. Man stellt kranke Tiere fest, die plötzlich aufgebläht verenden und schnell der Zersetzung anheimfallen. Außer Blutsstauung, Ödemen des subkutanen Bindegewebes und Myositis werden bei der Sektion hämorrhagisch-seröse Exsudationen am Peritoneum, der Pleura, dem Pericard und degenerierende Schädigungen in Leber und Nieren (Leber sieht wie gekocht und die Nieren sehen pulpös aus) festgestellt. Am Herzen befinden sich hämorrhagische Infiltrate auf dem Endocard.

Die Plötzlichkeit und geringe Spezifität der klinischen Anzeichen zwingen zur Differenzierung von anderen Erkrankungen mit plötzlichem Tod, wie der »Maulbeerherzkrankheit«, dem »Herztod« und einer banalen Hyperazotämie (Überschuß an Blutharnstoff).

Die Keime stammen aus der Erde und von fäkalen Stoffen, da die Anaerobier zu den tellurischen Keimen und zu den normalen Bewohnern des Darmes der Menschen und der Tiere gehören. Durch ihre versporte, im äußeren Milieu mehrere Jahre lang widerstandsfähige Form sind sie ständig eine potentielle Bedrohung. Auf Grund ihrer Natur aber brauchen sie zu ihrer Entwicklung eine Eintrittspforte, wie sie Nabelwunden oder Kastrationen, Injektionen, Geburtstraumen oder kleine Ulzerationen der Schleimhaut des Verdauungskanals darstellen.

Prädisponierende Faktoren sind alle Wunden und Schädigungen, die das zufällige Eindringen anaerober Keime und deren Vermehrung im Verdauungskanal begünstigen. Hierzu gehören Überfütterung, schlechte Molkenqualität, Mangel an Tränkwasser, zu hohe Besatzdichte, schlechte Klimaführung.

Die Pathogenese ist von Unterschieden der Bakterienspezies, vom Invasionsvermögen der Keime und der Toxinbildung abhängig. Bestimmte Keime, wie *Cl. perfringen*, Typ C, bewirken eine toxische Infektion, andere, wie *Cl. oedematiens*, überwiegend eine Intoxikation.

BEKÄMPFUNG DER KRANKHEIT

Die Antibiotika der Gruppen der Penizilline und der Tetrazykline ebenso wie Hyperimmunseren werden, wenn sie sehr zeitig angewendet werden, zu Erfolgen führen.

Bevor die durch anaerobe Keime beim Schwein selten hervorgerufenen Infektionen auftreten, wird eine Vakzination nicht durchgeführt, aber notwendigerweise werden die sanitäre Prophylaxe sowie der Schutz vor Wunden und schließlich die Fütterungs- und Stallhygiene beachtet.

ZUSAMMENFASSUNG

In Frankreich sind Fälle von Infektionen des Schweines mit anaeroben Keimen selten; Einzelfälle von Tetanus, plötzliches Verenden durch Cl. oedematiens (bei Mastschweinen), lokale, akute Infektion (nach septischen Infektionen mit Cl. perfringens Typ A).

Die Enteritis necroticans des neugeborenen Ferkels mit Cl. perfringens des Typs C, die in den meisten europäischen Ländern bekannt ist, ist in Frankreich nicht mitgeteilt worden.

LITERATUR

Bourne, F. J.; Kerry, J. B., 1965 – Clostridium oedematiens associated with sudden death in the pig. Vet. Rec., 77, 1463–1464

Field, H. I.; Gibson, E. A., 1955 – Studies on piglet mortality II. Cl. Welchii infection Vet. Rec., 67, 31–35

Tuberkulose

L. Renault

Es ist eine infektiöse, ansteckende Krankheit, die durch die Tuberkelbazillen sowohl des Menschen als auch mehrerer Spezies der Haustiere hervorgerufen wird, deren Hauptlokalisationsstelle die Atmungsorgane sind. Unter den betroffenen Tierarten stellt das Schwein eine Ausnahme dar. Daher hat die im Weltmaßstab beschriebene Krankheit hier nur beschränkte Bedeutung. Nach Joubert u. a. (1975) sind es in Frankreich nur 0,12 %. Außerdem tritt sie noch an den Hals- und Mesenterial-Lnn. auf, wobei hauptsächlicher Erreger Mycobacterium avium ist.

ERREGER

Die Tuberkulosebakterien sind feine Stäbchen, mehr oder weniger gekrümmt. Wegen ihrer Säure-Alkoholresistenz werden sie mit der Technik nach Ziehl rot gefärbt.
Es gibt drei Arten: *Mycobacterium tuberculosis* (Bacillus humanus), *Mycobacterium bovis* (Bacillus bovinus) und *Mycobacterium avium* (Bacillus avialis). Ihre Differenzierung beruht auf der unterschiedlichen Entwicklung der Kulturen auf speziellen Nährböden, der experimentellen Pathogenität bei Meerschweinchen und Kaninchen sowie auf biochemischen Merkmalen.
Obwohl das Schwein gegen alle drei Spezies empfindlich sein soll, haben viele durchgeführte Erhebungen (Lessly u. a., 1968; Flesja u. a., 1978; Joubert u. a., 1975) das Überwiegen des *Mycobacteriums avium* ergeben.

Häufigkeit der Tuberkuloseerreger beim Schwein

	Anzahl	%
Von 318 Stämmen*		
Mycobacterium avium	256	80
Mycobacterium bovis	62	20
Von 3004 Lnn.		
Mycobacterium avium		33
atypische Mycobacterien		5
Corynebacterium equi		3
Von 121 Lnn.**		
Mycobacterium avium	93	77

* Untersuchungen im Zentralen Vet.-Labor Weybridge
** Untersuchungen in den Schlachthäusern von Lyon-la-Mouche 1972 bis 1974

KLINIK

Mit Ausnahme generalisierter Formen durch *M. bovis* mit Schädigungen durch Pneumonie, Metritis und Mastitis weist die Tuberkulose des Schweines durch *M. avium* keine klinischen Besonderheiten auf. Bei der Sektion hingegen und bei der tierärztlichen Fleischuntersuchung wird die Aufmerksamkeit auf Veränderungen der submaxillaren, retropharyngealen und mesenterialen Lnn. gerichtet. Die klassische Infektion mit *M. bovis* bedingt sowohl Störungen der Kalzifikation und frühzeitige und feste Verkapselung, die histologisch aus Epitheloid- und Riesenzellen besteht. Die Infektion mit *M. avium* ruft eine Hypertrophie ohne purulenten verkapselten Herd und ohne Kalzifizierung hervor, wobei aber der Eindruck eines Pseudotumors besteht. Tatsächlich aber ähneln sich in Frankreich die Schädigungen durch *M. avium* mehr mit denen, die man *M. bovis* zuschreibt. Trotz des Nutzens der Adenitisforschung und der Bakterioskopie kann die Abschlußdiagnose nur nach Identifizierung des Tuberkulosebakteriums gestellt werden. Unglücklicherweise können die bakteriologischen Untersuchungen oft negativ sein, wenn die Technik der Kultivierung versagt, wenn die Schädigungen vernarbt sind, wenn es sich um durch atypische Mykobakterien oder andere Bakterien, wie *Corynebakterium equi* hervorgerufene Lymphknotenentzündungen handelt.
Der Nachweis infizierter Tiere ist, wie bei Rindern, mit der intrakutanen Tuberkulinisierung aviär und bovin, als Simultantest möglich, obwohl hierfür weder eine gesetzliche Regelung noch Bestimmungen bestehen.
Auch wenn die Bedeutung der Schweinetuberkulose nicht groß ist, ist die Prognose ernst, wegen der wirtschaftlichen Verluste durch Teil- oder Totalbeanstandungen. Keimreservoir stellen die Tiere selbst und ihre Fäkalien dar, das landwirtschaftliche Geflügel und auch wilde Vögel, wie Sperlinge und Stare. Dieser direkte Haustierzyklus ist eine Erklärung für die Seltenheit der Schweinetuberkulose mit *M. bovis*, auch angesichts der Organisation der sanitären Prophylaxe der Rindertuberkulose. Es erklärt auch den Fortbestand der Schweinetuberkulose mit *M. avium* in kleinen Betrieben, wo Geflügel und Schweine Kontakt haben. Schweinetuberkulose mit *M. bovis* wird auch festgestellt, wenn infizierte Nebenerzeugnisse der milchverarbeitenden Industrie eingesetzt werden. Die Persistenz und das monate- und jahrelange Überleben im Boden, in Gewäs-

sern und in Stäuben ermöglichen auch eine Übertragung aus der Umgebung (indirekter Zyklus).
Beim Schwein dringt der Erreger hauptsächlich auf oralem Wege ein, wie der Befall der pharyngealen und mesenterialen Lymphknoten beweisen.

BEKÄMPFUNG DER KRANKHEIT

Sie beruht auf der sanitären Prophylaxe unter Beachtung folgender Maßnahmen:
- Vermeidung jeden Kontaktes zwischen Schweinen und Geflügel und der Verfütterung verendeter Hühner;
- keine Schweine in alten Geflügelställen halten;
- Gebäude regelmäßig reinigen, entstauben und desinfizieren;
- Futtermittel vor der Verschmutzung durch Nagetiere oder durch freilebende Vögel schützen;
- Molkereirückstände nur verwenden, wenn sie ausschließlich aus anerkannten tuberkulosefreien Beständen stammen und hygienisch einwandfrei sind.

ZUSAMMENFASSUNG

Die Tuberkulose ist eine beim Schwein seltene Erkrankung, die am häufigsten durch Mycobacterium avium hervorgerufen wird. Sie tritt besonders in Form pharyngealer und mesenterialer Lnn.-Veränderungen auf. Wegen der Konfiszierung im Schlachtbetrieb kann ihre wirtschaftliche Bedeutung erheblich sein.

LITERATUR

Flesja, K. I.; Fodstad, F. H.; Ulvesaeter, H. O., 1978 – Tuberkulose – lignende forandringer i lymfekhuter hos gris. Scand. J. of Vet. Sci. 3 a, 61–70

Joubert, L.; Prave, M.; Gastellu, J.; Viallier, J., 1975 – La tuberculose porcine à bacille aviaire. Mycobactériose atypique de relais. Etude épidémiobactériologique de 93 souches de M. avim isolées d'adénites cervicales du porc. Rev. Méd. Vét., 126, 951–968

Lesslie, E. W.; Birn, K. J.; Stuart, P.; O'Neil, P. A. F.; Smith, J., 1968 – Tuberculosis in the pig and the tuberculin test. Vet. Rec., 83, 647–651

Milzbrand

B. Toma

Der Milzbrand (Karbunkel-Fieber) ist eine infektiöse, zahlreiche Tierspezies und den Menschen befallende, auf dem *Bacillus anthracis* beruhende Krankheit. Bei der Mehrzahl der Tierarten tritt sie klinisch als rasch fortschreitende, tödliche Septikämie auf. Beim Schwein ist die häufigste Form am Hals lokalisiert, die in 50 % der Fälle ausheilt.
Die Krankheit herrscht in zahlreichen Ländern, besonders Afrikas und Asiens. Weil sie beim Schwein relativ selten vorkommt, ist auch die Zahl der jährlich erfaßten Herde geringer als die bei Rindern und Schafen registrierten Milzbrandfälle.

ERREGER

Bacillus anthracis ist ein großer, grampositiver, unbeweglicher Bacillus, der in vivo eine Kapsel hat und Aerobier ist. Auf den üblichen Nährböden wächst er leicht. Nach Übertragung auf das Meerschweinchen ruft er in 48 h eine tödliche Septikämie hervor. Er besitzt ein aus drei Faktoren zusammengesetztes proteinartiges Toxin, somatische Antigene, die man durch den Präzipitationstest nach Ascoli nachweisen kann, und ein Kapselantigen, das für die Pathogenität eine Rolle spielt.
Im Labor muß man *B. anthracis* von *Bac. cereus*, einem nahestehenden, für Tiere nicht pathogenen Bakterium, unterscheiden.

KLINIK

Beim Schwein kann Milzbrand in mehreren Formen auftreten:

- *Rachenform*

Sie folgt einer oralen Infektion, die die Tonsillen und Rachenlymphknoten befällt. Sie tritt mit Unterzungenödem und Dyspnoe infolge des Druckes auf die oberen Atemwege durch die entzündliche Reaktion auf. Als allgemeine Anzeichen werden außerdem festgestellt: Fieber, Abgeschlagenheit, Appetitlosigkeit. Ein oder zwei Tage nach dem Auftreten des Ödems kann es zum Verenden kommen. Es kann jedoch ohne Behandlung zur Heilung kommen, wobei man einen fortschreitenden Rückgang des Ödems feststellt.

• *Intestinale Form*
Die klinischen Anzeichen sind weniger offensichtlich als bei der vorhergehenden Form. Man kann Erbrechen, Anorexie und bluthaltige Diarrhoe beobachten. Das Schwein kann verenden oder manchmal gesunden.

• *Septikämische Form*
Sie ist beim Schwein selten. Der Tod tritt rasch ein. Die Schädigungen betreffen vor allem die Halsregion. Eine Sektion des Schlundes ergibt die Infiltration des subkutanen Gewebes durch ein gelatinöses, hellfarbenes oder hämorrhagisches Ödem. Die Lymphknoten dieses Gebietes sind hypertrophiert und auf der Schnittfläche rot gefärbt.

Bei der Darmform ist die intestinale Mukosa verdickt, dunkelrot gefärbt, und es können sich nekrotische Zonen oder Ulzera bilden. Die mesenterialen Lnn. sind hypertrophiert. Die bei Rindern charakteristische Vergrößerung der Milz trifft man beim Schwein selten an.

Eine Kontamination von Schweinen durch *B. anthracis* findet bei der Aufnahme von Sporen aus kontaminiertem Futter statt. Wie bei Rindern sind Knochenmehlzusätze, die als Rohstoff von an Milzbrand verendeten Tieren stammen, eine wesentliche Ursache der Kontamination. Zum Beispiel hat die Lieferung von kontaminierten Futter zum Auftreten der Krankheit in verschiedenen Schweinebeständen geführt, die vom gleichen Mischfutterhersteller beliefert wurden.

BEKÄMPFUNG DER KRANKHEIT

Der Verdacht auf Milzbrand muß bei der Feststellung eines Ödems in der Halsregion und bei Dyspnoe ausgesprochen werden. Differentialdiagnostisch müssen Rotlauf und mit Ödemen einhergehende Infektionen durch anaerobe Keime, wie *Cl. septicum*, ins Auge gefaßt werden.

Zu den einem Labor einzusendenden Proben eines verendeten Tieres gehören die Lnn. der erkrankten Partien (Rachenlymphknoten bei der pharyngealen Form, Mesenterial-Lnn. bei der intestinalen Form oder die Milz bei der septikämischen Form).

Im Labor wird folgende Prüfung vorgenommen: Mikroskopische Prüfung von Organabstrichen, Anlage einer Kultur auf festen Nährböden, evtl. Beimpfung eines Meerschweinchens. Eine Methode, die sich bei der Isolierung von *Bac. anthracis* aus kontaminierten Futtermitteln als sehr empfindlich erweist, besteht in der Zubereitung einer Futtermittelsuspension und im Bestreichen der skarifizierten Flanken eines 500 g schweren Meerschweinchens.

Beim Schwein ist eine Behandlung des Milzbrandes möglich, vorausgesetzt, daß die Krankheit sich langsam entwickelt; 10000 bis 20000 IE Penizillin/kg führen zu guten Ergebnissen. Die sanitäre Prophylaxe des Milzbrandes beim Schwein findet im Rahmen der allgemeinen Prophylaxe der Krankheit statt. Diese sieht die Beseitigung der Kadaver von an Milzbrand verendeten Tieren und die Desinfektion der verschmutzten Zone vor. Die den Futtermitteln zugesetzten Knochenschrote müssen einer Hitzebehandlung unterzogen werden, die die Zerstörung der Sporen gewährleistet.

ZUSAMMENFASSUNG

Der Milzbrand des Schweines ist eine seltene Krankheit, die oft am Pharynx lokalisiert ist und abheilen kann. Ursache der Kontamination ist die Verwendung von Futtermitteln, die Milzbrandsporen enthalten.

LITERATUR

FERGUSON, L. C.; BOHL, E. H., 1975 – Anthrax in DUNNE, H. W. et LEMAN, A. D., Diseases of swine, 4th ed., 1 vol., Iowa State University Press, Ames, Iowa, U. S. A. 1211

J.-P. Raynaud, E. Bindseil, G. Jolivet, P. Morel

In der Pathologie des Schweines nehmen die Parasiten einen wichtigen Platz ein. Die von ihnen verursachten Verluste sind in Zahlen schwer auszudrücken, aber die meisten Autoren stimmen überein, daß sie erheblich seien. Unter diesen Verlusten faßt man die Verendungen sowie die Erkrankungen mit allen Folgen (Abmagerung, Wachstumsverzögerung, Erhöhung des Futterverbrauches) zusammen, in der ökonomischen Bilanz des Tierbestandes die geringere Qualität der Erzeugnisse, die Konfiszierung im Schlachtbetrieb, die Kosten für Anthelminthika und weitere Therapiemaßnahmen.

Es ist unerläßlich, die in die Produktion einbezogenen Berufsgruppen, einerseits die Tierhalter und Mischfuttermittelhersteller, andererseits die Tierärzte, Agronomen und Techniker, über die Auswirkungen von Parasitosen auf die Rentabilität der Tierhaltung zu informieren mit dem Ziel, geeignete Maßnahmen zu treffen, um die Schäden zu mindern.

Unter den verschiedenen Klassen von Parasiten stellen die Würmer oder Helminthen einen großen Anteil. Die Ektoparasiten sind häufig, die Auswirkungen der Protozoen sind geringer und umstritten, wenigstens in unseren gemäßigten Klimaten.

Unter Berücksichtigung der gegebenen Strukturen in der Schweinehaltung ist diese Auffassung von den Parasitosen in ihren großen Linien für Frankreich und die europäischen Länder gültig.

In unserer Darstellung betonen wir solche Helminthosen, die für häufig in den Tierbeständen festgestellte Störungen verantwortlich sind. Die weniger häufigen Parasiten treten nur in Erscheinung und entwickeln sich nur unter ganz besonderen Bedingungen. Sie werden unsere Aufmerksamkeit weniger in Anspruch nehmen. Andere werden nicht erwähnt, weil die von ihnen hervorgerufenen Schäden wegen der geschlossenen Tierhaltungen verschwunden sind, wie die Zystizerkose oder die Schweinefinnen, oder es sind Ausnahmen, wie in Frankreich die Trichinose.

Die Kenntnis der wichtigeren Parasiten, ihrer Entwicklung, der diese Entwicklung begünstigenden Faktoren erlauben es, die Termine der Behandlung und der Vorbeuge besser zu verstehen. Sie wird die Maßnahmen unterstützen, die schließlich dazu führen, daß das Parasitenniveau so niedrig wird, daß es die angestrebten Leistungen nicht in Frage stellt. Es ist ein heute wohlbekannter Begriff, das *Parasitenniveau* in einem mit der Produktion zu vereinbarenden Gleichgewicht zu halten. Das ist realistischer, denn es wird in praxi leichter erreicht als Bestrebungen, Parasitismus möglichst ganz zu beseitigen.

Im übrigen ist die Untersuchung der Wechselbeziehungen zwischen der Art der Tierhaltung, den realisierten Leistungen und dem Vorkommen von Parasiten von großem Nutzen für die Verbesserung der ökonomischen Bilanz. Wir werden das erörtern, indem wir entsprechende Ergebnisse in der Schweineproduktion Dänemarks und Frankreichs miteinander vergleichen. Beide Länder repräsentieren verschiedene Tendenzen der europäischen Schweinehaltung (Tab. IV/19).

Tabelle IV/19 Vergleichende Ergebnisse der Schweineproduktion in Frankreich und Dänemark

		Frankreich	Dänemark
Bestand in Mill.	Zuchtsauen	1243	1099
	insgesamt	11126	9039
Wertmäßiger Anteil der Schweineproduktion am landw. Endprodukt in %		7,6	26,9
Selbstversorgungsgrad in %		84,6	353,8

Nach Eurostat, 1978

ZUSAMMENFASSUNG

Die parasitären Erkrankungen nehmen in der Pathologie des Schweines einen wichtigen Platz ein, möglicherweise weniger wegen der Verendungen, die im allgemeinen gering sind, als durch die Erkrankungshäufigkeit und ihre Folgen: Abmagerung, Wachstumsverzögerung, Erhöhung des Futteraufwandes, Kosten der Anthelmintika und zusätzliche Therapeutika. Nicht gerechnet sind bei Schlachtungen die Konfiskate und die geringere Qualität der Produkte.
In diesem Abschnitt werden nur die bedeutenderen Parasiten und Parasitosen abgehandelt, eine größere Anzahl hat nur geringe wirtschaftliche Bedeutung.

Kapitel 1 Endoparasiten und Endoparasitosen

In Westeuropa treten 13 Gattungen von Nematoden (Rundwürmer) auf:

Im Magen:	*Hyostrongylus* *Physocephalus* *Simondsia* *Gonglyonema* *Gnathostoma*
Im Dünndarm:	*Ascaris* *Strongyloides* *Macracantho-rhynchus* *Anclyostoma* *Globocephalus*
Im Caecum-Colon:	*Oesophagostomum* *Trichuris*
In der Lunge:	*Metastrongylus*

und drei Arten Trematoden (Plattwürmer): *Fasciola*, *Dicrocoelium*, *Echinostoma*

Die im Vergleich zur Verfügung stehenden Werte stammen in Frankreich von Euzéby 1961 bis 1963; in England von E. J. L. Soulsby, 1965, W. D. Linquist 1975 und D. G. Bennet, 1975, A. M. Dunn, 1978; in der BRD von Boch und Supperer, 1977, Enigk, 1978. Sie beschrieben erschöpfend die Helminthen und die von ihnen hervorgerufenen Schäden.
Unter den nebenstehend genannten Arten sind *Oesophagostomum* und *Ascaris* von erstrangiger Bedeutung sowie *Hyostrongylus* und *Strongyloides* von zweitrangiger Bedeutung in Westeuropa.
Da nur eine kleine Zahl von Parasitenarten in den Schweinebeständen als Störfaktoren wirksam sind, sind es in erster Linie die Haltungstechnik, die Reduzierung der »wirtschaftlichen Lebensdauer« des Schweines, Konzentration der Produktion, Buchtenhaltung, verhältnismäßig schnelle Beseitigung der Fäkalien, die die Lebensfähigkeit und Übertragung zahlreicher potentieller Parasiten nicht begünstigen. So erklärte man sich auch das Verschwinden des Hyostrongylus (Connan, 1977).
Die Intensivierung der Produktion wurde durch Fortschritte in der Ernährung, der Genetik und der Wirksamkeit der Haltungstechnologien ermöglicht. Trotzdem kann eine kleine Zahl von Parasiten bei der Beeinträchtigung der Leistungen eine wesentliche Rolle spielen und unter denselben Bedingungen eine erhöhte Ansteckung zu einer schwer zu beherrschenden Situation Anlaß bieten. Wir haben uns entschieden, die Einzelheiten über die Morphologie und Biologie der Parasiten, die Spezialisten bekannt sind, zu beschränken. Es wird an dem festgehalten, was zum Verständnis der wesentlichen Punkte der Physiopathogenese nützlich erscheint.
Die Parasiten und die uns interessierenden parasitären Schädigungen werden in der Reihenfolge ihrer abnehmenden Bedeutung angeführt. Die deskriptiven Elemente sind den klassischen Werken nicht entnommen, aber zwei Tabellen drücken die Synthese aus:

Tabelle IV/20 Größe der sporadisch oder ständig beim Schwein vorkommenden Parasiten

Parasit	Infektionsform	Wanderformen	Gefundene freie Formen im Verdauungskanal		
			L_5 oder L_4	männlich	weiblich
Ascaris	L_2 = 240–250 µm	L_3 = Kreislauf, Leber = 0,6–1,5 mm L_4 = Lunge = 1,5–2 mm	L_4 = 2–7 mm L_5 = 1,5–10 cm	15–25 cm	20–40 cm
Oesophagostomum	L_3 = 600–700 µm	L_4 = Knötchen = 2,5–3,5 mm	L_5 = 5–7 mm	7–12 mm	10–20 mm
Hyostrongylus	L_3 = 710–750 µm	L_4 = Mukosa = 0,8–1,5 mm	L_5 = 2–6 mm	4–7 mm	5–10 mm
Strongyloides	L_3 = 400–600 µm	L_4 = 600–800 µm	L_5 = 1–3 mm	kein Männchen beim Wirt	3–5 mm
Trichuris	L_2 = 200 µm	Keine	L_5 = 15–30 mm	3–4 cm	3–5 cm

• Die relative Größe verschiedener, beim Schwein zirkulierender Parasiten (gewonnen durch Spülung des Verdauungskanals). Wir erwähnen nicht die unreifen Formen, die sich bei Körperwanderungen in inneren Organen befinden (Tab. IV/20).

• Die in den verschiedenen Organen anwesenden Parasitenformen, die aus der Vervollkommnung des Entwicklungszyklus resultieren (Tab. IV/21).

Aus dem Lesen dieser Tabellen können zwei praktische Ansichten abgeleitet werden:

- Kenntnis der Parasiten und ihrer Stadien, die man in Organen oder Teilen von Organen finden kann;
- das Verständnis für die Heterogenität der Reaktion auf Anthelmintka, je nach der die Parasiten leicht zugängig (Magen- und Darmwürmer), teilweise zugängig (Magen-Darm-Mukosa) oder praktisch unzugängig sind (innere Organe)

Tabelle IV/21 Parasitäre Formen in verschiedenen Organen des Schweines in Abhängigkeit vom Entwicklungszyklus

Parasit	Lokalisation									
	Weg des Eindringens		Lumen			Schleimhaut			Innere Organe, Lunge Leber	Ausscheidung Faezes
	Aufnahme	percut.	Magen	Dünndarm	Dickdarm	Magen	Dünndarm	Dickdarm		
Ascaris	Eier embryon. L_2		L_2 L_4	L_2 L_4 L_5 erwachs.	L_2				L_2 L_3 L_4	Eier embryon.
Oesophagostomum	L_3		L_3	L_3	L_3 L_5 erwachs.			L_4		Eier nicht embryon.
Hyostrongylus	L_3		L_3 L_5 erwachs.			L_4 L_5				Eier nicht embryon.
Strongyloides	L_4	Kolostrum L_3		L_5 erwachs.			L_5 erwachs.			L_4 Eier embryon.
Trichuris	Eier embryon. L_1		L_1	L_1	L_1 L_4 L_5 erwachs.			L_1 L_2 L_3		Eier nicht embryon.
Metastrongylus	Regenwurm L_3 L_3		L_3	L_3	L_3		L_3	L_3	L_4 L_5 erwachs.	Eier embryon.

Oesophagostomum

Wichtige Spezies des Oesophagostomum (Graber u. a., 1972)

		Größe in mm
Oes. dendatum	♂	9,5 (8 bis 11)
	♀	9,8 (5 bis 12)
Oes. granatensis	♂	7,9 (5 bis 10)
	♀	5 bis 11
Oes. quadri-spinulatum	♂	7,7 (5 bis 10)
	♀	6 bis 12

Verbreitung, Bedeutung

Es ist ein verbreiteter Parasit, in der bäuerlichen und industriemäßigen Tierhaltung bei Ferkeln im Alter von fünf Wochen an, auch bei Sauen und Ebern nachgewiesen. Die gleichsam ständige Anwesenheit dieser Parasiten hat oft zu Zweifeln an ihrer pathogenen Rolle geführt, wenn die Infektion nur gering erscheint.

Morphologie und Spezies

Bei Untersuchung nur der erwachsenen Tiere kann man im Colon des Schweines weiße Parasiten finden, die auf der Schleimhaut leben.

Biologie und Zyklus

Die Entwicklung der infektiösen Larven bei einem empfänglichen Tier folgt einem einfachen Schema. Wir haben bestätigt (Raynaud u. a., 1974), daß beim jungen Ferkel die Eier 19 bis 26 Tage nach Absorption der L_3 für *Oes. dentatum* und *Oes. granatensis* und 29 bis 30 Tage bei *Oes. quadrispinulatum* erscheinen. Aber bei jungen Schweinen oder bei erwachsenen können diese Parasiten einer Entwicklungsverzögerung unterliegen. Das haben wir experimentell festgestellt, als wir zahlreiche Larven im Stadium L_4 in der Colonschleimhaut bei Tieren von 100 kg fanden, die die Schadlarven L_3 vor mehr als vier Monaten aufgenommen hatten, als sie 20 kg wogen. Diese Entwicklungsverzögerung ähnelt der, die von Connan (1967) beschrieben wurde. Eine Vermehrung der Zahl der je g Fäzes ausgeschiedenen Eier (OPG)* nach dem Abferkeln (peripartaler Eianstieg) entspricht einem Entwicklungsabschnitt unreifer, verzögerter Larven, woraus für dieselbe Parasitenpopulation eine Erhöhung des OPG resultiert.

Pathologische Veränderungen

Diese Spezies ist die Ursache der Knötchen in der Caecum- und Colonwand. Man weiß, daß *Oes. quadrispinulatum* stärkere und länger persistierende Knötchen setzt, als die von *Oes. dentatum*. Derartige direkte Auswirkungen der Schadwirkungen durch *Oesophagostomum* hauptsächlich durch Larven im intranodulären Stadium, werden klinisch als Abmagerung, subakuter oder chronischer Durchfall wahrnehmbar. Man hat auch wahrscheinlich seltene Komplikationen beschrieben, die in der Form einer Enteritis necroticans oder chronischen Salmonellose vorlagen.

Subklinischer Befall

In den Versuchen mit nur einer Infektion wirken sich mittelmäßige oder geringe Parasitenbürden in Leistungsminderungen bei den Mastschweinen mit Störungen der Futterverwertung, in einer Minderung der Ferkelzahl bei Erhöhung des Futterverbrauchs der Sau und durch eine Verringerung der Körpermasse der Sau am Laktationsende aus. Bei Sauen am Ende der Trächtigkeit und mit natürlicher Parasitenbürde durch *Oesophagostomum* spp. gestatten wirksame anthelminthische Behandlungsmaßnahmen eine Reduktion der Zahl der durch die Sauen ausgeschiedenen Eier, eine Zunahme der Zahl der lebendgeborenen Ferkel und die Verbesserung der Leistungen der Ferkel (Raynaud u. Virat, 1979).

Diagnostik

Die koproskopische Prüfung läßt nur den Nachweis adulter, im Caecum oder Colon parasitierender Formen zu. Die Eier von *Oesophagostomum* sind von denen des Hyostrongylus nur schwer zu unterscheiden. Für Sauen, bei denen diese beiden Parasiten gleichzeitig vorkommen können, ist eine Koprokultur anzulegen. Diese zusätzliche Untersuchung erlaubt es, die Larven L_3 beider Parasiten leicht zu unterscheiden. Der Prozentsatz der Larven jedes der beiden ermöglicht die annähernde Bestimmung der daraus zu folgernden Gesamtzahl Eier.

*OPG = Ovula per gramm

Um über die Parasitenbürde mit *Oes. spp.* ein Urteil zu bilden, ist es ratsam, einzeln eine große Zahl Tiere, die in denselben Gebäuden und Ausläufen gehalten worden sind, zu untersuchen. Manche sind koproskopisch positiv, aber ohne klinische Anzeichen. Sie dienen als Indikatoren für andere Tiere der Gruppe mit negativer Koproskopie, die aber wegen des Vorhandenseins von Oesophagostomum-Larven klinische Anzeichen aufweisen. Es ist interessant darauf hinzuweisen, daß bei geschlachteten Schweinen von 100 kg eine Korrelation zwischen der Zahl der Oesophagostomen und der Zahl der Eier/g besteht (Taffs u. a., 1969). Die Genauigkeit der Schätzungen beruht auf der Zahl der entnommenen Proben (Extremwerte 1 bis 7 Proben für zwei Schweine und 1 bis 2,5 für acht Schweine).

Ascaris

Verbreitung, Bedeutung

Alle schweineproduzierenden Länder kennen in industriemäßigen Anlagen und in Familienbetrieben diesen Parasiten bei Sauen, Ferkeln und Mastschweinen. Für die Länder Europas liegen neue Berichte aus der BRD, der Schweiz, Dänemark, Belgien, Italien, Frankreich und Großbritannien vor, die das Vorkommen dieses Parasiten genau behandeln.

Morphologie und Spezies

Ascaris suum ist ein großer Wurm, die Männchen sind 15 bis 25 cm, die Weibchen 25 bis 40 cm lang.
Es ist wichtig festzustellen, daß *A. suum* und *A. lumbricoides* zwei verschiedene Spezies des Schweines und des Menschen sind, jedoch eine Kreuzinfektion möglich ist. Beaver (1966) zitiert Arbeiten japanischer Autoren, bei denen die Präpatenzperiode vier bis sechs Wochen bei *A. suum* und acht bis zehn Wochen bei *A. lumbricoides* dauert. Beim Schwein beträgt sie 40 bis 53 Tage bei *A. suum* und 54 bis 61 Tage bei *A. lumbricoides*. Übrigens hat Roneus (1964) gezeigt, daß die Infektion des Schweines mit dem Ascaris des Hundes und der Katze Schädigungen in Form der »Milchflecken« hervorrief; sie werden im Schlachtbetrieb gefunden.

Biologie und Zyklus

Es ist das von dem parasitentragenden Schwein ausgeschiedene Ei, das dazu beiträgt, den Befall eines neuen Wirts zu ermöglichen. Das infektionstüchtige Ei ist von einer dicken Schale umgeben, deren äußere Hülle warzenförmig beschaffen ist. So kann sich das Ei auch in Hautfalten der Sau anheften. Das ist einer der Kontaminationswege des sehr jungen Ferkels, wenn es seine Mutter beleckt.
Das infektiöse Ei ist embryoniert. Im äußeren Milieu ist es von wohlbekannter Resistenz. Man weiß, daß chemische Substanzen (Säuren in 5- bis 20%iger Lösung, Formol mit 10 bis 15 %, Natriumhypochlorit oder Antiseptika) auf die Eier keine abtötende Wirkung haben. Selbst im lebenden Boden bleibt ihre Vitalität bis zu zwei Jahre erhalten.
Die infektiösen Eier enthalten eine Larve, die, wenn sie vom Schwein aufgenommen werden, in Dünn- oder Dickdarm aus ihren Häuten schlüpft. Diese Larven werden vier bis neunzehn h nach der Aufnahme in die Schleimhaut und in zwei bis vier Tagen durch den Kreislauf transportiert (Rhodes u. a., 1977). Sie rufen dort Schädigungen einer Hepatitis interstitialis et parenchymatosa hervor oder »Milchflekken« (milk spots). Die Larven gelangen in das Herz, dann in die Lungenkapillaren. Sie werden mit dem Trachealschleim ausgeschieden, wieder abgeschluckt und beenden ihre Entwicklung im Dünndarm, wo sie zu adulten Askariden werden (Tab. IV/20 und IV/21).
Die Präpatenzperiode beträgt beim jungen Ferkel 50 Tage, beim Absatzferkel 60 bis 70 Tage. Will man die lange Eingeweidewanderung der unreifen Formen durch die Leber und die Lunge verhindern, ist die Abtötung

der Larven noch vor dem Schlupf aus den Eiern zu sichern. Das kann nur durch ständigen Zusatz eines Anthelminthikums bekannter Wirksamkeit zum Futter erreicht werden. Die punktuellen Behandlungen sind ohne Wert, um die oft schweren Schädigungen für die Zukunft des Tieres und seine Leistungen zu vermeiden.

Pathologische Veränderungen

Man kann die Pathologie und die Schädigungen des durch *Ascaris* bedingten Parasitismus in drei Gruppen zusammenfassen, je nachdem, ob sie auf der Entwicklung und der Anwesenheit unreifer Formen in Leber und Lunge oder auf Vorhandensein adulter im Dünndarm oder auf beiden gleichzeitig beruhen.

• *Nekrose der Leber, Fibrose, »Milchflecken« durch Wanderlarven*
Bei einem jungen, gesunden Schwein beschrieben COPEMAN (1971) und BINDSEIL (1972):

- Nach Erstinfektion entsteht eine unspezifische entzündliche Reaktion, die ihr Maximum in drei bis fünf Tagen erreicht. Zahlreiche eosinophile Granulozyten sind an den Verdickungen des interlobulären Bindegewebes in der Nähe der Wanderwege der Larven beteiligt. Wenn diese Störungen die GLISSONsche Kapsel erfassen, bilden sie in diesem Stadium »kleine Milchflecken«. Zehn bis fünfzehn Tage nach der Infektion, wenn die Eosinophilen im zirkulierenden Blut eine Höchstzahl erreichen, kommt es zur starken Akkumulation derselben Zellen in allen Spalten des interlobulären Bindegewebes.
- Nach einer mehrfachen Infektion stellt man eine sehr starke Akkumulation von Eosinophilen auf einmal nahe den durch die Larven bedingten Schädigungen und in allen Spalten des interlobulären Bindegewebes fest. »Milchflecken« großen Formats (im Größenbereich von Zentimetern) sind vorhanden, und diese generalisierten Reaktionen beruhen auf einem Hypersensibilitätsmechanismus. Selbst die größten Schädigungen können in etwa 40 Tagen verschwinden. Die im Schlachtbetrieb gefundenen »Milchflecken« sind fast immer verhältnismäßig junge Veränderungen.

• *Interstitielle Pneumonie durch die wandernden Larven*
Die Läsionen der interstitiellen Pneumonie sind um so schwerer, je größer die Zahl der aufgenommenen Eier und je jünger die Schädigung ist. Es treten respiratorische Symptome (Husten, Dyspnoe) mit Petechien oder Hämorrhagien und Ansammlungen von Eosinophilen im Parenchym um die Larven auf. Diese Erkrankungen der Lungen sind bei Mischinfektionen ausgeprägter: bei *Ascaris* und Grippevirus, *Ascaris* und *Mycoplasma hyopneumoniae*, *Ascaris* und *Pasteurella multocida*.

• *Pathologie der Läsionen durch unreife Formen und Adulte im Dünndarm*
Sie äußern sich in Verdauungsstörungen, einem verlangsamten Wachstum, Kümmern sowie nervösen Störungen. Die Verlegung des Ductus choledochus führt zu einem Retentionsikterus. Das ist beim Ferkel nicht selten.

Subklinischer Verlauf

Als Träger einiger Askariden weisen die Ferkel allgemein nur wenig Störungen auf, aber die Minderleistungen und Anomalien der Futterverwertung wurden experimentell untersucht.
ANDERSEN (1976) hat junge Ferkel natürlich oder künstlich mit mittleren oder geringen Parasitenmengen kontaminiert. Im Falle eines kompletten Parasitenzyklus, also mit Wanderung durch die Eingeweide (Passage der Larven in der Leber und der Lunge), war die mittlere tägliche Zunahme um 25 % vermindert.
ZIMMERMANN u. a. (1973) haben die Wirkung einer natürlichen Kontamination bei Ferkeln genau bestimmen können. Insgesamt reduziert die Kontamination durch *Ascaris* die tägliche Zunahme bei einer Mangelration um 38 % und bei einer optimalen Ration um 33 %, sofern

die Tiere mit *Mykoplasma hyopneumoniae* infiziert sind. Diese Minderungen sind weniger erheblich, wenn keine Infektionen durch Mykoplasmen vorliegen.

Immunologie

Die Entwicklung einer starken Immunität spielt im Gleichgewicht zwischen Wirt und Parasiten die hauptsächliche Rolle. Man hat das Phänomen der Autosterilisation (Selbstheilung) umfassender beschrieben, auf Grund dessen unreife Ascariden oder Adulte bei Streß, Futterwechsel usw. aus dem Verdauungskanal ausgeschieden werden. Die Eosinophilie (als erste Abwehrreaktion des Organismus) ist vorübergehend, kann aber bedeutende Höhe erreichen. RONEUS (1971) hat mit der Entwicklung einer Immunität die Schwierigkeiten zu erklären versucht, auf die man stößt, wenn man den vollen Parasitenzyklus beim Schwein reproduzieren will. Tatsächlich entwickeln sich ziemlich wenig erwachsene Würmer im Dünndarm. Er hat jedoch gezeigt, daß man mehr Adulte bekommt, wenn die Zahl der aufgenommenen Eier gering ist (weniger als 5 % Ferkel), als wenn sie hoch ist. Diese Arbeiten wurden später durch ANDERSEN u. a. (1973) bestätigt. Erhielten die Ferkel mehr als 1000 Eier, erschienen 0,013 %, bei 500 Eiern 2,9 % und bei 50 Eiern 64 % adulte Würmer im Dünndarm.

Diagnostik

Die klinische Untersuchung eines Tieres mit Parasitenbürde kann eindeutig sein, wenn die Symptome heftig sind (Husten im »Faustschlagrhythmus« beim 2 bis 5 Monate alten Schwein, Kümmern, Rachitis). Aber bei wenig befallenen Tieren kann nur die koproskopische Untersuchung eine genaue Diagnose sichern, denn die Askarideninfektion kann zu einem nicht zu vernachlässigenden Komplikationsfaktor einer Erkrankung der Atemwege werden (Enzootische Pneumonie z. B.). Man kann beim Jungtier koproskopisch sehr hohen Werten begegnen (mehr als 1000 Eier/g). Beim geschlachteten Schwein besteht keine Korrelation zwischen der Zahl der vorhandenen Parasiten und der Zahl der ausgeschiedenen Eier (BINDSEIL, 1974). Das Ergebnis der Koproskopie muß allgemein als eine qualitative Information betrachtet werden. Es ist ratsam, in den Beständen eine möglichst große Zahl Einzelproben zu entnehmen, um anhand einer Tiergruppe die Bedeutung des Befalls beurteilen zu können.

Hyostrongylus

Verbreitung, Bedeutung

Dieser Parasit hatte vor einigen Jahren in Westeuropa eine größere Bedeutung. Besonders war er bei tragenden Sauen und bei in Ausläufen aufgezogenen Sauen bekannt.
Bei in Frankreich 1972 bis 1974 in Schlachtbetrieben durchgeführten Untersuchungen waren 28 % von 4075 Mägen mit 64661 Parasiten, im Durchschnitt von 33 je positives Tier behaftet, bei denen die Zählungen vollständig waren. In denselben Schlachtbetrieben ist heute die Ausbeute zufallsabhängiger geworden. Eine vergleichbare Situation wird in England beschrieben, wo CONNAN in Cambridge (1977) viel Schwierigkeiten zu überwinden hatte, um einen Stamm *Hyostrongylus* zu finden, während von 1968 bis 1970 dessen Gewinnung leichter war.

Morphologie und Spezies

Hyostrongylus rubidus ist die einzige in dieser Gattung bekannte Art. Die feinen, 1 bis 3 mm langen Parasiten sind nur für das geübte Auge zu erkennen.

Biologie, Zyklus, Schädigungen

Die schädigende Larve ist nur im feuchten Milieu auf der Weide oder in Hecken widerstandsfähig. Die unreifen Formen der L_4 bohren sich in die Magenschleimhaut ein, wo sie die Bildung von Knötchen verursachen und im Stadium L_5 wieder auftauchen. Die Adulten in der Oberfläche der Mukosa sind oft von Schleim und pseudodiphtheroiden Membranen eingeschlossen. Die Präpatenzperiode dauert 18 bis 21 Tage. Bei einer ständigen Belastung durch eine große Zahl von Parasiten ist der Magen mit Knötchen bedeckt, und es kann eine stärkere Gastritis vorliegen. Zur Klärung der verschiedenen Zusammenhänge sind zahlreiche Veröffentlichungen erschienen (KENDALL und SMALL, 1974 a und b).

Klinische Anzeichen

Man stellt schwerere Erkrankungen bei den mit Parasiten stark behafteten Tieren fest, deren Magen erheblich betroffen ist: Abmagerung, Durchfallphasen, die hämorrhagisch sein können. Der Parasit wurde vor einigen Jahren in Belgien, in der BRD, in Frankreich und Großbritannien als eine der für das »Syndrom der mageren Sauen« verantwortlichen Ursachen bezeichnet. Diese Ätiologie ist augenblicklich aufgegeben.

Diagnostik

Die koproskopische Prüfung weist die adulten Formen nach, die im Magenlumen parasitieren. Das Weibchen ist von geringer Fruchtbarkeit. Es gibt beim adulten Tier keine Korrelation zwischen der Zahl der Parasiten und der Zahl der ausgeschiedenen Eier. Die koproskopische Untersuchung ist durch eine Koprokultur zu vervollständigen, die Hyostrongylus von Oesophagostomum durch Untersuchung der infesten Larve L_3 zu unterscheiden gestattet, während die Eier schwierig zu differenzieren sind. Diese Diagnostik erweist sich bei Sauen und Ebern als notwendig, die eine bestimmte Zeit im Auslauf gehalten wurden.

Strongyloides

Verbreitung, Bedeutung

Ein gelegentlich in Zuchtbetrieben auftretender Parasit, sofern die Regeln der klassischen Hygiene nicht eingehalten werden oder die ständige Produktion die Durchführung einer sanitären Räumung nicht zuläßt. Einmal vorhanden, ist seine Pathologie eindeutig. Er ist in der BRD, in Frankreich, Belgien, Österreich, der Schweiz und Holland beschrieben, kommt in Großbritannien aber nicht vor.

Morphologie und Spezies

Strongyloides ransomi ist ein ganz kleiner Nematode, der der direkten Feststellung oft entgeht; er wird aber bei der mikroskopischen Prüfung im Ergebnis einer Abkratzung der Mukosa festgestellt. Das Weibchen ist ein Parasit des Dünndarms, es mißt 3 bis 5 mm.

Biologie, Zyklus, Schädigungen

Der Entwicklungszyklus dieses Parasiten ist sehr komplex. Eine äußere Phase ist seit langem bekannt. Die embryonierten, von parthenogenetischen Weibchen stammenden Eier durchlaufen ihre Entwicklung auf zwei Wegen:

- Einem *direkten Zyklus*. Die embryonierten Eier ergeben die infektionsfähigen Larven L_3. Diese Larven dringen beim empfänglichen Tier (beim jungen Ferkel) durch die Haut; bei der Rezyklierung erreichen sie die Lunge.
- Einem *indirekten Zyklus*. Anschließend werden sie im Trachealschleim hoch- und abgeschluckt und beenden ihre Entwicklung als Parasitenweibchen in der Mukosa des Dünndarmes. Die Präpatenzperiode dauert 6 bis 9 Tage.

In der inneren Phase dringen dieselben infektionsfähigen Larven L_3 in ein immunes oder weniger anfälliges Tier, wie eine Sau ein, in das subkutane Fett, besonders in das Fett des Gesäuges. Beim Abferkeln konzentrieren sich die L_3 im Kolostrum und infizieren die sehr jungen Ferkel vom ersten Saugakt an. Bei ihnen kann die Strongyloidose als Krankheit vom 4. Tag nach der Geburt an auftreten (BATTE u. MONCOL, 1967). Deshalb dachte man lange Zeit an eine pränatale Infektion der Ferkel. Die Schädigungen befinden sich an der Stelle des Eindringens in die Haut (Dermatitis mit Petechien), in die Lunge (Mikrohämorrhagien und Petechien) und in der Mukosa des Duodenum und des Jejunum (Enteritis haemorrhagica).

Klinische Anzeichen

Es ist das Saugferkel, das ein spektakuläres klinisches Bild mit respiratorischen Symptomen, Enteritis, Anämie und Masseverlust zeigt. Manchmal ist ein großer Teil der Tiere eines Wurfes mit einem hämorrhagischen Durchfall behaftet. Oft tritt anschließend der Tod ein.

Diagnostik

Die Diagnostik der Krankheit ist relativ leicht, denn der Durchfallkot enthält in großer Zahl in Form und Aussehen charakteristische Eier.

Trichuris

Verbreitung, Bedeutung

Ein manchmal bei Zuchttieren (Sauen und Ebern) oder bei Schlachtschweinen vorkommender, aber seltener Parasit, der bei den kontaminierten Tieren nur in einigen Exemplaren (Würmern) auftritt. Bestände mit wenigen Sauen oder abgesetzten Ferkeln können eine Trichurose mit Enteritis haemorrhagica aufweisen, was in Frankreich seit 10 Jahren nicht mehr vorgekommen ist. Über diesen Parasiten liegen aus der Mehrzahl der Länder Europas Mitteilungen vor.

Morphologie und Spezies

Der Parasit des Schweines *Trichuris suis* ist von charakteristischer Morphologie. Der Körper des Wurmes besteht aus zwei ungleichen Teilen, einem fadenförmigen Vorderteil und einem verdickten Hinterteil, das eingerollt wird.

Biologie, Zyklus, Schädigungen

Das ausgeschiedene Ei ist an seinen dicken Wänden, seiner zitronenförmigen Gestalt und zwei Ausstülpungen an den Enden leicht zu erkennen. Es ist gegenüber äußeren Einflüssen sehr widerstandsfähig, bleibt aber gegenüber Austrocknung empfindlich. Das embryonierte Ei wird aufgenommen und die Larven 1 schlüpfen im Ileum oder im Dickdarm. Sie durchbohren die Wand der Schleimhaut des Caecums oder des Colons und tauchen nach 13 Tagen auf, um ihre Entwicklung an der Oberfläche der Mukosa zu durchlaufen. Die Präpatenzperiode dauert 41 bis 47 Tage (BEER, 1973).

Klinische Anzeichen

An der Anhaftungsstelle des Wurmes bilden sich im Caecum und Colon Knötchen, wodurch eine Enteritis chronica catarrhalis entsteht. Man hat auch eine Enteritis hämorrhagica acuta beschrieben, die von einer massiven Infektion herrührte (BALCONI und TODD, 1962), auf die der Tod folgte. In Europa betrachten wir diese schweren Erkrankungen heute als Ausnahmen.

Diagnostik

Die Diagnostik der Eier beruht auf der Zählung der Eier, die in Durchfallsperioden sehr zahlreich auftreten (die pathologische Signifikanzschwelle soll bei über 600 Eiern/g liegen!).

Metastrongylus

Verbreitung, Bedeutung

Ein Parasit, der in Frankreich und in der Mehrzahl der europäischen Länder wenigstens in den Betrieben der industriemäßigen Schweinehaltung im Verschwinden begriffen ist. Er kann noch sporadisch in kleinen Betrieben auftreten.

Morphologie und Spezies

Zwei Spezies von *Metastrongylus* findet man in Europa: *M. apri* und *M. pudendotectus*. Die adulten Würmer sind 1 bis 5 mm lang und von weißer Farbe.

Biologie, Zyklus, Schädigungen

Das embryonierte Ei ist leicht an seiner dicken Schale mit warzenförmiger Oberfläche zu erkennen (ähnlich wie *Ascaris*) und wird mit den Fäzes ausgeschieden. Durch einen Regenwurm aufgenommen durchläuft die Larve dort ihre Entwicklung bis zum infektionsfähigen Stadium (L_3). Sie wird im Darm des Schweines freigesetzt, das einen Wurm aufgenommen hat, wandert dann in die mesenterialen Lnn., dann in die Lunge, wo sie adult wird.
Die Präpatenzperiode dauert 3 bis 4 Wochen. Schädigungen befinden sich hauptsächlich in den hinteren Lungenpartien (Herde der Bronchpneumonie).

Klinische Anzeichen

Die Symptomatologie ist die einer Bronchopneumonie, die sich zu einer Bronchitis chronica mit Husten, Auswurf und Dyspnoe entwickelt.

Diagnostik

Die embryonierten Eier sind durch koproskopische Untersuchung leicht zu erkennen.

Helminthosen und Struktur der Bestände

In Frankreich

Wir hatten 1972 Gelegenheit, eine erste Untersuchung über dieses Thema vorzulegen. Bei der Untersuchung der Parasiten des Schweines haben wir uns auf die von wirtschaftlicher Bedeutung beschränkt. Diesen Problemen kann durch folgende Unterscheidungen nachgegangen werden:

- Bestände, in denen mehr oder weniger regelmäßig systematische Behandlungen erfolgen, deren Wirksamkeit durch Prüfung im Labor kontrolliert wird. Allgemein handelt es sich um Betriebe der industriemäßigen Tierhaltung, um »Züchter«, die an den Mastleistungen direkt (finanziell) interessiert sind. Sie sind bestraft, wenn die Leistungen nicht gut sind und wenn (auf sanitärem Gebiet) die schlechte Qualität der abgesetzten Ferkel als verdächtig angesehen werden kann.
- Bäuerliche oder isolierte Bestände, die auf technischem Gebiet nicht systematisch kontrolliert werden. Diese Bestände sind zahlreich und beeinflussen die Qualität der Absatzferkel »Alles raus« direkt. Hier kommen alle Parasiten vor, außer Metastrongylus, der eine Ausnahme darstellt. Das Befallsniveau ist sehr verschieden.

Die Anwendung von Anthelmintika ist nicht das einzige Kriterium, das den Grad der Kontamination der Ferkel beeinflußt. Die bestimmende Rolle der Hygiene während der Säugezeit der Ferkel ist gut untersucht worden. Besonders haben wir bei 30 Würfen aus 14 Beständen, deren Sauen die Buchten hochgradig und ständig mit durchschnittlich 3500 Eiern/g Kot von *Oesophagostomum* kontaminierten, zeigen können, daß die Ferkel mit einer nur unbedeutenden Zahl Parasiten behaftet sind, wenn die tägliche Reinigung korrekt erfolgt, die verschmutzte Einstreu herausgebracht und ersetzt wird. Werden die Hygieneprinzipien nicht respektiert, sind die Ferkel stark

kontaminiert (Raynaud und Jolivet, 1976). Die gewöhnlichen Parasiten sind diejenigen, gegen die systematische Bekämpfungsprogramme in die Wege geleitet werden. Aus Tabelle IV/22 sind den Altersgruppen der Tiere entsprechend Daten zu entnehmen.
Heute ist wegen der Verminderung der Bestände, in denen ganze Gruppen tragender Sauen im Freien auf Grasnarbe oder im feuchten Milieu gehalten wurden, Hyostrongylus mehr oder weniger als ein gelegentlicher Parasit anzusehen.
Diese Tabelle wurde nach epidemiologischen Erhebungen mit quantitativen koproskopischen Untersuchungen oder parasitären Bilanzen aufgestellt, nuanciert und den jeweiligen Haltungsbedingungen angepaßt. Es wird betont, daß man den Parasitosen der Jungschweine in einer Schweinemastanstalt bei der Ankunft der Tiere besondere Beachtung beimessen soll. Selbst wenn systematische Behandlungsprogramme angewendet werden, schließen sie das parasitäre Risiko nicht aus. Daher gilt folgendes:
- Systematische Behandlung über das Futter ist nur dann sinnvoll, wenn die Tiere an ihre Umgebung gewöhnt sind und der Futterverzehr so geregelt ist, daß jedes Tier die gewünschte Dosis Anthelmintikum aufnimmt.
- Für *Ascaris* und *Trichuris* wirksame Anthelmintika ermöglichen die Eliminierung dieser Parasiten, aber die massiv ausgeschiedenen Eier kontaminieren den Schweinebestand, sowohl die Schweine, die sich im Auslauf befinden, als auch die folgenden Gruppen.
- Entsprechend der Herkunft der Tiere (Jungschweine) kann es vorkommen, daß die Tiere sehr stark befallen sind. Es gibt noch viele kleine Sauenbestände, aus denen für den Markt stark mit Parasiten behaftete Tiere geliefert werden.

Die Bestandsstruktur und die Anwendung von Anthelmintika spielen eine wesentliche Rolle bei der Möglichkeit, Parasitosen zu fördern, zu erhalten oder zu vermindern. Diese Strukturen verändern sich in Frankreich schnell. Die Anwendung von Anthelmintika scheint Allgemeingut zu werden.
Es ist notwendig, zur Beurteilung des augenblicklichen parasitären Risikos in den Beständen regelmäßige Untersuchungen durchzuführen. Es gibt noch eine große Anzahl Züchter mit kleinen Herden, die überwiegend an die Mäster Absatzferkel liefern. Auf parasitärem Gebiet ist die Qualität der Absatzferkel, die aus kleinen Sauenherden stammen, meist weniger gut als die von Ferkeln aus größeren Beständen, in denen die Parasitenbürde bei Sauen und Ferkeln korrekt kontrolliert wird. Aus kleinen Herden stammende Jungschweine stellen, ob behandelt oder unbehandelt, bei der Ankunft die übliche Ursache für die Kontamination der Mastbuchten dar.

Tabelle IV/22 Parasiten des Schweines in Frankreich

Altersgruppe der Tiere	Endoparasiten
Häufige Parasiten	
Sauen beim Ferkeln	*Oesophagostomum, Ascaris*
Absatzferkel bis Mastbeginn	*Oesophagostomum, Ascaris*
Mastschweine	*Oesophagostomum*
Gelegentliche Parasiten	
Sauen beim Ferkeln	*Trichuris,* einige individuelle Erkrankungen *Hyostronglus,* bei Haltung im Freien
Absatzferkel bis Mastbeginn	*Strongyloides,* besonders in der Säugezeit, *Trichuris* in geringer Zahl, gelegentlich mit Enteritiden verbunden
Mastschweine	*Ascaris*, sofern die Buchten kontaminiert sind *Metastrongylus*, ausnahmsweise

In Dänemark

Zur Kontrolle der Schweineparasitosen wurden wirksame Verfahren entwickelt. Sie werden zumeist vollständig angewendet, um einen geringen Befallsgrad zu sichern.
Der bei weitem wichtigste Parasit ist *Ascaris suum*. Die Ferkel werden in den ersten Tagen nach der Geburt infiziert. Sie scheiden die Eier ab einem Alter von 6 bis 8 Wochen im Kot aus, das Maximum an Eiern/g weisen die 3 Monate alten Tiere auf. Von diesem Alter an nimmt die Zahl der ausgeschiedenen Eier ab.

In einer begrenzten Untersuchung wurde festgestellt, daß 21 % der Sauen infiziert waren (JACOBS, 1967). Untersuchungen im Schlachtbetrieb ergaben, daß 40 bis 50 % der Schlachtschweine befallen waren (HENRIKSEN, 1971 a). ANDERSEN (1976) hat festgestellt, daß die Zunahmen der mit Askariden behafteten Schweine um 21 % gemindert waren. Aber weitere Versuche sind notwendig, um zu bestätigen, daß die Minderung der Zunahmen natürlich infizierter Schweine ein allgemeines Phänomen sei. Man weiß jedoch (MANDRUP, 1965), daß Schweinelebern im Gesamtwert von 5 Mill. Frs beschlagnahmt wurden und dieser Wert heute höher veransschlagt werden müßte. Die Beanstandung der Lebern erfolgte wegen der Zerstörung des Parenchyms durch die wandernden Askaridenlarven. In Dänemark werden die Schweine im Alter von 6 bis 8 Wochen abgesetzt und bis zu einer Lebendmasse von 90 kg und einem Schlachtalter von etwa 5 bis 6 Monaten gehalten. Ökonomisch ist das unerläßlich, aber unglücklicherweise korrespondiert die Schlachtung mit der Zeit der scheinbar höchsten Zahl der »Milchflekken«.

Wir wissen nicht, welchen Einfluß der Askaridenbefall auf die Leistungen der Tiere hat. Außerdem sind unsere Kenntnisse über die Rolle des *Ascaris suum* als primärer pathogener Erreger begrenzt. In vierjährigen Beobachtungen über die Erkrankungen und Verendungen bei Schweinen in Dänemark wurde weder *Ascaris* noch irgendein anderer Endoparasit als mögliche Krankheitsursache oder Ursache des Verendens von Saugferkeln festgestellt (NIELSEN u. a., 1976). Man glaubt allgemein, daß die Sau für die Persistenz des Parasiten eine größere Rolle spielt, aber der geringe Prozentsatz infizierter Sauen und die Mitteilung, wonach viele Askariden von Sauen unfruchtbar seien, scheinen diese Hypothese nicht zu bestätigen.

Zwei Spezies von *Oesophagostomum* sind beschrieben worden: *Oes. dentatum* und *Oes. quadrispinulatum* (DUNN und JACOBS, 1966). Der Prozentsatz befallener Tiere variiert stark, er kann aber sehr erheblich sein: 60 bis 100 % (JACOBS und ANDREASSEN, 1967). Die Häufigkeit soll beim jungen Schwein geringer sein (JACOBS, 1967). Selbst wenn feststeht, daß die sich entwickelnden Larven die Knötchenbildung im Caecum und im Colon veranlassen und die Zahl der Parasiten bei einigen Tieren hoch sein kann (JACOBS,1967), gibt es noch keinen Beweis, daß diese Infektionen in den Beständen zu klinischen Erkrankungen führen.

Hyostrongylus rubidus wird in vielen Herden gefunden, aber die Häufigkeit der Infektion ist wahrscheinlich gering: 5 bis 10 % der Tiere (JACOBS und ANDREASSEN, 1967). Man berichtet von sporadischen Fällen klinischer, durch Hyostrongylus hervorgerufener Erkrankungen bei erwachsenen, im Freien gehaltenen Tieren.

Trichuris ist ohne Zweifel ein seltener Parasit (HENRIKSEN, 1971), wie auch *Strongyloides* und *Metastrongylus*.

DIAGNOSTISCHE GRUNDLAGEN DER PARASITOSEN DURCH HELMINTHEN

Auswirkungen der Parasitosen beim Schwein sind z. Z. nur ausnahmsweise mit Erkrankungen verbunden. Tatsächlich sind die Leistungen der Tiere beim Vorhandensein selbst einer geringen Zahl niedriger. Die »wurmkranken« Tiere sind Ausnahmen. Das gilt für Tiere aller Altersgruppen, unabhängig vom allgemeinen Status, für den die Diagnose gilt. Als Grundlagen der Diagnostik verbleiben, wie bei den anderen Tierarten, die Koproskopie und die Sektion.

Koproskopie

Obwohl ihre Grenzen bekannt sein mögen, betrachten wir sie als grundlegendes Werkzeug der parasitologischen Diagnostik und um die Entwicklung der Parasitosen in einem Tierbestand zu verfolgen. Die von ihr gelieferten Informationen gestatten es, zu einem gegebenen Zeitpunkt die »parasitologische Situation« eines Bestandes zu beurteilen und evtl. über zusätzliche anthelminthische Maßnahmen zu entscheiden, selbst wenn systematische Bekämpfungsprogramme durchgeführt werden. Sie kann auch zur Kontrolle der Wirksamkeit bestimmter Maßnahmen dienen oder deren Unterbrechung veranlassen.

Allgemein ist es wünschenswert, mit Einzelproben zu arbeiten. Bei Sauen und Ebern ist dies eine Bedingung. Bei Ferkeln oder Mastschweinen kann man eine Probe jedes Tieres einer Bucht nehmen, unter der Voraussetzung, daß diese für den Bestand repräsentativ ist. Jedoch ist die Gewinnung einer repräsentativen Probe zufallsabhängig und es ist ratsamer, in jeder Bucht einige Einzelproben zu entnehmen und sie als Sammelprobe zusammenzustellen.

Die Interpretation der Koproskopie bleibt anfechtbar, und vielfach gibt es täuschende Auslegungen. Oft werden in Zusammenhang mit dem Vorhandensein eines Parasiten Vorstellungen von einer Erkrankung erweckt, die klinisch selbst nicht nachweisbar ist. Das Problem wird einfacher, wenn man festlegt, daß bestimmte Parasiten fehlen müssen und andere bei einem niedrigen Anteil tolerierbar sind.

Hinsichtlich der Koproskopie stimmt die Quantifikation nicht immer mit dem Parasitenniveau überein. Diese Korrelation besteht bei jungen Tieren, und wir haben dazu eine Arbeitsnorm vorgeschlagen (Tab. IV/23).

Bei erwachsenen Tieren erlaubt die Koproskopie nicht, die Parasitenpopulation zu beurteilen. Das trifft besonders für Ascaris zu, der bei der Sau nur mit einigen Hundert OPG auftritt, wobei die Zahl der vorhandenen Weibchen eine Rolle spielt. Bei *Oesophagostomum* hat man darauf hingewiesen, daß bei der nichttragenden Sau eine nichtlineare Beziehung zwischen der Zahl der weiblichen Würmer und dem Befruchtungsindex (OPG/Zahl der Weibchen) besteht, was sich in einer um so höheren OPG-Zahl äußert, je geringer die Zahl der Weibchen proportional ist.

Für die Praxis ergibt sich folgende Notwendigkeit:

- *Ascaris* darf in keinem Bestand vorhanden sein;
- *Oesophagostomum* ist bei der tragenden Sau nur dann tolerierbar, wenn der OPG-Wert in den Fäzes 1000 nicht überschreitet. Dagegen darf die Sau beim Abferkeln keine Eier ausscheiden. Beim Ferkel wie beim Mastschwein müssen von einem Schwellenwert von 150 OPG »Darm-Strongyliden« besondere Behandlungsmaßnahmen im Rahmen des Bestandes ergriffen werden. Genau gesagt, äußern sich in bestimmten Herden Verdauungsstörungen durch *Oesophagostomum* beim Ferkel sehr oft in Verbindung mit Protozoen und Bakterien, und in solchen Fällen sind es die unreifen Oesoph., die die Ursache darstellen. Die Koproskopie ist dann keine große Hilfe bei der individuellen Diagnose. Die Prüfung muß sich dann auf die Gruppe erstrecken.
- Bei den anderen Parasiten (*Trichuris*, *Strongyloides*) findet man häufig niedrige Befallszahlen bei Sauen oder Ferkeln (weniger als 100). Zu diesen Zahlen gehört eine sehr geringe Wurmpopulation. Bei diesen beiden Helminthen müssen 5000 bis 10000 OPG erreicht werden, um klinische Anzeichen zu sehen.

Tabelle IV/23 Beziehung zwischen Parasitenbefall und Zahl der Eier beim jungen, nicht immunisierten Schwein (Eier/g Fäkalienmaterial)

Parasit	Befallsstärke		
	gering	mittel	stark
Metastrongylus	< 150	150–1000	> 1000
Oesophagostomum	< 150	150–1500	> 1500
Ascaris	< 500	500–2500	> 2500
Strongyloides	< 500	500–2500	> 2500
Trichuris	< 750	750–5000	> 5000
Kokzidien	$< 10 \times 10^3$	10×10^3 150×10^3	$> 150 \times 10^3$

Interpretation OPG beim jungen Schwein (Raynaud und Virat, 1979)

Sektion

Sie ist die einzige, schnell und direkt dem Tierarzt zugängige Untersuchungsmethode:

- In der Lunge kann die Suche nach *Metastrongylus* diesen mit dem bloßen Auge in der Form weißlicher Fäden in den Bronchen sichtbar werden lassen.

ZUSAMMENFASSUNG

Endoparasitosen: Helminthosen

Da es wenig realistisch und zu kostspielig wäre, die Parasitosen durch Helminthen zu beseitigen, besteht das Ziel darin, einen möglichst geringen Infektionsgrad zu erzielen, damit dieser mit einem für den Tierhalter rentablen Produktionsniveau zu vereinbaren ist.
In Westeuropa gibt es 13 Nematodenarten (Rundwürmer) und 3 Arten Tremetoden (Plattwürmer). Unter ihnen müssen an erster Stelle Oesophagostomum und Ascaris angeführt werden; an zweiter Stelle Hyostrongylus und Strongyloides als gastrointestinale Parasiten.
Wenn man nur eine geringe Zahl Helminthen für einen ernsthaften Befall der Schweine in Betracht zieht, liegt das an der Art der Tierhaltung, die in einer beträchtlichen Verkürzung der Haltungsdauer der Tiere, einer Intensivierung der Produktion, einer Unterbringung der Schweine in Buchten und der Beseitigung der Fäkalien (einer

- Der Magen von im Auslauf gehaltenen Sauen muß geöffnet werden; die Schädigungen der durch *Hyostrongylus* hervorgerufenen Gastritis diphtheroides et nodularis sind leicht identifizierbar. Diese sehr feinen, fadenförmig rötlichen Würmer selbst sind an der Grenze der Sichtbarkeit.
- Im Dünndarm sehr junger Ferkel wird man die ausgedehnten hämorrhagischen Schädigungen der Mukosa in Verbindung mit dem massiven Auftreten von *Strongyloides*, die mit dem bloßen Auge schwer zu erkennen sind, leicht feststellen.
- Im Colon und im Caecum werden die schwärzlichen Knötchen untersucht, die von einer Belastung durch die Larvenformen von *Oesophagostomum* Zeugnis ablegen. Die adulten *Oesophagostoma* und *Trichuris* sind sichtbar und werden ohne Schwierigkeit erkannt.
- Schließlich könnte die Leber geprüft und auf evtl. »Milchflecken« untersucht werden, wobei das Eindringen von Ascarislarven in den Organismus sichtbar wird.

Parasitenbilanz

Sie ist beim Schwein wenig durchgeführt worden. Ihr Nutzen ist unterschiedlich und variiert entsprechend der Bestandsstruktur. Bei der epidemiologischen Untersuchung folgt auf die Sektion die Zählung der Wurmparasiten bei der aus irgendeiner anderen Ursache eingetretenen Verendung eines Tieres. Hier können interessante Elemente über die parasitäre Situation eines Bestandes zutage treten. Beim Ferkel ist die parasitäre Bilanz notwendig, um für das Enteritissyndrom den evtl. auf Parasiten beruhenden Teil (*Oesophagostomum*, *Trichuris*) festzustellen.
In den »extensiven« Beständen, wo die tragenden Sauen im Auslauf gehalten werden, kann die Durchführung parasitärer Bilanzen über diese Weibchen (Sauen und Würmer) die Verbindung *Hyostrongylus-Oesophagostomum* mit äußerlicher Abmagerung der Tiere bestätigen.

VORBEUGE UND BEHANDLUNG

Um die Bekämpfung der am meisten vorkommenden Parasiten – *Ascaris*, *Oesophagostomum* (und *Hyostrongylus*) – zu sichern wurden von RAYNAUD und JOLIVET (1976) folgende Prinzipien entwickelt:

- Ursache des Parasitenbefalls der Ferkel ist die Sau. Bei der einheitlichen Anwendung aller empfohlenen medikamentellen Substanzen ist es ratsam, zwei Behandlungen im Abstand von 14 bis 21 Tagen mit derselben Dosis vorzunehmen. Die zweite Behandlung spielt für die Ausscheidung aller der von der ersten Behandlung nicht ergriffenen unreifen Formen eine große Rolle. Besonders bei Sauen ist die doppelte Behandlung notwendig (KENDALL und SMALL, 1974 b).
- Zur vollen Wirkung müssen die Behandlungen am Ende der Trächtigkeit und auf jeden Fall vor dem Abferkeltermin durchgeführt werden, was auch zur Verbesserung der Wurfqualität beitragen könnte.
- Nach einer vollzogenen Behandlung besteht die Notwendigkeit, etwa drei Tage lang die Fäzes sorgfältig zu beseitigen. Sie sind eine Kontaminationsursache für die Bucht und die Tiere, die später dort gehalten werden.
- Wenn ein Schweinebestand ordentlich ist beseitigt eine exakte Dampf-Desinfektion die in den Rissen und Spalten des Bodens persistierenden Ascarideneier. Wurden die Tiere bei Aufnahme in den Bestand korrekt entwurmt und die Abgänge sorgfältig herausgebracht, sind die Buchten nicht kontaminiert, und man kann es bei einer einzigen Behandlung bis zur Schlachtung belassen.

Ist dagegen der Schweinebestand durch *Ascaris* kontaminiert, werden sich die selbst korrekt entwurmten Tiere im Verlaufe der Mast infizieren. Man weiß, daß sich bei den durch vorherige Kontakte immunisierten Individuen die Abwehrreaktionen des Organismus verstärken; die »Milchflecken« der Leber sind beträchtlich größer und persistieren länger. Treten die überlagerten Infektionen durch *Ascaris* im Verlaufe der Mast oder kurz vor dem

Schlachten auf, sind die deutlich sichtbaren Milchflecken für die strengen Leberbeschlagnahmen verantwortlich. Um diese Risiken zu mildern, hat man statt einer Gebäudesterilisation einen »chemischen« Schutz für die Tiere errichtet. Bestimmte Anthelmintika erwiesen sich gegen Larven des zweiten Stadiums beim Schlupf aus dem Ei im Darm des Schweines als wirksam. Das Anthelmintikum wird in einem geringen Anteil ständig dem Futter zugesetzt. Es wird dann eine wirkliche Vorbeuge gegen Risiken darstellen, indem es bei *Ascaris* die Eingeweidewanderung unterbindet (ZIMMERMANN u. a., 1973; CONWAY und DE GOOSH, 1976).

Programm systematischer Maßnahmen

Die empfohlenen Programme sind folgende:

• *Züchter.* Zwei Behandlungen, möglichst 14 bis 17 Tage vor dem Abferkeln und kurz vor Belegung der Abferkelbucht, werden durchgeführt. War die erste Behandlung nicht möglich, behandelt man die Sau ein zweites Mal 14 Tage nach dem Abferkeln. In allen Fällen wird die Sau sorgfältig geduscht, gewaschen und gesäubert, bevor sie in die Abferkelbucht kommt (MC LEAN-County System, zur Vorbeuge der Ascaridose beim Ferkel).

• *Mäster.* Alle Tiere im Bestand werden zweimal behandelt. Die zweite Behandlung wird 14 bis 21 Tage nach der ersten durchgeführt. Das Anthelminthikum wird dem Futter zweier Mahlzeiten zugesetzt. Nach einer anderen Vorschrift wird das Anthelmintikum die ersten 6 bis 20 Tage dem Futter zugesetzt, wobei die für »Medizinalfuttermittel« gültigen Bestimmungen einzuhalten sind. Jeder andere systematische Eingriff hat bis zum Schlachten zu unterbleiben.

• *Anthelmintika.* Die wichtigsten, in Frankreich beim Schwein zugelassenen Substanzen sind in der Tabelle IV/24 nach Klassen geordnet und nach GIBSON (1975) dargestellt:

gewöhnlichen Infektionsursache) zum Ausdruck kommt. Die Intensivierung der Produktion wurde durch den wissenschaftlichen Fortschritt in der Ernährung und Züchtung und durch die Wirkung neuer Verfahren der Tierhaltung erzielt. Das ändert jedoch nichts daran, daß auch eine kleine Anzahl Parasiten eine beträchtliche Leistungsminderung bewirken kann. Der Parasitismus schwankt entsprechend den Bestandskonzentrationen (industrielle oder bäuerliche Tierhaltung) und dem System der Behandlung.

Tabelle IV/24 Klassifikation und Wirkungsspektrum der in Frankreich beim Schwein zugelassenen Anthelminthica (Februar 1979)

Chemische Familie	Bezeichnung		Grad der Wirkung bei der empfohlenen Dosis					
	Allgemeinbezeichnung	Handelsbezeichnung	Wichtige Parasiten			Andere Parasiten		
			Ascaris	*Oesophagostomum*	*Hyostrongylus*	*Strongyloides*	*Metastrongylus*	*Trichuris*
Benzimidazole	Thiabendazol	Porthiazol	0	+++	++	+++		
	Mebendazol	Mebenvet	+++	+++	++	+		+++
	Parbendazol	Vurmix	+++	+++	++	++		+++
	Oxybendazol	Loditac	++	+++	++	++		+
	Fenbendazol	Panacur	++	+++	++		+++	++
Imidazothiazol	Tetramisol	Vermium	+++	+++	++	++	+++	
	Lavamisol	Paglisol	+++	+++	++	++	+++	
Tetrahydropyrimidine	Pyrantel	Exhelm	+++	+++	++			
	Morantel	Bovhelm	+++	+++	++			
Organophosphorverbindungen	Haloxon	Galloxon	++	+++	++			
	Dichlorphos	Suigard	+++	+++	++			+++
Piperazine	Piperazin	Viele Bezeichn.	+++	+	0			
Antibiotika	Hygromycin	Hygromix	++	++	0			++

Schlußfolgerung

Es sei bemerkt, daß in Dänemark, wo die Bestände sich unter besonderer Kontrolle befinden und die Produktivität ein hohes Niveau hat, die Infektion durch *Ascaris* häufiger ist als in Frankreich. Die Konsequenzen hierzu sind bei den Schlachtschweinen die im Schlachthaus häufigen Konfiszierungen der Lebern wegen der Schädigungen durch die Wanderung der Askariden-Larven, die einen mehr oder weniger großen Teil des Parenchyms zerstören.
Die Helminthendiagnostik beruht auf der Koproskopie (der mikroskopischen Prüfung der Parasiteneier im Kot), die trotz ihrer Grenzen den Parasitenbefall nachzuweisen erlaubt. Die Autopsien sind die einzigen schnellen und direkten Untersuchungsmethoden, zu denen der Tierarzt Zugang hat.
Die Vorbeuge gegenüber Parasitenbefall besteht in der Behandlung der Sauen am Ende der Trächtigkeit, denn sie sind diejenigen, die die Ferkel anstecken. Die letzteren stammen oft aus kleinen Zuchtbetrieben, die sie abgesetzt den Mästern liefern, wo sie die Parasiten in die Mastbuchten schleppen.
Rigorose Hygienemaßnahmen müssen die Vorbeuge durch Reinigung und Desinfektion und systematische Beseitigung des Dungs absichern. Um die Askariden zu beseitigen, ist sorgfältig mit Dampf zu desinfizieren, denn die Eier persistieren in den Rissen und Unebenheiten des Stallfußbodens.
Systematische Behandlungsprogramme müssen bei Züchtern und Mästern aufgestellt werden. Zu diesem Zweck verfügt man über wirksame, zu verschiedenen chemischen Gruppen gehörende Anthelmintika: Benzimidazole, Imidazothiazole, Tetrahydropyrimidine, Organophosphate, Piperazine, Antibiotika (Hygromyzine).
Wir möchten aber nochmals betonen, daß für einen vollständigen Behandlungserfolg die Maßnahmen der Hygiene mit einer guten Ernährung und sorgfältigen Betreuung kombiniert werden müssen.

Kapitel 2 Ektoparasiten und Ektoparasitosen

Sarcoptes-Räude

Die Räude des Schweines ist die Folge eines Befalls mit einem stationären Ektoparasiten, der Milbe *Sarcoptes scabiei*. Die Störungen sind Folgen der mechanischen und toxischen Schadwirkungen der Weibchen dieser Milbe im intraepidermalen Bereich.

Erreger

Es handelt sich um die ubiquitäre *Sarcoptes scabiei* in Form einer an Schweine angepaßten Population. Es ist keine Subspezies. Tatsächlich können die Sarcoptes der Schweine gelegentlich den Menschen und Haustiere befallen. Ebenso ist das Schwein für Sarcoptes anderer Haustierarten und des Menschen empfänglich.

Morphologie

Beim Weibchen ist der Körper ellipsoid (0,5 mm lang), beim Männchen rund (0,25 mm lang). Zwei Paar am Rande des Körpers angeordnete, kurze Vorderbeine mit Saugnäpfen an langen Stielen ohne Gelenke. Zwei Paar Hinterfüße an der Ventralfläche angeordnet, lateral nicht herausragend, kurz, beim Weibchen nicht mit Saugnäpfen versehen, beim Männchen sind nur am vierten Paar Saugnäpfe. Ein geißelförmiger Körperanhang ersetzt die Saugnäpfe, die an den paarweise angeordneten Hinterextremitäten fehlen. Die Dorsalfläche weist vorne drei Paar kegelförmige, hinten sieben Paar dornenförmige und am Mittelteil stachelförmige Gebilde auf.

Entwicklungszyklus

Die Ansteckung kommt durch direkten Kontakt eines freien Schweines mit einem Sarcoptesüberträger zustande. Es ist allgemein ein junges befruchtetes Weibchen, das im Verlaufe der Nacht auf der Oberfläche der Epidermis entlangläuft, und so die Gelegenheit hat, auf ein freies Tier zu gelangen.
Es gräbt in die Dicke der Epidermis gewundene Gänge von 0,5 bis 4 mm Länge unter Verwendung seiner Chelizeren und von Speichelsekreten. Je nach den Ausmaßen des Ganges legt es während seines aktiven Lebens ein bis drei Eier/Tag zwei bis drei Wochen lang, dann stirbt es. Aus den Eiern schlüpfen innerhalb von 5 bis 7 Tagen die Larven, die später zu Nymphen, dann zu Adulten werden und sich am Eingang des Ganges aufhalten. Die Paarung findet an der Oberfläche der Epidermis statt. Die jungen, befruchteten Weibchen graben sich dann bei demselben oder einem anderen Wirt einen anderen Gang. Das erste Ei wird in den folgenden Tagen gelegt.
Der Zyklus von einem Ei bis zum Zyklus des nächsten Eies dauert etwa zwei Wochen.
Die Schädigungen setzen ein, wenn sich die Sarcoptespopulation vermehrt. Die Nymphen und die Männchen befinden sich unter der Oberfläche der Epidermis, in den Spalten der Exkoriation, in den oberflächlichen Schädigungen und unter den Krusten, während die aktiven Weibchen sich tiefer in den Gängen befinden. Die Milben ernähren sich von Lymphe und Epidermiszellen. Außerhalb des Wirtes können sie zwei bis vier Wochen an einer feuchten Stelle, im Schatten, an den Stützen eines Ganges, an einem Pfahl, einer Mauer, im Trogwinkel überleben; andererseits ist die Milbe gegen Austrocknung und Sonneneinstrahlung empfindlich.

Epidemiologie, Empfänglichkeit der Tiere

Die Räude tritt gewöhnlich beim Absetzen, manchmal früher (in der zweiten Woche) auf. In den folgenden Wochen generalisiert sie sich. Allein die schwachen Ferkel werden befallen. Die kräftigen Ferkel und die Mutter sind es nicht (minimaler Befall ohne klinische Ausdehnung).
Meistens können unter normalen Haltungsbedingungen die Schweine während ihres gesamten Lebens geringgradig am Ohr befallen sein. Theoretisch kann ein Weibchen innerhalb von 8 Wochen eine Nachkommenschaft von mehreren Mill. Sarcoptes haben. In der Praxis findet auf Grund der Abwehrreaktion des Wirtes eine Regulation der Populationen statt. Es besteht keine Immunität, aber ein gesichertes Gleichgewicht zwischen einer erträglichen Räudemilbenpopulation und einer beschränkten Reaktion des mit Parasiten behafteten Organismus und damit ein gewisser Grad an Resistenz.
Bei den Adulten kann das Gleichgewicht der kutanen Abwehr durch verschiedene Ursachen gestört sein: Mangelzustände, quantitative Unterernährung, Infektionen oder alle interkurrenten Erkrankungen, die sehr oft die klinischen Merkmale einer Räudeerkrankung begleiten. Umgekehrt kann Räude die Prognose und die Auswirkungen dieser Krankheit erschweren. Allgemein bewirken jahreszeitlich bedingte klimatische Zyklen, daß sich die Räude im Winter klinisch verschlimmert. Ursache sind Variationen in der Qualität der pflanzlichen Futtermittel und thermische Veränderungen (Frost, Einsperrung).

Pathogenese, Histopathologie

Die Schwere der Schädigungen ist im wesentlichen an die Aktivität der Weibchen bei der Eiablage und beim Graben von Gängen in die Epidermis gebunden. Außer zur Zerstörung von Zellen kommt es durch den Speichel der Sarcoptes zu einer Reizung, was zu einer Sensibilitätsreaktion des Wirtsgewebes führt, die das klinische Bild beherrscht. Bei der ersten Infektion werden bis zur Ausbildung der Sensibilisation mehrere Wochen benötigt. Bei einer Reinfektion oder einem Wiederausbruch einer lokalisierten Räude genügen nur einige

Tage. Die histopathologischen Folgen sind Entzündung, lokales Ödem, Juckreiz und eine Störung der Funktion der MALPIGHischen Schicht. Eine Sensibilisationsreaktion vermindert die Ausdehnung der Läsionen; ihre Verzögerung oder ein niedriges Niveau begünstigen das klinische Auftreten der Räude.

Die primäre Schädigung besteht aus einem Bläschen oder einer rötlichen, mit weißen Schuppen bedeckten Papel. Das ist das „Räudegeschwür". Dann bedecken Exsudationen von Lymphe und angehäuften Zelltrümmern der Haut die Epidermis mit schwarzbraunen Krusten, die zäh hängenbleiben und sich nicht entfernen lassen.

In der Phase des Räudestatus erscheint die Epidermis verdickt, hyperkeratotisch, trokken, rötlich (anarchische Aktivität der MALPHIGI'schen Schicht). Sie ist mit einem grauen Belag bedeckt. Wegen der Schädigungen ist die Oberfläche verdickt, sie bekommt Falten und wird rissig, was Abszedierungen oder Ulzerationen längs der Falten hervorruft. Durch Atrophie der Haarfollikel fallen die Haare aus. Wegen des Juckreizes entstehen durch Reiben und Scheuern Hauterosionen, die durch Blut- und Lymphexsudate Krusten bilden.

Bei der chronischen Räude kommt es zu einer Hautverdickung, so daß die Weibchen keine subepidermalen Gänge mehr graben, aber in die gehäuften Krusten und von der Exkoriation herrührenden Zelltrümmer ihre Eier ablegen. Anschließend verschwindet der Juckreiz.

Symptomatologie

Die bevorzugte Stelle für das Einnisten der Sarkoptesmilbe beim Schwein ist die Innenfläche der Ohrmuschel im Bereiche der Öffnung des Canalis auditivus. Erste Anzeichen einer klinischen Räude betreffen die Außenflächen der Ohren und des Kopfes. Die periokulären Schädigungen können in der Nachbarschaft eine Konjunktivitis und Keratitis hervorrufen. Die Räude verbreitet sich über den Hals, die Schultern, die Vorderextremitäten, die Rükkenfläche. In der fortgeschrittenen Phase wird die verdickte Epidermis faltig, rissig, ulzeriert mit Krusten von Blut oder Lymphe durch Zerreißung der subdermalen Kapillaren und ist übelriechend.

Die am ganzen Körper generalisierte Räude ist von nervösen und physiologischen Störungen begleitet und endet mit dem Tode. Bei älteren Schweinen stabilisieren sich die chronischen Formen. Das trifft für den Umkreis der Ohren, für den Schwanz, die Innenfläche der Schenkel, die Leistengegend, das Scrotum und Hinterteil zu. Bei Ferkeln nach dem Absetzen läuft das gleiche klinische Bild ab. Bei erwachsenen Schweinen handelt es sich um ein Wiederaufflammen der bestehenden Räude oder um eine Reinfektion.

Klinische Diagnostik

Bei deutlichem Auftreten kann die Räude an ihrer Verbreitung über den Körper des Tieres und am Aussehen der Hautoberfläche in den aufeinanderfolgenden Stadien der Krankheit erkannt werden. Die Differentialdiagnose erfordert jedoch die Beachtung verschiedener Hautaffekte beim Schwein.

• *Parakeratose*
Wie bei der Räude dehnen sich die umschriebenen Schädigungen über die gesamte Hautoberfläche in Form keratiniserter Inkrustationen aus, die jedoch nicht mit Juckreiz verbunden sind.

• *Exsudative Epidermitis*
Die Schädigungen beginnen plötzlich, früh (in der zweiten oder dritten Lebenswoche des Ferkels) und bedecken schnell den gesamten Körper. Es besteht aber nur ein geringer oder gar kein Juckreiz. Die reichlichen Talgdrüsensekrete in Verbindung mit kutanen Exfoliationen und die Hyperhidrosis haben einen ranzigen Geruch.

• *Dermatomykosen*
Die kreisförmigen Schädigungen beginnen hinter den Ohren. Sie vergrößern sich und

konfluieren, bis sie die Schultern, selten aber den ganzen Körper bedecken. Die Schadstelle ist von roter bis hellbrauner Farbe, sie ist runzelig, nicht hervorstehend und juckt nicht. Die Krusten sind dünn, trocken, oberflächlich, staubförmig und bilden sich rasch zurück und eliminieren sich, Haarausfall tritt gewöhnlich nicht auf.

• *Pityriasis rosea*
Die Symptome sind wie die der Dermatomykosen. Die Verteilung der Schädigungen ähnelt der bei der Räude.

• *Avitaminosen an einzelnen B-Vitaminen* (Biotin, Niazin)
Die Schädigungen der Haut bei Dermatitis oder Alopezie treten in Begleitung allgemeiner nervöser Störungen auf.

• *Chronisches Erysipel* (Rotlauf)
Er äußert sich in Nekrosen und kaltem Brand großer Hautflächen ohne Juckreiz und ohne Hyperkeratose.

• *Sonnenstich, Photosensibilisierung*
Die Symptome entsprechen denen des chronischen Rotlaufs, aber sie treten schnell auf und erinnern an den Zustand der Absorption photosensibilisierender Stoffe oder an die Auswirkungen einer starken Sonnenbestrahlung.

• *Schweinepocken*
Die lokalisierten und charakteristischen Schädigungen treten sehr oft mit einer Vermehrung der Läuse in Erscheinung.

Zahlreiche infektiöse, parasitäre oder Mangelkrankheiten weisen in ihrem klinischen Verlauf Hautsymptome auf. Es ist wichtig, sie zu kennen und mit den vorher erwähnten Dermatosen nicht zu verwechseln. Es sei daran erinnert, daß die latente, umschriebene Räude infolge einer Verminderung der Abwehr des Organismus wieder aufflackern kann und eine interkurrente Komplikation einer anderen Hautkrankheit oder einer allgemeinen Erkrankung mit Hautsymptomen darstellt.

Parasitologische Diagnostik

Sie ist immer notwendig, um eine Differentialdiagnose zu ermöglichen. Die Probenentnahme ist am bequemsten durch Abkratzen der Krusten und Zelltrümmer mit einem stumpfen Skalpell im Bereiche der Öffnung des äußeren Gehörganges oder an der Außenfläche des Ohres, bis rotes Blut erscheint. Die abgekratzte Substanz wird in saurem (Milchsäure, Laktophenol, Chloressig) oder alkalischem Millieu (10 %ige NaOH- oder KOH-Lösung) verdünnt, um eine unmittelbare oder um 8 bis 12 h verzögerte mikroskopische Untersuchung vorzunehmen. Das geschieht bei Labortemperatur oder auf der auf 30° erhitzten Platte.

Bei stabilen chronischen Veränderungen ist es oft erforderlich, die Untersuchung zu wiederholen, um Sarcoptes nachzuweisen. Der Milbenbefund im Hautgeschabsel aus dem Gehörgang muß in Abhängigkeit von den charakteristischen klinischen Anzeichen als Räude oder in Verbindung mit einer anderen als Hautkrankheit gedeutet werden.

Behandlung

Allein die Anwendung von Akariziden als Bad oder Dusche sichert eine für die Beseitigung der Räude ausreichende Abtötung der Milben. Zur Behandlung einzelner Individuen kann auch das Bürsten mit Akarizidverdünnungen empfohlen werden. Alle anderen Methoden kommen nur zur Ergänzung in Frage (Akarizide in der Einstreu, in den Trögen und den Wänden).

Das wirksamste Mittel ist Lindan*. Toxaphen und Organophosphate können eine bestimmte, aber geringere Wirkung haben. Deshalb ist unter den Räudeerregern die Sarkoptes am schwierigsten zu behandeln.

Die Bezeichnungen und alle wichtigen die Akarizide betreffenden Angaben sind aus Tabelle IV/25 ersichtlich. Die Anwendungsvorschriften des Herstellers und die Vorsichtsmaßnahmen gegenüber Tieren sowie Fristen, die vom Absetzen des Präparates vor dem

* In verschiedenen Ländern nicht zugelassen.

Schlachten bis zur Nutzung des Fleisches verstrichen sein müssen, sind strikt einzuhalten. Bei allen Tieren ist die gesamte Hautoberfläche sorgfältig zu behandeln. Dem Gehörgang, dem Bauch, den Beinen und den Innenflächen der Extremitäten ist besondere Beachtung zu schenken. Eine Behandlung reicht nicht aus, die Räude zu eliminieren, denn sie erreicht die Eier in den Gängen der Epidermis nicht. Im Abstand von acht bis vierzehn Tagen ist eine zweite, vielleicht noch eine dritte Behandlung notwendig, wenn es sich um ausgedehnte Schädigungen handelt.
Die befeuchteten Tiere müssen im Schatten gehalten werden, in lauwarmer, vor Zugluft geschützter Atmosphäre, so daß das Präparat bei langsamer Trocknung in die Schadstellen eindringt. Nach klinischen Räudefällen sind die Buchten der kranken Tiere zu reinigen und mit Akariziden zu behandeln und, wenn möglich, einen Monat unbelegt zu lassen.
In schweren Räudefällen mit erheblicher Störung des Allgemeinbefindes ist das Schlachten einer Behandlung vorzuziehen, denn ein schwer zu heilendes Tier wird sich nur langsam erholen und für den Bestand ein Reinfektionsrisiko sein.

Tabelle IV/25 Gegen Räude und Läuse verwendbare Präparate in Frankreich

Chemische Bezeichnung	Handelsname	Zustand	Konzentration		Wirkung	
			Anfang %	Gebrauch ‰	Räude	Läuse
Lindan	Gamatox Cooper	Puder	13,5	0,18–0,25		+++
	Tigal S.O.F.C.A.	Puder	25			
	Tigal S.O.F.C.A.	Emulsion	18			
	Veticid Vetoquinol	Emulsion	13	0,6 –0,8	+++	+++
Toxaphen	Coopertox Cooper	Emulsion	65	2,4 –2,5		+++
	Tiphen S.O.F.C.A.	Emulsion	60	4,8 –5,0	++	+++
Carbophenothion	Trithion Stauffer	Emulsion	42	0,42	++	+++
Chlorphenvinphos	Sarcopoid Cogla	Emulsion	20			
	Supona Shell	Emulsion	20	0,5	++	+++
	Supona Shell	Puder	20			
Coumaphos	Asuntol Bayer	Puder	30	0,6		+++
				2,4	++	+++
Crotoxyphos	Ciodrin Shell	Emulsion	25	2,5	++	+++
	Vetacar C Lathevet	Emulsion	24	2,4		
Dioxathion	Delnav Hercules	Emulsion	50	0,5 –1,0		+++
Fenchlorphos	Etolen Dow Co	Puder	40			
Ronnel	Korlan Dow Co	Puder	50	2,5		+++
Malathion	Malathion Amer. Cyan Co.	Puder	20			
	Sumitox R.P.	Puder	20	5,0	++	+++
	Sumitox R.P.	Emulsion	50			
Tricyclohexyletain	Paxigal Boeringher	Puder	25	2,5	+++	

Prophylaxe

Es ist zweckmäßig, die Sauen 1,5 Monate vor dem Abferkeln vorbeugend zu behandeln, Ferkel, sobald sie abgesetzt sind, Eber vor der Deckperiode. Jedes dem Bestand zugeführte Tier muß auch behandelt und in der Zeit zwischen den beiden Behandlungen in Quarantäne gehalten werden.
Eine Desinfektion der Ställe ist zu empfehlen, zu der Zeit, in der die Sauen behandelt werden. Wenn möglich, sind im Wechsel die Buchten nach der Reinigung und Desinfektion einen Monat lang leer stehen zu lassen.

Demodikose

Die Häufigkeit dieser Parasitose ist unbekannt, denn sie bleibt wegen fehlender klinischer Anzeichen allgemein unentdeckt. Ihr Erreger ist *Demodex phylloides*, von länglichem Körper (Länge 0,25 mm) mit sehr kurzen Füßen.
Die Demodex leben in den Haarfollikeln, die Infektion kann sich auf die subdermalen Lymphwege ausdehnen. Der Zyklus dauert zwei Wochen und umfaßt drei Nymphenstadien. Das Leben der Adulten dauert 1 bis 2 Monate. Die Ansteckung ist wahrscheinlich direkt. Die in den tieferen Organen (bes. Lnn.) bei verschiedenen Säugetierspezies gefundenen Milben deuten wahrscheinlich auf einen gelegentlichen Parasitismus bei der Auf-

nahme infizierter Hauttrümmer durch das Anlecken oder den Verzehr kutanen Hautgewebes hin.
Wenn Schädigungen bestehen, erscheinen sie wie rötliche Nadelstiche um den Rüssel, die Wimpern, unten am Hals, am Bauch und an der Schenkelinnenfläche. Später können sie knötchenförmig oder pustulös werden mit einem talgähnlichen, graugelben Inhalt abszedieren und nach dem Aufbrechen konfluierende Hautläsionen bilden.
Der Nachweis der Demodex-Milben sichert die Diagnose. Man kennt keine bei Demodikose des Schweines übliche Behandlung. Schwer erkrankte Tiere müssen eliminert werden.

Läusebefall

Der stechenden Laus (*Anoplurus*) begegnet man bei den Hausschweinen asiatischer Herkunft, und bei den Wildschweinen des Fernen Ostens ist es *Haematopinus suis*. Beim europäischen Wildschwein und den von diesem abstammenden alten Schweinerassen handelt es sich um *H. apri*.
Es sind Läuse großen Formats (bis zu 5 bis 6 mm Länge), grau, mit verkalkten, dunkel erscheinenden Bänderungen versehen. Sie befallen die behaarten Hautpartien (Ohrgrund und Ohrinneres, Innenfläche der Beine, Flanken), an denen sie hängen bleiben.

Entwicklungszyklus

Das Weibchen heftet sein Ei (Nisse) an ein 1 bis 2 mm langes Haar, etwa einen Monat lang 3 bis 4 Eier/Tag. Die Jungen schlüpfen innerhalb von 12 bis 20 Tagen. Der Zyklus umfaßt drei Nymphenstadien und die Adulten. Er dauert von Ei zu Ei 23 bis 30 Tage, und die Laus lebt insgesamt 30 bis 35 Tage.
Die Ansteckung vollzieht sich durch direkten Kontakt. Außerhalb des Wirtes überschreitet die Lebensdauer keine 3 Tage. Die Läuse des Schweines sind stark wirtsspezifisch. Sie können gelegentlich andere Tiere (und den Menschen) stechen; am Boden überleben sie nicht lange.

Pathogenese

Die ständige Haematophagie der Laus ruft beim Wirt Sensibilisierungsreaktionen hervor, die den Ablauf der normalen Mahlzeiten stören oder behindern. Der sich im physiologischen Gleichgewicht befindliche Wirt verteidigt sich durch Proliferationen und unterhält nur eine minimal tolerable Population, wobei durch die Haut heftige Abwehrreaktionen als Folge der Sensibilisierung auftreten. Deshalb reduzieren interkurrente Erkrankungen , physiologische Schwächezustände oder bestimmte Mangelsituationen die durch den Befall mit Läusen einhergehenden Abwehrreaktionen. Das ist im Winter im allgemeinen eine Tatsache in Verbindung mit weniger günstigen Ernährungs- oder Lebensbedingungen als in anderen Jahreszeiten.

Rolle der Läuse als Vektoren

Man hat der Schweinelaus nachgesagt, ein Grund zur Verbreitung der Pocken des Schweines zu sein, indem das Virus mechanisch verschleppt wird oder durch Stiche mehrfache Hautschädigungen geschaffen werden, die ebenso für das Virus Eintrittspforten darstellen.
Wichtiger ist die Übertragung von *Eperythrozoon suis* durch *Haematopinus suis*: *Ep. suis* (das sich als pathogen erweist und eine schleichende Anaemie hervorrufen kann, die in ihren Ursachen und Wirkungen mit der Anaplasmose vergleichbar ist) und *Ep. parvum*, das nicht pathogen ist und sich an der Oberfläche von Blutungen befindet.

Symptome

Die ständigen und zahlreichen Stiche bewirken eine Entzündung, ein Oedem und Juckreiz, je früher und stärker der Wirt durch den Speichel

ZUSAMMENFASSUNG

Die beiden wichtigsten Ektoparasitosen sind die Sarcoptesräude und der Läusebefall. Diese bedürfen einer ständigen Überwachung. Tatsächlich können beide Erkrankungen auf den Allgemeinzustand der Tiere deutliche Auswirkungen haben. Für die Behandlung ist der therapeutische Medikamenteneinsatz vielseitig.
Eine andere Ektoparasitose, die Demodikose, bleibt oft unentdeckt, weil klinische Anzeichen nicht vorhanden sind; ihre Häufigkeit ist nicht bekannt.

der Laus sensibilisiert wird (Reaktion vom Histamintyp). Das Tier scheuert sich an jedem Wurfgefährten, ist ständig unruhig, was sein Verhalten, seine Zunahme und das Mastergebnis beeinflußt. Die bei diesen Tieren beobachtete Anämie beruht auf dem Blutentzug wie auf der Beunruhigung, die das Nahrungsverhalten des Tieres stört. Ebenso sei daran erinnert, daß die Vermehrung der Läuse das Zeichen einer verminderten Abwehr hinsichtlich einer interkurrenten Erkrankung ist, die noch nicht diagnostiziert wurde, und daß der ausgedehnte Läusebefall eine andere Krankheit kompliziert.

Diagnostik

Wenn die Läuse unmittelbar nicht nachweisbar sind, muß man sie an den Haaren der Innenflächen der Ohren im Nymphenstadium suchen; sie sehen kleiner und heller als die Adulten aus. Außerdem sind die an den Haaren aufgehängten Nissen kennzeichnend.

Behandlung

Die brauchbarsten Insektizide sind in der Tabelle IV/25 zusammengestellt. Ihre Anwendung als Bad oder Dusche ergibt zufriedenstellende Resultate. Der Einsatz der Insektizide an Scheuerpfählen oder in den Trögen und der Einstreu stellt nur eine ergänzende Maßnahme dar. Weil die Nissen durch die Mittel nicht angegriffen werden, muß man stets zweimal im Abstand von 2 bis 3 Wochen behandeln.
Beim Duschen ist auf eine gute Durchfeuchtung des Bauches zu achten, und auch die Innenflächen der Beine sind nicht zu vergessen.

Prophylaxe

Vorbeugende Behandlungen jährlich oder alle zwei Jahre gegen Läuse in der Herde oder bei Zuführung von Tieren von außerhalb ergeben gute Resultate. Diese Strategie muß in jeder Form mit der Räudeprophylaxe kombiniert werden.

Befall mit Zecken

ZUSAMMENFASSUNG

In den Beständen der intensiven Tierhaltung gibt es keine Zeckeninfektion, sie kann nur bei traditioneller, extensiver Tierhaltung auftreten.

Die intensiven Tierhaltungen lassen die Bildung einer Zeckenpopulation nicht zu. Der Befall der Schweine durch Zecken kommt nur bei traditioneller, extensiver Tierhaltung zustande, wenn die Tiere in dem natürlichen Milieu umherschweifen. Sie können auch von verschiedenen Zeckenspezies befallen werden, die sonst zu Haus- oder wilden Wiederkäuern, zu Pferden oder Wildschweinen in Verbindung stehen. So treten gelegentlich bei Schweinen Fälle von Babesiosen mit *Babesia perroncitoi* oder mit Babesia *(Piroplasma) trautmanni* auf, wahrscheinlich als Folge von Stichen bestimmter *Dermacentor* oder *Rhipicephalus*, die sich in der vorherigen Generation an chronisch infizierten Wildschweinen infizierten.
Die Wildschweine sind nur Ursache dieser sporadischen Fälle von Babesiosen, wenn ihre Bestände überhöht und sie dieselben Stellen wie die Schweine der Dörfer und kleinen Ansiedlungen aufsuchen.

Kapitel 3 Protozoen und Protozoonosen

Wir haben die Helminthen und wichtigen Helminthosen für die Tierhaltung in den europäischen Ländern betont. Wir können aber Parasiten nicht vernachlässigen, die bei jungen, anscheinend vollkommen gesunden Tieren, die gelegentlich Durchfall haben, nachgewiesen werden. Es handelt sich um Kokzidien (*Eimeria* und/oder *Isospora*) oder um eine Ziliate *Balantidium coli*. Ebenso werden wir die Bedeutung von *Toxoplasma gondii* prüfen.

Kokzidiose

Sie war Gegenstand eines Artikels von YVORE u. a. (1976), auf den wir den Leser hinweisen. Außer den besonderen und seltenen Fällen junger, in der Säugezeit im Freien aufgezogener Ferkel können wir das Vorliegen der Kokzidiose nicht bestätigen. Wir stimmen aber mit diesen Autoren hinsichtlich der Häufigkeit der Kokzidien in den im Labor untersuchten Kotproben überein. Das Vorliegen von Oozysten bei der koproskopischen Prüfung gilt als zufällig. Leider wird das »Vorliegen von Oozysten« zu oft (selbst in relativ hoher Zahl) mit »Kokzidiose« interpretiert, was einen spezifischen therapeutischen Eingriff erfordert. Wir haben eine Signifikanzschwelle von 10 000 Oozysten/g Fäzes vorgeschlagen (Tab. IV/23). Nach unserer Erfahrung kommt dieser alarmierende Schwellenwert in einem Bestand sehr selten vor.

Balantidiose

Balantidium coli

Diese Ziliate kann beim gesunden Schwein als normaler Darmbewohner angesehen werden (RAYNAUD u. a., 1980). Im Verlauf systematischer, bei jungen, abgesetzten Schweinen durchgeführten Erhebungen, von denen einige später zur experimentellen Reproduktion der Dysenterie dienten, haben wir bei 23 % der Ferkel die Ausscheidung beweglicher Trophozoite gefunden (durchschnittlich 670/g Fäzes; Extreme 0 bis 7000). Die im Labor zur Zählung der Trophozoite verwendete Routinetechnik hatte als Schwellenwert den Nachweis von 10 Elementen/g.

Bei der Dysenterie *(Enteritis haemorrhagica)* war die Zahl der ausgeschiedenen Parasiten signifikant vermehrt (Tab. IV/26). Im Labor zählen wir die beweglichen und sich ändernden Formen der Trophozoite, deren Morphologie charakteristisch und eindeutig ist. Die Zysten, feste Kugelformen, sind schwer zu diagnostizieren. Wir halten es für erwähnenswert, daß sich die Trophozoite zu Zysten entwickeln, wenn die frische Probe nicht unmittelbar untersucht wird.

Balantidium coli wird oft als Opportunist betrachtet, als ein den Dickdarm nach einer Infektion durch *Escherichia coli* oder durch *Treponema hyodysenteriae* bevölkernder Parasit des Ausganges. Wir müssen da eine unexakte Auslegung der Ergebnisse von Kotuntersuchungen oder von Kolon-Schleimhaut-Geschabseln anmerken, die das »Vorliegen zahlreicher *B. coli*« anstelle von »*Balantidiose*« vortäuscht, was notgedrungen den Einsatz einer spezifischen Therapie auslöst oder eine solche unterstellt.

Tabelle IV/26 Balantidium coli (Zahl der Trophozoite/g Fäzes) bei Tieren mit Dysenterie zu Beginn der Erkrankung (REYNAUD u. a., 1980)

Übertragungsort der Dysenterie	Durchschnittliche Zahl und Extremwerte	Positive Tiere in %
Spontane Ansteckung in der Bucht	3300 0– 2700	32
Orale Infektion mit		
Mukosagereibsel	4200 0–62000	61
Stämmen von *T. hyodysenteriae*	5100 0–22000	80

Toxoplasmose

Die Toxoplasmose ist eine Protozoonose, die beim Schwein (FARREL u. a., 1952) wie bei den anderen Tierarten unerkannt vorkommt. Nur in einigen besonderen Fällen ist sie Ursache von Störungen (HANSEN u. a., 1977).

Morphologie und Lokalisation

Toxoplasma gondii ist ein Parasit, der sich als Halbmond von 5 bis 7 zu 2 bis 3 μ darbietet. Das Zytoplasma ist lichtbrechend, und der

ZUSAMMENFASSUNG

Zu den Protozoen gehören insbesondere die Kokzidien (des Darmes), ein Ziliat, Balantidium coli, der als Normalbewohner des Darmes des gesunden Schweines angesehen wird. Es ist ein Parasit des Ausganges, der im Dickdarm des Schweines nach einer Infektion mit Escherichia coli oder mit Treponema hyodysenteriae auftritt. Das pathologische Vorkommen von Kokzidien und von Balantidium coli wird diskutiert. Die durch Toxoplasma gondii, einer verbreiteten Form einer Kokzidie der Katze, Isospora bigemina, hervorgerufene Toxoplasmose führt nur selten zur klinischen Erkrankung und kommt in den Beständen der industriellen Tierhaltung nicht mehr vor (Vorteil gegenüber bäuerlichen Tierhaltungen, wo sie Aborte verursachen kann).

ziemlich voluminöse Kern nimmt rund ein Drittel der Parasitenfläche ein. Diese »Halbmonde« können isoliert vorkommen, in Gruppen im retikulo-endothelialen System oder selbst in Form von Zysten von 30 bis 150 μ in allen Geweben (Hirn, Herz, Muskeln) auftreten.

Toxoplasma gondii ist die verbreitete Form (Merozoit) einer Kokzidie der Katze: *Isospora bigemina*.

Die Häufigkeit der Toxoplasmose schwankt in Abhängigkeit vom Typ der Tierhaltung. Außer in intensiven Tierbeständen, in denen die Tiere zumeist mit Fertigfuttermitteln ernährt werden, kommt sie in der bäuerlichen Tierhaltung häufiger vor, denn die Tiere können leicht von Katzen verschmutztes Futter aufnehmen. Die Zahl ist bei den Tieren groß, die Küchenabfälle erhalten. Die Erkrankungen durch Toxoplasmose sind selten. Bei den Sauen äußern sie sich in Aborten und in verschiedenen Störungen bei den Ferkeln. Eine systematische Untersuchung von Aborten auf Toxoplasmen erfolgt nicht, ihre Häufigkeit ist unbekannt. Es gibt Fälle, wo die Krankheit sich besonders durch die Geburt einer anormal hohen Zahl von Ferkeln äußert, unter der viele zu leichte Ferkel nicht lebensfähige sind, wie das 7 Monate in einem Bestand von 150 Sauen beobachtet wurde (Tainturier u. a., 1980). Die Neugeborenen können leben und von normaler Größe sein, dann vom zweiten Lebenstage an und wohl zwischen der ersten und dritten Woche, selten bis zum Alter von einem Jahr, zur Verendung führende Störungen aufweisen.

Die Kranken weisen dann Diarrhoe, Dyspnoe mit nervösen Störungen verbunden, wie Ataxie, oder sehr große Schwäche auf. Es besteht eine deutliche Hyperthermie.

Die Verendungen erfassen manchmal 50 % der Ferkel, und die Krankheit kann in einem kontaminierten Bestand mehrere Jahre dauern. Unter den Überlebenden haben bestimmte Tiere nervöse Störungen, Zittern, Ataxie, auf einer Chorioretinitis beruhende Sehstörungen.

Die prophylaktischen Maßnahmen bestehen darin, Katzen von Schweinebeständen und den für Schweine bestimmten Futtermitteln fernzuhalten. Gehören hierzu Küchenabfälle, ist deren ausreichendes Dämpfen unerläßlich, was gleichzeitig die Prophylaxe gegen die Trichinose und die Schweinepest sichert.

LITERATUR

Andersen, S.; Jorgensen, R. J.; Nansen, P.; Nielsen, K., 1973 – Experimental Ascaris suum infection in piglets. Acta Path. Microbiol. Scand. Sect., B 81, pp. 650–656

Andersen, S., 1976 – The influence of Ascaris suum infection upon growth rates in pigs. Nord. Vet. Med., 28, 322

Balconi, I. R.; Todd, A. C., 1962 – A new treatment fort trichuriasis in swine. Vet. Med. 57 (9), 798

Batte, E. G.; Moncol, D. J., 1967 – Colostral infection of newborn pigs by Strongyloides ransomi in »The reaction of the host to parasitism«. E. J. L. Soulsby, 272–276. Editor proceed. 3rd Int. W. A. A. V. P., Lyon, 1967

Beer, R. J. S., 1973 – Morphology descriptions of the egg and larval stages of Trichuris suis. Parasitology, 67, pp. 263–268

Bennett, D. G., 1975 – External parasites in diseases of swine. Jowa State of University Press Ames Iowa USA. Dunne H. W. and Leman A. D. Edit. 4th edition 1975, pp. 767–779

Bindseil, E., 1972 – On the development of interstitial hepatitis »milk spots« in pigs following infections with Ascaris suum. Nord. Vet. Med., 24, pp. 191–195

Bindseil, E., 1974 – Observations on the relationship between Ascaris suum burdens in pigs and faecal egg counts. Acta Path. Microbiol. Scand. Sect., 82, pp. 879–884

Boch, J.; Supperer, R., 1977 – Veterinärmedizinische Parasitologie. Verlag Paul Parey, Berlin

Cargill, C. F.; Dobson, K. J., 1979 – Experimental Sarcoptes scabiei infection in pigs. Vet. Rec., 104, pp. 11–14

Connan, R. M., 1967 – Observation of the epidemiology of parasitic gastroenteritis due to Oesophagostomum spp and Hyostrongylus rubidus in the pig. Vet. Rec., 80, n° 14, pp. 424–429

Connan, R. M., 1977 – The prevalence of Hyostrongylus rubidus. Vet. Rec., 100, pp. 242–243

Conway, D. P.; de Goosh, C., 1976 – The development of Ascarias suum in growing swine and the efficacy of pyrantel in preventing large roundworms infections. Inter. Pig Vet. Soc. Congress 0.5

Copeman, D. B., 1971 – Immunopathological response of pigs in ascariasis in pathology of parasitic diseases. S. M. GAAFAR editor; Purdue University Studies Publisher, pp. 135–145

Dunn, A. M.; Jacobs, D. E., 1966 – Records of pig helminths in Great Britain and Denmark. Vet. Med., 79, 156

Dunn, A. M., 1978 – Veterinary helminthology. William Heinemann Medical Books Ltd, London: 324 pages

Enigk, von K., 1978 – Die biologischen Grundlagen zur Behandlung und Vorbeuge des Helminthenbefalles beim Schwein. Dtsch. Tierärztl. Wochenschr., 85, n° 3, pp. 77–112

Euzeby, J., – Las maladies vermineuses des animaux domestiques. Vigot Frères Editeurs, T 1: Maladies dues aux Némathelminthes. Fasc. 1er: 1961; Fasc. 2: 1963

Farrel, R. L.; Docton, F. L.; Chamberlain, D. M.; Cole, C. ., 1952 – Toxoplasmosis. 1. Toxoplasma isolated from swine. Am. J. Vet. Res., 13, pp. 181–185

Faublee, V., 1979 – La gale sarcoptique du porc. Dossiers de l'Elevage, 3, 3, pp. 59–73

Gibson, T. E., 1975 – Veterinary Anthelmintic Medication, 3rd Edition. Technical communication n° 22 – C. A. B., England

Graber, M.; Euzeby, J.; Gevrey, J.; Raynaud, J. P., 1972 – Les oesophagostomes du porc de la région d'Amboise. Ann. Parasitol. (Paris), 47, n° 4, pp. 551–568

Hansen, H. J.; Huldt, G.; Thafvelin, B., 1977 – On porcine toxoplasmosis in Sweden. Nord. Vet. Med., 29, pp. 381–385

Henriksen, S. Aa., 1971a – Undersogelser vedrorende gastro-intestinale parasitter hos svin. Nord. Vet. Med., 23, pp. 152–161

Jacobs, D. E., 1967 – Gastro-intestinal helminthiasis of the adult pig in Denmark. I. A post-mortem-study. Nord. Vet. Med., 19, pp. 457–465

Jacobs, D. E.; Andreassen, J., 1967 – Gastro-intestinal helminthiasis of the adult pig in Denmark. The geographical distribution of Hyostrongylus rubidus and Oesophagostomum spp. Nord. Vet. Med., 19, pp. 462 465

Kendall, S. B.; Small, A. J., 1974a – The biology of Hyostrongylus rubidus VIII Loss of worms from the pig. J. Comp. Path., 84, pp. 437–441

Kendall, S. B.; Small, A. J., 1974b – Hyostrongylus rubidus in sows at pasture. Vet. Rec., 95, 388

Lindquist, W. D., 1975 – Nematodes, Acantocephalis, Trematodes and Cestodes in disease of swine. Iowa State University Press, Ames, Iowa, USA. Dunne H. W. and Leman A. D. edit. 4th edition, 1975, pp. 780–815

Nielsen, N. C.; Bille, N.; Svendsen, J.; Riising, H. J., 1976 – Sygdomsbekaempelse i svinebesaetninger. Institut for intern Medicin, Den Kgl. Veterinaerog Landbohojskole, Kobenhavn, Danmark

Raynaud, J. P.; Graber, M.; Euzeby, J., 1974 – Experimentation sur la biologie des trois espèces d'Oesophagostomum quadrispinulatum, granatensis et dentatum. I. O. V. S. 3e Congrès International, Lyon, Juin 1974

Raynaud, J. P.; Jolivet, G., 1976 – Principles objectives and methods for the control of the gastrointestinal parasites of pigs in France. Folia Vet. Latina, 6, n° 2, pp. 95–119

Raynaud, J. P.; Virat, M., 1979 – Le point sur le parasitisme dû aux nématodes chez le porc en France, éléments épidémiologiques et diagnostiques, pathologie et méthodes de lutte. G. T. V., 79- Sp P-032

Raynaud, J. P.; Brunault, G.; Philippe, J., 1980 – Swine dysentery – Comparison of experimental diseases produced by infection with colonic mucosa or with Treponema hyodysenteriae, French strains, and of „natural" disease. Ann. Rech. Vét., 11, pp. 69–87

Rhodes, M. B.; Mc Collough, R. A.; Mebus, C. A.; Klugas, C. A.; Ferguson, D. L.; Twiehavs, M. J., 1977 – Ascaris suum = hatching of ambryonated eggs in swine. Experimental parasitology , 42, pp. 356–362

Roneus, O., 1964 – Pulmonary lesions in the pig caused by migrating larvae of Ascaris suum, Toxocara cati and Toxocara canis a pendent to Löffler's syndrome in man. Wien. Tierärztl. Mon. schr., 51, pp. 245–259

Roneus, O., 1971 – Studien on the inter relationship between the number of orally administered A. suum eggs, blood eosinophilia and the number of adult intestinal ascarids in pathology of parasitic diseases. S. M. Gaafar edit. Purdue Univ. Publish., pp. 339–343

Soulsby, E. J. L., 1965 – Textbook of veterinary clinical parasitology. Vol. I.: Helminths. Blackwell scientific publications Oxford

Taffs, L. F.; Sellers, K. C.; Clark, C. J.; Froyd, G., 1969 – The interpretation of Oesophagostomum spp. egg counts in growing pigs. Vet. Rec., 85, pp. 614–616

Tainturier, D.; Franc, M.; Dorchies, Ph.; Ducos de Lahitte, J., 1980 – Toxoplasmose et pathologie de la reproduction chez les ruminants et la truie. Revue Méd. Vét., 131, pp. 223–235

Yvore, P.; Peloille, M.; Bernard, F.; Othenet, J., 1976 – Les coccidioses du porc: espèces présentes en France. Essais d'infestations expérimentales. Rec. Méd. Vét., 152 (1), pp. 25–32

Zimmerman, D. R.; Spear, M. L.; Switter, W. P., 1973 – Effect of Mycoplasma hyopneumoniae infection, pyrantel treatment and protein nutrition on performance of pigs exposed to soil containing Ascaris suum ova. J. Anim. Sci., 36, n° 5, pp. 894–897

Abschnitt C *Ernährungsbedingte Krankheiten*

R. Wolter

Allgemein beeinflußt die Ausgewogenheit der Futterration die Widerstandskraft gegenüber Infektionen und Parasitenbefall mit am meisten. Man kennt sehr gut die Rolle des Vitamins A für den Schutz der Epithelien, ebenso die der Proteine, von Zink, Jod, der Vitamine des B-Komplexes, der Tokopherole und des Retinols für die Bildung von Antikörpern, für die Stimulierung der Phagozytose, für die Sekretion der Properdine und der Nebennierenrindenhormone. Deutlicher ausgedrückt, die Zusammensetzung der Futterration kann ernährungsseitig oder stoffwechselbedingt verschiedenen Erkrankungen vorbeugen, die auf einem Überangebot oder einem Mangel beruhen.

Doch darf man auf die Ernährung nicht leichtfertig zurückführen, die Ursache aller nicht fieberhaften Erkrankungen zu sein, deren infektiöser oder parasitärer Charakter fraglich oder atypisch ist. Übrigens stellt sie neben den Stallverhältnissen, dem Mikroklima, der Keimbesiedlung usw. nur einen Aspekt der Umweltbedingungen dar.

»Die Art des Gebens spielt die gleiche Rolle wie das, was man gibt.«

Fehler in der Futterverabreichung, die von der Verantwortlichkeit des Pflegers abhängen, sind in der Praxis häufiger als eine ungeeignete Zusammensetzung der Ration.

Die Entwicklung des internationalen Handels und die Erweiterung des Maisanbaus in Frankreich, der nicht selten in halbfeuchtem Zustand und unter schlechten Bedingungen gelagert wird, begünstigen das Auftreten von verschiedenen Mykotoxikosen. Außerdem führen ökonomische Zwänge zum Rückgriff auf Futtermittel, die eine gewisse Toxizität haben, wie Rapsschrot.

Kapitel 1 Verdauungsstörungen

Es sind zwei Formen von Verdauungsstörungen zu unterscheiden:

- die mehr oder weniger durch Fehler in der Futterdosierung bedingten, deren Folgen relativ gering sind; in diesem Zusammenhang, ein wenig willkürlich, führen wir die ösophagogastrischen Ulzera, Verstopfung der tragenden Sauen und Bißverletzungen an Schwanz oder Ohren auf;
- solche funktioneller Art, deren Auftreten ein Problem ersten Ranges in der Schweinehaltung darstellt.

Ösophagogastrische Ulzera

Sie können ein Drittel bis die Hälfte eines Mastschweinebestandes befallen; im Durchschnitt zeigen 2 bis 5 % der erkrankten Tiere keine klinischen Zeichen und sterben infolge Magenblutungen (maladie du porc blanc = Weißschweinkrankheit). Die Geschwüre sind histologisch mit einer parakeratösen Veränderung der ösophagealen Schleimhaut in der Cardia des Magens. Sie sind klar zu unterscheiden von den Geschwüren der Magenfunduszone, deren vorherrschende Veränderung die Nekrose des Epithels ist. Sie treten plötzlich bei einstreulos und mehr oder weniger vereinzelt bei auf Einstreu gehaltenen Schweinen auf, die Trockenfutter mit zu wenig Rohfaser oder zu fein zerkleinert (Teilchen <1 mm) erhalten. Eine Granulierung des Futters senkt den ungünstigen Effekt der zu feinen Schrote nicht. Die beste Vorsorge besteht darin, das Futter mit 3 bis 4 % Rohfaser zu versetzen und auf eine gröbere Partikelgröße zu achten. Zu diesem Zweck sind Luzernemehl, Hafer und Zellulosespäne gut geeignet, im Unterschied zu Polyäthylenpartikelchen. Allerdings muß man ein ausgewogenes Verhältnis zwischen Partikelgröße und Rohfasergehalt des Futters einhalten, um nicht gleichzeitig die Futteraufnahme zu senken.

Verstopfung

Die Verstopfung der tragenden Sauen, gewöhnlich mit einer streng restriktiven Fütterung verknüpft, tritt häufig auf, wenn die Tiere nicht über einen Weideauslauf oder Stroheinstreu verfügen und besonders, wenn sie auf Betonfußboden gehalten werden. Dies begünstigt das postpuerperale Auftreten des Metritis- Mastitis-Agalaktie-Syndroms (MMA).

Zwar gibt es keinen Beweis dafür, aber es wurde beobachtet, daß diese Art der Verstopfung die Fruchtbarkeitsleistung nicht beeinträchtigt und offensichtlich keine Komplikationen bedingt. Trotzdem ist eine Vorbeuge angebracht: sie besteht in der Erhöhung des Rohfasergehaltes im Futter um etwa 5 %.

Bißverletzungen an Schwanz und Ohren

Sie werden gelegentlich einem Rohfaserdefizit zugeordnet, das eventuell die Dauer der Futteraufnahme oder den Durchgang durch den Magen-Darmkanal beeinträchtigen und so eine gewisse beruhigende Wirkung verhindern könnte. Man sieht jedenfalls als Grund Unausgewogenheiten im Futter an, die z. B. das Protein, verschiedene Mineralstoffe (Natrium und Eisen) und mehr noch Mängel in der Flüssigkeitszufuhr betreffen. Störungen im sozialen Verhalten können zum Kannibalismus führen und alles, was sonst die Lebendmassezunahme in der Gruppe verschlechtern kann, scheint mit Störungen des Wohlbefindens in Verbindung zu stehen: Langeweile, Überbesatz, schlechte Lüftung mit Anhäufung von Schadgasen und Feuchtigkeit, extrem hohe Temperaturen, zu helle Beleuchtung, ungewöhnlicher Lärm, Ektoparasiten usw. In dieser Hinsicht bringt eine Haltung auf Stroheinstreu vielfältige Vorteile: Vorhandensein von Rohfaser, Wärmedämmung, Beschäftigung der Tiere.
Um die Tiere zu beschäftigen, rät man auch, in den Buchten verschiedene Gegenstände aufzuhängen: Ketten, Reifen usw. Die Vorbeuge zieht auch Tranquilizer in Betracht sowie Geruchsstoffe und schließlich das Kupieren der Schwänze. Logischerweise ist es aber besser, die Ausgewogenheit der Ration und besonders die Umweltverhältnisse zu beachten.

Funktionelle Störungen

Jeder Fehler in der Futterzusammensetzung, in Verbindung mit einem zu hohen Nährstoff- oder Futterangebot und/oder einer zu plötzlichen Veränderung des Fütterungsregimes, besonders zur Zeit des Absetzens, oft sogar mit einem Wechsel des Stalles oder des Betreuers, ruft zuerst verschiedenartige Störungen der Verdauungsvorgänge hervor, und zwar mechanische, enzymatische und besonders mikrobiologische (Rérat, 1972).

- *Mechanische Störungen*

Die Art der Fütterung, ihre Verabreichungsfolge und die zugeteilte Menge beeinflussen die Darmpassage und damit die enzymatischen Vorgänge und die Darmflora.

- *Enzymatische Störungen*

Das Fehlen bestimmter Verdauungsenzyme bei Ferkeln und, auch noch später, ungenügende Anpassung an eine neue Futtermischung bringen die Gefahr von Resorptionsstörungen im Dünndarm und eines mikrobiellen Katabolismus im Dickdarmbereich mit sich.

- *Mikrobiologische Störungen*

Schwankungen in der Futteraufnahme oder in der Futterzusammensetzung führen zu tiefgreifenden Änderungen in der Darmflora und ihres Stoffwechsels.

Daraus entsteht eine quantitative und qualitative Veränderung, auf deren Grundlage sich banale oder pathogene Keime im Dünndarm und auch im Dickdarm entwickeln, was zu Störungen der Absorption führt. Die Folge sind unspezifische Durchfälle oder die besser bekannten pathologischen Störungen, wie die Kolienterotoxämie in Form der Diarrhoe der Absetzer oder die Ödemkrankheit (Renault u. Maire, 1968).

Fermentative und Fäulnis-Diarrhoen

Fermentative Diarrhoen entstehen durch Anreicherung einer kohlenhydratspaltenden Keimflora im Dickdarm. Dabei werden niedrigmolekulare Fettsäuren in großen Mengen freigesetzt, die die Darmschleimhaut schädigen und die Wasserausscheidung auf Grund ihres starken osmotischen Drucks verstärken.

Fäulnisdiarrhoen entstehen aus einem Überangebot an Proteinen, die auf enzymatischem Wege stark abgebaut werden und eine alkalische Flora stimulieren. Es entstehen Amine, wie Histamin, Putreszin, Kadaverin und dazu mikrobielle Toxine. Die Darmwand reagiert dann mit verstärkter Peristaltik und Hypersekretion von N-Verbindungen, die Bedingungen für eine Dysbakterie, für Diarrhoen und sogar Autointoxikationen schaffen. Diese Gefahr ist besonders groß in der Zeit des Absetzens der Ferkel, vor allem wenn dies zu früh und plötzlich geschieht. Erschwerend ist ein Eiweißüberangebot besonders durch pflanzliche Proteine, solange die Trypsinaktivität noch ungenügend entwickelt ist (Aumaitre, 1969), bei Anwesenheit von Antitrypsinfaktoren oder durch eine Proteinschädigung als Folge einer Überhitzung (Maillard-Reaktion).

Kolienterotoxämie-Syndrom

Im Gegensatz zu den vorigen Fällen, bei denen saprophytäre Keime ursächlich beteiligt sind, hängt das Kolienterotoxämiesyndrom mit der Besiedlung des Dünndarms, nicht nur des Dickdarms, mit hämolytischen Stämmen von *Escherichia coli* zusammen, deren Endotoxine die lokalen und allgemeinen Störungen bedingen. Die Fütterung ist nur ein Faktor für die Veränderung der Besiedlung und des Wachstums dieser Stämme, genauso wie der Verdauungsablauf, die Drüsensekretion, die Bildung von Antikörpern und die Anwesenheit einer stabilen Keimflora. Dennoch kann man über die Fütterung der Entwicklung von Kolibakterien entgegenwirken, indem man ein saures Milieu im Verdauungstrakt schafft.

Die Verhütung dieser Verdauungsstörungen mit ihren teilweise schweren Folgen erfordert folgende Maßnahmen:

- *Schrittweise Erhöhung der Futterration*

Besonders während des Absetzens ist es günstig, anfangs die Aufnahme von Trockenfutter einzuschränken auf 30 g/kg Körpermasse täglich für einige Tage, dann auf 50 g/kg Körpermasse täglich erhöhen, bis man zur ad libitum-Fütterung übergeht. Außerdem ist es immer günstig, die täglichen Futtergaben in kleinen Portionen zu verabreichen unter besonderer Beachtung einer ausreichenden Versorgung mit Tränkwasser.

- *Allmähliche Umstellung des Futterregimes*

Man ändert erst teilweise die Futterstoffe, dann ganz, was mindestens ein bis zwei Wochen dauern sollte. Dieser Übergang ist speziell bei der Vorbereitung auf das Absetzen wichtig, um Wachstumsminderungen, Durchfälle oder sogar Todesfälle zu verhüten. Es ist daher gut, den Ferkeln sehr früh ein vollwertiges Futter zu geben, schmackhaft und gut verdaulich, besonders wenn man frühes Absetzen vornimmt bzw. vornehmen will.

• *Gewährleistung einer ausreichenden Partikelgröße*
zur Verhütung von Magengeschwüren, ohne Beeinträchtigung der Verdaulichkeit und Futterverwertung. Gleichzeitig muß der Rohfasergehalt richtig gewählt sein, um eine schnelle Entleerung des Dickdarms zu sichern, die die Anreicherung von Keimen und ihre schädlichen Folgen unterdrückt.

• *Einstellung eines alimentären Gleichgewichts*
mit dem Ziel, die Aktivität der Darmflora einzugrenzen. Ein niedriger Stickstoffgehalt im Starterfutter zu Gunsten der essentiellen Aminosäuren, z. B. des Lysins, verringert die Gefahren des Auftretens einer fäulniserregenden Mikroflora. Zum gleichen Zweck kann die Zufuhr eines säurebildenden Stoffes günstig sein, z. B. von Molke, trotzdem ihre übermäßige Verwendung die enzymatischen Prozesse im Dickdarm mit dem Risiko von Diarrhoe oder Aufblähungen anregt. Zuweilen werden sie durch Verlagerung oder Torsion der mesenteriellen Venen kompliziert und zur Ursache tödlicher Blutungen (TODD u. a., 1977).

• *Beimengung spezifischer Wirkstoffe*
Sie sind geeignet, die Aktivität der Darmflora zu senken oder in eine bestimmte Richtung zu lenken, um die Ausnutzung der Nährstoffe zu verbessern und bessere biologische Bedingungen im Dickdarm zu sichern: Kupfersulfat, Antibiotika, Chinolinderivate usw.

Ernährungsbedingte Störungen Kapitel 2

Neben allen toxischen Faktoren führen Unausgewogenheiten in der Nahrung, sei es durch Mangel oder Überschuß, zu Stoffwechselstörungen. Diesc können sich auf die Energieträger, Proteine, Mineralstoffe oder Vitamine beziehen.

Energetische Stoffwechselstörungen

Energiemangel, der das Wachstum verlangsamt und die Geschlechtsreife verzögert, reduziert den Umfang der Würfe und die Lebendmasse der Ferkel bei der Geburt und beim Absetzen in dem Maße, wie stark er während der Trächtigkeit war. Dazu kann er Hypoglykämie beim neugeborenen Ferkel verursachen und zum »Dünne-Sauen-Syndrom« führen.

Hypoglykämie des neugeborenen Ferkels

Sie führt sehr schnell beim Ferkel zum Tode. Sie ist mit einer Energieinsuffizienz verbunden, namentlich an Glukose, im Verhältnis zum stark ansteigenden Bedarf. In kalter Umgebung sind es besonders Tiere, die nur über schwache Lipidreserven verfügen, und die aus diesem Grunde gegenüber der Außentemperatur anfälliger sind.
Die Vorbeuge besteht gewöhnlich darin, die Milchleistung der Sau durch eine gesunde und ausreichende Fütterung zu fördern und »Streß« auszuschalten. Auf ein sehr frühzei-

tiges Saugen der Ferkel ist zu achten, damit die genügende Aufnahme von Kolostrum den Ernährungs- und immunologischen Bedarf absichert. Wichtig sind ferner die Wärmeisolierung der Abferkelbucht und eine zusätzliche Heizquelle. Außerdem ist es günstig, den Energiegehalt der Sauenrationen gegen Ende der Tragezeit zu erhöhen (vor allem auch zu Beginn der Laktation), damit Ferkel mit einer höheren Geburtsmasse geboren werden, die widerstandsfähiger gegenüber Hypoglykämie sind; dazu kommt, daß eine erhöhte Milchleistung mit entsprechendem Fettgehalt erreicht wird (Moser u. a., 1980).

Dünne-Sauen-Syndrom

Dieses Syndrom, dem man anfangs die verschiedensten Ursachen zugeordnet hat, scheint hauptsächlich auch mit einem chronischen Energiedefizit bei Sauen verbunden zu sein, die während mehrfacher Trächtigkeitsperioden zu knapp gefüttert worden sind, ohne dem Bedarf für Wachstum (bei jungen Sauen) oder Erhaltung in Abhängigkeit von der Körpermasse Rechnung zu tragen. Eine weitere Ursache können Wärmeverluste durch die Kälte des Stallbodens sein, was den Vorteil einer guten Stroheinstreu im Vergleich zu Holz und besonders Beton unterstreicht. Auch die Verringerung der Speckdicke erhöht einen negativen Einfluß der niedrigen Temperaturen.

Überernährung, die die Schlachtkörperqualität und die Futterverwertung verschlechtert, ist für die Gesundheit weniger schädlich. Allerdings bedingt sie beim Wachstum infolge eines Mißverhältnisses zwischen Massezunahme und Ausreifung des Skeletts und der Gelenke eine Zunahme der Stellungs- und Haltungsanomalien, besonders bei Schweinen mit sehr hohen Wachstumsraten; ebenso beeinträchtigt sie die Fruchtbarkeit der Zuchttiere. Während der Trächtigkeit soll Überernährung die Häufigkeit des MMA-Syndroms erhöhen. In dieser Hinsicht haben aber die Ausgeglichenheit der Futterration, die hygienischen Verhältnisse und das Fehlen von Stressoren wahrscheinlich mehr Bedeutung. Übrigens prädisponiert Überernährung wie beim Menschen zur Arteriosklerose, obwohl auch hierbei viele Aspekte der Ausgeglichenheit der Ration (gesättigte Fettsäuren und einfache Kohlenhydrate, essentielle Fettsäuren, Vitamin E, Chrom usw.) und der Lebensbedingungen im Spiel sind.

Unausgeglichene Proteinversorgung

Proteinmangel, der das Wachstum bei gleichzeitiger Fettablagerung im Körper hemmt, erklärt auch die Mehrzahl der Schweineanämien, von denen nur 20 % der Fälle auf Eisenmangel zurückzuführen sind. Er begrenzt die Ausbildung der Kollagenfasern in den Knochen und führt so zur Osteoporose, besonders bei säugenden Sauen. Er kann die Enzymproduktion verringern, auch die von Hormonen und Immunglobulinen, und als Folge die Verdauungsfunktion beeinträchtigen, sowie die Fruchtbarkeit und die Resistenz gegen Infektionen und Parasitenbefall verringern. Trotzdem bleibt in der Praxis seine Rolle unklar. Es wird ihm auch angelastet, daß er bei tragenden Sauen die Wurfgröße, die Lebendmasse und Vitalität der Ferkel beeinträchtigt. Jedoch beeinflußt er in viel stärkerer Form die Milchleistung der Sau und damit die Lebendmasseentwicklung der Saugferkel.

Proteinüberschuß, dessen ungünstiger Einfluß auf die Darmmikroflora bereits erwähnt wurde, stört den Stoffwechsel wenig, wenn eine gute Leber-Nieren-Funktion gegeben ist. Er wird gewöhnlich nur die Futteraufnahme herabsetzen.

Zur Ausbildung der Proteinlamellen des Knochens sowie des Knorpels bedarf es mehrerer essentieller Faktoren in der Nahrung, wie Lysin, Arginin, Kupfer, Zink, Mangan, Jod, Vitamine A, D usw. (Abb. IV/4).
Eine gute Mineralisierung des Knochens erfordert den kontinuierlichen, ausreichenden und ausgeglichenen Nachschub von Kalzium und Phosphor und eine entsprechende Versorgung mit Vitamin D, um Rachitis und Osteomalazie vorzubeugen. Die gleichen Voraussetzungen dienen zur Verhinderung einer Entmineralisierung des Knochens, also Ursachen der Osteofibrose. Dagegen beeinflussen sie weniger das Auftreten des »Beinschwäche-Syndroms«.

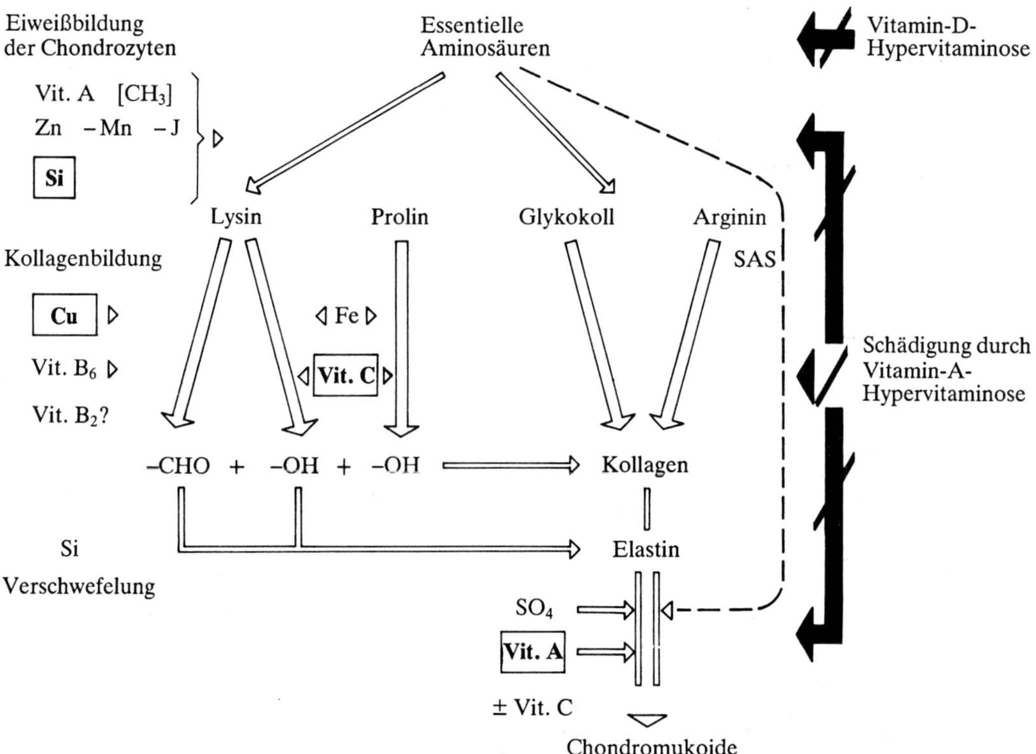

Abb. IV/4 Wichtigste Ernährungsfaktoren bei der Ausbildung des Knorpels

Rachitis und Osteomalazie

Rachitis tritt bei jungen Tieren während des Wachstums auf und zeigt sich in gut bekannten Symptomen: Verzögerung des Wachstums und Kümmern, Verdickung der Gelenke, Rippenknötchen (chapelet costal), Verbiegung der Röhrenknochen und Deformationen besonders der Wirbelsäule, Hängebauch. Sie wird oft durch Darm-Parasitenbefall kompliziert, z. B. Askaridose.
Die *Osteomalazie* (Knochenerweichung) unterscheidet sich von der Rachitis nur darin, daß sie erwachsene Tiere befällt und die Knochen

zumeist nicht deformiert sind. Die Entmineralisierung tritt hauptsächlich bei säugenden Sauen auf und kann von Osteoporose begleitet sein. Sie prädisponiert zu mehr oder weniger plötzlichen Frakturen, besonders im Bereich des Femurhalses. Sie kann aber auch zur Verminderung der Milchleistung und der Fruchtbarkeit führen.

Osteofibrose

Sie rührt im allgemeinen von einem Überschuß an Gesamtphosphor im Futter im Verhältnis zum Kalzium her, und von der besonderen Rolle des Phytinphosphors, der die Verwertung des Kalziums aus den Cerealien (Getreide) hemmt.
Dies führt zu einer Hyperphosphatämie und in zweiter Linie zu Hyperparathyreoidismus, der die Entmineralisierung der Knochen beschleunigt, worauf es zur oben erwähnten Fibrose der Knochengewebe kommt.
Beim Ferkel führt Osteofibrose zu Wachstumsstillstand, Schwächung der Röhrenknochen, deren Dichte stark vermindert ist, Ablösungen der Diaphysen und Frakturen der unreifen Knochen. Die mehr chronische Form, früher verbunden mit einer starken Aufnahme von Kleie (»maladie du son«), manifestiert sich hauptsächlich im Kopfbereich, der verdickt erscheint mit Aufblähen und Deformationen der Nasenflügel, woher die anderen Bezeichnungen stammen: Pferdekopfkrankheit, Zuckerbrötchenkrankheit oder Schnüffelkrankheit. Diese Erkrankung muß streng von der Rhinitis atrophicans unterschieden werden, die man wohl vermuten könnte, aber von einer sehr frühen lokalen Infektion durch mehr oder weniger spezifische Erreger herrührt, z. B. durch Bordetellen. Diese rufen fortschreitende, nervlich beeinflußte Degenerationserscheinungen des Nasenbeins hervor, die aber auch durch eine latente Osteofibrose verstärkt sein können (Logomarsino u. a., 1974).
Übrigens führt D-Hypervitaminose wie Hyperphosphorose gleichermaßen zur Entmineralisierung der Knochen. Erstere ist aber von starken Kalkablagerungen begleitet, besonders im Bereich der Stimmbänder (daher Stimmschwund), der Lungen (daher Dyspnoe), des Herzens, der Blutgefäße (außer Aorta), des Magens und der Nieren (daher Nephritis). Die hauptsächlichsten Krankheitszeichen sind Anorexie, Diarrhoe, Erbrechen, Abmagerung, Apathie, graue und harte Haut, Zittern usw. Das Schwein scheint einen Überfluß von Vitamin D_2 besser zu vertragen als von Vitamin D_3.

Beinschwächesyndrom

Sogar bei anscheinend ausgewogenen Futterrationen, die den heutigen Erkenntnissen Rechnung tragen, kommt es noch vor, besonders bei jungen Hybridschweinen, gezüchtet auf hohen Ansatz, daß Bewegungsschwierigkeiten und Stellungsanomalien auftreten. Sie machen sich besonders bei fortschreitendem Wachstum bemerkbar. Wie bereits beschrieben, treten diese Störungen bei intensiver Fütterung auf (Grondalen, 1974), wobei es scheint, daß die Ausbildung der Knochen- und Gelenksgewebe nicht der Schnelligkeit der Massezunahme folgen kann, daher osteochondröse Störungen auftreten. Umgekehrt bedingt eine restriktive Fütterung eine gewisse Verzögerung, aber sie liegt nicht im Interesse der Produktion. Um dies zu verhindern, ist es besser:

- die anfälligsten Tiere von der *Reproduktion* auszuschließen, denn die Vererbbarkeit kann nicht ausgeschlossen werden (Tenscher, 1973). Auf jeden Fall ist die Methode der züchterisch-selektiven Entscheidung noch wirksamer in bezug auf das Beinspreizen, »Splay leg« (Ward, 1978), das mit einer auf die Nachkommen mehr oder weniger vererbbaren Paralyse zusammenhängt und die neugeborenen Ferkel befällt, die sich nicht so weit bewegen können, um die Zitzen der Sau zu erreichen;

• alle *knochenbildenden Elemente* zu verabreichen, ihre Konzentration im Futter anzuheben, um gleichzeitig auch eine Verbesserung der Futterverwertung bei hohen Zuwachsleistungen zu gewährleisten. In dieser Hinsicht muß hervorgehoben werden, daß der spezielle Bedarf für eine gute Knochenbeschaffenheit häufig höher als der für bessere Zunahmen ist. Im besonderen können die Ansprüche an Kalzium und Phosphor bis 1,2 % bzw. 1 % der Ration erreichen bei einem optimalen P : Ca-Verhältnis von 1 : 1,2 zur Erlangung einer sehr hohen Widerstandsfähigkeit der Knochen. Außerdem ist es gut, eine ausreichende Versorgung mit Mangan, Zink, Kupfer, Jod, Vitamin A usw. und einem genügenden Anteil an Vitamin D zu sichern;

• eine ausreichende *Versorgung mit* verschiedenen *Zusatzstoffen* zu beachten, die geeignet sind, mehr oder weniger direkt die Knochenentwicklung zu beeinflussen und um Defizite bei Schweinen mit intensivem Wachstum auszugleichen. Als erstes Cholin, in relativ hoher Dosierung (bis 4,5 g/Tier täglich) bei der tragenden Sau. Es läßt sich so wirksam den angeborenen Nachhandstörungen bei den neugeborenen Ferkeln zuvorkommen. Andere Faktoren, wie Methionin und Riboflavin, werden ebenfalls berücksichtigt. Übrigens werden beim Beinschwäche-Syndrom Vitamin E und Selen verschiedentlich als günstig bezeichnet. Wenn es so ist, daß beide an der endogenen Synthese des Vitamins C beteiligt sind, würde man die limitierende Rolle des letzteren an der Ausbildung des Kollagengewebes der Knochen und mehr noch des Knorpelgewebes in Betracht ziehen;

• die *Unversehrtheit der Gelenkknorpel* zu erhalten. Tatsächlich scheint es häufig so, daß diese Knochenstörungen von den Gelenksknorpeln ausgehen. Vor allem am Femurkopf und dem distalen Ende der Elle, die tiefe Erosionen und sogar eine mehr oder weniger totale Ablösung zeigen (Vaughan, 1971).
Die Schädigungen bei Osteoarthrose oder Osteochondrose können nicht allein durch die verschiedenen für die Knochenbildung notwendigen Mineralstoffe und Vitamine, wie Kalzium, Phosphor, Vitamin D, Mangan, Kupfer, Zink usw. korrigiert werden, denn sie werden deutlich durch ein Überangebot von solchen verschlimmert. Außerdem werden sie durch Faktoren beeinflußt, die die Ausbildung des Knorpels (Abb. IV/4) stimulieren, z. B. Vitamin A, Sulfate, Silizium, besonders beim Überangebot an den Vitaminen A und D, was besonders schädlich ist. Übrigens treten beim Menschen die gleichen Störungen als Folgen von Skorbut wie bei den empfänglichen Tierarten bei Vitamin-C-Mangel auf, was gegebenenfalls obige Hypothese bestätigt;

• ein Minimum an *Körperbewegungen* zu ermöglichen, indem man möglichst Auslauf zur Verfügung stellt, da sich dadurch die Mineralisierung der Knochen und die Vorbeuge von Osteoarthrose günstiger gestaltet im Gegensatz zu extrem bewegungsarmer (intensiver) Haltung.

Andere Mineralstoff- und Vitamin-Imbalancen

Es ist wichtig, jeden Mangel an Mineralstoffen und Vitaminen systematisch zu beschreiben. Man muß die Hauptursachen für Schäden in der Praxis klären, z. B. das Überangebot an Kochsalz, Eisenmangel, den Mangel an Zink oder Selen, ebenso wie verschiedene Fehler beim Einsatz von Vitaminen (Über- sowie Unterversorgung).

Überangebot an Kochsalz

Es zeigt sich in Symptomen wie starker Durst, rote Stauungsflecken in der Haut, Übererregbarkeit, ausgehend von einem Salzgehalt im Futter von 1,5 % bei Ferkeln von 5 bis 10 kg und von 2,5 % bei Jungschweinen von 20 bis 25 kg. Tatsächlich hängt die Toxizität in erster Linie vom Trinkwasserangebot ab. In der Praxis treten diese Fälle bei einer längeren Verabreichung von Salzlake oder von zu stark gesalzener Molke an Stelle von Trinkwasser auf, oder wenn letzteres mehr als 0,5 % Salz enthält.

Störungen des Eisenstoffwechsels

Sie zeigen sich hauptsächlich als Mangelanämien, aber auch unsachgemäße Injektionen können sehr heftige Intoxikationen auslösen.

Mangelanämien

Die Mangelanämien des Schweines wurden bereits genannt, sie sind einer der zahlreichen begünstigenden Umstände beim Auftreten von Schwanz- und Ohrenbeißen.

• *Zuchttiere*
Bei Sauen werden sie durch Kalziumüberschuß begünstigt; sie prädisponieren auch zu Gesäugeaffektionen, besonders das Metritis-Mastitis-Agalaktie-Syndrom, ebenso auch verzögerte Geburten, Frühsterblichkeit oder mindestens die Geburt von anämischen Ferkeln. Tatsächlich haben diese neugeborenen Ferkel im Blut einen Hämoglobingehalt, der bis auf 4 bis 6 g/100 ml abgesunken ist gegenüber Normalwerten von 12 bis 16 g/100 ml, die Vitalität, Resistenz gegenüber Diarrhoen und Infektionen und Vorbeuge gegen Kannibalismus sichern (Allison, 1974).

• *Junge Ferkel*
Bei der Intensivhaltung tritt Anämie spontan als »Krise der dritten Woche« auf und äußert sich in Inappetenz, Wachstumsdepressionen, Apathie, kränklichem Aussehen mit faltiger fleckiger und schmutziger Haut, mit sehr blassen Schleimhäuten, Ödemen, Diarrhoen und häufigen infektiösen Komplikationen, insgesamt mit hoher Mortalität. In sehr genauer Form hat Hannan (1971) experimentell nachgewiesen, daß eine Hyposiderämie (zu wenig Eisen) beim Ferkel eine strukturelle und funktionelle Änderung der Magenschleimhaut bewirkte, mit einer starken Verminderung der Salzsäuresekretion und einer nur geringen Senkung des pH-Wertes im Magen.
Diese »Krise der dritten Woche« erklärt sich also anfangs aus einem Eisenmangel. Dieser entsteht infolge der geringen Leberreserven (60 bis 70 mg Eisen) des Neugeborenen entsprechend dem Gehalt des mütterlichen Futters, wenn auch die Plazenta für Eisen wenig durchlässig ist. Ebenso ist Sauenmilch sehr eisenarm, denn sie liefert dem Ferkel nur 1 mg/Tag. Beim Fehlen einer passenden Supplementierung ist das Ferkel in der jetzt üblichen Umgebung jeglicher Selbstversorgung beraubt, abgesondert von Erde, vom Futter oder den Exkrementen der Sau, so ab der zweiten Woche der Anämie ausgesetzt. Diese wird durch allgemeine Unterernährung verschlimmert, die von der dritten Woche an bei alleiniger Milchnahrung eintritt, denn die Milchleistung ist dann so gering, daß, da die Bedürfnisse für das Wachstum rapide ansteigen, eine frühzeitige und gut verdauliche Ergänzung unentbehrlich wird. Außerdem haben wir in diesem Alter ein Tief in der immunen Widerstandsfähigkeit beim Ferkel, da bis dahin die maternalen Antiköper aufgebraucht sind und eigene noch nicht genügend gebildet werden. So kommt zusätzlich zum Eisenmangel die starke Anfälligkeit gegenüber Infektionen, wobei besonders an die Ödemkrankheit durch *Escherichia coli* zu denken ist.
Außer einer vollwertigen Ergänzung des Vorbereitungsfutters der Sau ist es unentbehrlich, in den modernen Aufzuchtanlagen mit Buchtenhaltung mit einer systematischen Supplementierung sehr frühzeitig zu beginnen. Zu

diesem Zweck hat man die Zugabe von lockerer Erde, Mischungen oder Pasten aus Sauenmilch, die Bereitstellung von appetitanregenden Supplementen, angereichert mit Zucker und Milchpulver, besonders aber intramuskuläre Injektionen vorgeschlagen.

Für die oralen Zubereitungen sind als wichtigste Verbindungen Eisensulfat, Eisenchlorid oder Eisencitrat, Eisenglukonat oder besser -fumarat und Eisengalaktat zu nennen. Neuerdings hat man vorgeschlagen, auf Chelate (Eisen-Aminosäureverbindungen) zurückzugreifen, die besser verdaulich sind und viel leichter die Plazentabarriere überwinden (55 % statt 2 %). Aus diesem Grunde werden diese Empfehlungen für die Fütterung von tragenden Sauen gemacht (Svajgr, 1976; Ashmead u. a., 1977); sie ermöglichen die Produktion von größeren, vitaleren Ferkeln. Trotzdem bleibt die Milch arm an Eisen, und der vollkommene Schutz des Ferkels gegen Anämie verlangt eine Lösung.

Die Injektion von Eisendextran beim neugeborenen Ferkel ist immer noch die sicherste und am meisten gebräuchliche Methode. Am besten hat sich eine Dosis von 200 mg Eisen am 3. Tag nach der Geburt bewährt. Eine zu späte Verabreichung verringert die Wirkung. Am ersten Tag durchgeführt hätte sie den Vorteil, mehrere Manipulationen in einem Arbeitsgang durchführen zu können (Desinfektion der Nabelschnur, Zähne kupieren), aber man riskiert dabei – selbst bei halber Dosis – eine Erhöhung der Mortalitätsrate.

Toxizität des Eisens

Die Toxizität des Eisens äußert sich in mehrfacher Art:

- *Eisensulfat p. o.* in einer Dosierung von 600 mg Eisen je kg Körpermasse ruft starke Durchfälle, Erbrechen, nervöse Störungen mit Taumeln, motorische Inkoordination, Paraplegie, epileptische Krämpfe und Tod innerhalb weniger Stunden hervor. Der Grund hierfür wird die Anhäufung von elementarem Eisen im Körper sein, die die Möglichkeit der Ausscheidung überschreitet, und sich als Transferrin und Apoferritin ablagert. Dazu begünstigen Leberschäden durch die Ablagerung des Eisens im Plasma die Ausbreitung pathogener Erreger im Blut, was den Tod innerhalb von drei bis sechs Stunden erklärt.
- Gleichermaßen rufen *Injektionen* mit zu hohen Dosen ähnliche Komplikationen hervor. Außerdem würden sie sehr leicht einen noch schnelleren Verbrauch der Vitamin-E-Reserven herbeiführen mit kavernösen Einschmelzungen und Muskeldegenerationen, besonders des Herzens, wodurch auch die Todesfälle bei Ferkeln von Sauen mit einem zu niedrigen Tokopherolspiegel zu erklären wären. Übrigens können ungenügend resorbierbare Substanzen an der Injektionsstelle das Auftreten von nekrotischen Herden verursachen, als Ursache für Beanstandungen bei der Schlachtung. Wenigstens an wertvollen Fleischstücken (z. B. Schinken) sind sie zu vermeiden, wenn man eine andere Injektionsstelle wählt.

Störungen im Kupferstoffwechsel

Störungen im Kupferstoffwechsel sind seltener und leichter zu verhüten.

- Erkrankungen durch *Kupfermangel* treten beim Ferkel kaum auf. Sie sind charakterisiert durch Anämie, Veränderungen von Knochen- und Knorpelgewebe mit Gelenkschwellungen, Schwanken in der Nachhand, Anfälligkeit zu Frakturen, aber auch durch plötzliche Todesfälle durch Aortenruptur.
- Erkrankungen durch *Kupferüberangebot* kommen nur bei relativ hohem Gehalt, durchschnittlich über 250 ppm vor, aber etwas unterschiedlich je nach dem Gehalt an Eisen und Zink. Von dieser bemerkenswerten Toleranz des Schweines wird übrigens beim Einsatz von Kupfersulfat als Wachstumsförderer Gebrauch gemacht mit einer durchschnittlichen Dosierung von 150 ppm. Die Toxizität äußert sich in Wachstumshemmung, Anämie und Leberdegeneration mit Gelbsucht.

Zinkmangel

Zinkmangel ist für die Parakeratose verantwortlich. Sie tritt hauptsächlich als Hauterkrankung auf, mit Veränderungen zuerst an den Innenflächen der Gliedmaßen, mit rötlichen Flecken, die später feucht werden, zusammenfließen und sich mit schwarzen Krusten bedecken. Schließlich breiten sie sich auf dem ganzen Körper aus. Befallen werden besonders noch nicht kastrierte Ferkel, die Trokkenfutter erhalten. Letzteres müßte mindestens 50 ppm Zink enthalten, aber dieser Gehalt sollte auf 100 und sogar 150 ppm angehoben werden bei einem Überschuß von Kalzium in Anwesenheit von Phytinsäuren, weil sich bei den monogastrischen Tieren im Darmkanal Zonen befinden, die pflanzliches Kalzium, Zink und Magnesium schlecht resorbieren. Ebenso rechtfertigt eine gezielte Überdosierung von Kupfer zur Wachstumsförderung eine Erhöhung des Zinkgehaltes.

Joddefizit

Ein Joddefizit beeinflußt im besonderen negativ die Entwicklung des Fötus und ist an der Geburt von Kropf- und Myxödem-Ferkeln mit hoher Mortalitätsrate beteiligt. Die Gefahr eines Hypothyreoidismus wird durch die Verfütterung von Kreuzblütlern (z. B. Rapsextraktionsschrot) verstärkt, die Schwefelverbindungen mit antithyreoiden Eigenschaften, besonders Isothiozyanat (ITC) und Vinylthiooxazolidon (VTO) haben. Die Supplementierung mit Jod auf der Grundlage von stabilisierten Kaliumjodid oder Kaliumjodat z. B. beugt einem Primärmangel gut vor, und sogar der Einsatz von ITC, das eine Jodassimilation bewirkt.

Selen- und Vitamin-E-Mangel

Die Defizite an Selen und Vitamin E müssen komplex betrachtet werden, denn diese Faktoren haben sich ergänzende Stoffwechselbeziehungen als Schutz gegen Peroxydation der ungesättigten Fettsäuren. So sichert ihre gemeinsame Wirkung den Schutz der Zellmembranen besonders in den Muskeln, Gefäßen und roten Blutkörperchen, ebenso wie der Subzellulärmembran, vor allem im Bereich der Mitochondrien (die auch den energetischen Stoffwechsel kontrollieren) und der Lysosomen (die verschiedene organische Degenerationserscheinungen verhüten). Daraus ergibt sich die große Bedeutung solcher Schäden, die mit einem Mangel verbunden sind:

• *Ernährungsbedingte Dystrophie der Skelettmuskeln*

Sie entspricht der klassischen Myodystrophie, bei allen Tierarten beschrieben, und beruht hauptsächlich auf Selenmangel:

- Rückenmuskelnekrose (Carrésche Krankheit), die den *M. longissimus dorsi* besonders betrifft, ausgelöst durch eine plötzliche oder länger dauernde physische Anstrengung, sogar durch eine starke Unterkühlung. Ihr klinisches Auftreten (sehr heftige Schmerzen, gebogener Rücken, Zyanose) erinnert nach den Umständen des Auftretens sehr stark an den Lumbago des Pferdes (Myoglobinurie). Das Interesse an einer Vorbeuge durch Selen und Vitamin E ist zu erhöhen.
- *Exudative Myopathie* mit Pigmentschwund (Syndrom des nassen Fleisches, PSE-Fleisch) wird nach dem Schlachten festgestellt und scheint von einer genetischen Anfälligkeit auf Streß und Belastungen beim Transport und beim Schlachten herzurühren. Trotzdem könnte Selen ebenso wie Vitamin E eine gewisse präventive Rolle spielen (Isar u. a., 1976).

• *Myocardiopathien,*

die mit plötzlichem Tod verbunden sein können (*Herztod*), speziell beim Absetzen, zeigen sich in Form der Maulbeerherzkrankheit oder chronisch mit Auftreten von Narbengewebe.

• *Alimentär bedingte Lebernekrose*,
durch Zugabe von Selen – Vitamin E zu vermeiden (»Hepatosis diaethetica«).

• *Anämie*
durch Beschleunigung der Hämolyse, aber auch durch Verringerung der Hämatopoese, denn Vitamin E ist für die Hämoglobinbildung notwendig.

• *Reproduktionsstörungen*
mit Anstieg der Embryonalsterblichkeit, Geburt zu leichter und schwacher Ferkel, stärkere Anfälligkeit für das Metritis-Mastitis-Agalaktie-Syndrom (MMA), wahrscheinlich mehr oder weniger infolge verzögerter Uterusrückbildung infolge von Schädigungen der Uterusmuskulatur.

• *Schwächere Infektionsabwehr*
infolge einer verminderten Produktion von Antikörpern, ebenso Anfälligkeit für ösophagogastrische Ulzera (vielleicht durch Peroxydation essentieller Fettsäuren, Vorstufen der Prostaglandine, die die Sekretion der Magen-HCL verändern?) und für Injektionen von Eisenpräparaten.

• *Oxydation des Körperfettes*
in Form der Gelbverfärbung und der Ranzigkeit des Specks, mit Auftreten von unangenehmen Geruch und Geschmack. Umgekehrt verbessert eine Zugabe von Vitamin E und Antioxydantien die Konservierbarkeit von Fleischwaren. Der normale Zusatz von Selen (0,1 ppm) und Vitamin E (10 bis 20 ppm) muß bei Maisfutter erhöht werden, denn die Erwärmung bei der Getreidetrocknung ebenso wie das Silieren haben einen beachtlichen Verlust an Vitamin E zur Folge. Auch muß bemerkt werden, daß die schwefelhaltigen Aminosäuren eine fördernde Rolle spielen, da sie in die Zusammensetzung der Glutathion – Peroxydase eingreifen, die die aktive Stoffwechselform des Selens ist. Dagegen ist der Vitamin-E- und Se-Bedarf proportional dem Gehalt an ungesättigten Fettsäuren in der Futterration und es ist nötig, dem Rechnung zu tragen. In der Praxis heißt das, dem Gehalt an Mais, aber auch an Kleie, an Fleisch- und Fischmehlen und besonders an Ölen von Fischlebern, vor allem wenn sie nicht frisch sind, Beachtung zu schenken. Außerdem erhöht Lupinenschrot die Gefahr eines Mangels beim Schwein.
Ein frühzeitiges Erkennen von Mangelzuständen und sogar die Prognose von möglichen Störungen der Aktivität von Plasmaenzymen, die mehr oder weniger das geschädigte Gewebe charakterisieren, z. B. die Alanin-Aminotransferase (früher Glutaminsäure-Pyruvat-Transaminase: GPT), die besonders Leberschädigungen anzeigt, die Aspartat-Aminotransferase (früher Glutaminsäure-Oxalessigsäure-Transaminase: GOT) hauptsächlich muskulären Ursprungs, die Kreatinkinase (CK) ebenfalls für Muskulatur spezifisch, aber flüchtiger als die vorherige. Für eine genaue ätiologische Identifizierung muß man entweder die Höhe des Lebergehaltes an Vitamin E oder den Blutgehalt feststellen und besonders den Plasmagehalt an Glutathion-Peroxydase, wobei diese Methode genauer und weniger aufwendig als die Selenbestimmung im Plasma ist.

A-Hypovitaminose

Sie stört vor allem die Reproduktionsfunktion durch Verringerung der Fruchtbarkeit und der Vermehrungsfähigkeit der Sau und der Resistenz der neugeborenen Ferkel gegen Infektionen und Parasitenbefall. Tatsächlich ist sie eine Ursache des Ausbleibens des Östrus oder der Befruchtung, von Frühgeburten, von verschiedenen fötalen Mißbildungen, z. B. des Mauls, von Gaumenspalten, Verwachsungen der Kiefer, Mikrophthalmie oder Anophthalmie. Die Mortalität ist erhöht oder die Ferkel wachsen zumindest schlecht, sie leiden unter Lahmheit, motorischer Inkoordination, Paralyse, schmieriger Haut und vermehrten infektiösen oder parasitären Affektionen.
Trotzdem kann man dieser Hypovitaminose

heute leicht und wenig kostenaufwendig vorbeugen. Man muß sogar manchmal eine Hypervitaminose befürchten. Diese tritt nach drei Wochen bei einer Dosierung von einer Million Einheiten/Ferkel und Tag auf und zeigt sich hauptsächlich mit Tränenfluß, in nervösen Störungen mit Aufregungszuständen, Zittern, motorischer Inkoordination, diffusen Hämorrhagien und Knochen-Gelenksstörungen infolge starker Entmineralisierung der Metaphysen.
Aber nicht jede Unfruchtbarkeit darf auf Vitamin-A-Mangel zurückgeführt werden. Wenn sie sich auch auf alimentäre Aspekte eingrenzen läßt, muß man doch praktisch alle Faktoren für eine vollwertige Ernährung in Betracht ziehen:

- *Energiegehalt.*

Tatsächlich reduziert eine Überfütterung infolge Verfettung die Fruchtbarkeit, wahrscheinlich durch Östrogendefizit, wie auch ein Defizit zu einem verlängerten Anöstrus führt. Daher ist eine »flushing« -Anregung bei Jungsauen und mageren Sauen günstig, die ein oder zwei Wochen vor der Besamung durchzuführen und nach letzterer zu beenden ist.

- *Proteinzufuhr.*

Ein Defizit kann auf lange Zeit die Auswirkungen einer energetischen Unterbilanz verstärken (»Dünne-Sauen-Syndrom«) und ist besonders abträglich für die Milchleistung. Ein Proteindefizit ist ebenso zu fürchten wie ein Proteinüberschuß, der das MMA-Syndrom begünstigt und zu Durchfällen beim Saugferkel führt.

- *Mineralstoffe und Vitamine.*

Besonders ist auf Kalzium, Phosphor, Mangan, Zink, Kupfer, Jod, Selen, die Tokopherole, die Vitamine D und sogar K und Vitamin C (das dem Nabelbluten der Neugeborenen vorbeugt) (Sandhom u. a., 1979), zu achten, dazu auf die Vitamine des B-Komplexes (zu erinnern ist an die Möglichkeit eines Mangels, denn es gibt bekanntlich Thiaminasen, die für nervöse Störungen ähnlich der Nekrose der Großhirnrinde beim Wiederkäuer verantwortlich sind).

- *Fütterungshygiene.*

Sie ist auf ein gutes Fütterungsregime mit einwandfreien Nährstoffen bei guter Konservierung zu orientieren, und besonders müssen toxische Faktoren vermieden werden.

Kapitel 3 Intoxikationen

Mit der Verbreitung rationeller Haltungsverfahren sind die echten Futtervergiftungen seltener geworden, mit Ausnahme von übermäßig hohen Kochsalz- oder Vitamin-D-Gehalten, von Solanin aus Kartoffelkeimen sowie von Nitriten, gebildet während der Futterlagerung, von mit Mutterkorn befallenem Getreide (*Claviceps purpurea*) oder der Kornrade (*Lychnis githago*) usw. Selbst die Gefahr, die mit Metallen zusammenhängt, mit Nitraten, den zur Fütterung ungeeigneten Faktoren in Samen von Kreuzblütlern z. B., bleibt relativ gering oder kann in der Praxis gut kontrolliert werden. Die größere Gefahr kommt von den Mykotoxinen.

Intoxikationen durch Metalle

Das Schwein zeigt sich besonders tolerant gegenüber der Mehrheit der Metalle, die bei anderen Tierarten als gefährlich gelten, z. B. Kupfer, Molybdän, Fluor oder Blei (Tab. IV/27).

Die Toleranz gegenüber *Kupfer* ist relativ hoch, aber unterschiedlich je nach dem Gehalt des Futters an Protein, Sulfaten, Eisen und Zink, ebenso wie bei Überdosierungen. Darum zieht man es vor, den Einsatz von

Kupfer als Wachstumsförderer auf eine Menge von 125 bis 150 ppm zu begrenzen, um jedes Risiko von Anorexie, Wachstumsminderung, Anämie, Magenblutungen, Leberdegeneration zu vermeiden (HATCH u. a., 1979), obwohl Eisen und Zink gute Gegenmittel sind, wenn Kupfer im Übermaß gegeben wurde.
Beim *Molybdän* ist zu bemerken, daß das Schwein im Gegensatz zu den Wiederkäuern die 200- bis 300fache Konzentration in der Nahrung verträgt. Umgekehrt verhütet eine Überdosierung von Molybdän beim Schwein nicht die Akkumulation von Kupfer in der Leber bei einer Überdosierung von letzterem.
Die Resistenz gegenüber *Fluor* ist ebenfalls erheblich und es müßte unverhältnismäßig viel fluorhaltiges Phosphat eingesetzt werden, damit Wachstumsrückgang, Knochenverdikkung, Exostosen und Anfälligkeit für Frakturen auftreten.
Eine *Bleivergiftung* ist noch ungewöhnlicher, denn sie kommt nur ab einem Gehalt von 1200 bis 1300 ppm vor und weist nur Erscheinungen von Anämie (LASSEN u. a., 1979) auf, ohne die als klassisch beschriebenen Symptome: Anorexie, motorische Inkoordination, Paraplegie, schwärzlicher Kot mit Blut, blauviolette Verfärbung der Haut, selbst bei einem Gehalt von 1800 ppm (HORBER u. a., 1974).

Tabelle IV/27 Verträglichkeit von Spurenelementen in der Fütterung des Schweines

	in mg/kg LM = ppm			Hauptsymptome	
	Zuträgliche Dosis	Verträgliche Dosis	Toxische Dosis	Mangel	Überangebot
Eisen	50–80	2500	4000–5000	Anämie	Osteodystrophie
Kupfer	10	200–400	500 –1000	Anämie	Anämie
Kobalt	1	?		± Anämie?	
Mangan		?	> 500	Unfruchtbarkeit	Wachstums-Reduzierung
Zink	50–100	1000	2000	Parakeratose	Anämie, Hämorrhagien
Jod	0,2	400	800	Unfruchtbarkeit, Kropfbildung	Anämie
Selen	0,1	3– 5	7	Myodystrophie + Hepatitis	Klauendeformation + Leberzirrhose
Molybdän	?	1000		–	
Fluor	?	150	300	–	Osteodystrophie
Blei	0	> 600	> 1200	–	Anämie

Toxizität von Nitrat – Nitrit und Sulfat – Sulfit

Nitrate können sich in Pflanzen anreichern, besonders in den Wurzeln, Knollen und sehr jungen Futterpflanzen, bei starker Anwendung von Stickstoffdünger und bei nasser Kälte. Sie können sich ebenfalls im Oberflächenwasser anreichern. Sie werden eigentlich schnell durch den Urin ausgeschieden. Die spezifische Toxizität ist relativ schwach, ausgenommen bei ganz jungen Ferkeln; die Verträglichkeit steigt von 500 ppm mit 3 Tagen auf ungefähr 4000 ppm mit 40 Tagen (GEHRMANN – FINK u. a., 1978). Dagegen sind Nitrite, die durch Reduktion entstehen, viel gefährlicher (Tab. IV/28). Sie bilden sich vor allem in Grünfuttermitteln und deren Konservaten, auf Vorrat bereitgestellt und ohne Vorsichtsmaßnahmen gelagert, in stehendem und faulendem Wasser, genau wie im Darmkanal unter der Einwirkung der Mikroflora. In geringer Menge verursachen sie einen beschleunigten Verbrauch von Vitamin A und Karotinen ebenso wie einen gewissen Hypothyreoidismus. In größeren Mengen lösen sie eine Methämoglobinämie aus, charakterisiert durch die schokoladenbraune Farbe des Blutes, von Durchfällen begleitet mit häufiger Braunfärbung des Urins, Ataxie, Krämpfen und nachfolgendem Tod.
Im Vergleich dazu äußern sich die Sulfite mehr als in ihrem Antagonismus gegenüber Thiamin mit ihren ätzenden Eigenschaften auf die Schleimhäute, mit Erbrechen, Koliken, Durchfällen und besonders Atmungsstörun-

Toxizität verschiedener chemischer Verbindungen

Tabelle IV/28 Annähernde toxische Dosis in ppm von Nitrat – Nitrit und Sulfat – Sulfit

	Verträglichkeit	Toxizität
Trinkwasser		
Nitrat	> 1320	
Sulfat	> 500	
Futter		
Nitrat	3000	> 30000
Nitrit	1000	> 1000
Sulfat	?	?
Sulfit	10000	40000

Tabelle IV/29 Maximaler Gehalt von Raps im Futter (in % der Ration)
A Klassische europäische Arten *(Brassica campestris oleifera)*
B Kanadische Arten mit schwachem Glukosidgehalt *(Brassica napus oleifera)*

	A	B
Unschädlich	0	10
Wachstums-beeinträchtigung	5–10	15
Reproduktions-schäden	3– 5	10

gen, während die Sulfate, sehr schnell wie die Nitrate durch den Urin ausgeschieden, als schädliche Wirkung hauptsächlich eine Entmineralisierung der Knochen zur Folge haben, aber gelegentlich auch nervöse Störungen und Leberschädigungen.

Toxizität von Kreuzblütlersamen

Der Rapssamen (*Brassica campestris oleifera*) bringt gewisse unangenehme Folgen: erhöhter Rohfasergehalt, Gehalt an Tannin, sein Öl ist reich an Erukasäure, antithyreoidale Eigenschaften in Verbindung mit Isothiozyanat (ITC) oder Progoitrin und Vinylthiooxazolidon (VTO) oder Goitrin, deren schädliche Wirkungen durch Zuführung von Jod nicht voll ausgeglichen werden können. Daher führt Rapsschrot sehr schnell zur Verminderung des Appetits, der Verwertung der Proteine und der Trockensubstanz, der Leistungen, wie Frohwüchsigkeit, Futterverwertung und Fruchtbarkeit. Seine Verwendung in der Schweinefütterung ist daher obligatorisch begrenzt, besonders bei Ferkeln und Zuchtschweinen, mehr noch beim französischen als beim kanadischen Raps, der hauptsächlich aus Rübsen (Brassica napus oleifera) besteht.
Glücklicherweise wird die Pflanzenzüchtung nächstens Varietäten (0 – 0) ohne Erukasäure und Thioglukoside zur Verfügung stellen können, hauptsächlich kanadischer Herkunft (Tower, Candle, Régent), deren Verwendung nach den Angaben von Biely u. a. (1978) und Halloran (1979) unschädlicher sein dürfte (Tab. IV/29).

Mykotoxikosen

Das Mutterkorn (*Claviceps purpurea* oder sogar *Claviceps paspali*) kann sich sicher auf verschiedenen Getreidearten entwickeln, sogar auf Futtergetreide; jedoch ist das Auftreten von Ergotismus zugleich mit dem Anbau von Roggen zurückgegangen, auch in der chronischen Form, als Agalaktie oder trockene Gangrän der Extremitäten, ebenso wie die starken nervösen Symptome (St.-Antonius-Feuer). Die letzteren treten bei einem Gehalt von 1 % mit einer Gefahr ab 0,5 % auf, denn Getreide wird ab 0,3 % als mit Mutterkorn befallen betrachtet, jedoch genügen 0,1 %, um das Wachstum der Schweine um 10 % zu reduzieren (Harrold u. a., 1974).
Der Rostbefall beim Mais wurde beschuldigt, östrogene Eigenschaften zu haben und Durchfälle oder Verferkeln auszulösen durch Reizung der glatten Muskelfasern zur Kontraktion. Die Praxis der Schweinehaltung wie auch Versuche haben gezeigt, daß seine Toxizität früher stark überschätzt wurde, obwohl diese Pflanzenkrankheit mit der Entwicklung parasitärer Myzelien einhergehen kann, von denen einzelne für das Tier viel gefährlicher sind.
Die eigentlichen Schimmelpilze sind unzählbar. Derzeitig kennt man wenigstens 200, die in der Lage sind, Mykotoxine im eigentlichen Sinne zu bilden. Sie treten in verschiedenen Arten auf, aber die wichtigsten bzw. mehr oder weniger bekannten im Hinblick auf ihre toxische Wirkung beim Schwein sind *Aspergillus* (besonders *flavus*), *Fusarium* (hauptsächlich *roseum* und *tricinctum*) und *Penicillium*. Sie wachsen auf den Pflanzen, im allgemeinen nach ihrer Ernte bei mäßig warmer und feuchter Umgebung. Wenn die Lagerungsbedingungen ungünstig sind, befallen sie besonders Erdnuß- und Maniokschrote (*Aspergillus*), Importkleien, Maiskörner (Fusarium), die zu langsam getrocknet oder in Containern konserviert wurden. Aber sie können auch ganz andere Grundstoffe kontaminieren, z. B. Getreidekörner (Gerste, Roggen) sowie Einstreu. In dieser Beziehung stellt eine Ansammlung von 50000 bis 100000 Pilzsporen je g Futter ein Verdachtsmoment dar. Es kann durch die Identifizierung des Schimmelpilzes als Toxinbildner und seines Vorherrschens in der Pilzflora verstärkt werden. Allerdings handelt es sich nur um eine Mutmaßung, denn es gibt keine Übereinstimmung zwischen Anzahl der

Tabelle IV/30 Hauptsächliche Mykotoxikosen beim Schwein

Pflanze	Schimmelpilze	Mykotoxine	Pathologie	Toxische Dosen
Erdnußschrot ± Baumwolle, Sonnenblumen Maniok, Mais ± Gerste, Roggen	*Aspergillus flavus* → *Penicillium puberulum*	Aflatoxin	Reduzierung des Appetits und Wachstums, Antagonismus gegen Vit. A, D, E, K ± B_2 Immunitätsdepression, Anfälligkeit für Infektionen, Unwirksamkeit von Vakzinationen Leberschädigungen (Verfettung, Zirrhose, Geschwülste) mit Proliferation der Gallengänge, Ikterus, Aszites, Magen-Darm-Hämorrhagien Sterblichkeit	0,17 ppm für 2 Wochen 0,28 ppm für 5 Wochen; Zulässige Begrenzung für Mischfutter = 0,02 ppm; 0,8 ppb (B_1)
Mais-kolben ± Gerste	*Fusarium roseum* *Penicillium rubrum* →	Zearalenon = Toxin F_2	*Übererregbarkeit*, Kannibalismus (Schwanz- und Ohrenbeißen) Vorfall und Beschädigung des Enddarms *Hyperöstrogen-Produktion*, Schwellung von Gesäuge und Vulva, Vulvovaginitis der nicht geschlechtsreifen Sauen, verzögerter Östrus – Scheinträchtigkeit *Unfruchtbarkeit durch:* Embryonalsterblichkeit Fötalsterblichkeit Lähmung der Neugeborenen (Splay-leg) (synergistisch mit Vit. E-Mangel) Verferkeln – Absterben	1 bis 25 ppm
Mais, Roggen, Gerste, Reis	*Fusarium Tricinctum* + *Stachybotrys* *Trichoderma,* *Cephalosporium* *Myrothecium* *Trichothecium*	Trichothezene = Toxine T_2 + Diazet-oxycirpenol + Crotocin	Futterverweigerung, Lethargie häufiger Kotabsatz, nervöse Störungen *Haut- und Epithelnekrosen* Schädigungen an Schnauze und Lippen nekrotische Halsentzündungen Darm- und kavernöse Hämorrhagien Störungen der Blutkoagulation = multiple Hämorrhagien	keine Gefahr: 1 ppm Verträglichkeit: 10 bis 12 ppm Toxizität: > 16 ppm
	Fusarium moniliforme	Quinones	Nervöse Paralysen (Antivitamin B_1), Osteomalazie	
Getreide	*Aspergillus ochraceus* *Penicillum viridicatum*	Ochratoxine	*Nierenschädigungen* (mit Harndrang und Polydipsie) + Hepatitis, Enteritis	0,5 bis 1 ppm
Maissilage	*Aspergillus fumigatus*	Fumigaclavine	Appetitlosigkeit, Enteritis	
Getreidekeime	*Aspergillus clavatus*	Clavacin = Patulin	Paraplegie	
Sojaschrot	*Absidia corymbifera*		Gastroenteritis	

ZUSAMMENFASSUNG

Das Schwein scheint gegenüber Veränderungen der Futterzusammensetzung äußerst empfindlich zu sein, was sich auf die tierischen Leistungen, auf die Qualität seiner Produkte und seine Gesundheit auswirkt. Besonders reagiert es mit Verdauungsstörungen bei plötzlichem Wechsel des Fütterungsregimes oder bei quantitativen oder qualitativen Fehlern in der Nährstoffzusammensetzung. Letztere machen sich in allen Stoffwechselvorgängen bemerkbar. Mangelzustände sowie Überangebot führen zum Auftreten von dystrophischen Haut-, Knochen-, Muskel-, Leber-, Nierenveränderungen sowie zu Störungen des Sozialverhaltens (Kannibalismus) und im Reproduktionsgeschehen. Alle diese Krankheitsgefahren werden noch verstärkt, selbst in der modernen Schweinehaltung, durch Mykotoxikosen, besonders von Fusariotoxikosen. Zusammengefaßt ergibt sich daraus eine große Bedeutung für die Verhütung der vielfältigen ernährungsbedingten Störungen, die im hohen Maße zu einer guten ökonomischen Effektivität der Schweinehaltung beiträgt.

Pilze und Toxizität, da die Toxinbildung immer von der Pilzart und den mikroklimatischen Verhältnissen abhängt, die z. B. so sind, daß ein Vorhandensein von Aspergillus flavus noch nicht die Bildung von Aflatoxin bedeutet und umgekehrt, daß Aflatoxin vorhanden sein kann, obwohl der Pilz nicht mehr gefunden wird. Daher führt nur die Feststellung des Mykotoxins und seiner Menge zu einer begründeten Diagnose, die noch durch klinische, alimentäre und zootechnische Fakten präzisiert werden muß.

Die wirkliche Bedeutung der verschiedenen Mykotoxikosen beim Schwein ist in Frankreich auf Grund fehlender spezieller diagnostischer Verfahren noch wenig bekannt. Theoretische Informationen sind indessen reichlich vorhanden, wenigstens für vier von ihnen, weshalb es günstig ist, sie kurz gefaßt nochmals darzustellen (Tab. IV/30).

Neuere Untersuchungen in Frankreich zeigen, daß Erdnußschrote relativ wenig mit Aflatoxin kontaminiert sind: nur 13 % der Proben lagen über dem festgesetzten Schwellenwert von 0,5 ppm; dagegen ist Mais sehr häufig Träger von Fusariotoxinen: von 28,5 % am Anfang stieg der Befall bei ungeeigneter Lagerung bis zu 72,5 % an (Monin u. a., 1976; Collet u. a., 1977). Wenn man dies berücksichtigt, die sinkende Einfuhr von Erdnußschrot in Rechnung stellt und die allgemeine Verwendung von Mais als Futter, so begreift man, daß für die Schweinehaltung von den Fusariotoxinen eine besondere Gefahr ausgeht. Unter praktischen Bedingungen kommen die Fusariotoxikosen im Herbst nach der neuen Ernte des Mais und im Frühjahr bei der Verfütterung des eingelagerten Mais vor, aber ihr Auftreten hängt stark von den klimatischen Bedingungen des betreffenden Jahres ab. Diese fördern das Wachstum einer wechselnden Mykoflora, was unter anderem die Bildung von Zearolenon und Trichothezänen anreizt. Sie zeigen sich hauptsächlich durch:

- mehr oder weniger bemerkbare Appetitlosigkeit und Wachstumsverringerung;
- heftigen Juckreiz der Haut, einhergehend mit rotem und entzündlichem Aussehen;
- starke Erregbarkeit, die sich in Aggressionsverhalten bis zu Kannibalismus mit Verletzung von Ohren und Schwanz äußert;
- Symptome eines Hyperöstrogenismus, wie Anschwellen der Vulva und des Gesäuges oder mit Mastdarmvorfällen, die schnell zu Kannibalismus führen können.

Die Bekämpfung der Mykotoxikosen zieht vor allem Mittel der Vorbeuge in Betracht: sehr schnelle Trocknung des Mais nach der Ernte oder Zwischenlagerung unter Stickstoffatmosphäre, bessere Vorsorge für den CCM-Mais oder Beigabe von antimykotischen Mitteln, z. B. Thiabendazol, Einsilierung der frischen Maiskolben in hermetisch verschlossenen Silos und sogar Versetzen mit Propionsäure oder Ammoniak usw.

Der völlige Abbau der Mykotoxine scheint unter Praxisbedingungen unmöglich, wenn auch bei Grundstoffen, die mit Aflatoxin kontaminiert sind, ein merkbares Verschwinden durch Erhitzen auf 190 °C oder durch eine Ammoniakbehandlung unter Druck, die allerdings einige Schwefelaminosäuren verändert, erreicht werden kann. Die einzige Folgerung ist also letzten Endes, die Verwendung von schimmelpilzverdächtigen Futterstoffen zu reduzieren oder ganz zu unterbinden.

LITERATUR

Allison, J. E., 1974 – Problèmes sanitaires dans les unités porcines. Feedstuffs 46 (29), 26

Ashmead, D.; Beck, H.; Hopson, H., 1977 – Une nouvelle approche prophylactique pour réduire la mortalité des porcelets. Mod. Veterin. Pract. (6) 509–515

Aumaitre A., 1969 – Le développement des enzymes dans le tube digestif du jeune porcelet : importance pour le sevrage et signification nutritionelle. Congrès F. E. Z., Commission de production porcine et Ann. Zootech., 1971, 20, 551–575

Biely, J.; Jones, L.; Tung, M. A., 1978 – Nouvelles variétés de colza – Feedstuffs – 50 (3) 6 et 33–37

Chang, K.; Kurtz, H. J.; Mirocha, C. J., 1979 – Effets de la mycotoxine Zearalenone sur la reproduction porcine. Am. J. Vet. Res., 40 (9), 1260–1267

Collet, J. C.; Regnier, J. M., 1977 – Contamination par

mycotoxines de mais conservés en cribs et visiblement altérés. Ann. Nutr. Alim. 31 (4-5-6), 447–457, C 1293

Gehrmann-Fink, J.; Kerber, H. J., 1978 – Toxicité de NO_3 chez les porcelets à la mamelle – Dtsch. tierärzt. Wschr. 85 (2), 50–52

Grondalen, T., 1974 – Faiblese des pattes chez les porcs. I – Incidence et influence du niveau alimentaire, des apports protéiques et minéraux, de l'exercice, et de la conformation, sur les lésions osseuses. Acta Scandinavia 15 (4), 555–573

Halloran, H. B., 1979 – Tourteau de colza – Feedstuffs 51 (23), 34

Hannan, J., 1971 – Récents progrès dans notre connaissance de l'anémie du porcelet par carence en fer. Vet. Rec. 88 (7), 181–190

Harrold, R. L., Dinusson, W. E., Haugse, C. N., Hohnson, J. N., 1974 – L'ergot dans des rations de croissance – finition chez le porc-North Dakota Farm Res. 32 (2), 13 bis 15

Hatch, R. C.; Blue, J. L.; Mahaffey, E. A.; Jain, A. V.; Smalley, R. E., 1979 – Toxicité chronique du cuivre chez le porc en croissance – J. A. V. M. A. 174 (6) 616–619

Horber, H.; Schlatter, C., 1974 – Les performance animales sous l'influence de la contamination au plomb. Schriften Schweiz. Vereins. Tierz. (46) 148–151

Lassen, E. E.; Buck, W. B., 1979 – Toxicité expérimentale du plomb chez le porc. Am. J. Vet. Res. 40 (10), 1359 bis1464

Logomarsino, J. V.; Mond, W. G.; Krook, L.; Kütland, D., 1974 – Influence du rapport phosphocalcique et de l'irritation nasale sur la morphologie des cornets nasaux et les performances du porc. J. Anim. Science 39 (3), 544–549

Miller, J. K., 1973 – Mort-nés, mortalité néonatalc ct pctites portées de porcelets en rapport avec l'ingestion de fusariotoxines par les truies gestantes. Vet. Rec. 93, 555–559

Monin, A.; Renault, L.; Ducourneau, A., 1976 – Recherches systématiques de certaines mycotoxines dans les aliments et les matières premières susceptibles d'avoir entrainé des cas de mycotoxicoses chez les animaux. Symposium international sur les mycotoxines en alimentation. 16–17 sept. Paris

Moser, B. P.; Lewis, A. J., 1980 – Addition de graisses dans les rations des truies. Mise à jour. Feedstuffs – 52 (9), 36–37–62

Renault, L.; Maire, C. L., 1968 – Les principales affections du Porc à l' entrée en porcherie. Journée du Porc, Lille. Bull. Synd. Nation. Vét. Fr. 4, 34–44

Rerat, A., 1972 – De quelques maladies nutritionnelles du porc. Ann. Zootech. 21 (2), 245–274

Sandholm, M.; Honkanen-Uvzalski, T.; Rassi, V., 1979 – Prévention du saignement ombilial chez les porcelets par administration prépartum d'acide ascorbique. Vet. Rec. 104 (15), 337–338

Svajgr, A. J., 1976 – Amélioration de l'absorption du fer chez les porcelets à la mamelle. Feedstuffs 48 (10), 34–36

Teuscher, T., 1973 – Le syndrome de la faiblesse des pattes chez le porc dans sa relation avec la performance d'engraissement et la qualité de carcasse. Tierzücht. Biol. 89 (4), 335–339

Todd, J. N.; Jones, T. D.; Morgan, T. L. A.; Francis, P. G.; Hewitt, S. G., 1977 – Hémorragie intestinale et volvulus chez des procs nourris au lactosérum. Vet. Rec. 100, 11–12

Vaughan, L. C., 1971 – Faiblesse des pattes chez le porc. Vet. Rec. 89, 81–85

Ward, P. S., 1978 – Le syndrome »splai leg« (pattes écartées) chez le porcelet nouveau-né. Vet. Bull., 48 (4), 279–295

Weaver, G. A. et al., 1978 – Toxicité aigue et chronique de la mycotoxine T_2, chez les porcs. Vet. Rec. 103 (24), 531–535

Abschnitt D Genetisch bedingte Krankheiten

L. OLLIVIER, B. DENIS

Die genetisch bedingten Anomalien und Krankheiten, die Gegenstand des ersten Teils dieses Abschnittes sind, können manchmal an der Merzungsrate gemessen werden, die mit einer Verschlechterung der Reproduktionsergebnisse verbunden ist. Es ist deshalb wichtig, sie klinisch, anatomisch und genetisch zu charakterisieren. Die Kenntnis einer spezifischen genetischen Prädisposition für eine Krankheit ist wichtig.

Genetisch bedingte Anomalien und Krankheiten

Wir ordnen in diese Kategorie Anomalien und Krankheiten ein, die durch ein einzelnes mehr oder weniger bekanntes Gen oder durch mehrere Gene, die im einzelnen nicht identifiziert sind, oder schließlich durch Chromosomenaberrationen bedingt sind, welche Zahl oder Struktur der Chromosomen betreffen können. Es ist zu betonen, daß für viele dieser als »erblich« angegebenen Anomalien die genetische Bestimmtheit noch nicht klar ist. Die *Bestimmung eines Erbfaktors* ist aus verschiedenen Gründen schwer:

- Umwelteinflüsse, besonders Ernährungsfaktoren, können das Entstehen eines anormalen Phänotyps herbeiführen ohne besondere Beteiligung eines Gens: man spricht dann von Phänokopie;
- infektiöse und genetische Ursachen verursachen manchmal die gleiche Anomalie;
- schließlich gibt es sporadisches Entstehen von Anomalien, deren Seltenheit die Suche nach den Ursachen fast unmöglich macht.

Andererseits ist das experimentelle Auslösen schwierig: Oft hindert die Anomalie selbst das Tier daran sich fortzupflanzen, oder der Vererbungsgang ist sehr schwer zu erkennen, z. B. wenn eine bestimmte Anzahl der Individuen, an sich genetisch anormal, sich als normaler Phänotyp darstellt. Es handelt sich dann um Erbanlagen mit unvollständiger Penetranz. Gelegentlich ruft der gleiche genetische Faktor eine Anomalie hervor, die sich dann mehr oder weniger deutlich zeigt. Dies ist der Fall bei Erbanlagen mit variabler Expressivität. Auch gibt es Umstände, bei denen zwei voneinander völlig unabhängige Gene durch unterschiedliche biologische Mechanismen die gleiche Anomalie verursachen und mal dominant, mal rezessiv sind. Hierfür gibt es beim Schwein viele Beispiele, wie wir noch sehen werden. Man muß also wissen, daß auf dem Gebiet der Mißbildungen noch gewisse Unklarheiten darüber bleiben, wie weit genetische Mechanismen beteiligt sind.

Bedeutung der Anomalien und ihr Einfluß auf die Produktion

Die Tabelle IV/31 faßt die Untersuchungsergebnisse über die Mißbildungen beim Schwein zusammen und vermittelt einen Eindruck ihrer allgemeinen Bedeutung. Sie sind nach der Bezeichnung durch die verschiedenen Autoren und je nach den Einwirkungen auf Lebensfähigkeit und Fruchtbarkeit der Tiere geordnet. Die Tabelle schließt auch Anomalien ein, die nicht mehr am lebenden Schwein feststellbar sind, die aber auf die Verarbeitungsqualität und Organoleptik des Fleisches und damit letztlich auf den Handelswert einwirken.
Aus der Tabelle läßt sich ablesen, daß Anomalien eine bedeutende Ursache der pränatalen Sterblichkeit sind. Man kann sich vorstellen, daß genetische Faktoren im Vordergrund stehen, ohne daß es immer möglich ist, sie mit Genauigkeit zu identifizieren. Es ist festzustellen,

daß von der Geburt bis zum Schlachten genetische Ursachen für die Mortalität je nach Alter einen fast konstanten Prozentsatz von 4 bis 5 % ausmachen. Auf der Grundlage dieser Schätzung und der Ferkelsterblichkeit können die jährlichen Verluste durch erbliche Anomalien in Frankreich ungefähr auf 200000 Ferkel beziffert werden. Ökonomische Nachteile für die Gesamtperiode Geburt – Schlachtung entstehen vor allem durch solche Krankheiten bzw. Schäden, die nicht bis zum Absetzen auftreten und zum Verenden führen und die man nur nach dem Schlachten beobachtet. Der Anteil der genetischen Faktoren bei letzteren ist ebenso wie bei denen des weiblichen Genitalapparates allerdings noch wenig bekannt. Dazu kommt auf dem Gebiet der verarbeitungsmäßigen und organoleptischen Fleischqualität, daß sich eine Grenze zwischen normal und anormal schwer ziehen läßt und immer wieder Anlaß zu Diskussionen gibt.

Tabelle IV/31 Auftreten von Anomalien beim Schwein (Untersuchungsergebnisse)

Abschnitt	Art der Anomalie und ihre Folgen	Frequenz %
Befruchtung bis Geburt	Chromosomenanomalien	
	mit Absterben vor der Implantation	10
	Mißbildungen mit Tod des Embryos	16
Geburt bis Absetzen	Angeborene, genetisch bedingte Anomalien	
	mit Tod des Ferkels	von 0,5–3
	Erbliche Anomalien mit unterschiedlicher	
	Herabsetzung der Lebensfähigkeit	von 1,2–5
Absetzen bis Schlachtung	Erbliche Schäden mit Tod	0,1
	Störungen der Geschlechtsentwicklung	
	mit Auswirkungen auf den Schlachtkörper (Geruch)	0,5
	Verschiedene Myopathien (Fleisch mit	
	schlechter Qualität)	von 5–10
Nach Zuchtbenutzung	Mißbildungen des weiblichen Genitaltrakts	
	mit Beeinträchtigung der Fortpflanzung	5
	Störungen der Fortpflanzungsfähigkeit des Ebers	
	mit mehr oder weniger versiegender Fruchtbarkeit	?

Beschreibung und genetische Bestimmtheit der Anomalien

Tabelle IV/32 gibt eine Übersicht über Literaturangaben, die sich mit den erblichen Anomalien beim Schwein beschäftigen. Wir verweisen auf die ausführliche Arbeit von Ollivier u. Sellier (1981). Trotz gegenteiliger Ansichten sind die dort angegebenen Gene autosomatisch, d. h. nicht an das jeweilige Geschlecht gebunden.

HAUT UND HAARKLEID

Man hat zwei Arten von *Alopezie* (Haarlosigkeit) beschrieben. Ihre genetische Bestimmtheit ist monofaktoriell, manchmal rezessiv und manchmal dominant. Dieses Gen ist im homozygoten Zustand letal, es verringert die Lebensfähigkeit bei Heterozygoten. Wollhaarigkeit ist ein charakteristisches Merkmal einer lokalen brasilianischen Rasse; man hat festgestellt, daß es sich hierbei um ein dominantes Gen handelt. Das gleiche Merkmal tritt auch bei einzelnen europäischen Rassen auf, ohne daß man sie genetisch analysiert hat.

Anormale Haarentwicklungen liegen dem Phänomen der Haarlosigkeit zu Grunde, das bei den einzelnen Rassen unterschiedlich häufig auftritt. Eine ältere Untersuchung führt diese Anomalie auf ein Zusammenwirken von zwei dominanten Genen zurück.
Mehrere *Hautkrankheiten* sind erblicher Natur. Die Anomalie mit der Bezeichnung

Tabelle IV/32 Berichte über erbliche Anomalien beim Schwein

Jahr	Autor	Bearbeitetes Gebiet
1957	Koch, Fischer und Schuman	Sämtliche Anomalien (alle Arten)
1968	Done	Anomalien des Nervensystems
1974	Swatland	Anomalien der Muskeln (Schweine, Rinder, Schafe)
1974	Wiesner und Willer	Sämtliche Anomalien (alle Arten)
1971	Habert	desgl.
1978	Huston u. a.	Sämtliche Anomalien (angeboren)
1978	Denis	desgl.
1978	Bradley und Wells	Anomalien der Muskeln
1979	Ollivier	Sämtliche Anomalien
1981	Ollivier und Sellier	Genetik des Schweines

Epitheliogenesis imperfecta ist durch das Fehlen der Epidermis an mehreren Körperstellen charakterisiert und wird als semi-letal angesehen, zurückzuführen auf ein rezessives Gen. Die als *Pityriasis rosea* bekannte Erkrankung hat die Besonderheit, übertragbar zu sein, bleibt aber häufig vom Pfleger unbemerkt. Sie tritt auf der Bauchseite in den ersten Lebenswochen in Form von rötlichen Veränderungen auf, die verschorfen und nach 3 bis 4 Monaten verschwinden. Die Erkrankung ist erblich bedingt und wird durch ein rezessives Gen verursacht.

Schädigungen der Haut treten in den ersten Lebenswochen auch bei der *Dermatosis vegetans* auf. Es handelt sich hierbei um eine schwere Anomalie. Sie ist mit einem Ödem und Veränderungen an den Klauen verbunden (früher auch als Klumpfuß bezeichnet), sowie mit Lungenanomalien, die den Tod des Ferkels infolge Pneumonie oder Sekundärinfektionen spätestens nach 4 bis 6 Wochen zur Folge haben. Der rezessive Erbgang für diese Krankheit wurde nachgewiesen.

Das Auftreten von *»Glöckchen«* in der Halsgegend ist bei verschiedenen Rassen bekannt. Es handelt sich um eine gut erforschte Anomalie, die monofaktoriell dominant bedingt ist.

Störungen in der *Entwicklung des Mammarepithels* in einem frühen Embryonalstadium führen zur »Endothelie«, (Einwanderung von Endothelzellen), die besser unter der Bezeichnung Beizitzen oder Afterzitzen bekannt sind. Es bestehen komplexe genetische Zusammenhänge, die wahrscheinlich polygen bedingt sind.

SKELETT UND GELENKE

Zahlreiche Anomalien können am Kopf auftreten. Die *Gaumenspalte* sowie das Fehlen oder Fehlbildungen des Kiefers haben eine komplexe genetische Ursache, wahrscheinlich multifaktorieller Art (Done, 1977). Man muß allerdings für den Fall der *Brachygnatia inferior* eine Ausnahme machen. Diese ist mit Mißbildungen der Hintergliedmaßen verbunden und wird nur durch ein einzelnes rezessives Gen verursacht. Es muß auch bedacht werden, daß Kiefermißbildungen zur Diagnose der Rhinitis atrophicans verleiten können (eine Krankheit, die ebenfalls eine erbliche Grundlage hat, wie im zweiten Teil dieses Kapitels beschrieben wird).

Mißbildungen der Wirbelsäule bestehen häufig in Wirbelverschmelzungen, wodurch Verkürzungen des Körpers entstehen können, wie im Fall des rezessiven letalen *Pulawska-Faktors* mit vielen Skelettanomalien und inneren Organschädigungen als Folge. Erbliche Mißbildungen des Schwanzes stammen immer von irregulären Verschmelzungen der hinteren Wirbel, die teilweise als monogenetisch bedingt angesehen werden. Außerdem kann der Schwanz verkürzt sein oder (in Verbindung mit einem Wasserkopf) völlig fehlen. Die genauen Ursachen dieser Schwanzanomalien sind noch nicht bekannt.

Es sind verschiedene Fälle des *Fehlens von Gliedmaßen* beschrieben worden. Das völlige Fehlen aller Gliedmaßen (Amelie) hängt mit einem rezessiven Letalfaktor zusammen. Die Ferkel sterben nach zwei bis drei Tagen an Entkräftung. Von erwachsenen Schweinen mit nur zwei oder drei Beinen hat man schon gehört. Die Fälle von Dreibeinigkeit werden mit einem rezessiven Gen erklärt.

Arthrogrypose oder *angeborene Gelenkversteifung* ist eine bei vielen Tierarten anzutreffende Anomalie (Swatland, 1974). Beim Schwein wird sie durch ein rezessives Gen bedingt, wie eine andere Mißbildung, das Syndrom der Dickbeinigkeit, mit ähnlichen Folgen. Es war bisher unmöglich, mit Sicherheit einem der beiden Typen der Gelenkversteifung, die die Vordergliedmaßen betreffen, ein einziges, eigenes Gen zuzuweisen.

Unter den Anomalien der Klauen scheint nur die *Syndaktylie* genetisch bedingt zu sein; ein dominantes Gen wird hierfür verantwortlich gemacht. Dagegen ist der Erbgang bei der Polydaktylie (Vielzehigkeit), beim Fehlen der Klauen und ihrer Ungleichheit noch ungenügend erforscht.

Das Auftreten einer erblich bedingten *Rachitis*, die allen Vitaminbehandlungen widersteht, wird aus der BR Deutschland berichtet. Ein rezessives Gen ist die Ursache dieser Krankheit, die merkwürdigerweise mit gesteigerten männlichen Eigenschaften einhergeht. Eine Störung der Nebenschilddrüsenfunktion ist vielleicht dafür verantwortlich.

SINNESORGANE

Das Auftreten des *»roten Auges«*, das mit einem Verschwinden des dunklen Pigments in der Haut begleitet ist, leitet sich von einem rezessiven Gen her, das bislang nur in den USA beobachtet wurde. Es unterscheidet sich vom Albinismus, der beim Schwein noch nicht beobachtet wurde.
Verschiedenfarbigkeit der Augen kommt als erbliche Anomalie bei vielen Tierarten vor und ist durch eine Heterochromie der Iris bedingt. Sie ist monofaktoriell genetisch bedingt. Die Homozygoten zeigen beidseitige Heterochromie, Heterozygote partielle oder nur einseitige.
Die *angeborene Blindheit* kommt häufiger vor. Sie kann durch Ernährungsfaktoren bedingt sein, besonders durch Mangel an Vitamin A. In bestimmten Fällen kann sie aber auch genetisch bedingt sein, vom Erbgang ist bislang wenig bekannt. Dasselbe gilt von der *Zyklopie* (Einäugigkeit), die oft mit noch anderen Mißbildungen verbunden ist.
Erbliche Schäden an den Ohren sind die *Kleinohrigkeit* (Mikrotie), deren Erbgang noch unbekannt ist, und die *Ohrenscharten*, die verschiedentlich im Zusammenhang mit anderen Mißbildungen beschrieben wurden. Die letztere Anomalie ist letal und wird rezessiv angenommen, aber eine Bestätigung dieser Hypothese konnte noch nicht erbracht werden.

NERVEN- UND MUSKELSYSTEM

Auf diesem Gebiet ist es oft schwierig zu entscheiden, was rein muskulär und was nervös bedingt ist. Das rechtfertigt die Einordnung nervöser, muskulärer oder neuromuskulärer Anomalien in eine Kategorie.
Die *Cerebralhernie* mit Vorfall der Meningen oder sogar des Gehirns selbst (Meningozele und Encephalozele) scheint keinen einfachen Erbgang zu haben. Die Unterscheidung dieser Mißbildung von der Hydrozephalie, verursacht durch das Austreten von Zerebrospinalflüssigkeit, ist manchmal schwierig. Done (1968) spricht von einem »Zerebralhernien-Hydrozephalus-Syndrom«. In letzterem Fall konnte inzwischen eine monogenetisch rezessive Erblichkeit nachgewiesen werden.
Das *angeborene Zittern* (Myoklonie) ist eine Erkrankung, die mehrere Ursachen haben kann, besonders infektiöser und genetischer Art. In der von Done (1976) vorgeschlagenen Einteilung sind zwei Typen des Zitterns genetisch bedingt, der Typ A III, der an ein rezessives geschlechtsgebundenes Gen gekoppelt ist (das ist das einzige Anomaliegen, das beim Schwein geschlechtsgebunden ist), und der Typ A IV, hervorgerufen durch ein autosomales Gen.
Die *Epilepsie* ist eine erbliche Krankheit, die zwei Erbfaktoren einschließen soll.
Eine *kongenitale Ataxie*, die sich bei der Geburt in unkoordinierten Bewegungen äußert, ohne morphologische Veränderungen des Nervensystems bei der Geburt, aber mit Abweichungen im Elektroenzephalogramm, wird bei den Rassen Large White und Wessex Saddleback durch ein rezessives Gen bedingt.
Mehrere Fälle von *Nachhandlähmungen* wurden in verschiedenen Ländern beschrieben. Es handelt sich stets um letale Anomalien mit einem einzigen rezessiven Erbfaktor (Koch u. a., 1957). In neuerer Zeit wurde eine ähnliche Erkrankung bei der Dänischen Landrasse beschrieben, auch durch ein rezessives Gen verursacht. Sie rührt von einer Mißbildung der Wirbelsäule her, die eine Kompression des Rückenmarks verursacht. Sicherlich muß man letzteres Gen von den vorhergehenden unterscheiden.
Beim Schwein kommen verschiedene erbliche *Myopathien* vor. Dazu kann man das *Bein-*

spreizen (englisch: splayleg) zählen, eine ziemlich häufige Anomalie des neugeborenen Ferkels. Sie wird im zweiten Teil dieses Abschnitts genauer beschrieben. Andere Myopathien, die im späteren Leben des Tieres auftreten, sind das Syndrom der asymmetrischen Nachhand und die akute Rückenmuskelnekrose (CARRÉsche Krankheit). In dem einen oder anderen Fall spricht man von einer genetischen Veranlagung, ohne daß bislang der genaue Erbgang erklärt werden konnte. Eine erbliche Myopathie ist beim Menschen bekannt und besteht in einer fortschreitenden Ossifikation des Muskels (*Myositis ossificans*), die auch für das Schwein beschrieben wurde, aber zweifelsfrei sehr selten ist.

Die *maligne Hyperthermie*, dieses Syndrom wird durch Halothan-Narkose sichtbar gemacht, wird seit mehreren Jahren in verschiedenen Ländern untersucht, da sie mit verschiedenen wichtigen Aspekten der Schweineproduktion verbunden ist, z. B. in bezug auf Muskelentwicklung, Fleischqualität und Streßresistenz (plötzliches Verenden). Die Hypothese eines einzigen gemeinsamen rezessiven Gens hierfür wurde durch die Ergebnisse zahlreicher Untersuchungen bestätigt. Rassenunterschiede spielen in der Häufigkeit dieses Gens eine große Rolle, vielleicht auch in seiner Penetranz (Anteil der Homozygoten, die das Syndrom zeigen). Die Penetranz ist bei den »normalen« Landrassen vollständig, bei den Rassen mit starker Muskelentwicklung, wie Belgische Landrasse und Piétrain, unvollständig. Dieses Gen ist sicher mitbestimmend für die Muskelhypertrophie, analog dem Doppellender beim Rind.

In die Gruppe der Muskelanomalien muß man auch das *PSE-Syndrom* (franz. »Pißfleisch«) und das dunkle Fleisch (*DFD-Fleisch*) einordnen, Mängel, die nur nach dem Schlachten am Tierkörper erkennbar sind. Die Beziehungen zwischen Fleischmängeln, der malignen Hyperthermie, dem plötzlichen Herztod und den verschiedenen oben erwähnten Myopathien sind noch nicht vollständig geklärt.

ATMUNGS- UND KREISLAUFAPPARAT

Eine Unterfunktion der Schilddrüse im Fetalstadium ist Ursache des Syndroms der Atemnot des Neugeborenen, das auch beim Menschen und Pferd auftritt. Diese Erscheinung ist durch ein rezessives Gen bedingt.

Die *Porphyrie* ist eine Erkrankung, die mit einer anormalen Hämoglobinsynthese im Knochenmark zusammenhängt. Dabei treten starke Ablagerungen von Porphyrin in den Knochen und Zähnen und eine vermehrte Ausscheidung im Urin und Kot auf. Im Gegensatz zum Rind, bei dem die Krankheit an ein einzelnes rezessives Gen gebunden ist, gibt es beim Schwein anscheinend ein oder mehrere dominante Gene.

Hämophilie (Bluterkrankheit) wie beim Menschen ist auch beim Schwein beschrieben, bedingt durch ein rezessives Gen.

Das Auftreten einer *Leukämieform* (Lymphosarkomatose) mit einem rezessiven Gen wurde von einer Large White-Herde in England bekannt. Eine ähnliche Krankheit hat man auch in Verbindung mit einer Chromosomenaberration beobachtet.

Die *hämolytische Krankheit* der Neugeborenen resultiert beim Schwein von einer foetomaternalen Unverträglichkeit, verglichen mit der an den Rhesusfaktor beim Menschen gebundenen. Ein Blutgruppenantigen der roten Blutkörperchen, gebunden an ein dominantes Gen, wurde als für diese Krankheit verantwortlich festgestellt. Die Muttersau kann auch Antikörper gegen die roten Blutkörperchen des Ferkels produzieren, im Zusammenhang mit einer Schweinepestvakzinierung, wobei auch mehrere verschiedene Antigene einwirken können. Eine ähnliche Erkrankung, die *Thrombozytopenie*, resultiert aus der Bildung von maternalen Antikörpern gegen die Blutplättchen des Ferkels. Sie zeigt sich in extrem blasser Farbe verschiedener Gewebe und mit Hämorrhagien in verschiedenen Körperteilen. Es ist zu beachten, daß beide Krankheiten gleichzeitig vorkommen können. Sie treten beim Ferkel erst nach Resorption der Antikörper aus dem Kolostrum auf. Die Unverträglichkeit zwischen Mutter und Ferkel kann wegen der besonderen Art der Plazenta des Schweines sich während der Trächtigkeit noch nicht auswirken.

VERDAUUNGSAPPARAT

Zu dieser Gruppe gehören die *Hernien*, obgleich es sich eigentlich um Anomalien der Bauchwand handelt und nicht des Darmkanals. Der Eingeweidevorfall kann aber bis zur Einklemmung im Bruchsack führen, die häufigste Todesursache bei Mastschweinen mit Brüchen. Der Hodensack- oder Leistenbruch mit Vorfall der Eingeweide in den Hodensack oder Leistenkanal ist ohne Zweifel eine der häufigsten erblichen Anomalien beim Schwein. Seine Häufigkeit wird in den Untersuchungsberichten mit 0,4 bis 0,7 % angegeben. Der *Hodensackbruch* ist natürlich auf das männliche Geschlecht begrenzt, während der *Leistenbruch* bei beiden Geschlechtern vorkommt. Verschiedene Hypothesen über den Erbgang wurden aufgestellt. Die neueste nimmt zwei rezessive Gene an, mit voller Penetranz beim männlichen Tier. Die Lebensfähigkeit soll bei Sauen vermindert sein, wodurch es in den Beständen zu einem Defizit an weiblichen Tieren kommen kann. Beim gehäuften Auftreten von Hodensackbrüchen kann bei den männlichen Schweinen ein Defizit auftreten. Bezüglich des *Nabelbruchs*, der weniger häufig vorkommt und die weiblichen Tiere stärker befällt als die männlichen, ist zu sagen, daß er sicher genetisch bedingt aber sein Erbgang kaum bekannt ist.

Die Afterlosigkeit (*Atresia ani*) ist beim Schwein relativ häufig: 0,14 bis 0,31 % nach den Literaturangaben. Verschiedene Hypothesen wurden aufgestellt, um diese Mißbildung zu erklären, die an ein einzelnes Gen mit geringer Penetranz gebunden sein könnte.

Zwei Erkrankungen des Darms erblichen Ursprungs, allerdings ziemlich selten, wurden beschrieben: aus Dänemark die Degeneration des *Plexus stomachalis* beim Ferkel, aus Neuseeland das Auftreten von Ausbuchtungen in der Darmschleimhaut, begleitet mit ihrer Verdickung, daher die Bezeichnung *»Diverticulosis«*, vielleicht an ein rezessives Gen gebunden. Schließlich sei noch an die erbliche Prädisposition des Mastdarmvorfalls erinnert.

UROGENITALAPPARAT

Eine beiderseitige *Nierenhypoplasie* kommt vor, mit enger Bindung an einen rezessiven monofaktoriellen Erbgang. Eine Verengung bzw. der Verschluß der Harnleiter zieht den Tod des Ferkels innerhalb weniger Tage infolge Urämie nach sich. Diese Erkrankung wird beim Ferkel als erblich bedingt betrachtet. Neuerdings wurde von der Existenz eines dominanten Gens durch Wijeratne u. Wells (1980) als Ursache von Nierenzysten berichtet. Verschiedene urogenitale Anomalien, die zusammen mit erblichen Mißbildungen des Schwanzes auftreten, wurden von mehreren Autoren beschrieben, ohne daß die genetische Grundlage genau erklärt werden konnte.

Die häufigste Anomalie des männlichen Geschlechtsapparates ist sicher der *Kryptorchismus*. Die Hypothesen in bezug auf den Erbgang gehen entweder von einem oder zwei rezessiven Genen aus oder von einer polygenetischen Abhängigkeit mit Schwellenwert.

Unfruchtbarkeit des Ebers kann verschiedene Ursachen haben. Zeugungsunfähigkeit, Hypoplasie der Hoden oder Nebenhoden und Anomalien der Spermiogenese können erbliche Basis haben, die gut geklärt zu sein scheinen. Vor allem ziehen Mißbildungen der Spermien einen Rückgang der Fruchtbarkeit nach sich, wie es bei Ebern beobachtet wurde, die zur künstlichen Besamung benutzt werden. Der jüngste Bericht über den SME-Defekt (vom Namen des Trägerebers abgeleitet), macht ein einzelnes, rezessives Gen verantwortlich.

Außerdem sind *Chromosomenanomalien* manchmal die Ursache von verringerter Fruchtbarkeit beim Eber. Dies ist besonders bei Translokationen der Fall, die bei der

Tabelle IV/33 Zusammenstellung der wahrscheinlich monogenetischen Anomalien beim Schwein

Rezessives autosomales Gen	
Alopezie	
Epitheliogenesis imperfecta	semiletal
Dermatosis	semiletal
Pulawska-Faktor	letal
4 Gliedmaßen fehlen	letal
1 Gliedmaße fehlt	
Arthrogrypose (Gelenkversteifung)	letal
Klumpfuß	semiletal
Rachitis	
Irisheterochromie	
Hydrocephalus	letal
Angeborenes Muskelzittern (A IV)	semiletal
Angeborene Ataxie	semiletal
Maligne Hyperthermie	
Atmungsspasmus (Atemnot)	letal
Hämophilie	semiletal
Leukämie	
Nierenhypoplasie	letal
1 Uterushorn fehlt	
Ödeme (Myxödem)	letal
Rezessives geschlechtsgebundenes Gen	
Angeborenes Muskelzittern (A III)	semiletal
Dominantes autosomales Gen	
Alopezie	homozygot letal
Lockenhaar	
Glöckchen am Hals	
Syndaktylie	
Hämolytische Krankheit	letal
Nierenzysten	

Meiose zu einem inkompletten Genom und damit zu verstärkter Embryonensterblichkeit führen. Die Verkleinerung der Wurfgrößen, verursacht durch einen Eber, der mit solchen Translokationen betroffen ist, beträgt etwa 50 %, wie in Frankreich von Popescu u. Legault (1980) beobachtet wurde.

Unter den *Anomalien des weiblichen Geschlechtsapparates* sind nach einer amerikanischen Studie an über 5000 Schlachtschweinen die häufigsten: Verschluß des Eileiters (1,4 %), Follikelzysten(1,7 %) und das Fehlen irgendwelcher Teile des Genitaltrakts (0,7 %), wenn man die Anomalien ausschließt, die sich auf Zwitter und geschlechtliche Unterentwicklung beziehen. Es handelt sich um Fehlbildungen, deren Erblichkeit nicht generell feststeht – ausgenommen die Aplasie bzw. das Fehlen eines Uterushorns, wie sie von King u. Linares (1980) beschrieben wurde und mit einem rezessiven Gen zusammenhängen soll – die aber etwa ein Viertel der Reproduktionsschäden ausmachen sollen. Die erst beim Ferkeln bemerkbar werdenden Mißbildungen des weiblichen Genitaltrakts sind weitaus geringer, 0,05 % bei Large White und 0,1 % bei der Belgischen Landrasse nach einer englischen Erhebung. In bezug auf die verspätete Pubertät bei Jungsauen, die nur selten eine Folge von genitalen Anomalien ist, bestehen starke Rassenunterschiede. Sie ist häufiger bei Large White- als bei den Landrasseschweinen zu beobachten.

Die Häufigkeit von *Zwittern* bei Schweinen reicht nach eigenen Untersuchungen von 0,1 bis 1,4 %. Die Zwitter unterteilt man in echte Hermaphroditen mit Keimdrüsen beider Geschlechter und Pseudohermaphroditen weiblich oder männlich je nach dem Typ der Gonaden, den sie besitzen. Die Mehrheit der Zwitter beim Schwein gehört zu der Kategorie der männlichen Pseudohermaphroditen. Bei diesen hat man klarstellen können, daß sie eine weibliche Chromosomenstruktur (XX) haben und tatsächlich maskulinisierte Weibliche sind. Diese *Intersexualität* hat sicher eine genetische Grundlage. Aber es sind gegensätzliche Hypothesen in der Diskussion. Es ist außerdem so, daß sich diese Anomalie in den großen Zuchtbeständen besonders ausgebreitet hat. Dies wird mit einer Überfüllung des Uterus erklärt, was einen frühen Kontakt zwischen den Blastozyten beider Geschlechter begünstigen soll.

Es existiert übrigens auch ein männlicher *Pseudohermaphrodismus*, dessen chromosomale Struktur männlich (XY) ist. Diese Anomalie, viel seltener als die vorige, entspricht dem Syndrom der *Testikulären Feminisation*, die auch beim Menschen vorkommt. Ihre erbliche Grundlage ist noch nicht geklärt.

Unter den anderen Ursachen von Zwischengeschlechtlichkeit muß man auch den *Freemartinismus* erwähnen (Zwickenbildung), der aus einem Blutaustausch zwischen Embryonen verschiedenen Geschlechts resultiert, weiterhin verschiedene Chromosomenanomalien, z. B. das *»Klinefelter Syndrom«* (XXY) und die Mosaikfälle, die von Hulot (1969) beschrieben wurden.

ALLGEMEINE ENTWICKLUNG

Die beim Schwein beschriebenen Fälle von *Nanismus* (Zwergwuchs) sind äußerst selten. Von dieser Anomalie wurde allerdings kürzlich aus Bulgarien berichtet. Sie soll der Achondroplasie der Rinder (Fehlen der Knorpelbildung) ähnlich sein und von einem rezessiven Gen abhängen.

Das *Ödem* (Myxödem) des neugeborenen Ferkels wird durch eine Schilddrüsenunterfunktion verursacht, für das ein einzelnes rezessives Gen verantwortlich sein soll. Es darf nicht mit den viel später auftretenden Ödemen (Ödemkrankheit) gleichgesetzt werden.

Die *Fettsucht* des Ferkels ist ein semiletaler Erbfehler, der von der belgischen Landschweinrasse vor etwa vierzig Jahren bekannt wurde, deren Ätiologie aber bislang nicht endgültig geklärt worden ist. Erst neuerdings wurde ein Fettsuchtsyndrom beim erwachsenen Schwein bei einer lokalen Rasse in Georgia (USA) erwähnt. Das Schwein hat eine natürliche Tendenz zum Fettansatz, und die Fettbildung ist lange Zeit ein wesentlicher Selektionsfaktor für den Züchter gewesen, den man früher als Vorteil schätzte, von dem man sich aber heute unter dem Druck des Verbrauchers abwendet.

Diese Kurzübersicht zeigt die große Verschiedenheit der Anomalien beim Schwein, deren Anzahl sich laufend vermehrt. Die Tabelle IV/33 faßt diejenigen zusammen, denen man eine genetische Abhängigkeit mit Sicherheit zuweisen kann.

Mißbildungen und ihre Selektion beim Schwein

Man sagt, daß »die Bedeutung der Erbpathologie umgekehrt proportional zum spektakulären Charakter ihres Auftretens ist« (Queinnec, 1975). Es ist möglich, die genetischen Anomalien, grob eingeschätzt, nach ihrer Bedeutung in zwei Gruppen zu klassifizieren. Es gibt einerseits eine große Anzahl von Fehlbildungen, oft letal, deren Häufigkeit gering ist, meistens unter 1 %, die sich aber in unterschiedlichen Altersklassen und Populationen fast konstant hält, und andererseits solche Anomalien, deren Auftreten mehrere Prozent erreichen kann und außerdem je nach Lebensalter und Population variiert.

Zur ersten Kategorie gehört die Mehrzahl der bereits beschriebenen Anomalien. Die Frequenz dieser Mängel beruht auf einem Gleichgewicht zwischen genetischen Mutationen, die die Frequenz erhöhen, und natürlicher Selektion, die das Gegenteil bewirkt. Die erste dieser Kräfte ist sehr schwach (die Mutationsraten liegen in der Größenordnung von 10^{-4} bis 10^{-6}), im Vergleich zur zweiten, denn die Mehrheit dieser Anomalien führen den Tod oder die Unfähigkeit zur Fortpflanzung herbei. Die Häufigkeit eines Ausgleichs ist somit gering. Die Gesamtheit der Anomalien, deren Auftreten sich durch dieses Zusammenspiel erklärt, nennt man besser Mutationsbelastung der Population.

Die zweite Gruppe von Fehlbildungen, deren Frequenz bedeutsamer ist, hängt mit Erscheinungen zusammen, die weniger spektakulär sind als die der ersten Gruppe. Das beobachtete häufige Auftreten kann nicht durch das Verhältnis Mutation – Selektion erklärt werden. Die Situation gleicht mehr einem ausgeglichenen Polymorphismus, der in einer Population mit mehreren genetischen Typen mit nicht zu vernachlässigenden Frequenzen existiert.

Eine Anomalie kann auch mit höherer Frequenz auftreten, wenn das dafür verantwortliche Gen darüber hinaus günstige pleiotrope Wirkungen auf den Entstehungsverlauf ausübt. Das extremste Beispiel ist ohne Zweifel die maligne Hyperthermie, deren Frequenz bei bestimmten Rassen auf 50 % ansteigen kann. Beim Piétrain-Schwein ist der Vorteil für Muskelbildung bei für das Gen der Halothanempfindlichkeit Heterozygoten ohne Zweifel den Homozygoten unterlegen. Aber letztere haben eine höhere Mortalitätsrate, woraus sich ein höherer Selektionswert der Heterozygoten ergibt im Vergleich zu den Homozygoten.

Übrigens scheinen für dieses Gen die Homozygoten eine verminderte Vermehrungsfähigkeit zu haben, wodurch ihr Selektionsvorteil gegenüber den Heterozygoten noch mehr verringert wird. Ähnliche Vorgänge könnten auch für andere Anomalien gelten, z. B. für das angeborene Beinspreizen, obwohl in diesem Fall die genetischen Ursachen viel komplexer sind.

Welche *praktischen Folgerungen* kann man nun aus diesen verschiedenen Sachlagen für die Selektion beim Schwein ziehen? Bei den Anomalien mit nur vereinzeltem Auftreten scheint eine Überbewertung nicht gerechtfertigt. Es ist in jedem Fall illusorisch, an eine vollständige »Tilgung« zu denken, wenigstens für die rezessiven Gene, da eine Selektion wenig effektiv ist. In der Praxis hätte eine solche Selektion nur Erfolg bei der Anwendung der künstlichen Besamung, die gestattet, Eber als »Träger« von unerwünschten Erbanlagen fest-

ZUSAMMENFASSUNG

Obwohl die genetischen Grundlagen der Anomalien häufig kompliziert und noch wenig geklärt sind, kann man doch 29 Anomalien als von einem einzigen Gen abhängig ansehen: 22 von ihnen auf ein autosomal rezessives Gen, 6 auf ein autosomal dominantes Gen und eine auf ein geschlechtsgebundenes rezessives Gen. Die wirtschaftlichen Auswirkungen dieser Anomalien rechtfertigen manchmal die Entscheidung zur Selektion, ein Aspekt, der kurz dargestellt wird.

zustellen. Man muß auch vermerken, daß eine zu systematische Eliminierung von Anomalien die genetische Verbesserung von Eigenschaften für die Produktion stören könnte. Es ist eine dauernde Überwachung des Zuchtgeschehens notwendig, und man darf eine Selektion nur für solche Anomalien in Betracht ziehen, die eine bestimmte Toleranzschwelle überschreiten.

Die gleiche Einstellung könnte man im Prinzip auch gegenüber den Anomalien der zweiten Gruppe einnehmen. Allerdings regt das Vorkommen von Anomalien mit sehr hoher Frequenz bei bestimmten Rassen sogar zum Nachdenken darüber an, ob deren Nachteile nicht durch Vorteile aufgewogen werden, wie es z. B. bei der Empfindlichkeit gegenüber Halothan bei den ausgesprochenen Fleischansatzrassen der Fall ist. Es ist klar, wenn die belgischen Züchter eine Politik der systematischen Eliminierung dieses Mangels befolgt hätten – unter dem Vorbehalt, daß sie es gekonnt hätten – gäbe es heute keine Piétrain oder belgische Landrasse mehr. Es ist aber notwendig, auch eine möglichst genaue ökonomische Bilanz über Vor- und Nachteile einer erblichen Anomalie zu ziehen, bevor man über Selektionsmaßnahmen entscheidet. Der Nutzen einer Kreuzung muß bei einer derartigen Bilanz ebenfalls in Betracht gezogen werden. Eine an ein rezessives Gen gebundene Anomalie, dessen Wirkung heterozygot für den Produktionsablauf günstig ist, könnte auch bei höherer Frequenz in einer Eberlinie toleriert werden. Man weiß übrigens, daß Kreuzung generell das Risiko des Auftretens unerwünschter rezessiver Eigenschaften mindert, womit man den Heterosiseffekt erklären kann. Dagegen erhöht Reinzucht die Gefahr von Anomalien. Fälle von Anomalien mit komplexer genetischer Abhängigkeit können theoretisch aus einer quantitativen Genzusammensetzung betrachtet werden. Die ökonomische Bilanz führt dann zu einem Schätzungskoeffizienten, von dem eine Indikation zur Selektion abhängig zu machen ist.

Genetisch bedingte Krankheitsdisposition

In genetischer Beziehung kann man die Prädisposition für Krankheiten entweder spezifisch betrachten, bei der es sich um die Rolle der Erblichkeit beim Auftreten einer bestimmten Krankheit handelt, oder unspezifisch, bei der es zu einem Anstieg der Mortalitätsrate oder der allgemeinen Morbidität kommt, in Abhängigkeit vom elterlichen Erbteil.

Spezifische erbliche Prädisposition

ALLGEMEINE BETRACHTUNGEN

Viele der erwähnten Anomalien sind tatsächliche Krankheiten. Die im folgenden beschriebenen beanspruchen die Besonderheit, für ihr Auftreten sowohl genetische Faktoren als auch Umweltfaktoren, besonders pathogene Erreger, zu haben. Sie unterscheiden sich von den vorigen durch ihre phänotypische Variation. Im Laufe ihres Auftretens kann man vier oder fünf Stadien der Schwere der Krankheit unterscheiden; zuweilen steht man sogar vor der Alternative zu sagen, krank oder gesund. Die Krankheiten mit spezifischer genetischer Prädisposition haben eine Art Dunkelfeld mit unterschwelliger polygenetischer Variation.

Die genetische Analyse solcher Krankheiten ist schwierig durchführbar aus folgenden drei Gründen (Meyer, 1968):

- Die Ausprägung einer erblichen Prädisposition hängt vom Einfluß mitbestimmender Faktoren außerhalb des Tieres ab (mikrobielle Erreger, Mängel in der Fütterung oder Umwelt).
- Interaktionen zwischen Tier und den mitbestimmenden Faktoren können den Grad der

Prädisposition verdecken oder hemmen. Das betrifft z. B. die aktive Immunität, die durch das Tier nach einer Infektion und im Ergebnis der Antigen-Antikörperreaktion erworben wurde, und die passive Immunität über Kolostrum oder Plazenta.
- Im Fall bestimmter Viruskrankheiten bringt eine direkte Infektion des Fötus durch die Mutter während der Trächtigkeit Schwierigkeiten für die Unterscheidung der Einflüsse des Virus von denen des betreffenden Wirtsgenotyps.

In Anbetracht dieser drei Faktoren, die die Arbeit des Genetikers besonders erschweren, kann man leicht begreifen, daß die in der Veterinärmedizin erworbenen Kenntnisse über die Prädisposition für Krankheiten häufiger aus Beobachtungen bei verschiedenen Untersuchungen stammen, als aus speziellen genetischen Untersuchungen. Unsere Argumente für das Vorhandensein einer genetischen Prädisposition bei einer Krankheit gliedern sich in drei Kategorien: Unterschiede in der Anfälligkeit zwischen den Rassen, zwischen den Nachkommen innerhalb der gleichen Rasse und Selektionen von anfälligen oder resistenten Linien.

Schließlich ist nicht auszuschließen, wie bei jedem quantitativen Merkmal, daß ein übergeordnetes Gen allein verantwortlich für einen wesentlichen Teil der genotypischen Variation ist. Das ist, so scheint es, bei der Kolibakteriose des Ferkels der Fall.

VERHÄLTNISSE BEIM SCHWEIN

Man kann einschätzen, daß die Mehrzahl der Krankheiten, wenn nicht alle, eine spezifische, aber oft nur sehr schwache erbliche Prädisposition besitzen. Das Schwein ist in dieser Hinsicht bestimmt nicht die am besten untersuchte Art. Trotzdem haben die meisten Erkrankungen zu bedeutenden Arbeiten angeregt oder sie laufen noch: Kolibakteriose des Ferkels, Rhinitis atrophicans. Nachstehend werden Prädispositionen für mehrere Krankheiten im einzelnen erörtert.

Kolibakteriose des Ferkels

Das Bestehen einer Prädisposition für verschiedene Diarrhoeformen wurde bereits vor etwa dreißig Jahren beschrieben. In der Folge hat die Kolibakteriose die besondere Aufmerksamkeit auf sich gezogen, wobei der Genotyp einen großen Teil der beobachteten Unterschiede in bezug auf die Mortalitätsrate und das Alter des Auftretens erklärt. Es war sogar möglich, bei der Untersuchung der Nachkommen von zwei Ebern, bei denen die Mortalitätsrate 79,7 und 62,3 % betrug, hämolysierende Kolibakterien von verendeten Ferkeln zu isolieren, obwohl nichts auf ihr Vorhandensein bei der Sektion hinwies. Eine Übertragung der Anfälligkeit von den beiden Ebern ist zu vermuten.

In neueren Untersuchungen finden nachstehende Beobachtungen ein steigendes Interesse. Die »resistenten« Tiere besitzen Darmzottenfaktoren von der gleichen Struktur wie die Bakterien, die das K 88-Antigen tragen, aber unfähig sind, sich anzuheften und damit die Krankheit zu erzeugen. Die Resistenz gegenüber der Krankheit scheint von einem einfachen autosomal rezessiven Gen auszugehen (Gibbons u. a., 1977). Allerdings ist es verfrüht, die Kolibakteriose, verursacht durch Bakterien mit dem K 88-Antigen, in die Erkrankungen mit grundsätzlicher genetischer Ursache einzuordnen. Die Versuche des Instituts zur Erforschung der Tierkrankheiten in Compton, Großbritannien, eine resistente Herde experimentell zu erzeugen, müssen mit größtem Interesse verfolgt werden.

Rhinitis atrophicans

Die Angaben über das Vorhandensein einer genetischen Prädisposition für die Rhinitis atrophicans sind zahlreich und z. T. schon älter. Aber es sind besonders die Arbeiten von Jonsson (1965) einerseits und von Seifert u. a. (1971) andererseits, die wegen der Aussagen über die erblichen Faktoren große Aufmerksamkeit für sich beanspruchen (Ollivier,

1972). Sie müssen logischerweise zu einer systematischen Einschätzung der »Rüsselqualität« der künftigen Zuchteber führen, wonach alle verdächtigen Tiere gemerzt werden müßten. Es ist in Frankreich zur Zeit kaum möglich, die Wirksamkeit dieser Methode zu testen, weil sich das Auftreten dieser Krankheit von allein verringert hat.

Wenn auch nur wenige Autoren das Vorhandensein genetischer Faktoren generell in Zweifel ziehen, so ist doch eine Einstimmigkeit bezüglich ihrer Bedeutung und der einzuschlagenden Maßnahmen in weiter Ferne. Die Angaben scheinen manchmal durch unterschiedliche Meinungen über die Rolle des Ebers und der Sau sogar widersprüchlich. In einem Fall war es möglich, eine Versuchsherde innerhalb von fünf Jahren vollständig zu sanieren, indem man systematisch alle Zuchtsauen, die Ferkel mit Rhinitis geworfen hatten, und ihre Nachkommen eliminierte.

In Frankreich haben Planchenault u. a. (1978) die Erblichkeit als gering eingeschätzt, aber es wurde gezeigt, daß die »Rüsselqualitäten« zu Beginn und am Ende der Mast positiv korrelieren, was eine gute Grundlage für die Prophylaxe mit Hilfe von frühen Röntgenaufnahmen bei den Selektionskandidaten schafft. Die Faktoren, die die klinische Form der Krankheit mitbestimmen, sind sicher zahlreich, und es ist entsprechend den unterschiedlichen Interpretationen nicht sicher, ob man eines Tages eine genaue Aussage wird treffen können, welche erblich und welche umweltbedingt sind. Es scheint also wenig realistisch, die Prophylaxe der Rhinitis atrophicans nur auf genetische Ursachen zu gründen. Ein systematischer Ausschluß der Nachkommen solcher Tiere, die mit der Krankheit behaftet sind, von der weiteren Zucht und besonders der kranken Tiere selbst, scheint eine gute Maßnahme.

Verschiedene Erkrankungen

Die erste Krankheit beim Schwein, die bei den Genetikern Aufmerksamkeit erregte, war die Schweinepest (die klassische Form und nicht die afrikanische). Es war am Anfang des Jahrhunderts die allgemeine Meinung der Züchter, daß bestimmte Populationen gegen das Pestvirus resistenter sind. Smith u. a. (1983) haben aus anderen Arbeiten berichtet, daß es einen gewissen Resistenzgrad gibt, scheinbar erblich bedingt, eine absolute Immunität in der Natur aber nicht existiert. In der Folge ließ die gute Wirksamkeit von Vakzinen diese früheren Beobachtungen in Vergessenheit geraten. Gleiches gilt für die MKS in Brasilien, für die ähnliche Feststellungen über resistente Schweine beschrieben wurden.

In den Arbeiten von Meyer (1958), von Dunne u. Leman (1975) u. a. wird der gleiche Sachverhalt erwähnt. So wurden in einer sehr homogenen und völlig mit Brucellose befallenen Herde sehr große Unterschiede in der Reaktion der Tiere auf eine experimentelle Infektion mit *Brucella suis* festgestellt und daraus die theoretische Möglichkeit der Selektion resistenter Nachkommen abgeleitet. Dasselbe soll für Rotlauf gelten. Selektionsversuche auf Resistenz gegenüber Tuberkulose waren stets erfolgreich. Aber selbst wenn die Resultate eine Mitbeteiligung genetischer Faktoren vermuten lassen, bleibt der Einfluß letzterer nur gering. Es soll das Metritis-Mastitis-Agalaktie-Syndrom auch für prädisponierte Sauen geben. Aber die zu beantwortende Frage ist, ob dies auf spezifischen genetischen Faktoren beruht oder ob es sich um eine der vielen Folgen von endokrinen Störungen handelt, die aus einer Erhöhung der Wachstumsintensität und einer Reduzierung der Speckdicke resultiert. Unterschiede zwischen den Rassen bezüglich der zootechnischen Wirksamkeit einer Eisendextraninjektion beim Ferkel wurden immer wieder beobachtet, was den Schluß auf eine genetisch bedingte Unterschiedlichkeit im Eisenstoffwechsel zuließe, die durch Selektion zur Vorbeuge gegen die »Drei-Wochen-Krise« genutzt werden könnte. Die Ferkelanämie ist übrigens teilweise erblich beeinflußt, und viele Blutparameter sind genetisch kontrolliert, wahrscheinlich polygen bedingt.

In bezug auf Magengeschwüre sind die Ansich-

ten gegensätzlich. Einige Autoren glauben kaum an den Einfluß erblicher Faktoren, aber geben zu, daß gewisse erbliche Unterschiede bei der Vernarbung der Läsionen bestehen. Andere schätzen ein, daß ein hoher Erblichkeitsgrad für das Auftreten der Geschwüre vorliegt und daß eine Selektion wirkungsvoll wäre.
Gegenwärtig beansprucht die Resistenz gegenüber Leptospirose die Aufmerksamkeit der Züchter, und man hat ein Versuchsprogramm für eine Selektion entwickelt. Schließlich hat man für einige Krankheiten, ohne zunächst eine Erklärung geben zu können, eine Verbindung zu Genen gesehen, die als »Resistenzanzeiger« fungieren sollen. Dies ist der Fall bei Leptospirose, bei den Proteinvarianten (Serumalbumin, Amylase, alkalische Phosphatase) und bei Lungenveränderungen, mit der Adenosin-Desaminase.

Genetische Gesichtspunkte einer unspezifischen Resistenz gegenüber Krankheiten und anderen Einwirkungen

IMMUNITÄT

Unterschiede in der Fähigkeit der Tiere, Antikörper zu bilden (humorale Immunität), sind bei allen Arten bekannt. So wurde beim Schwein eine genetische Unterschiedlichkeit sowohl zwischen den Rassen als auch innerhalb einer Rasse in der Intensität der Immunantwort auf bestimmte Antigene festgestellt. Die Hypogammaglobulinämie, deren genetische Abhängigkeit nicht sicher feststeht, macht die Tiere allgemein anfälliger gegen Infektionskrankheiten und erhöht die neonatale Sterblichkeit beträchtlich. Eine zelluläre Immunität, Gegenstand zahlreicher aktueller Untersuchungen, kann auch eine genetische Basis haben, bei der der Histokompatibilitätskomplex eine bedeutende Rolle spielt, wie das zum Beispiel beim Menschen und bei der Maus gezeigt werden konnte. Hier wurden Beziehungen zwischen den Varianten dieses Komplexes und bestimmten Krankheiten gefunden.

ALLGEMEINE MORTALITÄT

Infektionen sind eine bedeutende Ursache für die Mortalität. Sie sind aber mit anderen Faktoren verknüpft und an die Konstitution des Tieres gebunden. Die Erblichkeit der Mortalitätsrate ist zu gering, als daß man auf dieses Kriterium selektieren könnte. Im Gegenteil wurde klar aufgezeigt (SELLIER, 1970), daß Reinzucht die Sterblichkeit erhöht und Kreuzungszucht diese reduziert. Beide Effekte machen die Beziehung deutlich, die hinsichtlich Stärke und Grad der Heterozygotie bestehen. Eine kontrollierte Heterozygotie ist die einzige wirksame genetische Maßnahme, die neonatale Sterblichkeit zu senken. Das bedeutet, der Grad der Widerstandskraft des Körpers variiert mit den genetischen Typen, die man kreuzt. So wurden in einem Versuch in Quebec 28 Dreiweg-Kreuzungen verglichen (der Schlußeber gehörte stets zur Rasse »Poland – China«) mit dem Ergebnis, daß der Unterschied in der Mortalität zwischen den Ferkeln der Sau des besten und des schlechtesten Typs um 10 Punkte differierte.
Die Kreuzung hat auch die Tendenz, die Mortalität während der Mast zu senken. Unter besonders ungünstigen hygienischen Bedingungen hatte ein INRA-Versuch (1969 bis 1970) einen Unterschied von 10 Punkten zwischen den Kreuzungen Piétrain × Large White und den reinen Large White ergeben.

ADAPTATIONSKRANKHEITEN

Man weiß, daß die natürliche Selektion gegenüber zootechnischen Verfahren eine große Rolle spielt. Verschiedene Versuche, in der Mehrzahl an Labortieren und beim Geflügel durchgeführt, zeigten deutlich, daß eine künstliche Selektion auf quantitative Merkmale zur Verminderung der Adaptationsfähigkeit (»fitness«) führte, z. B. zu einer Verschlechterung der Fruchtbarkeit und (oder) der unspezi-

fischen Resistenz gegenüber äußeren Einflüssen.
Wenn wir uns auf die Fruchtbarkeit beschränken, die nur eine der Komponenten der »fitness« ist, so konnte LEGAULT (1971) nicht auf einen ungünstigen Einfluß der Selektion auf Wachstum und Ausbildung des Rückenspecks (Speckdicke) schließen. Im Rahmen der gegebenen Möglichkeiten bleibt eine solche Feststellung noch bei durchschnittlichen Leistungen gültig. Dagegen weiß man, daß ein Gegensatz zwischen Fruchtbarkeit und Muskelentwicklung besteht.
Im übrigen könnten bestimmte Anomalien als Beweis für eine relative Herabsetzung der Anpassungsfähigkeit beim Lebewesen betrachtet werden. Dafür drei Beispiele: Streßanfälligkeit, Beinspreizen, Beinschwächesyndrom.

Streßanfälligkeit

Die Anfälligkeit (Sensibilität) gewisser Rassen gegenüber Streß ist der wesentliche Aspekt für eine Verringerung des Adaptationsvermögens. Man hat übrigens von einer »Adaptationskrankheit« gesprochen, um die PSE-Myopathie zu charakterisieren, die eines der Beispiele für Streßanfälligkeit ist. Von ihr sagt man, daß die genetische Verbesserung des Muskel-Fettgewebe-Verhältnisses in gewissem Maße von einer Verschlechterung der Fleischqualität begleitet ist. Hinsichtlich der Mitwirkung des für das Syndrom der malignen Hyperthermie verantwortlichen Gens ist es sehr gut möglich, daß die Akkumulation anderer Gene, z. B. für »Fettarmut« und »muskuläre Entwicklung«, mit der viel größeren Schwierigkeit parallel läuft, das innere Gleichgewicht (Homöostase) aufrecht zu halten.

Beinspreizen

Beim Beinspreizen (splay leg) gleiten die Gliedmaßen der Nachhand, manchmal sogar die Vordergliedmaßen, infolge einer Muskelschwäche lateral und nach vorn auseinander. Die Mortalität ist hoch (mehr als 50 %), denn diese Anomalie führt zu Bewegungsschwierigkeiten, die das Ferkel daran hindern, an die Zitzen zu gelangen. Die Störungen können aber verschwinden und das Tier kann genesen.
Die Frequenz dieser Anomalie schwankt stark zwischen den Rassen; sie kommt nach englischen Untersuchungen bei der Belgischen Landrasse etwa neunmal so oft vor. Eine neuere ungarische Studie schätzt die Anfälligkeit beim Landrassetyp viel höher ein. Die erbliche Grundlage ist komplex und sicherlich polygen bedingt, denn es ist möglich, die Häufigkeit der Anomalie durch Selektion zu vergrößern oder zu verringern (SWATLAND, 1974). Die Hypothese eines geschlechtsgebundenen Gens hat sich nicht bestätigt.
Nach WARD (1978) könnte diese Anomalie auch der Ausdruck einer physiologischen Unreife der betroffenen Ferkel sein. In diesem Fall würde die Fütterung der Sau während der Trächtigkeit eine maßgebende Rolle spielen ebenso wie andere Faktoren der Umwelt, z. B. die Beschaffenheit des Stallbodens (mehr oder weniger glatt). Das Vorhandensein von Phänokopien ist übrigens wahrscheinlich: die Aufnahme von mit Zearalenon (Mykotoxin) kontaminiertem Getreide durch die tragende Sau oder ein spezifischer Mangel an Cholin könnte tatsächlich in Frage kommen, dieses Syndrom auszulösen.
Dementsprechend scheint es bei dem Problem des Beinspreizens angebracht, die Untersuchung in erster Linie auf die Fütterungsverhältnisse der Muttertiere und die Aufzuchtbedingungen der Ferkel zu konzentrieren. Gleichzeitig sollte man aber zur Weiterzucht keine Tiere verwenden, bei denen die Krankheit aufgetreten ist.

Beinschwächesyndrom

Das Beinschwächesyndrom wird im zunehmenden Maße beobachtet und kann als eine unspezifische Folge der genetischen Verbesserung der Wachstumsintensität und der Körper-

ZUSAMMENFASSUNG

Die Erblichkeit spielt bei mehreren spezifischen Krankheiten eine Rolle. Manchmal ist nur ein Gen beteiligt, aber meistens handelt es sich um ein Zusammenwirken zahlreicher genetischer Faktoren und von Umweltfaktoren beim Entstehen der Krankheit. Die Prädisposition wird außerdem in unspezifischer Hinsicht betrachtet, unter Einbeziehung der Immunantwort, teilweise ohne genetischen Einfluß, der besonders vom Grad der Heterozygotie abhängigen Mortalität sowie verschiedener Krankheiten, bei denen ein vermindertes Adaptationsvermögen gegenüber ungünstigen Aufzuchtbedingungen besteht.

form betrachtet werden (LEFEBVRE, u. a., 1975). Generell ist festzustellen:

- Wenn das Syndrom auch beim Landrassetyp infolge einer stärkeren Entwicklung der Nachhand häufiger auftritt, ist es doch bei allen Rassen zu beobachten, seltener bei Kreuzungstieren.
- Es sind verschiedene Aspekte zu beachten, die sich schwer mit einer spezifischen genetischen Prädisposition in Verbindung bringen lassen: Stellungsfehler verschiedenster Art, Anschwellungen der Gelenke und Fortbewegungsstörungen bis zum Festliegen im Fall der Epiphyseolysis oder des Abrisses des Sitzbeinhöckers (Apophyseolysis). Die Frequenz jeder dieser Anomalien scheint je nach Rasse verschieden zu sein.
- Über die Verbesserung der Umwelt (ausreichende Mineralstoffsupplementierung, Erhöhung der Bewegungsmöglichkeit, Verbesserung des Stallbodens) läßt sich das Auftreten des Syndroms vermindern.

LITERATUR

BRADLEY, R.; WELLS, G. A. H., 1978 – Developmental muscle desorders in the pig. Vet. Annual, 18, 144–157

DENIS, B., 1978 – Génétique et Pathologie chez le porc. Vétérinaire francais, 1978, supp. au n° 4, 47–55

DONE, J. T., 1968 – Congenital nervous diseases of pigs: a review. Lab. Anim., 2, 207–217

DONE, J. T., 1976 – The congenital tremor syndrome in pigs. Vet. Annual, 16, 98–102

DONE, J. T., 1977 – Facial deformity in pigs. Vet. Annual, 17, 96–102

DUNNE, H. W.; LEMAN, A. D., 1975 – Diseases of swine. The Iowa State University Press, Ames, Iowa, USA

GIBBONS, R. A.; SELLWOOD, R.; BURROWS, M.; HUNTER, P. A., 1977 – Inheritance of resistence to neonatal E. coli diarrhoea in the pig: examination of the genetic system. Theoret. Appl. Genet., 51, 65–70

HABERT, M., 1971 – Les anomalies génétiques de l'espéce porcine. Thèse Doct. Vét. Toulouse

HULOT, F., 1969 – Les chromosomes des suiformes. Ann. Génét. Sél. anim. 1, 315–336

HUSTON, R.; SAPERSTEIN, G.; SCHONEWEIS, D.; LEIPOLD, H. W., 1978 – Congenital defects in pigs. Vet. Bull., 48, 645–674

JONSSON, P., 1965 – Analyse de caractères du porc Land- race Danois avec une introduction historique (en danois). 350 beretning fra forsogslaboratoriet, Copenhague, 490 p

KING, W. A.; LINARES, T., 1980 – Three cases of segmental aplasia of the uterus in inbred gilts. Acta Vet. scand., 21, 149–152

KOCH, P.; GISCHER, H.; SCHUMANN, H., 1957 – Erbpathologie der landwirtschaftlichen Haustiere. Verlag Paul Parey, Berlin, Hamburg

LEFEBVRE, A.; RUNAVOT, J. P.; KERISIT, R., 1975 – Le syndrome de la faiblesse des pattes chez le porc. Bull. Inst. tech. du porc., 1975 (2), 57–66

LEGAULT, C., 1971 – Corrélation entre les performances d'engraissement et de carcasse et les performances d'élevage chez le porc., Ann. Génét. Sél. anim., 3, 153–160

MEYER, H., 1968 – Vererbung und Krankheit bei Haustieren. M. u. H. Schaper, Hannover

OLLIVIER, L., 1972 – Aspects génétiques de la rhinite atrophique du porc. In La rhinite atrophique du porc. Inst. tech. du porc, éd., Paris, 29–38

OLLIVIER, L.; POTIER, D., 1975 – L'amélioration de la qualité de la viande porcine par la sélection. In Journ. Rech. Porcine in France 1975, 293–302, I.N.R.A.–I.T.P., éd., Paris. Ann. Zootech., 24, 810–811 (rés.)

OLLIVIER, L., 1979 – Les anomalies héréditaires dans l'espèce porcine. In Journ. Rech. Porcine en France 1979, 371–382, I.N.R.A.–I.T.P., éd., Paris, Ann. Zootech., 28, 369 (rés.)

OLLIVIER, G.; SELLIER, P., 1982 – Pig genetics: a review. Ann. Génét. Sél. anim. (sous presse)

PLANCHENAULT, D.; SELLIER, P.; OLLIVIER, L., 1978 – Le développement des cornets nassaux chez le porc. Son appréciation, aspects génétiques. Ann. Biol. anim. Bioch. Biophys., 18, 211–218

POPESCU, C. P.; LEGAULT, C., 1979 – Une nouvelle translocation réciproque t (4 q +; 14 q –) chez le porc domestique (Sus scrofa domesticus). Ann. Génét. Sél. anim. 11, 361–369

QUEINNEC, G., 1975 – Les anomalies génétiques de l'espéce porcine. Revue Méd. Vét., 126, 983–994

SEIFERT, H.; SCHÖNMUTH, G.; NAGEL, E., 1971 – Ergebnisse experiementeller Untersuchungen auf Wirkung genetischer Faktoren bei der Rhinitis atrophicans Suum (R. a. s.). Wiss. Z. Humboldt-Univ. Berlin, Math. – Nat. R., 20, 371–387

SELLIER, P., 1970 – Hétérosis et croisement chez le porc (revue bibliographique). Ann. Génét. Sél. anim., 2, 145–207

SMITH, A. D. Buchanan; ROBINSON, O. J.; BRYANT, D. M., 1938 – The genetics of the pig. Bibliograp. Genet., 12, 1–60

SWATLAND, H. J., 1974 – Developmental disorders of skeletal muscle in cattle, pigs and sheep. Vet. Bull., 44, 179–202

WARD, P. S., 1978 – The splayleg syndrome in newborn pigs: a review. Vet. Bull., 48, 279–295, 381–399

WIESNER, E.; WILLER, S., 1974 – Veterinärmedizinische Pathogenetik. Gustav Fischer Verlag, Jena

WIJERATNE, W. V. S.; WELLS, G. A. H., 1980 – Inherited renal cysts in pigs. Results of breeding experiments. Vet. Rec., 107, 484–488

V Pathologie der Aufzucht

Kapitel 1 Erkrankungen der Zuchttiere

P. Vannier, A. Constantin, M. Noirrit, J. Dagorn, M. Etienne, J.-P. Runavot

Die krankhaften Veränderungen bei Zuchttieren umfassen ein weites Gebiet, das schwer abzugrenzen ist, da sie die verschiedensten Ursachen haben.
An erster Stelle werden solche Krankheiten behandelt, die die *Jungschweine* vor der Zuchtbenutzung befallen, im besonderen die des Bewegungsapparates, die einen Teil der Tiere von der Zucht ausschließen bzw. ihre züchterische Nutzung in Frage stellen.
An zweiter Stelle werden ins Auge gefaßt bei den *Jungsauen*:

- einerseits die spezifischen inneren Anlagen des Tieres, erblich bzw. angeboren: anatomische Mißbildungen, funktionelle Störungen bei der Befruchtung, hormonale Trächtigkeitsstörungen verankert im mütterlichen Erbgut;
- andererseits die umweltabhängigen Faktoren in der Herde, die eine ungünstige Wirkung auf das Reproduktionsgeschehen haben können: nichtinfektiöse Faktoren (Fütterung, Umwelt, Intoxikationen); infektiöse Faktoren (Bakterien, Viren, Pilze).

Auch muß der Züchter bei komplizierten ätiologischen Problemen erst die Unterlagen, die ihm volle Kenntnis verschaffen, analysieren und bewerten. Das sind alles Probleme, die wichtig für die Herdenführung und Zucht sind. Dazu gehören jene, für die er die Ursachen des Versagens im Reproduktionsgeschehen erkennen konnte. Das klinische Bild, das das Vorliegen pathogener Ursachen oder Einwirkungen anzeigt und häufig keine spezifischen Symptome (z. B. Verferkeln) hat, erfordert eine gründliche Analyse. Davon ausgehend gestattet ein Ordnen und Zusammenfassen der ursächlichen Elemente, Maßnahmen zur Vorbeuge oder Behandlung vorzuschlagen. Diese Arbeit wird sich nicht nur auf die Untersuchung des Geburtsablaufs und der Laktation beschränken, also auf die letzte Phase eines Produktionszyklus, sondern auch auf die Vorbereitung des nächsten Zyklus.

Erkrankungen vor der Zuchtreife

In der intensiven Schweinehaltung spielen Störungen der Reproduktion eine wichtige Rolle im Krankheitsgeschehen und stellen einen Hauptfaktor für finanzielle Mißerfolge bei der Zuchtbenutzung einer Herde dar. Man muß einerseits die vielfältigen Erreger in Rechnung stellen, andererseits den besonderen Einfluß der prädisponierenden Faktoren.

Die ersten Zwischenfälle können im Jungschweinebestand, d. h. bei den zukünftigen Zuchttieren (männlich und weiblich), beobachtet werden. Sie zeigen sich in Skeletterkrankungen, besonders im Beinschwächesyndrom (leg weakness).

Beinschwächesyndrom (leg weakness)

Das Syndrom der Beinschwäche (Fleischschweinlahmheit) ist ein Teil der mechanischen Störungen des Knochengerüstes, im Unterschied zu den Stoffwechselstörungen und Entzündungen des Knochens. Der Ausdruck BSS wird gebraucht, um einen Komplex von Stellungsfehlern, Deformationen und Funktionsmängeln der Vorder- und Hintergliedmaßen zu beschreiben, die bei den Tieren von der Aufzucht bis zur ersten oder zweiten Trächtigkeit auftreten. Die ökonomische Bedeutung beim Schlachtschwein ist geringer, dagegen hat das BSS bei den künftigen Zuchtschweinen (männlich oder weiblich) und somit bei Jungsauen beträchtliche zootechnische und ökonomische Auswirkungen:

- durch eine Verringerung seiner Zuchtverwendungsfähigkeit oder ihres Verkaufswertes;
- durch die Störung des ordnungsgemäßen Ablaufs der Reproduktion (Schwierigkeiten bei der Absamung der Eber, Sauen ungeeignet zum Ferkeln usw.).

Um eine gute Vorbereitung der Reproduktionstiere auf ihre künftige Zuchtleistung schon in der Aufzuchtperiode zu sichern, müssen die Tiere eine korrekte Stellung und stabile Gliedmaßen haben.

PRÄDISPONIERENDE FAKTOREN

Die Wirbelsäule eines hochgezüchteten Schweines, Ergebnis intensiver Selektion, ist über 20 cm länger als die einer Ausgangsrasse. Dieser Längenzuwachs hängt ab von

- einer größeren Anzahl Wirbel: das hochgezüchtete Schwein hat 14 bis 17 Rückenwirbel und 7 Kreuzwirbel gegenüber 14 bis 16 Rückenwirbel und 5 Kreuzwirbel beim früheren Schwein;
- einer Verlängerung der Wirbel, deren Einfluß auf die Länge der Wirbelsäule größer als eine größere Anzahl Wirbel (Lefebvre u. a., 1975).

Die Verlängerung des Rückens bedingt eine Verminderung der Festigkeit der Rückenachse und des Winkels des Beckens zur Horizontalen (Koch u. a., 1972). Mehr noch, die Verlagerung des Schwerpunktes der Körpermasse nach hinten beim hochgezüchteten Schwein bewirkt, verbunden mit den vorher erwähnten Tatsachen, daß die tragende Rolle der Hintergliedmaßen und besonders die des Hüftgelenks gestiegen ist.

Diese Besonderheit wird um so bedeutender, je stärker die Muskelpartien der Hinterhand entwickelt sind. Das wachsende Schwein versucht, dieses Mißverhältnis durch Muskelkontraktion auszugleichen; es krümmt sich und vermindert den Abstand zwischen den Vorder- und Hintergliedmaßen, um so eine bessere Stütze zu finden. Aber da sich der Schwerpunkt nach hinten verlagert hat, erhält die Schulter, deren Muskelkraft vergrößert ist, mehr Möglichkeit als das Becken, die Wirbelsäule zu heben. Die Veränderung des Beckenwinkels nach hinten ist also ausgeprägt; das Tier wirkt dem entgegen durch Unterstellen der Gließmaßen unter den Leib. Mit steigender Körpermasse verschlechtert sich die Situation (Lefebvre u. a., 1975).

Eine Veränderung des Beckenwinkels wirkt sich immer auf das Hüftgelenk aus. Der Vergleich des Knochengerüstes eines Landschweines mit einem hochgezüchteten Schwein zeigt, daß die Beckenhöhle bei letzterem um 5 % länger und um 20 % schmaler ist. Die Gelenkverbindung ist schwächer, da der Femurkopf weniger tief und fest in der Hüftgelenkspfanne liegt. Schließlich erfährt die Epiphyse des Femurs verschiedene Veränderungen. Die Steigerung des Drucks auf den Femur und das Hüftgelenk äußert sich in einer Verdickung des Oberschenkelhalses und neuen Verknöcherungsformen. Koch u. a. (1972) haben das Vorhandensein einer Verdrehung des Femurhalses oder Oberschenkels um mehr als 3° bzw. 5° gegenüber Schweinen des alten Typs nachgewiesen. Alle diese Bedingungen führen auch dazu, daß das Tier seine Gliedmaßen nach außen dreht und die Innenseiten sich einander nähern. In dieser Lage wird der Winkel des Fe-

murkopfes im Verhältnis zur Rückenlinie spitzer und erzeugt abnorme Kräfte, die zur Epiphyseolyse führen können.
Untersuchungen an Tieren des Landrassetyps erlauben, die spezifischen Probleme bei dieser Rasse besser zu verstehen. Es ist sicher, daß sich die Verlegung der Schwerkraftzentren nach hinten auch bei anderen Rassen feststellen läßt, aber bevor man allgemeine Schlüsse zieht, wäre es notwendig, ähnliche Untersuchungen mit anderem genetischen Material durchzuführen.

KLINISCHE UNTERSUCHUNGEN

Das Entstehen der Beinschwäche ist nicht von Störungen der Futteraufnahme oder schweren Krankheitssymptomen beim Einzeltier oder der Herde begleitet. Gewöhnlich ist der Allgemeinzustand des Tieres nicht stärker betroffen. Häufig treten die Störungen in größerem Ausmaß in modernen Großanlagen auf, in denen die Tiere besonderen pathogenen Keimen ausgesetzt sind und ein sehr schnelles Wachstum zeigen (Vaughan, 1971). Diese Bewegungsstörungen haben die Tendenz, sich mit der Körpermassezunahme des Tieres zu verstärken, am häufigsten zeigen sie sich bei 60 bis 90 kg Körpermasse (Grunhagen u. a., 1970).

Anomalien der Vordergliedmaßen

Die Mängel an den Gliedmaßen sind zahlreich und unterschiedlich. Man kann vier Hauptarten beobachten:
- Vorwölbung bzw. Verbiegung des Vorderbeines;
- nach innen oder außen verdrehte Gliedmaßen;
- Schwäche der Vorderfußwurzelgelenke;
- Verbiegungen der Carpalgelenke, des Metacarpus und der Phalangen.

Die abweichende Stellung der Gliedmaßen kann durch eine extreme Streckung der Klauen mit Bodenfußung charakterisiert sein, oder im Gegensatz dazu durch Steilstellung des Fußes (Vaughan, 1971).

Anomalien der Hintergliedmaßen

Gewisse Mängel der Hintergliedmaßen sind denen der Vordergliedmaßen gleich. Aber es gibt Abweichungen:
- Spreizende oder krummbeinige Tiere;
- schwache Sprunggelenke;
- Verbiegung bzw. Krümmung des Fußwurzelknochens (Tarsus) nach vorn;
- Beugung oder Streckung der Gelenkverbindung zwischen Mittelfuß- und Zehenknochen;
- Steifheit oder allgemeine Schwäche der Hintergliedmaßen.

Vaughan (1971) hat darauf hingewiesen, daß sich die Bewegungsstörungen stärker bemerkbar machen, wenn die Hintergliedmaßen betroffen sind.
Eine Steifheit der Gliedmaßen ist häufig vorhanden, die sich bis zur offenen Lahmheit entwickeln kann, allerdings weniger stark als bei einer Arthritis infektiösen Ursprungs. Ein Teil der Schweine bewegt sich so, daß er ein deutliches Schaukeln beim Vorwärtsgehen zeigt. Andere kreuzen die Hinterbeine bei jedem Schritt, besonders wenn sie sich umdrehen. Die Gangart kann leicht unkoordiniert aussehen wie bei einer Gehirn-Rückenmarkschädigung, aber das Nervensystem ist niemals betroffen.
Im allgemeinen ergibt die Palpation und Beweglichkeitsprüfung der befallenen Gliedmaßen weder eine deutliche Abweichung in der Achse noch einen Schmerz beim Tier. Man stellt mitunter eine leichte Verdickung der Karpalgelenke fest, verursacht durch Bildung eines fibrösen Gewebes. Diese Gelenksveränderung ist niemals schmerzhaft (Vaughan, 1971), sie ist aus einer chronischen Entzündung der Synovialhäute entstanden.

UNTERSUCHUNG DER SCHÄDIGUNGEN

Mit Ausnahme eines einzigen im Schrifttum erwähnten Falles hat die Röntgenuntersuchung niemals einen Mangel in der Minera-

lisierung des Knochengerüstes ergeben; die Zusammensetzung und Struktur der Knochen- und Gelenksubstanz ist nicht verändert. Dagegen tritt eine partielle Schädigung häufig auf: Epiphyseolyse der distalen Metaphyse des Ellbogens; sie ist in den meisten Fällen beidseitig. Allerdings ist ihre Lage, Ausdehnung und Bedeutung nicht in jedem Falle gleich. Ist diese Schädigung sehr ausgeprägt, kann eine Verbiegung der Röhrenknochen nach vorn vorhanden sein, ohne daß die Achse des Radius verändert ist (Vaughan, 1971).
Im allgemeinen sind alle vorher beschriebenen klinischen Symptome Folgeerscheinungen von fünf charakteristischen Schädigungen:
- Ellbogenschädigungen;
- Gelenkknorpelschäden;
- Epiphyseolyse des Femurkopfes;
- Apophyseolyse des Sitzbeinhöckers;
- Klauenschäden.

Läsionen des Ellbogens

Sie finden sich in verschiedenen Zonen:
- in Höhe des Epiphysenknorpels zwischen Wachstums- und Verkalkungszonen;
- in der Zone der vorläufigen Verkalkung, die sich am häufigsten durch einen Bruch und eine Verlagerung des verkalkten Knorpels mit Hämorrhagie und fibröser Degeneration äußert.

Eine Wiederherstellung erfolgt ziemlich schnell dank des Wachstums und der normalen Verknöcherung des Knorpels. Die Schädigungen gehen dann bis auf einen fibrösen Streifen oder Knoten zurück, es kann sogar eine totale Resorption eintreten (Lefebvre u. a., 1975).

Läsionen der Gelenkknorpel

Thurley (1965) stellte drei Haupttypen von Anomalien fest:
- eine geringfügige Schädigung, bei der der Knorpel dünn und glatt ist (Femur – Humerus);
- eine proliferative Schädigung, die durch eine erosive Knorpelzone charakterisiert wird, deren Oberfläche sehr unregelmäßig ist (distale Femurepiphyse);
- eine Knorpelwucherung, bei der sich ein Stück Knorpel löst; sie äußert sich primär mit einer Umwandlung der Knorpelschädigung in Verkalkung und Verknöcherung.

Diese Schädigungen müssen nicht immer von entzündlichen Prozessen begleitet sein, außer im Bereich der Synovialmembran, was aber seltener vorkommt.

Epiphyseolyse am Femurkopf

Bei der Ablösung des Femurkopfes wird die epiphysäre Verbindung mit dem Hüftgelenk zerstört. In zahlreichen Fällen besteht eine deutliche Trennung an der Epiphysenlinie vom Röhrenknochen; während der Femurkopf und die Bänder intakt sind, ist nur der Femurhals beschädigt. Besteht die Lösung lange genug, weitet sich der Schaden zur Ruptur aus. Histologisch wird eine Nekrose des vergrößerten Knorpels und des Knochens festgestellt.

Apophyseolyse des Sitzbeinhöckers

Die Apophyseolyse ist ein Abriß des Sitzbeines bzw. des Sitzbeinhöckers. Es scheint, daß diese Läsion häufiger bei Sauen während der 2. oder 3. Trächtigkeit auftritt, während die anderen Erscheinungen des Beinschwächesyndroms schon bei Schweinen mit weniger als 120 kg Lebendmasse angetroffen werden. Am Anfang haben die Symptome Ähnlichkeit mit einer Schwäche der Hintergliedmaßen, dann tritt die Apophyseolyse ein, die ein- oder beidseitig sein kann.
Im Fall des einseitigen Ablösens legt sich das Tier auf die gesunde Seite und ist im allgemeinen in der Lage, sich allein zu erheben. Beim Aufstehen streckt es die Vorderbeine vor und nimmt die Spitze des kranken Beines zu Hilfe. Die Lahmheit ist stark ausgeprägt.
Im Fall der beidseitigen Ablösung nimmt das Tier eine hundesitzige Stellung ein. Es kann nicht stehen, auch nicht mit Unterstützung. Die Hintergliedmaßen sind gespreizt. Bei der

Sektion werden weder eine Infektion, Anomalien an den Gliedmaßen noch Veränderungen der Wirbelsäule festgestellt. Die Sitzbeinhökker sind fast völlig vom Hauptteil des Sitzbeines abgetrennt, mit dem sie nur mit etwas Knorpelgewebe verbunden bleiben.
Die meisten Muskeln der Nachhand, die an diesen Höckern anhaften, unterliegen starker Beanspruchung. Dadurch wird das Zusammenwachsen des Tuber ischiadicum mit dem Sitzbeinhöcker verzögert.

Klauenschäden

Schädigungen der Klauen sind häufig. Ihr guter Zustand ist grundlegend, um den Tieren einen korrekten Gang zu sichern, was besonders wichtig für künftige Reproduktionstiere ist. Die Länge der Klauen hängt davon ab, wie groß der Anteil an Spaltenböden ist. Die Klauen sind bei einem Stallboden mit 25 % Betonbelag signifikant länger als bei Haltung auf Vollspaltenboden. Fritschen (1973) erklärt dieses Phänomen mit der verringerten Abnutzung der Klaue. Die abschleifende Wirkung des Betons ist vermindert. Darüber hinaus hat man einen Unterschied in der Länge der inneren und äußeren Klaue festgestellt, der sich in einer Änderung der Haltung des Tieres äußert. Das Schwein neigt dazu, seine Beine nach außen zu drehen, wenn die äußere Klaue größer ist (X-beinig). Die Stellung verstärkt sich mit zunehmenden Mißverhältnis zwischen den Klauen. Dies erklärt, daß die äußere Klaue einen größeren Teil der Körpermasse trägt und bei ihr doppelt soviel Schädigungen auftreten als bei der inneren (Lefebvre u. a., 1975).
Bei den Sauen können sich Verletzungen sowohl auf der oberen als auch unteren Seite der Zehenglieder, die schlecht heilen, zu einer echten Pododermatitis entwickeln mit der Bildung von verhorntem Gewebe, das für Stellungsfehler und Schmerzen beim Laufen verantwortlich ist. Diese Schädigungen sind besonders bei nassen Spaltenböden häufig und bei Tieren, deren hintere Klauen unterschiedlich sind (Tillon u. a., 1979).

ÄTIOLOGIE

Beinschwächesyndrom und Erblichkeit

Die Aussagen zu diesem Thema werden durch die große Zahl gegensätzlicher Resultate eingeschränkt. Die verschiedenen Enschätzungen zum Erblichkeitsgrad ergeben Werte zwischen $h^2 = 0{,}20$ bis 0,40, aber sie sind ziemlich unsicher (Lefebvre u. a., 1975). Es ist schwer zu sagen, ob es sich um erbliche Anlagen oder mehr um einen Zusammenhang handelt zwischen dem Auftreten dieses Syndroms und der Forderung, immer schneller wachsende Tiere zu züchten. In der Tat hat eine Untersuchung von Tenscher u. a. (1972) gezeigt, daß die Tiere mit einer höheren Wachstumsintensität am anfälligsten sind. Es scheint, daß die Schweine mit starkem Wachstumspotential die anfälligsten für das Beinschwächesyndrom sind. Diese Beobachtung spiegelt die Ansicht vieler Autoren über eine relative Unterentwicklung des Knochenbaues in Beziehung zur Züchtung und einer intensiven Fütterung (Lefebvre u. a., 1975) wider.

Beinschwächesyndrom und Fütterung

Verschiedene Untersuchungen haben gezeigt, daß dieses Syndrom viel häufiger bei solchen Schweinen auftrat, die ad libitum gefüttert wurden im Gegensatz zu solchen mit mehr oder weniger rationierter Fütterung (Vaughan, 1971). Der unterschiedliche Anteil bestimmter Futtermittelkomponenten (Kalzium, Phosphor, Vitamin D_3, Vitamin A usw.) scheint auf die Häufigkeit des Auftretens des Syndroms in einer Herde keinen Einfluß zu haben. Aber zahlreiche Daten über den Mineral- und Vitaminstoffwechsel beim Schwein sind noch weitgehend unbekannt, auch die über die Bedarfswerte eines Individuums bei hoher Wachstumsintensität. Daher ist es schwer, den wirklichen Einfluß der Ernährung auf die Häufigkeit des Auftretens des Beinschwächesyndroms einzuschätzen.

Es ist unbestreitbar, daß sich intensive Bewegung während des Wachstums sehr günstig auf die Stellung und Festigung der Gliedmaßen auswirkt (OMTVEDT u. a., 1960; WEISS, u. a., 1973; WHITE, 1970). Der Einfluß von Bewegung erklärt sich einfach: der Knorpel wird durch Diffusion ernährt und diese wiederum wird durch die Bewegung des Tieres angeregt. Außerdem wird die Knochenbildung gefördert, da der Knochen leichte mechanische Reize erfährt, z. B. durch das Tragen der Körpermasse (LEFEBVRE u. a., 1975). Verschiedene Untersuchungen haben bewiesen, daß eine Gliedmaße bei starker Belastung sehr schnell ermüdet und die Funktionsfähigkeit des gesamten Bewegungsapparates vermindert wird (LEFEBVRE u. a., 1975). Ähnliche Kräfte können auch auf die Gelenke einwirken, wenn das Tier ausgleitet oder anormale Stellungen einnimmt. Ein feuchter oder glatter Boden oder Rangkämpfe zwischen den Tieren können die Ursachen solchen Ausrutschens sein.

Die Art des Stallbodens selbst kann auf Stellung und Stabilität der Gliedmaßen einwirken, und Gliedmaßenschäden sind viel häufiger und stärker bei Vollspaltenböden (PRANGE, 1972). KOHLER (1969) hat experimentell Apophyseolyse hervorgerufen, indem er die Tiere auf einen Boden mit einem Gefälle von 6,5 % verbrachte, was eine starke Beanspruchung der Hintergliedmaßen verursachte.

Beinschwächesyndrom und Gesundheitszustand

Der Gesundheitszustand einer Herde hat einen indirekten Einfluß auf die Häufigkeit des Syndroms. Er beeinflußt das Wachstumsvermögen der Schweine, und es scheint, je schneller die Tiere wachsen, was von einem guten Gesundheitszustand abhängt, um so häufiger kann das Beinschwächesyndrom auftreten.

GRONDALEN (1974) schlägt eine Reihe von kurz- oder mittelfristigen Maßnahmen vor.

- *Kurzfristige Maßnahmen*

Es ist nötig, die Futterration der Schweine zu begrenzen, besonders bei denen, die zur Zucht bestimmt sind, um das Körperwachstum mit der Festigkeit und Entwicklung des Skeletts in Einklang zu bringen. Es ist notwendig, den künftigen Zuchtschweinen Bewegung zu ermöglichen, indem man den verfügbaren Platz vergrößert oder sie häufiger füttert, was sie zum Platzwechsel veranlaßt.

Der Stallboden muß in gutem Zustand und trocken gehalten werden. Der Abstand zwischen den Rosten eines Spaltenbodens darf die Hälfte der Breite der normalen Berührungszone der Klauen mit dem Boden nicht überschreiten. Reicht dieser Zwischenraum für die Kotbeseitigung nicht aus, hängt seine Erweiterung von dem Verhältnis Spaltenbreite und Auftrittsfläche ab (LEFEBVRE u. a., 1975). Größte Aufmerksamkeit muß den Klauen gewidmet sein. Besonders nützlich kann es sein, die Tiere durch eine Wanne mit Formaldehyd- oder Kupfersulfatlösung laufen zu lassen.

Die Futterration muß ausgewogen und das Nährstoffangebot auf die Aufzuchtbedingungen abgestimmt sein. Es ist unbedingt erforderlich, das Angebot an Mineralstoffen, Proteinen, Energie usw. zu erhöhen, wenn die Leistungen des Tieres gesteigert werden sollen.

- *Mittelfristige Maßnahmen*

Die Selektion der Reproduktionstiere muß Stellung und Zustand der Gliedmaßen als Merkmal einschließen (keine Pododermatitis ...). Es ist z. B. denkbar, die künftigen Zuchttiere, nachdem man sie eine mehr oder weniger lange Periode ad libitum gefüttert hat, unter ungünstigere Bedingungen zu bringen (wenig Bewegung, schlechte Luftverhältnisse). Nur die Tiere, die diese Belastung gut überstehen, werden zur Reproduktion bevorzugt.

ZUSAMMENFASSUNG

Das Beinschwächesyndrom ist ein Ausdruck ungenügender Anpassung hochgezüchteter Tiere an die Bedingungen intensiver Haltung. Es verdeutlicht die Probleme der »fitness«, d. h. den Grad des Adaptationsvermögens eines Genotyps, einer Art oder Rasse an die Bedingungen seiner Umwelt und den sich daraus ergebenden Belastungen (PELLOIS u. a., 1977). So haben die derzeitigen Selektionskriterien (Wachstumsintensität, Futterverwertung, Rükkenspeckdicke) zum Ziel, die Frühreife der Schweinerassen zu verzögern, um den Rahmen des Tieres zu vergrößern. Unter diesen Bedingungen kommt es dazu, daß der Grad der Verknöcherung des Skeletts nicht mehr ausreicht, die Körpermasse zu tragen, was zu »Beinschwäche«-Beschwerden führt (TILLON u. a., 1979).

Ist der Züchter gezwungen, den ökonomischen Forderungen der Selektion Priorität einzuräumen, die nicht immer mit dem physiologischen Gleichgewicht des Schweines im Einklang stehen, muß er seine Tiere unter optimale Umweltverhältnisse bringen, die das Auftreten von Beinschwäche begrenzen oder sogar ausschließen.

Folglich müssen sie in einem besonderen Stall aufgezogen werden und dürfen niemals aus dem Mastbestand kommen.

Die Tiere entwickeln sich in einer Umgebung, die künstlich und wenig veränderlich ist; sie müssen sich daher ständig anpassen. Die Funktionen der Reproduktion sind anspruchsvoll. Es gibt die ersten Versager, wenn die Reaktionen des Organismus auf die äußeren Einflüsse ungenügend sind, was zwei Ursachen haben kann: eine anatomische oder physiologische Unfähigkeit oder zu ungünstige Umweltbedingungen.

Deshalb muß der Züchter die besten Zuchttiere auswählen und sie in eine hygienisch einwandfreie Umwelt stellen.

Die selektive Arbeit des Züchters besteht darin, die Tiere mit äußeren Mißbildungen (was leicht ist) und mit inneren (was weniger leicht ist) zu ermitteln und die funktionellen Störungen zu erkennen. Vergeblich und schädlich ist, sie durch eine äußere Einflußnahme beheben zu wollen.

Anatomische Mißbildungen

Mißbildungen des äußeren Genitalapparates bereiten keine Schwierigkeiten bei der Aufzucht, weil die Träger leicht zu eliminieren sind. Im Gegensatz dazu lassen sich Anomalien von Uterus, Eileiter und Eierstöcken erst nach dem Schlachten erkennen. Nur ein Selektionsprogramm mit systematischer Schlachtung der Merkmalsträger im Alter von 8 bis $8^1/_2$ Monaten erlaubt es, der Vermehrung solcher Tiere zu begegnen.

Hermaphroditismus

Tiere mit diesen Mißbildungen sind Merkmalsträger des Hermaphroditismus, betroffen sind 0,5 % der Schweine. Die Zwischengeschlechtlichkeit (Intersexualität) äußert sich im Vorhandensein männlicher und weiblicher Geschlechtsmerkmale beim gleichen Tier, sie entsteht während der Embryonalentwicklung.

Die Einteilung der Intersexualität beruht auf

- der chromosomalen Geschlechtsdetermination,
- dem Typ von Gonadengewebe
- der Art der Geschlechtsorgane und
- dem Geschlechtsverhalten.

Man unterscheidet zwischen

- echtem Hermaphroditismus,
- Pseudohermaphroditismus sowie
- Freemartinismus (Zwickenbildung).

Die Entwicklung des Geschlechtsapparates zeigt beim männlichen Tier nicht das gewöhnliche Schema, bei denen die Rückbildung der MÜLLER-Gänge nicht mit der Entwicklung der WOLFFschen Gänge konform geht, gegenüber dem weiblichen Tier, bei dem man das Gegenteil beobachtet. Die Einteilung von HAFEZ u. JAINUDEEN (1966) trägt voll den Beobachtungen aus der Praxis Rechnung und beschäftigt sich nur mit dem Schwein (Tab. V/1).

Der *echte Hermaphroditismus*, eine Fehlentwicklung der Gonaden, kommt am häufigsten vor. Er ist nicht immer leicht festzustellen, wenn die äußeren Geschlechtsmerkmale typisch weiblich sind und besonders wenn die Tiere normale sexuelle Aktivität zeigen (SCOFIELD u. a., 1969; KRISHNAMURTHY u. a., (1971).

Der *weibliche Pseudohermaphroditismus* wurde beim Schwein bislang nicht beschrieben (Eierstöcke und Gebärmutter mit einem penisartigen äußeren Geschlechtsorgan).

Der *männliche Pseudohermaphroditismus* ist dagegen gut bekannt: es handelt sich um einen weiblichen Geschlechtstyp (XX) mit Hoden, Gebärmutter und äußeren weiblichen Merkmalen, beeinflußt durch die Keimdrüsen, d. h.: hypertrophische Klitoris, angedeutetes Präputium und abgetrennte Vagina (DELPHIA u. BOLIN, 1958).

Es scheint, daß es sich um eine Superimplantation einer Anzahl von Embryonen handelt, die mit einer frühzeitigen Verschmelzung der

Chorio-Allantoishüllen mit zellulärer Interferenz verbunden ist (CROMBIE, 1972; HUNTER, 1967). Man hat auch, allerdings selten, das Auftreten des Kerntyps XXY beobachtet, analog dem Klinefelter Syndrom (BREEUWSMA, 1969).

Der *Freemartinismus* ist beim Schwein nicht häufig, und man muß daran erinnern, daß sich dieser Terminus von den verschieden geschlechtlichen Zwillingen der Rinder ableitet. Er kommt dem Pseudohermaphroditismus nahe, unterscheidet sich aber durch das Vorhandensein eines Eierstockhodens. Das rührt vermutlich von genetisch verschiedenen Zellen und deren Anostomose her, was dieses anatomische Mosaik erklärt.

Für verschiedene Autoren ist der *Kryptorchismus* ein Beispiel für Zwischengeschlechtlichkeit (WENSING, 1974). Andere haben eingeschätzt, daß diese Mißbildung vererbbar und an mehrere Gene gebunden ist (BISHOP, 1972; MAC PHEE u. BUCKLEY, 1934). Wie dem auch sei, diese leicht erkennbare Anomalie führt von vornherein zur Eliminierung der Ferkel aus der Zucht.

Was soll man über solche angeborene Schäden sagen, wie sie von NALBANDOV (1952) beschrieben wurden? Wenn man auch nicht mit Genauigkeit den Ursprung des Infantilismus definieren kann – der 1,3 % der Sauen unfruchtbar macht – kann man aber mit gutem Gewissen einschätzen, daß die Mißbildungen des Uterus (8,8 % an den Hörnern – 1,3 % am Körper) Ausdruck von *Intersexualität* sind:

– beim Eber ruft die Hypoplasie der Hoden, die sich langsam entwickelt (HOLST, 1949), eine Verminderung der Spermienzahl hervor; die Spermatozoide sind meistens unreif. Man bemerkt außerdem eine Mißbildung am Präputium, die Schwierigkeiten bei der Einführung des Penis macht (VANDEPLASHE u. BOUTERS, 1972);
– bei der Sau folgt beim Fehlen der Zitzenkanäle die Agalaktie zwangsweise, was ihre Eliminierung bedingt (HALLQUIST, 1950; NORBY, 1934).

Tabelle V/1 Anatomische und klinische Klassifizierung der Zweigeschlechtlichkeit beim Schwein (nach HAFEZ und JAINUDEEN, 1966)

Syndrom	Chromosomen-gebundenes Geschlecht	Keimdrüsen	Geschlechts-trakt	Äußerer Geschlechts-apparat	Geschlechts-zusammen-setzung
Echter Hermaphroditismus	weiblich (vereinzelt männlich)	*Bilateral:* männlich und weiblich beidseitig *Unilateral:* männlich und weiblich auf einer Seite, männlich und weiblich auf der anderen Seite *Lateral:* männlich auf der einen Seite, weiblich auf der anderen	Zwei-geschlechtlich	weiblich	männlich weiblich (zwei-geschlecht-lich)
Pseudohermaphroditismus männlich	weiblich (Schwein)	Hoden	zweige-schlechtlich	weiblich	männlich oder weiblich
Pseudohermaphroditismus weiblich*	weiblich	Eierstock	zweige-schlechtlich	männlich	weiblich
Freemartinismus	weiblich	Eierstöcke oder gemischt	zweige-schlechtlich	weiblich	männlich

* bei Sauen nicht beschrieben

Funktionelle Störungen bei der Befruchtung

Tabelle V/2 Einfluß der Rasse auf den Eintritt der Geschlechtsreife der Sau (LEGAULT, 1973)

Rasse	Alter bei Geschlechtsreife Tage
Large White	208,3 ± 29,1
Landrasse	194,7 ± 28,1
Large White × Landrasse	182,0 ± 21,4

Tabelle V/3 Einfluß der genetischen Herkunft auf das Wiederauftreten der Rausche bei der Sau nach dem Ferkeln

Gruppe	Anzahl der Sauen	Nichtrauschende Sauen in den ersten 10 Tagen nach Absetzen	
		Anzahl	%
A	32	20	62,5
B	34	4	11,8
C	30	0	0
D	38	8	21

Häufiger als durch anatomische Mängel bedingt aber weniger von ihren Ursachen her bekannt, werden sie durch Fehlsteuerungen oder enzymatische Insuffizienzen charakterisiert, die die endokrinen oder biochemischen Abläufe stören. Der genetisch bedingte Anteil ist nicht immer leicht festzulegen. Es ist deshalb vorzuziehen, sich mit einer Klassifizierung auf der Grundlage des zyklischen Auftretens zu begnügen.

• *Verzögerungen der Geschlechtsreife* betreffen beide Geschlechter (VANDEPLASSCHE u. BOUTERS, 1972), aber das Problem besteht in Wirklichkeit nur für die Jungsauen. Man kennt seit langem den Erblichkeitsgrad, ohne ihn genau erklären zu können. Sexuelle Frühreife ist ein rassen- bzw. linienabhängiges Merkmal (ETIENNE u. LEGAULT, 1974; WARNICL u. a., 1951). Das Merkmal hat einen hohen Erblichkeitsgrad ($h^2 = 0{,}46$) und kann bei Reinzucht und Kreuzungszucht (Heterosiseffekt) genutzt werden. So sind z. B. die Schweine der Kreuzung Landrasse × Large White etwas frühreifer als die Ausgangsrassen (LEGAULT, 1973). Gleiche Resultate erhält man bei der Kreuzung Poland China × Chester White (ZIMMERMANN u. a., 1960).
Der väterliche Einfluß darf bei der Frühreife der Jungsauen niemals außer Acht gelassen werden (HUGUES u. COLES, 1975). Man muß sich immer dessen bewußt sein, daß es für die Selektion Grenzen gibt: die Selektion auf Frühreife kann sehr schnell ins Gegenteil, eine Spätreife, umschlagen (Tab. V/2).

• Die *stille Rausche*, die einen wichtigen Grund für eine erhöhte Selektion darstellt, ist ebenfalls an Rasse und Linie gebunden. Allerdings muß vorausgesetzt werden, daß die Umweltverhältnisse optimal sind. Es handelt sich mutmaßlich um eine ungenügende Östrogenbildung oder einen Fehler der Rezeptoren des limbischen Systems; tatsächlich ist es ein Versagen des zellulären Potentials.

• Den *Anöstrus* oder das *Fehlen der Rausche* beobachtet man bei jüngeren Sauen, z. B. nach dem Absetzen der Ferkel (Tab. V/3). Man sollte zuerst die Träger von Fehlbildungen eliminieren – Folge von Stoffwechselschäden oder -störungen – und Tiere mit immer wiederkehrenden Krankheiten (parasitäre ...). Genetische Faktoren gibt es; KUIPER (1974) hat sie in einer Untersuchung an unter gleichen Bedingungen gehaltenen Sauen aufgedeckt.
Die Selektion kann von folgenden Resultaten ausgehen:
Die Ovulationsrate hängt von sehr vielen Einflußfaktoren ab (ANDERSON u. MELAMPY, 1972). Will man den Erblichkeitsgrad festlegen, so ist das eine Arbeit, die zwar viele Untersucher anregt, aber bisher zu keinen endgültigen Ergebnissen geführt hat. Die Entwicklung der Ovulationsrate während des Lebens der Sau zeigt, daß sie bis zur 6. bis 7. Trächtigkeit ansteigt (PERRY, 1960). Bei diesen Voruntersuchungen wurde festgestellt, daß Inzucht die Ovulationsrate reduziert, während Kreuzungszucht dieselbe erhöht (SQUIERS u. a., 1952).
Beim Eber kann die Deckfähigkeit durch primäre oder sekundäre Störungen eingeschränkt sein. Bei den primären Störungen tritt keine Libido auf, was z. B. beim Schwedischen Landschwein häufiger geschieht als bei anderen Landschweinrassen. Die Libido kann vorhanden sein, aber ungenügend, und die unvollkommene Erektion gestattet keine gute Einführung in die Scheide und dadurch auch keine Ejakulation. Man muß daher mit Sorgfalt das Spermiogramm des Ebers analysieren (MRVOS u. a., 1974). BONTE, VANDEPLASSCHE u. LAGASSE (1978) haben festgestellt, daß 10 % der Eber der Belgischen Landrasse Spermien haben, die morphologische Anomalien an den Spermienschwänzen haben. Diese Schädigungen entstehen beim Durchgang durch den Nebenhoden und beeinträchtigen die Beweglichkeit und damit gleichzeitig die Befruchtungsfähigkeit.
Sekundäre Ursachen für die Minderung der Deckfähigkeit sind vor allem Arthritiden; sie verkürzen die Dauer des Sprungs (CHRISTENSEN, 1953).

Gebunden an den mütterlichen Genotyp sind sie zwar nicht häufig, aber dürfen auch nicht übergangen werden.

- Die *Embryonalsterblichkeit* kann von Verwandtschaftsbeziehungen abhängen:
  - PERRY (1960) hat nachgewiesen, daß es einen Unterschied in der Embryonalsterblichkeit zwischen zwei Gruppen von Large-White-Sauen, unter gleichen Bedingungen gehalten, gab. Die erste Gruppe hatte eine Embryonalsterblichkeit von 38,5 % und die zweite von 24,0 %.
  - Verschiedene Untersucher (SQUIERS u. a., 1952) haben beobachtet, daß Inzucht die Mortalitätsrate der Embryonen erhöht.

Der Fetus selbst kann Träger einer Chromosomenanomalie sein, die für die Embryonensterblichkeit verantwortlich ist. Sie tritt im Augenblick der Befruchtung auf: ein Fehler in der Synchronisation von Besamung/Eisprung ruft eine Überalterung der Keimzellen hervor. Dies führt zur *Polyspermie* oder *Polygenie* (HANCOCK, 1959). THIBAULT (1959) hat nachgewiesen, daß 11 % der Eier polysperm sind, wenn sich das Zusammentreffen von Eizelle und Spermien um mehr als 36 Stunden nach Beginn der Rausche verzögert. Diese Überalterung der Eizelle stört die Mechanismen der Bildung des zweiten Polkörperchens, und man kann 21 % unbefruchtete Eier zählen (mit zwei weiblichen Vorkernen). Diese mehrkernigen Eier scheinen zur Teilung unfähig zu sein. Aus praktischer Sicht führen obige Beobachtungen zu den Folgerungen:

- Einführung des Spermas in den weiblichen Geschlechtstrakt während der ersten Hälfte der Rausche;
- die Spermienzahl darf nicht unter 9 Milliarden betragen.

Die Studie von BOMSEL – HELMREICH (1961) läßt die Schlußfolgerungen zu, daß bei 4,1 % der Befruchtungen Eier mit anormaler Chromosomenzahl bei Überalterung der Keimzellen entstehen. Ihre Entwicklung übersteht den siebzehnten Tag nicht.
Die Embryonalsterblichkeit kann ebenso durch Änderungen von Blutfaktoren, die genetisch bedingt sind, verursacht sein. Erythrozyten-Antigene und Serumproteine, bedingt durch ein Chromosom, werden dafür verantwortlich gemacht (KRISTJANSSON, 1964; IMLAH, 1972). Aber es ist nicht leicht, bei diesen Immunproblemen den Anteil zu bestimmen, welcher genetischen Ursachen zukommt und welcher äußeren Antigeninterferenzen zuzuordnen ist (LINKLATER, 1968; FESSUS u. RASMUSEN, 1971).

- Man hat, trotz einiger gegenteiliger Meinungen, das Auftreten von Fehlgeburten nicht auf genetische Ursachen zurückführen können.

- Man hat beim Ansteigen der Häufigkeit von Wehenschwäche bei französischen Sauen einen erblichen Einfluß festgestellt (JACKSON, 1972).

- Die Chromosomenanomalien mit unvollständigem Chromosomensatz oder der -verlagerung können auf die Anzahl der Früchte Einfluß haben und sie reduzieren (HENRICSON u. BACKSTROM, 1964; VOGT u. a., 1972); die Veranlagung wird vom Eber übertragen.

Störungen der Trächtigkeit

ZUSAMMENFASSUNG

Neben den für Jungschweine spezifischen Störungen muß man bei den zur Zucht benutzten Tieren, die beim Einzeltier gegebenen Faktoren, erblich oder angeboren, beachten:
äußere anatomische Mißbildungen (Zwischengeschlechtlichkeit z. B.) und
innere funktionelle Störungen (Abweichungen oder enzymatische Mängel, die die endokrinen oder biochemischen Zusammenhänge stören). Man muß daran erinnern, daß die Bedeckung bzw. Besamung in der ersten Hälfte der Rausche zu erfolgen hat.
Schließlich legen die Anforderungen an die Reproduktion nahe, notfalls eine konsequente Erneuerung der Zuchtbestände einzuleiten, vorausgesetzt, daß postmortale Untersuchungen die Ursachen erkennen lassen.

Nichtinfektiöse Faktoren

Die Zuchtschweine werden bei intensiver Haltung mehr und mehr von ihrer Umwelt abhängig. Diese Abhängigkeit äußert sich in einer Verminderung der Abwehrfähigkeit gegenüber Streßeinflüssen, die bei einer Umweltänderung eintreten, besonders wenn das Tier sich in einer Anlage befindet, deren Technologie schlecht beherrscht wird. Fütterungsfehler oder Umweltmängel äußern sich in pathologischen Bildern, die sich nicht immer eindeutig von Krankheitsbildern infektiösen Ursprungs unterscheiden. In diesem Abschnitt werden nur die grundsätzlichen Ursachen der Reproduktionsstörungen angesprochen.

FÜTTERUNG

Die Konkurrenz zwischen den Futtermittelherstellern und die zunehmende Kenntnis in Fütterungsfragen gestatten es, Futtermittel zu beziehen, deren Qualität und Zusammensetzung den Bedürfnissen der Zuchttiere immer besser entspricht. Im allgemeinen wird die Fütterung in diesem Produktionsstadium keine Erkrankungen hervorrufen. Ernährungsmängel sind selten und rühren öfter von einem Fabrikationsfehler bei der Herstellung einer Futtercharge und nicht von einer fehlerhaften Futterrezeptur her. Sie können auftreten, weil die Bedingungen der Haltbarkeit besonders anfälliger Inhaltsstoffe häufig noch unbekannt ist und Substanzen, z. B. Vitamine, noch vor ihrer Einmischung einem Abbau unterliegen können.

Die starke Zunahme der Mischfutterherstellung im eigenen Betrieb hatte verschiedentlich das Auftreten von Krankheiten zur Folge, weil der Besitzer über keine Voraussetzungen zur Herstellung einer gleichbleibenden Mischung verfügt. Reproduktionsstörungen, die mit Ernährungsmängeln zusammenhängen, sind also häufig Folgen von technischen Mängeln bei der Herstellung oder von wiederholten Fehlern bei der Nutzung und Verteilung des Futters.

Mangel an Vitaminen und Mineralstoffen

- Vitamin A ist für die Fortpflanzung bei männlichen und weiblichen Tieren wichtig. Beim Eber ruft Vitamin-A-Mangel eine deutliche Degeneration des Hodenepithels hervor, die eine Verringerung der Spermatogenese oder Mißbildungen der Spermien zur Folge hat (Palludan, 1966a). Aber der Fetus unterliegt viel schwereren Schäden, wenn die tragende Sau eine Futterration mit ungenügendem Vitamin-A-Gehalt erhält, was sich bei den Ferkeln in angeborenen Mißbildungen des zentralen Nervensystems äußert; einzelne Ferkel sind blind und Kümmerer (Dunne, 1971; Palludan, 1966a; Wrathall, 1975). Fehlender Verschluß der Gaumenspalte, generalisiertes Ödem und Mikrophtalmie werden ebenfalls beim Fetus festgestellt.

- Einzelne Untersuchungen besagen, daß das »splay-leg« beim Ferkel vielleicht mit einem Mangel an Cholin in der Fütterung der tragenden Sau verbunden ist (Cunha, 1968); die Ergebnisse dieser Arbeiten sind aber widersprüchlich. Andere Autoren haben gezeigt, daß die Supplementierung des Futters der tragenden Sauen mit Cholin in Herden, in denen diese Erkrankung häufig festgestellt wurde, keinen Einfluß auf die Zahl der Ferkel mit »splay-leg« bei der Geburt hatte (Dobson, 1971).

- Vitamin C spielt eine große Rolle bei der Synthese oder dem Katabolismus der Kortikosteroide. So schafft die Geburt bei der Sau möglicherweise erst die begünstigenden Bedingungen für das Entstehen eines Streß als Folge von Hypoxie oder sogar Anoxie beim Fetus. Daher kann die Zugabe von Vitamin C zur Futterration der Sau am Ende der Trächtigkeit zum Funktionieren der Nebennieren beitragen und das Auftreten solcher Streßzustände vermindern.

Es ist möglich, daß Vitamin-C-Mangel einen ungünstigen Effekt auf die Lebensfähigkeit des Ferkels bei der Geburt hat und die neonatale und postnatale Sterblichkeit erhöht. Es wurde nachgewiesen, daß Vitamin-C-Mangel bei der tragenden Sau eine beträchtliche Mortalität der neugeborenen Ferkel als Folge starker Blutungen des Nabelstranges hervorrufen kann (Sandholm u. a., 1979).

- Ein Mangel an Vitamin B_{12} und Vitamin E vermindert die Wurfgröße (Dunne, 1971) und verursacht das Auftreten lebensschwacher Ferkel bei der Geburt. Eine E-Hypovitaminose bei der Sau macht die Ferkel gegenüber Eisendextran-Injektionen anfällig und führt bei diesen oft zum Verenden, besonders, wenn das Eisen ionisiert ist und leicht absorbiert wird (Patterson u. a., 1972).

• Mangel an Kalzium und Phosphor während der Trächtigkeit und Laktation kann zu Bewegungsstörungen bei der Sau führen, aber auch zu Geburtsschwierigkeiten oder einer völligen Agalaktie; aus den gleichen Gründen können Verferkeln oder Frühsterblichkeit resultieren (WRATHALL, 1975).

• Mangel an anderen Vitaminen oder Mineralstoffen sind seltener, und ihr Einfluß auf die Reproduktion wird noch diskutiert.

Störungen bei energiearmer Fütterung: Dünne-Sauen-Syndrom

Verferkeln und Frühgeburten mit fast seuchenhaftem Charakter können plötzlich in Zuchtbeständen auftreten. Eine große Anzahl von Sauen verferkelt, ohne vorher, während oder nach dem Verferkeln irgendwelche Krankheitsanzeichen zu zeigen. Sie zeigen gute Freßlust, und die Körpertemperatur bleibt normal. In solchen Beständen verlängert sich auch der Zeitabstand zwischen Absetzen der Ferkel und erneuter erfolgreicher Besamung, denn bei den Sauen tritt die neue Rausche nach dem Absetzen verzögert auf. Ein völliger Anöstrus einzelner Sauen ist häufig, was die Gesamtproduktivität verringert.
Diese zootechnischen Probleme sind um so schwerwiegender, je mehr Sauen betroffen sind. In allen diesen Beständen ist ein gewisser Anteil der Sauen in einem besonders mageren Zustand, der sonst 15 % nicht übersteigen darf. In extremen Fällen entwickeln sich gleichzeitig vorhandene pathologische Erscheinungen, bei denen es schwierig ist, eine einheitliche Ätiologie zu finden: Darm- und Scheidenvorfall, Diarrhoe der Neugeborenen, Abszesse. Alle diese Erscheinungen drücken die Symptome des »Dünne-Sauen-Syndroms« aus, in England als »the thin sow problem« bezeichnet. Es wurde von MAC LEAN (1969), HOVELL u. a. (1977) beschrieben, die die Bedeutung der Abmagerung während der Laktation und für den Beginn der nächsten Trächtigkeit unterstrichen. Sie haben diese Abmagerung, verbunden mit Störungen der Reproduktion, auf energiearme Futterrationen für die Zuchttiere zurückgeführt.
In Frankreich hat eine gründliche Untersuchung bei 30 Herden (MADEC, 1977) verschiedener Größe gezeigt, daß in einer Herde, bei der die Abmagerung 15 % oder mehr der weiblichen Tiere betroffen hat, dies stets mit einer Produktivitätsminderung verbunden war (Abb. V/1). Diese Unterernährung kann von einer energiearmen Ration der tragenden Sauen herrühren. Wenn die Fütterung der tragenden Sauen möglichst günstig für die Stoffwechselbilanz während der Trächtigkeit sein soll, muß sie den Erhaltungsbedarf der Sau, die Entwicklung der Feten und ihrer Anhangsgebilde ermöglichen, ebenso die konditionelle Wiederherstellung der Sau für die neue Laktation, und die spezifischen Bedingungen für eine neue Trächtigkeit. Die weiblichen Jung-

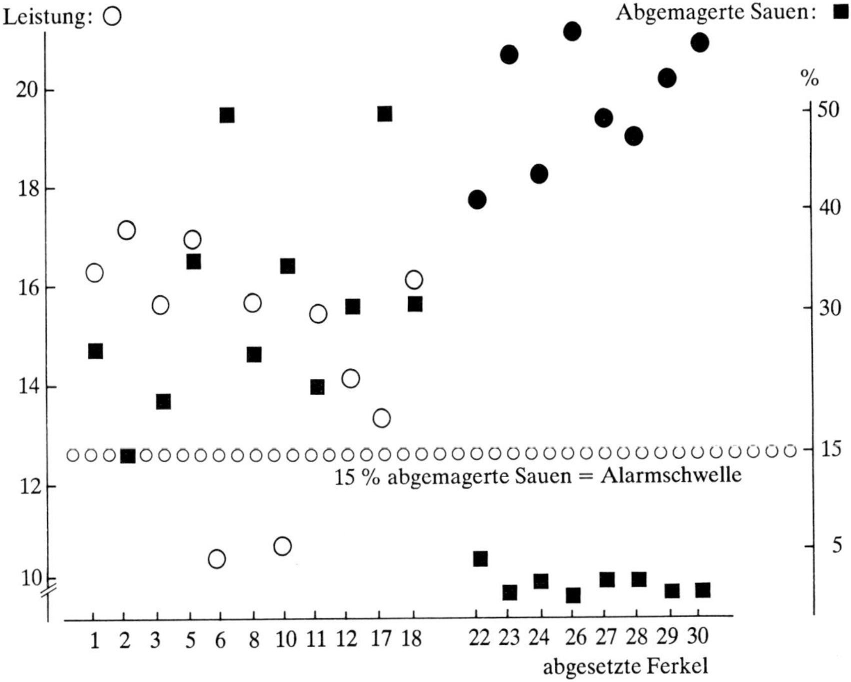

Abb. V/1 Leistung und körperliche Verfassung der Sauen

tiere werden immer früher zur Reproduktion verwendet, und die Fütterung muß ihren Wachstumsbedarf decken. Der Graviditätsstoffwechsel ist anfangs gering, ebenso auch der Energiebedarf (Duée u. a., 1974). Der Energiebedarf erhöht sich aber, wenn die tragenden Sauen besonders niedrigen Temperaturen ausgesetzt werden (Winter). Beim Auftreten von Sarkoptesräude erhöht sich der energetische Bedarf der befallenen Sauen ebenfalls, weil der Juckreiz ihre Unruhe und ihren Energieverbrauch weiter erhöht.

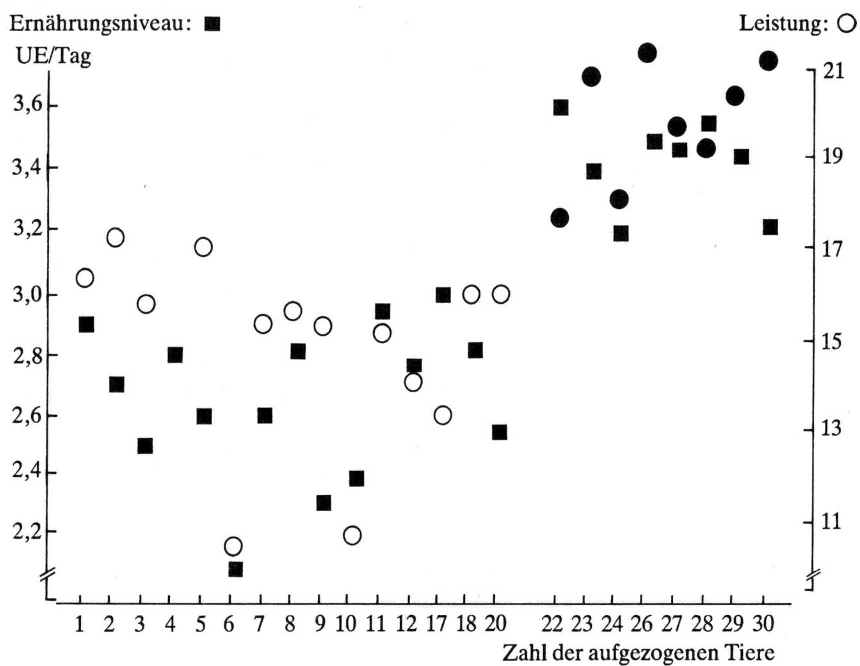

Abb. V/2 Ernährungsniveau und Leistungen

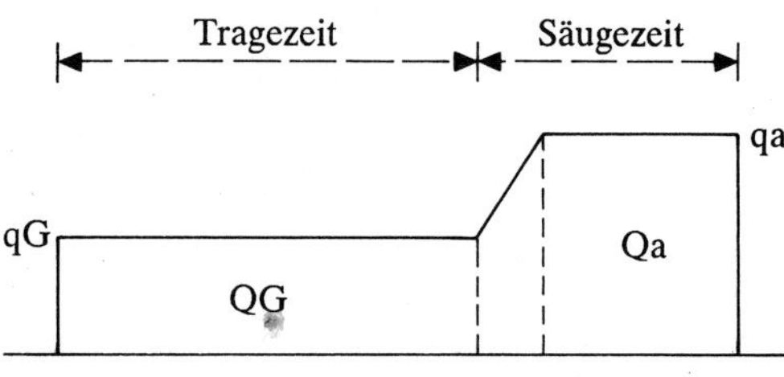

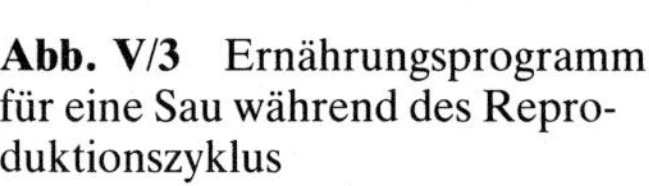

Abb. V/3 Ernährungsprogramm für eine Sau während des Reproduktionszyklus

Madec hat in seinen Untersuchungen bewiesen, daß unter einem bestimmten energetischen Schwellenwert (3·05 UE/Tag und Sau) die Leistungen der Herde sich beträchtlich vermindern (Abb. V/2). Zu gleicher Zeit waren mehr als 15 % der Sauen in einem extrem mageren Zustand, und es traten verschiedene Störungen in der Herde auf. Die Überprüfung der Futterrezepturen ergab keine besonderen Abweichungen in der Zusammensetzung der Rationen. Nur der Energiegehalt war geringer, als im Fütterungsplan ausgewiesen und für die Periode von der Besamung bis zum Absetzen berechnet war.

Das Fütterungsprogramm für eine Sau ist in Abbildung V/3 dargestellt. Um die durchschnittliche Futtermenge für einen Tag des Reproduktionszyklus zu berechnen, muß man nacheinander bestimmen:

- benötigte Menge während der Trächtigkeit $qg \times 114 = Qg$;
- benötigte Menge während der Laktation, wobei der Übergangsfütterung Rechnung zu tragen ist;
- benötigte Gesamtmenge während dieser Übergangsfütterung:

  $$\text{Zahl der Tage} \times \left(qg + \frac{qa - qg}{2}\right);$$

- benötigte Gesamtmenge während der Laktationszeit:
  Zahl der Tage mit höchster Milchleistung $\times\, qa$ + Zahl der Tage des Übergangs

  $$\times \left(qg + \frac{qa - qg}{2}\right).$$

Es genügt also, die Summe der Mengen für die Trächtigkeits- und Laktationsperiode zu bestimmen und die Gesamtmenge durch die Dauer der Zeit von der Besamung bis zum Absetzen zu teilen, um die Durchschnittsmenge für einen Tag des Reproduktionszyklus zu erhalten (Madec, 1977). Das gleiche Prinzip ist zur Berechnung des täglichen Energiebedarfs anzuwenden; es genügt, die Futtermenge für jede Produktionsphase mit dem Energiegehalt der Futtermittel zu multiplizieren.

In allen untersuchten Fällen hatte die Erhöhung der täglichen Futterration, verbunden mit einer Verbesserung der Umweltverhältnisse (Hygiene der Haltung, Abduschen und Parasitenbekämpfung der Sauen), eine Verringerung der Störungen und das Verschwinden der krankhaften Erscheinungen zur Folge. Das Energieniveau ist nicht der einzige Faktor der Leistungsbegrenzung einer Reproduktionsherde, denn die Anwendung dieser Verbesserungsmaßnahmen ergibt noch nicht maximale Ergebnisse, aber führt immer zu einer Erhöhung der Fruchtbarkeitsergebnisse in der Herde (Tab. V/4). Die Tabelle beruht auf Untersuchungen von sieben Herden und zeigt, daß die Verringerung des prozentualen Anteils abgemagerter Sauen mit einer Verbesserung der Leistungen einhergeht. Diese Resultate wurden nach Anwendung von Verbesserungsmaßnahmen während einer Beobachtungszeit von sieben bis zu zwölf Monaten erzielt.
Das Dünne-Sauen-Syndrom zeigt sich nicht immer so eindeutig in einer Herde; auch die Laboruntersuchung ergibt keine verwertbaren Hinweise auf ätiologische Ursachen, sie kann sogar in der Praxis zu Irrtümern führen, da nicht selten ein pathogener Erreger isoliert wird, der aber bei der Erkrankung keine Rolle spielt. Allein der Praktiker kann eine Diagnose durch sehr genaue Analysen der Störungen in der Zuchtherde, der Haltungsbedingungen und der angewendeten Technik stellen. Das Problem tritt ziemlich häufig auf, und das Vorhandensein dieses Syndroms muß ausgeschlossen werden können, bevor man an eine infektiöse Ursache denkt.

UMWELT

Eine ungünstige Umwelt kann für tragende Sauen eine negative Wirkung auf die Zuchtleistungen haben, denn sie ist eine der primären Ursachen für Streß. Dieser Zustand, der die Abwehrmechanismen des Körpers in Gang setzt, stört die hormonalen Funktionen, indem er hauptsächlich die Ausschüttung des adrenokortikotropen Hormons (ACTH) erhöht, was eine Ausschüttung von Glukokortikoiden der Nebenniere zur Folge hat. Verschiedene Untersucher weisen nach, daß die Ausschüttung von Kortikosteroiden während der Follikelreifungsphase des Zyklus die Ausscheidung von Östrogenen auf dem Harnweg verändert, den Zyklus verlängert und die Dauer der Rausche verkürzt (Liptrap, 1970, 1973). Im allgemeinen scheint eine Behandlung mit Kortikosteroiden die Ovulation nicht zu stören. Aber eine ACTH-Verabreichung während der Follikelreifung kann die Bildung von Zysten am Eierstock begünstigen. Allerdings ist der genaue Mechanismus für eine derartige Bildung unter längeren oder kürzeren Streßbelastungen noch nicht genau bekannt. Beim männlichen Tier ist der Einfluß des Streß auf die Reproduktion wenig untersucht, aber es ist erforderlich, daß der Eber – besonders der junge – unter optimalen Bedingungen gehalten wird, um Absamungen in relativ kurzen Abständen zu sichern. Verschiedene Untersuchungen haben immer wieder bewiesen, daß die Injektion von Kortikosteroiden und ACTH die Produktion von Steroiden durch die Hoden herabsetzt, was die Verringerung der Libido unter Streßbedingungen erklären kann (Liptrap u. a., 1968).
Streß kann auch eine Trächtigkeitsunterbre-

Tabelle V/4 Entwicklung des Allgemeinzustandes der Herde und der Reproduktionsleistungen in sieben Aufzuchtperioden

Nr. der Aufzucht	Beginn der Beobachtungszeit		Ende der Beobachtungszeit	
	abgemagerte Sauen in %	abgesetzte Ferkel je Sau	abgemagerte Sauen in %	abgesetzte Ferkel je Sau
1	25	16,4	15	17,6
2	15	17,2	8	19
5	35	17	8	18,2
8	25	15,7	0	19,2
10	34	10,8	7	18,8
12	30	14,2	6	16,8
18	30	16	8	18
Durchschnitt	27	15,3	7	18,2

chung hervorrufen, ohne daß die Vorgänge genau bekannt sind. Es ist möglich, daß der Prostaglandinspiegel bei einer Sau unter Streß beträchtlich erhöht ist, denn die Prostaglandine, im besonderen das $PGF_2\alpha$, verringern oder unterbinden durch ihre luteolytische Aktivität die Erzeugung von Progesteron durch die Gelbkörper, wodurch die Embryonalsterblichkeit erhöht oder sogar Verferkeln provoziert werden.

Zusammenfassend kann man sagen, daß mit Streß zwar nicht alle Auswirkungen der Umwelt auf das Zuchtgeschehen erklärt werden können, aber diese Faktoren niemals außer Acht gelassen werden dürfen (WRATHALL, 1975).

Temperatur

Der Einfluß extremer Temperaturen auf die Reproduktion wird völlig gegensätzlich bewertet, aber zahlreiche negative Einflüsse auf verschiedene Stadien der Reproduktion stimmen überein. So ist z. B. ihr Einfluß auf die Fruchtbarkeit der Eber gut bekannt. Wenn eine Wärmequelle den Hoden eines Ebers genähert wird, um dessen innere Temperatur für 3 Stunden auf 40 °C zu erhöhen, verringert sich die Konzentration und Motilität der Spermien für die Dauer von 8 Wochen. Wenn die Eber höheren Temperaturen ausgesetzt sind, ist ihre Libido reduziert und die Befruchtungsfähigkeit des Spermas läßt nach (IVOS u. a., 1971). Es scheint, daß eine kurzfristige Temperaturerhöhung sich weniger auf die Fruchtbarkeit des Ebers auswirkt als eine lang andauernde.

Bei der Sau sind die ungünstigen Einflüsse hoher Temperaturen auf die Reproduktion weniger bekannt als beim Eber. Obgleich die Ergebnisse verschiedener Untersuchungen über diesen Fragenkomplex häufig widersprüchlich sind, scheint es, als ob Jungsauen, die man längere Zeit Temperaturen von über 30 °C ausgesetzt hat, eine undeutlichere Rausche haben als die bei niedrigeren Temperaturen gehaltenen. Ebenso wurden die Auswirkungen sehr hoher Temperaturen auf die Trächtigkeit vielfach besprochen, aber die meisten Untersuchungen beschränken sich auf bestimmte Trächtigkeitsabschnitte; so steigt die Embryonalsterblichkeit bei einer tragenden Sau an, die vor der Nidation (Eieinbettung) erhöhten Temperaturen ausgesetzt war. Eine lang andauernde Einwirkung hoher Temperaturen in der ersten Trächtigkeitswoche kann das Absterben aller Embryonen zur Folge haben (WRATHALL, 1975). Dagegen gibt es keine Beobachtungen über die Folgen, wenn eine tragende Sau hohen Temperaturen zwischen dem 15. Tag und dem Ende des 3. Trächtigkeitsmonats ausgesetzt war. Die Feten sind besonders empfindlich gegenüber Wärme in den drei letzten Wochen der Tragezeit; Verferkeln und Frühsterblichkeit können daraus entstehen. Im Gegensatz dazu sollen niedrige Temperaturen keinen negativen Einfluß auf die Trächtigkeit haben.

Licht

Das Licht scheint nur wenig Einfluß auf die Reproduktion der Sauen auszuüben, während seine Wirkung für das Zuchtgeschehen bei anderen Tierarten bedeutsam ist. Jedoch kann eine lange Einwirkung von Sonnenlicht auf die tragenden Sauen, die aus geschlossener Stallhaltung kommen, zu schweren Hautverbrennungen und zum Verferkeln führen.

Soziale Umwelt

Die soziale Umwelt der Zuchttiere spielt eine herausragende Rolle für ihre Produktivität. Die Störungen der Reproduktion erscheinen häufig als Folgen von Vernachlässigungen und Fehlern in der Aufzucht und besonders der sozialen Bedingungen der Reproduktionstiere (WRATHALL, 1975). Das Geschlechtsverhalten des Ebers oder der Sau wird unmittelbar von ihrer Umgebung beeinflußt. Der Samen eines Ebers ist besonders schwierig zu gewinnen, wenn dieser isoliert, sozusagen allein aufgezogen wurde. Vor dem ersten Deckakt bzw. Absamen ist die psychologische Vorbereitung des

Jungebers wichtig. Grober Umgang oder Gewalt zu diesem Zeitpunkt hemmt die Libido des Tieres, das völlig impotent werden kann. Ebenso ist gut bekannt, daß die Rausche der Sauen schneller eintritt, wenn sie zusammen mit einem Eber gehalten werden. Es scheint sogar, daß die Geschlechtsreife früher eintritt, wenn die weiblichen Jungschweine in der Nachbarschaft von männlichen Tieren gehalten werden.
Im Gegensatz dazu begünstigen die Umstellung auf flüssige Nahrung und der Wechsel des Standortes der Sauen, deren Ferkel abgesetzt werden, den Eintritt der Rausche. Der Einfluß der sozial ungünstigen Umwelt auf die tragende Sau wurde wenig untersucht, aber es ist sicher, daß er zu wiederholten Streßsituationen führen kann, denen Verferkeln oder Embryonalsterblichkeit folgen können. Vielfache Erfahrungen haben gezeigt, daß das Auftreten der Rausche weniger häufig bei solchen Sauen war, die allein in einer Bucht gehalten wurden, als bei größerer oder kleinerer Gruppenhaltung (Sviben u. a., 1969).

Embryonaler Fruchttod und Kohlenmonoxyd

Zwei Beobachtungen legen eine sehr deutliche Erhöhung der Mortalität dar, die durch ein starkes Ausströmen von Kohlenmonoxyd aus einer schlecht regulierten Gasheizungsanlage verursacht wurde (Wood, 1979). Kurz nachdem die Heizung eingeregelt wurde, war alles in Ordnung. Die Mehrzahl der Brenner hatte keine Luftfilter und die Flamme brannte blau, ein Hinweis auf ein starkes Ausströmen von Kohlenmonoxyd infolge ungenügender Verbrennung. Es scheint, daß die Feten außerordentlich empfindlich gegenüber Kohlenmonoxyd sind und intrauterin absterben, während die erwachsenen Tiere keine klinischen Zeichen einer Intoxikation aufweisen. In jedem Fall starben die Feten einige Tage oder einige Stunden vor der Geburt, also während der Trächtigkeit, wenn die Heizung angestellt wurde, um gute Klimaverhältnisse im Stall zu schaffen.

TOXISCHE SUBSTANZEN MYKOTOXIKOSEN

Die Zahl der toxischen Substanzen, die einen schädlichen Einfluß auf die Reproduktion haben, erscheint begrenzt.
Ein Nitratgehalt im Trinkwasser von 120 ppm kann Verferkeln bei der Sau zur Folge haben. Wenn die Konzentration auf 7 ppm sinkt, verschwinden die Störungen (Dunne, 1971).
Es wurden Intoxikationsfälle durch Kumarin (Dikumarol) bei tragenden Sauen bekannt, aber diese verlaufen dramatischer für die Alttiere als für ihre Nachkommen. Gewöhnlich sterben die Sauen, wobei sie generalisierte Hämorrhagien aufweisen. Bei anderen Giftstoffen verenden die Feten in verschiedenen Stadien der Tragezeit. Verferkeln kann Ausdruck und Folge solcher Intoxikationen sein (Ekstan, 1957).
Die Folgen von Vergiftungen bei Zuchttieren durch organische Chlor- und Phosphorverbindungen sind bei Schweinen nicht bekannt. Done hat Fälle angeborenen Zitterns bei neugeborenen Ferkeln als Folge von Trichlorphon (organische Phosphorverbindung) beschrieben. Bei der Sektion zeigt das Kleinhirn deutliche Atrophie, und histologisch wurde ein Myelinschwund der Nervenhüllen festgestellt. Diese Form einer angeborenen Störung wurde durch eine toxische Substanz, allerdings nur experimentell, hervorgerufen. Sie trat auch bei Vergiftungen einer tragenden Sau nach der Aufnahme von Futter auf, das mit einem Insektizid behandelt war; sie kann ebenfalls nach dem Einreiben der Sau gegen Ektoparasiten vorkommen. Die Erscheinung wird als Typ A_5 (Done, 1976) der angeborenen Zitterkrankheit des jungen Ferkels klassifiziert.

Mykotoxikosen

Von anderen alimentären Intoxikationen, die Störungen des Reproduktionsgeschehens in einer Herde hervorrufen, sind diejenigen wichtig, die durch Pilztoxine im Futter entstehen.

ZUSAMMENFASSUNG

Intensiv gehaltene Tiere sind sehr von Umwelt und Technik des Stalles, die mehr oder weniger beherrscht werden, abhängig. Besonders wenn sie ungünstig sind, zeigen sie sich in einer Minderung der Abwehrkräfte des Organismus. Klinische Anzeichen bei Reproduktionsstörungen durch Umwelteinflüsse unterscheiden sich oft wenig gegenüber denen, die durch Infektionen hervorgerufen wurden.
Bei den nichtinfektiösen Faktoren stehen an erster Stelle die Fütterung, die Umwelt (Temperatur, »soziale« Umgebung, bei der besonders die Einrichtung des Stalles und die mehr oder weniger Ausgeglichenheit der Tiergruppe eine Rolle spielen), toxische Substanzen (z. B. Nitrate und Mykotoxine). Über die letzteren werden im folgenden spezielle Ausführungen gegeben.

Die Entdeckung des Aflatoxins im Jahre 1961, eines krebserregenden Stoffes, aus verschimmelten Erdnüssen vermehrt isoliert, hat die Untersuchungen über die Schimmelpilze und ihre Toxine angeregt. Schimmelpilze, mikroskopisch kleine Saprophyten, die weit verbreitet in verschiedenen organischen Materialien vorkommen, entwickeln sich, wenn die Bedingungen von Temperatur, Feuchtigkeit und Luftverhältnissen günstig sind. Man findet sie häufig auf Futtermitteln, wobei die Kontamination in den verschiedenen Produktionsstufen vorkommen kann, bei der Lagerung, oder bei ihrer Auslieferung.

Bei den Auswirkungen ist grundsätzlich zu unterscheiden zwischen Mykosen, die durch das Wachstum der Pilze in den befallenen Geweben verursacht werden und kontagiös sein können, und Mykotoxikosen, die auf der Aufnahme eines Mykotoxins beruhen und nicht ansteckend sind. Die Schimmelpilze bilden im allgemeinen Toxine nur, wenn die ökologischen Bedingungen günstiger sind als die, die das Pilzwachstum sichern.

Vor einigen Jahren schätzte man ein, daß etwa 100 Schimmelpilzarten toxische Substanzen bilden, von denen über zwanzig mit Erkrankungen bei Mensch und Tier verknüpft sind. Verschiedene Störungen werden mutmaßlich durch ein einziges Mykotoxin hervorgerufen, andere durch einige gleichzeitig im selben Milieu vorhandene Mykotoxine. Die ökonomischen Verluste daraus können für einen Aufzuchtbetrieb bedeutend sein, aber paradoxerweise sind weniger die stark kontaminierten Futtermittel als die mit schwacher Toxizität dafür verantwortlich. Tatsächlich sind die Symptome durch schwache Dosen von Mykotoxinen unterschwellig und lassen sich schwer deutlich machen. Sie rufen mittelgradige Wachstumshemmung hervor oder verringern die Widerstandskraft der Tiere gegenüber Krankheiten.

Das Problem der Mykotoxine ist um so schwerwiegender, weil der größte Teil von ihnen stabil ist. In der Tat bleiben die Konservierungsstoffe zur Bekämpfung des Pilzwachstums in den Futtermitteln ohne Wirkung auf die bereits vorhandenen Mykotoxine, und es gibt auch keinen Fortschritt bei der Möglichkeit zur Entgiftung, der sich leicht anwenden ließe. Nur die Verhinderung des Befalls mit Schimmelpilzen kann die Toxinwirkung begrenzen. Das Schwein ist besonders empfindlich gegenüber Mykotoxinen, von denen die Ochratoxine sehr weit verbreitet sind. Die Symptome sind verschieden, und gelegentlich, bei der ersten Untersuchung, kann es Verwechslungen zwischen Mykotoxikose und einer infektiösen Erkrankung geben. Man muß auch die Spätfolgen der Mykotoxine auf das Zuchtgeschehen des Schweines berücksichtigen. Hierbei muß man unter Beachtung der längeren Lebensdauer der Zuchtschweine in Betracht ziehen, daß sie auch länger dem Einfluß solcher Toxine ausgesetzt sein können als Mastschweine, die jünger geschlachtet werden. Hier kann sich die Aufmerksamkeit, ausgehend von der Seltenheit solcher Untersuchungen auf diesem Gebiet und der Unterschiedlichkeit bei der Aufzucht, nur auf schwere Intoxikationsfälle beschränken.

Eine weitere Schwierigkeit besteht darin, die Mykotoxine nach Art und Menge in einer komplex kontaminierten Umgebung zu identifizieren, was aber ein unentbehrlicher Schritt zur Aufklärung der Ätiologie wäre. Dies ist aber nur für eine sehr begrenzte Zahl von ihnen möglich und durch Routineuntersuchungen allein für Aflatoxin durchführbar. Wenn vorhanden, sind sie technisch langwierig, kostspielig und nicht exakt, so daß sie für Futtermittel nicht in Frage kommen. In Anbetracht dieser Begrenzungen eröffnet die Pilzanalyse in der ursprünglichen Substanz einen anderen Weg, Mykotoxinen auf die Spur zu kommen. Eine Globalbewertung des Befalls hat nur begrenztes Interesse; es ist notwendig, die verschiedenen Arten zu differenzieren und die relative Bedeutung jeder einzelnen einzuschätzen. Die auf diese Weise gewonnenen Ergebnisse haben aber nur eine begrenzte Aussagekraft im Vergleich zur chemischen Bestimmung der Mykotoxine: die wichtigsten Schimmelpilzarten entwickeln sich bei der Lagerung, und ein Toxin kann in ihrer Umgebung noch vorhanden sein, obwohl die Pilze bereits verschwunden sind. Dazu kommt, daß viele Pilzarten ubiquitär sind und nur unter bestimmten Voraussetzungen Toxine bilden. Schließlich können die für die Synthese günstigen Bedingungen von denen abweichen, die für die Entwicklung der Schimmelpilze notwendig sind. Alle diese Gründe sind es, die, wenn die mykologische Analyse die Möglichkeit einer Vergiftung des Futters vermuten läßt, die Ermittlung der Mykotoxine trotz ihrer Schwierigkeiten unentbehrlich für die Charakterisierung einer Mykotoxikose machen.

Es ist leider unmöglich, bei dem heutigen Stand der Kenntnisse einen Schwellenwert der Toxizität für die meisten Mykotoxine festzulegen, die die Reproduktion des Schweines beeinflussen. Es ist daher zwar gut, jedes Futtermittel abzulehnen, an dessen Qualität man Zweifel haben könnte, aber bevor man eine Mykotoxikose diagnostiziert, sind alle möglichen Ursachen der beobachteten Störung zu untersuchen und es ist sicherzustellen, daß sie keinen kontagiösen Charakter haben. Auch ist es notwendig sich zu überzeugen, daß die Ursache der Störungen wirklich im Futter liegt, indem man an einer Gruppe von Tieren feststellt, ob die Symptome einige Tage nach Umstellung auf ein nicht kontaminiertes Futter verschwinden. Es kommt allerdings vor, daß diese Probe zu falschen Schlüssen führen kann, z. B. beim Aflatoxin, das häufig die Immunantwort vermindert und die Empfänglichkeit für Krankheiten und gewisse Parasiten erhöht.

Bei Schweinen scheint das Reproduktionsvermögen durch Mykotoxine besonders bei Sauen gestört zu sein, Eber sind selten in Mitleidenschaft gezogen. Beim jetzigen Kenntnisstand sind es besonders einige Stoffwechselprodukte der Schimmelpilz-Gattung Fusarium (Zearalenon, Trichothezen) und einige Alkaloide des Mutterkorns, die die Reproduktion massiv beeinträchtigen können. Verferkeln wird allerdings auch noch anderen Schimmelpilzen zugeordnet.

Zearalenon

Zearalenon (F2), gebildet von *Gibberella zeae*, die eigentliche Form von *Fusarium roseum*, wurde als natürlicher Befall des Mais in Frankreich von Jemmali (1973) entdeckt. Die Gattung *Fusarium* befällt Ackerfrüchte und verschwindet unter normalen Bedingungen bei der Lagerung, kann aber nach der Ernte erhalten bleiben, wenn die relative Luftfeuchtigkeit erhöht ist.

Außerdem hängt die Toxinbildung dieses Schimmelpilzes von der Temperatur ab. Ein Temperaturschock von 10 bis 12 °C ist nötig, um die Synthese des Zearalenon anzuregen. Solche Bedingungen kommen in der Natur häufig vor, besonders wenn der Mais bei regnerischem Wetter geerntet wird, dann in ganzen Pflanzen oder Kolben mit erhöhtem Wassergehalt vor der Trocknung gelagert wird. Auch andere Getreidearten, z. B. Gerste, können befallen sein.

Die Folgen beim Schwein nach Aufnahme dieses Toxins, charakterisiert durch seine östrogenen Eigenschaften, sind in verschiedenen Ländern festgestellt worden. Bei Sauen, auch bei sehr jungen, tritt eine charakteristische Erkrankung auf mit Vulvovaginitis, deren Entwicklung 1928 von McNutt u. a. sehr gut beschrieben wurde.: »die erste feststellbare Veränderung besteht in einer Schwellung der Vulva. Die Schwellung unterscheidet sich nicht von der des Östrus, aber die Vulva wird später glatt – glänzend, hart, gespannt und fällt bei der Untersuchung stark auf. Dann spreizen sich die Schamlippen und man sieht die leicht entzündete Vaginalschleimhaut. Die Schleimhaut schwillt und tritt durch die Schamlippen hindurch. Die Masse der vorgefallenen Teile zieht die Vagina nach außen. Die Blutzirkulation wird beim Rücklauf behindert. Daraus entsteht eine Blutstauung und eine Spannung der prolabierten Organe«. Seltener bemerkt man eine Schwellung des Gesäuges bei beiden Geschlechtern, Entzündung des Präputiums, Mastdarmvorfall und beim Eber Atrophie der Hoden. Die Tiere können infolge einer Hämorrhagie oder einer Infektion der vorgefalle-

nen Teile verenden, aber meistens verschwinden die verschiedenen Symptome sehr rasch einige Tage nach Absetzen des toxischen Futters.
Erwachsene Schweine, die verschimmelten Mais mit Zearalenon fressen, zeigen weniger häufig die obigen Symptome als junge Tiere, aber sie äußern sich in Reproduktionsstörungen. Beim Eber ist die Libido verringert. Bei der nicht trächtigen Sau bemerkt man Veränderungen im Ovarialzyklus bis zu seinem völligen Verschwinden. So haben in einem Versuch von Etienne und Jemmali (1979) sieben von dreizehn Sauen, die vor Eintritt der Geschlechtsreife ein Futter mit 3,6 mg F 2/kg erhielten, keinen Östrus bis zum Schlachten 45 Tage später gezeigt. Sie deuteten eine Scheinträchtigkeit an. Die Gelbkörper bildeten sich nicht zurück und blieben erhalten, die Uterushörner waren hypertrophiert. Diese Erscheinung war mit einer Zellproliferation in allen Schichten des Uterusgewebes verbunden, besonders in der Muskelschicht (Kurtz u. a., 1969). Die Zyklushemmung der nicht trächtigen Sauen könnte die vielen Fälle von Unfruchtbarkeit und anormalen Östrus erklären, die in Betrieben verschiedentlich als Folge von schlecht gelagerten Futtermitteln (besonders Mais) auftreten.
Das Zearalenon wurde verschiedentlich für ein Ansteigen der Häufigkeit des Verferkelns von 3 % auf 17 % in den Herden verantwortlich gemacht (Volintir, 1971). Tatsächlich wurden diese Erscheinungen niemals ohne Zearalenon festgestellt, wobei aber in den Futtermitteln auch andere Schimmelpilzarten als Fusarium vorhanden sein können (*Aspergillus*, *Penicillium*). Außerdem wurden trotz systematischer Untersuchung keine für Verferkeln möglichen infektiösen Ursachen gefunden. Dabei kann es Zusammenhänge zwischen Frühabort und Unregelmäßigkeiten im Sexualzyklus geben. Trotzdem scheint Zearalenon keine primäre Ursache von Verferkeln zu sein.
Aus den gleichen Gründen kann man aus dem Ansteigen der Embryonalsterblichkeit und der mumifizierten Früchte nicht unbedingt auf dieses Toxin schließen (Sharma u. a., 1974). Auch wir haben diese Wirkung nicht festgestellt bei Sauen, die täglich 7,2 mg Zearalenon von der Besamung bis zum Schlachten mit 80 Trächtigkeitstagen aufnahmen (Tab. V/5). Im Gegenteil scheint das F2 die Entwicklung der Ferkel zu beschleunigen und auf diesem Umweg ihre perinatale Überlebensfähigkeit zu verringern. Die Unterschiede in der Ferkelmasse vergrößern sich, wobei die Anzahl an Kümmerern steigt. Die Frühsterblichkeit nimmt zu, und nach Miller u. a. (1973) hat ein Teil der lebend geborenen Ferkel Bewegungsstörungen durch eine partielle Lähmung der Nachhand oder eine anormale Seitwärtshaltung der Klauen (splayleg); sie siechen dahin, und die schwächsten, unfähig zu saugen, verenden, während die restlichen zu einem normalen Zustand im Laufe von vierzehn Tagen zurückfinden.
Das Zearalenon scheint mehr schleichend zu wirken, indem es den Zyklus der Sauen durcheinander bringt, als daß es deutlichere Erscheinungen wie Aborte hervorruft. Doch kann das F2 ein Grund für eine Senkung der Produktivität der Tiere sein, dadurch, daß es an der Verzögerung des Östrus nach dem Absetzen oder der Nichtkonzeption nach der Besamung mitbeteiligt ist. Es scheint außerdem verantwortlich zu sein für ein vermehrtes Auftreten von

Tabelle V/5 Wirkung des Verzehrs von verschimmeltem Mais mit 3,6 mg Zearalenon (F_2)/kg auf die Reproduktionsleistungen von 80 Tage tragenden Sauen (Etienne und Jemmali, 1979)

	Mais	
	einwandfrei	verschimmelt
Anzahl der Sauen/Gruppe	9	9
Ovulationsrate	13,9	13,4
Anzahl mumifizierter Feten/Wurf	0,1	0,1
Embryonale Sterblichkeit %	31,2	32,9
Durchschnittsmasse des Fetus, g	435	319
Variationskoeffizient (%) der Masse	14,8	27,4
Masse der Nachgeburt, g	198	130

Kümmerern bei der Geburt und damit für eine Erhöhung der Geburtsverluste.

Trichothezen

Trichothezen umfaßt mehr als 20 Toxine, die strukturell der 12-13 Epoxytrichothezen-Gruppe zugehören und die von mehreren Schimmelpilzarten gebildet werden, besonders von der Gattung Fusarium. Unter ihnen scheinen die T2-Toxine und das Diacetoxyszirpenol (DAS) wichtig zu sein. Diese Mykotoxine haben ähnliche Wirkungen, charakterisiert durch eine Affinität zum Blutgefäßsystem. Sie rufen Schädigungen am Verdauungskanal (Blutstauung, Nekrose), Hämorrhagien an den Därmen, der Leber und Niere, eine Leukozytose, Verlängerung der Blutgerinnung und Prothrombinbildung hervor (Smalley, 1973). Aus klinischer Sicht ergibt sich eine chronische Intoxikation mit verschlechterter Futteraufnahme und verzögertem Wachstum der Schweine. Die schwere Vergiftungsform äußert sich in Erbrechen und Futterverweigerung, Lähmung, Abgeschlagenheit und Durchfall. Die LD_{50} beim Schwein beträgt 1,21 mg/kg Lebendmasse für T2-Toxine und 0,38 mg/kg Lebendmasse für DAS nach Injektion der Toxine (Weaver u. a., 1978).
Trotz nur weniger Untersuchungen hat man bewiesen, daß die Trichothezene auf das Reproduktionsgeschehen der Sau ungünstige Folgen haben (Mirocha, 1977). Die Aufnahme von 12 ppm von T2 Toxin nach dem Ferkeln zieht später Schwierigkeiten bei der Konzeption nach sich, die sich im Umrauschen in unregelmäßigen Abständen äußern. Die Verfütterung von größeren Mengen Trichothezen ist wegen ihres Brechreizes unmöglich. Jedoch zieht die Verabreichung von 0,21 bis 0,42 mg/kg Lebendmasse von T2-Toxin parenteral während des letzten Drittels der Trächtigkeit Verferkeln im Laufe der nächsten 48 Stunden nach sich, wobei andere Ursachen auszuschließen sind.
Unter normalen Fütterungsbedingungen ist die Sau also nicht in der Lage, genügende Mengen Trichothezen aufzunehmen, die zu einem Abort führen. Man darf jedoch nicht vergessen, daß außer diesem Toxin Schimmelpilze der Gattung *Fusarium* auch das Zearalenon bilden. Die verschiedenen Mykotoxine können also gleichzeitig im selben Futtermittel vorhanden sein und wirken unter Umständen synergistisch.

Alkaloide des Mutterkorns

Seit dem Altertum kennt man die Alkaloide des Mutterkorns, Sklerotium von *Claviceps purpurea*, Getreide und Futter befallend, als Ursache von Krankheiten bei Mensch und Tier, wenn sie verzehrt wurden. Es können verschiedene Formen der Vergiftung (Ergotismus) darauf zurückgeführt werden, abhängig von der befallenen Tierart und der Art des vorliegenden Alkaloids. Bei den Schweinen scheint die Sau am empfindlichsten gegenüber dieser Intoxikation zu sein (Burfening, 1973). Die Anwesenheit von Mutterkorn oder des Ergotamins im Futter beeinflußt die Entwicklung der Frucht bis zum Ende des ersten Trächtigkeitsmonats nicht. Es wurde zwar eine Tendenz zur Verminderung der Befruchtungsrate angenommen, aber die Zahl der Versuchssauen war zu gering, um aus den Ergebnissen Schlüsse ziehen zu können. Wenn das Futter mit Mutterkorn bis zum Abferkeln gegeben wurde, kommt es zu Frühgeburten (im Mittel zwischen 105 und 112 Tagen nach Bedeckung, entsprechend den Versuchen). Die Milchdrüsen entwickeln sich bei Beginn der Geburt nicht, und die Milchsekretion wird verhindert. Der Wechsel auf ein Futter ohne Mutterkorn stellt eine normale Laktation innerhalb von 2 Tagen wieder her. Bei den Ferkeln steigt der Anteil an Totgeburten, und die lebend geborenen werden Kümmerer. Der Prozentsatz der lebend geborenen Ferkel und ihrer Geburtsmasse ist umgekehrt proportional zur Dauer der Aufnahme des kontaminierten Futters durch die Sau (Nordskog u. Clark, 1945). Alle lebend geborenen Ferkel sterben an Schwäche und Entkräftung, wie es der leere Magen bei der Sektion beweist. Die Verluste treten in den meisten Fällen innerhalb von 24 Stunden nach der Geburt auf. Nach verschiedenen Autoren greifen die Mutterkornalkaloide am Hypothalamus an, setzen dort einen Sekretionshemmer für das Prolaktin (PIF) frei und führen eine periphere Gefäßverengung herbei.

Die Fälle von Mutterkornvergiftung verschwinden in Europa allmählich dank der Züchtung neuer Getreidesorten und der angewandten Reinigungsmethoden.

Störungen der Reproduktion beim Schwein durch Schimmelpilze

Einige Fälle von Verferkeln hat man auf Pilze zurückgeführt (andere mögliche pathologische Ursachen können dabei ausgeschaltet werden). Nach LAFOND – GRELLETY (1972) können sich Schimmelpilze in der Plazenta (Mutterkuchen) entwickeln und sie zerstören, somit die Ernährung des Fetus unterbinden, sein Absterben verursachen und den Abort herbeiführen. So hat MASON (1971) bei Aborten festgestellt, daß die Plazenta verdickt war, übersät mit braunen, nekrotischen Zellschuppen und durchsetzt mit verzweigten Myzelelementen; die Feten wiesen eitrige mykotische Bronchitis auf. Diese Erscheinungen wurden Aspergillus fumigatus zugeschrieben, isoliert aus Plazentagewebe und Mageninhalt des Fetus. Bei anderen Aborten hat man vom gleichzeitigen Vorliegen verschiedener Arten von Schimmelpilzen in den fetalen und plazentaren Geweben berichtet: Aspergillusarten, Penicillium rubrum und Rhizopusarten. Bei Agalaktien konnte man zu Aspergillus candidus eine Verbindung herstellen. Wenn jedoch kein Toxin isoliert werden kann, ist es schwer festzulegen, ob die Erscheinungen von Mykotoxikosen oder Mykosen abhängen. Spuren von Aflatoxin B_1 wurden in einem der vorliegenden Fälle festgestellt, aber ein negativer Effekt dieses Stoffwechselproduktes auf das Zuchtgeschehen des Schweines ist nicht bewiesen: HINTZ (1967) verabreichte ein Futter mit 450 ppm Aflatoxin B_1/kg an Jungschweine ab 3 Monate. Er konnte weder eine Veränderung der Beweglichkeit der Spermien des Ebers noch eine Herabsetzung der Reproduktionsfähigkeit der Sauen beobachten. Nur mikroskopische Schädigungen traten an der Leber der Muttertiere auf, während die Ferkel normal waren. Es scheint also, daß, obwohl die Wirkungen der Mykotoxine auf das Zuchtgeschehen gut bekannt sind, auch einige Schimmelpilzarten an solchen Störungen Anteil haben.

Aber solange ihre Rolle und ihre Wirkungsweise nicht klar erwiesen sind, kann man immer annehmen, daß ihre Wirkung auf den Fetus oder auf seine Hüllen eventuell nur zufällig ist.

ZUSAMMENFASSUNG

Mykotoxikosen scheinen für Reproduktionsstörungen der Sauen verantwortlich zu sein, und ihre Bedeutung ist größer, als sie eingeschätzt wird. Ernte des Getreides im richtigen Reifestadium und Sorgfalt bei einer einwandfreien Lagerung können die Gefahren zur Bildung von Mykotoxinen herabmindern.

Unter den Mykotoxinen nimmt das Zearalenon in Hinblick auf die Verschiedenheit seiner Wirkungen einen besonderen Platz ein, auch weil es die größte Gefahr für das Getreide unter unserem Klima darstellt. Der Einfluß des Trichothezens wird bei Reproduktionsstörungen vielleicht aus Mangel an systematischen Untersuchungen unterschätzt.

Außerdem ist die Beteiligung von Mykotoxinen an Reproduktionsstörungen viel komplexer als sie in der vorliegenden Arbeit aufgezeigt wurden, und es wäre leichtfertig, Untersuchungsergebnisse voll auf Praxisbedingungen zu übertragen. Die auftretenden Gefahren resultieren nicht allein aus der Anwesenheit eines Toxins im Futter, sondern auch aus der Aufnahme von Futterstoffen, die mit mehreren Pilzen kontaminiert sind. Ebenso können mehrere Toxine gleichzeitig vorkommen, ausgeschieden vom gleichen Schimmelpilz (z. B. F_2 und Trichothezen) oder von mehreren, die gleichzeitig oder nacheinander im selben Futter auftreten. Die Mykotoxine scheinen mehr in synergistischer Art zu wirken als in einfacher additiver Form, und man kann z. B. annehmen, daß Aborte, vermeintlich durch Zearalenon entstanden, mehr durch die Anwesenheit von T_2-Toxin oder Aspergillus fumigatus verursacht sind.

Infektiöse Faktoren

Es erscheint angebracht, beim Gebrauch des Wortes »Infektion« sich des Begriffes »Krankheit« zu bedienen. Die Untersuchung der Reproduktionsstörungen ist sicher ein Hauptfeld, das am ehesten Anlaß zu Zweifeln gibt und zu Irrtümern führen kann. Die Beziehungen zwischen dem Vorhandenseins eines infektiösen Erregers und dem Auftreten von Reproduktionsstörungen in einer Herde klarzulegen, sind schwierig. Zahlreiche pathogene Erreger wurden in den letzten Jahren isoliert, aber die in der Praxis beobachteten Symptome experimentell zu reproduzieren, waren nicht immer von Erfolg gekrönt. Denn, wie wir schon versucht haben nachzuweisen, rief die Veränderung von Umweltfaktoren oder der Fütterung einschneidende Wirkungen auf die Gesundheit der Herde und besonders auf das Zuchtgeschehen hervor. Die klinischen Zeichen können vollkommen solchen gleichen, die man bei einer spezifischen Infektion beobachtet.

Die Einteilung der verschiedenen infektiösen Erreger, die Reproduktionsstörungen bei der Sau hervorrufen sollen (WRATHALL, 1971 bis 1975), in drei Gruppen vereinfacht die Untersuchung (Tab. V/6):

- Gruppe I umfaßt die Mikroorganismen, deren Pathogenität häufig fakultativ ist. Ihre Pathogenität ist an begünstigende Faktoren in der Umwelt gebunden. Das sind vor allem Bakterien (*Escherichia coli*, Streptokokken, Staphylokokken) und Pilze. Diese Mikroorganismen sind in der Natur und zahlreichen Schweinehaltungen weit verbreitet.
- Gruppe II besteht aus Erregern, deren Pathogenität sich nur auf Embryo oder Fetus erstreckt. Äußerlich zeigen die Jungschweine und die infizierten erwachsenen Tiere keine besonderen Symptome, aber sie entwickeln eine Immunantwort in den Wochen nach der Infektion. Diese Mikroorganismen sind hauptsächlich schwach virulente Viren (Parvovirus, Enterovirus).
- Gruppe III wird gebildet von Mikroorganismen, die Ursachen gut bekannter Krankheiten sind; die Reproduktionsstörungen sind hierbei nur ein Teil des klinischen Krankheitsbildes. Hohe Mortalitätsraten können beträchtliche Verluste in der Anlage verursachen (klassische Schweinepest, AK).

Die Störungen können den mütterlichen Organismus betreffen oder eine spezifische Wirkung auf den Eierstock, den Embryo oder den Fetus haben. Septikämie, Toxämie oder Fieber haben oft große Wirkung auf den Genitalapparat. Die Wirkungen einer Toxämie sind unterschiedlich und abhängig von der Art des Giftes; sie sind öfters von allgemeinen Stoffwechselstörungen begleitet, die Veränderungen des endokrinen und enzymatischen Systems nach sich ziehen (WRATHALL, 1975). Verferkeln kommt häufig bei fieberhaften Erkrankungen vor, wobei der Wirkungsmechanismus noch nicht geklärt ist. Ein Schockzustand ruft Störungen der peripheren Blutzirkulation und biochemische Veränderungen hervor, die die normale Versorgung des Uterus unterbinden und die endokrine Kontrolle der Trächtigkeit verändern.

Eierstock oder Fetus können selbst durch den infektiösen Erreger befallen sein. Die Folgen richten sich nach der Zahl der abgestorbenen Feten oder dem Trächtigkeitsstadium. In den zwei letzten Monaten der Trächtigkeit kann diese sich nach Absterben der Feten, ihrer Zersetzung und Absorption normal fortsetzen. Wenn die flüssigen Bestandteile resorbiert sind, umschließt die Haut eng das Skelett; der Fetus wird mumifiziert. Manchmal ist die Resorption nicht vollständig, dann zerfällt der Fetus; er ist »mazeriert«. Die Feten oder Embryonen können aus dem Genitaltrakt ausgestoßen werden; der Abort ist dann die Folge des Außerkraftsetzens der Kontrollmechanismen der Trächtigkeit.

Der Abort kann durch Veränderungen im mütterlichen Organismus oder seltener durch Störungen bei Embryonen und Feten hervorgerufen werden. Die kranken Feten sondern häufig eine übermäßige Menge Kortikosteroide ab, die die Trächtigkeit beenden.

Tabelle V/6 Klassifizierung der hauptsächlichsten infektiösen Erreger bei Reproduktionsstörungen (WRATHALL, 1975)

Gruppe I
Bakterien:
- Escherichia coli
- Streptokokken
- Corynebakterium pyogenes
- Staphylococcus aureus
- Vibrionen
- Listeria monocytogenes

Pilze:
- Aspergillus fumigatus
- Nocardia asteroides

Gruppe II
Klassische Schweinepest (Stamm 331)
Parvoviren
Enteroviren

Gruppe III
Klassische Schweinepest
Aujeszkysche Krankheit
Rotlauf
Leptospirose
Toxoplasmose
Brucellose
Transmissible Gastroenteritis

Bakterielle Infektionen der Gruppe I

Zahlreiche Keime können für Trächtigkeitsstörungen verantwortlich sein, aber bestimmte wurden besonders häufig isoliert. In der Bretagne wurden am häufigsten *Escherichia coli* und Streptokokken der Gruppe C bei bakteriell bedingten Trächtigkeitsstörungen festgestellt (LE TURDU u. a., 1975). In der BR Deutschland wurden bei systematischen Untersuchungen von 599 Verferkelungen und 59 Totgeburten isoliert: *Escherichia coli* an erster Stelle, gefolgt von Corynebakterien, und verschiedenen Spezies von Streptokokken und Staphylokokken (JACOB u. a., 1974).
Die Eigenschaften solcher Infektionen richten sich nach den verursachenden Organismen (Tab. V/7).
Verschiedene Mykosen (Pilzinfektion) können Verferkeln oder embryonalen Frühtod herbeiführen. Einige Pilze wurden bei Frühabgestorbenen oder den fetalen Hüllen isoliert (*Aspergillus fumigatus, Nocardia asteroides, Absidia lichteimi*). Aber es ist schwer zu sagen, ob es sich um eine Kontamination post mortem oder um tatsächlich die verursachenden Erreger handelt.

Tabelle V/7 Hauptsächliche Infektionen durch Mikroorganismen der Gruppe I (WRATHALL, 1973)

Gattung und Art	Symptome			
	Verferkeln	Frühsterblichkeit	Metritis	Sterilität
Escherichia coli	×	×		
Streptokokken	×	×		×
Corynebacterium pyogenes	×	×	×	×
Staphylococcus aureus	×	×	× (Endo)	×
Vibrionen	×			
Listeria monocytogenes	×	×		

Metritis und Zystitis

Mit diesen Infektionen ist häufig Unfruchtbarkeit verbunden. Gleichzeitig beobachtet man Scheidenausfluß bei der Geburt oder bei der Rausche; diese Störungen sind mit Verferkeln verbunden. Die Allgemeinsymptome sind undeutlich, aber man stellt erhöhte Temperatur und Freßunlust fest. Der Abort und Scheidenausfluß deuten auf eine aszendierende und deszendierende Metritis hin. Der Eber ist häufig die Ursache einer aufsteigenden Infektion, da sich zahlreiche Bakterien im Präputium und sogar im Samen befinden (SCOFIELD u. a., 1974). Die im Uterus am Anfang der Trächtigkeit angesiedelten Infektionen zeigen schon bald ihre Auswirkungen; es treten Endometritiden auf, die die Implantation der Blastozysten verhindern. In einigen Fällen werden sie vom Auftreten von luteolytischen Substanzen begleitet (sicherlich Prostaglandine), die der Trächtigkeit ein Ende setzen. Der Abort tritt – wenn überhaupt – verzögert auf, die Feten werden nach und nach von der Zervix bis zu den vorderen Teilen der Gebärmutterhörner infiziert.
Infektionen des Genitalapparates folgen oft auch solchen des Harnapparates, die bei der Sau häufig sind. Eitrige Blasenentzündungen sind übrigens oft mit Metritiden gekoppelt, wobei der sonstige Genitalapparat nicht ergriffen ist. Bei Infektionen der Harnwege tritt Ausfluß in allen physiologischen Stadien auf, sogar wenn die Sau tragend ist. Der Ausfluß ist am Ende des Harnlassens stärker und der Harn ist dann stark getrübt. Es ist nicht möglich, eine Differentialdiagnose zwischen Zystitis und Metritis zu stellen, was auch klinisch nicht immer einfach ist. Die Untersuchung des Genitaltrakts von einigen kranken und genesenen Sauen nach dem Schlachten bietet eine wertvolle Hilfe bei der Diagnostik. Die Untersuchungen von Harn- und Geschlechtsapparat in einem Laboratorium wird die Isolierung und Identifizierung der infektiösen Erreger ermöglichen. Gleichzeitig sollte ein Antibiogramm bezüglich der isolierten Keime angefertigt werden.
Blasenentzündungen, sehr verbreitet in den Schweinehaltungen, werden gelegentlich durch Nierenentzündungen mit ungünstigem Ausgang kompliziert. Derartige Infektionen dürfen niemals leicht genommen werden.

Hämatogene Infektionen sind generell die Folge einer Septikämie oder Toxämie. Bakterien oder Toxine schaffen Mikroläsionen, die das Wachstum von Mikroorganismen im Endometrium ermöglichen. Nachdem sie eine Endometritis ausgelöst haben, durchdringen die Keime die Uterushöhle und schädigen die Plazenta. Die Infektion breitet sich dann auf die Embryonen oder Feten über den Nabelstrang oder die Amnions- und Allantoisflüssigkeit aus. Man muß bedenken, daß noch ein infizierter Uterus eine Trächtigkeit erhalten kann. Aber die Embryonalsterblichkeit liegt bei Sauen mit infiziertem Uterus weit höher (SCOFIELD u. a., 1974).

Die *Diagnostik* solcher Affektionen ist oft schwierig, denn die Bedeutung begünstigender Faktoren, die Persistenz von vielen saprophytären Infektionserregern in den Schweinehaltungen, das gelegentliche Auftreten von »Pannen« bei der Trächtigkeit erlauben nicht, die Rolle jedes einzelnen Faktors in der Genese der beobachteten Störungen abzugrenzen.

Man kann nicht einen Erreger für die Reproduktionsstörungen verantwortlich machen, der in Reinkultur nach mehreren Passagen herausgezüchtet wurde, und ihn generell auf zahlreiche Sauen oder Totgeburten und Frühgeburten des gleichen Bestandes beziehen.

Äußere vaginale Schädigungen treten unter guten Bedingungen selten auf, und die Isolation der Erreger, meistens von einer Sekundärkontamination stammend und von vornherein vorhanden, führt in der Praxis zu Irrtümern. Daher ist es besser, die bakteriologischen Untersuchungen des Harn- und Geschlechtsapparates nach dem Schlachten vorzunehmen.

Die *Erfassung der Infektionsursachen* dieser Gruppe kann nur von Erfolg gekrönt sein, wenn man sich nicht nur auf den infektiösen Erreger beschränkt, sondern auch die prädisponierenden Umstände übersieht.

Im Fall von Genitalinfektionen kann eine Lokalbehandlung bei den erkrankten Sauen nach der Geburt eingeleitet werden. Man sollte jedoch eine systematische prophylaktische Lokalbehandlung aller zur Geburt anstehender Sauen vermeiden. Der zur Behandlung verwendete Katheter wird schnell zum Keimüberträger, und man bemerkt häufig nach solchen Vorgehen eine Ausbreitung der Infektion in der ganzen Herde.

Eine Lokalbehandlung des Präputiums des Ebers kann wirksam sein, wenn man ihn während der ganzen Behandlungszeit nicht decken läßt. Ein Antibiogramm auf der Grundlage der isolierten Keime ist sehr nützlich und gestattet zusätzlich zur Lokalbehandlung eine Allgemeinbehandlung der ganzen Herde (Antibiotikasupplementierung über Futter und Wasser).

Bei der Infektion des Harnapparates ist nur eine Allgemeinbehandlung wirksam. Viele Verbindungen werden mit Erfolg angewendet: Nalidixinsäure, Nitroxolin, Hexamethylentetramin. Wenn auch die isolierten Keime von besonderer Bedeutung sind, so können sie doch nur unter begünstigenden Faktoren einwirken. Obwohl viele Faktoren in der Ätiologie dieser Krankheitsgruppe noch unbekannt sind, ist es wahrscheinlich, daß sie nur die Folgen von einer Störung der Magen-Darmflora oder der Vaginaflora während der Trächtigkeit sind. Die Geburt führt dann zur Ausbreitung der Infektion infolge der physiologischen Veränderungen.

Man muß den tragenden Sauen die besten hygienischen Bedingungen sichern, besonders wenn sie in Einzelboxen mit Teilspaltenboden gehalten werden. Dieser Spaltenboden muß sauber und stets so trocken wie möglich sein.

Die Fütterung der tragenden Sau muß eine normale Verdauung sichern und darf nicht zu Verstopfungen führen, die die Infektion von Organen in engster Nachbarschaft zum Darmkanal begünstigen. So muß man aufpassen, daß der Rohfasergehalt in der Futterration hoch genug ist, das Futter nicht zu mehlig wird und durch die Verlangsamung der Futterpassage Verstopfungen herbeigeführt werden. Das Unvermögen tragender Sauen, besonders von Jungsauen, in der Vorbereitungsphase oder nach der Geburt der Ferkel Wasser zu lassen, wird als wesentlicher Faktor betrachtet, der mit dem Auftreten von Infektionen der

Harnwege zusammenhängt. Verschiedene Faktoren der Flüssigkeitsverteilung können diese Störungen begünstigen.

Bakterielle Verunreinigung des Trinkwassers

Mit der starken Zunahme von Schweinehaltungen in einzelnen Gebieten wird es immer schwieriger, eine bakterielle Verunreinigung der Quellen und Brunnen auszuschließen. Untersuchungen haben nachgewiesen, daß Aborte oder Verdauungsstörungen großen Ausmaßes ursächlich auf Coliforme oder andere Bakterien aus dem Trinkwasser zurückzuführen sind (Oger, 1970). In vielen Betrieben tritt Verferkeln zusammen mit Durchfall bei den Ferkeln auf; Bewegungsstörungen wurden bei den Sauen auch beobachtet. Bei der Schlachtung hatten letztere multiple Abszesse. Die Laboruntersuchung der Fruchthüllen, der Feten und Ferkel wies nur banale Keime nach, die die Schwere der beobachteten Erscheinungen nicht erklärten. Dagegen war das Trinkwasser immer mit Coliformen (besonders *Escherichia coli*) und fäkalen Streptokokken oder einer unbestimmbaren Keimflora kontaminiert (Tab. V/8).
Die Störungen gingen nach Behandlung (UV-Bestrahlung oder Desinfektion) des Wassers oder seines Wechsels sehr schnell zurück und verschwanden vollständig.

Tabelle V/8 Zu beachtende Normen für Trinkwasser

Kriterium	Wasser			
	sehr sauber	zum Trinken	verdächtig	schlechte Qualität
Keimzahl	0–10	10–100	10^3–10^4	10^5
Zahl der Kolikeime/l	0	0	10 –50	100
Anzahl *Str. faecalis*	0	0	10 –50	100
Anzahl *Cl. perfringens*	0	0	10	50–100
Härtegrad	5–15°	15–30°	30°	30°
Organische Substanzen mg/l	0	1	3	4,6
Chlor mg/l		200		600
Nitrat	0	0–15	15–30	30
Ammoniak mg/l	0	0	2	10
Eisen mg/l	–	0,2	–	1
Mangan mg/l	–	0,1	–	0,5
Kupfer	–	1	–	1,5
Zink mg/l	–	5	–	15
Kalzium mg/l	–	75	–	200
Magnesium mg/l	–	50	–	150
Sulfate mg/l	–	200	–	400
pH	–	7–8,5	–	8,5–9,2

(Normen durch den Minister für Gesundheit vom 15. März 1962)

Bakterielle Infektionen der Gruppe III

Zu dieser Gruppe gehören Brucellose, Leptospirose, Rotlauf. Für die letzte Krankheit ist das Verferkeln nicht so kennzeichnend wie eine Allgemeininfektion des mütterlichen Organismus. Das Rotlaufbakterium ist selten direkt für das Absterben von Embryonen oder Feten verantwortlich. Dieser Erreger wurde nur ausnahmsweise bei Aborten mit 90 bis 100 Tagen isoliert (Kéménes u. a., 1971).

VIRUSINFEKTIONEN

Virusinfektionen der Gruppe II

Zu dieser Gruppe gehören Viren, die für erwachsene Tiere nicht pathogen sind, aber einen besonderen Einfluß auf Embryo oder Fetus haben (Schweinepest Stamm 331, Parvovirus, Smedi-Enterovirus). Ihre Wirkungsweise verändert sich mit dem Alter der Embryonen oder der Feten bei Eintritt der Infektion (Abb. V/4) (Vannier, 1976).
Vor der Eieinbettung (9. bis 12. Tag) lösen sich die in einem Horn abgestorbenen Embryonen auf und werden im Uterus resorbiert. Sie können aber von den Embryonen des anderen Horns verdrängt werden, die auch die Möglichkeit der Wanderung von einem Horn zum anderen haben. In diesem Fall entwickelt sich die Trächtigkeit normal, aber die Zahl der Feten verringert sich. Während dieser Periode reicht das Überleben von vier Embryonen als Höchstzahl nicht aus, um die Trächtigkeit fortzusetzen; alle Embryonen sterben ab und lösen sich im Uterus auf. Wenn das Absterben nur wenige Tage nach der Besamung auftritt, wird die Sau 21 Tage nach der letzten Rausche wieder brünstig. Dagegen verzögert sich die

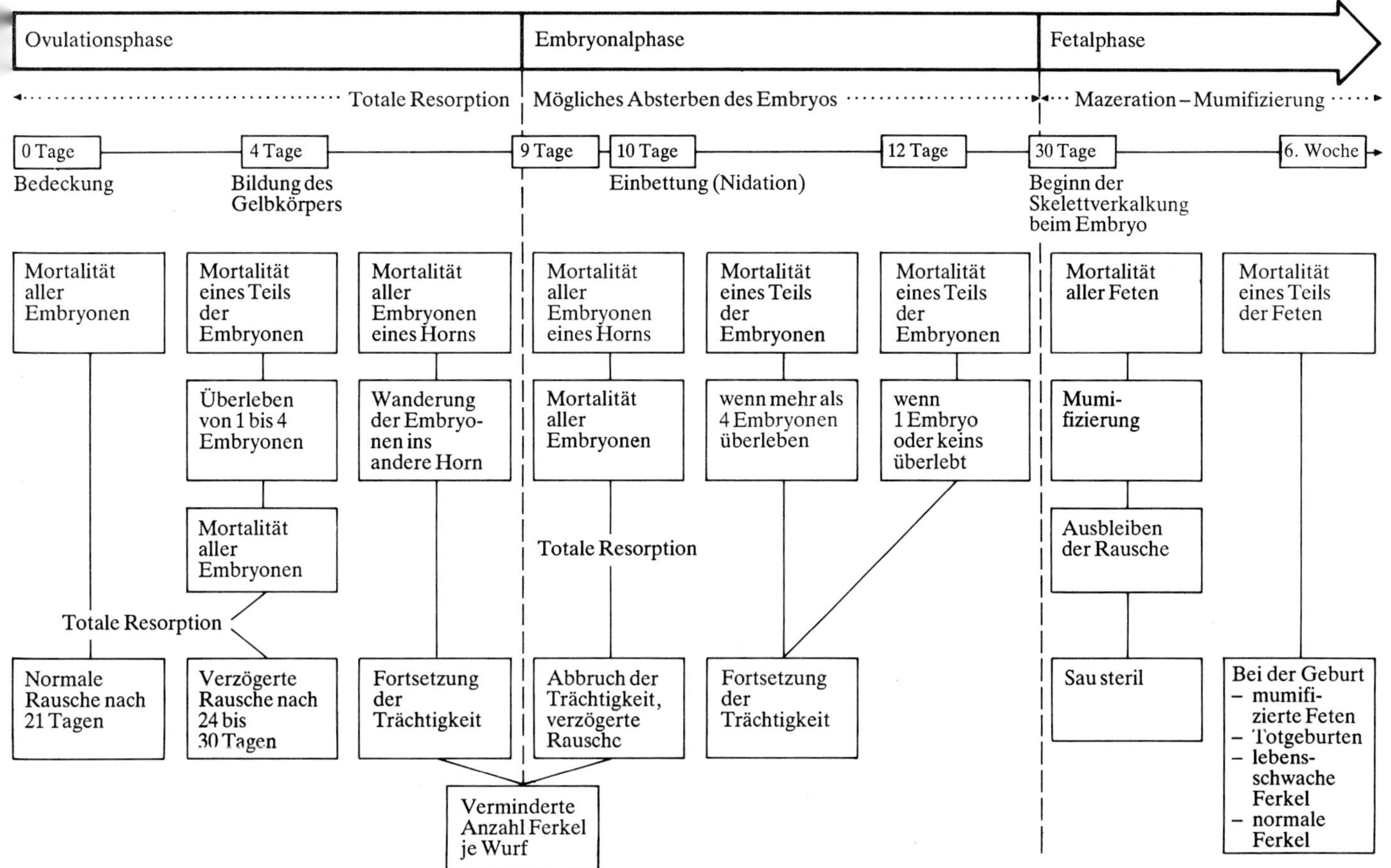

Rausche auf den 24. bis 30. Tag, wenn der Embryonaltod etwas später eintritt.
Ist die Nidation erfolgt, unterbricht das Absterben aller Embryonen eines Horns die Trächtigkeit unter totaler Resorption der Embryonen. Die Rausche der Sau verzögert sich aber. Nach einer 35tägigen Trächtigkeit verknöchern die Skelette rasch, was eine Resorption der Feten verhindert, sie mumifizieren. Wenn das infektiöse Virus auf alle Feten übergreift und sie zum Absterben bringt, ferkelt die Sau nicht, sie wird dann unfruchtbar. Häufiger mumifiziert nur ein Teil der Früchte, und in der Uterushöhle kann man mumifizierte, tote und zurückgebliebene verschiedener Stadien und ganz normale Ferkel beobachten. Diese Ungleichheit der Ferkel oder Feten zeugt von ihrer Infektion in verschiedenen Trächtigkeitsstadien. In der Tat infiziert ein Virus nicht alle Feten gleichzeitig, sondern springt von einem zum anderen je nach dem Grad seiner Vermehrung. Die mumifizierten Früchte von geringster Größe sind also zuerst abgestorben und können die Geburt ausgelöst haben, zur selben Zeit wie die lebenden Ferkel, die nicht infiziert waren oder im Augenblick der Infektion ihre Empfänglichkeit für das Virus bereits verloren hatten.

Abb. V/4 Entwicklungsmodus von Viren in den einzelnen Trächtigkeitsstadien

Virusinfektionen der Gruppe III

In diese Gruppe gehören die häufigsten Störungen der Reproduktion als Folgen einer generalisierten und schweren Affektion der Sau. Auch das Virus der klassischen Schweinepest oder das der Aujeszkyschen Krankheit kann über die Plazenta die Feten infizieren und über kurz oder lang ihren Tod herbeiführen (WOHLGEMUTH u. a., 1978; VAN OIRSCHOT u. a., 1977; PLATEAU u. a., 1979). Verferkeln wurde häufig beobachtet während der Durchseuchung mit einer Transmissiblen Gastroenteritis (TGE) in einer Herde. Hypothesen können zur Erklärung dieses Phänomens herangezogen werden: Zur gleichen Zeit wie die TGE kann sich eine andere Krankheit im Bestand entwickeln und für die Aborte verantwortlich sein, oder sie sind eine Folge der Verdauungsstörungen der Sau und der auftretenden Allgemeinstörungen. Obwohl selten Todesfälle bei den erwachsenen Tieren auftreten, beeinflußt die TGE gelegentlich sehr stark den Allgemeinzustand durch einen mehrere Tage anhaltenden starken Durchfall.

Störungen im Zuchtgeschehen infektiöser Ursache und die Methoden des Herdenmanagements sind eng miteinander verknüpft. Am häufigsten entstehen diese infolge von Störungen oder des Verlusts der Immunität bei den verschiedenen Tieren. Die serologische Untersuchung auf Parvoviren erlaubt, ein Bild vom Immunstatus der Gesamtherde zu bekommen. Im übrigen spiegelt die Blutuntersuchung der mit Parvoviren infizierten Tiere das immunologische Gleichgewicht gegenüber den im Bestand vorhandenen Erregern wider. Serologische Untersuchungen (TILLON u. a., 1978) haben gezeigt, daß Schlachtschweine selten durch Parvoviren infiziert sind, während praktisch alle Zuchtschweine des gleichen Bestandes entsprechende Antikörper im Serum haben. Ebenso gab es in einem gleichen Bestand und ohne Zuführung von Tieren von außerhalb eine Heterogenität des Immunstatus gegenüber unterschiedlichen Erregern in verschiedenen Produktionsstadien. Die infektiösen Probleme der Reproduktion treten zumeist plötzlich auf, vor allem bei einer Vermischung verschiedener Populationen; sie zeigen sich besonders im Jungsauen- und Besamungsstall, im empfänglichsten Alter des Zuchttieres für Erreger, die Störungen im Reproduktionsgeschehen hervorrufen können. Um ihr Auftreten zu verhindern, ist es unbedingt nötig, die künftigen Zuchtsauen der Keimflora des neuen Stalles anzugleichen, bevor sie zur Zucht benutzt werden:

- Wurden die Jungsauen im eigenen Bestand aufgezogen, muß die Anpassung im Aufzuchtstall verlaufen, in den man Dung von erwachsenen Zuchttieren bringen sollte, damit sie mit deren Keimflora in Kontakt kommen können. Verschiedentlich bringt man die weiblichen Jungschweine möglichst früh in den Besamungs- und Zuchtstall, läßt sie aber erst nach der zweiten oder dritten Rausche zur Zucht zu, um ihnen Zeit zur Anpassung zu lassen.
- Wurden die weiblichen Jungschweine zugekauft, sollte man die Quarantänezeit nutzen, sie der Mikroflora der neuen Umgebung anpassen. Die Quarantäne dient dazu, Infektionen aus der vorherigen Aufzucht durch unbekannte Erreger auszuschließen, aber auch die Erlangung einer Immunität gegen die Keime der neuen Haltung zu fördern, bevor die kritische Phase der Zusammenlegung der Tiere verschiedener Herkünfte stattfindet. Diese Vorsichtsmaßnahmen sind notwendig, um das Auftreten von Reproduktionsstörungen bei den Primiparen zu verhindern. Sie verhindern gleichzeitig latente Infektionen in einer Herde (VANNIER u. a., 1977). Tatsächlich schaffen nichtimmune Tiere, die plötzlich in einen Betrieb eingestallt werden, für die Erregervermehrung günstige Bedingungen und bringen das Gleichgewicht der vorhandenen Keimflora durcheinander.

ZUSAMMENFASSUNG

Die infektiösen Faktoren, Bakterien und Viren hauptsächlich, sind zahlreich. Um sie zu bestimmen, bedarf es sorgfältiger und zeitaufwendiger Untersuchungen. Die Infektion kann sich sowohl auf den Embryo als auch auf den Fetus erstrecken, und bei einem Abort muß man sich bemühen festzustellen, was infektiösen bzw. nichtinfektiösen Faktoren zuzurechnen ist oder wenigstens, ob es sich um ein einzelnes Agens oder das gleichzeitige Einwirken mehrerer handelt.

Vorgehen bei Reproduktionsstörungen aus praktischer Sicht

Wenn in einem Betrieb Störungen der Reproduktion auftreten, soll der Halter Anhaltspunkte herausfinden, die ihm erlauben, Hypothesen aufzustellen, ehe er sich zu rigorosen Schritten entschließt. Die gründliche Kenntnis der Entwicklung der Tiere, die regelmäßige Buchführung über ihre Entwicklung in den einzelnen Abschnitten liefern wertvolle Hinweise. Neben der klinischen Überwachung muß er die Zuchtdokumente gründlich analysieren, besonders die Ergebnisse der künstlichen Besamung. Diese Analyse wird ihm helfen, eine Diagnose wenigstens annähernd zu stellen, die durch Laboruntersuchungen, die der zuständige Tierarzt veranlaßt, bestätigt wird oder nicht.

Analyse der Zuchtdokumente

Ein Zuchtbetrieb hält Sauen in verschiedenen physiologischen Stadien: Sauen vor der Anpaarung, tragende Sauen, laktierende Sauen. Wenn Reproduktionsstörungen in einer Produktionseinheit auftreten, wird der Tierarzt oder Zootechniker zunächst einschätzen, ob es sich um ein Allgemeingeschehen oder einen Einzelfall handelt. Bevor es zu einer genauen Diagnose kommt, soll der Praktiker die gesamten Dokumente der Reproduktionsorganisation und des Zuchtgeschehens zu Rate ziehen. Die Analyse dieser Aufzeichnungen verlangt fachliches Wissen, in Hinblick auf die Unterschiedlichkeit der Dokumente und ihrer Erarbeitung. Letztere können Kalender, Taschenbuch, Karteikarte, Zyklogramm usw. sein. Ihre Entschlüsselung läßt sich nur mit Unterstützung des Betriebsleiters durchführen.
Die kreisförmig oder linear dargestellten *Zyklogramme* erlauben, die hauptsächlichsten Vorkommnisse des letzten Produktionszyklus eines Betriebes zu erkennen. Bevor man die Aufzeichnungen analysiert, muß man sich vergewissern, daß sie genau und richtig angelegt sind, z. B. stimmt das Besamungsdatum? Sind alle Sauen im Zyklogramm aufgeführt? Danach wendet man sich der Art der Reproduktion und den gewonnenen Resultaten zu:

- Welche Verfahrensweise wird angewendet? Handelt es sich um eine Anpaarung in Gruppen oder einzeln nacheinander? Die Fließbandmethode erfordert eine laufende Beobachtung jedes einzelnen Tieres, während die gruppenweise Anpaarung die Überwachung in Abständen zuläßt und damit dem Züchter Zeit erspart. Dazu erlaubt die gruppenweise Anpaarung eine hygienische Belegungspause (Serviceperiode) im Sauen- und Aufzuchtstall einzulegen, was sonst nicht möglich ist.
- Sind bei der gruppenweisen Anpaarung die Bedeckungen richtig eingeordnet? Eine Anpaarungsreihe muß mit den Variationen im Intervall, Absetzen – Rausche, übereinstimmen. Entspricht die Anzahl der verfügbaren Eber dem Umfang der Gruppe? Man benötigt einen Eber für zwei oder drei Sauen der Gruppe, um die Doppelbedeckung durchführen zu können.
- Sind die Bedeckungen richtig unter den Ebern aufgeteilt? Der Halter neigt dazu, bestimmte Eber besonders häufig zu benutzen zu Lasten derer, die schwerer decken.
- Sind die Sauengruppen gleich groß? Eine schlechte Verteilung schafft Reproduktionsprobleme.
- Rauschen die Sauen 3 Wochen nach der Anpaarung um, oder unregelmäßig? Läßt sich dies auf den Eber oder auf die Jahreszeit (Saison) zurückführen? Wie stark ist der Eber beansprucht worden?

Für die Anpaarung ist ein Dreiwochen-Rhythmus am effektivsten, weil er der Frequenz des Östrusauftretens entspricht. Sommerbesamungen sind meistens weniger erfolgreich.
Das Zyklogramm rund um das ganze Jahr gibt

Abb. V/5 Zyklogramm für die Darstellung der verschiedenen Reproduktionstypen für die Sauenhaltung
Abschnitt 1: Es wird die gruppenweise Produktion angewendet; es stehen vier Eber für eine Gruppe von 10 Sauen zur Verfügung, aber die Bedeckungen sind zwischen den Ebern schlecht aufgeteilt. Auf die Eber 1 und 3 entfallen 90 % und auf die Eber 2 und 4 10 % der Bedeckungen.
Abschnitt 2: Die Reproduktion erfolgt kontinuierlich, alle Eber sind gleichmäßig belastet.
Abschnitt: 3 Die gruppenweise Produktion wird gut beherrscht, die Umrauscher verteilen sich auf alle Eber.
Abschnitt 4: Die gruppenweise Produktion wird gut beherrscht, Umrauschen tritt nur bei der Bedeckung durch einen Eber auf.

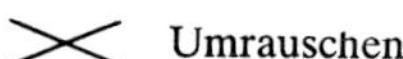 Umrauschen

• 1. Besamung

⬭ Wiederholtes Umrauschen

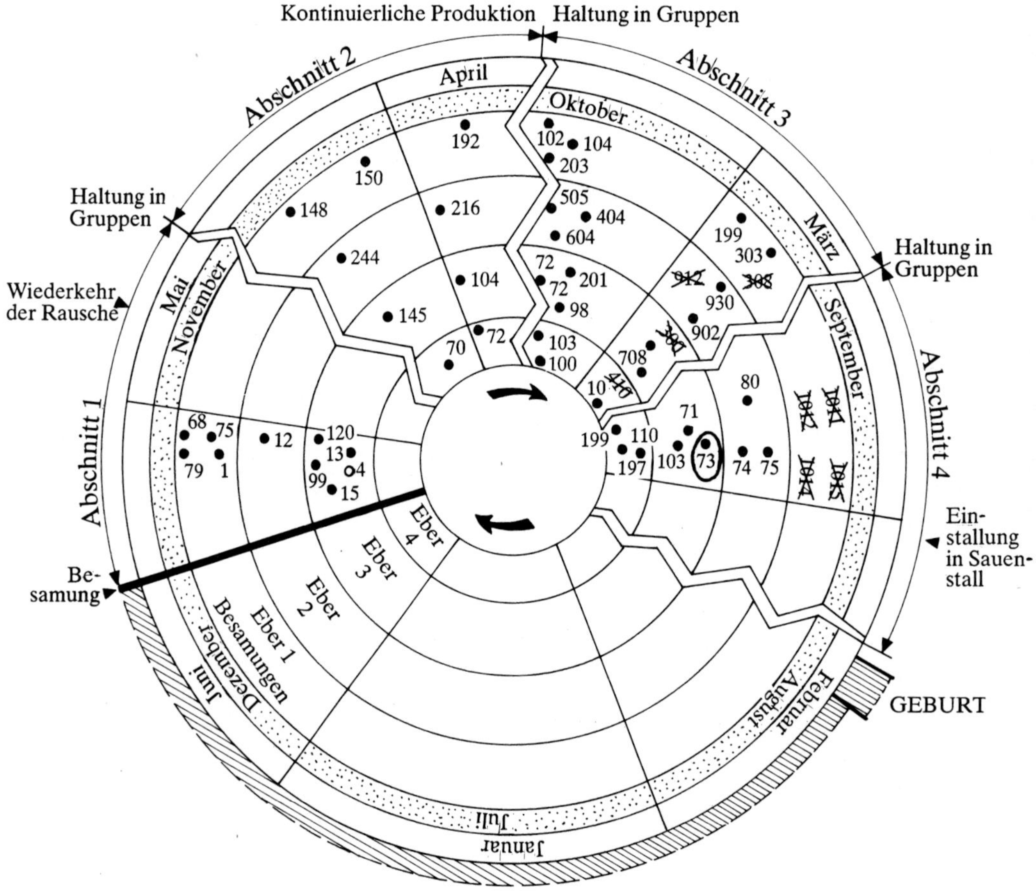

keine Informationen über das Abferkeln und das Absetzen der Ferkel; der Zuwachs und die Verluste im Abferkelstall müssen daher aus einer anderen verfügbaren Dokumentation stammen:
Wurfregister usw. oder ganz einfach durch Zählen der Ferkel in den Sauenbuchten. Die fortlaufende Dokumentation ermöglicht die Kenntnis dieser Daten, und ihre Prüfung wird sehr erleichtert.
Am Beispiel der Abbildung V/5 werden verschiedene Methoden des Zuchtgeschehens auf einem kreisförmigen Zyklogramm schematisch dargestellt.

Analyse von anderen Dokumenten (Taschenbuch, Karteikarte usw).

Das Notizbuch des Pflegers ist eine Quelle, aber sein Inhalt bietet keinen Allgemeinüberblick über die gesamte Haltung. Der Inhalt gibt nur in Zusammenarbeit mit dem Betriebsleiter Auskunft über viele der bereits aufgeworfenen Fragen. Die Gruppenkartei gibt weitere wichtige Auskünfte. Um aber einen genauen Überblick zu bekommen, muß man alle Karteibögen eines Produktionszyklus durchsehen, mögen es auch 7 bis 8 für jedes Tier der Gruppe für die ganzen drei Wochen sein.

Analyse der Ergebnisse der künstlichen Besamung

In Frankreich wurde die künstliche Besamung 1980 in 7000 Betrieben mit 300000 Sauen angewendet. Die Resultate sind für die Praxis außerordentlich wertvoll und müssen analysiert werden.

Man muß vorher sichern, daß die Ergebnisse vollständig sind: bei den Jahresergebnissen muß die Anzahl abgesetzter Würfe doppelt so groß sein wie die der absolut vorhandenen Sauen. Wenn vollständige Ergebnisse vorliegen, kann man die Analyse auf zwei Grundlagen aufbauen: dem Jahresergebnis und den Ergebnissen der einzelnen Quartale, wobei man eine umfassende Übersicht für einen längeren Zeitraum und die Entwicklung quartalsweise verfolgen kann. Die Abbildung V/6 weist die Beziehungen zwischen den einzelnen Kriterien aus. Die Kriterien für die künstliche Besamung unterteilen sich in drei Gruppen:

- Kennziffern der Herdenstruktur: prozentualer Anteil von ersten (Primipara) und letzten Trächtigkeiten sowie Durchschnittsalter der Sauen bei der Besamung und beim Ferkeln;
- Zahlenmäßige Kennziffern: Wurfgröße bei der Geburt, Zahl der Totgeborenen je Wurf, Wurfgröße beim Absetzen und Verluste während der Säugezeit;
- Zeitliche Kennziffern: Alter beim ersten Ferkeln (bevor man hierüber genau urteilt, ist zu sichern, daß die Geburtsdaten der Sauen stimmen), Alter der Ferkel beim Absetzen, Zeitraum zwischen Absetzen und erfolgreicher Wiederbesamung und zwischen letztem Absetzen und Ausmerzen der Sau.

Die Analyse der Resultate kann im Vergleich der Ergebnisse anderer bekannter Bestände oder mit den Angaben aus der Tabelle V/9, die aus Zuchtbeständen der Jahre 1977 und 1978 stammen, erfolgen. Die Prüfung der Daten ergibt dann einen oder mehrere Schwachpunkte, die durch Nachkontrollen im Betrieb überprüft und zu einer Klärung geführt werden müssen.

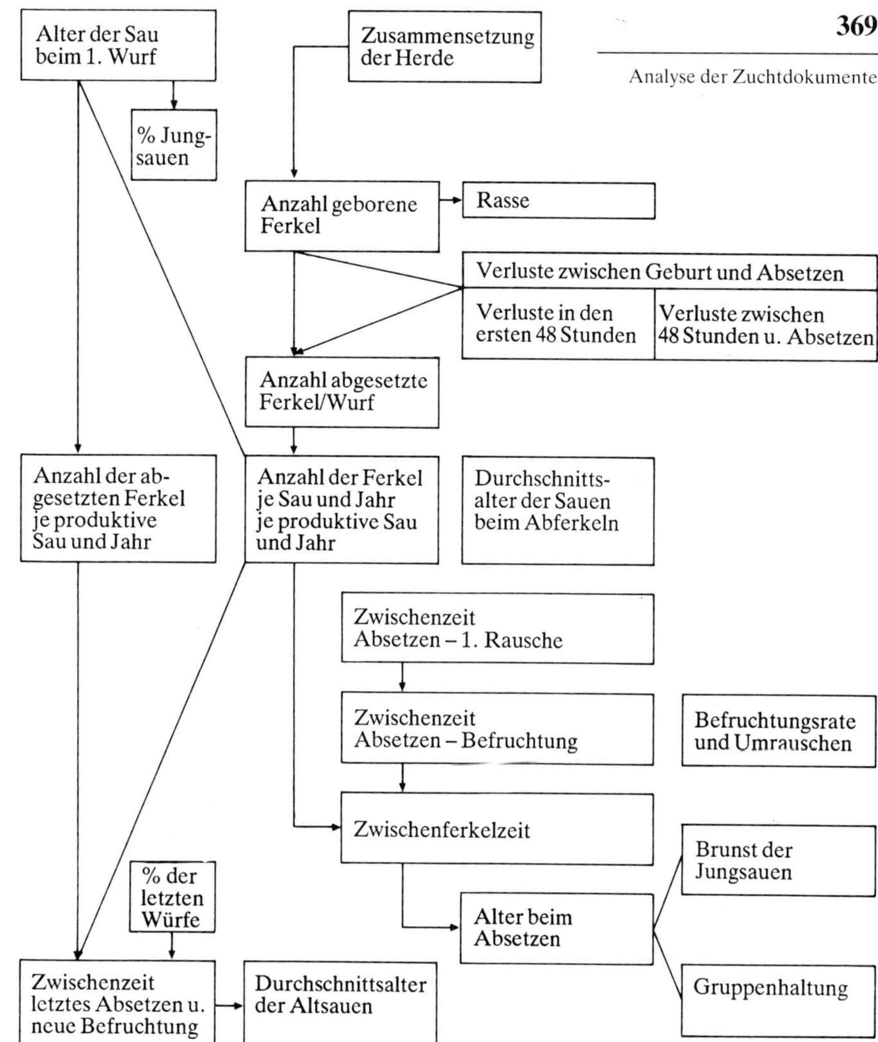

Abb. V/6 Übersicht über die Anzahl der Ferkel je Sau und Jahr

PRÜFUNG DER REPRODUKTIONSLEISTUNGEN

Der Betrieb Nr. 1 steht gut da mit 20,2 abgesetzten Ferkeln je produktive Sau und Jahr; die Zahl der Absetzer je Sau des Gesamtbestandes und Jahr von 17,3 ist ein Minus von 2,9 Ferkeln (die Zahl der reproduktiven oder produktiven Sauen berechnet sich aus den

Sauen im Alter von 200 Tagen und dem Abgang zur Schlachtung). Die Differenz erklärt sich aus der Zusammensetzung der Herde. Das Durchschnittsalter beim ersten Ferkeln beträgt etwa 17,5 Monate, der prozentuale Anteil der Jung- und ausgesonderten Altsauen beträgt 37 % bzw. 31 %. Eine junge Herde hat automatisch eine geringere Fruchtbarkeit, der

Tabelle V/9 Reproduktionsleistungen bei künstlicher Besamung (ökonomisch betrachtet)*

		Schlecht	Mittel	Gut
Reproduktion, zusammengestellte Ergebnisse	Zahl der abgesetzten Ferkel/produktive Sau und Jahr $= \dfrac{\text{Zahl der Absetzer je Wurf} \times 365}{\text{Mittlere Zwischenzeit zwischen den Würfen}}$	18,0	20,0	22,0
	Zahl der abgesetzten Ferkel/Gesamtsauen und Jahr (Gesamtsauen werden gerechnet mit 200 Lebenstagen und fruchtbar; Sauen, die überhaupt nicht geferkelt haben, sind nicht inbegriffen)	16,0	18,0	20,0
	Zahl der verkauften Schweine/Gesamtsauen und Jahr (inbegriffen die güsten Tiere und die Verluste nach dem Absetzen)	15,0	17,0	19,0
Reproduktionsrhythmus	Alter beim ersten Wurf (Tage)	<320>365	365	320–365
	Alter beim Absetzen (Tage)	> 40	32	
	Zwischenzeit: Absetzen – Befruchtung (Tage)	> 20	16	< 12
	Zwischenzeit: letztes Absetzen – Umrauschen (Tage)	> 60	50	< 40
	Zwischenzeit zwischen den Würfen (Tage)	>175	163	<154
	Zahl der Würfe/produktive Sau und Jahr	< 2,0	2,2	> 2,4
	Zahl der abgesetzten Würfe bei Altsauen**	< 3,0	4,5	6,0
Vermehrung	Anzahl der gesamtgeborenen Ferkel/Wurf	< 10,2	10,8	> 11,4
	Lebend geborene Ferkel/Wurf	< 9,7	9,6***	
	Leistung im ersten Wurf		10,4***	
	Leistung im zweiten Wurf		11,0***	
	Leistung im dritten bis sechsten Wurf		10,3	> 10,9
	Absetzer/Wurf	< 8,3	8,9	> 9,5
	Verluste von geborenen zu abgesetzten Ferkeln (%)	> 20	18	< 15
Fruchtbarkeit	Abferkelrate nach Erstbedeckung (%)	< 75	80	> 85
	Zahl der reproduktionsfähigen Sauen je Eber	> 20	15–20	
Fütterung der Reproduktionssauen	Futterverbrauch von Reproduktionstieren/Gesamtsauen/Jahr (kg)	<1000>1300	1150	1000–1300
	Futterverbrauch/tragende Sau und Tag (kg) Gehalt von 0,92 F. E und 120 g vRP je kg		2,5	
	Für Jungsauen und Sauen vor der Rausche ein Zusatz von 20 % je kg		3,0	
	Futterverbrauch/Sau in Laktation (kg) (mittlerer Verbrauch bei ad libitum Fütterung)		5,0	
	Futterverbrauch/Eber und Tag (kg) (Futterverbrauch unterschiedlich nach Eber von 2,4–4 kg. Das gleiche wie für tragende Sau)		3,0	

* Ausgehend von Ergebnissen der Jahre 1977, 1978 und 1980 wurde eine Bewertungstabelle für verschiedene Kriterien aufgestellt: durchschnittlich, 20 % besser, 20 % schlechter

** Abgesehen von Selektionsaufzuchten, bei denen die Zahl vom Management abhängt oder vom Zyklogramm

*** Diese Leistungen gelten für Sauen der Rasse Large-White (LW) oder Landrasse (LR) und Kreuzungsprodukte LW × LR. Die Sauen von Piétrain und Belgische Landrasse geben je Wurf ein Ferkel weniger

Prozentsatz der Altsauen ist geringer; ein solcher Befund wirft einige Fragen auf:
- Warum hat der Halter das Bestreben, möglichst schnell Sauen zu eliminieren? Er muß daher die Ursachen anhand der Quartalsergebnisse untersuchen.
- Hängt die Merzungsrate mit einer schlechteren Fruchtbarkeit der Altsauen zusammen (geringere Fruchtbarkeitsergebnisse gegenüber den Jungsauen)?
- Ist die Fütterung der Jungsauen entsprechend dem Alter beim ersten Wurf ausreichend und dem Bedarf für Wachstum und Produktion entsprechend?

bleibend? Die Untersuchung der Quartalsresultate gibt Antwort auf diese Frage. Ein ungenügendes Ergebnis kann von einer Seuche während einer mehr oder weniger langen Zeit herrühren.
- Gibt es im Sauenstall Belegungspausen (Serviceperioden) aus seuchenprophylaktischen Gründen? Die Untersuchungen des Zyklogramms oder ganz einfach der Quartalsergebnisse wird zur Beantwortung beitragen.

Die Besichtigung der Sauenställe erlaubt eine Einschätzung der Sauberkeit der Ställe und der Umweltverhältnisse: warme und geschützte Ferkelbuchten, Ruhe usw.

Tabelle V/10 Prüfung der Reproduktionsleistungen – Studie drei verschiedener Fälle

	Zuchtbestand Nr. 1		Zuchtbestand Nr. 2		Zuchtbestand Nr. 3	
Zahl der abgesetzten Ferkel/Sau und Jahr	20,2	17,3*	7,3	16,0*	20,5	17,9*
Zahl abgesetzte Würfe						
gesamt	100		100		100	
erste Würfe	37	37	20	20	15	15
letzte Würfe	31	31	11	11	16	16
Zahl abgesetzte Ferkel/Altsau	2,5		44,7		7,4	
Mittleres Alter der Sauen bei der Geburt (Monate)	17,5		23,3		31,5	
Alter beim ersten Ferkeln (Tage)	341,4		333,3		364,2	
Zwischenzeit zwischen Geburten (Zwischenferkelzeit) (Tage)	143,9		153,3		151,2	
Alter der Ferkel beim Absetzen (Tage)	21,3		19,2		23,8	
Zwischenzeit vom Absetzen bis zur neuen Trächtigkeit (Tage)	8,2		17,9		12,0	
Zahl der Ferkel je Wurf						
lebend geboren	9,1	95	9,7	97	9,6	95
tot geboren	0,5	5	0,2	3	0,5	5
lebend nach 48 h	8,3	87	8,3	83	9,1	90
abgesetzt	7,9	83	7,3	73	8,5	84
Alter bei neuer Trächtigkeit (Monate)	20,0		33,1		47,7	
Zeit zwischen letztem Absetzen und neuer Trächtigkeit (Tage)	30,1		66,8		68,3	

* Zahl der abgesetzten Ferkel/Gesamtsau und Jahr

Die Leistungen des Zuchtbestandes Nr. 2 sind mittelmäßig, obwohl der Produktionsrhythmus und die Struktur der Herde in Ordnung sind. Auf der Grundlage mehrerer Kennziffern stellt man bedeutende Ausfälle zwischen Geburt und Absetzen fest. Das ist ein Hauptpunkt, an dem man ansetzen muß:
- Sind die Verluste im Laufe des Jahres gleich-

Der Zuchtbestand Nr. 3 meistert das Zuchtgeschehen perfekt außer beim Intervall »letztes Absetzen – Schlachtung«.
- Hängt dieser Zustand mit Zuchtproblemen zusammen oder ganz einfach mit einem Mastzustand der Sauen oder mit einem ungünstigen Umstallungstermin? Die Befragung des Halters ergibt, daß einzelne

Tabelle V/11 Diagnose von Reproduktionsstörungen in einem Zuchtbestand, die mit anderen pathologischen Erscheinungen verbunden sind

	Klinische Merkmale	Mögliche Ätiologie	Voraussetzungen und Untersuchungen zur Festigung der Diagnose
Verferkeln: Hauptmerkmal	Verferkeln mit kontagiösem Charakter + Sauen erkrankt (Fieber, Freßunlust, Abgeschlagenheit) mit oder ohne Mumifikation	AUJESZKYsche Krankheit	Serum der Sauen: Nachweis neutralisierender Antikörper, HAP, ELISA Verferkeln: Virusnachweis. Bei nervösen Symptomen: Zentralnervöse Erkrankung der Ferkel
	Ohne Mumifikation	Rotlauf	Verferkeln: Nachweis des Rotlaufbakteriums
	Verferkeln mit kontagiösem Charakter + Sauen gutartig erkrankt – Fieber + Scheidenausfluß	Lokale bakterielle Infektionen, Metritis, Zystitis	Verferkeln: Keime nur verantwortlich, wenn mehrfach in Reinkultur aus verschiedenen Proben isoliert
	Verferkeln mit kontagiösem Charakter – Sau nicht erkrankt + kein Fieber bei Sau nach Abferkeln ± Prolaps ± Durchfälle, manchmal Abszesse	Mangelernährung, Räude, schlechte Hygiene, »Dünne-Sauen-Syndrom«	Laboruntersuchung unnötig verbesserte Hygiene und Fütterung
Verferkeln mit anderen Störungen	Verferkeln (ohne Erkrankung der Mutter) + Durchfälle bei Ferkeln (Kolibakteriose)	Trinkwasserverschmutzung	Trinkwasseranalyse: – bakteriologisch – eventuell chemisch
	Verferkeln selten + östrogene Wirkung (alle Altersklassen) Verferkeln selten + Leberschäden (manchmal hämorrhag. Enteritis)	Fusarium-Toxikose (Zearalenon) Aflatoxikose	Futteranalyse: – Sporenauszählung – Mykotoxin-Untersuchung Histologie: Leber verkümmert oder ausgewachsen
	Verferkeln, Mumifikation, Frühsterblichkeit + angeborenes Zittern + Ferkeldurchfälle + Mortalität bei Ferkeln mit verschiedenen Symptomen (Zyanose)	Klassische Schweinepest, perakut oder akut	Serum der Sauen: Antikörpernachweis Verferkeln: Virusnachweis Bei kranken Ferkeln (mit 4 bis 8 Wochen): Virusnachweis

nichttragende Sauen in den Sauenstall kommen, ohne Anzeichen der Rausche gezeigt zu haben. In diesem Fall bringt die Untersuchung des Genitaltrakts der gemerzten Sauen guten Aufschluß.

– Haben diese Sauen eine Rausche gezeigt? Die Herde ist überaltert, und es macht sich eine Erneuerung des Sauenbestandes in den kommenden Monaten dringend erforderlich; Tierarzt und Zootechniker müssen sich unbedingt um den Nachwuchs kümmern; ist er ausreichend an Zahl und genetischer Qualität (Large White oder Sauen aus Large White × Französische Landrasse).

Die Fruchtbarkeit der Herde ist relativ gering, unter Berücksichtigung des Alters der Sauen. Eine Besichtigung der Anlage und Gespräche mit dem Halter zeigten, daß die vorher für die Reproduktion benutzten Jungsauen nach wie vor aus der Kreuzung Large White × Belgische Landrasse stammten, was ungünstig einzuschätzen ist. Ein anderer Faktor, der für Zuchtbetriebe über längere Zeit in Rechnung gestellt werden muß, ist die Erhöhung der Leistungen.

Die Aufzeichnungen sind für einen Züchter arbeitsaufwendig, aber sie sind unbedingt notwendig für eine effektive Produktion in seinem Bestand. Um genau zu sein, erfordert die Analyse der Ergebnisse eine gründliche Kenntnis des Betriebes (Art der Erfassung der Daten, Methode der Auswertung usw.). Sie muß durch Auswertung der klinischen Befunde vervollständigt werden.

Klinische Analyse

Beim Auftreten von Reproduktionsstörungen in einem Bestand können zwei Gruppen von Symptomen unterschieden werden:

– Im ersten Fall können sie von anderen Störungen begleitet sein (Verdauungsstörungen, Allgemeinstörungen, ...). Zwei ätiologische Gruppen sind in Betracht zu ziehen, je nachdem, ob Verferkeln als dominierendes Symptom oder nicht vorliegt (Tab. V/11).

- Im zweiten Fall liegen allein Reproduktionsstörungen vor, ohne Beteiligung anderer Organsysteme. Auch hierbei gibt es wieder zwei ätiologische Gruppen, mit oder ohne Aborte (Tab. V/12).

Sind die Störungen durch einen oder mehrere Erreger verursacht, ist es möglich, daß sich die Infektion von einem auf das nächste Tier ausbreitet, bis die Mehrzahl infiziert ist. Diese Infektionsausbreitung dauert entsprechend der Herdengröße länger oder kürzer. Die postinfektiöse Immunität ist für die meisten vorkommenden Erreger bis auf einige Ausnahmen ausreichend. Ist eine Sau während solcher Störungen trächtig geworden, können die nachfolgenden Trächtigkeiten trotzdem normal verlaufen. Sind die Störungen nicht infektiöser Art, können alle Zuchttiere gleichzeitig betroffen werden. In solchen Fällen kumulieren die Auswirkungen, und die Störungen werden von einer Trächtigkeit zur anderen schwerwiegender.

Die Kenntnis des Zeitpunktes der Schädigung des Embryos oder Fetus erleichtert die Auffindung der Ursachen. Vielleicht fällt dieser Zeitpunkt mit einem Fütterungswechsel, der Einstallung neuer Tiere usw. zusammen. Die Messung der Größe des mumifizierten Fetus oder des abgestorbenen Ferkels läßt mit Sicherheit das Datum ihres Todes erkennen (Abb. V/7).

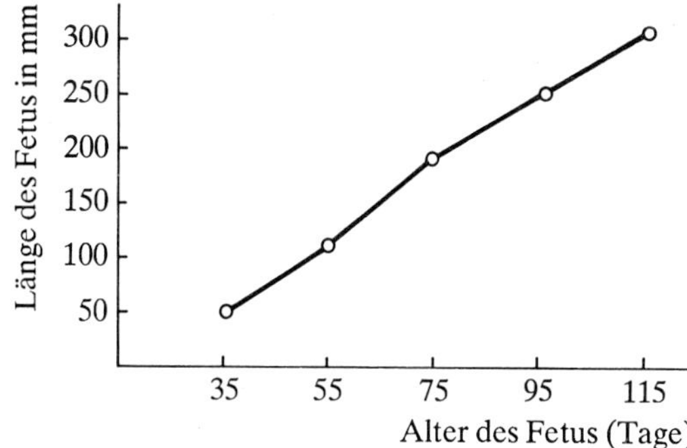

Abb. V/7 Beziehung zwischen Größe und Alter des Fetus

Tabelle V/12 Diagnose von Reproduktionsstörungen in einem Zuchtbestand, die nicht mit anderen pathologischen Erscheinungen verbunden sind

Klinische Merkmale	Mögliche Ätiologie	Voraussetzungen und Untersuchungen zur Festigung der Diagnose
Verferkeln + (Mumifizierung)	Chronische klassische Schweinepest (Typ 331)	Serum der Sauen: Antikörpernachweis Verferkeln: Virusnachweis Totgeborene: desgl.
Verringerung der Wurfgröße + Verzögerte Rausche + Frühsterblichkeit	Parvoviren	Serum der Sauen: Antikörpernachweis Verferkeln: Antikörpernachweis Mumifizierte Früchte: Nachweis hämagglutinierender Antigene
Gesundheitsstatus der Sauen selten beeinflußt manchmal: Hämoglobinurie, Anämie, akute ikterische Nephritis	Leptospirose	Serum: Antikörper (sieben Serotypen)
Mumifikationen Verringerung der Wurfgröße + Verzögerte Rausche + Frühsterblichkeit	Smedi-Infekt.	Serum von: – Totgeburten – früh verendeten Ferkeln ohne vorherige Muttermilchaufnahme
	Parvoviren	s. o.

ZUSAMMENFASSUNG

Worin besteht letzten Endes die Rolle des Halters bei Störungen des Zuchtgeschehens in einer Herde? Weniger, daß er schnell mit einer Diagnose zur Hand ist – was nicht immer leicht ist – muß er sich auf folgende Unterlagen stützen:

- Analyse der Zuchtunterlagen *(Prüfung des Produktionszyklogramms und der angewandten Haltungstechnologien) und eine Auswertung der Ergebnisse (jährlich und quartalsweise) der künstlichen Besamung, entsprechend dem Produktionsrhythmus, die Vermehrungsrate, die Fruchtbarkeit, die Fütterung der Zuchtsauen, die Leistungen usw.;*
- genaue klinische Analyse. *Die Komplexität der Reproduktionsstörungen, die Vielfalt der möglichen Ursachen zeigt, daß es nur der praktische Tierarzt auf Grund seiner Kenntnisse der Pathologie, Klinik, Ernährung, Zootechnik vermag, die verdächtigen Elemente zur Grundlage einer Diagnose zusammenzufassen. Das Labor kann nur helfen, wenn er Hinweise gibt, die die Richtung der Untersuchungen bestimmen. Wenn verschiedene infektiöse Ätiologien in Frage kommen, muß das Labor sie mit Nachuntersuchungen ergänzen, damit alle anderen, nichtinfektiösen Ursachen auszuschließen sind. Tatsächlich wird oft festgestellt, daß für die Erkrankungen technologische Mängel oder ein schlechter Gesamtzustand der Herde verantwortlich sind. Das Zurückführen auf Haltungsmängel, auf Fütterung und Hygiene verlangt genaue Untersuchungen und sorgfältige Bemühungen von Halter, Tierarzt und Zootechniker, um die einzelnen Schritte abzugrenzen.*

Störungen der Geburt und Laktation

Die Ferkel werden nach 114 Tagen Tragezeit ohne Immunschutz, ohne Schutzvermögen gegen Kälte und mit unvollständigem enzymatischen System geboren. Während der Zeit von der Geburt bis zum Absetzen besteht eine Abhängigkeit der Ferkel von der Mutter über die Muttermilch. Die Antikörper daraus haben für die Ferkel bei Krankheitssituationen der abferkelnden oder säugenden Sau eine besondere Bedeutung.
Die Ergebnisse aus der künstlichen Besamung weisen aus, daß 5 % der Ferkel zum Zeitpunkt der Geburt sterben, 7 % während der ersten 48 Stunden p. p., und nur 80 % das Absetzalter erreichen. Störungen der Geburt und Laktation sind zum größten Teil für diese Verluste verantwortlich. Die Vorbereitung der Geburt und ihre Überwachung, die Kontrolle der Mikroflora des Stalles und die Übertragung der Immunität, die die Sauen vorher erworben haben, über Kolostrum und Muttermilch an die Ferkel, können zur Reduzierung der Verluste beitragen. Während die Mortalitätsrate bei der Mast um 2 % liegt, sind es bis zum Absetzen immerhin 20 %. Daher muß man in dieser Periode den Störungen besondere Aufmerksamkeit schenken.

Störungen bei der Geburt

Tabelle V/13 Verfolgen der Abferkelungen und Körpertemperaturen der Sauen nach der Geburt (LUTTER, 1973)

Rektaltemperatur	Abferkelungen	
	kontinuierlich	gruppenweise
°C	%	%
38,4–39,3	41,96	68,33
39,4–39,9	45,32	30,00
40,0–42,0	12,72	1,67

UNTERBRINGUNG DER SAUEN: ABFERKELSTALL

Unterbringung und Krankheit

Einrichtung und Bewirtschaftung des Abferkelstalls sind Hauptfaktoren bei Erkrankungen der abferkelnden Sauen und ihrer Ferkel (Tab. V/13 und V/14).
Die Sauenhaltung mit Belegungspause (diskontinuierlicher Ablauf) kann nur in einem dafür geeigneten Stall durchgeführt werden, mit Teilung des Sauenstapels in einzelne Gruppen; diese Organisation gestattet außer einer Verbesserung der Hygiene die Programmierung und Rationalisierung der Arbeit des Züchters: Geburten, Kastrationen, Eiseninjektionen, Absetzen, Besamungen können gruppenweise in bestimmten Abständen und mit mehr Sorgfalt durchgeführt werden.

Haltung in Gruppen

In Betrieben mit 40 bis 200 Sauen wird die gruppenweise Produktion mit einem Zeitintervall zwischen den Gruppen von drei oder sechs Wochen gehandhabt. Bei mehr als 200 Sauen wird mit einem 7-Tage-Rhythmus gearbeitet. Bei einem Intervall von drei Wochen zwischen den Gruppen wird die Gesamtsauenzahl allgemein in 7 Gruppen geteilt. Diese Methode hat den Vorteil, daß man bei der ersten Besamung nicht befruchtete Sauen in die nächste Gruppe einfügen kann. Zur Ergänzung des Sauenbestandes füllt der Halter die vorhandenen Gruppen auf, indem er den Altsauengruppen Jungsauen zyklusgerecht zuführt. Bei einem zeitlichen Zwischenraum von sechs Wochen hat man eine Unterteilung in 4 Gruppen.

VORBEREITUNG DER GEBURT

Die Vorbereitung der Geburt hat zum Ziel, die Sauen in die günstigsten Voraussetzungen für die Geburt und Laktation zu bringen. Die tragenden Sauen müssen im besten physiologischen Zustand sein und in einer minimal mit pathogenen Erregern kontaminierten Umgebung abferkeln.

Physiologische Vorbereitung der Sau

- *Vorbereiten auf die Laktation*

Auslösung und Eintritt der Laktation stehen im engen Zusammenhang mit der Fütterung während der Trächtigkeit. Die Zuchtverwendung der Sau ist im allgemeinen nach 4 bis

5 Trächtigkeiten beendet, d. h. vor dem eigentlichen Ende der Zuchtverwendungsfähigkeit. Man darf aber nicht den verringerten Nährstoffbedarf (anaboler Zustand) während der Trächtigkeit zugrunde legen, um Qualität oder Quantität des Futters extrem zu senken.

- *Vermeiden von Verstopfungen*

Die häufige Verstopfung der ferkelnden Sau bewirkt ein Zurückhalten von organischen Bestandteilen und eine mikrobielle Vermehrung mit Übergang von Bakterien und Toxinen in die Blutbahn, was besonders Uterus und Gesäuge beeinflußt. Die Verstopfung kann vermieden werden:

- durch eine Futtermischung, in der das Getreide genügend grobkörnig ist;
- durch einen Rohfasergehalt der Ration von 6 bis 7 % ;
- durch genügende Versorgung mit Wasser,
- oder durch Ersatz eines Teiles der Futtermischung durch Kleie von guter Qualität zwei oder drei Tage vor dem Ferkeln;
- oder durch Einstreuen der Abferkelbucht mit Stroh so oft wie möglich; beim Nestbauen frißt die Sau etwas davon.

Wenn trotz dieser Vorsichtsmaßnahmen doch noch Verstopfung auftritt, kann man zwei Laxantien anwenden: es wird Milchpulver oder Molke in der Dosierung von 300 g je Tier und Tag oder 50 g Sorbitol/Tier und Tag empfohlen.

»Psychologische« Vorbereitung: Kannibalismus

Die vor dem Abferkeln stehenden Sauen müssen eine ruhige Umgebung haben: man muß groben Umgang in den Abferkelbuchten, Lärm und heftige Bewegungen in den Tagen vor dem Ferkeln vermeiden. Stroheinstreu in den Abferkelbuchten einige Tage vor der Geburt erlaubt der Sau, ein Nest zu bauen und die mütterlichen Instinkte besser auszubilden.
Sauen verschiedener Linien zeigen beim ersten Wurf eine größere Aggressivität als ältere Sauen. Es wird deshalb empfohlen, sie mit diesen zusammen ferkeln zu lassen, da diese mehr Ruhe ausstrahlen, sobald ihre Ferkel bei ihnen saugen.
Ist eine Sau aggressiv, muß man die Ferkel gleich bei der Geburt abnehmen und sie zunächst nur ansetzen, nachdem man die Sau durch eine Injektion mit 10,0 ml einer 4 %igen Azaperonlösung beruhigt hat.

Tabelle V/14 Auswirkungen unterschiedlicher Abferkelorganisation (Mac Lean, nach Le Denmat, 1979)

	Kontinuierliches Ferkeln	Gruppenweises Ferkeln	
		unregelmäßig	nach Zyklogramm
Anzahl der Geburten	360	367	332
Geburtshilfemaßnahmen %	62	38	22
Verendungen in den ersten 8 Wochen %	36	25	20
Mittlere 6-Wochen-Masse kg	9,73	10,56	10,80

Ist bei einer Gruppe ferkelnder Sauen Kannibalismus zu befürchten (unerfahrener Züchter, unbekannte Reproduktionstiere, Gruppe nur aus Jungsauen), kann man vorbeugend oral Mysolin (Primaklon) verabreichen.

Hygienische Maßnahmen

Eine völlige Räumung des Abferkelstalles ist notwendig, um eine umfassende Reinigung und Desinfektion einschließlich der Kotkanäle durchzuführen mit anschließender Ruhezeit von acht Stunden (Boden und Wände müssen trocken sein). Etwa 10 Tage vor dem Umstallen in den Abferkelstall müssen die Sauen entwurmt werden, um eine massive Ansteckung der Ferkel zu vermeiden, was im Alter von 8 Tagen (Strongyloidose) und besonders beim Absetzen (Ösophagostomose) zu erhöhter Morbidität führt. Die Entwurmung wird durch eine tägliche Säuberung der Abferkelbuchten unterstützt, um eine erneute Kontamination auszuschließen.
Waschen der Sau acht Tage vor dem Ferkeln erleichtert die Schmutzentfernung von der Haut: Eier und Larven von Würmern, Sarkop-

tesmilben und deren Eier, verschiedene mikrobielle Keime werden entfernt. Das Waschen nimmt man mit lauwarmen Wasser mit einer Desinfektionsspritze in einem besonderen Abteil zwischen Wartestall und Abferkelstall oder mit großer Ruhe inmitten der tragenden Sauen vor. Es wird häufig durch eine antiparasitäre Behandlung gegen Sarkoptesräude ergänzt, mit Wiederholung nach acht bis zehn Tagen, da die Larven in zehn Tagen ausgewachsen sind. Diese Vorbereitungsmaßnahmen haben eine Verringerung der hygienischen Probleme zum Ziel.

NORMALE UND GESTÖRTE GEBURT

Die Geburt soll in völliger Ruhe verlaufen. Hilfe bei der Geburt erstreckt sich darauf, Ferkel, die nicht aus den Eihäuten kommen, zu befreien und bei Zwischenfällen einzugreifen.

Normale Geburt

Die normale Tragezeit dauert im Durchschnitt 114 Tage mit Schwankungsbreiten von 112 bis 118 Tagen; bei der Geburt vor dem 108. bis 110. Tag überleben die Ferkel nicht. Die Geburt kündigt sich an durch Schwellung der Vulva und Einschießen der Milch in das Gesäuge, das sich in den letzten drei Wochen stark entwickelt hat. Der Ausstoßung jedes Ferkels gehen Schwanzbewegungen der Sau voraus; zwischen der Geburt von zwei Ferkeln liegen etwa 13 bis 18 Minuten; dieses Intervall kann sich auf 45 Minuten zwischen einem lebenden Ferkel und einem toten Ferkel verlängern.

Eine normale Geburt dauert 5 bis 6 Stunden bei einer Wurfgröße von durchschnittlich 11 bis 12 Ferkeln, aber manchmal werden 20 Ferkel geboren. Die Rate der Totgeburten liegt normalerweise zwischen 3 und 6 % (SPRECHER u. a., 1975); sobald sie 10 % überschreitet, muß man nach den Ursachen forschen. 80 % der Verendungen treten im letzten Drittel der Geburt durch Reißen oder Abschnürung der Nabelschnur auf: der Schweinefetus überlebt völligen Sauerstoffentzug länger als 5 Minuten nicht.

Man kann Prostaglandin $PGF_2\,\alpha$ benutzen, um eine Geburtsüberwachung an Sonntagen oder nachts zu vermeiden: mit einer Injektion von 5 mg am 112. oder 113. Trächtigkeitstag erreicht man 26 bis 35 Stunden später den Eintritt der Geburt, die 1,3 bis 2,2 Stunden kürzer ist als sonst (DIEHL, 1974; EINARSSON, 1975; WETTEMANN, 1977). Diese Behandlung, die sowohl zu lange Geburts- wie auch Tragezeiten (117 Tage und mehr) verhindert, hat auch eine günstige Wirkung auf die Verhütung des MMA-Syndroms (Mastitis – Metritis – Agalaktie-Komplex; EINARSSON, 1975).

Gestörte Geburt

• *Dystokie (Funktionelle Geburtsstörungen)*

Eine Sau, die nicht völlig »leer« ist, hat nicht zu Ende geferkelt und muß überprüft werden. Zu enge Geburtswege kommen bei Landrassen vor und wenn die Jungsau zu früh besamt wurde: eine Körpermasse von 110 bis 120 kg im Alter von 7 Monaten wird für die erste Besamung empfohlen.

Eine verzögerte Geburt tritt bei älteren Sauen auf, bei großen Würfen oder bei erhöhten Umgebungstemperaturen (30 °C). Oxytozin in der Dosierung von 30 IE als instramuskuläre Injektion vermag oft Abhilfe zu schaffen und eine zu hohe Absterbequote zu verhindern; hierbei ist manchmal die manuelle Extraktion angezeigt, verbunden mit Injektion von Ca-Glukonat, besonders wenn die Sau schon viele Würfe hatte.

Der Kaiserschnitt ist möglich, wenn die Ferkel leben; er wird in der Flanke unter Vollnarkose ausgeführt.

• *Abknickung der Blase*

Sie kann vor oder nach der Geburt auftreten und zeigt sich in einer beträchtlichen Umfangsvermehrung der Blase infolge ihrer Füllung, wobei sie sich ins Becken verlagert. Man muß bei der stehenden Sau versuchen, die Abknikkung rückgängig zu machen und eine Dauersonde in die Harnröhre einführen. Als geeignete Sonde gilt ein chirurgischer Katheter aus Polyurethan von 20 cm Länge und einem Durchmesser von 5 mm. Wenn das nicht glückt, schnürt die Blase zur Vaginalwand infolge der heftigen Abwehrbewegungen der Sau ab, und der Blasenvorfall verursacht einen schnellen Tod durch innere Blutungen.

• *Vaginaler oder zervikaler Vorfall*
Er ist bei Sauen mit Nachhandproblemen häufig (besonders bei Apophyseolyse), er kann vor oder nach der Geburt auftreten. Man muß den Vorfall reponieren und die vorfallenden Organe mit Klammern am hinteren Ende der Schamlippen zurückhalten. Bei der Geburt muß man die Klammern entfernen und das Drängen der Sau nach hinten mit einem Strohseil abfangen.

• *Gebärmuttervorfall*
Es ist nur selten möglich, ihn wie bei der Kuh zu reponieren. Die Amputation hat zu 50 % einen ungünstigen Ausgang. Zum Tode führen auch innere Blutungen der Uterusarterien infolge Überdehnung durch den Prolaps oder Bauchfellentzündung, wenn Plazentateile oder Ferkel in den Uterushörnern bleiben. Wenn es möglich ist, die Ferkel einer Ammensau anzusetzen, sollte man die Sau schnellstens schlachten, bevor man eine Amputation vornimmt. Eine elastische Schlinge wird dazu um den Uterus nahe den Schamlippen gelegt, mit einer Naht durch den Uteruskörper. Dann wird der prolabierte Teil abgeschnitten.
Wenn sich der Uterus in gutem Zustand befindet, ist es möglich, den Prolaps unter Anlegung eines sagittalen Einschnitts auf der dorsalen Seite des Uteruskörpers zu reponieren: man kann die Hörner durchpalpieren, um sich zu überzeugen, daß sie leer sind und keine inneren Blutungen vorliegen. Dann wird der Uteruskörper entsprechend vernäht und danach reponiert.

• *Hämatom der Vulva*
Man beobachtet es besonders bei erstmals ferkelnden Sauen als Folge zu großer Ferkel. Eine Hämorrhagie der Schamarterie muß durch eine Umstechungsnaht an der Basis der betreffenden Schamlippe verhindert werden, denn wenn das Hämatom platzt, können bedrohliche Blutungen entstehen.

ZUSAMMENFASSUNG

Die Vorbereitung auf die Geburt ist sehr wichtig zur Vermeidung von Störungen während oder nach dem Abferkeln: physiologische und psychologische Vorbereitung der Sau, Hygienemaßnahmen.
Trotzdem sind Geburtsstörungen besonders bei Jungsauen, die zu früh besamt wurden, ziemlich häufig, und eine verzögerte Geburt kann beachtliche Konsequenzen für das Überleben der Ferkel haben. Schließlich sind Blasenabknickung, Gebärmutter- und Vaginalvorfälle nur schwer in Ordnung zu bringen.

Störungen während der Laktation

Die Fortschritte bei den Futterrezepturen für Ferkel verringern die Zahl der Verendungen während der Laktation. Jedoch ist die Muttermilch die Quelle der Immunität, die zum Überleben des Ferkels und seine Startbedingungen unbedingt notwendig ist.
Der Erwerb der Grundimmunität in der Kolostralphase (Porter, 1973) wird durch eine lokale Immunität auf der Darmschleimhautoberfläche während der gesamten Laktation ergänzt (Wilson, 1974). Die Darmerkrankungen des Ferkels, hauptsächlichste Ursache des Verendens im Abferkelstall, hängen eng mit der quantitativen und qualitativen Milchabgabe zusammen. Die pathologischen Störungen der Laktation können funktioneller oder infektiöser Art sein.

FUNKTIONELLE STÖRUNGEN

Das Gesäuge entwickelt sich am Ende der Trächtigkeit unter dem Einfluß von Östrogenen, des Progesterons und des Prolaktins. Bei der Geburt wird die Milchsekretion durch das Prolaktin und die Hormone des Hypophysenvorderlappens, ACTH und TSH (Thyreotropes Hormon) ausgelöst und aufrecht erhalten. Eine neurohormonale Beziehung zwischen Hypophyse und Milchdrüsen sichert die Milchsekretion durch das Ausschütten von Oxytocin, ein Sekret des Hypophysenhinterlappens, und unterhält sie durch das Prolaktin, ein Sekret des Vorderlappens der Hypophyse: das Saugen ist aber zusätzlich wichtig für die Milchabgabe.

Fehlen des mütterlichen Instinkts

Milchverhaltung kommt bei jungen und alten Sauen gleichermaßen vor: die Sau verharrt in Bauchlage und weigert sich, ihre Zitzen frei zu geben, obwohl sie voll Milch sind. Man muß daher die Sau mit zwei an den Beinen befestigten Stricken zwangsweise umwerfen und durch eine Oxytoxininjektion die Milchabgabe auslösen. Die Sau wird in dieser Lage mehrere Stunden gehalten, bis die Ferkel zwei- oder dreimal haben saugen können. Es ist dann meistens nicht nötig, dieses Verfahren zu wiederholen.
Verschiedene Halter kürzen regelmäßig die Eckzähne der Ferkel, um Milchverhalten und Verletzungen des Gesäuges durch die Ferkel zu vermeiden, die sich um einen Platz an den Zitzen streiten. Dieses Vorgehen ist aber nur bei erstmals ferkelnden Sauen und bei größeren Würfen gerechtfertigt, um nicht zusätzliche Infektionswege über Zahnfleischverletzungen zu schaffen.

Fütterungsbedingte Agalaktie

Ein nach Quantität und Qualität unzulängliches Futterangebot während Trächtigkeit und Laktation ist die häufigste Ursache einer Agalaktie oder Hypogalaktie.

• *Energie- oder Proteinmangel*
Eine Unterversorgung kann die Ursache der mangelhaften Entwicklung des Gesäuges bei Beginn der Laktation sein, aber man bemerkt meistens erst 10 bis 15 Tage nach dem Beginn der Laktation, daß eine Hypogalaktie vorliegt. Das Gesäuge verliert seine halbkugelige Form und sieht wie eine umgekehrte Birne aus. Die Ferkel bekommen ein mattes und struppiges Fell, die Wirbelsäule steht hervor; der Bauch wird hohl und die schwächsten, die hauptsächlich an den hinteren Zitzen saugen, verenden mit Durchfall. Wenn der Milchmangel nicht allzu stark ist, kann ein frühzeitiges Eingreifen die Lage verbessern: Man muß die Futterrationen in Ordnung bringen und den Sauen mit Agalaktie täglich 400 g Milchpulver zusätzlich geben, eine Woche lang mit einer zusätzlichen Injektion von 2000 IE Choriongonadotropin (Pregnanturine) sowie von Proteasen und Vitaminen. Diese Störung kann durch eine der Sau angepaßte Futterration im voraus vermieden werden. Nach einer guten Vorbereitung während der Trächtigkeit muß man nach dem Ferkeln mit 3 kg Futter je Tag anfangen, dann erhöhen um 500 g täglich, bis eine Futtergabe ad libitum erreicht ist, was etwa 5 bis 6,5 kg je nach Körpermasse der Sau entspricht. Das Futter wird meistens nach dem Volumen gemessen, doch sollte man es von Zeit zu Zeit wiegen, um keine Fehler zu begehen. Man muß sich auch vergewissern, daß genügend Trinkwasser zur Verfügung steht: eine laktierende Sau hat einen Wasserbedarf von 20 bis 25 l je Tag.

• *Mykotoxikosen**
Der Ergotismus oder die Vergiftung durch Alkaloide des Mutterkorns, *Claviceps purpurea*, bewirkt eine völlige Agalaktie ohne periphere Kreislaufsymptome wie bei den anderen Altersgruppen. Die Sau entwickelt bei der Geburt das Eutergewebe überhaupt nicht: das Gesäuge ist flach, und die Ferkel verenden ohne Milch sehr schnell. Es gibt keine Behandlung, und die Vorbeuge erstreckt sich auf die Qualität der Futterstoffe und deren gute Lagerungsbedingungen.

• *Gesäugeödem*
Dies ist eine nicht fieberhafte Erkrankung, die durch eine Blutstauung im Gesäuge mit starker Ödembildung im Bereich des hinteren Abschnitts, des Perineums und der Schamlippen charakterisiert ist. Dieses kreislaufbedingte Ödem, das in den Tagen kurz vor oder nach der Geburt auftritt, verschwindet sehr rasch nach Verabreichung eines Diuretikums: Dichlorothiazol per os für ein oder zwei Tage in einer Dosierung von 1 g oder Furosemid per Injektion 200 bis 250 mg.

* Der Ergotismus ist kein wesentlicher Mortalitätsfaktor mehr. Um genaueres über die Mykotoxikosen zu erfahren, lese man in den Kapiteln dieses Buches von Labouche, Wolter und Vanier u. a. nach.

- *Angeborene Mißbildungen*

Atrophie des Strichkanals ohne Öffnung bei einer oder mehreren Zitzen lassen die Ferkel, die an ihnen saugen wollen, verenden. Diese Mißbildung ist erblich und man muß die Zitzen bei weiblichen und männlichen Jungschweinen genau untersuchen, ehe man sie zur Zucht verwendet.

INFEKTIÖSE ERKRANKUNGEN

Die hauptsächlichsten Störungen der laktierenden Sau bestehen in folgenden Erkrankungen:

- Gebärmutter- und Gesäugeentzündungen, besonders mit dem Ferkeln verknüpft;
- Pneumonien und Nierenentzündungen, deren Häufigkeit und Schwere sich während der Laktation vergrößert;
- Furunkulose des Euters und Entzündungen beim Absetzen, hervorgerufen durch pyogene Erreger.

Mastitis-Metritis-Agalaktie-Syndrom (MMA)

Wegen ihres häufigen Zusammentreffens und einer gemeinsamen Ätiologie gruppiert man unter dieser Bezeichnung die infektiösen Komplikationen bei der Geburt und beim Auslösen der Milchsekretion ein.

Die Gebärmutterentzündung (Metritis) ist mit intermittierendem gelblichen Scheidenausfluß verbunden; die Rektaltemperatur schwankt zwischen 39,5 °C und 40 °C, die Futteraufnahme ist wechselhaft und vermindert. Bei der Gesäugeentzündung (Mastitis) liegt eine totale Futterverweigerung vor; bei der Palpation stellt man eine oder mehrere angeschwollene Gesäugeabschnitte fest, und die Rektaltemperatur ist stark erhöht (40 °C bis 42 °C). Metritis und Mastitis treten oft gemeinsam auf, und die Infektion kann septikämisch werden. Die puerperale Septikämie ist durch eine Zyanose der Schleimhäute charakterisiert und manchmal sogar der äußeren Haut, die im Bereich des Bauches wie marmoriert aussieht. Die Konjunktiven sind das beste Kriterium für den Zustand des Tieres, da die Rektaltemperatur anfangs erhöht ist, aber danach unter die normale sinkt, wenn das Tier erschöpft ist. Agalaktie, die bei der Gebärmutter- und Gesäugeentzündung immer auftritt, ist mit Sistieren der Futteraufnahme verbunden, besonders bei einem Abfall des Serumprolaktins von 300 mg/ml beim gesunden Tier gegenüber 72 mg/ml bei erkrankten (THRELFALL u. a., 1974).

Bei bakteriologischen Untersuchungen werden verschiedene pathogene Erreger gefunden: Mykoplasmen, deren pathogene Bedeutung unterschiedlich beurteilt wird, grampositive Bakterien (Streptokokken und Staphylokokken) und besonders gramnegative *(Escherichia coli, Klebsiella pneumoniae, Proteus)*, Pilze (Mukor ...).

Zahlreiche prädisponierende Ursachen kommen für die Entstehung des Syndroms in Frage: Streßfaktoren durch Wechsel des Stalles oder der Fütterung zur Zeit der Geburt, Verstopfung, die eine Absorption von Toxinen des Darmkanals begünstigt, fortlaufende Belegung im Sauenstall (ohne Serviceperiode), wodurch die Keimflora erhöht wird.

Die Kotgänge mit Exkrementen, manchmal ausgetrocknet und dann wieder feucht, sind häufig Ursache von pilzbedingten Scheidenentzündungen während der Trächtigkeit, die regelmäßig zu Metritiden nach der Geburt ausarten.

Eine Behandlung muß frühzeitig einsetzen und schnell wirken, denn die Ferkel überleben bei Agalaktie nicht lange. Die Wahl eines Antibiotikums muß davon bestimmt sein, daß die pathogene Erregerflora vielfältig ist, aber meistens gramnegative Keime, Koli und Klebsiellen (BERTSCHINGER u. a., 1977), vorherrschen, und daß Antibiotikaresistenzen häufiger sind. Ampizillin, Penizillin – Kolimyzin kombiniert, Sulfadoxin – Trimethoprim scheinen die besten Ergebnisse aufzuweisen. Oxytozin sollte der Behandlung beigefügt werden, um den Ausstoß des Eiters aus der Gebärmutter und die Milchabgabe zu fördern, ein Saugen zuzulassen und die Verstopfung zu beheben.

ZUSAMMENFASSUNG

Bei den Laktationsstörungen sind zu unterscheiden:
- *die funktionellen Ursprungs (mangelnder mütterlicher Instinkt, Agalaktie, Mangel an Nährstoffen oder Mykotoxikosen), Ödeme der Gesäugegegend, erbliche Zitzenmißbildungen;*
- *die infektiösen Ursprungs, wobei das »Mastitis-Metritis-Agalaktie-Syndrom« (MMA) das schwerwiegendste ist.*

Durch andere Affektionen wird ein Abfallen der Milchleistung hervorgerufen: Enzootische Pneumonie, Nephritis, pyogene Infektionen: Euterfurunkulose, Gesäugeentzündung nach dem Absetzen. Eine ungestörte Laktation hat großen Einfluß auf die Lebensfähigkeit und das Wachstum der Ferkel. Gute Haltungsbedingungen sind vorrangig, um solche Störungen zu verhindern.

Vakzinen ergeben unterschiedliche Resultate, da die wesentlichen mikrobiellen Ursachen mit vielen anderen begünstigenden Faktoren verknüpft sind. Die Prophylaxe dieses Syndroms hängt von der Haltungshygiene (Sauberkeit der Abferkelbuchten, Desinfektion und Ruhepause) ab. Das Duschen der Sauen vor dem Ferkeln, die Verwendung von Futter mit guter Nährstoffqualität, eine Ration, die nicht zur Überfütterung und Verstopfung führt, und genügend Trinkwasser während Trächtigkeit und Laktation gehören dazu.

Störungen, die einen Rückgang der Milchleistung hervorrufen

- *Enzootische Pneumonie*

In einer frisch infizierten Herde oder nach Reinfektion befällt die Enzootische Pneumonie mit großer Heftigkeit die Sauen, die gerade geferkelt haben und wenig widerstandsfähig sind. Dyspnoe, Husten, Freßunlust und Fieber von 40 °C bis 41 °C sind Krankheitsanzeichen, aber häufig beobachtet man auch Untertemperatur (37,5 °C bis 38 °C) mit nur schwachem oder fehlendem Husten. Der Appetit kommt nur langsam wieder und die Agalaktie ist für den Wurf schwerwiegend.
Die gewöhnlich gegen die Atemwegserkrankungen benutzten Antibiotika müssen kurativ parenteral und prophylaktisch über das Futter 4 oder 5 Tage vor und nach dem Ferkeln verabfolgt werden (Tetrazyklin 400 bis 600 g/t, Spiramyzin 300 g/t, Furazolidon 200 g/t Futter). Eine besondere Sorge muß der Aufrechterhaltung der Laktation gelten: Injektion von 2 Millionen IE Vitamin A und dazu 300 bis 400 g Milchpulver täglich im Futter. Der Schutz der Zuchtbestände gegen die Einschleppung von gesunden oder chronisch kranken Keimträgern, von belebten oder unbelebten Vektoren, muß streng beachtet werden, ebenso wie das Aufrechterhalten guter Umweltbedingungen.

- *Nierenentzündungen (Nephritis)*

Nierenentzündungen sind durch Freßunlust, erhöhte Flüssigkeitsaufnahme und verminderte Harnausscheidung gekennzeichnet. Die Sau zeigt Rückwärtsdrang, ihre Stimme ist kläglich, Harnabsatz erfolgt häufig aber in kleinen Mengen, der Urin ist verfärbt, gelegentlich mit Eiter oder Blut durchsetzt. Die Rektaltemperatur ist unterschiedlich (38 °C bis 40 °C), aber immer ist Eiweiß im Harn vorhanden. Wassermangel spielt bei den Nephritiden eine begünstigende Rolle, ebenso hoher Protein- und Stickstoffgehalt in den Futtermitteln (Sauen mit Mastfutter gefüttert). Ein Mykotoxin des *Penicillium citrinum*, das Zitrinin, ist toxisch für die Niere. Pyelonephritis, die häufig nach der Geburt auftritt, ist eine Folge von puerperalen Infektionen, die nicht behandelt wurden. Die Behandlung ist solange zweckmäßig, wie Eiweiß im Harn ausgeschieden wird. Wenn Eiter oder Blut im Harn auftritt und die Diagnose während der Trächtigkeit gestellt wird, sollte eine sofortige Behandlung ins Auge gefaßt werden. Bipenizillin in einer täglichen Dosierung von 3 Millionen IE bis zum Absetzen kann die Laktation erhalten und den Wurf retten. Sauen mit einer überstandenen Nephritis sollten nicht weiter zur Zucht verwendet werden.

Eitrige Infektionen des Gesäuges

- *Gesäugefurunkulose*

Diese Erkrankung ist durch viele kleine Geschwüre auf der Gesäugeoberfläche gekennzeichnet. Die Sau läßt saugen, aber die Freßlust ist gestört, die Rektaltemperatur schwankt zwischen 39 °C und 40 °C. Die Milchleistung geht zurück, wenn nicht schnellstens eine Behandlung eingeleitet wird; kombinierte Verabreichung von Penizillin–Streptomyzin–Sulfonamid muß als Antibiotikatherapie mindestens 5 Tage erfolgen. Die Prophylaxe besteht in der Desinfektion der Sauenställe und Waschen der Sauen vor dem Ferkeln.

- *Gesäugeentzündung nach dem Absetzen*

Während die Gesäugeentzündungen post partum und während der Laktation keine Folgen für die nächste Trächtigkeit hinterlassen, zerstören Entzündungen beim Absetzen einen oder mehrere Gesäugeabschnitte. Es handelt sich um eitrige Entzündungen, die sich nach unsachgemäßem Absetzen entwickeln. Vier oder fünf Tage vor dem Absetzen muß man die Futterration der Sau kürzen; am Tage des Absetzens verabreicht man nur Wasser mit Natriumsulfat (4 Eßlöffel = 80 g), dessen abführende Wirkung von einem schnellen Rückgang der Milch und neuen Auftreten der Rausche begleitet wird. Die pyogenen Erreger, Corynebakterien und Streptokokken, die man in den Abszessen des Gesäuges, aber auch bei Periarthritiden und Arthritiden bei der Pyobazillose findet, können leicht durch Desinfektion des Sauenstalls und der Abferkelbuchten eliminiert werden. Die Behandlung auf Antibiotikabasis (Oxytetrazyklin) dämmt die Erkrankung ein, stellt aber die Funktion der Gesäugeabschnitte nicht wieder her.

LITERATUR

Anderson, U. et Melampy, R. M., 1972 – Pig production, Ed. D. J. Cole – Butterworths – London 329–366

Bertschinger, H. U.; Polentz, J.; Hemlep, I., 1977 – Recherche sur le syndrome mammite-métrite-agalactie chez la truie, Schweiz. Arch. Tierheil. 119, 223–233

Bishop, M., 1972 – Genetically determined abnormalities of the reproductive system, J. Reprod. Fert. Suppl. 15, 51–78

Bonsel-Helmreich, O., 1961 – Early embryonic death, abortion, abnormal gestation, Proc. IV Int. Cong. Anim. Reprod. The Hague, Vol. III 578–581

Bonte, P.; Vandeplassche, M. u. Lagasse, A., 1978 – Störungen der Nebenhodenfunktion beim Eber. Zuchthyg. 13, 161 165

Breeuwsma, A. J., 1969 – Intersexuality in pigs. Tijdsch. Dierg. 94, 493–504

Burfening, P. J., 1973 – Ergotism, J. Am. Vet. Med. Ass. 163, 1288–1290

Christensen, N. O., 1953 – Impotentia coeundi in boars due to arthrosis deformans, Proceedings 15th Int. Vet. Cong. Stockholm, Vol. 1, 742–745

Crombie, P. R., 1972 – The occurrence of »end-to-end« fusion between adjacent chorioallantoic sacs in the early pig embryo, J. Reprod. Fert. 29, 127–129

Crossman, P. J.; Witjeartne, W.; Imlah, P.; Buckner, D. et Gould, C. M., 1973 – Experimental evidence of sire effect on piglet mortality, Brit. Vet. J. 129, 58–62

Cunha, T. J., 1968 – Spraddled hind legs may be a result of a choline deficiency, Feedstuffs 40 (10) 25

Delphia, J. M. et Bolin, M., 1958 – An anomaly of the reproductive system of the pig. J. Am. Vet. Med. Ass., 132, 281–282

Diehl, J. R.; Godke, A. R.; Kilian, D. B.; Day, B. N., 1974 – Induction de la mise bas en production porcine avec la prostaglandine PGF2 alpha. J. Anim. Sci. 38 (6), 392–396

Dobson, K. J., 1971 – Failure of choline and methionine to prevent splay-leg in piglets. Aust. Vet. J. 47, 587–590

Done, J. T., 1976 – The congenital tremor syndrome: differential diagnosis Proceedings, Inter. Pig Vet. Soc. Congress : I_1

Duee, P. H.; Rerat, A., 1974 – Nutrition et reproduction chez la truie. Edition de l'I.T.P. – série I

Dunne, H. W., 1971 – Diseases of swine. 4th ed, 1 Vol. Iowa State University Press, Ames, Iowa, USA

Einarsson, S.; Gustafsson, B.; Larsson, K., 1975 – Induction de la parturition chez la truie avec la prostaglandine et prévention du syndrome M.M.A., Nord. Vet. Med. 27, 429–436

Ekstan, M., 1957 – Nagot om grisforterdod. Medlemsbl. Sver. Vet. Forb. 9, 14–17

Etienne, M. et Legault, C., 1974 – Influence de la race et du régime alimentaire sur la précocité sexuelle de la truie. Journées Rech. Porcine, I.N.R.A.–I.T.P., Paris, 57–62

Etienne, M.; Jemmali, M., 1979 – Effets de la consommation de mais fusarié par la truie reproductrice. Jornées Rech. Porcine, I.T.P., Paris, 329–334

Fesus, L. et Rasmusen, B. A., 1971 – Transferrin types and litter size in the pig. Anim Blood Grps Bioch. Genet, 2, 57–58

Fritschen, R., 1973 – A product of confinement, Hog Farm Management, June

Grondalen, T., 1974 – Osteochondrosis, arthrosis and leg weakness in pigs. Nord. Vet. Med. 26, 534–537

Grunhagen, H.; Steinhauf, D.; Weniger, J. M., 1970 – Untersuchungen zum Beinschwächesyndrom beim Mastschwein. I Mitteilung: Beitrag zur Kenntnis des BSS. Institut für Tierzucht und Haustiergenetik. Georg-August-Universität, Göttingen

Hafez, E. S. E. et Jainudeen, M. R., 1966 – Intersexuality in farm mammals, Anim. Breed. Abst. 34, 1

Hallquist, C., 1950 – Abnorma spenar hos svin. Sv. Svinavels. Tidskr. 8, 131–134

Hancock, J. L., 1959 – Polyspermy in pig ova. Anim Prod. 1, 103–106

Henrickson, B. et Backstrom, L., 1964 – Translocation heterozygosity in a boar. Hereditas 52, 166–170

Hintz, H. F.; Heitman, H. Jr.; Booth, A. N.; Gagne, W. E., 1967 – Effects of aflatoxin on reproduction in swine. Proc. Soc. Exp. Biol. Med. 126, 146–148

Holst, S. J., 1949 – Sterility in boars. Nord. Vet. Med. 1, 87–120

Hovell, F. D.; Mac Pherson, R. M., 1977 – Thin sows 1° Observations on the fecundity of sows when underfed for several parities. J. Agri. Sci. Cambr. 89, 513–522

Hugues, P. E. et Cole, D. J. A., 1975 – Reproduction in the

gilt. The influence of age and weight at puberty on ovulation rate and embryon survival in the gilt. Anim. Prod. 21, 183–189

Hunter, R. H. F., 1967 – The effects of delayed insemination on fertilization and early cleavage in the pig. J. Reprod. Fert. 13, 133–147

Imlah, P., 1972 – Application of blood group loci in studies on prenatal and post-natal survival of piglets. Anim. Blood Grp. Bioch. Genet. 3 suppl. 80

Ivos, J.; Poplihar, C. et Muhaxiri, G., 1971 – Thermic stress as a factor of disturbances in the reproduction of pigs and possibility of prevention of these disturbances by the addition of ascorbic acid. Vet. Archiv. 41, 202–216

Jackson, P., 1972 – Dystokia in the sow. R.C.V.S. Fellowship Thesis, Cambridge

Jacob, W. R.; Bierwirth, G.; Kotsche, W., 1974 – Résultats de recherches bactériologiques sur avortons. Monat. für Vet. Med. 29, 468–471

Jemmali, M., 1973 – Présence d'un facteur oestrogénique d'origine fongique, la zéaralénone ou F-2, comme contaminant naturel dans du mais. Ann. Microbiol. (Inst. Pasteur) 124 B, 109–114

Kemenes, F.; Szeky, A., 1971 – Participation du bacille du rouget aux avortements infectieux chez la truie. Zentr. für Vet. Med. B 18, 170–176

Koch, T.; Meister, R., 1972 – Anatomische Untersuchungen am Fleischschwein unter besonderer Berücksichtigung des passiven Bewegungsapparates. In: Gesundheitliche Aspekte der Fleischschweinproduktion, Stellungs- und Gliedmaßenanomalien. VEB Gustav Fischer Verlag, Jena 23–48

Krishnamurthy, S.; Mac Pheran, J. et King, G., 1971 – Intersexuality in Ontario swine. Canad. J. Anim. Sc. 51, 807–809

Kristjansson, F. K., 1964 – Transferrin types and reproductive performance in the pig. J. Reprod. Fert. 8, 311–319

Kuiper, C. J., 1974 – Practical experiences regarding anaphrodism in gilts and sows in an indrustrial pig breeding station. Proceedings 3rd Int. Pig Vet. Soc. Cong. Lyon G9

Kurtz, H. et al., 1969 – Histologic changes in the genital tracts of swine fed oestrogenic mycotoxin. Am. J. Vet. Res. 30, 551–556

Lafond-Grellety, J., 1972 – L'analyse mycologique des aliments du bétail. Indust. Alim. Anim. (1) 9–22

Le Denmat, M., 1976 – Inventaire des paramètres de la production porcine et préoccupations des différentes catégories d'éleveurs. La conduite du troupeau de reproducteurs porcins. Etude et formation vétérinaire 3–8

Lefebvre, A.; Runavot, J. P.; Kerisit, R., 1975 – Le syndrome de la faiblesse des pattes chez le porc. Document I.T.P. – Série IV 75

Legault, C., 1973 – Déterminisme génétique de la précocité sexuelle, du taux d'ovulation et du nombre d'embryons chez la truie primipare: héritabilité, effet d'hétérosis. Journées Rech. Porcine, I.N.R.A.–I..P., Paris, 147–154

Le Turdu, Y.; Vannier, P., 1975 – Rôle des virus en pathologie de la reproduction du porc en Bretagne – Observation sur le terrain, Journées Nationales Groups Tech. Vet. Vichy

Linklater, K. A., 1968 – Iso-immunisation in the parturient sow by foetal red cells. Vet. Rec. 83, 203–204

Liptrap, R. M.; Raeside, J. I., 1968 – Effect of cortocotrophin and corticosteroids on plasma interstitial cell-stimulating hormone and urinary steroids in the boar. J. Endocr. 42, 33–43

Liptrap, R. M., 1970 –Effect of corticotrophin and corticosteroids on oestrus, ovulation and oestrogen secretion in sows. J. Endocr. 47, 197–205

Liptrap, R. M., 1973 – Oestrogen excretion by sows with induced cystic ovarian follicles. Res. Vet. Sci. 15, 215–219

Lutter, K., 1973 – Le contrôle vétérinaire de la production dans l'élevage du porc industriel. Tierzucht 27 (7), 319–322

Mac Fee, H. C. et Buckley, S. S., 1934 – Inheritance of cryptorchidism in swine. J. Hered. 25, 295–304

Mac Lean, C. W., 1969 – Observation on noninfectious infertility in sows. Vet. Rec. 85, 675–682

Mac Nutt, S. H.; Purwin, P.; Murray, C., 1928 – Vulvovaginitis in swine. Preliminary report. J. Am. Vet. Med. Ass. 73, 484–492

Madec, F., 1977 – Contribution à l'étude des interactions entre le mode d'élevage et l'expression des phénomènes pathologiques: le syndrome de la truie maigre. Mémoire de fin d'études E.N.S.A. Rennes

Mason, R. W., 1971 – Porcine mycotic abortion caused by Aspergillus fumigatus. Austr. Vet. J. 47, 18–19

Miller, J. K.; Hacking, A.; Harrisson, J.; Gross, V. J., 1973 – Stillbirths, neonatal mortality and small litters in pigs associated with the ingestion of Fusarium toxin by pregnant sows. Vet. Rec. 93, 555–559

Mirocha, C. J., 1977 – Fusarium toxins and animal health. Proceedings Cornell Nutr. Conf. Feed Manuf. 126–132

Mrvos, G. et al., 1974 – Defect of spermatozoa acrosome as a cause of distribed fertility in the boar. Proceedings 3rd Int. Vet. Soc. Cong. Lyon G 27, 1–3

Nalbandov, A. V., 1952 – Anatomic and endocrine causes of sterility in female swine. Fert. Steril. 3, 100–114

Nordby, J. E., 1934 – Congenital defects in the mammae in swine. J. Hered. 25, 499–502

Nordskog, A. W.; Clark, R. T., 1945 – Ergotism in pregnant sows, female rats and Guinea pigs. Am. J. Vet. Res. 6, 107–116

Oger, Y., 1970 – Mauvaise qualité de l'eau de boisson et troubles sanitaires dans les grands troupeaux de truies. Rev. Med. Vet. 121, 611–615

Omtve, DT I. T.; Whatley, J. A.; Whiteman, J. V.; Morrison, R. D., 1960 – Genotype, environnement interactions in feedlot performance and carcass traits in swine. Oklahoma Agricultural Experiment Station, Stillwater, USA

Palludan, B., 1966 a – An avitaminosis in swine. A study on the importance of Vitamin A for reproduction. Munksgaard, Copenhagen

Palludan, B., 1966 b – Direct effect of Vitamin A on boar testis. Mature 211, 639–640

Patterson, D. S. P.; Allen, W. M., 1972 – Biochemical aspects of some pig muscle disorders. Brit. Vet. J. 128, 101–111

Pellois, H.; Lefebvre, A.; Kerisit, R.; Runavot, J. P.,

1977 – Quelques aspects de la fragilité constitutionelle du porc. Bulletin I.T.P. – Série 1–77 2e édition

Perry, J. S., 1960 – The incidence of embryonic mortality as a characteristic of the individual sow. J. Reprod. Fert. 1, 71–83

Plateau, E.; Vannier, P.; Tillon, J. P., 1980 – A typical Hog Cholera infection: viral isolation and clinical study of in utero transmission. Am. J. Vet. Res. 12, 2012–2015

Porter, P., 1973 – La défense intestinale du porcelet: revue des anticorps sécrétoires et de leur rôle possible dans l'immunisation orale. Vet. Rec. 92, 654–658

Prange, H., 1972 – Affections des membres chez le porc d'engrais et influence de divers sols dans leur apparition. Mh. Vet. Med. 27, 450–456

Sandholm, M.; Honkanen-Buzalski, T., 1979 – Prevention of navel bleeding in piglets by preparturient administration of ascorbic acid. Vet. Rec. 104, 337–338

Scofield, A. M.; Cooper, K. J. et Lamming, G. E., 1969 – The distribution of embryos in intersex pigs. J. Reprod. Fert. 20, 161 163

Scofield, A. M.; Clegg, F. G.; Lamming, G. E., 1974 – Embryonic mortality and uterine infection in the pig. J. Reprod. Fert. 36, 353 361

Sharma, V. D.; Wilson, R. F.; Williams, L. E., 1974 – Reproductive performance of female swine fed corn naturally molded or inoculated with Fusarium roseum. Ohio isolated B and C. J. Anim. Sci. 38, 598–602

Smalley, E. B., 1973 – T-2 Toxin. J. Am. Vet. Med. Ass. 163, 1278–1281

Sprecher, D. J.; Leman, A. D.; Dziuk, P. D.; Cropper, M.; De Decker, M., 1975 – Origine et contrôle de la mortinatalité chez le porc. J. Am. Vet. Med. Ass. 165 (8), 698–706

Squiers, C. D.; Dickerson, G. E. et Mayer, D. J., 1952 – Influence of inbreeding, age and growth rate of sows on sexual maturity, rate ovulation, fertilization and embryonic survival. Res. Bull. Univ. Mo. Agric. Exp. Sta. 494

Sviben, M.; Bajt, G.; Salehar, A.; Herak, M.; Cerne, F., 1969 – The influence of the manner of keeping sows immediately after breeding upon their conception rate. Vet. Arh. 39, 241–244

Teuscher, T.; Weniger, J. H.; Steinhauf, D., 1972 – Le problème des faiblesses au niveau des pattes observées chez le porc. Son importance pour l'élevage et les techniques de production. Schweinezucht und Schweinemast 11, 292–296

Thibault, C., 1959 – Analyse de la fécondation de l'oeuf de la truie après accouplement ou insémination artificielle. Ann. Zootech. 8 suppl., 165–177

Tillon, J. P.; Vannier, P., 1978 – L'intervention du vétérinaire en élevage porcin intensif. Rec. Med. Vet. 154 (4), 335–346

Tillon, J. P.; Valentin, F., 1979 – Les facteurs constituant le contexte pathologique d'un élevage de porcs. 8e J. Nat. Groupts Techn. Vet. (G.T.V.), Bull. G.T.V. 309–329

Vandeplassche, M. et Bouters, R., 1972 – Committee for the control of sterility, Faculty of Veterinary Science, Gent, Report for the year 1971, Vlaams. Dierj. Tijd. 41, 64–74

Vannier, P., 1976 – Principales causes des troubles de gestation chez le truie. La conduite du troupeau de reproducteurs procins. Journées du Point Vétérinaire 61–72

Vannier, P.; Leunen, J.; Tillon, J. P., 1977 – Le parvovirus et les troubles de la reproduction chez le porc – Etude clinique et sérologique – Conséquences pratiques. Journées Rech. Porcine 153–160

Van Oirschot, J. T.; Terpstra, C., 1977 – A congenital persistent swine fever infection. I – Clinical and virological observations. Vet. Microb. 2, 121–132

Vaughan, L. C., 1971 – Leg Weakness in pigs. Vet. Rec. 89, 81–85

Vente, J. Ph., 1972 – Investigations on boars. CR 7[e] Cong. Reprod. Anim. I. A., Munich, 1801–1805

Vogt, D. W.; Araki, D. J. et Brooks, C. C., 1972 – Aneuploidy and reduced litter size in swine. J. Anim. Sc. 35, 184

Volintir, V. et al., 1971 – Aspects de la stachybotryotoxicose et de la fusariotoxicose chez le porc. Rev. Zootech. Med. Vet. 21, 68–78

Warnick, A. C.; Wiggins, B. C.; Casida, L. E.; Grummer, R. H. et Chapman, A. B., 1951 – Variation in puberty phenomena in inbred gilts. J. Anim. Sc. 10, 479–497

Weaver, G. A. et al., 1978 – Acute and chronic toxicity of T-2 mycotoxin in swine. Vet. Rec. 103, 531–535

Weiss, G. M.; Dekker, T. P.; Van Putten, G.; Sybesma, L., 1973 – Association of blood and bone composition and post mortem muscle changes to leg weakness in Dutch landrace swine. J. Anim. Sci. 37 (4), 974–978

Wensing, C. J., 1974 – Cryptorchidism and inguinal hernia in the pig. Proceedings 3rd Int. Pig Vet. Soc. Cong. Lyon, Vol. 6, 29 (1 à 3)

Wetteman, R. P.; Hallford, D. M.; Kreider, D. L.; Turman, E. J., 1977 – Influence de la prostaglandine PGF2 alpha sur les modifications endocriniennes de la parturition. J. Anim. Sci. 44 (1), 101–111

White, A., 1970 – Lameness in swine. The economic impact at the abattoir. Proceedings the George A Young conference on advances in swine repopulation. Nebraska S.P.F. conference

Wilson, M. P., 1974 – Développement immunologique du porcelet nouveau-né. J. Anim. Sci. 39 (5), 1018–1021

Wood, E. N., 1979 – Increased incidence of stillbirth in piglets associated with high levels of atmosperic carbon monoxyde. Vet. Rec. 104, 283–284

Wrathall, A. E., 1971 – An approach to breeding problems in the sow. Vet. Rec. 89, 61–71

Wrathall, A. E., 1973 – Reproductive desorders in pigs I Diagnosis. Brit. Vet. 129, 106–115

Wrathall, A. E., 1975 – Reproductive disorders in pigs. Commonwealth Agriculture Bureaux, 11

Wohlgemuth, K.; Leslic, P. F.; Reed, D. E.; Smidt, D. K., 1978 – Pseudorabies virus associated with Abortion in swine. J. Am. Vet. Med. Ass. 172 (4), 478–479

Zimmerman, D. R.; Spies, H. G.; Rigor, E. M.; Self, H. I. et Casida, L. E., 1960 – Effect of restricted feeding, crossbreeding and season of birth on age at puberty in swine. J. Anim. Sc. 19, 687–694

Kapitel 2 Erkrankungen der Ferkel

L. Renault, A. Aumaitre

Der Begriff »Ferkel« umfaßt die Zeitspanne von der Geburt bis zu einer Lebendmasse von 20 bis 30 kg. Sie beinhaltet die kritischen Perioden der Geburt, des Absetzens und der Gewöhnung an eine neue Umgebung und eine neue Fütterung, bezeichnet als Absetzer- oder Vormastperiode.

Die Durchschnittsverluste sind sehr bedeutend und betragen 15 bis 25 % der tatsächlich geborenen Ferkel, von denen 1 bis 5 % auf die Absetzperiode entfallen (anonym, 1959; Arbuckle, 1967; Dewaele, 1970; Aumaitre, 1971). Umfassende Untersuchungen an 30000 Ferkeln in Großbritannien (Sharpe, 1966) sowie bei 538 in Australien (Glastonbury, 1977) erlauben es, Aussagen zu treffen über die physikalischen, genetischen, ernährungsmäßigen, infektiösen und über nicht bestimmbare oder unterschiedliche Ursachen (Abb. V/8):

- physikalische Ursachen (Erdrücken, Schwäche), Frühverender, hauptsächlich in den ersten vier Tagen nach der Geburt;
- genetische Ursachen (Afterlosigkei, Brüche) sind relativ begrenzt;
- Ernährungsmangelursachen (Anämie, Avitaminose), wenig bedeutend für saugende Ferkel, mehr für Absetzer;
- infektiöse Ursachen im Gegensatz zu den physikalischen, sind viel häufiger nach dem Absetzen als gleich nach der Geburt.

Die gleichen britischen Statistiken (1959) und persönliche Mitteilungen über 517 Aufzuchtbetriebe (1978) begrenzen die infektiösen Ursachen auf eine bestimmte Anzahl von klinischen Anzeichen und pathogenen Erregern ein (Tab. V/15):

- die respiratorischen Erkrankungen, Rhinitis atrophicans, bedingt durch Bordetella, Einschlußkörperchen – Rhinitis (Done), Enzootische Pneumonie, zum Teil von Pasteurellose begleitet, sind Erkrankungen der Ferkel vor allem nach dem Absetzen;
- Erkrankungen des Magen-Darmkanals, Kolibakteriose, Transmissible Gastro – Enteritis (TGE), Infektiöses Erbrechen und Küm-

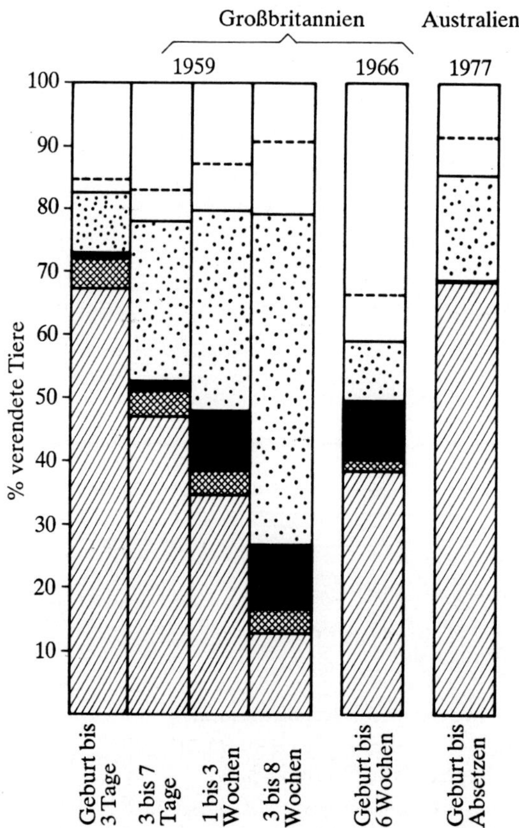

Abb. V/8 Hauptsächliche Todesursachen der Ferkel

Tabelle V/15 Mortalitätsrate bei Ferkeln infolge infektiöser Ursachen – klinische Merkmale (Großbritannien, 1959)

Klinische Merkmale	Tage		Wochen	
	1–3 %	3–7 %	1–3 %	3–8 %
Respiratorisch	0,4	2,7	3,4	14,9
Digestiv	4,2	10,2	13,8	11,8
Septikämisch	5,2	12,4	14,5	25,8

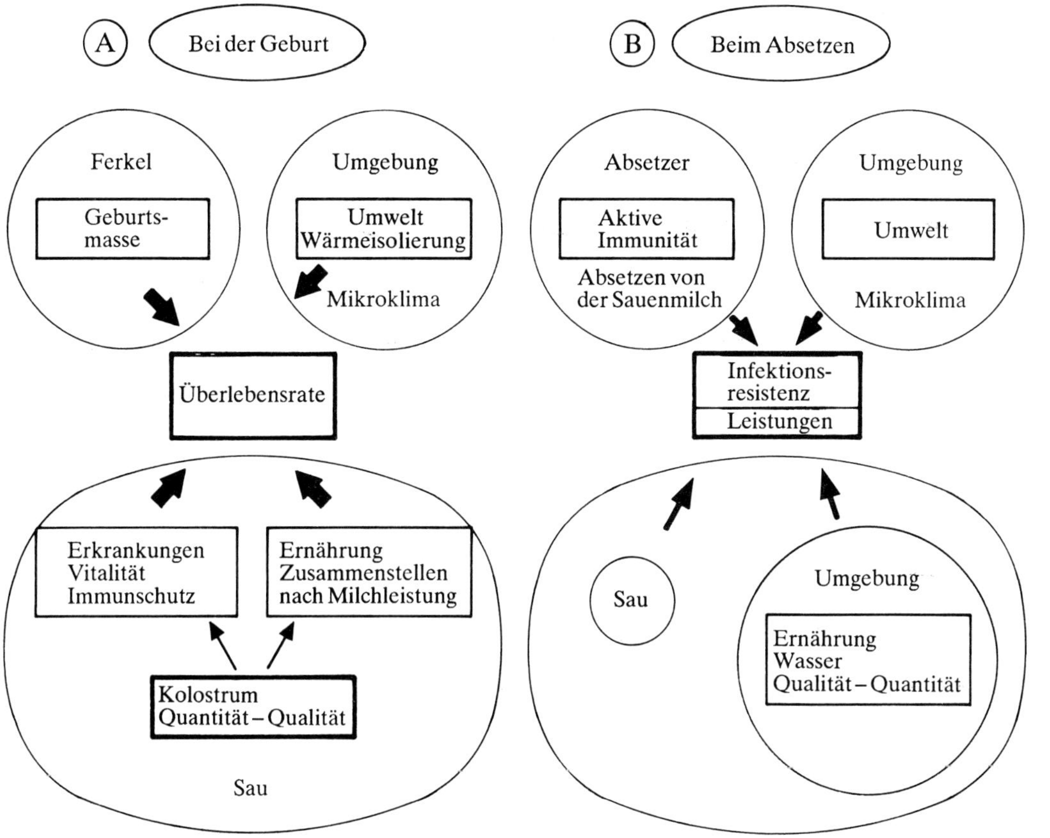

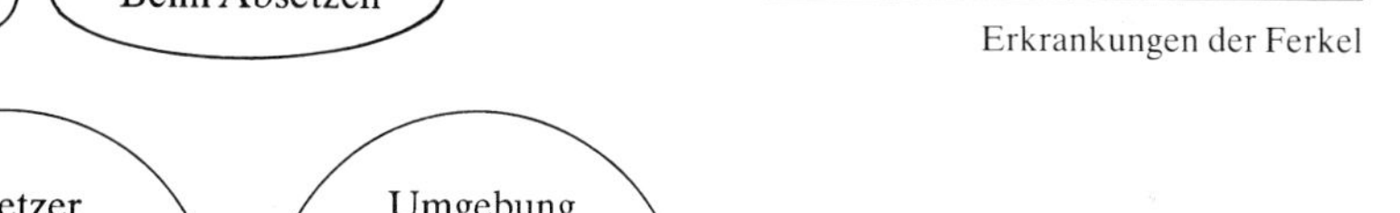

Abb. V/9

mern (HEV) in den ersten Lebenstagen, Kolibakteriose in der ersten Woche nach dem Absetzen sind die schwerwiegendsten und häufigsten;
septikämische Formen, besonders die Streptokokkeninfektionen, sind immer schwerwiegender als Arthitriden bei Neugeborenen und besonders als Meningitis bei Jungschweinen in der Vormastphase.

Die Ergebnisse dieser Untersuchungen zeigen also, daß die Erkrankungen der Ferkel vom Tier selbst (Abb. V/9) aber auch von der Haltungsform und dem Hygieneregime abhängig sind.

- Das neugeborene Ferkel ist durch seine geringe Widerstandskraft und seine große An-

Tabelle V/16 Mortalitätsrate bei Ferkeln infolge infektiöser Ursachen – festgestellte Erreger (Frankreich 1978)

Festgestellte Erreger	0 bis 10 Tage %	10 Tage bis 5 Wochen %	10 Tage bis 12 Wochen %
Bordetella (Rhin. atrophicans)		11,3	15,9
Rhinitis (nach Done)		3,6	
Mykoplasma hyopneumoniae (Enzootische Pneumonie) Pasteurella	5,4	14,2	16,6
Escherischia coli (Kolibakteriose)	50,0	56,2	43,7
Transmissible Gastroenteritis (TGE)	16,3	1,5	1,3
Virus Enteritis (Brechdurchfall)	3,3	3,3	
Streptokokkus pyogenes (Arthritis, Meningitis)	2,2	4,4	9,9

fälligkeit gegenüber Kälte stark benachteiligt. Daneben können zahlreiche Infektionsfaktoren seine Gesundheit schädigen, durch Verletzungen bei der Durchtrennung der Nabelschnur, beim Abkneifen der Eckzähne und besonders über den Verdauungskanal beim direkten und dauernden Kontakt mit den Ausscheidungen der Muttersau.

- Die Haltungstechnik der Aufzucht, Fütterung und Wasserverabreichung stehen im direkten Verhältnis zur Überlebensrate bei der Geburt und der Resistenz beim Absetzen. Schlechte Ernährung der Mutter und ungünstige Temperaturen erhöhen die Mortalität der Neugeborenen, ebenso wie ungünstige Versorgung mit Wasser Störungen bei der Milchversorgung hervorruft. Schließlich beeinflußt der Stalltyp und die Einrichtung der Abferkelbuchten die prozentualen Unterschiede in der Mortalität durch physikalische Ursachen.
- Das Hygieneregime in der Anlage und bei der Aufzucht der Ferkel zur Verminderung des Keimgehaltes und zur Verhinderung der Einschleppung infektiöser Erreger ist außerordentlich wichtig für den Gesundheitszustand der Tiere.

Die Entwicklung der Haltungstechnik und -hygiene läßt verstehen, warum das Krankheitsbild in kleinen Stallungen mit geringer Effektivität (weniger als 20 Sauen) sich wesentlich von dem in großen, rationalisierten und intensiv bewirtschafteten Anlagen mit einer hohen Produktivität (in Frankreich ist von 1969 bis 1977 der Anteil der Betriebe mit mehr als 100 Schweinen von 34 % auf 66 % gestiegen) unterscheidet. Tatsächlich hat es die auslauflose Intensivhaltung ermöglicht, Parasiten zu bekämpfen. Aber bakterielle und viröse Erkrankungen stiegen wegen des engen Kontaktes zwischen den Tieren an. Daher werden die Krankheiten der Ferkel auf den Zeitpunkt der Entstehung eingegrenzt:

- *bei der Geburt:*
  - Unterkühlung;
  - Mängel oder Fehler in der Ernährung;
  - Keimgehalt der Umgebung;
- *beim Absetzen:*
  - Ende der Aufnahme von Muttermilch;
  - Wechsel der Fütterung und des Stalles;
  - Keimgehalt der Umgebung.

In dieser Hinsicht ist es wichtig hervorzuheben, daß das pathologische Bild nicht nur durch die Mortalität, sondern auch durch die Morbidität bestimmt wird. Die weniger widerstandsfähigen Ferkel, die außerdem Keimträger sein können, führen zu einer Heterogenität des Tierstapels und zu Rückständen im Wachstum gegenüber der geplanten Produktion.

Krankheiten während und unmittelbar nach der Geburt

Unterkühlung

Die Unterkühlung stellt – wenn man sie nicht verhindert – einen Hauptfaktor für die neugeborenen Ferkel bei der Schwächung ihres Organismus dar, der die Vermehrung von Bakterien und Viren begünstigt. Das Ferkel ist bei der Geburt sehr anfällig gegenüber Kälte. Sein Wärmeschutz ist schlecht, da es kaum ein Borstenkleid und kein Unterhautfett hat und seine energetischen Reserven sehr gering und wenig mobilisierbar sind.

Der Abfall seiner Körpertemperatur ist um so stärker, je kälter die Umgebung ist und je länger das Ferkel vor dem ersten Saugen ihr ausgesetzt wird. Bei den Ferkeln sinkt die Körpertemperatur bei einer Stalltemperatur von 11 °C etwa 20 Minuten nach der Geburt um 5 °C, und die Mortalitätsrate steigt stark an. Dagegen ist bei 18 °C Umgebung der Abfall ihrer Temperatur auf weniger als 2 °C begrenzt und sie kehrt in sehr kurzer Zeit zum Normalwert von 38,5 °C zurück. Außer einer Erhöhung der Mortalität vermindert eine kalte Um-

gebung das Körperwachstum um 35 % in den ersten zwei Lebenstagen (De La Porte Des Vaux u. Aumaitre, 1967).
Eine niedrige Lufttemperatur ist nicht der einzige negative Einfluß auf das Neugeborene. Ebenso mitbeteiligt sind die Wärmedämmung der Wände und die Art des Stallbodens. Nach Verbesserung der Wärmeisolation des Stalles kann sich in einer Intensivhaltung die Überlebensrate um 10 % erhöhen. Aus einer niederländischen Studie an 7692 Würfen aus 793 Betrieben geht hervor, daß der Gebrauch von Einstreu in den Abferkelbuchten das Auftreten von Durchfällen innerhalb der ersten vier Lebenswochen um ein Drittel herabsetzte (Hunneman u. Tielen, 1978).

Verringerung der Laktation und schlechte Milchleistung

Die Rolle der Sauenmilch ist in den ersten Lebenswochen des Ferkels sehr bedeutsam, sowohl vom Gesichtspunkt des Schutzes gegen Infektionen als auch vom Ernährungsstandpunkt aus; von der Absorption und der Menge der resorbierten Stoffe wird der Erfolg oder Mißerfolg der Aufzucht abhängen.

• *Bedeutung als Schutzfunktion*
Der Immunschutz des neugeborenen Ferkels ist wegen der plazentaren Barriere der Sau für Antikörper eng an die Aufnahme von Kolostrum und Muttermilch gebunden. Das Kolostrum sichert einen passiven humoralen und die Muttermilch einen lokalen intestinalen Schutz (Porter, 1973). Ferkel, die kein Kolostrum aufnehmen konnten, verenden meistens. Mehr noch, die möglichst frühe Aufnahme nach der Geburt ist günstig, denn die Resorption der Immunglobuline über den Verdauungskanal endet etwa nach 24 Stunden (Young u. a., 1955; Asplund u. a., 1962). Es ist notwendig, daß eine gewisse Menge, das sind zwischen 100 und 1000 ml je Ferkel, mit 10 bis 60 g Immunglobulinen, aufgenommen und resorbiert werden. Die passive Immunität, humoral bzw. lokal, verringert sich mit dem Alter und ist mit 12 bis 15 Tagen völlig verschwunden, und die aktive Immunität tritt nicht vor 21 Tagen auf (Abb. V/10).

• *Bedeutung als Nährstoffquelle*
Eine sehr frühe Muttermilchaufnahme nach der Geburt ist also nicht nur notwendig zum Erwerb der Immunität, sondern auch ernährungsmäßig zur Versorgung mit Energie und Spurenelementen (Aumaitre u. Sève, 1978). Tatsächlich erschöpfen sich die energetischen Reserven des Ferkels, etwa dem Energiewert eines Liters Sauenmilch gleich, innerhalb kurzer Zeit, besonders im kalten Milieu. Die Wachstumsgeschwindigkeit innerhalb der ersten drei Lebenswochen entspricht ziemlich genau der aufgenommenen Milchmenge. Oft beobachtet man eine kritische Periode zwischen dem 14. und 17. Lebenstag, gewöhnlich »Drei-Wochen-Krise« genannt, in der eine Verringerung der Milchleistung eintritt, verbunden mit der noch ungenügenden Fähigkeit des Ferkels, größere Mengen von Beifutter aufzunehmen und zu vertragen. Sie ist beson-

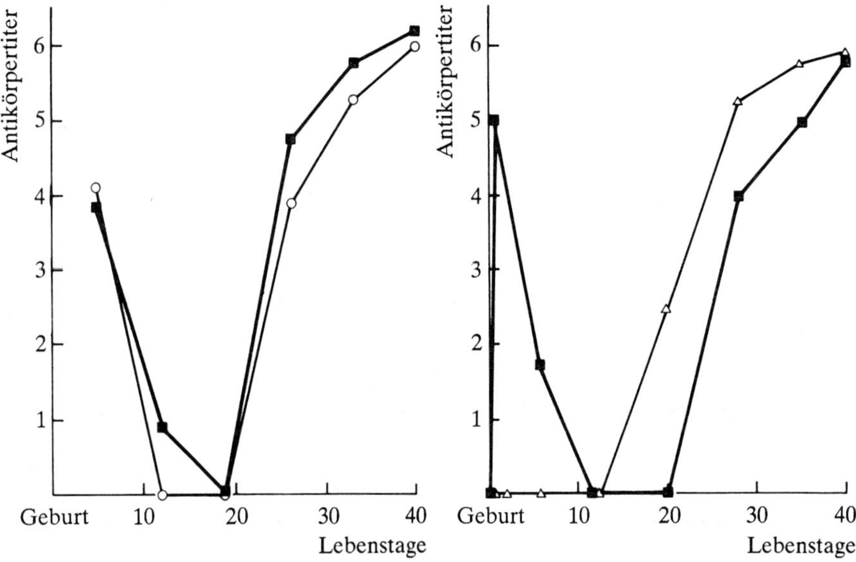

Abb. V/10
○ Ferkel mit 2 Tagen abgesetzt
■ Saugferkel
△ Ferkel ohne Kolostrum

ders mit einer quantitativ niedrigen Nährstoffzuführung verbunden, aber auch mit anderen Mangelzuständen, z. B. an Eisen, Mangan, Kupfer und Kobalt in der Muttermilch. Zu den Risiken einer fortschreitenden Abmagerung und eines verringerten Wachstums kommen viele größere durch Infektionen: eine Eisenmangelanämie vermehrt die Empfänglichkeit der Ferkel gegenüber kolibakteriellen Endotoxinen (Osborne u. Davis, 1968), ebenso vermindert ein Vitamin-B-Defizit die Antikörperproduktion bei den Ferkeln (Harmon u. a., 1963). Verschiedene injizierbare Eisenpräparate, die die traditionelle Versorgung mit Eisen durch Pflanzenerde ersetzt haben, sind vorbeugend gegen Fe-Mangel einzusetzen.
Unter diesen Bedingungen scheint es gerechtfertigt, die oben genannten drei Schwerpunkte, Verminderung der Immunität, des Wachstums und Mangelzustände, bei einer Säugezeit zwischen 12 und 18 Lebenstagen nicht zu summieren. Im Gegenteil scheint eine als Minimum angesehene Säugezeit von 21 Tagen das Optimum zu sein; zu diesem Zeitpunkt ist die kritische Zeit der Milchernährung bereits vorüber und die aktive Immunität des Ferkels in der Ausbildung (Sharpe, 1966) begriffen.

Mikroflora – Mikrobismus

In dem Maße, wie zu leichte und lebensschwache Ferkel einer Unterkühlung ausgesetzt und nicht genügend mit Muttermilch versorgt sind, kommt es zu verstärkten Infektionen. Es stellt sich das dar, was man allgemein als Mikrobismus bezeichnet, mit dem sich gesundheitlich kräftige Ferkel gut »auseinandersetzen« können, aber nicht solche, deren Organismus geschwächt ist.
Dieser Mikrobismus der Umwelt wird bestimmt vom Überleben, von der Vermehrung und der Virulenz der pathogenen Keime: Bakterien, Viren und besonders Parasiten. Diese Faktoren sind selbst mehr oder weniger von den hygienischen Bedingungen der Aufzucht und der Resistenz der Ferkel, d. h. vom Niveau des Immunschutzes abhängig. Eine Verschiebung dieser verschiedenen Elemente würde das Gleichgewicht Umwelt – Keimflora stören und krankhafte Störungen hervorrufen. So wären ein mittelmäßiger Hygienezustand und eine konstante Keimflora einer variablen vorzuziehen, wenn man sich auf klinische Beobachtungen bei der Enzootischen Pneumonie oder Reproduktionsstörungen durch Parvoviren verlassen kann.

Mikrobismus des Einzeltieres

Der Gesundheitszustand der Tiere hängt hauptsächlich von ihrer Keimbesiedlung bzw. ihrem Mikrobismus ab. Viele Untersucher haben die Rolle der tragenden Sauen für den Ausbruch der Kolibakteriose gezeigt. So haben auch umfangreiche Studien in Großbritannien enteropathogene Typen von *Escherichia coli* im Kot von ferkelnden Sauen festgestellt (Shreeve u. Thomlinson, 1971) und auf den gleichzeitigen Durchfall bei neugeborenen Ferkeln dieser Sauen in den ersten Lebenstagen hingewiesen (Arbuckle, 1968). Dieses Geschehen wurde gleichfalls in Belgien bei mehr als 40 % der Reproduktionstiere festgestellt (Pohl u. a., 1972).
Sauen und Ferkel sind auch Träger verschiedener pyogener Keime (Staphylokokken, Streptokokken, pyogene Bakterien) auf der Haut.

Mikroflora und Mikrobismus der Umwelt

Die Keimflora der Umwelt ist vom oben gesagten abhängig, d. h. vom Gesundheitszustand der Tiere, aber auch von mehr oder weniger begünstigenden Faktoren des Stalles, wie Temperatur, Lüftung, anderen Keimträgern.

• *Temperatur*. Außer der Einwirkung auf die Ferkel stellen niedrige Temperaturen eine gute Basis für die Entwicklung und Einwirkung von Bakterien und Viren dar. *Escherichia coli* und andere Coliformen z. B. entwickeln sich viel leichter bei Ferkeln, die bei Temperaturen von 4 bis 10 °C gehalten werden, als bei solchen bei höheren Temperaturen (28,3 °C) gehaltene, da erstere Durchfälle hervorrufen und die Entwicklung hemmen (KOVAC u. a., 1974; ARMSTRONG u. CLINE, 1977). Was die Viren betrifft, sterben die Ferkel ohne Kolostrumaufnahme nach einer Infektion mit Erregern der Transmissiblen Gastroenteritis bei einer Umwelttemperatur von 8 bis 12 °C, bleiben aber bei Temperaturen über 20 °C am Leben. Ebenso vermehrt sich das Virus im Gesamtorganismus, in Blut, Lymphknoten, Respirations- und Verdauungsapparat von Ferkeln, die bei niedrigen Temperaturen gehalten werden, während es nur die Lymphknoten und den Respirationstrakt bei 20 °C betrifft (FURUUCHI u. SHIMIZU, 1976).

• *Lüftung.* Die Anwesenheit von *Kohlenmonoxid* und *Ammoniak* begünstigen die Vermehrung von Bakterien und Viren im Respirationstrakt neben ihrer eigenen Toxizität. So riefen Werte von 180 bis 200 ppm Kohlenmonoxid bei einer Heizung mit Propangas eine hohe Mortalität bei den Neugeborenen hervor, die bei einem gut funktionierenden Heizungssystem und entsprechender Lüftung von 28 % auf 6,7 % gesenkt wurde (WOOD, 1979).

• *Keimvektoren.* Bakterien und Viren werden zuweilen übertragen oder einfach verschleppt durch Mäuse, Ratten, Fliegen und Vögel; Hunde und Katzen innerhalb der Anlage können eine weitere Quelle von Erregerverschleppung und Ansteckung darstellen. Aber besonders die Sau stellt, sei es durch direkten Kontakt oder über ihre Ausscheidungen (vor allem, wenn sie in schlechten Ställen nicht abfließen), den Hauptfaktor für die Mikroflora dar. Die Gesamtheit der ungünstigen Faktoren muß durch sanitäre und hygienische Maßnahmen bei den Tieren, im Stall und bei den Vektoren verändert werden. Das Sauberhalten der Sauen z. B. dient dazu, das Auftreten von Kolibakteriose bei den neugeborenen Ferkeln und von Darmparasiten bei den älteren Ferkeln zu vermindern. Desinfektionsmaßnahmen bei der Durchtrennung der Nabelschnur und beim Kürzen der Eckzähne sowie beim Kupieren des Schwanzes verhüten Infektionen durch pyogene Keime. Häufiges Wechseln der Einstreu, schneller Abfluß von Jauche und ein trockener Stallboden sind maßgebliche Faktoren für eine gute Umwelt. Verschiedene Untersuchungen haben das bestätigt: wir haben festgestellt, daß die Entwurmung von 400 Sauen in Betrieben Südfrankreichs, verbunden mit Desinfektion und Serviceperiode, den Strongyloidesbefall der Ferkel verschwinden ließ und die Ösophagostomose beträchtlich verminderte (RENAULT u. a., 1974). Trotz Bestehen einer geringen Mortalitätsrate führte die gruppenweise Haltung mit Serviceperiode in der BR Deutschland im Vergleich zu einer kontinuierlichen Aufzucht zu einer Leistungserhöhung sowohl bei der Geburt als auch in der Absetzperiode (SCHNEIDER und BRONSCH, 1973) (Abb. V/11).

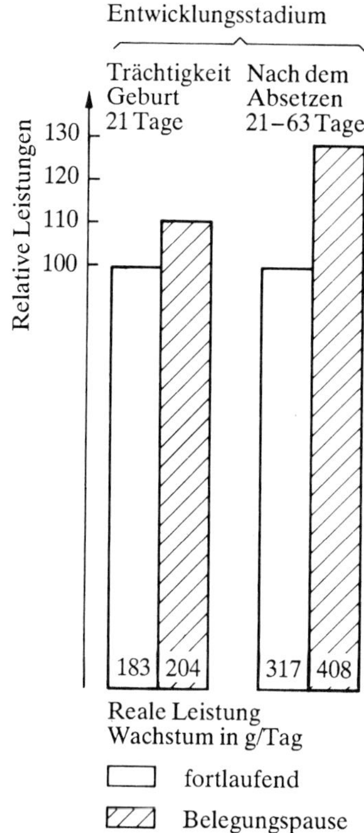

Abb. V/11 Leistungsverbesserung durch Belegungspause (relative Leistung bei fortlaufender Haltung = 100)

Krankheiten bei und nach dem Absetzen

Ende der Aufnahme von Muttermilch

Das plötzliche Ende der Aufnahme von Muttermilch beraubt die Ferkel, wie bereits dargelegt, nach dem Absetzen des lokalen und allgemeinen Immunschutzes sowie der Zuführung von Energie, Vitaminen und Spurenelementen. Wir haben gesehen, daß das Frühabsetzen zwischen 21 und 28 Lebenstagen sich immer mehr in Frankreich verbreitet hat, statt der zwischen 1972 bis 1978 üblichen Methode mit einer Säugezeit von 42 bis 31 Tagen. Das ist mit der Entwicklung einer aktiven Immunität durch die Ferkel vereinbar.

Änderungen von Fütterung und Unterbringung

• *Änderung der Fütterung*
Zu der Belastung durch das Ende der Muttermilchaufnahme kommt die Umstellung in der

Ernährung und der anschließenden Fütterung in folgender Weise:

- der Übergang von flüssiger Nahrung auf festes Futter;
- die qualitative und quantitative Veränderungen der zugeführten Kohlenhydrate und Proteine ;
- der Wechsel von der stündlichen Nahrungsaufnahme durch das Saugen auf zwei- oder drei Mahlzeiten und damit eine rationierte Fütterung.

Dazu kommt, daß beim Absetzen mit drei Wochen die Verdauungsfähigkeit des Ferkels auf Grund physiologischer Bedingungen durch die mangelnde Pankreas- und Darmsekretion noch nicht voll entwickelt ist. Ein Hungern nach dem Absetzen von wenigen bis zu 48 Stunden kann bei anschließender Zuführung großer Mengen von Stärke oder von schwer verdaulichem Eiweiß Verdauung und Resorption beeinträchtigen und Durchfall herbeiführen (Abb. V/12).

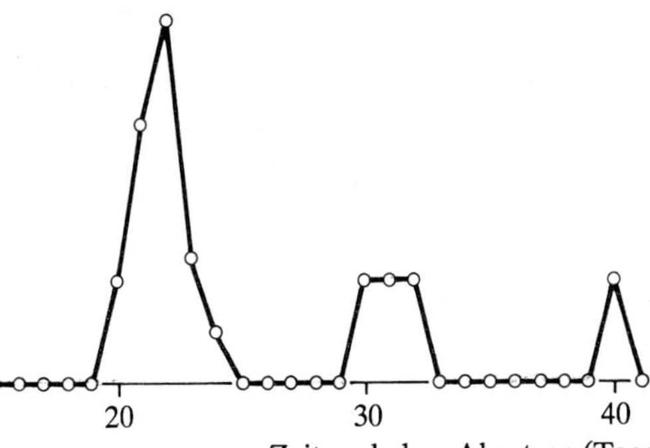

Abb. V/12

Die Schwere dessen hängt von der Masse und dem Entwicklungsstand der Tiere ab, von seinen Reserven und seiner Möglichkeit, den zusätzlichen Streß durch Stallwechsel und neue Mikroflora abzufangen.

- *Änderung der Unterbringung*

Der Wechsel der Nährstoffe und der Fütterung ist häufig auch mit einer Veränderung des Tränkens verbunden: die Zahl der Tränken, ihre Aufstellung, die Höhe und der Druck erfordern eine Anpassung an die Tiere (Vaissaire u. a., 1977).

Was den Stall selbst anbelangt, so sind außer der Beachtung der Besatzdichte die Klimaführung und die Art des Stallfußbodens von Bedeutung. So kann ein extremes Temperaturgefälle durch nervöse Reizung der Darmperistaltik Durchfälle auslösen. Ebenfalls begünstigt ein planbefestigter glatter Fußboden gegenüber der Haltung auf Teilspalten- oder Vollspaltenböden das Auftreten von Durchfällen durch Ansteckung von den Exkrementen her.

Um Störungen durch solche Bedingungen zu begrenzen, ist eine dem Alter der Tiere angepaßte Fütterung sicherzustellen und darüber zu wachen, daß der Futterplan exakt eingehalten wird, besonders in der ersten Woche nach dem Absetzen. Zugleich sollten die Futterrationen nicht zu groß sein, wie es bei Futterautomaten möglich ist.

Eine Futterergänzung mit geringen Dosen von Antibiotika und Ergotropika begrenzt übrigens auch die Häufigkeit und Schwere der Durchfälle, regt die Futteraufnahme und damit das Wachstum an (Schneider u. Bronsch, 1976; Aumaitre u. Raynaud, 1978). Sie spielt eine große Rolle in großen Aufzuchtbetrieben auf Grund der hohen Besatzdichte. Aber sie darf nicht als Allheilmittel gegen alle Mängel und Fehler der Aufzucht, Fütterung und Hygiene aufgefaßt werden.

Mikroflora – Mikrobismus

Der Wechsel der Haltungs- und Fütterungsbedingungen kann Störungen bei der Resorption der Nährstoffe und des Wassers herbeiführen, aber auch eine Vermehrung von pathogenen *Escherichia coli*-Stämmen. Ab einer bestimmten Höhe des pH-Wertes in der Maulhöhle und im Magen-Darmkanal vermindert sich die bakteriostatische Wirkung (Aynaud, 1978). Wenn Ferkel oder Stall solche pathogenen Stämme beherbergen, können unspezifische alimentäre Durchfälle in spezifische bakterielle übergehen.

Mikrobismus des Einzeltieres

Wie die Neugeborenen sind auch die Absetzer Keimträger:

– auf ihrer Haut befinden sich verschiedene Typen pyogener Keime, Streptokokken, Staphylokokken;
– in den Luftwegen und im Rachenraum befinden sich Pasteurellen, Bordetellen, Hämophile, Streptokokken;
– im Verdauungskanal sind pathogene Stämme von Bakterien und Viren; in den ersten 10 Tagen nach dem Absetzen vermehren sich die pathogenen *Escherichia coli* sehr stark (Campbell, 1959; Buxton und Thomlison, 1961; Pohl u. a., 1972).

Es genügen also:

– Verstöße gegen die aseptischen Regeln beim Kastrieren, so daß mikrobielle Komplikationen folgen;
– Lüftungs- oder Heizungsfehler, um Rhinitis, Pneumonie und Meningitis auszulösen;
– Mängel bei den hygienischen Maßnahmen im Stall, so daß sich alimentäre Diarrhöen in infektiöse verwandeln. Das ist der Fall bei Kolibakteriose in Form der Gastroenteritis mit Bildung von Enterotoxinen, sowie als Ödemform mit der Bildung von Endotoxinen (Abb. V/13). Diese Faktoren sind auch bei atypischen Virusstämmen der Transmissiblen Gastro-Enteritis mit oder ohne Beteiligung von *Escherichia coli* (Renault u. a., 1976) von Einfluß.

Keimflora in der Umwelt

Sie resultiert aus der Kontamination des Futters, Wassers und der Ställe, mit beeinflußt durch schlechte klimatische Verhältnisse.

• *Mikroflora und Mikrobismus der Futtermittel*

Die beiden hauptsächlichsten und gefährlichsten Kontaminationen sind die von Tierkörpermehlen durch Salmonellen und von Getreide und Ölkuchen durch Mykotoxine (Aflatoxin, Zearalenon, Trichothezene, Ochratoxin), die von bestimmten Schimmelpilzen bei mangelhafter und langer Lagerung der Futtermittel unter schlechten Bedingungen gebildet werden. Dagegen hat die Menge an aeroben Keimen für die Besiedlung des Stalles oder als Risiko für die Tiere kaum Bedeutung, da es sich um Saprophyten aus dem Erdboden handelt.

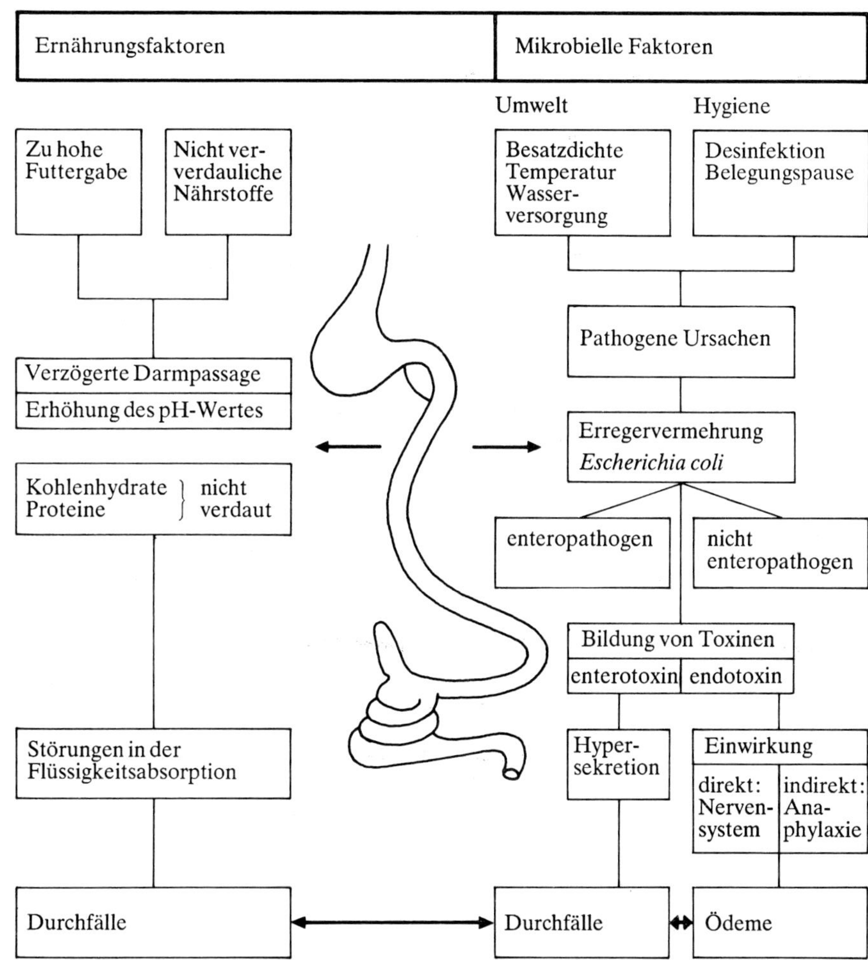

Abb V/13

Gefahr kann auch aus der Zubereitung und Verabreichung des Futters entstehen: so begünstigen pulverförmige oder staubförmige Futtermehle oder Abrieb von Pellets die Entwicklung respiratorischer Erkrankungen.

• *Mikroflora und Mikrobismus des Wassers*
Das Tränkwasser kann durch organische Stoffe verunreinigt sein, durch Erreger aus fäkalen Verschmutzungen oder durch pathogene Keime aus der Intestinalflora und von Darmstörungen, spezifisch oder unspezifisch. Daher sollte es einer regelmäßigen chemischen und bakteriologischen Kontrolle unterliegen, besonders weil es ein ausgezeichneter Verbreiter von verschiedenen Darmbakterien und Viren ist, wenn die Tränken stehendes oder schmutziges Wasser enthalten.

• *Mikroflora und Mikrobismus der Ställe*
Wir haben bereits festgestellt, daß Stalltyp und Haltungsbedingungen unmittelbare Ursachen für Erkrankungen des Verdauungs- und Atmungsapparates sein können. So wird eine Besatzdichte von über 3 bis 4 Absatzferkeln je m^2 nicht nur die Kontakte vergrößern, sondern auch die Erregerdichte verstärkt durch die engen Kontakte zwischen den Tieren. Hinzu kommt die von pathogenen Erregern. So wird ein Erregerschub, der drei oder vier Ferkel befällt, die sich gegenüberstehen, nicht nur die Ansteckung vollziehen, sondern ebenso die Zahl der Erreger vermehren. Auch erhöht die Alkalität eines frischen Zementstallbodens außer seiner mechanischen Rolle für Hautwunden die Keimdichte. Die Mikroflora der Räume wird außerdem durch klimatische Faktoren bedingt, wie Temperatur, Luftfeuchte und Luftbeschaffenheit.

Tabelle V/17 Positiver Einfluß der Gruppenhaltung und Serviceperiode auf Überlebensrate und Leistungen der Ferkel (Resultate in % der Verbesserung nach verschiedenen Untersuchungen angegeben)

		Erhöhung der Lebendmasse	Senkung der Mortalitätsrate	Senkung der Behandlungen
Sauenstall	McLean, 1971	mit 6 Wochen		
	Desinfektion allein	+ 9,5	– 30	– 39
	Desinfektion und Belegungspause	+ 11	– 40	– 65
		Zwischen 3 und und 9 Wochen		
Jungschweinestall	Schneider und Bronsch, 1973	+ 32	– 9	
	Caugant, 1975	+ 28	– 59	

Tabelle V/18 Empfehlungen für die Aufzucht und Verhütung von Erkrankungen der Ferkel

Zeitabschnitt	Ferkel	Stallgebäude	
		Haltungstechnik	Hygiene
Geburt	*Aseptisches Abnabeln* *Aseptisches Kürzen der Eckzähne* *Vorbereitung des Gesäuges* Vorbeuge gegen Anämie Kastration (mit 8 bis 10 Tagen) Kupieren des Schwanzes	*Optimale Einstreu* Ausgewogene Umweltverhältnisse Wärme/Entlüftung *Ordentliche Trinkwasserversorgung*	*Saubere Ferkelnesteinstreu im Sauenstall,* *Sauberkeit der Tränkeinrichtungen* *Insektenbekämpfung* *Schadnagerbekämpfung*
Säugezeit	*Vollwertige Fütterung* Behandlung gegen Durchfälle		Belegungspause im Sauenstall *Reinigung – Desinfektion*
Absetzer	Futterrestriktion Behandlung gegen Durchfälle	Rationelle Aufteilung des Stallraumes *Einheitlichkeit der Gruppen* *Besatzdichte beachten:* 0,25 m^2; 10 bis 20 Ferkel je Bucht *Regulierung der Umwelt* Heizung und Lüftung verändern *Trinkwasserversorgung verbessern*	Belegungspause im Absetzerstall Reinigung – Desinfektion Insektenbekämpfung Schadnagerbekämpfung Abdichtung gegen Vögel Hunde fernhalten

Maßnahmen, die unbedingt angewandt werden müssen, sind im Schriftbild hervorgehoben

• *Temperatur*. Zu niedrige Raumtemperaturen (unter 22 °C bis 24 °C) in einem Stall mit Spaltenboden oder mit Schwankungen von 3 °C bis 5 °C begünstigen die Entwicklung von pathogenen *Escherichia coli*-Keimen im Magen-Darmkanal, schwächen die Tiere und fördern das Auftreten von Gastroenteritiden und Ödemkrankheit.

• *Luftfeuchte*. In einer warmen Umgebung wird die Entwicklung von Erregern aus dem Kot, *Escherichia coli* und Laktobazillen, bei einer relativen Luftfeuchtigkeit von 80 % gegenüber einer solchen von 40 % gefördert. Man muß außerdem den ungünstigen Einfluß einer hohen relativen Luftfeuchtigkeit bei niedrigen Raumtemperaturen auf die Atmungswege erwähnen, wie umgekehrt einer niedrigen relativen Luftfeuchtigkeit bei hohen Raumtemperaturen.

• *Luftzusammensetzung*. Kohlendioxid (CO_2) aus der Atemluft der Tiere ebenso wie Ammoniak (NH_3) und Schwefelwasserstoff (H_2S) aus der Zersetzung der Fäkalien herrührend, sind in Konzentrationen von 0,35 % bzw. 0,005 % und 0,002 % (3500, 50 und 20 ppm) toxisch. Diese Werte treten selten und im allgemeinen nur als Folge von Lüftungshavarien in schmutzigen, überbelegten oder über Kotkanäle gebauten Ställen auf.
Häufiger sind diese Gase Reizfaktoren, wenn der Sauerstoffgehalt zu niedrig wird (Taiganides u. White, 1969). Sie begünstigen dann die Vermehrung pathogener Erreger, von Bakterien und Viren in den oberen und unteren Atemwegen. Ein Ammoniakgehalt zwischen 50 und 75 ppm bewirkt eine Anschwellung des Luftröhrchenepithels um 50 bis 100 %, eine Verringerung der Schleimdrüsen, der Becherzellen und eine Reduktion der Lungenclearance gegenüber *Escherichia coli* um 50 % (Doig u. Willoughby, 1971; Drummond u. a., 1978).
Die Bekämpfung der Verdauungs- und Atemwegserkrankungen nach dem Absetzen kann mit medikamentellen Futterzusätzen unterstützt werden. Allerdings dürfen sie nur eine begrenzte Menge antibakterieller Stoffe enthalten und für eine kurze Periode angewendet werden, damit sie nicht die Entwicklung multiresistenter Stämme fördern. Hierbei helfen Desinfektion und Belegungspause ebenso wie die Kontrolle von Gesundheitszustand, Mortalität und Leistungen (Tab. V/17) entsprechend den verschiedenen Untersuchungsergebnissen aus Frankreich und anderen Ländern (Fredeen u. Reddon, 1967; Schneider u. Bronsch, 1973; McLean, 1971; Caugant, 1975; zitiert durch Puygrenier, 1976).
Zum Schluß werden Prophylaxemaßnahmen für Krankheiten der Ferkel während der Aufzuchtsperiode vorgeschlagen. Sie beziehen sich immer auf das Tier und seine Umgebung unter Einbeziehung der Stallhaltung und -hygiene (Tab. V/18). Für das Ferkel ist die Sorgfalt bei der Geburt wesentlich, um erste Infektionen abzufangen. Hierbei ist die Desinfektion der möglichen Eintrittspforten für Infektionen unumgänglich, beim Abtrennen der Nabelschnur, beim Abkneifen der Eckzähne und bei der Kastration.
Ein Saugen der Ferkel möglichst bald nach der Geburt ermöglicht die Aufnahme des Kolostrums – und auch die Weitergabe der maternalen Antikörper – und wichtiger Nährstoffe, um die geringen energetischen Körperreserven des Neugeborenen aufzufrischen. Dagegen schützt eine Futterrestriktion in den Tagen nach dem Absetzen gegen Darmstörungen und infektiöse Durchfallerkrankungen.
Die technischen Voraussetzungen im Stall, die das Stallklima bei Sauen und Absetzern in Ordnung halten, die Gewöhnung an die Tränken, die Gruppengröße und Beachtung der Besatzdichte sind die Hauptfaktoren gegen Verdauungs- und Atmungserkrankungen. Ebenso begrenzt die Hygiene und besonders die Sauberkeit des Stalles und der Einrichtung (Boden, Einstreu, Tränken), genau wie die Anwendung der Belegungspausen nach Reinigung und Desinfektion, die Verbreitung von Keimen aus den Fäkalien und somit eine Keimanreicherung in der Umwelt.

ZUSAMMENFASSUNG

*Die Erkrankungen der Ferkel werden vom Standpunkt der zwei kritischen Lebensperioden der jungen Tiere betrachtet: der Geburt und des Absetzens.
Die Mortalität während dieser beiden Stadien ist bei Schweinen schwerwiegend, denn 10 bis 20 % der Lebendgeborenen verenden, bevor sie das Alter von zwei Monaten erreichen.
Das traditionelle Krankheitsbild der Aufzucht in kleinen Anlagen unterscheidet sich von dem in den Intensivanlagen.
Für die neugeborenen Ferkel führen eine ungeeignete Umwelt (Raumtemperatur, Keimflora) und eine mangelnde oder schlechte Muttermilchversorgung (maternale Antikörper, Nährstoffe, Vitamine, Spurenelemente) zu unspezifischen Verdauungsstörungen, die in der Folge häufig das Auftreten von Kolibakteriose oder Gastroenteritis ermöglichen.
Bei den Absetzern führen schlechte Umweltverhältnisse (zu hohe Besatzdichte, Keimbelastung) verbunden mit Futterumstellung (schwer verdauliche Futtermittel, zu große Futterrationen) zu Magen-Darmstörungen und Kolibakteriose nach dem Absetzen sowie zu Atemwegserkrankungen.
Empfehlungen für die Betreuung der Tiere, die Haltungstechnologie und Hygienemaßnahmen werden in Hinblick auf die Vorbeuge von Ferkelkrankheiten entsprechend dem Lebensalter in einer Schlußtabelle zusammengefaßt.*

LITERATUR

Anonyme, 1959 – A survey of the incidence and causes of mortality in pigs. 1. Sow survey. Vet. Rec. 71, 777–786

Arbuckle, J.-B. R., 1967 – The incidence of neonatal piglet mortality and possible methods for the prevention of some principal causes. Brit. Council Course. Royal Vet. College London Ed. 117–124

Arbuckle, J.-B. R., 1968 – The distribution of certain Escherichia coli strains in pigs and their environment. Brit. Vet. J. 124, 152–159

Armstrong, W. D.; Cline, T. R., 1977 – Effects of various nutrient levels and environmental temperatures on the incidence of colibacillary diarrhea in pigs: intestinal fistulation and titration studies. J. Anim. Sci. 45, 1042–1050

Asplund, J.-M.; Grummer, R. H.; Phillips, P. H., 1962 – Absorption of colostral gamma-globulins and insulin by the newborn pig. J. Anim. Sci. 21, 412–413

Aumaitre, A.; 1971 – La mortalité des jeunes dans l'espèce porcine. Bull. Techn. Inf. Paris, 257, 133–137

Aumaitre, A.; Seve, B., 1978 – Nutritional importence of colostrum in the piglet. Ann. Rech. Vet. 9, 181–192

Aumaitre, A.; Raynaud, J. P., 1978 – Les additifs chez le porc : résultats techniques, intérêt pratique et limites de leur utilisation. Dossiers de l'Elevage, 2 et 3 (5 et 1) 73–83, 47–70

Aynaud, J. M., 1978 – Mortalité néonatale et infections virales. Pathogénie et immunisation. Journée du Porc. Dunkerque 10 mai. Bull. Synd. Net. Vét. 4, 59–68

Buxton, A.; Thomlinson, J. R., 1961 – The detection of tissue sensitizing antibodies to Escherichia coli in oedema disease, haemorragic gestroenteritis and in nomal pig. Res. Vet. Sce. 2, 73–88

Campbell, S. G., 1959 – Studies on strains of haemolytic E. coli isolated from normal swine after weaning. Vet. Rec. 71, 909–911

De La Porte Des Vaux, H.; Aumaitre, A., 1967 – Influence du milieu sur l'évolution de la température rectale et la glycémie chez le porcelet nouveau-né. Ann. Zootech. 16, 235–245

Dewaele, A., 1970 – Ecologie et élevage du porc. Ann. Méd. Vét. 114, 146–166, 435–436

Doig, P. A.; Willoughby, R. A.; 1971 – Response of swine to atmosheric ammonia and organic dust. J.A.V.M.A. 159, 1353–1361

Drummond, J. G.; Curtis, S. E.; Simon, J., 1978 – Effects of atmospheric ammonia on pulmonary bacterial clearence in the young pig. Am. J. Vet. Res. 39, 211–212

Fredeen, H. T.; Reddon, A., 1967 – Post-weaning performance of SPF pigs reared in isolation vs. litter mates reared with non SPF pigs. Can. J. Anim. Sci. 47, 1–9

Furuuchi, S.; Shimizu, Y., 1976 – Effect of ambient temperature on multiplication of attenuated transmissible gastroenteritis virus in the bodies of newborn piglets. Infect. and Immunity, 13, 990–992

Glastonbury, J. R. W., 1977 – Preweaning mortality in the pig. Pathological findings in piglets dying between birth and weaning. Austr. Vet. J. 53, 310–314

Harmon, B. G.; Miller, E. R.; Hoefer, J. A.; Ullrey, D. E.; Luecke, R. W., 1963 – Relationship of specific nutrient deficiencies to antibody production in swine. J. Nutr. 79, 263–268

Hunneman, W. A.; Tielen, M. J. M., 1978 – Diarrhoea in piglets during the first four weeks of life. Incidence and the effect of various features of management. Tijdschr. voor Diergeneesk. 103, 538–547

Kovacs, F.; Rafai, P.; Pethes, G., 1974 – Studies on the adaptation of weaned piglets to different temperatures. Magyar Allator. Lapja, 29, 531–538

Osborne, J. C.; Davis, J. W., 1968 – Increased susceptibility to bacterial endotoxin of pigs with iron deficiency anemia. J.A.V.M.A. 152, 1630–1632

Pohl, P.; Thomas, J.; Laub, R., 1972 – L'entérotoxémie à colibacilles hémolytiques du porc III. Ecologie du germe chez le porteur sain. Ann. Méd. Vét. 116, 745–760

Porter, P., 1973 – Intestinal defense in the young pig. A review of the secretory antibody system and their possible role in oral immunisation. Vet. Rec. 92, 658–664

Puygrenier, M.; Soyeux-Salavize, A., 1976 – L'hygiène en élevage : conséquences sanitaires économiques sociales et politiques. Dossiers de l'Elevage 1, 5–20

Renault, L.; Martin, A.; Peron, J. Y., 1974 – Regional survey on the importance of digestive parasitism in sows. Statistical attempts to an appreciation of the influence of husbandry conditions. Intern. Pig Vet. Soc. 3rd Congress Lyon June 12–14, P2, 1–8

Renault, L.; Labadie, J. P.; Aynaud, J. m.; Vaissaire, J.; Maire, C., 1976 – Importance de la gastro-entérite transmissible dans l'étiologie des troubles digestifs du porc. Bull. Acad. Vét. 49, 503–509

Schneider, D.; Bronsch, K., 1973 – Einfluß der Stallbelegung nach der sog. Fließband- und Rein-Raus-Methode auf die Ferkelaufzucht. Züchtungskunde 45, 5360

Sharpe, H. B. A., 1966 – Pre-weaning mortality in a herd of Large White pigs. Brit. Vet. J. 122, 99–111

Shreeve, B. J.; Thomlinson, J. R., 1971 – Bacteriological and serological studies in preparturient sows. Br. Vet. J. 127, 57–66

Taiganides, E. P.; White, K., 1969 – The menace of noxious gases in animal units. Transactions of the ASAE, 359–367

Vaissaire, J.; Gotkovsky, A.; Dansette, D.; Renault, L.; Maire, C.; Labadie, J. p.; Maury, Y., 1977 – Retentissement du mode d'abreuvement sur l'état sanitaire chez le porc. Journées Rech. Porcine en France. INRA-ITP éd., Paris 9, 177–183

Wood, E. N., 1979 – Increased incidence of stillbirth in piglets associated with high levels of atmospheric carbon monoxide. Vet. Rec. 1004, 283–284

Young, G. A.; Underdahl, N. R.; Hinz, R. W., 1955 – Procurement of baby pigs by hysterectomy. Amer. J. Vet. Res. 16, 123–131

Erkrankungen der Mastschweine

J. Tournut

Alle infektiösen oder parasitären Erkrankungen, die in den vorherigen Abschnitten behandelt wurden, können beim wachsenden Schwein mit einer vom Alter abhängigen Empfänglichkeit wiedergefunden werden. Die Empfänglichkeit wird mehr oder weniger auch durch eine ungünstige Umwelt beeinflußt, woher mit die unterschiedliche Morbidität und Mortalität bei ein und derselben Krankheit herrührt.
Bei Mastschweinen sind einerseits die respiratorischen Krankheiten, andererseits die Darmparasitosen und die hämorrhagische Enteritis seit langem die wesentlichen Krankheitskomplexe, zu denen häufig schlechte hygienische Bedingungen, Überbelegung und mangelnde Sorgfalt der Pfleger beitragen, die Störungen bei den Tieren hervorrufen oder sie verschärfen. Dies alles erschwert die Vorbeuge und erklärt die oft nur mäßigen Resultate der Maßnahmen in den Mastbeständen.
Verschiedentlich kann man neben den klar charakterisierten Störungen lediglich eine Verminderung der Masttagszunahmen feststellen, die entweder verschiedenen Infektionen, latentem Parasitenbefall, oder einer Altersheterogenität der Tiere bei der Einstallung zur Mast zugeschrieben werden kann.

Verhaltensstörungen bei der Einstallung

G. Ballarini

Die gruppenweise Zusammenstellung aus verschiedenen Aufzuchtbetrieben und Würfen, von unterschiedlichem Alter trotz gleicher Lebendmasse, führt in der Anlage zum Entstehen einer sozialen Rangordnung, bis hin zu Verhaltensstörungen oder Rangordnungskämpfen. Die Auffassung zu »Verhaltensstörungen bei der Einstallung von Tieren« war Gegenstand breiter Diskussionen (Broadhurst, 1961; Fox, 1968), und die Meinung zu einer solchen Terminologie ist nicht einheitlich.
Wenn man mit den Kriterien einverstanden ist, die von Hebb (1947) vorgeschlagen und von Broadhurst (1961) verallgemeinert wurden, kann man sagen, daß ein anormales Verhalten ein unerwünschter emotioneller Zustand ist. Es steht mit Anpassungsvorgängen in Verbindung, erfaßt das ganze Tier und ist andauernd. Allerdings tritt dieser Zustand nur bei einem kleineren Teil des Bestandes auf und ist nicht mit schweren nervösen oder organischen Schädigungen verknüpft. Andere Kriterien können mit hineinspielen, z. B. eine deutliche Änderung des ursprünglichen Verhaltens und das Mitwirken von Konflikt- oder Streßsituationen.
Verhaltensstörungen müssen als ein Versuch des Individuums betrachtet werden, sich den Bedingungen physiologisch und psychologisch anzupassen, die das anormale Verhalten herbeiführten. Der Umstand, daß nur ein kleinerer Teil der Tiere betroffen ist, muß im Zusammenhang mit und unter Berücksichtigung der Art, der Rasse und/oder der Umweltbedingungen gesehen werden. Ebenso muß man genau bekannte Krankheiten anhand des äußeren Krankheitsbildes ausschließen.
Verhaltensstörungen muß man als Anpassung des Organismus (physisch und psychisch) betrachten. Um die Störungen bei der Einstallung zu klären, ist es nützlich, einer Einteilung zu folgen, die sich aus einer nomalen Einstallung ableitet. Diese Verhaltensweisen sind für das Schwein nach den Angaben von Hafez u. Signoret (1969):

- fütterungsbedingte Verhaltensweisen;
- geschlechtsgebundene Verhaltensweisen;
- maternal geprägte Verhaltensweisen;
- soziale Verhaltensweisen.

Bei Mastschweinen kommen besonders die Störungen des Ernährungs- oder Freßverhaltens und des Sozialverhaltens in Frage.

Störungen der Einstallung durch Fütterung

Der starke Drang des Schweines, den Boden aufzuwühlen, ist fest mit seinem Suchverhalten verbunden. Wenn das Schwein einen Auslauf zur Verfügung hat, sucht es ihn immer wieder gern auf und wühlt den Boden mit seinem Rüssel auf. Diese Aktivität nimmt neben dem Schlafen seine meiste Zeit in Anspruch. Sie ist je nach Rasse unterschiedlich intensiv (Fausch, 1961) und davon abhängig, welche soziale Rangstellung das Einzeltier in der Gruppe einnimmt; sie ist teilweise erworben und wird durch den Nachahmungstrieb verstärkt. Das Freßverhalten wird durch die Nahrungsaufnahme vom Boden im Vergleich zu der aus dem Futtertrog gefördert (Klopfer, 1961). Das Schwein als Allesfresser findet im Boden eine Ergänzung seiner Futterration durch Wurzeln, Knollen und besonders Würmer, Raupen, Schnecken (ohne Berücksichtigung der Eier und kleinen Vögel, Schlangen, Frösche, Nager und kranker und verendeter Tiere); ein Teil davon ist Quelle tierischen Eiweißes.

Kannibalismus und Autokannibalismus

In der Intensivhaltung stellt Kannibalismus eine besondere Verhaltensstörung dar.
Nur einzelne Tiere der Gruppe rufen Kannibalismus hervor. Am häufigsten findet man Aggressivität zusammen mit dem natürlichen Wühltrieb und der omnivoren Ernährungsweise. Der »Gier nach Blut« ist ohne Zweifel an den Geschmackssinn gebunden, aber die Hauptursache geht auf den Gesichtssinn (mehr als auf den Geruch) zurück. Der Beweis dafür wird durch die starke Reduzierung des »Drangs nach Blut« in einer mit rötlichem Licht beleuchteten Umgebung erbracht, die die Sichtbarkeit des Blutes deutlich herabsetzt.
Wenn man von den Fällen absieht, in denen Kannibalismus in Verbindung mit sozialen Rangkämpfen steht (Abbeißen des Schwanzes und der Ohren), ist besonders bei einer Haltung unter normalen Bedingungen auszuschließen, daß Kannibalismus durch Ernährungsmängel, vor allem Mangel an Aminosäuren (Lysin, Methionin usw.) hervorgerufen wird. Dagegen spielt ein Mangel an Spurenelementen (Eisen) mutmaßlich eine Rolle. Es ist sicher, daß »Kannibalismus-Schweine« sozial »ranghöher« gegenüber anderen Schweinen stehen, die wegen der räumlichen Begrenzung nicht ausweichen können. Kannibalismus gegenüber verendeten Tieren kommt unter normaler Haltung praktisch nicht vor.
Eine Selbstverstümmelung ist Ausdruck einer schweren nervösen Störung. Oft ist sie verbunden mit Erscheinungen der Parästhesie*.
Die engen Verbindungen zwischen den ernährungsbedingten und sozialen Verhaltensstörungen machen es notwendig, daß Behandlung und Prophylaxe gleichermaßen zu beachten sind.

* Parästhesie: Änderung der Sensibilität, seit einer sachlichen Erforschung als Mittel zwischen Hypoästhesie und Hyperästhesie (Berührungsempfindlichkeit) definiert.

Störungen des Sozialverhaltens

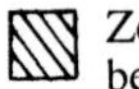 Zone, die an den Hinterbeinen gescheuert wird

 Zone, die an vertikalen Gegenständen gescheuert wird

 Zone mit Berührungsflächen zu anderen Schweinen (Rücken, Gesäuge)

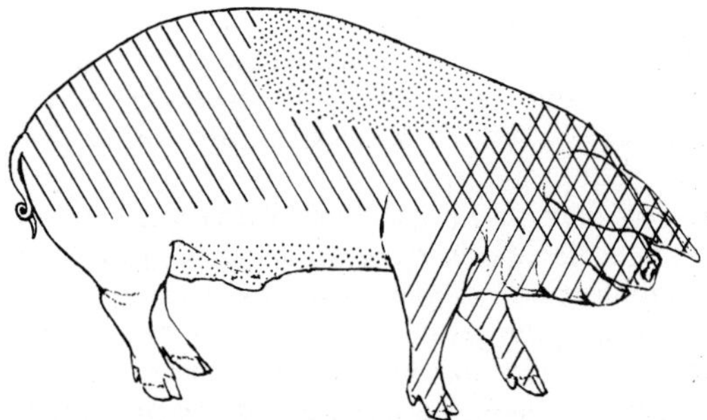

Abb. V/14 Hautzonen des Schweines (nach Hafez und Signoret, 1969)

Beim Schwein spielt der Geruchssinn eine Vorrangrolle in den Beziehungen zwischen den Tieren (Hafez, Signoret, 1969; Frädrich, 1965). Berührungsstimuli (Kontaktreize) sind ebenso wichtig, besonders das »Schubbern« als Sozialhandlung, das normalerweise nur an bestimmten Hautstellen ausgeführt wird (Hediger, 1954; Hafez, Signoret, 1969) (Abb. V/14). Die soziale Struktur der primitiven Schweinepopulationen hat sich in den modernen Aufzucht- und Mastbetrieben grundlegend verändert; so besteht keine stabile Rangordnung mehr (Reebs, 1960; Rassmussen u. a., 1961; McBride u. a., 1964; Beilharz u. Cox, 1967). Bei Mastschweinen kann man feststellen, daß vom Absetzen bis zum Schlachtalter die soziale Stellung jedes Tieres zu weniger als 13 % (McBride u. a., 1965) von der Rangordnung während der Säugezeit beeinflußt worden ist.

Eine ranghöhere Stellung in diesem Stadium erlaubte einen erfolgreicheren Zugang zu den Zitzen und eine bessere Lebendmasse beim Absetzen, was auch im späteren Lebensalter Vorteile verschafft (McBride u. a., 1964). Während der Mast in Gruppenhaltung nehmen die ranghöheren Tiere z. B. im Vergleich zu den rangniederen stärker zu, was aus der sozialen Ordnung erklärt werden kann (Jonsson, 1959).

Die sozialen Rangstreitigkeiten, die beim Schwein schon am 2. Lebenstag auftreten, scheinen mit der Rangordnung eng zusammenzuhängen. Die Milchzähne dienen zur Eroberung der besten und milchreichsten Zitzen und verursachen Wunden an Lippen und Rüssel der anderen Ferkel (Doyle, 1960). Darum kneift man in der Praxis diese Zähne ab, was zudem das Saugen erleichtert, die Zitzenverletzungen und die Abwehrbewegungen der Sauen verringert und schließlich zu größerer Ausgeglichenheit des Wurfes führt. Wenn die Ferkel ihren Platz gefunden haben (»Saugordnung«), vermindert sich die Aggressivität. Sie tritt aber wieder auf, wenn man Ferkel verschiedener Würfe zusammenlegt. Nach dem Absetzen provoziert jede Gruppenveränderung neue Rangkämpfe (Hafez, Signoret, 1969) (Abb. V/15).

Alle normalen Formen der Aggressivität haben generell nicht zum Ziel, unterlegene Tiere auszurotten, sondern nur, Eindringlinge und Rivalen zu entfernen. Aggressivität ist das Mittel, das biologische Umfeld für sich und die Nachkommenschaft zu sichern. Sie ist auch eine Möglichkeit der Selektion für besonders vitale Tiere: es ist also ein bedeutsamer Beitrag zur Erhaltung der Art. Normalerweise besteht ein Gleichgewicht zwischen Aggressivität und Gegenkräften (Möglichkeit der Flucht usw.). Dieses Gleichgewicht, besonders in Mastbetrieben, ist nicht immer konstant, besonders in Fällen, in denen unerwartete und/oder anormale Aggressivität auftreten. Die Bedingungen für derartige Störungen werden von den Umweltverhältnissen beeinflußt (zu kleine Buchten können die Flucht oder ein Verbergen erschweren oder ganz unmöglich machen). Sie sind auch von der Besatzdichte abhängig (Angst, die die Möglichkeit der Individualerkennung einander vermindert oder ganz unterbindet und damit den schnellen Aufbau einer festen Rangordnung beeinträchtigt). Schließlich spielen bei einer Störung des Gleichgewichtes stets die Streßeinflüsse eine Rolle.

Die hauptsächlichen Störformen im Sozialverhalten der Mastschweine treten unter zwei Syndromen auf:
- Schwanzbeißen;
- Ohrenbeißen.

Schwanzbeißen (Tail-Biting)

Es handelt sich um ein aggressives Verhaltenssyndrom, aber auch Mangelzustände sind nicht auszuschließen (verschiedene Mangelzustände, besonders an Eisen) (Matteson, 1961) begleitet vom Auftreten einer »Blutgier«. Es ist eng verbunden mit den allgemeinen Bedingungen der Haltung (Gibson, 1966): Panikzustände, knappe Fütterung oder Schwierigkeiten, ans Futter und Wasser zu kommen; Zusammensetzung der Tiergruppen, besonders wenn sie eine unterschiedliche Körpermasse haben, Streßsituationen (Wingert, 1964). Eine genetische und vererbbare Komponente ist übrigens nicht auszuschließen (Panel, 1961).

Das Syndrom hat je nach Betrieb eine unterschiedliche Bedeutung, da es mit der Art der Haltung und des Managements eng verbunden ist. Es beginnt gewöhnlich bei Einzeltieren und breitet sich dann mehr oder weniger schnell und mit wechselnder Intensität aus. Es ist interessant, eine Unterscheidung zwischen den

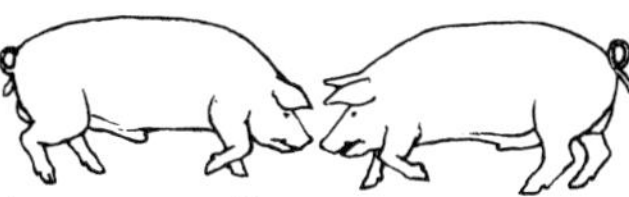
Ausgangsstellung

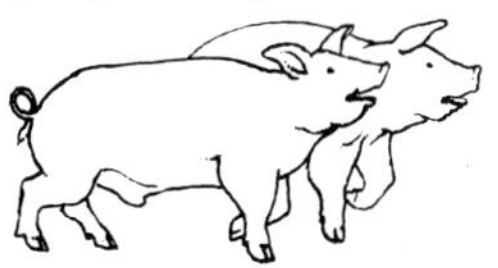
Übergang zur Imponierhaltung

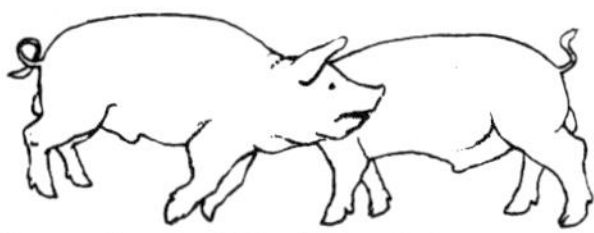
Kontakt und Reiben Schulter gegen Schulter

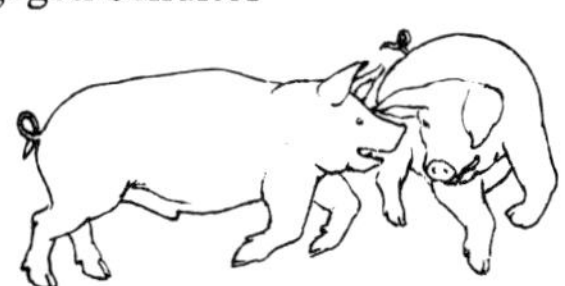
Angriff von der Seite mit Beißdrohung

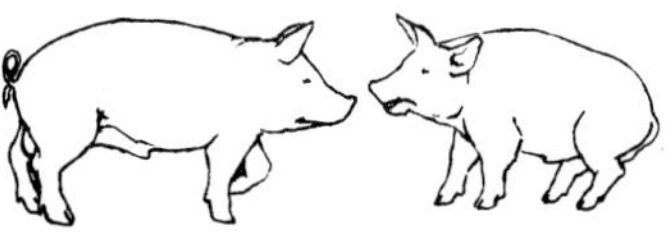
Unterwerfung (Fluchtverhalten)

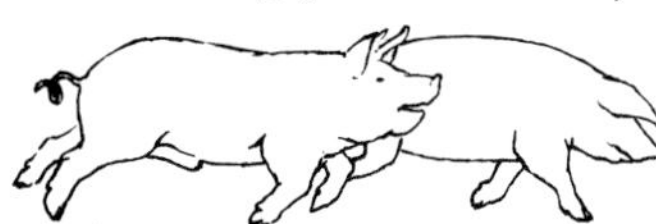
Verfolgen des Unterlegenen

Abb. V/15 Kampfstellung der Eber

beiden Verhaltenstypen zu machen: den Angreifern und den Angegriffenen.
Der Angreifer ist »dominierend« und hat den Trieb, den Angegriffenen zu verfolgen und seinen Schwanz anzufressen. Man findet häufig seinen Rüssel mit Blut beschmiert. Behandlungen auf Glykocorticoidbasis vergrößern die Angriffslust der Schweine, aber sie vermindern gleichzeitig die Tendenz, anderen Schweinen in den Schwanz zu beißen (BALLARINI, 1967) Das bestätigt die Hypothese, nach der Schwanzbeißen eine Störung des Gleichgewichtes zwischen Aggressions- und Ernährungsverhalten ist, wobei letzterem der »Blutgeschmack« zugeordnet ist. Das angegriffene Schwein ist ein rangniederes »unterdrücktes« Tier, leicht kenntlich durch die kaudalen Verletzungen (Wunden, Quetschungen, Hämatome usw.) und deren Komplikationen (Nekrosen, Knochenentzündungen mit Abszessen und Fisteln, Myelitiden mit Lähmung, septikämische Wunden usw.) größtenteils ausgelöst durch die Infektion mit Corynebakterien (HAGEN und SKULBERT, 1960). Die kaudalen Verletzungen beobachtet man fast ausschließlich bei Schweinen mit vorhandenem Schwanz, der also nicht in den ersten Lebenstagen kupiert wurde. Dies erklärt sich mit daraus, daß die Endpartie des Schwanzes weniger sensibel ist und an eine Körperzone anschließt, mit der es sich an vertikalen Gegenständen scheuert (Abb. V/14).

Ohrbeißen (Ear-Biting)

Es handelt sich um eine Störung in den ersten Monaten nach dem Absetzen, besonders bei frühzeitigem Absetzen der Ferkel (mit 4 bis 6 Wochen).
Man muß auch beim Ohrenbeißen den »Aggressor« (Überlegenen) vom »Angegriffenen« (Unterlegenen) unterscheiden, nicht die Möglichkeit ausschließen, daß gelegentlich beide Eigenschaften beim gleichen Individuum vorkommen. Beim Angegriffenen finden sich die Bißwunden am hinteren Rand der Ohrmuschel, bis zur Backe hin; septikämische Komplikationen sind häufig, ebenso wie Ohrhämatome usw.
Nach den Untersuchungen von BALLARINI (1979) sind die Verletzungen Folgen von Verhaltensstörungen, auch von Räude, exsudativen Hautentzündungen usw.; sie zeigen sich wie das Schwanzbeißen bei Haltung unter schlechten Umweltverhältnissen, insbesondere bei hoher Luftfeuchtigkeit. Sicher besteht auch in diesen Fällen ein gestörtes Gleichgewicht zwischen Aggressions- und Freßverhalten. Letzteres zeigt sich besonders bei Frühabsetzern, und das Bebeißen der Ohren kann als Ersatz für »verlorene« Zitzen betrachtet werden.

Behandlung und Vorbeuge

Für das Schwanzbeißen stellte GIBBON (1966) fest, daß eine Vorbeuge in der Eliminierung der Streßfaktoren während der Haltung besteht; aber es ist zu einfach, das Schwanz- und Ohrenbeißen allein auf das Phänomen der Aggressivität zurückzuführen. Wie bereits betont, handelt es sich um komplexe Verhaltensstörungen mit einem Ungleichgewicht zwischen sozialem und alimentärem Verhalten. Es ist auf beide gleichzeitig einzuwirken.
Die Vorbeuge gründet sich auf der exakten Einhaltung der Haltungsnormen mit besonderer Beachtung:
- einer bedarfsgerechten Ernährung unter Ergänzung mit Spurenelementen und genauer Beachtung des Proteingehaltes nach Quantität und Qualität;
- einer Kontrolle der Prophylaxe gegen Darmparasiten, die die Verdauung ungünstig beeinflussen können;
- der Bildung von homogenen Tiergruppen, möglichst aus Tieren, die aus gleichen Würfen oder Herkünften stammen, von gleicher Lebendmasse und gleichem Alter;
- der Zusammenstellung von neuen Gruppen oder der Zustallung einzelner Tiere nur abends unter Aufsicht;
- guter Be- und Entlüftung sowie Ausschaltung aller streßbegünstigenden Faktoren.

Vor allem ist es notwendig, jede Überbelegung auszuschalten, um genügend große Liegeflächen zu schaffen und leichten Zugang zu Futter und Wasser zu ermöglichen.
Eine weit verbreitete Präventivmaßnahme ist das Schwanzkupieren der neugeborenen Ferkel, was solches anormales Verhalten verhindert. Nützlich können auch »Ablenkungsmittel« (Aufhängen von Metallketten an der Decke) sein. In gewissen Fällen kann man Massenbehandlungen mit Tranquilizern während der Eingewöhnungsphase durchführen; man kann ebenfalls bei der Gruppenbildung die Schweine mit stark riechenden Mitteln behandeln (Kreolin, Naphtalin usw.).
Bei der Behandlung der Tiere muß man unterscheiden, ob es sich um »Angreifer« oder »Angegriffene« handelt. Beim »angegriffenen« Tier empfiehlt sich die Behandlung der Verletzungen mit einer chloramphenikolhaltigen Salbe mit blauem Farbzusatz (um Geschmack und Farbe des Blutes zu überdecken); im Wiederholungsfall kann man auch eine chemotherapeutisch-antibiotische Allgemeinbehandlung vornehmen. Beim »Angreifer« ist die Abtrennung von der Gruppe, obwohl wünschenswert, schwer mit dem Haltungsverfahren zu vereinbaren. Das Tier kann zeitweilig unter Tranquilizer gestellt werden. Nach BALLARINI (1967) wird die Behandlung mit einer besonders hohen Dosis von Glykokortikoiden (0,5 mg Flumetason/10 kg Lebendmasse) vorgenommen, womit man das Fehlverhalten des Schwanzbeißens zu 85 bis 90 % innerhalb von 24 Stunden günstig beeinflussen kann.
Verhaltensstörungen können auch organische Leiden zur Folge haben: Magengeschwüre, Veränderungen der Darmflora.

Organische Leiden durch Verhaltensstörungen

Magengeschwüre

Die Schleimhaut des Magens trägt in der Cardiaregion in Verlängerung der Ösophagusauskleidung ein glattes Epithel, und der Rest des Organs ein Drüsenepithel. Diese Unterteilung der Magenschleimhaut in einen glatten und drüsenhaltigen Teil ist für unser Anliegen ausreichend. Tatsächlich existieren in diesem Bereich zwei Typen von Geschwüren, ganz verschieden in Auftreten und Entwicklung:
- Geschwüre der Drüsenzone bzw. Geschwüre des Magenfundus;
- Geschwüre der glatten Zone bzw. ösophagogastriche Ulzera.

Geschwüre des Magenfundus

- *Begriff – Entwicklung*

Magenfundusgeschwüre sind eine Schädigung mit sehr schnellem Auftreten und rascher Entwicklung (48 Stunden), mit bevorzugtem Sitz in der Nähe des Pylorus, aber auch häufig auf dem Kamm der Magenschleimhautfalten oder ihrem Grund. Sie treten plötzlich auf und gehen im allgemeinen mit Heilung »ad integrum« zurück.

- *Bedingungen für das Auftreten*

Diese Geschwüre sind immer die Folgen von Aggressionserscheinungen. Man stellt sie auf dem Schlachthof bei Schweinen fest, die mit Elektroschock betäubt wurden. Man bemerkt sie auch bei Sektionen von verendeten Tieren, die vor dem Tode einem Streß unterworfen waren (Transport, Zusammendrängen). Experimentelle Zwangssituationen rufen die gleichen Schädigungen hervor (TOURNUT u. a., 1966).

- *Histopathologie*

Die Schädigungen bestehen in verschieden geformten und verschieden großen Erosionen. Einzelne können eine Länge von 20 cm erreichen, eine Breite von 4 bis 5 mm und eine Tiefe von nicht mehr als 2 bis 3 mm. Sie werden von einem Schleimsaum begrenzt, sind glänzend, mit unregelmäßigen festen Rändern, am Boden mit einem schokoladenbraunen Schleim bedeckt, einer Mischung aus nekrotischen Zellen und geronnenem Blut. Histologische Präparate zeigen kapillare Vasodilatation mit Blutstauung in der Umgebung. Der Substanzverlust ist bedingt durch Nekrose der Zellen. Aus-

Ösophagogastrisches Geschwür, Entwicklungsstadien nach der Klassifizierung von CHAMBERLAIN u. a. (1974)

Stadium 0: Mukosa normal, wie Perlmutt schimmernd, glatt;
Stadium 1: Zone des Mageneingangs von heller Perlmuttfarbe, aber die Glätte ist verloren gegangen;
Stadium 2: Bildung von unterschiedlichen Kämmen in Richtung Cardia, von goldgelber Farbe, fein verästelt, stärker verhornt;
Stadium 3: Fortschreitende Verhornung, die ganze Zone überziehend;
Stadium 4: Die Spitze der Kämme hat ihr verästeltes Aussehen verloren durch das Auftreten von verhorntem Epithel, und das Corium erscheint in einzelnen Abschnitten streifenförmig mit Blut durchsetzt;
Stadium 5: Geschwüre wie blutige Melonenscheiben aussehend;
Stadium 6: Geschwüre bedecken fast die ganze ösophageale Mukosa;
Stadium 7: Geschwüre vernarbt oder in Vernarbung begriffen.

Schema des Ernährungszustandes

Note 1: sehr mager (Abmagerung)
Note 2: mager
Note 3: ungenügend
Note 4: befriedigend
Note 5: in Ordnung

nahmsweise dringt die Schädigung bis in die Submukosa vor, sogar bis in die Muskularis. Die Entwicklung ist dann langsamer, aber immer harmlos im Hinblick auf einen Durchbruch mit Peritonitis und inneren Blutungen. Diese Schädigung ist nichts weiter als eine Antwort auf Rangkämpfe.

Ösophagogastrische Ulzera

• *Begriff – Entwicklung*

Die ösophagogastrischen Geschwüre sind Schädigungen des Plattenepithels und können bei 5 bis 70 % der Tiere einer Gruppe auftreten (KOWALCZYK, 1975). In unseren Untersuchungen wurden Anfangsstadien bei 95 % der Tiere gefunden. Es handelt sich gewöhnlich um ein verborgenes Leiden. Nur die Endstadien können das Wachstum des Tieres beeinträchtigen, aber die eigentliche ulzeröse Phase nur 2 bis 5 % der Tiere, die an inneren Blutungen verenden.

• *Stadien der Geschwürsbildung – Untersuchung der Schädigungen*

Dem schweren Geschwür geht immer die Entwicklung einer Hyperkeratose der Schleimhaut voraus.
Die ersten Stadien bestehen in einer typischen Hyperkeratinisierung des Plattenepithel, dann folgt ein Abschleifen des Epithels mit Schwund der Hornhautzonen.
Beim ösophagogastrischen Geschwür besteht der Substanzverlust in einem völligen Schwund des Plattenepithels und der Coriumpapillen. Die Entzündungserscheinungen im Corium sind hier besonders auffällig; die benachbarte Drüsenschleimhaut bleibt dagegen völlig normal.

• *Ursachen der Geschwüre*

Nach Eliminierung von genetischen (geschlechtsgebundenen), infektiösen, mykotischen oder toxischen Faktoren oder von Mangelzuständen an Aminosäuren, Vitaminen u. a., glaubt man neuerdings, daß die Ätiologie mit der Fütterung zusammenhängt. Man hat sehr schnell die Zusammenhänge zwischen schweren Magengeschwüren und der Erhöhung des Energiegehaltes der Ration sowie mit der Verabreichungsform (Schrot) festgestellt. HENRY u. BOURDON (1969) haben alle in Frage kommenden Ernährungsfaktoren untersucht:

- die Art der verschiedenen Getreidesorten wurde verglichen. Von Mais, Roggen und Gerste ist Roggen am stärksten ulzerogen, Gerste am wenigsten;
- die Art der Futterverabreichung: wird das gleiche Futter auf Gerstenbasis in nasser (flüssiger) Form, als trockenes Mehl oder als Schrot verabreicht, sind Tiere mit Schrotfutter am häufigsten und schwersten betroffen. Die Naßfütterung ist von diesen drei Formen am wenigsten problematisch;
- die Mahlfeinheit spielt eine wesentliche Rolle: bei trockener Fütterung ist die höchste Mahlfeinheit am meisten ulzerogen;
- die Intensität der Fütterung: im Vergleich zur ad-libitum-Fütterung ist die Begrenzung der Fütterung auf 75 % beim gleichen Tier deutlich ulzerogen;
- die Einstreu: ihr Vorhandensein verringert die Häufigkeit und Schwere der Magengeschwüre durch die vorher erwähnten Faktoren;
- verschiedene Bearbeitungsverfahren (Erhitzung, Druck) können die ulzerogene Wirkung von Mais verstärken;
- die Haltung: Überbelegung und ungünstige Haltung der Schweine können für die Schwere der Geschwüre eine Rolle spielen (TOURNUT u. LABIE, 1970).

Alles dies zeigt, daß das zentrale Nervensystem und die Magenwand an der Genese der Magengeschwüre beteiligt sind. Schließlich ist die Magenazidität ein Hauptfaktor bei der Entstehung der Schleimhautveränderungen (TOURNUT u. LABIE, 1970).
Trotz der Fortschritte, die zur weiteren Aufklärung dieses Krankheitsbildes gemacht wurden, bleiben bei der Pathogenese noch Unklarheiten und Hypothesen. Klinisch verläuft die Entwicklung ösophagogastrischen Magengeschwüre in den ersten Stadien unauffällig, subklinisch bis zum Stadium 5 ohne

weitere Auswirkungen, danach setzt eine Wachstumsverzögerung ein. Bei Stadium 6 kann sich eine innere Blutung mit einer starken Anämie (»Weißschwein« unter den Mastschweinen) innerhalb weniger Tage entwickeln und mit Blutgerinseln in Magen und Duodenum zum Tode führen.
Die Diagnostik beschränkt sich auf die Hämorrhagien und Anämie; dabei kann man Blut auch in den Exkrementen feststellen, allerdings nicht immer.
Der Magenbefund nach dem Schlachten ist je nach Haltung der Tiere unterschiedlich: je häufiger und bedeutender die Magengeschwüre sind, um so schlechter war die Haltung der Schweine. Eine Behandlung gibt es nicht. Was die Vorbeuge anbelangt, so muß sie sich auf die Analyse aller auslösenden Faktoren erstrecken, die zu beseitigen sind.

Änderungen der Darmflora

Nach Einstellung in den Mastbestand beobachtet man seit langem einen Stillstand oder eine Verlangsamung des Wachstums während der ersten zwei Wochen. Wenn Verhaltensstörungen und besonders Rangkämpfe einen Energieverlust durch die physische Aufregung begründen, so sollte er durch eine Erhöhung des Energieangebotes ausgeglichen werden. Selbst wenn die Nahrungszuführung normgerecht war, kann das tägliche Energieangebot zu gering sein.
Bei anderen Untersuchungen über die Genese dieser Störungen wurde beobachtet (TOURNUT u. LABIE, 1971), daß Tiere, die 4 Tage in einer Bucht gehalten wurden, nach Vergrößerung der Gruppe von 6 auf 10 an Jejunum und Ileum Schädigungen aufwiesen. Diese waren wie Trichter geformt und bestanden makroskopisch aus kraterförmigen Veränderungen, die Schleimhautoberfläche war zerstört; histologisch handelte es sich um Anhäufungen von Lymphozyten, die den Drüsenkanal zusammendrückten. In der Nachbarschaft dieser Schädigungen war die Intestinalmukosa verändert, sie zeigte sich nicht mehr als glatte Oberfläche, sondern aufgeteilt in einzelne Abschnitte, wie koaguliert. Die Darmbakterien bildeten oberflächliche Häufchen in direktem Kontakt mit der Mukosa, während andere die Submukosa durchwandert und sich dort vermehrt hatten. Die Monozyten waren in dieser Zone zahlreicher vorhanden. Die intestinale Keimflora dieser Tiere war zu Gunsten einer Vermehrung der Kolibakterien verändert.
Jeder Streß (TOURNUT u. a., 1969), z. B. als Folge zu beengter Haltung oder der Einstellung in Käfigen (TOURNUT u. a., 1979), führt gleichermaßen zur Verschiebung der Intestinalflora unter Vermehrung der Kolibakterien. Die bakterielle Gleichgewichtsveränderung kann durch die orale Verabreichung von antiinfektiösen Präparaten oder Sulfonamiden oder von Tranquilizern (Meprobamat, Diazepam) beeinflußt werden, wobei letztere auf parenteralem Wege keinen Erfolg bringen.
Diese Ergebnisse erklären den Erfolg der Verabreichung antiinfektiöser Mittel während der Anpassungsperiode beim Einstallen in einen Mastbetrieb.

Krankheiten der Mastschweine

Lungenerkrankungen

Die Lungenerkrankungen stellen mit Vorrang polyfaktorielle Krankheiten dar, die von Primärerregern (Parasiten, Bakterien, Mykoplasmen, Viren mit Lungentropismus oder Lokalisation in der Lunge) hervorgerufen werden, außerdem spielen Begleitkeime, vor allem Bakterien wie Pasteurellen, Corynebakterien, Kolibakterien eine Rolle. Sie werden begünstigt durch Ernährungsfehler (Vitamin A-Mangel), durch Staub und Schadgase (Ammoniak, CO, CO_2) und durch mangelhafte Haltungsbedingungen (Lüftungsmängel, erhöhte Luftfeuchtigkeit, Staub).
Der Schweinemaststall stellt ein ideales Milieu

für das Zusammentreffen dieser verschiedenen Faktoren dar und erklärt die Gleichheit der Untersuchungsergebnisse seit 30 Jahren auf der ganzen Welt, wie von BRASSINE u. DEWAÈLE (1976) mitgeteilt wurde: mehr als 50 % der geschlachteten Schweine haben Lungenaffektionen.

ALLGEMEINE ÄTIOLOGIE

Die Häufigkeit der Erkrankungen des Respirationsapparates in Schweinemästereien hängt einerseits mit der schwachen lokalen Widerstandskraft der Tiere, andererseits mit dem bedeutenden Druck prädisponierender Faktoren in einer solchen Umwelt zusammen.

Lokale Widerstandsfähigkeit

Das Lungensystem kann eingeteilt werden in einen oberen Teil der Trachea-Bronchalzone und einen unteren Teil mit den Lungen selbst. Letztere zerfallen in Lappen, jeder mit einem primären Bronchus verbunden, und in Läppchen, die mit einem Broncheolus zusammenhängen, der in den Bronchus des Lungenlappens einmündet. Jedes Segment bildet also eine Bronchen- aber auch eine arteriovenöse Einheit, außer für den Zwerchfell-Lappen. Luft- und Blutdurchströmung erklären die häufige Lokalisation in den Vorder- und Herzlappen. Die Widerstandsfähigkeit muß für die oberen und unteren Teile gesondert erklärt werden:

- Für den oberen Abschnitt (Trachea – Bronchalzone) gibt es eine eigene Widerstandsfähigkeit, bedingt durch die anatomischen Strukturen. Die Luftröhre wird innen von einer drüsenhaltigen Schleimhaut ausgekleidet, die ein mehrschichtiges flimmerndes Epithel trägt, dessen Sekretion mit der Mobilisierung der weißen Blutkörperchen (Leukozyten, Lymphozyten, Makrophagen) einhergeht.
- Für den unteren Abschnitt besteht infolge der einfachen, sehr dünnen Zellschicht ein viel größerer Empfindlichkeitszustand, wenn die vorderen Atemwege nicht ihrer Rolle als Filter gerecht werden, trotz der Anwesenheit von Makrophagen in den Alveolen.

Prädisponierende Faktoren

Alle diese Abwehrkräfte werden durch prädisponierende Faktoren beeinträchtigt, die
- auf die Schleimhäute des Bronchalbaumes und
- auf die Reaktionsfähigkeit des Organismus auf infektiöse Erreger gerichtet sind.

• *Faktoren von Einfluß auf die Schleimhäute des Bronchalbaumes*

Als erster Faktor ist die Temperatur zu untersuchen. Bei Abweichung der Lufttemperatur von der Thermoneutralität hat dies Folgen auf die Vasomotorik. Kälte, die lokale Oberflächendurchblutung vermindernd, verringert die Abwehrfähigkeit, besonders die der Nasenschleimhaut.

Erhöhte relative Luftfeuchtigkeit, meistens in Schweinemastanlagen festgestellt, bedingt durch die Atemluft, den Urin, den Kot und den hohen Wasserverbrauch zur Reinigung, verbunden mit unzureichendem Abfluß, verstärken die Wirkungen der Kälte.

Außerdem verstärkt eine schlechte Luftumwälzung die Wirkung der bereits erwähnten Faktoren beträchtlich, wobei sie die Ursache für hohe Werte von CO, CO_2 und besonders NH_3 sein kann. NH_3 in einer Konzentration von 50 ppm in der Luft ruft Schleimhautaffektionen hervor.

Schließlich beeinträchtigen Lüftungsmängel die biologische Luftreinheit und führen zum »Mikrobismus der Mästerei« (Keimanreicherung). Sie ist noch schwerwiegender, wenn keine Serviceperiode eingelegt wird.

• *Faktoren, die Einfluß auf die Reaktionsfähigkeit des Organismus gegenüber infektiösen Erregern haben*

Unter der Bezeichnung Streß versteht man:
- genetische Streßbedingungen, die aus dem

Bemühen um eine hohe Mastleistung entstehen, aber eine Verschiebung des neuroendokrinen Systems bewirken;
- den ernährungsbedingten Streß (Mangelernährung oder Verringerung der Ration, fehlende Übergangsfütterung, Verschiebung oder Erhöhung des Bedarfs an bestimmten Futterbestandteilen (Vitamin A);
- den haltungsbedingten Streß (Überbelegung, Manipulationen an einzelnen Tieren, Transporte, prophylaktische oder therapeutische Behandlungen);
- den krankheitsbedingten Streß, besonders durch Parasitosen, die das Adaptationssystem beanspruchen, in dem sie einen erhöhten Bedarf an Vitamin A hervorrufen. Andererseits kann das Zusammenstellen von Tieren verschiedener Herkunft für verschiedene Infektionen verantwortlich sein.

Hauptursachen

Die hauptsächlichsten Ursachen für Infektionen des Atmungsapparates von Mastschweinen wurden bereits von Kobisch u. Tillon untersucht. Es sind vor allem Mykoplasmen und Bakterien mit schwacher Virulenz beteiligt; dies unterstreicht die Bedeutung prädisponierender Faktoren ebenso wie von Hygienemängeln, die die Ansteckungshäufigkeit erhöhen. Diese allgemeine Ätiologie paßt für alle Affektionen des Atmungsapparates und ist bei allen Prophylaxemaßnahmen zu beachten.

SPEZIFISCHE ERKRANKUNGEN DES ATMUNGSAPPARATES

Sie sind zu unterteilen in solche, die sich im vorderen, oberen Atemweg lokalisieren und als Rhinitis zusammengefaßt werden und in die, die im unteren Teil, der eigentlichen Lunge, manifest werden.

Rhinitis

Unter den Mastschweinen werden nur bakterielle Rhinitiden festgestellt; die Virus-Rhinitis (Zytomegalievirus) und die Einschlußkörperchen-Rhinitis (Done) infizieren schon das Ferkel. Die bakteriellen Rhinitiden, mit Ausnahme der atrophischen Rhinitis und der nekrotischen Rhinitis, entwickeln sich im allgemeinen wie das erste Stadium von bronchopneumonalen Affektionen und durch gleiche Erreger (Hämophilus, Pasteurella, Bordetella, Corynebakterien). Durch ihr Vorhandensein im Nasenschleim wird schnell die Mehrzahl der Tiere ergriffen, die Krankheit entwickelt sich in einigen Tagen mit leichtem Fieber, oftmals unter Nachlassen des Appetits, und ist besonders mit Niesen und Schniefen verbunden. Nachdem diese Symptome schnell vorbei sind, tritt eine Bronchopneumonie an ihre Stelle.

- *Nekrotische Rhinitis*

Die nekrotische Rhinitis durch das Nekrosebakterium *(Spherophorus necrophorus)* ist durch deutliche Abgeschlagenheit charakterisiert, mit mäßiger Erhöhung der Körpertemperatur, nekrotisch-ulzerativen Schädigungen an Rüssel und Nasenscheidewand. Gleichzeitig entwickeln sich im gleichen Mastbestand Symptome von Haut-Nekrobazillose, besonders am Schwanz, an den Ohren, an den Gelenken (Komplikationen von Bißwunden).
Die Krankheit, endemisch in einem Schweinebestand auftretend, persistiert dort und ist diagnostisch leicht an den Symptomen zu erkennen. Sie erfordert eine Therapie mit Sulfonamiden und Antibiotika.
Die Prophylaxe muß sich vor allem gegen die Faktoren richten, die Ursache der Haut- und Schleimhautverletzungen sind, durch Verbesserung der hygienischen Bedingungen (Reinigung, Desinfektion, Belegungspause) und durch Isolierung der Erkrankten beim Erscheinen der ersten Krankheitsanzeichen.

- *Rhinitis atrophicans*

Diese Krankheit zeigt sich bei Mastschweinen klinisch durch Zurückbleiben im Wachstum und durch Deformationen am Rüssel mit dauerndem Schniefen, anatomisch durch Atrophie, bis zum Verschwinden, ein- oder beidseitig, der Nasen- und Siebbeine. Es ist klar, daß es sich nicht um eine spezifische Infektion handelt, doch wird zugegeben, daß man sehr häufig *Bordetella bronchiseptica* nachweisen kann. Diese Erkrankung ist in allen Ländern mit intensiver Schweinehaltung gut bekannt. Sie tritt häufiger in den Zuchtbeständen auf, in denen die Abferkelungen in Sauenställen stattfinden, wo zahlreiche Würfe zusammen untergebracht sind oder vermischt werden, was die Gefahr der Ansteckung der Ferkel stark erhöht.

Die Häufigkeit der Rhinitis atrophicans wird nach dem Schlachten durch Auffinden von Schädigungen an den Nasenknochen bzw. -muscheln bei etwa 70 % der Tiere unterstrichen, sogar ohne äußere klinische Erscheinungen diagnostiziert.

Bei der Ätiologie der Rhinitis atrophicans kann man entweder allein *Bordetella bronchiseptica* oder in Verbindung mit Mykoplasmen, Pasteurellen, Hämophilus usw. isolieren.

Außerdem beeinflussen Imbalancen des alimentären Ca:P-Verhältnisses im Futter die Schwere der Schädigungen, besonders bei schnell wachsenden Tieren. Beteiligt sind auch die modernen Züchtungsmethoden.

Eine Rhinitis atrophicans darf nicht mit einer Osteofibrose verwechselt werden. Die histologischen Untersuchungen z. B. gestatten die Differenzierung der beiden Knochenerkrankungen. Bei der Osteofibrose handelt es sich um eine periosteozytäre Osteolyse, während die Rhinitis atrophicans eine Störung des Knochenbildungsprozesses darstellt. Die gestörte Differenzierung der Knochenzellen könnte auch aus einem lokalen Sauerstoffmangel als Folge eines Entzündungsprozesses entstanden sein. Dementsprechend kann man zwei Hypothesen der Pathogenese aufstellen:

- Die infektiösen Faktoren könnten, vermittelt durch Reizung und Zerstörung der Nervenfasern der Nasenschleimhaut, zu einer Knochenschädigung führen (Brion, Labie, Fontaine, 1977);
- *Bordetella bronchiseptica* greift direkt an, indem ein Toxin dieses Erregers den aktiven Transport der Ca^{++} hemmt (Harris u. a., 1971).

Klinisch entwickelt sich die Rhinitis atrophicans in zwei Phasen:

- das erste Stadium erstreckt sich beim Ferkel von der Geburt bis zur 2. Lebenswoche und zeigt sich in Schnupfen und Niesen;
- das zweite Stadium tritt im Maststall auf und äußert sich zuerst in einer Wachstumsverzögerung und besonders in für die Krankheit typischen Deformationen des Rüssels. Der Unterkiefer wächst und entwickelt sich normal, der Oberkiefer scheint dagegen faltig und runzlig zu werden. Dabei zeigt sich ein sehr ausgeprägtes Vorstehen des Unterkiefers. Der Oberkiefer kann infolge der Atrophie auch seitlich verkrümmt sein.

Die charakteristischen Veränderungen findet man bei der Sektion bei einem Querschnitt der Nase zwischen Eckzahn und dem vorderen Backenzahn. Sie bestehen in einer Zurückbildung der Nasenmuscheln bis zu ihrem Verschwinden und in anormaler Erweichung der Nasenknochen.

In bezug auf die Symptome und Schädigungen ist die Diagnose leicht. Die Prognose ist dagegen ungünstig, da es keine Behandlung gibt. Lediglich im frühen Anfangsstadium erscheint eine solche möglich, bevor die Schädigungen die Aufnahme von Nahrung beeinträchtigen. Sie besteht in der Beimischung von 200 bis 400 ppm Tetrazyklin zum Futter für 8 bis 15 Tage. Diese Therapie hat das Ziel, die pathologischen Veränderungen nicht zu bekämpfen, sondern nur aufzuhalten. Prophylaktisch ist zu versuchen, die Ansteckung der Neugeborenen im Abferkelabteil zu verhindern: gute hygienische Bedingungen, nur wenige und gleichaltrige Würfe unter Ausnutzung des gruppenweisen Abferkelns. Schließlich wird die Schaffung von gesunden Linien durch Anwendung der SPF-Methode die vorstehenden Verfahrensweisen besonders gut unterstützen. Außerdem kann das Schwedische Selektionsverfahren, verbunden mit isoliertem Ferkeln und Aufziehen der Ferkel, unter bestimmten Bedingungen gute Resultate bringen.

Darmerkrankungen

In Mastschweinebeständen treten häufig Enteritiden auf, aber Dank der zur Verfügung stehenden Futterzusätze weniger gehäuft als früher und nicht so häufig wie Pneumonien. Wenn man die parasitären Enteritiden ausschließt, die im Grunde durch eine Prophylaxe bei der Einstallung zur Mast zu beherrschen sind (s. Abschnitt über Parasiten und parasitäre Erkrankungen), bestimmen folgende drei bakterielle Infektionen das Krankheitsgeschehen:

- hämorrhagische Enteritis, die sich während der gesamten Mastperiode entwickeln kann, aber gut durch Chinolinpräparate (Carbadox, Olinguadox) und Imidazole unter Kontrolle gehalten werden kann;
- die Koliinfektionen bei der Einstallung;
- die Enterotoxämien am Ende der Mast.

Hierzu ist auch die Erkrankung unter der Bezeichnung »hämorrhagische Ileitis« zu rechnen, die genau wie die hämorrhagische Enteritis behandelt wird.

Diese Infektionen wurden bereits im einzelnen in diesem Buch beschrieben. Erinnern wir uns, daß es keine Prophylaxe für die Enterotoxämie gibt, ebensowenig wie eine Chemoprophylaxe für die Kolibakteriose, die sich bei der Einstallung anwenden ließe.

Erkrankungen des Nervensystems

Im Mastbetrieb ist die Möglichkeit der Erkrankungen des Nervensystems groß, aber in der Praxis fallen sie nicht ins Gewicht. Wenn man die Erscheinungen, die die großen Infektionen (Schweinepest) begleiten, ausnimmt, sind Paresen und Paralysen Folgen von Traumen, weiterhin hauptsächlich von der Gruppe Aujeszky-, Teschener- und Talfan-Infektionen und viel seltener von Listeriose.

Neben diesen Erkrankungen existieren viele andere, die sich in der Form kleiner Enzootien entwickeln und gelegentlich einzelne Tiere befallen können.

Das erste Symptom, was sich bei der Einstallung oder genauer gesagt beim Verlassen des Transportfahrzeuges entwickeln kann, ist plötzliches Ansteigen der Körpertemperatur (Hyperthermie). Man kann es als ein Versagen des Wärmeregulationsmechanismus definieren, hervorgerufen durch eine sehr hohe Außentemperatur. Transport bei heißer und schwüler Witterung und Erregung beim Transport sind die ursächlichen Faktoren.

Klinisch zeigen die Tiere Dyspnoe mit offenem Maul und Speicheln. Die Haut zeigt fleckenförmige Blutstauungen, die Temperatur übersteigt 42 °C. Sehr häufig ist der Gang schwankend. Im weiteren Verlauf verstärkt sich die Dyspnoe, das Schwein kommt zum Festliegen, die Haut wird zyanotisch und die Atemnot führt zum Koma und Exitus. Nur eine sehr schnelle Behandlung kann noch einen günstigen Verlauf bewirken.

Die Krankheitserscheinungen bestehen in allgemeinen Blutstauungen mit starkem Lungenödem. Die Diagnose bietet nach Art des Auftretens und der Symptome keine Schwierigkeiten.

Die Behandlung muß darauf hinzielen, die Körpertemperatur zu senken, indem man das Tier in eine kühle Umgebung bringt, aber ohne kaltes Wasser anzuwenden, was noch größere Kreislaufstörungen hervorrufen würde. Ein Aderlaß durch Einschneiden in den Schwanz ist zur Bekämpfung des Lungenödems ebenso angebracht wie die Verabreichung von Herz-Kreislaufmitteln. Kortikoide werden bei Schockzuständen empfohlen.

Prophylaktisch ist zu sichern, daß Tiere unter den günstigsten Bedingungen transportiert werden.

Beim Auftreten von nervösen Störungen darf man die Möglichkeit des Vorliegens einer Tollwut-Meningoenzephalitis und besonders einer Toxoplasmose nicht vergessen. Bei zahlreichen bakteriellen Infektionen können, neben

anderen klinischen Anzeichen, nervöse Symptome auftreten: bei Leptospirose, Salmonellose, Streptokokkeninfektion, Pasteurellose, Pyobazillose, Tuberkulose, aber besonders Mykoplasmose (Glässer-Krankheit) und sehr häufig bei Ödemkrankheit (spezifische Kolibakteriose) der Jungschweine.
Botulismus kommt nur sehr selten vor.
Neben den Infektionen muß man auf Mangelerkrankungen und Intoxikationen achten.

Mangelkrankheiten

Von den Mangelerkrankungen kann gelegentlich Nekrose der Hirnrinde angetroffen werden. Sie ist nur selten erklärbar durch einen Thiaminmangel im Futter, aber häufiger Folge von gastrointestinalen Störungen oder durch die Anwesenheit von Thiaminase in der Ration (Billon u. Sibelle, 1972).
Sehstörungen mit Nystagmus und partieller Aufhebung der Pupillenreflexe, tetanusartige Zustände mit Opisthotonus sowie Paralysen sind im klinischen Bild vorherrschend; in den meisten Fällen verenden die Tiere, wenn keine spezifische Behandlung eingeleitet wird.
Die Diagnose gründet sich auf histologische Befunde (Polioenzephalomalazie) und den biochemischen Gehalt an Laktat (250 mg statt 125 mg/l Blut) und Pyruvat (8 mg statt 3 oder 4 mg/l Blut). Der therapeutische Test ist auch überzeugend.
Die Therapie besteht in der Verabreichung von 100 bis 200 mg Thiamin täglich, 3 Tage hintereinander.

Vergiftungen

Unter den Intoxikationen verdienen die Kochsalzvergiftungen besondere Beachtung. Sie kommen gelegentlich bei der Verfütterung von Salzlake vor. Sie werden auch bei der Verabreichung von Käsemolke, Natriumsulfat in größerer Menge oder ganz allgemein bei einem naß gewordenen und wieder getrocknetem Futter beobachtet, wenn sich das Salz in einer Ecke des Sacks konzentriert hat. Diese Vergiftung betrifft eine unterschiedliche Zahl von Tieren. Wasserentzug oder starker Durst sind begünstigende Faktoren, da die Wirkung des Salzes von der Menge des aufgenommenen Wassers abhängt; so kann Futter, das 2,5 % NaCl enthält, genauso toxisch sein wie solches mit 15 bis 20 %. Es ist daher schwer zu sagen, ab welcher Höhe ein NaCl-Gehalt unbedingt toxisch ist (Smith, 1957). Die klinischen Erscheinungen können mit Folge einer Encephalomalazie und eines Gehirnödems sein. Natrium hemmt die Glykolyse im Gehirn (Utter, 1950).
Zwei *klinische Formen* charakterisieren diese Intoxikation:

- *Akute Form*

Sie zeigt sich mit starker Abgeschlagenheit, mit Muskelzittern und Hinfallen des Tieres. Ruderbewegungen leiten das Koma ein, und die Tiere verenden innerhalb von 48 Stunden.

- *Subakute Form*

Sie ist die häufigere und entwickelt sich langsamer: in ein bis zwei Wochen. Juckreiz und Verstopfung sind die ersten Symptome, nach etwa 5 Tagen folgen Erblinden und Teilnahmslosigkeit des erkrankten Tieres. Sie laufen gegen die Wand oder im Kreise. Epileptische Zustände können dann folgen, diesen auch wieder normale Phasen, bis der Tod eintritt. Das Koma kann sich auch ohne andere Symptome einstellen, und die Tiere verenden schnell. Es besteht bei dieser Form auch die Möglichkeit der Selbstheilung.
Die pathologischen Veränderungen bestehen hauptsächlich in einer starken Gastroenteritis mit Magengeschwüren und Stauungsödem der Gehirnhäute und des Zentralnervensystems.
Histologisch drückt sich diese Intoxikation in einem Gehirnhaut- und Hirnrindenödem mit eosinophilen Zellinfiltraten in den Meningen aus. Unter den Intoxikationen mit nervösen Symptomen sind besonders zu nennen:
- Vergiftungen durch Schadnagerbekämpfungsmittel,
- Vergiftungen durch Insektdizide.

Vergiftungen durch Schadnagerbekämpfungsmittel

• *Natriumfluorazetat:* Übelkeit und Erbrechen innerhalb 30 Minuten nach Aufnahme; Erregungszustände und tetanusähnliche Krämpfe, danach Lähmung der Atmungs- und vasomotorischen Zentren mit Zyanose. Schneller und arythmischer Puls und Tod nach etwa einer Stunde. Charakteristische Erscheinungen: Hämorrhagien auf dem Epikard und allgemeine Stauungen sind bei dieser Intoxikation vorherrschend.

• *Thalliumsulfat:* die Symptome sind ähnlich wie vorher beschrieben. Sehr schnelles Auftreten mit Erbrechen, Speichelfluß, Durchfall, Dyspnoe, Sehstörungen, Hyperästhesie, Zukkungen, Koma und Tod in einigen Stunden. Einzelne Tiere können genesen, aber sie bleiben blind und verlieren ihre Borsten. Die Schädigungen sind nicht charakteristisch: Gastritis, Enteritis, Nierendegeneration.

Vergiftungen durch Insektizide

• *Organische Chlorverbindungen:* chlorierte Kohlenwasserstoffe wie HCH werden noch in einzelnen Präparaten gefunden. Das Vergiftungsbild weist klonische Krämpfe mit Speichelfluß und Verenden innerhalb von 48 Stunden auf.

• *Organische Phosphorverbindungen:* Zwei Wirkungen werden hervorgerufen:
- Muskarinartige Vergiftung mit Speicheln, Tränenfluß, Miosis, Dyspnoe, Diarrhoe, häufigem Harnabsatz und anderes;
- Nikotinartige Vergiftungen mit Erregungszuständen des Nervensystems und der Muskeln, Bewegungsinkoordination, Tod durch Kreislaufversagen.

Die Intoxikationen durch Pflanzenschutzmittel, Metalle und Pflanzen sind in konzentrierten Schweineanlagen selten.

Hauterkrankungen

Hautschädigungen kommen beim Schwein häufig vor. Ihre Identifizierung ist nicht immer einfach. Sie können gut bekannte krankhafte Zustände darstellen oder auch nichts anderes als Symptome einer Allgemeinerkrankung sein. Mehr als eine detaillierte Beschreibung halten wir eine Aufstellung (Tab. V/19) nach D' Euzéby (1966) für darstellungswert. Außer den klinischen Merkmalen tragen die Erfahrung, die epidemiologischen Untersuchungen, die Labortests dazu bei oder sind teilweise unentbehrlich, um sich Klarheit zu verschaffen und die Diagnose zu stellen.
Zwei Krankheiten sollen besonders herausgestellt werden: die Parakeratose und die Pityriasis rosea. Beide Erkrankungen sind ökonomisch wichtig, sowohl aus klinischer Sicht als auch differentialdiagnostisch.

Parakeratose

Die Parakeratose ist eine Hauterkrankung, ohne Juckreiz, charakterisiert durch Wucherung des Stratum corneum der Epidermis, die durch absoluten oder relativen Zinkmangel hervorgerufen wird. In einer Herde erkrankt nur eine begrenzte Zahl von Tieren: in gutartigen Fällen 2 bis 5 %, in schweren 10 bis 30 %. Sie ist nicht ansteckend und beschränkt sich meistens auf Absetzer im Vormaststadium oder am Beginn der Mast.
Die Parakeratose entwickelt sich in mehreren *Phasen*: Hautrötung, Bläschen, Schorf.
Sie beginnt im allgemeinen an den Extremitäten und hat die Tendenz, sich über die ganze Haut auszubreiten. Örtlich macht sich die Erkrankung zuerst als eine Blutfülle in der Haut (Erythem) bemerkbar, auf der kleine rötliche Pusteln von 3 bis 5 mm Durchmesser auftreten. Sehr schnell, innerhalb von 24 Stunden, bedecken sich diese Stellen mit Schorf, der bald durch Zusammenwachsen große Flecken bildet. In einer Woche sind sie auf dem ganzen Körper des Tieres zu beobachten, aber – und das ist bemerkenswert – sie sind im allgemeinen von symmetrischer Form. Die gebildeten Schorfe verkrusten, brechen auseinander und bilden Schuppen. Ihre Oberfläche bleibt aber

Tabelle V/19 Primäre Hauterkrankungen oder Allgemeinerkrankungen mit Hautaffektionen (nach EUZÉBY 1966)

	Hauptsächliche klinische Merkmale	Diagnostik – Hinweise
Erythematöse Dermatosen	• *Einfache entzündliche Erkrankungen*	
	– oberflächlich, nicht juckend, keine Allgemeinsymptome	Sonnenbrand (Zuchttiere)
	– nach Behandlung, mit oder ohne Schock, Fieber, Juckreiz	Allergische Reaktionen
	– Hautschädigungen mit Bluterguß und peripherem Ödem	Verletzungen, Beißereien (sehr häufig in Mastbetrieben)
	– schlechte Hygiene, Ohrverletzungen, Reaktionen auf zentralnervöse Störungen	
	– kein Juckreiz, gut abgegrenzte Läsionen, Allgemeinstörungen, Fieber	Rotlauf
	• *Papulös-entzündliche Läsionen*	
	– eitriger, bösartig aussehender Hautausschlag, häufig als Folge von Verdauungsstörungen: ernährungsbedingt	Urtikaria (selten)
	– schlechte Hygiene, Überbelegung, Juckreiz, Läuse	Läusebefall (häufig)
	• *Squamös-entzündliche Läsionen*	
	– kein Juckreiz, streng umschriebener Haarausfall, Pilzgewebe und -sporen	Schorf (selten)
	– leichter Juckreiz, Schädigungen mit wenig Haarausfall, Ränder geschlängelt, vereinzelt Hefen in den Schuppen	Pityriasis rosea
Exanthematösen Dermatosen	• *Septikämie*	
	– Allgemeinstörungen mit Fieber, Neigung zu Blutungen	Schweinepest
	– spezifische Symptome, Labordiagnose	Andere Septikämien
	• *Kein Fieber, keine Abgeschlagenheit, Neigung zu Blutungen*	Intoxikationen durch antikoagulierende Substanzen
Bläschen- und blatternartige Dermatosen	Nicht juckende Läsionen, Labordiagnose	MKS, Bläschenkrankheit, Bläschenexanthem, Stomatitis vesicularis
Exsudative Dermatosen	– bei Tieren auf der Weide, nach Aufnahme von Pflanzen oder bei Verabreichung von Medikamenten aus Pflanzenhormonen: Schock, Juckreiz	Photosensibilisierung (hauptsächlich Zuchttiere)
	– Juckreiz nach Aufnahme von Kartoffeln, Runkelrüben, oder durch Parasitosen	Ekzeme (Zuchttiere)
	– Kümmernde Tiere: runde Schädigungen, Pilzgewebe	Candidose
	– Ferkel vor dem Absetzen, kein Juckreiz	Exsudative Epidermitis
Pustulöse Dermatosen	• *Nicht follikuläre Dermatosen*	
	– ziemlich große Pusteln mit braunen und stark juckenden Schorfen, mit vorhergehendem Fieber, Tiere jeden Alters	Pocken
	– kleine nicht juckende Pusteln bedeckt mit gelblichem Schorf	Eiterflechte (selten)
	• *Follikuläre Dermatose:* ausschlagartige follikuläre Pusteln, nicht juckend, Parasiten unter Mikroskop	Demodex-Räude (relativ selten)
Eitrige Dermatosen	– Tuberkel oder geschwürig geschwollene Lymphknoten	Tbk (heute selten)
	– Abszesse mit verschiedener Lokalisation, Epidemiologie, lokalisierte Symptome	Pyobazillose
	– Abszesse oder Geschwüre an der Nase	Nekrotische Rhinitis (selten)
	– umfangreiche lokale Abszesse, wenig charakteristisch	Mykosen
Keratosen	– Hyperkeratosen und Parakeratosen, nicht juckend, symmetrisch	Mangelbedingte Parakeratose
	– Hyperkeratosen und Parakeratosen, sehr ansteckend, starker Juckreiz	Sarkoptesräude
	– Hautverdickung bei gut genährten Tieren	Sklerodermie

trocken und zerklüftet. Die Borsten an diesen Stellen sind mit einer trockenen Masse bedeckt, aber sie sind vorhanden und unbeschädigt (die Schädigung sitzt in der Epidermis). Auf der Unterseite des Schorfs befindet sich braunschwarzes schleimiges Sekret. Sekundärinfektionen können das Krankheitsbild komplizieren.
Während der ganzen Entwicklung tritt kein Juckreiz auf, und solange die Schädigungen örtlich begrenzt sind, ist der Allgemeinzustand nicht beeinflußt. Mit der Generalisation dagegen läßt der Appetit nach, das Tier magert ab und das Wachstum verringert sich. Gewöhnlich tritt mehr oder weniger schnell (10 bis 60 Tage nach Beginn der Krankheit) Heilung ein. Todesfälle kommen nur bei Sekundärinfektionen vor.
Histologisch handelt es sich um eine Erkrankung der Epidermis, charakterisiert durch eine Proliferation der oberen Zellschichten.
Diagnose. Die Bedeutung der Parakeratose macht es notwendig, sie von der Sarkoptesräude zu differenzieren, einer anderen Erkrankung der Epidermis, die ebenfalls als Hyperkeratose auftritt, aber sehr ansteckend und mit Juckreiz verbunden ist und zuerst an den Ohren bzw. am Ohrgrund auftritt. Der Nachweis der Sarkoptesmilben bestätigt die Diagnose. Der Gehalt des Blutes an Zink und alkalischer Phosphatase kann für die Diagnose der Parakeratose nützlich sein, aber der therapeutische Erfolg macht diese Tests überflüssig.
Ätiologie. Die Parakeratose wird durch Zinkmangel hervorgerufen, der relativ sein kann, denn der Bedarf wechselt je nach der Zusammensetzung der Futterration (SMITH u. a., 1962). Es werden 10 bis 15 ppm Zink bei einer Futterration benötigt, deren Proteingehalt auf Trockenmagermilchbasis besteht (SHANKLIN u. a., 1962); aber 50 bis 100 ppm, wenn man Sojaschrot einsetzt (MILLER u. a., 1970). Außerdem besteht ein Antagonismus in der Resorption zwischen Kalzium und Zink.
MANSSON (1964) hat darauf aufmerksam gemacht, daß sehr häufig Enteritis eine ungünstige Wirkung auf die Zinkresorption ausübt, besonders wenn infektiöse Erreger, wie Bakterien oder Viren, deren Ursache sind (WHITENACK, 1970).
Die Behandlung und Prophylaxe besteht in der Verabreichung von 50 bis 100 ppm Zink in der Futterration. Es muß aber beachtet werden, daß bei Überschreitung einer Konzentration von 1 ‰ (BRINK u. a., 1959) Zink toxisch wirken kann: die Symptome sind Wachstumsstillstand, Arthritiden, Blutungen, Gastritis und Enteritis.

Pityriasis rosea

Diese Erkrankung, die keine größeren Auswirkungen auf das Allgemeinbefinden zu haben scheint, kommt sowohl beim Saugferkel als auch beim Mastschwein vor. Sie ist durch das Auftreten von erythematösen Veränderungen charakterisiert, die rund oder unregelmäßig, mit blattartigen oder gewundenen Rändern, von mehr oder weniger lebhafter roter Farbe, bedeckt mit kleieartigen Schuppen sind (anfangs ist eine Verwechslung mit Räude und Ruß möglich).
Diese wenig juckenden Stellen sind besonders auf der unteren Bauchseite und zwischen den Gliedmaßen lokalisiert und können übersehen werden, sofern sie sich nicht generalisieren oder man sie nicht beim Hochheben der Tiere entdeckt. Spontanabheilung erfolgt in einigen Wochen.
Die Bauchflechte befällt nur mit Einstreu gehaltene Tiere, was ihren Sitz erklärt.
Die *Ätiologie* wird verschieden beurteilt. Man weist in unterschiedlichem Grade und inkonstant in den Hautveränderungen Chlamydosporen nach, die auf eine mögliche Beteiligung von Candida albicans hinweisen.
Die *Diagnose* beruht auf der Lokalisierung der klinischen Erscheinungen und der Art des Auftretens.
Behandlung. Resultate mit Fungiziden sind gut: eine 2 %ige Lösung von Eosin oder Gentianaviolett in 60 %igem Alkohol und Nystatinsalben scheinen das Auftreten von Candida albicans zu hemmen.

Erkrankungen des Bewegungsapparates

unter Mitarbeit von P. Bezille

Die Erkrankungen des Bewegungsapparates beziehen sich auf Klauen (Zwischenklauenspalt mit einbegriffen), Muskeln, Knochen und Gelenke.

KLAUENERKRANKUNGEN

Der Zwischenklauenspalt kann der Sitz von Schädigungen sein, die durch verschiedene Virusinfektionen hervorgerufen werden: MKS, vesikuläre Stomatitis, vesikuläres Exanthem, vesikuläre Erkrankungen überhaupt. Aber häufiger handelt es sich um bakterielle Infektionen, besonders durch Corynebakterien, Spirochäten oder Nekrosebakterien. Diese Erreger können Virusinfektionen komplizieren oder infolge eines Mikrotraumas oder bei Sohlendefekten auf rauhem Zementboden ohne Stroheinstreu eindringen. Die prädisponierenden Faktoren hierfür sind ständige Nässe (Urin, Kot) in der Nähe der Futtereinrichtungen oder auf dem Kotgang (Penny u. a., 1965).

Die Erkrankung fängt mit Lahmheit und Schrittverkürzung an, dann mit Anschwellung des Klauenwulstes und der äußeren Klaue, die zu einer Vereiterung der Klaue mit Ablösung des Klauenhorns führen können. Diese Erscheinungen haben zwei Folgen: immer eine schmerzbedingte Abmagerung und Schwierigkeiten bei der Futteraufnahme, weiterhin manchmal eitrige Metastasen in parenchymatösen Organen oder den Gelenken. Die *Diagnose* bietet keine Schwierigkeiten.

Die *Prognose* ist schwierig durch die Verschiedenheit der Behandlungsweisen und ökonomisch zweifelhalft infolge des Wachstumsstillstands.

Die Behandlung besteht in lokaler Antisepsis durch Baden der Gliedmaßen und Verabreichung von antiinfektiösen Mitteln: Sulfonamide oder Antibiotika.

Die *Prophylaxe* muß in erster Linie darauf hinauslaufen, daß in einer Schweinehaltung, in der diese Krankheitsfälle auftreten, eine Belegungspause von mindestens 15 Tagen nach Reinigung und Desinfektion eingehalten wird. Außerdem muß man sich mit der rauhen, abnutzenden Wirkung des Stallbodens auf die Klauen beschäftigen und versuchen, diesen Umstand zu verändern oder wenigstens mehr oder weniger zu mindern. Fußbäder mit 10 %iger Formalin- oder 5 %iger Kupfersulfatlösung sind möglich, aber ihre Anwendung ist schwierig.

ERKRANKUNGEN DER MUSKULATUR

Zu den Erkrankungen der Muskeln zählt die charakteristische hyaline Degeneration (Zenkker), die stoffwechsel- oder ernährungsbedingt sein kann. An erster Stelle steht aber das sog. »Streß-Syndrom« oder eine lokalisierte Myopathie bestimmter Muskeln mit nachfolgender Atrophie, und an zweiter Stelle Mangel an Vitamin E und Selen.

Beim Schwein gibt es weiterhin traumatische Muskelentzündungen, aber auch solche parasitärer Art (Sarkosporidien, Cysticercus, Trichuriszysten.)

Stoffwechselbedingte Myopathien

Ursprünglich lassen alle Myopathien ein gestörtes Stoffwechselverhältnis in den Muskelfasern auf genetischer Grundlage erkennen. Sie manifestieren sich klinisch infolge verschiedener Faktoren, von denen der wichtigste der Streß ist.

• *Lokalisierte Muskelatrophie oder Amyotrophie* (Done u. a., 1975)

Sie ist relativ selten und befällt bevorzugt die langen Dorsalmuskeln und die Muskeln der Keule und des Oberschenkels (Bickard, 1967, in Done). Einseitig wird die Erkrankung an einer Asymmetrie der Muskulatur und an der Lahmheit erkannt, aber häufig tritt sie klinisch gar nicht in Erscheinung und wird erst beim Schlachten entdeckt. Die Schädigungen treten als fibröse Degeneration der Muskeln mit gelegentlicher Fettinfiltration auf. Man spricht dann von einer Fibrolipomatose. In Hinblick auf den genetischen Ursprung mit wahrscheinlich neurogener Determination ist die Merzung solcher Zuchttiere wichtig, deren Nachkommen diese Erkrankung zeigen.

• *»Streß-Syndrom« des Schweines (PSS = porcines Streßsyndrom)*
Das plötzliche Auftreten, die schnelle und gefährliche Entwicklung des »Streß-Syndroms« überrascht die Schweineschlächter nach einem Transport in überbelegten Fahrzeugen, bei grober Behandlung oder Überhitzung. Seine besonderen Kennzeichen liegen in der Schnelligkeit des Auftretens (plötzlicher Tod) mit schneller Totenstarre.
Die spezielle Muskelschädigung zeigt sich als ZENCKERsche Degeneration, die aber von unterschiedlicher Stärke und Ausbreitung ist, je nachdem, wie weit Skelett- oder Herzmuskeln betroffen sind.
Muskelschädigungen werden beim lebenden Tier von charakteristischen humoralen Veränderungen begleitet: Azidose und erhöhte Kreatin-Phosphokinase-Aktivität des Blutes.
In dieser Hinsicht muß man dem gleichen Syndrom andere Erkrankungen zuordnen, die erst kürzlich untersucht wurden: Herztod, die PSE-Muskulatur (pale, soft, exsudative), die Rückenmuskelnekrose (back muscle necrosis) oder die CARRÉsche Krankheit. Schließlich gibt es eine experimentelle Krankheit: Unverträglichkeit der Halothannarkose oder das Syndrom der malignen Hyperthermie.
Wenn man in Betracht zieht, daß es sich um ein Syndrom mit mehreren Ausdrucksformen handelt, kann man nachstehende Beschreibung geben.
Sporadisch, selten enzootisch auftretend befällt das Streßsyndrom bevorzugt Schweine hochgezüchteter Linien oder Hybriden mit genetischen Anteilen von Piétrain oder Belgischer Landrasse.
Symptome. Sie können sich in zwei Formen entwickeln:
- die perakute Form mit einer schnellen Entwicklung: man stellt eine vorzeitige Totenstarre nach plötzlichem Tod fest;
- die akute Form ist generalisiert oder lokalisiert.

Die generalisierte Form zeigt sich mit einer deutlich erhöhten Körpertemperatur von 40 °C und mehr, einer forcierten Atmung, später einer schweren Dyspnoe (Atmung mit aufgerissenem Maul) und endlich einer Tachykardie. An allen Muskeln, einschließlich der Schwanzmuskulatur, bemerkt man Zittern, dann völlige Bewegungslosigkeit und Unvermögen, aufzustehen. Zum Schluß treten auf der Haut zyanotische Flecken abwechselnd mit weißen blutleeren auf, als Hinweis auf den Herzkollaps als Todesursache, der nach wenigen Minuten erfolgt.
Die lokalisierte Form CARRÉsche Krankheit tritt ebenfalls schlagartig auf und ist durch eine starke Hyperthermie und ein anormales Verhalten charakterisiert; das Tier krümmt den Rücken, stellt die Beine unter den Leib und weigert sich, sich zu bewegen. An der Rückenmuskulatur erscheint dann eine einseitige Anschwellung, die heiß und schmerzhaft ist.
Es gibt noch eine klinisch nicht erkennbare Form, das Syndrom des blassen, weichen, sauren und wäßrigen Fleisches oder der exsudativen Myopathie, aber diese Schädigungen sind mit denen des Streß beim Schwein identisch.
Pathologische Veränderungen. Zum Teil sind es Nebenerscheinungen, wie Stauung oder Ödem der Lunge, oder typische wie die blasse Farbe oder die Wäßrigkeit einzelner Muskelpartien. Diese Erscheinungen können generalisiert oder lokalisiert auftreten. Der Muskel erscheint dann gescheckt mit einem Nebeneinander von hellen und dunklen Abschnitten.
Mikroskopisch entsprechen alle Veränderungen der hyalinen Degeneration nach ZENCKER. In einigen Fällen wird noch ein besonderes Charakteristikum bemerkt: Fibrose oder Fibrolipomatose als chronische Form der CARRÉschen Krankheit. Es tritt Exsudat im Perikard auf, mit subpericardialen Blutungen wie beim Herztod und in den großen Körperhöhlen. Die humoralen Veränderungen bestehen vor allem

im Laktatgehalt, wodurch der pH-Wert im Blut von 7,4 auf ungefähr 6,95 sinkt, einem Anstieg der CPK (Kreatinin-Phosphokinase) und der LDH (Laktatdehydrogenase).

Ätiologie und Pathogenese. Die genetische Prädisposition wurde untersucht und festgestellt, daß es sich um ein dominantes autosomales Gen handelt, allerdings mit einer unvollständigen Penetranz. Die Tiere sind dem Selektionsdruck auf Muskelansatz unterworfen, mit geringem Fettanteil. Auslösende Ursachen sind vorrangig Stressoren. Die Genese der Schädigungen läßt sich folgendermaßen zusammenfassen: der Sympathikotonus wird bei diesen Tieren durch eine übermäßige Reizung der β-Rezeptoren angeregt, wobei die Glykolyse beschleunigt und verstärkt wird, die einen Anstieg von Milchsäure in den Muskelfibrillen mit einer Schädigung der Lysosomen hervorruft, was einer hyalinen Muskeldegeneration nahe kommt. Hieraus rührt die blasse Farbe, genauso wie das Auftreten von Laktat in den Muskelfasern eine Wasserlässigkeit auslöst (exsudative Myopathie). Schließlich hängt die Blutazidose mit der Atmungsbeschleunigung zusammen.

Die *Diagnose* ist einfach. Die einzig mögliche Verwechslung kann es mit der ernährungsbedingten Myopathie geben, die sich nicht in lokalisierten, sondern allgemeinen und etwas andersartigen Schädigungen äußert.

Die *Behandlung* besteht hauptsächlich darin zu verhindern, daß sich die Symptome verschlimmern, indem man jede Ortsveränderung und Manipulation vermeidet.

Vorbeuge gegen Streß beim Schwein. Die Vorbeuge gegen diese Erkrankung ist bei genetisch festgelegten Merkmalsträgern schwierig. Man muß die Elterntiere eliminieren, deren Nachkommen streßanfällig sind. Man kann auch die Träger der autosomalen Gene durch den Halothantest herausfinden, ebenfalls durch Untersuchung der Beziehungen zwischen Streßsyndrom und Blutgruppen (Rasmussen u. a., 1976) oder mit der Phosphohexose-Isomerase-Bestimmung (Jorgensen u. a., 1976, 1978).

Ernährungsbedingte Myopathien

Sie werden durch absoluten oder relativen Mangel an Vitamin E und Selen verursacht. Sie gehören zur Gruppe der Mangelschäden, die hervorrufen können:
- Leberdystrophie *(Hepatosis diaetetica)* (Vitamin E, Selen);
- Gelbfärbung des Fettes (Vitamin E);
- Maulbeerherzkrankheit (Mulberry Heart Disease, Herztod).

Sie treten bei sehr schnell wachsenden Schweinen vom Absetzen bis 4 Monate danach auf und sind meist sporadisch.

Symptome. Sie sind ähnlich den vorher beschriebenen und bestehen in:
- plötzlichem Verenden wie beim Herztod und Leberdystrophie und besonders
- Bewegungsstörungen mit Fieber, Schmerzen (Lahmheit), die mit Genesung oder Tod enden können, aber auch die Tendenz haben, chronisch zu werden mit Parese oder Ataxie der hinteren Gliedmaßen.

Pathologische Veränderungen. Sie zeigen eine Besonderheit: die Muskelschädigungen sind symmetrisch angelegt, aber sowohl makroskopisch als auch mikroskopisch mit denen des Streßsyndroms beim Schwein völlig identisch. Außerdem kann man an Nebenerscheinungen beobachten: Gelbfärbung des Körperfettes, Leber mit hämorrhagischen Punkten und Nekroseherden. Die maulbeerartigen Schädigungen am Herzmuskel entsprechen denen des Herztodes.

Die *Ätiologie* ist dagegen völlig verschieden von der des Streßsyndroms. Es kann sich um einen Se-Mangel infolge einer zu geringen Zufuhr von Selen mit dem Futter handeln, z. B. durch Mais, Kartoffeln oder um einen relativen Mangel infolge Anwesenheit von mehrfach ungesättigten Fettsäuren in der Futterration (überhöhter Verbrauch von Vitamin E) oder feucht geerntetem Getreide, das mit Propionsäure konserviert wurde.

Die *Diagnose* ist einfach, aber bei ernährungsbedingten Ursachen kann sie schwierig sein und Laboruntersuchungen erfordern.

Zur *Therapie* bevorzugt man die Verabreichung von 0,5 mg Na-Selenit/10 kg Lebendmasse und von 0,20 g Vitamin E je 10 kg Lebendmasse. Die *Prophylaxe* beruht auf der Kontrolle des Futters und seiner Komponenten.
Zusammengefaßt ist festzustellen: Die ernährungsbedingten Myopathien unterscheiden sich vom Streß-Syndrom durch die Primärursache; sie sind ernährungsbedingt, wogegen das Streß-Syndrom genetisch bedingt ist.

ERKRANKUNG DER KNOCHEN

Bei Masttieren sind außer der Osteochondrose, die Knochendystrophie einschließlich der Osteoporose, die Rachitis oder Osteofibrose Fehlern in der Futterration zuzurechnen. Wenn man die einzelnen alimentären Dystrophien betrachtet, sind drei Faktoren vorherrschend: der quantitative Gehalt an Kalzium und Phosphor, das Ca:P-Verhältnis und schließlich der Vitamin-D-Gehalt. Am häufigsten kommt ein Ca-Defizit vor. Der niedrige Ca-Gehalt im Mais (0,02 %) ist eine Ursache dafür, doch soll er insgesamt 0,9 % in der Futterration nicht überschreiten. Über diesen Prozentsatz hinaus beeinträchtigt Kalzium die Resorption anderer Elemente, z. B. von Zink (LUECKE u. a., 1956; COMBS u. a., 1962 a, b). Außerdem ist es nötig, daß ein Ca:P-Verhältnis zwischen 1:1 und 2:1 aufrecht erhalten wird (COMBS u. a., 1962 a, b). Schließlich begünstigt Vitamin D die Resorption und die Einlagerung von Kalziumphosphaten in die Proteinmatrix der Knochen.
Bei unzureichender Knochenmineralisierung können Osteoporose, Osteofibrose oder Rachitis auftreten, aber klinisch entwickelt sich keine dieser Dystrophien in einer charakteristischen Weise. Nur die Anfangsstadien muß man kennen: Lahmheit infolge Gelenkschmerzen und eventuell Abmagerung. Einige Untersucher (KRUSEMARK u. a., 1962) teilen der Osteofibrose eine Rolle bei der Pathogenese der Rhinitis atrophicans zu. Diese Ansicht scheint aber in jüngster Zeit durch die Erfolge bei dieser Erkrankung mit einer antiinfektiösen Sanitärprophylaxe widerlegt zu sein.
Die Knochendystrophien in Mastbetrieben treten nur gelegentlich auf und betreffen auch nur einzelne Tiere (gewöhnlich 2 bis 5 %). Ihre Entwicklung geht nur bis zu den Anfangsstadien der Erkrankung und besteht in einer Entmineralisierung der Knochen. Die Behandlung sowie die Prophylaxe bestehen darin, das Ca:P-Verhältnis auszugleichen und den Gehalt der Rohstoffe zu überwachen.

ERKRANKUNGEN DER GELENKE

Bei Mastschweinen werden besonders Gelenkentzündungen beobachtet, während Gelenkversteifungen (Arthrosen), die zur Gruppe der Osteochondrosen und zum Syndrom der Beinschwäche (s. »Krankheiten der Reproduktion«) gehören, viel seltener auftreten.

Gelenkentzündungen (Arthritiden)

Sie sind unspezifisch oder spezifisch.

- *Unspezifische Arthritiden*

Sie sind vor allem auf das Kniegelenk lokalisiert. Die häufigste Eintrittspforte für Erreger bleibt die Hautoberfläche und rührt bei den Klauen von kleinsten Traumen der Haut her infolge eines rauhen Stallbodens.
Die Erkrankung fängt mit einer Periarthritis an, mit Synovitis, die sich dann in eine echte Arthritis verwandelt. Jede Schädigung eines Gelenkes macht sich durch eine schmerzhafte Lahmheit, örtliche Rötung und Schwellung bemerkbar, die zu Stellungsanomalien führt.
Die *Diagnose* ist leicht. Die Prognose ist medikamentell und wirtschaftlich gesehen infolge der Schwierigkeiten der Behandlung unsicher.
Behandlung. Sie ist bei festgestellter Arthritis illusorisch. Dagegen gibt es gewisse Erfolgsaussichten bei Periarthritiden oder Synovitiden, da man antiinfektiöse Mittel lokal applizieren kann: Sulfonamide, Antibiotika, die man zusätzlich parenteral und intramuskulär verabreicht, sowie Phenylbutazon (5 bis 10 ml einer 20 %igen Lösung je 100 kg LM).

ZUSAMMENFASSUNG

Aus ökonomischen Erwägungen müssen Mastschweine auf engem Raum und in verhältnismäßig großer Zahl im gleichen Stall gehalten werden. Das erklärt die Möglichkeit einer schnellen Ansteckung und des Auftretens von infektiösen oder parasitären Krankheiten. Die Umwelt, in der das Tier lebt, ist für die Entstehung von Erkrankungen der Atmungswege bedeutungsvoll. Von anderen Faktoren sind folgende zwei die schwerwiegendsten: Verhaltensstörungen und Haltungstechnologie.

- *Spezifische Arthritiden*

Sie wurden bereits in einem vorhergehenden Kapitel beschrieben im Abschnitt »Infektiöse Erkrankungen«. Sie haben als Ursache nach der Häufigkeit des Auftretens: Rotlauf, Streptokokkeninfektion, GLÄSSERsche Krankheit, Kolibakteriose und früher Tuberkulose und Brucellose.

LITERATUR

BALLARINI, G., 1967 – Contributo alla conoscenza del comportamento in Sus scrofa. Stress, incremento di agressivîtà e Tail Biting nel suino: azione di trattamenti cortisonici. Bull. Soc. Ital. Biol. 43, 1036–1039

BALLARINI, G., 1979 – La c. d. necrosi delle orecchie nei maiali in al vamento intensivo. Selezione Suinavicunicola, 28 maggio 1979

BEILHARZ, R. G.; COX, D. F., 1967 – Social dominance in swine. Anim. Behav., 15, 117–122

BICKARD, 1967 – In: DONE et al., 1975 (infra)

BILLON, J.; SIBELLE, CH., 1972 – Avitaminose B_1 du porcelet. Rec. Méd. Vét., 149, 1019

BRINK, M. F.; BECKER, D. E.; TERRILL, S. W. and JENSEN, A. H., 1959 – Zinc toxicity in the weaning pig. J. Animal Sci., 18, 836

BRION, A.; FONTAINE, M.; LABIE, CH., 1962 – Rhinite atrophique Lésions histologiques du système nerveux ganglionnaire. Bull. Acad. Vét. 35, 251

BROADHURST, P. L., 1961 – Abnormal animal behaviour. In H. J. Eysenck (ED.): Handbook of abnormal psychology: An experimental approach. Basic books. New York, 726–763

CHAMBERLAIN et al., 1964 – Oesophago-gastric ulcers of swine. J. Anim. Sci., 23, 910

COMBS, G. E.; VANDEPOULIERE, J. Y.; WALLACE, H. D. et KOGER, M., 1962 – Phosphorus requirement of young pigs. J. Anim. Sci., 21, 3

COMBS, G. E.; WALLACE, H. D., 1962 – Growth and digestibility studies with young pigs fed various level and sources of calcium. J. Anim. Sci., 21, 734

DONE, J. T.; ALLEN, W. M.; BAILEY, J.; DE GRUCHY, P. H.; CURRAM, M. K., 1975 – Asymmetric hind quarter syndrome in the pig. Vet. Rec. 96, 482

DOYLE, L., 1960 – Cause of sore lips and snouts. Nat. Hog Farmer, Feb.

EUZEBY, T., 1966 – Quelques troubles cutanés chez le porc. Rev. Mét. Vét. 117, 285

FAUSCH, H. D., 1961 – Cit. de Hafez et Signoret (1969)

FOX, M. W., 1968 – The concepts of normal and abnormal behaviour. In M. W. Fox (Ed.): Abnormal behaviour in animals. W. B. Saunders Company, Philadelphia, London, Toronto, p. 1–5

FRÄDRICH, H., 1965 – Zur Biologie und Ethiologie des Warzenschweines (Phacochoerus Aethiopicus Pallas) unter Berücksichtigung des Verhaltens anderer Suiden. Z. Tierpsychol., 22, 328–393

GIBBSON, 1966 – In Smithcors J. F., Catcott E. J., Progress in swine practice. Am. Vet. Publ. Wheaton, Illinois, USA, p. 32

HAFEZ, E.S.E.; SIGNORET, J. P., 1969 – The behaviour of swine. In E.S.E. Hafez (Ed.): The behaviour of domestic animals. Baillière. Tindall et Cassel, London, pp. 349–390

HAGEN, O.; SKULBERG, A., 1960 – Sore tails in pigs. Nord. Vet. Med. 12, 1–19

HARRIS, D. L.; SWILZER, W. P.; HARRIS, R. A., 1971 – A suggested mechanism for pathogenesis of infectious atrophitic rhinitis. Rev. Canad. Med. Comp., 35, 318

HEBB, D. O., 1947 – Spontaneous neurosis in chimpanzees: Theoretical relations with clinical and experimental phenomena. Psychosom. Med. 9, 3–16

HEDIGER, H., 1954 – Skizzen zu einer Tierpsychologie im Zoo und im Zirkus. Büchergilde Gutenberg, Zürich

HENRY, Y. et BOURDON, 1969 – Observations sur les ulcères gastriques chez le porc en relation avec la nature et le mode de distribution du régime. Journées de Recherches porcines I.N.R.A., p. 233

JORGENSEN, P. F.; HYLDGAAR-JENSEN, J.; EIKELENBOOM, G. et MOUSTGAARD, J., 1976 – Phosphohexose isomerase (P.M.I.) and porcine halotane sensitivity. Acta Vet. Scand., 17, 370–372

JORGENSEN, P. F., 1978 – Halothane sensitivity, the M. Blood group system and Phosphohexose isomerase (P.M.I.) in pigs. A linkage study of physiological importance. Acta Vet. Scand., 19, 458–460

KLOPFER, F. D., 1961 – Cit. de Hafez et Signoret, 1969

KOWALCZYK, T., 1975 – Diseases of swine. The Iowa State Univ. Press, Ames, Iowa, USA

LUECKE, R. W.; HOEFFER, J. A.; BRAMMEL, W. S. et THOSP, F., 1956 – Mineral interrelationship of swine. J. Anim. Sci., 15, 347

MC BRIDE, G.; JAMES, J. W.; HODGENS, N., 1964 – Social behaviour of domestical animals. IV. Growing pigs. Anim. Prod. 6, 129–140

MANSSON, I., 1964 – The intestinal flora in pig with parakeratosis. I. The intestinal flora with special reference to an atypical Clostridium perfringens and clinical observations. Acta Vet. Scand., 5, 279

MATTESON, R. E., 1961 – Tail biting in swine. Allied Vet., 32, 171–173

MILLER, E. R.; LUCKE, R. W.; ULLREY, D. E.; BALTZER, B. V.; BRADLEY, B. L. and HOEFFER, J. A., 1968 – Biochemical, skeletal and allometric changes due to zinc deficiency in the baby pig. J. Nutr., 95, 278

PENNY, R. H. C.; OSBORNE, A. D.; WRIGHT, A. I.; STEPHENS, T. K., 1965 – Fool rot in pigs. Vet. Rec., 77, 101

RAMUSEN, B. A. et CHRISTIAN, L. L., 1976 – M blood types in pigs as predictors of stress susceptibility. Science, 191, 947–948

RASMUSSEN, O. G.; BANKS, E. M.; BERRY, T. H.; BECKER, D. E., 1961 – Social dominance in swine. J. Anim. Scil., 20, 982

Reebs, H., 1960 – Das Verhalten des Schweines bei der Futteraufnahme. Vet. Diss. F. Univ. Berlin

Shanklin et al., 1968 – Zinc requirement of baby pigs on caseins diets. J. Nutr., 96, 101

Smith, W. H.; Plumlee, M. P. and Beeson, W. M., 1962 – Effect of source of protein on zinc requirement of the growing pig. J. Anim. Sci., 21, 399

Smith, D. L. T., 1957 – Poisoning by sodium salt. Am. J. Vet. Res., 69, 825

Tournut, J.; Le Bars, H.; Labie, Ch., 1966 – Lésions étioligie du porc. Rôle de la contrainte dans leur étiologie. Rev. Méd. Vét., 117, 365

Tournut, J.; Labie, Ch.; Redon, P.; Sarraut, O.; Badia, J., 1969 – Flore intestinale du porc en contrainte. Cahiers Méd. Vét. n° 6, 1

Tournut, J. et Labie, Ch., 1970 – L'ulcère gastro-oesophagien du porc. Hypothèse pathogénique. Rev. Méd., 121, 1 105

Tournut, J. et Labie, Ch., 1971 – Intestins du porc. I. Agression. Congrès International de Zootechnic, Versailles, Thème VII

Tournut, J., 1972 – Les maladies animales, leur incidence sur l'économie agricole. Service de Presse. Edition-Information, 14, rue Drouot. 75009 Paris, p. 163

Tournut, J.; Redon, P.; Montlaur-Ferradou, P., 1979 – Maladie de l'appareil digestif du porc. Flore intestinale et agression contrôlée. Congrès International de Médecine Vétérinaire, Moscou. Maladies du Porc, 20

Utter, M. F., 1950 – Mechanism of inhibition of anaerobic glycolyse of brain by sodium ion. J. Biol. Chem., 185, 499

Whitenack, D. L., 1970 – The influence of an enteritic infection on zinc metalbolism. Ph. D. Diss. Mich. State Univ. East Lansing

Wingert, F. C., 1974 – Program to eliminate tail biting. Feedstuffs, 36, 86

VI Klinische und diagnostische Untersuchungsmethoden

P. Vannier, J.-P. Tillon, B. Toma, M. Kobisch, J. Dagorn

Die jüngste Entwicklung der Schweinehaltung in Richtung auf eine Intensivierung der Produktion ist mit einer Veränderung der auftretenden Krankheiten verknüpft. Damit wird auch die tierärztliche Arbeit grundlegend verändert. Die klinischen Untersuchungsverfahren verschieben sich entsprechend den veterinärmedizinischen Zielen und den Notwendigkeiten des Betriebes:

- Einerseits kann der Tierarzt fallweise Visiten durchführen, um die Ursache oder die Ursachen für akut auftretende oder immer wiederkehrende Störungen herauszufinden, oder auch planmäßig, um ein Gesundheitsprogramm aufzustellen und gegebenenfalls vorhandene pathogene Erreger festzustellen. Das letzte Vorgehen ist besonders wirkungsvoll in kommerziellen Zuchtbeständen.
- Andererseits kann der Betriebsleiter durch Verminderungen der Leistungen beunruhigt sein, die sich in einer bestimmten Produktionsstufe zeigen. Solche Erscheinungen sind nicht immer von sichtbaren klinischen Krankheitserscheinungen begleitet, aber die Untersuchungen durch den hinzugezogenen Tierarzt sind auch auf Umstände gerichtet, die außerhalb der klinischen Analyse in einem Betrieb liegen.

Diagnostik von gesundheitlichen Störungen in der Schweineproduktion

Allgemein können die Erkrankungen in einer industriellen Schweineanlage unter zwei Gesichtspunkten betrachtet werden:

- *Krankheiten*, deren Auftreten die Folgen von *Adaptationsschwierigkeiten* der Tiere an die vorhandenen Betriebsverhältnisse sind. Sie spiegeln nichts anderes als eine ungünstige Umwelt wider. Bei seinen Untersuchungen muß der Tierarzt nicht nur versuchen, eine Ursachenbeziehung zwischen dem Vorhandensein bestimmter Erreger oder gewissen scheinbaren Anzeichen hierfür und der Natur der Störungen festzustellen, sondern er muß sehr genau die Haltungsparameter der Aufzucht analysieren und die negativen Einflüsse für die Produktion bestimmen. Er muß dabei so vorgehen, daß optimale Produktionsbedingungen erreicht werden (Tillon, 1980).

Das MMA-Syndrom oder die Kolibakteriose beim Absetzen sind repräsentative Beispiele für diesen Typ der Erkrankung. Eine therapeutische Behandlung kann die Symptome zeitweilig zum Verschwinden bringen, aber niemals eine vollständige Eliminierung der festgestellten Störungen. Eine zu diesem Zweck durchgeführte direkte Einflußnahme auf die Erreger hat nur einen begrenzten Effekt, da sich der Ursprung der pathologischen Erscheinungen in der Umwelt, also einem viel allgemeineren Umfeld befindet.

- *Spezifische Krankheiten* mit nur *einem infektiösen Erreger* äußern sich in typischen Symptomen (klassische Schweinepest, Aujeszkysche Krankheit, Rotlauf, MKS usw.). Begünstigende Ursachen spielen bei ihrer Genese nur eine untergeordnete Rolle. Im allgemeinen bringt der Primärerreger allein die charakteristischen Symptome hervor, und er ist auch für die Schwere der Erkrankung verantwortlich. Die klinische Untersuchung und die Sek-

tion der Tiere gestatten meistens, eine Diagnose zu stellen, die aber durch Labornachweis bestätigt werden muß.
Eine Unterteilung zwischen umweltbedingten und spezifischen Erkrankungen ist in solchen Fällen illusorisch, in denen man keine deutliche Trennung zwischen Umwelteinwirkungen und Erregern mit bekannten pathogenen Eigenschaften machen kann. So hat z. B. die Rhinitis atrophicans eine infektiöse Ätiologie, aber ihr Auftreten ist eindeutig mit ungünstigen Umweltbedingungen verbunden. Ebenso hat die Parvovirusinfektion Reproduktionsstörungen und Embryonen- oder Fetensterblichkeit nur unter ganz besonderen Haltungsbedingungen der Herde zur Folge. Um Diagnosefehler auszuschalten, bei Außerachtlassung eines epidemiologischen Faktors oder der Unterschätzung seiner Bedeutung, muß der Tierarzt eine exakte Analyse so vornehmen, daß gegen sie keinerlei Einwände erhoben werden können.

- Beschreibung des Betriebes zusammen mit dem Verantwortlichen;
- Prüfung der technischen Bedingungen;
- Prüfung der Betriebsdokumente;
- Untersuchung auf Erkrankungen durch spezifische Erreger;
- Kontrolle des Hygienestatus des Betriebes (derzeitiger und/oder ständiger).

Bestandsdurchsicht

Sie soll in Begleitung des Leiters oder der für einzelne Produktionsabschnitte Verantwortlichen stattfinden. Nicht selten muß dieser Durchgang mit dem Besitzer durchgeführt werden, der sich nicht persönlich mit den Tieren beschäftigt und auch wenig Erfahrung von Haltung und Technik haben kann. Das kann beim Tierarzt leicht zu Irrtümern führen. Es ist daher unbedingt notwendig, daß man sich über die Funktion jedes einzelnen im Betrieb informiert. Bestimmte Tageszeiten eignen sich besser zur Untersuchung als andere; daher ist es vorzuziehen, bei der Verteilung des Futters dabei zu sein, um die verabreichten Rationen zu überprüfen und leichter ihre Zusammensetzung zu erkennen.
Bei der Bestandsdurchsicht wird sich der Tierarzt nicht auf die kranken Tiere und ihren Stall beschränken, sondern keinen Faktor der Produktion übergehen. Er muß für sie mehrere Stunden einkalkulieren, um die Schwachstellen der Produktionskette zu erkennen (Tillon u. Vannier, 1978; Tillon u. a., 1978). Die Schweinehalter werden gegenüber Besuchern (mögliche Einschleppung von Keimen und Parasiten) immer ablehnender, auch müssen sich letztere den Hygieneforderungen unterwerfen: Kleider- und Schuhwechsel, Duschen.

Analyse der Betriebsfaktoren

Diese Analyse soll dem Tierarzt eine Gesamteinschätzung des Gesundheitsstatus des Bestandes vermitteln. Die Zusammenfassung seiner Beobachtungen wird ihn zu einer Diagnose und zu einer Anzahl von Vorschlägen führen. Verschiedene Faktoren müssen in Betracht gezogen werden und zwar: Tier, Fütterung, Stall, Mikroflora, Herdenaufbau, Betreuung.

TIER

Der tierärztliche Berater soll sich eine Dokumentation über alle Tiere der Anlage zusammenstellen: Feststellung der Rasse, der genetischen Konstruktion, der Herkunft. Er wird die Belegung in jeder Produktionsabteilung notieren und begutachten, ob eine Überbelegung vorliegt. Die Untersuchung der Gliedmaßen (Sohle und sonstige Beschaffenheit der Klauen) und ihrer Stellung ist notwendig, um die Eignung der weiblichen Tiere für eine normale Reproduktion festzustellen.
Der Ernährungszustand der Reproduktionstiere wird nach nebenstehendem Schema festgelegt. Eine Reproduktionsherde darf Sauen

Schema des Ernährungszustandes

Note 1:	sehr mager (Abmagerung)
Note 2:	mager
Note 3:	ungenügend
Note 4:	befriedigend
Note 5:	in Ordnung

mit den Noten 1 und 2 nicht aufweisen, und der Durchschnitt der Noten für alle produktiven Sauen muß über der Note 4 liegen (MADEC, 1977).
Alle klinischen Symptome müssen bei den Tieren in jeder Produktionsstufe kontrolliert werden. Man muß eine gewisse Zeit (mindestens 2 Minuten) im gleichen Raum bleiben, um zunächst die Häufigkeit von Niesen und Husten zu beobachten.
Danach muß man die Futtertröge besichtigen und feststellen, welches Tier seine tägliche Ration nicht aufgefressen hat. Die tragenden und säugenden Sauen sollten einer besonders sorgfältigen Kontrolle unterzogen werden (Gesäuge, Scheidenausfluß, Freßunlust ...). Zeichen von Rüsselverbiegung sowie Nasenausfluß und -blutungen sind bei allen Schweinegruppen zu beachten. Bei tragenden und abgesetzten Sauen sowie in Mastbeständen müssen Spuren von Durchfall immer mehr beachtet werden; treten sie auf, muß man ihre Häufigkeit, Farbe, Konsistenz und alle Elemente, die zur Ursachenfeststellung dienen können, prüfen.

FÜTTERUNG

Die Menge des *aufgenommenen Futters* muß als besonders wichtig in Rechnung gestellt werden und genauestens bekannt sein. Deshalb ist die tierärztliche Bestandsdurchsicht zur Zeit der Fütterung am günstigsten und muß so durchgeführt werden, daß die normalerweise verabfolgten Rationen erkannt werden können (der Tierarzt sollte eine Handwaage zur Verfügung haben, die möglichst genau sein muß).
Die Untersuchung der Art der *Futterverteilung* ist ebenso wichtig. Bei tragenden Sauen kann durch die Gruppenfütterung eine Unterernährung der schwächsten Tiere gegeben sein.
Die Futterrezeptur muß aufmerksam geprüft werden, ob sie ausreichend ist, um allen Anforderungen der Tiere zu entsprechen, und ob die Nährstoffe für eine optimale Produktion genügen. Es ist manchmal wichtig, die Zusammensetzung des Futters zu kontrollieren, besonders wenn es im Betrieb selbst hergestellt wird: der Tierarzt kann auch versuchen, im Futtermittellabor den Gehalt an verschiedenen Nährstoffen, wie verdauliches Rohprotein (Aminosäuren), Mineralstoffe, Energie und Fett festzustellen, um so den Gesamtnährwert der Mischung kennenzulernen.
Die *Lagerung des Mischfutters* wie der einzelnen Komponenten ist wichtig. Daher ist das Futter in den Silos sorgfältig zu überprüfen; diese einfache Kontrolle ist oft sehr aufschlußreich. Liegt das Futter gemahlen vor, ist die Mahlfeinheit zu prüfen. Eine Anfrage im Labor ist manchmal hilfreich, um die genaue Granulierung zu erfahren. Zu feine Vermahlung kann die Bildung von Geschwüren im vorderen Magenabschnitt und Verstopfungen bei den Sauen begünstigen.
Wenn der Betrieb selbst das Futter mischt, kann eine Untersuchung der Herstellungstechnologie auf Fehler in der Mischung hinweisen. Man muß den Zerkleinerer demontieren, die Siebe überprüfen, die Hämmer und Walzen kontrollieren, die das Futter im Mischer bewegen, ebenso die Rohranschlüsse. Schließlich muß man die Dosierung der Grundstoffe vor der Zerkleinerung und die Mischungszeiten der zerkleinerten Materialien (sieben Minuten für eine vertikale Mischung) genau feststellen.
Die Funktionsfähigkeit der Verteilungseinrichtung wird überprüft, um ein Entmischen des Futters zu verhindern.
Wird das Futter suppig verabreicht, ist die Genauigkeit bei der Flüssigkeitszuführung zu beurteilen (Verhältnis Futter: Wasser, Mischzeiten, Erhaltungszustand, Sauberkeit usw.). Die Kontrolle dieser Einrichtungen liegt nicht direkt in der Zuständigkeit des Tierarztes, aber in Hinsicht auf die Mechanisierung und Automatisierung bestimmter Arbeitsgänge muß er sich doch des einwandfreien Funktionierens und der richtigen Handhabung der Einrichtung versichern. Ein Fehler zieht tatsächlich verschiedene Störungen in einem Schweinebestand nach sich, und nur eine Über-

prüfung der technischen Anlagen hilft sie zu überwinden.

Die *Qualität des Trinkwassers* wirkt unmittelbar auf den Gesundheitsstatus der Tiere. Neben einer ersten Besichtigung muß der Tierarzt eine chemische und bakteriologische Laboranalyse veranlassen, um die vorliegende Trinkwasserqualität zu erfahren. Ebenso wird eine solche Analyse aktuell, sobald Verdauungsstörungen auftreten. Der Tierarzt muß sich stets versichern, daß die Tiere ohne Schwierigkeiten Wasser aufnehmen können. Die Funktionsfähigkeit und Sauberkeit der Tränkeinrichtungen muß gewährleistet sein, ebenso die der Wasserboiler.

UNTERBRINGUNG

Es ist schwierig, den Einfluß der Haltung objektiv einzuschätzen. Die Haltungsbedingungen müssen jedoch von Grund auf überprüft werden, denn ein schlechter Stall hat große Konsequenzen für die Gesundheit der Tiere. Das verfügbare Luftvolumen muß eingeschätzt und die Stallfläche je Abteilung gemessen werden, um festzustellen, ob die Normen der Besatzdichte eingehalten werden (Tab. VI/1). Eine Überbelegung in der Anlage belastet das Zusammenleben der Schweine (Kannibalismus, Unruhe) und begünstigt das Auftreten von respiratorischen Erkrankungen; sie verringert die Leistungen bei gleichzeitiger Verschlechterung der Futterverwertung.

Die richtige Ausnutzung des Stalles und dessen Klimaführung muß man anhand der Umweltparameter messen. Die Luftzirkulation wird mit einem »Nebelröhrchen« gemessen, das die Luftströmung erkennen läßt, und ob die Zuluft an der Oberfläche der Einstreu mit den Tieren in Verbindung kommt, wenn diese sich an einer tiefen Stelle der Bucht aufhalten. Dazu muß die Konzentration der verschiedenen für das Tier toxischen Gase (NH_3, H_2S, CO_2) festgestellt werden.

Alle diese Untersuchungen benötigen nur Materialien, die nicht kostspielig sind. Die relative Luftfeuchtigkeit und Luftgeschwindigkeit an verschiedenen Stellen des Stalles können durch ein Psychrometer bzw. Anemometer bestimmt werden. Diese arbeitsaufwendigen Erhebungen sind für den Tierarzt weniger wichtig, können aber doch eine Reihe wesentlicher Informationen geben. Schließlich muß gefordert werden, daß in jedem Stall ein Minimum-Maximum-Thermometer hängt, um die Temperaturschwankungen zu ermitteln.

Die Ergebnisse dieser Messungen lassen Rückschlüsse auf die Qualität der Umweltverhältnisse und ihre Beherrschung zu. Dadurch kann der Besichtigende bis auf die Ursachen zurückgreifen, wie die Funktion der Ventilatoren, ihre Leistung und die Bedingungen ihres Einsatzes usw.

Tabelle VI/1 Baunormen für Schweineanlagen (MENGUNG, 1978)

Tiere	Minimaler Luftraum/Schwein	Minimale Liegefläche
Eber und Sauen	8 m³	0,8–1 m²
Tragende Sauen	15 m³	4,0 m²
Ferkel, 1.–3. Lebenswoche	Bei der Sau berücksichtigt	
Absetzer	1,4 m³ (bis 35 kg)	0,25 m² (25 kg) 0,30 m² (30 kg) 0,33 m² (35 kg) 0,35 m² (40 kg) 0,40 m²
Mastschweine	1,8 m³ (30–50 kg) 3,0 m³ (50–100 kg)	0,55 m² Trogfütterung 0,60 m² Bodenfütterung und Rosten
Schweine (30–100 kg)	3,8 m³	0,60 m²

Die Beschaffenheit des Stalles muß auch im Hinblick auf das Klima im Territorium und die vorherrschende Windrichtung gesehen werden. In der Bretagne geht die Tendenz dahin, geschlossene Schweineanlagen, ohne Einstreu, mit Spaltenböden oder Käfigen (flatdeck) über Abflußkanälen zu bauen. Auf solchen harten Böden sind Verletzungen der Gliedmaßen nicht selten. Die häufigsten septischen Komplikationen sind: Panaritium, Arthriden und Hauteiterungen. Bei den Sauen können sich Verletzungen an beiden Seiten der

Beine, die nur schlecht vernarben, zu einer echten Pododermatitis entwickeln, mit Bildung von verhorntem Gewebe, die für Stellungsfehler und Schmerzen bei der Bewegung verantwortlich ist (Tillon, 1979).

MIKROFLORA

In diesem Beitrag zu Erkrankungen in einer industriellen Schweineanlage muß die Mikroflora als ein Faktor unter anderen Faktoren betrachtet werden, ohne unbedingt zu versuchen, eine Ursachenbeziehung zwischen vorhandenen Erregern und beobachteten Störungen herzustellen. Der Tierarzt hat in Verbindung mit einem Labor die Aufgabe, die Erreger und Parasiten zu identifizieren. Serologische Tests und Sektionen müssen durchgeführt werden. Die Laboruntersuchung trägt wesentlich dazu bei, die Bedeutung der Mikroflora in einer Anlage und ihre auf die jungen Schweine ausgeübten Wirkungen zu erkennen. Die Serologie gibt zusätzliche Informationen durch die Untersuchung auf neutralisierende Antikörper gegen das Virus der Schweinepest, der Aujeszkyschen Krankheit und der Transmissiblen Gastroenteritis; man kann auch versuchen, Antikörper gegen Mykoplasmen und Parvoviren zu ermitteln. Untersuchungen von Kot und Hautgeschabsel auf Parasiten (Magen-Darm-Würmer, Räudemilben) bei den Sauen und eine Besichtigung der Eingeweide bei Tieren auf dem Schlachthof vervollständigen die Beobachtungen.
Der Untersuchende muß die Entwicklung der Mikroflora verfolgen, indem er das Auftreten neuer Keime feststellt, aber besonders durch Einschätzung der Immunsituation des Bestandes gegen repräsentative Erreger in einer Schweineaufzucht, wie Parvoviren. Serologische Tests auf Parvoviren geben darüber Auskunft.

HALTUNG DES BESTANDES

Die Intensivierung der Produktion hat es notwendig gemacht, die Arbeit in einem Betrieb, in dem die Sauen in Gruppen gehalten werden, richtig zu organisieren. Der Tierarzt muß sich versichern, daß diese Haltungsform beherrscht wird, wenn sie nicht Ursache von Störungen sein soll: Überbelegung der Ställe zu gewissen Zeiten, Entwicklung von infektiösen Erkrankungen mit Entstehungsursachen in den einzelnen Gruppen, die hauptsächlich aus Jungsauen zusammengestellt werden. Ein gutes Management erlaubt, Desinfektionsprogramme und Belegungspausen (Serviceperiode) in den verschiedenen Produktionsstufen durchzuführen. Der Tierarzt muß die Qualität der Desinfektionen und die Dauer der Serviceperiode überwachen und sich überzeugen, daß die Desinfektionsmittel regelmäßig gewechselt werden und der Stallboden unter den Rosten gereinigt wird.
Das Vakzinierungsprogramm muß überprüft oder durchgesprochen werden, genau wie die hauptsächlichen prophylaktischen Behandlungen (Entwurmungen, Eiseninjektionen, Kastration usw.). Die Art der Zufuhr der jungen Reproduktionstiere muß beachtet werden. Es muß gesichert sein, daß sich die Tiere an die Mikroflora des Stalles adaptieren, indem man sie bewußt mehrere Wochen vor der ersten Besamung mit dem Dung von älteren Tieren kontaminiert und sie mit Altsauen zusammenbringt.
Schließlich muß der Tierarzt die Einhaltung der Quarantäne beim Zukauf von Tieren aus anderen Betrieben fordern. Mit Hilfe der Betriebsunterlagen ist die Bestandsbewegung zu überprüfen. Man muß die Altersbilanz aufstellen, damit die Bestandserneuerung nicht zu schnell verläuft. Tatsächlich ist eine zu große Anzahl von Jungschweinen oder Jungsauen im Bestand für die Leistung und das gesundheitliche Niveau nicht günstig.

BETREUER

Der Betreuer beeinflußt unmittelbar die Produktivität während der Zeit, die er im Bestand verbringt, durch seine Sorgfalt für die Tiere und die Beherrschung der Haltungsfaktoren.

Der Tierarzt muß sich also eine Meinung bilden über seine Fähigkeiten, Erfahrungen und Einsatzbereitschaft. Das benötigt ein gewisses diplomatisches Geschick seitens des Besichtigers. Aber es ist unbedingt notwendig, um eindeutig die Verantwortung des Betreuers für gesundheitliche Störungen im Bestand einschätzen zu können. Daraus kann ein konstruktiver Dialog entstehen, der es dem Tierarzt gestattet, leichter die Maßnahmen abzuwägen, die auf seine Anregung unternommen werden.

Durch die Analyse der verschiedenen Störfaktoren in einem Betrieb kann genau mitgeteilt werden, welche in letzter Zeit aufgetreten sind. Sie erlaubt, die augenblicklichen Probleme richtig in die Gesamtheit der Erkrankungen einzuordnen. Eine tiefgehende Überprüfung der Betriebsdokumente wird über eine längere Zeit Schwachstellen der Produktion und der Haltung aufdecken: Verlängerung der Perioden zwischen den Abferkelungen, Fruchtbarkeitsergebnis, Intervall zwischen Absetzen und erfolgter Befruchtung usw.

Prüfung der Betriebsdokumente*

Der Tierarzt, der in einem Reproduktions- oder Mastbetrieb als Berater hinzugezogen wird, muß eine Gesamtübersicht über die Betriebssituation haben, bevor er die Krankheit untersucht. Die betriebsökonomischen Resultate solcher Anlagen werden in wachsendem Maße Antwort auf folgende Fragen geben:

- Wieviel Schweine werden je Sau und Jahr verkauft?
- Wieviel kg Futter werden zur Erzeugung von 1 kg Lebendmasse aufgewendet?
- Wieviel Futter braucht eine Sau jährlich?
- Wie ist die Futterverwertung, die mittlere tägliche Zunahme und die prozentuale Verlustziffer der Absetzer und Mastschweine?

Sind diese Informationen bekannt, muß man sie durch folgende Angaben über technische und sanitäre Verhältnisse ergänzen:

- Wurden die »Stallnormen« (Bodenfläche – Rauminhalt – Troglänge/Tier) eingehalten?
- Gibt es Belegungspausen im Sauen- und Absetzerstall?
- Sind die Hygienemaßnahmen wirksam: Quarantäne, Verladerampe, Besuchervorschriften?
- Ist das Sauenfutter ausreichend hinsichtlich Nährstoff- und Energiegehalt?
- Ist das Futter für die Mastschweine optimal zusammengesetzt?

Nachdem diese Punkte überprüft und die Bestandsbesichtigung durchgeführt wurden, wendet sich der Tierarzt den durch den Betrieb signalisierten Erkrankungen zu. Diese Probleme werden erschwert durch Nichteinhaltung von Grundbedingungen; man kann keine Krankheit ohne Beseitigung der sie begünstigenden Faktoren definitiv bekämpfen.

Das Zusammenwirken der bei der Bestandsdurchsicht gewonnenen Informationen, die Analyse der veränderlichen Größen des Betriebes und eine Überprüfung der Dokumente haben dann ihre Wirksamkeit. Diese Untersuchung soll die limitierenden Fakten aufdecken, unter denen die Behandlungen mit momentanem und dauerhaftem Erfolg durchgeführt werden. Der Tierarzt soll sich bemühen, seine Diagnose in einfachen Worten zu erläutern, unter Beachtung des Verständnisses des Betreuers, der an den Untersuchungen aktiv beteiligt sein soll (Tillon u. a., 1978). Allerdings gestattet die Aufdeckung bestimmter negativer Faktoren nicht immer, die Wichtung bestehender Probleme sowie die Natur, den kontagiösen Charakter der beobachteten Störungen zu erklären. Man muß auch das Auftreten eines infektiösen Erregers mit konstanter Pathogenität einbeziehen.

Diese Maßnahme darf nur als letzter Ausweg angesehen werden, um so mehr, wenn die erkannten Symptome oder Schädigungen beim Tier nicht pathognomonisch mit spezifischen Krankheitserscheinungen sind.

* Die Analyse ist vollständig dargestellt im Anhang zu diesem Kapitel

Untersuchung auf Erkrankungen durch spezifische Erreger

Die klinische Untersuchung ist für eine Orientierungsdiagnose wertvoll und um weitere Nachforschungen in die Wege zu leiten. Der Tierarzt bestimmt zuerst die Art der Symptome (nervös, Verdauungsstörungen, respiratorisch), die Art der befallenen Tiere (erwachsen, Ferkel, Schlachtschweine), den kontagiösen Charakter des Auftretens, die Morbidität und die Mortalität. Die Tabelle VI/2 faßt die hauptsächlichen Charakteristika der viralen Erkrankungen des Schweines zusammen; sie müssen jedoch immer dem Alter der Tiere an-

Tabelle VI/2 Epidemiologie, Symptome und Läsionen der hauptsächlichen Viruserkrankungen beim Schwein

Krankheit	Epidemiologie	Symptome	Schädigungen
Klassische Schweinepest (Klassische Form)	Direkte und indirekte Übertragung. Rolle der Ferkel als Überträger, der Fütterung	Akute Form mit Allgemeinsymptomen, Fieber, Rote Hautflecken, respiratorische Symptome (Husten), digestive (Durchfall), nervöse (Paresen der hinteren Beine). Besonsonders junge Tiere in bestimmten Fällen infiziert	Hämorrhgische Septikämie: punktförmige Hämorrhagien (Petechien), oder wie ein Schleier auf Niere, Blase, Därmen, Lymphknoten, Kehlkopf... Infarkte in der Milz
Chronische Form	Vereinzelt aufgetreten in Frankreich	Reproduktionsstörungen: Totgeburten, Verferkeln, Mumifizierung	Nicht spezifisch
Afrikanische Schweinepest	Selten in Frankreich: Einschleppung über Spanien	Ähnlich denen der klassischen Schweinepest	Ähnlich denen der klassischen Schweinepest aber: – hämorrhagische Exsudate in den großen Körperhöhlen, – Milzschwellung, – Ödeme der Wand der Gallengänge, – Lymphknoten stark hämorrhagisch
Aujeszkysche Krankheit	– Schwein Virusreservoir, Infektion möglich bei Fleischfressern und Wiederkäuern – Direkte oder indirekte Übertragung. – Latente Infektion bei Zuchttieren, die das Virus lang in sich tragen	– Rasche Mortalität in weniger als 15 Tagen mit nervösen Symptomen. – Verferkeln, – Pneumonie bei Mastschweinen, – Allgemeinerkrankung mit Fieber, Freßunlust von 3 bis 4 Tagen bei erwachsenen Tieren. – Stumme Infektion	Bei Ferkeln: Weiße nekrotische Herde in Leber und Milz
Talfan-Krankheit (Polyoendephalomyelitis)	– Einige sporadische Fälle in Frankreich. – Ausscheidung des Virus mit dem Kot, – hauptsächlich indirekte Verbreitung	– Nervöse Störungen bei erwachsenen und Mastschweinen. – Geringe Mortalitätsrate	Keine makroskopischen Schädigungen sichtbar
Aphtenseuche (MKS)	Selten in Frankreich	– Blasen auf Rüsselscheibe, in der Schnauze und im Klauenspalt. – Lahmheit. – Geringe Mortalität	Blasen
Bläschenkrankheit	– Selten in Frankreich. – Nur bei Schweinen. – Übertragung direkt und indirekt	Symptome und Schädigungen wie bei der Aphtenseuche (MKS)	

gepaßt sein. Die Transmissible Gastroenteritis (TGE) kann gelegentlich mit sehr hohen Verlusten in einer Schweinemastanlage auftreten (50 % des Gesamtbestandes), während Schlachtschweine unter normalen Umständen ziemlich resistent gegen die Infektion sind. In solchen Fällen stellt man z. B. fest, daß die Schweine nicht genügend Wasser bekamen (Futter und Wasser werden in suppiger Form ein- oder zweimal täglich angeboten). Sie fressen infolge Wasserentzug, um ihren Durst zu stillen, eine zu große Menge des Futters, was Durchfälle verursacht oder sie verschlimmert. Die Entwässerung verstärkt sich und die Tiere sterben. Das Virus der TGE ist für den Durchfall verantwortlich, aber solche Fütterungsbedingungen verstärken die Wirkung der Infektion.

Für die Diagnose ist die Sektion von grundlegender Bedeutung; sie bestimmt, zusammen mit der klinischen Anamnese, die im Labor vorzunehmenden Untersuchungen.

Tabelle VI/3a Labordiagnostik der hauptsächlichen Viruserkrankungen des Schweines

Krankheit	Probenart	Beschaffenheit und Aufbewahrung	Probenherkunft	Art der Untersuchung	Bedeutung der Serologie	Gegenstand der Diagnostik	Verfahren
Aujeszkysche Krankheit	Tonsillen ↓ Gehirn, Lunge, Milz, Parotis, Niere	Einfrieren, schneller Transport bei 4 °C, Glyzerin mit 50 % Antibiotika	Ferkel oder lebendes Schlachtschwein	Virologisch, histologisch (Zentralnervensystem)		Viren	Verimpfung auf Kaninchen, Histologie, Zellkultur
	Serum	Eingefroren	Zuchttiere	Serologisch	Ja		Serumneutralisation, ELISA, HAP
Talfan-Krankheit	Rückenmark ↓ Bulbus, Kleinhirn, Großhirn	Einfrieren, schneller Transport bei 4 °C Glyzerin mit 50 % Antibiotika	Lebendes Schwein, akute Phase, frische Symptome	Virologisch, histologisch (Zentralnervensystem)	Nein	Viren	Zellkultur
Klassische Schweinepest	Milz, Tonsillen, Blut (Heparin), Niere, Lymphknoten	Über Wochenende einfrieren. Schneller Transport bei 4 °C	Lebendes Schwein	Virologisch		Viren	Zellkultur, IF
	Serum	Eingefroren		Serologisch	Ja, Komplementbindung		Serumneutralisation, HAP
Afrikanische Schweinepest	Milz, Tonsillen, Blut (Heparin), Niere, Lymphknoten	Über Wochenende einfrieren. Schneller Transport bei 4 °C	Lebendes Schwein	Virologisch	Nein	Viren	Kultur, Leukozyten, Hämadsorption, IF

↓ : Reihenfolge der Isolierungshäufigkeit
ELISA: Enzyme linked immuno sorbent assay
HAP : Passive Hämagglutination
IF : Immunofluoreszenz

AUFFINDEN DES URSÄCHLICHEN ERREGERS

Bei der Diagnose von Erkrankungen der Schweine in Intensivanlagen darf ein Grundsatz nicht übergangen werden. Für jede Untersuchung muß ein lebendes Tier zur Verfügung stehen, das akut erkrankt ist und keine Medi-

Tabelle VI/3b Labordiagnostik der hauptsächlichen Viruserkrankungen des Schweines

Krankheit	Probenart	Beschaffenheit und Aufbewahrung	Probenherkunft	Art der Untersuchung	Bedeutung der Serologie	Gegenstand der Diagnostik	Verfahren
Transmissible Gastro-Enteritis (TGE)	Dünndarm (letztes Drittel, Ileum)	Gefrierschnitt	Lebendes Schwein, Durchfallkot aus Aufzucht	Virologisch (IF)		Virologie und Serologie	Zellkultur, IF (Gefrierschnitt)
	Kot	Eingefroren		Virologisch			
	Serum	Eingefroren	Zucht oder Mastschwein	Serologisch	Ja		Serumneutralisation, HAP
Rotaviren	Dünndarm	Gefrierschnitt	Lebendes Schwein, Durchfallkot aus Aufzucht	Virologisch	Nein	Virologie	IF (Gefrierschnitt), ELISA, Elektronenmikroskop
	Kot	Eingefroren					
Aphtenseuche (MKS)	Inhalt oder Wand der Aphten	Einfrieren, schneller Transport bei 4 °C	Lebendes Schwein	Virologisch		Virologie	Komplementbindung, Virusisolierung (Mäusezellkultur)
	Serum	Eingefroren	Kranke Tiere	Serologisch	Ja, Komplementbindung		Serumneutralisation
Bläschenkrankheit	Inhalt oder Wand der Bläschen	Einfrieren, schneller Transport bei 4 °C	Lebendes Schwein	Virologisch		Virologie	Virusisolierung (Zellkultur)
	Serum	Eingefroren	Kranke Tiere	Serologisch	Ja, Komplementbindung		Serumneutralisation

↓ : Reihenfolge der Isolierungshäufigkeit
ELISA: Enzyme linked immuno sorbent assay
HAP : Passive Hämagglutination
IF : Immunofluoreszenz

kamente bekommen hat. Gute Vorbedingungen erhöhen die Wahrscheinlichkeit, den für die Störung verantwortlichen Erreger zu isolieren und zu identifizieren.

Es ist z. B. leicht, das Virus der Talfan-Krankheit (Poliencephalomyelitis) von Schweinen im akuten Stadium zu isolieren, während die Chance einer Isolierung minimal ist, wenn die Tiere schon seit mehreren Wochen krank oder auf dem Wege der Heilung sind. Ebenso steht es um die Gastroenteritis. Es ist unnütz, verspätet entnommene Kotproben zu untersuchen oder ein in Heilung befindliches Ferkel.

Seit Jahren tritt die Schweinepest in subakuten oder chronischen Formen auf, für die die klinische Diagnostik besonders schwierig ist. Außerdem beobachtet man häufig bei infizierten Tieren die Koexistenz von Virus und Antikörpern, was die Isolierung des Erregers erschwert. Man muß dann die Anzahl der Proben vergrößern, um positive Resultate zu bekommen. Eine Isolierung des Schweinepestvirus ist möglich, wenn die Proben von 5 bis 10 Wochen alten Ferkeln stammen, z. Z. des Verschwindens der passiven Immunität. Die Tabellen VI/3a und b geben in schematischer

Tabelle VI/4 Diagnostik infektiöser Syndrome: Verdauungs- und Atmungsapparat

Störungen	Probenart	Beschaffenheit, Aufbewahrung	Proben-herkunft	Art der Untersuchung	Ätiologie	Gegenstand der Diagnostik	Verfahren
Verdauungs-apparat	Dünndarm, Kot	Gefrierschnitt, 4 °C Auf-bewahrung	Lebendes Tier, Durchfallkot	Virologisch (bei TGE)	TGE, Rotavirus	Virologie + Serologie	s. Tabelle VI/3 b
	Schleimhaut-tupfer von Caecum-Colon	Frisch (schnelle Bearbeitung)	Lebendes Tier	Spirochäten und Protozoen	Treponema (häm-orrh. E.), Vibrionen (hämorrh. Ileitis)	Isolierung, Identifizierung	Direkt, Anfärbung, IF, Kultur
	Herz, Lunge Leber, Milz Niere, Gehirn Rückenmark, Lymphknoten, Kot	Gefroren, kurze Haltbarkeit bei 4 °C	Lebendes Tier	Bakterien (Septikämie)	Kolibakteriose	Isolierung, Identifizierung, Typisierung	Kulturtypi-sierung, Unter-suchung der Hämolyse
Atmungs-apparat	Lunge	Gefroren, kurze Haltbarkeit, Gefrierschnitt	Lebendes Jungschwein (9 bis 12 Wochen)	Bakterien-kultur, Mykoplasmen	M. hyopneumoniae, Hämophilus, Pasteurellen, Bordetellen. Achtung: Influenza, Aujeszky!	Bakterien, Mykoplasmen	Kultur, IF auf Ge-frierschnitt (Mykoplas-men)
		Formalin		Histologisch			
			Schlachthof	IF auf Gefrierschnitt (Mykoplasmen)			
	Nasen-muscheln	Kühlung	Lebendes Jungschwein (9 bis 12 Wochen)	Bakterien-kultur, Mykoplasmen	Pasteurellen, Hämophilus, Bordetellen	Isolierung Bakterien, Mykoplasmen	Kultur
		Formalin		Histologisch			
	Serum	Eingefroren	Verschiedene Altersstufen	Serologisch	Mykoplasmen		HAP

IF : Immunofluoreszenz
HAP: Passive Hämagglutination
GE : Transmissible Gastroenteritis

Form die Varianten der Labordiagnostik der hauptsächlichen Viruserkrankungen des Schweines wieder.

Das Labor stellt eine wertvolle Hilfe für die Diagnose bei Affektionen der verschiedenen Organsysteme des Schweines dar; die Tabellen VI/4 bis VI/6 schematisieren die Arbeitsgänge und Proben bei der Identifizierung eines pathogenen Erregers.

Genügt das Vorhandensein eines einzigen Virus, z. B. bei der klassischen Schweinepest oder der Aujeszkyschen Krankheit, um die Bedeutung und die Natur der Störungen zu erklären, so ist es nicht so für andere Infektionen. Bei ihnen spielen Haltungsbedingungen häufig eine grundlegende Rolle für die Pathogenität des ursächlichen Erregers.

SEROLOGISCHE DIAGNOSTIK

Technik

Die Technik der *Blutprobenentnahme* beim Schwein hat Besonderheiten. Es ist möglich, eine ausreichende Menge Blut am Ohr zu entnehmen, wenn man den Ohrgrund mit einer Schlinge zusammenzieht. Die Probe wird mit

Tabelle VI/5 Diagnostik infektiöser Syndrome: Nerven, Gelenke, Haut

Störungen	Probenart	Beschaffenheit und Aufbewahrung	Probenherkunft	Art der Untersuchung	Ätiologie	Gegenstand der Diagnostik	Verfahren
Nerven	Blut	Kühl (+4 °C)	Schwein mit Fieber und nervösen Symptomen	Bakterien (Streptokokken)	Aujeszky, Talfan, (Streptokokken) Aktinobazillen, Hämophilus, Encephalomyelitis	Isolierung, Identifizierung	Kultur
	Zentralnervensystem	Gefroren oder 4 °C	Lebendes Schwein	Bakterien, Viren		Isolierung (serologisch) bei Aujeszky	Kultur
	Verschieden, Gehirn, Magen, Lungen	Gefroren (−70 °C)	Lebendes Schwein	Viren (HEV)		desgl.	desgl.
	Serum	Gefroren	Kranke Tiere > 15 Tage				Serumneutralisation, ELISA, HAP
Gelenke (Gelenkentzündungen)	Gelenksflüssigkeit	Kühl (+4 °C)	Kadaver oder lebendes Schwein	Bakterien, Mykoplasmen bei Abwesenheit von Bakterien (M. hyorhinis)	Rotlauf, Hämophilus, Streptokokken, M. hyorhinis	Isolierung, Identifizierung	Kultur
Haut	Haut von allen Stellen	Kühl	Lebendes Schwein	Viren Bakterien, Parasiten	Bakterien, Parasiten (Milben), Aphtenseuche, Bläschenkrankheit	Isolierung, Virologisch	Kultur, Mikroskopisch (Räude)
	Serum	Eingefroren	Kranke Tiere > 15 Tage			Nein	

HEV oder EVH = Hämagglutinierendes Virus der Encephalomyelitis

einer sehr dünnen Kanüle genommen. Ein größeres Blutvolumen erhält man durch Punktion der V. cava cranialis. Hierzu benötigt man aber eine Spezialkanüle.

Die *Untersuchung auf Antikörper* im Schweineserum läßt sehr häufig die Ätiologie der beobachteten Störungen in einem Betrieb erkennen. Die Serologie hat ihre volle Berechtigung und Bedeutung, wenn die Isolierung des Erregers mit Schwierigkeiten verbunden oder derselbe bei der Untersuchung bereits verschwunden ist. Sie hilft dem Untersucher, wenn er sich ihrer mit besten Wissen zu bedienen weiß, bei einer repräsentativen Probenzahl Auskunft über den Gesundheitsstatus des Bestandes zu erhalten.

Proben

Hierbei muß folgendes beachtet werden:

- Man kann sie von Tieren in verschiedenen Krankheitsstadien nehmen in der Annahme,

Tabelle VI/6 Diagnostik infektiöser Störungen während der Trächtigkeit

Störungen	Probenart	Beschaffenheit und Aufbewahrung	Probenherkunft	Art der Untersuchung	Ätiologie	Gegenstand der Diagnostik	Verfahren
Trächtigkeit (Reproduktion)	Tracht und Nachgeburt	Gefroren	Verferkeln	Bakterien, Viren, Antikörper (Serum oder Flüssigkeit durch Punktieren gewonnen)	Aujeszky	Isolierung	Zellkultur
					Parvoviren	Identifizierung, Anwesenheit von Antikörpern	HA und IHA
					Schweinepest Stamm 331	Isolierung, Serologie	Zellkultur, Serumneutralisation
					Rotlauf-Bakterien, Leptospiren, Brucellen, Streptokokken, E. coli	Isolierung	Kultur
	Mumifizierte Früchte* (Parvoviren), Totgeburten	Gefroren	Geburt	Bakterien, Viren, Antikörper (Serum oder Flüssigkeit durch Punktieren gewonnen)	Aujeszky	Isolierung	Zellkultur
					Parvoviren	Identifizierung, Anwesenheit von Antikörpern	HA und IHA
					Smedi	Isolierung, Anwesenheit von Antikörpern	Zellkultur, Serumneutralisation, IF
					Schweinepest, St. 311		
	Serum	Gefroren	Zuchttiere, verschiedene Altersstufen	Serologisch	Aujeszky	Virologie + Serologie	Serumneutralisation
					Parvoviren	Nein	IHA
					Smedi	Nein	
					Schweinepest Stamm 311	Ja + Virologie	Serumneutralisation IF
					Brucellose, Leptospirose	Ja	Agglutination, Agglutinations-Lysis

* Bei mumifizierten Früchten können nur Parvoviren aufgefunden werden.
HA : Hämagglutination
IHA: Hämagglutinationshemmung
IF : Immunofluoreszenz

daß Antikörper oder ihr Ansteigen auftreten; häufig ist es angebracht, verschiedene Gruppen von Tieren zu bluten, die eine mit 10 bis 15 Tagen nach Krankheitsbeginn, die andere zu Beginn der Infektion und die dritte ohne Kontamination.

• Man kann sie aber auch von den gleichen Tieren zweimal im Abstand von 15 Tagen nehmen, die erste bei Auftreten der Erkrankung. Diese beiden aufeinander folgenden Probeentnahmen ermöglichen eine Veränderung des Serums oder die Kinetik der Antikörper zu studieren; es ist dabei notwendig, vom Labor eine quantitative Analyse der Antikörper zu fordern.

In besonderen Fällen (Reproduktionsstörungen durch bestimmte Viren: Parvovirus, Smedi-Virus) gibt die Serologie auch bei Tieren, die kein Kolostrum aufgenommen haben (frisch geborene Ferkel, Totgeburten) sehr nützliche Informationen für den Tierarzt (Tabelle VI/6). Es ist dagegen für die Feststellung

verschiedener infektiöser Störungen der Produktion verkehrt, Antikörper gegen Smedi-Viren im Serum von erwachsenen Schweinen zu suchen. Die serologische Diagnostik von respiratorischen Erkrankungen im Bestand bleibt auf einige Affektionen beschränkt, für die die Labortechnik eingerichtet ist. Die humoralen Antikörper bei Mykoplasmen (*M. hyopneumoniae* und *M. hyorhinis*) haben eine begrenzte Lebenszeit und zeigen daher nur frische Infektionen an.
Die Beurteilung über den Gesundheitsstatus einer Anlage muß immer serologische Werte von Einzeltieren und von ein- und derselben repräsentativen Gruppe betreffen; die Proben müssen aber auch von Tiergruppen verschiedenen Alters genommen werden:
- Altsauen (3 und mehr Trächtigkeiten);
- Jungsauen (noch nicht tragend, 1. Trächtigkeit);
- Jungschweine;
- Schlachtschweine.

Eine gleiche Probenauswahl muß in Herden mit Reproduktionsstörungungen getroffen werden. Für den Probenumfang ist in allen Fällen die unterste Grenze 10 Tiere.

Tabelle VI/7 Bakterielle Krankheiten: serologische Verfahren und positive Ergebnisse

Krankheit oder pathogener Erreger	Serologisches Verfahren	Positives Ergebnis
Bordetellose	Langsam-Agglutination *(Bordetella bronchoseptica)*	⅛
Brucellose	Serum-Agglutination nach Wroght	> 80 IE/ml
	Komplementbindung	50 % Hämolysehemmung bei einer ¼ Serumverdünnung
	Objektträgertest	Agglutination: positiv
Leptospirose	Serumagglutination (Antigen)	Anwesenheit von Agglutininen: positiv
	Agglutinationslysis	> 50 % Agglutination bei 1/1000
Mykoplasmose	Passive Hämagglutination *M. hyopneumoniae* *M. hyorrhinis*	1/32
Rotlauf	Kulturagglutination	Agglutination: positiv
Salmonellose	Serumagglutination bei 37 °C – Langsam *S. typhimurium* *S. cholerae suis*	+ + + + bei 1/160 + + bei 1/320

Ergebnisse

Sie werden in zwei Formen ausgewiesen:
- ein qualitatives Resultat (An- oder Abwesenheit von Antikörpern) genügt meistens, denn es zeigt das Vorhandensein oder Nichtvorhandensein eines pathogenen Erregers an;
- ein quantitatives Resultat gibt den Antikörpertiter im Blutserum an. Der Titer wird durch einen Bruch (z. B.: 1/32) ausgedrückt, aber das Labor muß erklären, ob es sich um eine Anfangs- oder Endverdünnung des Serums handelt, denn die Angaben der verschiedenen Untersuchungseinrichtungen können differieren. Je größer der Nenner des Bruchs ist, umso höher ist der Antikörpertiter. Die Erfahrung lehrt beim Vergleich von Titern desselben Labors bei zu verschiedenen Zeiten entnommenen Proben, daß sie unterschiedlich sein können. Ein gültiger Schluß kann nur gezogen werden, wenn die Untersuchungen zur selben Zeit durchgeführt wurden und die Titer sich höchstens um den Faktor 4 unterscheiden.

Es ist in der Krankheitsdiagnostik bei Schweinen seit langem üblich, die Titer von einer oder mehreren Tiergruppen zur gleichen Zeit zu vergleichen. Der Titer kann auch in Logarithmen entsprechend der Verdünnung des Serums ausgedrückt werden, oder durch den Neutralisationsindex entsprechend der Herabsetzung des Virustiters bei gleichbleibender Serumverdünnung (z. B. klassische Schweinepest).

Interpretation

Sie ist zuweilen notwendig; ein negatives Resultat bezieht sich am häufigsten auf das

Nichtvorliegen einer Infektion unter der Bedingung, daß die Anzahl der untersuchten Proben ausreichend ist. Das Fehlen von Antikörpern kann allerdings auch durch den Zeitpunkt der Probenentnahme in Beziehung zum Auftreten der Erkrankung bewirkt sein.

Die Interpretation eines positiven Resultats muß folgendes berücksichtigen:

- Vakzination der Tiere und Folgen, die daraus resultieren (klassische Schweinepest, Aujeszkysche Krankheit);
- Auftreten von Kreuzreaktionen zwischen verschiedenen Viren (Virus der klassischen Schweinepest und der Virusdiarrhoe; Schweine-enterovirus, Smedi-Virus und Virus der Talfan-Krankheit);
- Entwicklung einer Sekundärinfektion bei einem vorher schon durch einen anderen pathogenen Erreger kontaminierten Tier, gegen den es Antikörper besitzt. Das ist der Fall durch eine frische Infektion mit Rotaviren bei einem Tier, was infolge vorheriger Infektion TGE-Antikörper besitzt;
- in verschiedenen Fällen (Mykoplasmosen, Parvoviren usw.) bei Altersgruppen mit positiver Serologie den Antikörpertiter und Homogenität bzw. Heterogenität:
  - eine homogene Zusammensetzung und der Nachweis vermehrter Mykoplasmenantikörper bei verschiedenen Altersgruppen kann anzeigen, daß sich die Infektion seit kurzem im Bestand entwickelt hat und die Immunität einzusetzen beginnt;
  - eine homogene Zusammensetzung und schwaches Antikörperauftreten in den verschiedenen Altersgruppen kann aussagen, daß der Bestand von einer beginnenden oder abklingenden Infektion ergriffen ist;
  - eine heterogene Antikörperzusammensetzung bei den verschiedenen Altersgruppen beweist, daß die Infektion voll im Gange ist; alle Bedingungen sind erfüllt, daß sich eine spezifische Erkrankung manifestiert hat.

Ebenso ist die serologische Diagnostik einer Parvovirusinfektion bei erwachsenen Schweinen dadurch kompliziert, daß das Virus sich sehr schnell im Schweinestapel ausbreitet. Die serologische Untersuchung der verschiedenen Altersgruppen auf Homogenität oder Heterogenität des Antikörperspiegels im Serum weist auf die gute oder schlechte Resistenz gegen Parvoviren hin.

Als allgemeine Regel gilt, wenn pathogene Erreger in einer Tierpopulation weit gestreut sind, kann die serologische Diagnostik kein Verhältnis zwischen Auftreten des Erregers und den beobachteten Störungen im Bestand angeben. Es ist daher notwendig, besondere Proben zu ziehen, um Informationen über den Gesundheitsstatus der Herde in einer bestimmten Situation zu erhalten.

Tabelle VI/8 Viruskrankheiten: serologische Verfahren und positive Ergebnisse

Verfahren	Krankheit oder pathogener Erreger	Positives Ergebnis
Serumneutralisation	Aphtenseuche (MKS)	1/3 oder 1/6
	Aujeszky-Krankheit	Reines Serum
	Klassische Schweinepest	IN > 1 oder 1/10
	Transmissible Gastro-Enteritis	Reines Serum
	Talfan-Krankheit	Reines Serum oder 1/16
	Brechdurchfall	Reines Serum
	Bläschenkrankheit	1/5 oder 1/32
	Adenoviren	1/10
Passive Hämagglutination	Klassische Schweinepest	1/10
	Aujeszkysche Krankheit	1/8
	Transmissible Gastro-Enteritis	1/20
Hämagglutinations-hemmung	Parvoviren	1/320
	Brechdurchfall	1/40
	Grippe (Influenza)	1/20
Immuno-fluoreszenz	Afrikanische Schweinepest	1/10
	Smedi	1/10
ELISA	Aujeszkysche Krankheit	Wert > 1 für eine 1/30 Serumverdünnung
	Rotaviren	1/20

IN = Neutralisationsindex
In der deutschsprachigen Literatur wird die Verdünnungsstufe auch 1 : x angegeben

Analytische Studie der verwendeten serologischen Verfahren

Die Tabellen VI/7 und VI/8 geben die hauptsächlichen Methoden in der Serologie der bakteriellen und viralen Erkrankungen wieder (Toma, 1979).

Gesundheitskontrolle eines Schweinebestandes

Bei allen kommerziellen Transaktionen mit Zuchttieren sollte sich der Verkäufer bemühen, Tiere zu liefern, die »Verbesserer« des Gesundheitsstatus sind. Zu diesem Zweck muß der Ausgangsbetrieb folgende Forderungen erfüllen:

- *Grundforderung:* die Ursprungsherde muß frei von meldepflichtigen Seuchen sein (klassische Schweinepest, Aujeszysche Krankheit);
- *Qualitätsanforderung:* der Bestand des Verkäufers darf keine pathogenen Keime haben, die nicht auch im Betrieb des Empfängers vorkommen;
- *Umfangsforderung:* die Ursprungsherde muß frei von kontagiösen Enzootien sein, die subklinisch vorhanden sind. Wenn man zugesteht, daß die Erreger solcher Erkrankungen in den Zuchtbetrieben sehr weit verbreitet sind, kann man den Verkauf der Reproduktionstiere nur unter Vorbehalt des Freiseins von spezifischen Keimen beim Käufer gestatten. In diesem Fall muß man wenigstens die Garantie übernehmen, daß der Ursprungsbestand frei von respiratorischen Affektionen ist.

Man muß eine Krankheit als im Entstehen betrachten, wenn ihr spezifischer Erreger in den Schädigungen, die für die Krankheit charakteristisch sind, tatsächlich nachgewiesen wird, ob klinische Zeichen aufgetreten sind oder nicht.

Das Prinzip der Sanitärüberwachung in Reproduktionsbetrieben muß den bestehenden Vorschriften entsprechen. Die Kontrollen werden im allgemeinen in solchen kommerziellen Betrieben durchgeführt, die Zucht- oder Vermehrungsbetriebe nach dem Dreieckschema der Schweineproduktion sind. Die Kontrollen sind unverzichtbar, wenn der Käufer den Gesundheitsstatus der Herde wissen will, aus der ihm Tiere verkauft werden sollen. Sie sind eingebaut in die veterinärmedizinische Gesundheitsüberwachung nach dem Dreieckschema der Produktion mit den Eckpunkten Selektionszucht, Vermehrungszucht und Produktionsbetrieb.

Tabelle VI/9 Gesundheitskontrolle eines Bestandes mit 9 bis 12 Wochen alten Jungschweinen

Notwendige Untersuchungen	Organe und organische Flüssigkeiten	Verfahren
Sektionen	Vollständig mit Untersuchung der Nasenmuscheln	Gründliche Untersuchung mit Öffnung des Magens (Geschwüre des Vorderteils), eines Dünndarmabschnittes und des Kolons, Gelenkkapsel entfernen und Besichtigung der Gelenke
Bakteriologie	Lungen Nasenmuscheln Kot	Kultur Kultur Kultur und Kapseltypisierung bei Kolibakteriose
Mykoplasmen	Lungen Nasenmuscheln Gelenkflüssigkeit bei Arthritiden	Kultur und Immunofluoreszenz auf Gefrierschnitten Kultur Kultur
Parasiten	Innere und äußere	Direkte Untersuchung von Geschabseln der Darmschleimhaut und Routineparasitenuntersuchung
Histologie	Nasenmuscheln Lungen	Anfärbung

EINZELKONTROLLEN

Der Gesundheitsstatus des Bestandes wird aus einer Globalbilanz ersichtlich, die sich aus allen Informationen während der Kontrolle zusammensetzt.

Laboruntersuchungen

Die serologischen Untersuchungen werden von 10 bis 15 % der erwachsenen Tiere mit wenigstens 10 Blutproben je Herde durchgeführt. Denn je mehr Blutproben genommen werden, um so größer ist die Chance, eine Infektion geringen Durchseuchungsgrades aufzudecken. Für viele Krankheiten stellen die älteren Tiere die beste Grundlage zur Aufdekkung einer sich ausbreitenden Infektion dar. Es ist also gut, sich an diese Altersgruppe zu halten und auch eine möglichst große Anzahl Eber mit einzubeziehen, die eventuelle Keimträger darstellen können.

Die Antikörperuntersuchungen auf Aujeszky,

Transmissible Gastroenteritis, klassische Schweinepest, Leptospirose sowie Brucellose müssen mit Seren von erwachsenen Tieren durchgeführt werden. Für andere Infektionen, die weit verbreitet sind, ist es von Bedeutung, wenn es sich um den Nachweis des pathogenen Erregers handelt, den Durchseuchungsgrad zu kennen und den Grad der Ausbreitung der Infektion (Mykoplasmen). Die Proben müssen von verschiedenen Altersgruppen genommen werden, bei Parvoviren von denen, die interessante Informationen über den Immunitätsstatus der Herde bieten können.

Die Kenntnis des Gesundheitsstatus eines Zuchtbetriebes kann durch die Sektion von 9 bis 12 Wochen alten Ferkeln (ein Vorgehen, das die serologischen Befunde ergänzt), durch Bestandsbesichtigungen und Schlachtbefunde bei älteren Tieren vertieft werden. Diese Tiere reflektieren im allgemeinen den Gesundheitsstatus der Ursprungsherde in dem Sinne, daß sie eine Zwischenstufe zwischen den jungen Ferkeln (Abhängigkeit von der maternalen Immunität) und den alten Zuchttieren (Erwerbung der individuellen Resistenz) darstellen.

Entsprechend der Größe des Betriebes muß das Labor 3 bis 5 lebende Ferkel erhalten, die keine Antibiotika bekommen haben, und wahllos aus mehreren Gruppen von Absetzern genommen wurden. Sie werden getötet und sorgfältig seziert einschließlich eines Querschnitts durch den Rüssel zur Untersuchung der Nasenmuscheln (Tab. VI/9).

Kontrollen im Schlachtbetrieb

Die Einzelkontrolle auf dem Schlachthof ist weniger aufschlußreich als die im Rahmen einer laufenden Gesundheitsüberwachung. Sie kann nur einen augenblicklichen Eindruck über die Herdengesundheit vermitteln und nichts über die Vergangenheit aussagen. Trotzdem ist sie wichtig, da sie eine in der Entwicklung begriffene Infektion anhand der klinischen Symptome nachweist (Dyspnoe, Fieber. Ausfluß, Nasenbluten, Deformierung des Rüssels). Das Verkaufsverbot oder die Kaufverweigerung kann hier entschieden werden. Aber diese Kontrollform kann auch Fehler enthalten, da die respiratorischen Erkrankungen nicht immer von sichtbaren klinischen Zeichen begleitet werden. So äußert sich eine Pneumonie außer bei Komplikationen durch Bronchopneumonie klinisch oft nur durch Husten.

Im allgemeinen ist die Schlachthofvisite für eine Einzelkontrolle nur von Interesse, wenn ein wichtiger Nebenbefund vorkommt.

Untersuchungen der Nasenmuscheln und der Lungen im Schlachtbetrieb

Diese Untersuchungen sind bedeutsam, denn sie erlauben besser als andere Wege, sich über die Qualität der verkauften Reproduktionstiere Rechenschaft zu geben, da sie grundsätzlich unter den gleichen Bedingungen von Umwelt und Alter wie die untersuchten Tiere aufgezogen wurden. Die Kontrollen können allerdings zu einer zu optimistischen Interpretation führen, denn

- sie erlauben nicht, spezifische Erreger durch Kulturverfahren nachzuweisen, die Lungen und Nasenmuscheln werden massenhaft auf dem Schlachthof in den Brühkesseln kontaminiert;
- die Erkennung der Schädigungen ist manchmal durch Hemmnisse beim Schlachtprozeß erschwert (Ausladen, Zusammendrängen, Lungenkollaps usw.);
- im Alter von 6 Monaten ist ein großer Teil der Lungenschädigungen in Narbengewebe übergegangen, das bei der Untersuchung wenig oder gar nicht sichtbar ist.

LAUFENDE KONTROLLEN

Sie beruhen auf der Wiederholung der notwendigen Untersuchungen zur Ausstellung einer guten Gesundheitsaussage. Der Gesundheitsstatus eines Zuchtbetriebes verändert sich im Laufe der Zeit, und der Tierarzt, der für ein Selektionsprogramm verantwortlich ist, wird sich bemühen, die Gesundheitssituation in

ZUSAMMENFASSUNG

Die Methode der klinischen Untersuchung eines Zuchtbetriebes verändert sich je nach den Zielen, die der Tierarzt und der Betriebsleiter festgelegt haben. Wenn der Tierarzt sich bemüht, die Ursachen der im Bestand vorhandenen und möglichen Störungen zu finden, muß er eine exakte Analyse nach einem Untersuchungsschema vornehmen: Bestandsbesichtigung, Analyse der Umwelteinflüsse und der Betriebsdokumente, Untersuchung auf verdächtige Erreger, die für eine spezifische Krankheit in Frage kommen. Im letzten Fall ist dem Gutachter die Mithilfe eines Labors sehr nützlich, wenn er die Ergebnisse gut zu interpretieren versteht. Die Beschaffenheit der Untersuchungsproben (Auswahl der Tiere, Seren) ist wichtig.

Will der Tierarzt eine Gesundheitsbilanz aufstellen, muß er die Summe aus allen gewonnenen Informationen ziehen: Bestandsdurchsicht, Schlachthofkontrollen (Rüssel und Lungen), serologische Tests, Sektionsbefunde des Labors an 9 bis 12 Wochen alten Ferkeln. Diese Kontrollen müssen regelmäßig in Zucht- und Vermehrungsbetrieben wiederholt werden.

jeder Produktionsstufe zu registrieren und zu aktualisieren. Die Häufigkeit der Kontrollen ist unterschiedlich und richtet sich nach mehreren Faktoren, besonders nach der Anwendung von prophylaktischen Maßnahmen; sie kann zwischen 6 und 12 Monaten variieren unter der Bedingung, daß alle neu eingestellten Tiere erfaßt werden.

Die periodischen Kontrollen beruhen auf den gleichen Prinzipien wie die Einzelkontrollen, die stets wiederholt werden müssen. So ist es angezeigt, die serologischen Tests in Abständen von 6 Monaten mit größter Sorgfalt durchzuführen. Die Einsendung von Ferkeln zum Labor braucht jährlich nur einmal zu erfolgen. Dagegen sind die Untersuchungen im Schlachtbetrieb und im Zuchtbetrieb öfter vorzunehmen. Der Tierarzt wird diese Besichtigung alle 4 Monate ansetzen. Wenn Jungschweine in eine Sauenherde eingestallt werden und sie aus einem Bestand kommen, der unter ständiger Hygienekontrolle steht, kann sich der Käufer mit einer einzigen serologischen Untersuchung mit negativem Resultat während der Quarantäne begnügen. Wenn man den Ursprungsbestand in seinem Gesundheitsstatus nur schlecht kennt, ist es ratsam, zwei serologische Kontrollen im Abstand von 20 Tagen durchzuführen, auch während der Quarantäne, und die Tiere nicht einzustallen, bevor das negative Ergebnis des Labors vorliegt.

Allgemeine Schlußfolgerungen

Die Diagnose in einem Zuchtbestand ist das Ergebnis einer genauen Analyse aller Komponenten. Ein Zootechniker (ohne lange Erfahrung) kann selten allein alle negativen Faktoren und alle Störungen für einen Zuchtbetrieb identifizieren, die beobachtet werden. Die Lösung kann nur der Dialog zwischen dem Leiter und den verschiedenen Spezialisten sein. Die Informationen vom Labor sind zwar richtungsweisend für die Diagnosestellung, aber die Hinweise sind nur wesentlich, wenn sie eine Diagnose begründen, die von den Symptomen ausgeht, die im Bestand erhoben wurden. Man muß die Tatsachen gelten lassen, daß das Labor nur in dem Maße wirksam ist, wie ihm der Tierarzt eine Basisorientierung geben kann.

LITERATUR

MADEC, F., 1977 – Le syndrome de la truie maigre. Mémoire de fin d'études. Ecole nationale supérieure agronomique de Rennes

TILLON, J. P.; VANNIER, P., 1978 – L'intervention du vétérinaire en élevage porcin intensif. Rec. Méd. Vét. 154 (4), 335–346

TILLON, J. P.; MEURIER, C; KERBAOL, M., 1978 – Mise en place et premiers résultats d'une enquête épidémiologique permanente dans les élevages porcins de Bretagne. Rec. Méd. Vét. 154 (5), 455–463

TILLON, J. P. 1979 – Les facteurs constituant le contexte pathologique d'un élevage de porcs. 8e Journées Nationales Groupements Techniques Vétérinaires (G.T.V.), 309–329

TILLON, J. P., 1980 – Epidémiologie des maladies du porc liées à l'évage intensif. 12e Journées de la recherche porcine, 361–380

TOMA, B., 1980 – Diagnostic et prophylaxie des principales maladies virales du porc. 8e Journées Nationales Groupements Techniques Vétérinaires (G.T.V.), 235–242

Anhang: Analyse der Betriebsdokumente

Der gute Gesundheitszustand, die Führung und Verhältnisse des Betriebes sind die Grundkriterien, die den Wachstumszuwachs der Schweine und besonders die Verwertung des zugeteilten Futters bestimmen. Das Futter stellt 60 bis 80 % der Gesamtkosten in einem Abferkel- und Mastbetrieb dar. Der Tierarzt und der Betriebsleiter müssen also den Einfluß einer schlechten Qualität des Futters oder eines ungenügenden Nährstoffgehaltes auf die Leistungen feststellen können, indem sie alle Daten für ihre Berechnung sammeln.

Verschiedene Einrichtungen helfen bei der Auswertung mit: Nationalprogramm (JTP); Beratungszentren, Futtermittelhersteller, Betriebsleiter. Die Methoden sind unterschiedlich und es ist schwierig, die Informationen auf einen gemeinsamen Nenner zu bringen (Einschätzung des Bestandes, Verwendung des gleichen Futters für verschiedene Produktionszweige, zu grobes Futter oder Rohstoffe in unbekannter Menge). Man muß daher die Resultate mit großer Vorsicht interpretieren.

ANALYSE DER DOKUMENTE ÜBER DIE HERDENHALTUNG

• *Beanstandungen beim Absatz und Erlös*

Die Mängel beim Absatz und die Erlöse ergeben bei jeder Ablieferung Veranlassung zur Analyse der Transportverluste, der Verwürfe, der Schlachtmasse, des Prozentsatzes an Binnenebern und erlauben, die Auswirkungen dieser Faktoren zu verfolgen. Für Betriebe, die ihr Futter kaufen, müssen die Mengen überschlagsmäßig bekannt sein, die für eine Sau, für ein Ferkel oder ein Schlachtschwein in einer vorgegebenen Periode benötigt werden. Die Nachprüfungen bringen die Schwachstellen des Betriebes ans Licht. Solche Auswertungen können übrigens auch für eine Gruppe gleichartiger Betriebe angestellt und durch eine Diskussion mit dem Besitzer vervollständigt werden.

Ebenso kann man die Verluste feststellen, das Alter und die Lebendmasse beim Abliefern einer bestimmten Gruppe, die Unterschiede in den Zunahmen bei einem Posten (Differenzen bei einem vorgegebenen Alter oder Altersdifferenzen bei einer bestimmten Masse); verschiedene Besitzer markieren daher ihre Schweine durch Ohrkerben oder Tätowieren.

ANALYSE DER KALKULATIONSERGEBNISSE

In einer großen Anzahl von Betrieben stellt man die Gesamtkalkulation auf der Basis des Gesamtfutterverbrauchs und der Anzahl der produzierten Schweine je Sau und Jahr auf. Für mehr detaillierte Angaben zu Schlußfolgerungen hat sich eine wachsende Anzahl von Betrieben einem technisch-ökonomischen Beratungszentrum angeschlossen. Gegenüber den früheren verschiedenen Methoden gibt es hierdurch einheitliche Resultate durch das nationale Programm des technisch-ökonomischen Beratungszentrums für Zuchtbetriebe (700 Betriebe 1979, 1000 Betriebe 1980, 1500 Betriebe 1981).

Definition der Kalkulationsergebnisse

• *Zahl der Schweine zu den vorhandenen Sauen*

- Die Zahl der erzeugten Schweine ist gleich der Gesamtzahl der verkauften oder für die Reproduktion vorgesehenen Schweine; sie muß den Verschiedenheiten der Gruppen Rechnung tragen (in den Körpermassen);
- Als Sauen zählen die in den Sauenstall eingestallten Sauen bis zu ihrem Abgang aus dem Betrieb.

• *Verluste*

Sie müssen getrennt für Reproduktion und Mast ermittelt werden.

• *Futterverbrauch und Futterverwertung*

Das Zuchttierfutter (einschl. Eber) wird auf die vorhandenen Sauen umgerechnet.

In der Zucht- und Mastschweineerzeugung wird der Futterverbrauch als Index (Futteraufwand) angegeben (kg Futter/kg Lebendmassezuwachs): der technische Index berücksichtigt auch die Masse der Verluste, der ökonomische Index vernachlässigt sie. Der Index Gesamtfutteraufwand ist ein künstliches Kriterium, das die Anzahl der verbrauchten kg Futter für jedes kg erzeugte Lebendmasse angibt.

• *Leistung*

Sie wird berechnet für Aufzucht- und Mastphase oder zwischen dem Absetzen und der Abgabe, wenn die Lebendmasse nur für die Schlachtschweine bekannt ist.

- *Verdienstspanne*

Die Verdienstspanne hinsichtlich der Futterkosten ist die Differenz zwischen dem Produkt (Abgabe von unterschiedlichen Gruppen) und dem Futter zuzüglich der Zukaufskosten. Diese Spanne muß auch die Nichtfutterkosten decken (Löhne, andere Ausgaben, Baukosten, Zinsen) und ergibt Gewinn oder Verlust.

Beziehungen zwischen wichtigen Kriterien

Man kann die Resultate aus dem in Abbildung VI/1 dargelegten Schema ablesen.

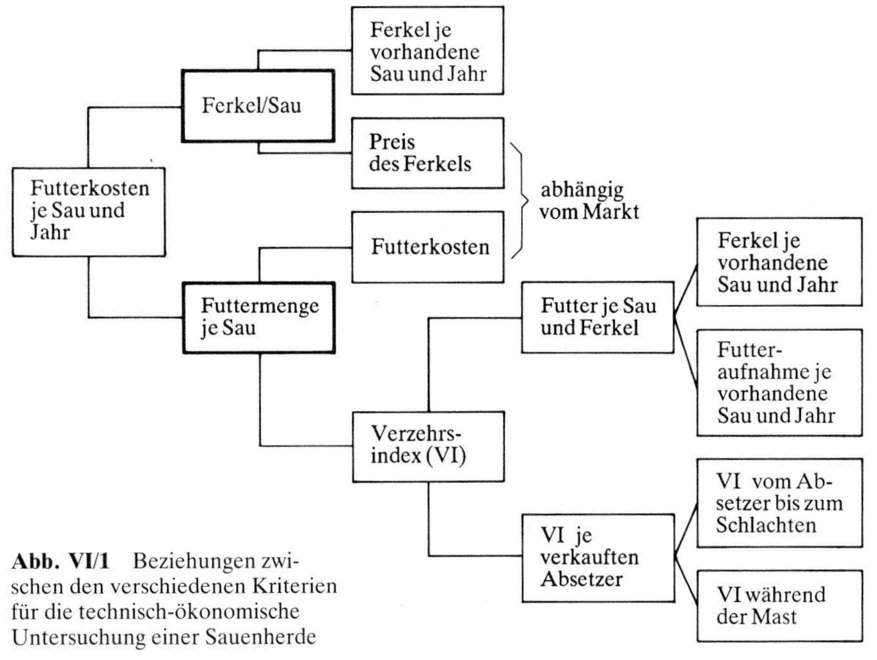

Abb. VI/1 Beziehungen zwischen den verschiedenen Kriterien für die technisch-ökonomische Untersuchung einer Sauenherde

Abb. VI/2 Veränderung der Gewinnspanne unter Berücksichtigung der Futterkosten je Sau und Jahr in Abhängigkeit von der Zahl produzierter Schweine und des Gesamtfutteraufwandes

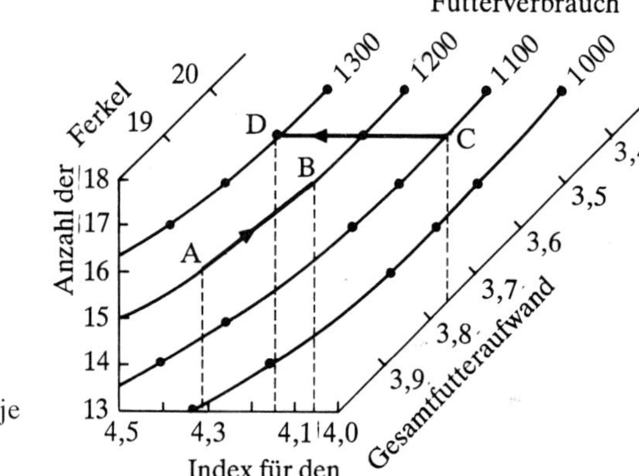

Abb. VI/3 Beziehung zwischen Gesamtfutteraufwand, Futterverbrauch je Sau und Anzahl Ferkel je Sau und Jahr in einem Abferkelbetrieb

Unterschiede bei der Verdienstspanne aus den Futterkosten (Abb. VI/2)

Die Verdienstspanne bei den Futterkosten hängt von der Anzahl der erzeugten Schweine, der Futterverwertung und dem Preis ab; sie wird um so größer sein, je besser die Betriebsverhältnisse sind (neue Stallungen). In der Mastschweineproduktion kann die Spanne nach den 1980 gültigen Preisen folgendermaßen variieren:

- von 1500 Franken bei 13 Schweinen/Sau und Jahr und einem Futteraufwand von 3,87;
- bis 4500 Franken bei 20 Schweinen/Sau und Jahr und einem Futteraufwand von 3,06.

Unterschiede im Gesamtfutteraufwand

Bei der Mastschweineproduktion hängt er besonders vom Futteraufwand je »Schlachtschwein« (60 % des Gesamtaufwands) ab; dieses Kriterium ist die Antwort des Tieres auf seine Umwelt (Futterqualität, Hygiene- und Stallverhältnisse).

Beim Zuchtschwein ist die Futterverwertung eng an den Futteraufwand »Sauenernährung« und die Produktivität gebunden.

Die Abbildung VI/3 wurde für einen Abferkelbetrieb aufgestellt bei einer konstanten Fütterung je Sau/Jahr mit Ferkeln (50 kg Futterverbrauch für ein Ferkel zwischen 6 und 27 kg, 1000, 1100, 1200 und 1300 kg für eine Sau/Jahr). Bei Steigerung der Produktivität der Sauen verbessert sich auch die Futterverwertung.

Beispiel: Bei einem Futterverzehr von 50 kg für ein Ferkel und 1200 kg für eine Sau/Jahr ergibt die Produktion bei 16 Ferkeln/Sau und Jahr eine Futterverwertung von 4,32, bei 18 Ferkeln von 4,06; das macht eine Verbesserung des Futterverwertungsindex um 0,26 aus. Die Ernährung der Sauen selbst hat auch eine große Bedeutung für den Index.

Beispiel: Bei 19 aufgezogenen Ferkeln und einem Futterverbrauch von 1100 kg je Sau macht der Index 3,76 aus, wogegen er bei einem Verbrauch von 1300 kg für eine Sau um 0,38 auf 4,14 ansteigt. Alle Versuche wurden unter gleichen Bedingungen durchgeführt.

Analyse der Futtermengen je Sau/Jahr und Futterverwertung

Seit 1980 macht der Energiegehalt einer Futtermischung »Schlachtschwein« etwa $^3/_4$ der Kosten aus. Daher ist es von Wichtigkeit, das Energieniveau zu kennen, um die Preise zu vergleichen und die Verbrauchsnormen, ausgedrückt in kg Futter, zu interpretieren. Ein Verwertungsindex von 3,5, ausgedrückt in UF (unités fourrageres = Futtereinheiten), entspricht 3,68 kg Futter, um einen Zuwachs von 1 kg mit einem Futter von 0,95 UF oder eine Verwertung von 3,33 mit einem Futter von 1,05 UF zu erreichen. In gewissen Fällen ist es ratsam, eine Futterprobe zur Untersuchung zu schicken.

Für den Index muß man die Eingangs- und Endmasse der Tiere kennen. So entspricht ein Index von 3,60 zwischen 27 und 100 kg einem von 3,33 zwischen Absetzen (25 bis 26 Tage) und Schlachtung. Für die Sau muß man die Werte anhand des täglichen Bedarfs aufstellen (Tab. VI/10).

Die Zuteilung muß korrekt vorgenommen werden, damit man zu magere bzw. zu fette Sauen vermeidet. Man muß außerdem den Stall- und Hygieneverhältnissen Rechnung tragen (Vorhandensein von Räudemilben z. B.). Bei Abmagerung der Sauen ist eine Erhöhung der Futterration die einzige Lösung.

Tabelle VI/10 Täglicher Bedarf der tragenden und säugenden Sau (10 Ferkel)

	Tragende Sau**	Säugende Sau
Verd. Energie*	7500	18000
N-haltige Stoffe, gesamt	300	870
Lysin (g)	17	45
Methionin + Zystin (g)	10	30
Kalzium (g)	21	50
Phosphor (g)	15	30

Quelle: Futterrationen nach Zusammenstellung des J. T. P., 1980

* 1 UF = 3100 Kcal ED (verdaul. Energie)

** Für eine Erstlingssau, eingeschlossen ein Mehrbedarf von 15 bis 20 % für das Wachstum

Tabelle VI/11 Stallbauten: einige Empfehlungen vom Absetzen bis zur Schlachtung (Rousseau, 1977)

	Körpermasse (kg)				
	5	25	30	50	100
Bodenoberfläche (m^2)					
Vollspaltenboden	0,12	0,25	0,30	0,40	0,60 (Trog)
Teilspaltenbogen					0,78 (flüssig)
Schlafplatz (Liegefläche)	0,09	0,25	0,30	0,40	0,55–0,60
Gesamte Fläche	0,20	0,33	0,42	0,52	0,80–0,85
Troglänge* (m)	0,12	0,20	0,20	0,27	0,30–0,33
Optimaltemperatur	26 °C		18 °C		
Luftvolumen (m^3)					
Mobile Ventilation	0,5	1	1	1,5	3,0
Stationäre Ventilatoren		1,5	1,5	2,0	3,0–5,0
Luftumwälzung (m^3/h)					
Lebensminimum	3,5	8	10	12	16
Sommerbedarf max.	8	30	35	70	100

* Futterzuteilung: Bei Fütterung ad libitum ein Futterplatz für 2 bis 2,5 Tiere

Analyse der Körpermassezunahme

Die Massezunahme während der Aufzucht muß immer im Zusammenhang mit dem Futter und der Beobachtungszeit untersucht werden (Anfangsmasse, Endmasse).

Die Bestandsbesichtigung erlaubt dem Tierarzt, sich mit der Ausgeglichenheit der Herde

Tabelle VI/12 Kennwerte zur Beurteilung der Leistungen von Jung- und Mastschweinen

	Schlecht	Mittel	Gut
Gesamtfutteraufwand			
Sauenstall*	über 4,1	3,8	unter 3,8
Mast-Aufzucht*	über 3,9	3,6	unter 3,3
Absetzer (6 bis 27 kg)			
Lebendmasse beim Absetzen (kg)			
Absetzen mit 26 Tagen		6,5	
mit 33 Tagen		8,5	
Futteraufwand nach Absetzen	über 2,4	2,2	unter 2,0
mittlere tägliche Zunahme bis zum Absetzen (g)	unter 380	420	über 460
Verluste bis zum Umsetzen (%)	über 5	3,5	unter 2
Mast von 25 – 30 bis 100 kg			
mittlere Mastdauer (Tage)	über 140	125	unter 110
Futteraufwand (kg/kg)	über 3,75	3,50	unter 3,25
mittlere tägliche Zunahme (g)	unter 550	600	über 650
Mastverluste, Schlachtbeanstandungen (%)	über 3,0	2,0	unter 1,0
Futterverbrauch je abgegebenes Schwein (kg)	über 285	265	unter 245
Futterverbrauch je Schwein täglich			
mit Futterzuteilung (kg)		2,1	
ad libitum Fütterung (kg)		2,5	
Von Absetzen (6–8 kg) bis Schlachtung			
Futteraufwand	über 3,5	3,2	unter 3,0
Tägliche Zunahme	unter 500	500	über 600
Verluste (%)	über 9,0	6,0	unter 3,0

* Die Lebendmasse wurde aus der Schlachtmasse zuzüglich 22 % berechnet

Tabelle VI/13 Ergebnisse der technisch-ökonomischen Beratung für Sauen, 1. Beispiel

	Periode 1*	Periode 2*
Sauen		
Futterverbrauch je Sau/Jahr (kg)	1229	1265
Nach Absetzen		
Futteraufwand (kg)	2,37	2,15
Tägliche Zunahme (g)	429	457
Verluste %	2,4	2,6
Mastperiode		
Futteraufwand (kg)	3,86	3,57
Tägliche Zunahme	586	644
Täglicher Futterverbrauch/Schwein (kg)	2,26	2,30
Verluste (%)	1,9	0,7
Gesamtaufwand im Betrieb	3,96	3,64

zu befassen. Die Bestandsheterogenität ist um so größer, je knapper die Futterzuteilung ist und wenn die Stallnormen nicht eingehalten werden (Tab. VI/11). Das Nichteinhalten der Normen hängt mit einem fehlenden Zusammenspiel der einzelnen Produktionsabschnitte zusammen (Sauenstall, Absetzerstall, Maststall), einem Mißverhältnis in der Leistungsentwicklung (vorgesehene Stallplätze für Absetzer und Mast 8,5 Ferkel/Wurf, benötigte 9,5).

Untersuchung der Hygienebedingungen

Die Verlustanalyse erfordert eine Aussprache mit dem Leiter: Wann treten die Verluste auf? Welche Symptome wurden beobachtet usw.? Die Hygienebedingungen müssen immer streng beachtet werden. Wird die Belegungspause regelmäßig eingehalten? Ist die Anlage nach außen abgesichert? Verschluß, Quarantäne, Verladerampe, Seuchenschutz für Besucher (Stiefel, Kittel)?
Die Tabelle VI/12 gibt Leistungswerte aus einem Aufzucht-Mastbetrieb an. In einem Zuchtbetrieb liegen die Leistungen bei Fütterung ad libitum höher.

Beachte:
Die Futterverwertung setzt sich aus folgenden Minimalwerten zusammen:
- Sauenfutter > 0,92 UF/kg
- Ferkel-(Läufer-)futter > 1,0 UF/kg
- Mastfutter = 1 UF/kg

Auf Grund unterschiedlicher Energiekonzentrationen muß man einen Korrekturfaktor anwenden.

AUSWERTUNG EINIGER BEISPIELE

1. Beispiel (Tab. VI/13)

Herr X., Züchter und Mäster, wendet die künstliche Besamung an und stellt sein Futter aus selbst geerntetem Getreide her. Die Bestandsbesichtigung ergab keine besonderen klinischen Symptome. Dennoch ergab die

* Periode 1 = 1. 7. 78 bis 31. 12. 78, Periode 2 = 1. 7. 79 bis 31. 12. 79. Während der Periode 2, die vom 1. 1. 79 bis 30. 6. 79 dauerte, wurden die Ferkel verkauft

Analyse der technisch-ökonomischen Beratung in der Periode 1 nur eine mittelmäßige Leistung, obwohl alle Auflagen sorgfältig erfüllt wurden. Die verwendeten Futtermittel waren vollwertig und das Energieniveau lag über 1 UF/kg; das Mastfutter ist mit Antibiotika supplementiert. Vor der Untersuchung beabsichtigt der Besitzer Tiere zur Schlachtung zu geben, um mit gesunden Tieren aufzufüllen. Vor dieser Entscheidung untersucht der Zootechniker die Ergebnisse und hygienischen Verhältnisse der Aufzucht.
Seine Schlußfolgerungen waren folgende: Vor Austausch einer Gruppe Schweine mit gesunden muß erst der Betrieb in Ordnung gebracht werden. Zuerst wird man Serviceperioden in der Mast einführen und die Haltungsnormen verbessern. Die Serviceperioden werden systematisch auf Sauen- und Absetzerstall ausgedehnt. Die Ergebnisse nach Einführung der Serviceperiode (Periode 2) erreichen ein unerwartetes Niveau: der Verwertungsindex des Futters fällt von 3,86 auf 3,57, wobei die tägliche Zunahme je Schwein von 586 auf 644 g steigt. Die Verluste sinken von 1,9 auf 0,7 %, obwohl die Ferkel die gleiche Herkunft haben. Der Verkauf von Ferkeln gestattet, die Dauer der Serviceperiode zu verlängern
Die Verbesserung der Mastleistungen schlägt sich auf den Gesamtverwertungsindex nieder, der von 3,96 auf 3,64 sinkt, was einer Verminderung der Produktionskosten für ein 100-kg-Schwein um 38 Franken bei einem Futterpreis von 1,20 Franken/kg entspricht.

2. *Beispiel* (Tab. VI/14)

Herr Y. ist Mastschweinehalter und produziert seine Ferkel und sein Futter selbst. Die Leistungen nach der Beratungsstelle sind für die Sauenherde gut, während die Mastergebnisse katastrophal sind. Vor dieser Situation machen Tierarzt und Zootechniker eine gründliche Bestandsdurchsicht mit folgenden Feststellungen:
- der Betrieb hat ein einziges Sauenabteil, das ständig belegt ist;
- die Ferkel werden nach traditionellen Methoden aufgezogen, Strohhaltung ohne Heizung und Lüftung. Der Stall ist für 160 Ferkel ausgelegt, gehalten werden aber 260;
- der Maststall kann 480 Schweine aufnehmen gemäß den Empfehlungen der Tabelle VI/11, aber es werden im Durchschnitt 560 Schweine gehalten, manchmal 600. Das verwendete Futter ist reich an Energie, aber arm an Protein und Lysin.

Für den Besitzer wurden die schlechten Leistungen durch »irgendwelche Viren« verursacht und es ist schwer, ihn von der Wirklichkeit zu überzeugen. Kurzfristige Maßnahmen sind folgende:
- Einbau einer Heizung im Absetzerstall für die neu eingestellten Ferkel;
- Verkauf von Ferkeln, um Absetzer- und Maststall zu entlasten;
- Schlachtung von Schweinen über 90 kg und Desinfektion jedes Raumes mindestens einmal im Jahr. Herabsetzung der Buchtenbelegung von 12 auf 10 Tiere;
- Erhöhung des Proteingehaltes im Futter der »Mastschweine«.

Mittelfristig muß die Konzeption des Betriebes als einheitliches Ganzes überprüft werden, wozu eine eingehende Untersuchung und finanzielle Investitionen vorgeschlagen werden.

ZUSAMMENFASSUNG

Die Analyse der Leistungen, besonders der Fütterung, erfordert große Beachtung; zunächst muß die Genauigkeit der vorhandenen Unterlagen überprüft werden (z. B. wird das Futter von den Tieren ganz oder nur teilweise aufgenommen?).
Man muß die Leistungen in jedem Produktionsstadium untersuchen, Zuchtsauen, Absetzer, Mastschweine; sie hängen eng mit dem Energieniveau des Futters und den Umweltverhältnissen zusammen. Die Pathologie wird häufig hochgespielt, die Grundforderungen werden dagegen vernachlässigt; um Verbesserungen wirksam werden zu lassen, müssen negative Faktoren ausgeschaltet werden.

Tabelle VI/14 Ergebnisse der technisch-ökonomischen Beratung

Periode vom 1. 1. 79–31. 12. 79	Betrieb Y	Durchschnitt von Gruppenwerten
Abferkelstall		
Futterverbrauch je Sau/Jahr (kg)	1179	1198
Leistungen Absetzen – Abgabe		
Anfangsmasse/Ferkel	6,0	6,9
Durchschnittsmasse je abgegebenes Schwein (kg)	103,9	101,5
Futteraufwand	3,98	3,23
Tägliche Zunahme (g)	450	555
Gesamtbetrieb		
Anzahl der Ferkel je Sau/Jahr	17,9	16,0
Totaler Futteraufwand	4,35	3,63

VII Anästhesie und Chirurgie

P. Villiers, J.-P. Laplace

Die Anästhesie und Chirurgie des Schweines in einem Kapitel zusammenzufassen, erscheint relativ ehrgeizig, denn die beiden Disziplinen könnten ein ganzes Buch füllen. Deshalb werden besonders zwei Aspekte beachtet:

- Auf einem Gebiet nehmen Tierärzte eine Reihe chirurgischer Eingriffe vor, die sich z. B. auf den Geschlechtsapparat beziehen. Andererseits erlauben ökonomische Belange der Tierproduktion keine Eingriffe zu bevorzugen, deren Rentabilität zweifelhaft ist.
- Das wachsende Interesse am Schwein, auch als Modell für Experimente, eröffnet bei biomedizinischen oder allgemeinen physiologischen Untersuchungen große Perspektiven.

Für den Tierarzt wie für den biologischen oder medizinischen Forscher bedeutet jede chirurgische Maßnahme auf das Tier einzugehen. Die Vielfalt der Techniken, der physikalischen Mittel und der benutzten Medikamente für dieses Ziel ist groß. Die Sicherheit einer richtigen Behandlung und/oder einer Anästhesie hängt größtenteils von der Erfahrung ab, über die der Anwender des Mittels verfügt, mehr als von der hypothetischen Wahl einer idealen »Methode«. Mit Ausnahme der Arbeit von Lumb (1963) und den Angaben von Pond u. Houpt (1978) gibt es über »Anästhesie« keine Veröffentlichung, besonders nicht für die Tierart Schwein. Wir werden deshalb eine Anzahl von Möglichkeiten vorstellen, aus denen der Leser eine Wahl treffen und wie er unter seinen Bedingungen verfahren kann, je nach dem chirurgischen Eingriff und den klinischen Möglichkeiten. Die Verfügbarkeit von Wiederbelebungsmitteln, die während oder nach der Operation u. U. notwendig sind, ist von besonderer Bedeutung.

Der chirurgische Eingriff ist eigentlich Sache des Spezialisten. Es werden von ihm Grundkenntnisse der allgemeinen Chirurgie gefordert (Wahl und Gebrauch des chirurgischen Materials, Legen von Ligaturen, Nahttechnik) und Asepsis (Sterilisieren des Materials und des Wundortes, Vorbereitung des Tieres und des Chirurgen, Asepsis bei der Operation).

Die Chirurgie verlangt auch spezielle Kenntnisse der Anatomie (Zugangswege, Eingeweidetopographie), der Histopathologie in einzelnen Fällen und der Allgemeinmedizin in jedem Fall, um den Gesundheitszustand vor und nach der Operation bei den operierten Tieren zu kontrollieren. Das bedeutet, daß die Chirurgie fachliche Kompetenz erfordert und auch hier unter diesem Gesichtspunkt zu betrachten ist.

Verschiedene Bücher über pathologische Chirurgie, allgemeine Chirurgie und Experimentalchirurgie geben eine Grundlage (Markowitz, Archibald u. Downie, 1964; Aliev, 1974; Marcenac, 1974; Oehme u Prier, 1974; Cheli, 1977). Gleichzeitig bietet die Arbeit von Dunne (1975) besonders für das Schwein eine detaillierte Beschreibung. Verschiedene chirurgische Eingriffe, die sowohl für die Praxis als auch für das Labor nützlich sind, wurden ebenfalls bei Pond u. Houpt (1978) beschrieben. In den Grenzen, die uns diese Studie auferlegt, wollen wir nicht den genauen Ablauf der möglichen chirurgischen Eingriffe mitteilen. Wir wollen vielmehr nur den Umfang der beim Schwein notwendigen Operationen umreißen, sowohl aus der Sicht der Praxis als auch des Labors, indem für jede die Hauptprinzipien angegeben werden. Schließlich sind alle Ausführungen dieses Kapitels über Anästhesie und Chirurgie beim Schwein auf eigene Experimente und die Auswertung von etwa 250 Literaturangaben der letzten 10 Jahre begründet.

Das Schwein ist ein sehr ängstliches Tier. Diese Angst erklärt das Quieken und Zusammendrängen als Fluchtreaktion (mehr als aus Aggressivität) und die Todesfälle durch Herzversagen, das bei einigen Rassen, z. B. Piétrain, gehäuft vorkommt. Die anzuwendende Methode ist nach Größe des Tieres und dem gewünschten Ziel unterschiedlich.

Physische Verfassung

Die physische Verfassung ist die notwendige Voraussetzung für jede Untersuchung oder jeden einfachen Eingriff, wie z. B. die intravenöse Injektion zur Narkose. Dieser Eingriff ist beim Ferkel leicht durchzuführen. Man legt es auf den Rücken auf die Knie eines Gehilfen (Abb. VII/1A), wie in eine Schale. Die Beine der gleichen Seite werden mit den Händen festgehalten (z. B. um schnell eine Blutprobe aus der V. cava cranialis zu nehmen oder zum Kastrieren). Es kann auch an den Hinterbeinen hängend gehalten werden (Abb VII/1B), z. B. für eine intraperitonale Injektion, aber auch an den Vorderbeinen (Abb. VII/1C).

Für größere Schweine vermindert die Sitzstellung auf dem Hinterteil, den Rücken gegen die Beine des Helfers gepreßt (Abb. VII/1D), die Bewegung der Hintergliedmaßen. Das Schwein wird an den Vorderbeinen festgehalten (Gefahr von Bißwunden an den Händen des Halters). Das Schwein im Stand wird durch eine Schlinge um den Rüssel hinter den Eckzähnen fixiert, der Zug am Strick wirkt dem Rückwärtsdrang entgegen (Abb. VII/1E).

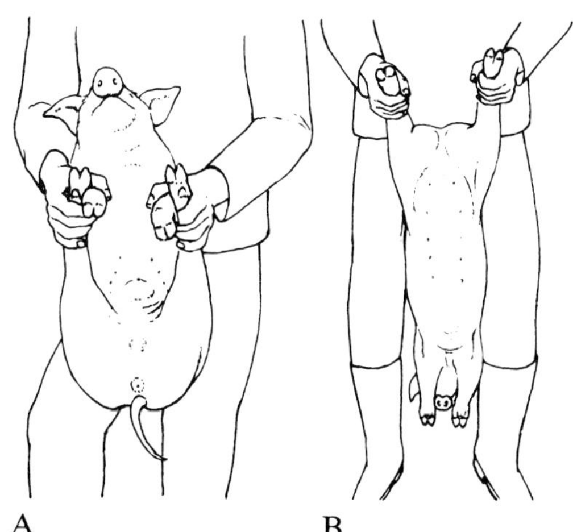

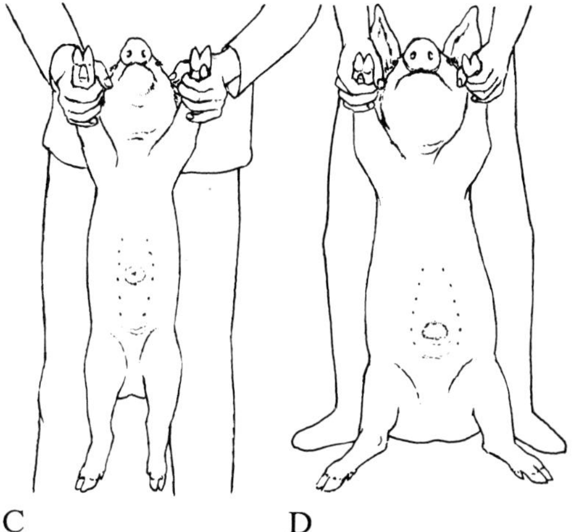

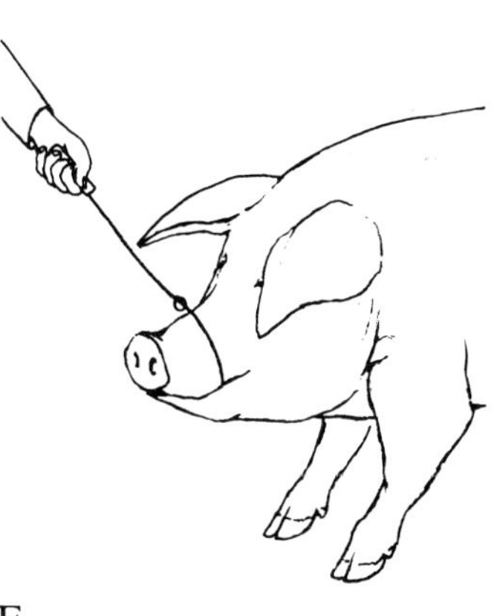

A B C D E

Abb. VII/1 Fixierung (Ruhigstellung) eines Schweines.
A–C 3 Möglichkeiten:
A mit Hilfe der Knie, Vorder- und Hinterbeine der gleichen Seite werden mit derselben Hand gehalten;
B Festhalten an den Hinterbeinen;
C Festhalten an den Vorderbeinen.
D–E 2 Möglichkeiten bei älteren Schweinen:
D Sitzstellung zwischen den Beinen;
E Ruhigstellung mit Schlinge

Ob das Schwein liegt oder steht, jedesmal ist ein Festhalten an den Ohren zur Unterstützung ein Grund verschiedener Reaktionen und des Quiekens der Tiere; es ist unbedingt zu vermeiden. Eine »passive« Fixierung kann das Verbringen des Schweins in einen Käfig oder engen Gang sein. In diesen Fällen ist ein Brett, das wie ein Schild in den Händen gehalten wird, ein gewisser Schutz der eigenen Gliedmaßen. Im Käfig ist es zweckmäßig, auf die Bewegung des Kopfes zu achten, auf die Kraft, die in der Schnauze steckt, und die List des Schweines gegenüber den verschiedenen Verriegelungen.

Chemische Ruhigstellung

Wenn physikalische Mittel auf Grund der Widerspenstigkeit des Schweines oder ungeeigneter Hilfskräfte teilweise oder völlig auch für geringfügige Eingriffe (Verbandwechsel usw.) versagen, kann man verschiedene Mittel zur Beruhigung (Sedativa) anwenden. Verschiedene Medikamente werden mit unterschiedlichem Erfolg benutzt, wobei auf die individuelle Reaktion auf die Dosierung, die Dauer der Wirkung bei einer i.m. Injektion und eine eventuelle Speicherung des Medikamentes in den Fettgeweben geachtet werden muß. Dazu kommt die Variabilität der Wirkung, abhängig von der Körperverfassung des Tieres vor, während und nach der Injektion, und ob das Schwein allein oder in einer Gruppe gehalten wird. In letzterem Fall werden alle Schweine der Gruppe behandelt oder nicht. So kann es völlig nutzlos sein, ein einzelnes Schwein ruhigzustellen, wenn es in einer gerade zusammengestellten Gruppe steht. Die Tabelle VII/1 zeigt ein Wirkungsschema von Medikamenten, die mit gutem Erfolg angewendet wurden. Gegenwärtig steht das Azaperon (Stresnil) in gutem Ruf, das streng intramuskulär (nicht in das Fettgewebe) in einer Dosierung von 1 mg/kg als Sedativum, von 2,5 mg/kg zur Aggressivitätsbekämpfung bei der Sau und von 5 bis 10 mg/kg zum Niederlegen verabreicht wird. Die Verabreichung von Azaperon bei der Gruppenzusammenstellung von Tieren gestattet eine besseres Wachstum, ausprobiert an einer Gruppengröße von 18 Schweinen, bei einer Gruppe von 13 Schweinen muß dieser Effekt nicht unbedingt eintreten. In jedem Fall ist das Wachstum auch mit Medikation bei Schweinen in Gruppenhaltung geringer als bei einem Schwein in Einzelhaltung. Die Rückstände von Azaperon sind verhältnismäßig gering und auf Niere, Leber und Lunge beschränkt. Sie betragen nur 1,5 % an der Injektionsstelle und 12 % der Originalsubstanz im Körper 4 Stunden nach der Verabreichung. 16 Stunden nach Medikation ist es nicht mehr aufzufinden.

Wenn man eine Atropingabe mit der Azaperoninjektion verbinden muß, sollte man das Azaperon vor dem Atropin geben, die Erhöhung der Herzfrequenz ist dadurch zweimal geringer als umgekehrt. Wenn das Azaperon als Prämedikamentation vor einer Narkose mit Fluothan verabreicht wird, ist es besser, das Atropin vorzuziehen.

Tabelle VII/1 Prüfung der Wirksamkeit einiger Tranquilizer, i. m. verabreicht an etwa 50 kg schwere Schweine

Medikament	Dosis mg	Wirkung nach Zeit (Minuten)				Beobachtungen
		15	30	60	90	
Equanil® (Meprobamat)	400	+	+	++	++	Schläfrigkeit
	800	+	++	+++	+++	
	1200	+	+	++	++	
Theralen® (Trimeprazin)	25	–	–	+	+	
	37,5	+	+	+	+	
	50	–	–	+	+	
Zianatil® (Zyamepromazin)	125	–	–	+	+	
	175	–	++	++	+++	Schlaf
	250	+	++	++	+++	
Droleptan® (Droperidol)	20	–	–	–	–	Kauen Speichelfluß
	32,5	–	–	+	–	
	50	+	++	+++	+++	
Valium® (Diazepam)	10	–	–	–	–	Leichte Beruhigung
	20	–	–	+	+	
	30	+	++	++	+	
	40	+	++	+++	++	
Taraktan® (Chlorprothixen)	30	–	–	–	–	
	60	–	–	+	+	
Frenactil® (Benperidol)	0,5	–	–	–	–	Unwirksam
	1	–	–	–	–	
Haloperidol® (Haloperidol)	2,5	–	–	–	–	Unwirksam
	5	–	–	–	–	
Stresnil® (Azaperon)	100	–	+	++	++	Ausgezeichnet
	300	+	+++	+++	+++	

Die Wirksamkeit wurde geprüft auf der Basis der Reduzierung (+) oder Ausschaltung (+++) der Reaktion des Tieres auf Berührung und Stechen ins Ohr (nach Angaben des radiobiologischen Labors J.N.R.A.–C.E.A. Jouy-en-Josas)

Anästhesie (Narkose)

Wir wollen hier auch die Akupunktur erwähnen, über deren Wert wir uns kein Urteil anmaßen. Wenn wir diesen besonderen Fall außer acht lassen, können eine ganze Reihe von Substanzen für eine Schmerzausschaltung beim Schwein verwendet werden. Die Tabelle VII/2 bringt eine ziemlich vollständige Aufstellung der in Frankreich verwendeten injizier-

Tabelle VII/2 Liste der hauptsächlichsten Medikamente beim Schwein zur chemischen Ruhigstellung oder zur Anästhesie in ihren verschiedenen Formen, aufgestellt nach Literaturangaben 1970 bis 1980

	Grundsubstanz	Handelsbezeichnung	Verwendung	Verabreichung	Dosis mg/kg*	Anmerkungen
Chemische Ruhigstellung	Azepromazin	Vetranquil	Sedativum	i. m.	0,03– 0,1 0,5 – 4	
	Azaperon	Stresnil Eucalmil Procalor	Prämedikation Beruhigung (Neuroleptik)	i. m. i. m. i. m.	0,5– 1 2,5– 4 5 – 10	Nach gewünschter Wirkung
	Chlordiazen-poxid	Librium	Beruhigung	i. m.	5 – 10	Wirkung 60 Min. nach Injektion
	Chlor-promazin	Largactil.	Sedativum	i. m., verdünnt i. v.	1– 2 2– 4 1– 2	Vagotrope Wirkung, Beschleunigung der Atmung
	Diazepam	Valium	Beruhigung, Prämedikation	i. m. i. m.	5,5 8,5	50 % Reduzierung der Barbituratdosis
	Promethazin	Phenergan	Beruhigung, Antihistaminikum	i. m.	1– 2	
Lokale Anästhesie	Lignokain	Xylocain	Lokale Anästhesie	Infiltration in situ	nach Bedarf	
	Prokain	Scurocain Novocain	Lokale Anästhesie	Infiltration in situ	nach Bedarf	
Allgemeine Anästhesie (Analgesie und Neuroleptanalgesie)	Alfaxolon + Alfadolon	Alphathesin Saffan Althesin	Anästhesie	i. m. i. v.	2–8 2–3	Blutdruckabfall und Hämokonzentration
	Chloral	Vetospluten	Anästhesie	i. v. i. p.	1 ml/kg (10 % Lösung) 3,5 ml/kg (7 % Lösung)	
	Chlor-prothixen	Taractan	Sedativum Neuroleptanalgesie	i. m. i. v.	3,3 0,3–1	Schmerzhafte Injektion, verbunden mit Lokalanästhesie
	Droperidol	Droleptan	Neuroleptisch und analgetisch	i. m.	0,1–0,4	Nicht allein anwenden (Exzitation): neuroleptisch zweifelhaft beim Schwein. Zusammen mit Fentanyl (Morphinpräparat) auch Exzitation

Tabelle VII/2 Fortsetzung

	Grundsubstanz	Handelsbezeichnung	Verwendung	Verabreichung	Dosis mg/kg*	Anmerkungen
Allgemeine Anästhesie (Analgesie und Neurolephtanalgesie)	Etorphin + Azepromazin	Immobilon	Anästhesie	i. m.	0,01 ml/kg	Risiko des Kollaps. Für Mensch gefährlich, verboten
	Antagonist: (Diprenorphin, Revivon) Schlafwecker					
	Ketamin	Imalgen Ketalar	Analgesie und Anästhesie	i. m. i. v.	10–15 20 5–10	Evt. mit Atropin + Azepromazin Bedeutende Exzitation
	Meperidin	Demerol	Analgesie vor und nach Operation	s. c.	0,23 10	
	Metomidat	Hypnodil	Anästhesie mit Zusatz	i. m. oder i. v.	0,5 ml/kg	allein Lösung 50 mg/ml
			analgetisch	i. p. i. v. i. v. i. v.	10 2,5–4 5 0,0365 mg/kg/Min.	nach Azaperon (2 mg/kg) Intubation mit Azaperon 0,046 mg/kg/Min.
	Morphin		Analgesie	i. m.	0,2–0,9	
	Pentobarbital	Nembutal	Anästhesie	i. v.	20	
	Thiopental	Pentotal Plecarpal Nesdonal	Anästhesie	i. v. i. v.	4 10–12	Anästhesie auf Atemweg unterhalten
Ergänzungen zur Anästhesie	Atropin		Prämedikation	i. m. oder i. v.	0,02– 0,05 0,6 – 1,2	Vagotrope Wirkung
	Phenzyklidin	Sernylan	Prämedikation	i. m.	1 3–6	Reduzierung der Barbituratdosis. Potenzierung mit Halothan. Ataxie-Kollaps
	Gallamin	Flaxedil Relaxan Tricuran	Curarewirkung	i. v.	4 0,88–1,1	Unbedingt mit zusätzlicher künstlicher Beatmung
	Suxamethon (Succinylcholin)	Succicuran Succicurarium, Celocurin	Curarewirkung	i. m. oder i. v.	1–2 2,2	Beatmung notwendig. Myoglobinurie bei Fluothan. Vermeidung der Potenzierung durch Neostigmin

Diese Tabelle berücksichtigt nur injizierbare Substanzen, keine gasförmigen

* Unterschiedliche Angaben nach verschiedenen Untersuchungen

baren Präparate mit ihrem Wirkungsspektrum, ihren Dosierungen und die Anweisungen für den Benutzer. Der Verlauf einer medikamentellen Anästhesie (oder Wiederbelebung) gemäß der Dauer eines chirurgischen Eingriffs und der Empfindlichkeit des operierten Tieres, zwingt den Ausführenden zur Kontrolle der physiologischen Daten, um sie möglichst nahe dem Normalen zu halten.

PRÄMEDIKATION

Eine Prämedikation kann aus mehreren Gründen vor einer Narkose zweckmäßig sein. Es kann sich um eine vorherige Beruhigung handeln, um bei einer i. v. Injektion leichter die Vene zu treffen, oder um eine Potenzierung der Wirkung der nachfolgenden Narkose. Es kann aber auch eine wirkliche Prämedikation sein (z. B. Einwirkung auf den N. vagus), um die vegetativen Risiken zu vermindern, – ohne Beachtung der Bewußtseinssphäre – die bei der Anästhesie auftreten können. Heben wir z. B. das Interesse hervor, welches das Labor hat, wenn Atropin (0,005 mg/kg) zusammen mit Phenergan (1 bis 2 mg/kg) mindestens 50 bis 60 Minuten vor der Anästhesie gegeben wird. Es kann sich auch um die Vorinjektion einer der chemischen Komponenten bei einer Kombinationsnarkose handeln (Neuroleptanalgesie).

NARKOSE IM EIGENTLICHEN SINNE

Lokalanästhesie

Die eigentliche Lokalanästhesie ist nur von geringem Interesse. Man zieht ihr eine kurzdauernde Allgemeinnarkose vor. Die Lokalanästhesie kann allerdings als Zusatz zu einer leichten Allgemeinnarkose dienen. Die vasodilatorischen Wirkungen der lokalen Betäubung, Blutungen begünstigend, können durch die Verbindung mit einem gefäßverengenden Mittel, z. B. Adrenalin, verringert werden. Die Dosierung muß nach dem beabsichtigten Zweck gewählt werden.

Regionalanästhesie

Die Regionalanästhesie wird beim Schwein allgemein in Form der Epiduralanästhesie bei der Chirurgie der Nachhand angewendet. Ihre Durchführung ist nicht einfach, die Markierung durch die Wirbelknochen bei der Palpation ungenau. Die Einstichstelle liegt bei 5 bis 6 cm hinter der Linie, die durch den vorderen Rand des Darmbeins verläuft. Eine Lokalisation von der Schwanzwurzel aus ist noch ungenauer: 8 bis 17 cm davor für Schweine von 15 bis 90 kg mit schräger Nadeleinführung in eine Tiefe von ungefähr 4 bis 8 cm; mit 14 bis 30 cm vor der Schwanzwurzel bei Schweinen von 70 bis 250 kg. Die notwendige Dosierung beträgt 1 ml einer 2 %igen Lösung je 4,6 kg oder 0,55 bis 0,65 ml für 10 cm Länge der Wirbelsäule vom Atlas bis Kreuzbein einschließlich.

Neurolept-Analgesie

Der Gebrauch des Komplexpräparates Etorphin-Azepromazin bringt nicht immer gleiche Resultate. Erregungszustände sind möglich. Ein Kollaps ist besonders bei Rassen wie Piétrain zu befürchten. Eine Wiederbelebung kann nur mit dem antagonistisch wirkenden Diphrenorphin (0,01 ml/kg) erfolgen. Die Kombination Etorphin-Azepromazin, die für den Menschen gefährlich ist, unterliegt in Frankreich dem Verbot und ist aus dem Handel gezogen.

Das Kombinationspräparat Azaperon-Metomidat ist in der Schweinepraxis das gebräuchlichste. Azaperon (2 mg/kg) bei einem gesunden Tier, gefolgt nach 30 Minuten von Metomidat (4 mg/kg, kann wiederholt werden) zeigt gute Ergebnisse bei etwa 60 % der Schweine. Doch können die Anfangsdosen in 8 % der Fälle ungenügend sein. Es muß erwähnt werden, daß das Risiko eines Exitus durch Azaperon sehr gering ist (0,0004 %), das Verhältnis zwischen Letaldosis und der schwächsten Wirkungsdosis liegt bei über 64 (gegen 10 bei Pentobarbital). Gewisse Sekundärerscheinungen bei Azaperon – Metomidat werden beschrieben. Ihr Auftreten bleibt aber immer vereinzelt: Zittern (18 % der Fälle), periphere Gefäßverengungen (13 %), Muskelkrämpfe (3 %), Speicheln (2 %), Verstärkung der Atmung (1 %), Atemstillstand (2 %) und Mortalität (3,4 %).

Im Fall eines Kaiserschnitts ist eine Dosierung von 40 mg/kg Metomidat i.v. (nach Azaperon) für die Sau ausreichend, bewirkt aber eine

Lähmung bei den Ferkeln. Die Dosis kan auf 0,5 bis 1 mg/kg i.m. Azaperon und 2,5 mg/kg Metomidat i.v. reduziert werden; hierbei bleiben die Ferkel munter, aber für die Sau ist eine zusätzliche Lokalanästhesie notwendig.

Allgemeinnarkose durch Injektion

Das Ketamin ist für eine Kurzzeitnarkose brauchbar. Seine Anwendung bringt aber gewisse Nachteile mit sich; die Wirkung in vitro bezüglich einer Erregung der Herzmuskelzellen ist sehr unterschiedlich schon bei geringsten Dosierungsänderungen.
Dagegen verursacht das Ketamin keine Atmungsazidose bei dem Göttinger Minischwein. Eine Gabe von 20 mg/kg i.m., wirksam in etwa 10 Minuten, wird bei der Elektroejakulation angewendet. Eine Dosierung von 10 bis 15 mg/kg i. m. in Verbindung mit Atropin (0,6 bis 1,2 mg/kg) wird für eine Anästhesie in der Chirurgie vorgeschlagen. Tatsächlich kann die notwendige Ketamindosis vorsichtig von 20 auf 15 mg/kg durch Verlängerung der Nüchterungszeit von 6 auf 48 Stunden herabgesetzt werden. Die Nachteile sind meistens eine maligne Erhöhung der Körpertemperatur, Exzitation beim Aufwachen und Speichelfluß. Die beiden letzten Erscheinungen können durch Atropin mit Azepromazin, gleichzeitig oder vorher verabreicht, neutralisiert werden. Die Verbindung Alfaxolon-Alfadolon hat den Vorteil, bei den Piétrainschweinen keine maligne Hyperthermie hervorzurufen, sogar bei einer Dosierung von 6 mg/kg i. v. Außerdem kann sie zusammen mit anderen Medikamenten, wie Atropin, Azepromazin, Pethidin, Suxamethon, Stickoxydul, Methoxyfluran, Halothan oder Äther gegeben werden. Bei einer Gabe von 6 mg/kg i. m. ist die Wirkung in 5 bis 15 Minuten da und verschwindet nach 90 bis 180 Minuten. Der Betäubungseffekt wird bei i. v. Injektion in 10 bis 20 Sekunden erreicht, ohne Beeinflussung durch eine vorherige Gabe (50 bis 60 Minuten vorher) von Atropin oder Azaperon, mit einem gelegentlichen kurzen Atemstillstand bei der Injektion, mit Zittern und Ruderbewegungen nach dem Aufwachen. In der Mehrzahl sind die biochemischen Blutwerte 24 Stunden nach der Narkose wieder normalisiert, mit Ausnahme des Kalziumgehaltes und der alkalischen Phosphatase, die erst nach 7 Tagen in Ordnung kommen. Beim Ferkel (0 bis 7 Lebenstage) gelingt die Betäubung mit 2 bis 3 mg/kg i. m. oder i. v. Der Zustand kann auf 2 Stunden ausgedehnt werden, durch Wiederholung der i. v. Injektion.
Die Barbiturate haben gewisse charakteristische Wirkungen. Diese sind im Fall von Thiopental z. B. eine Depression des Atemzentrums mit häufigem Atemstillstand, eine Verlangsamung der Herzfrequenz mit peripherer Gefäßerweiterung und Milzschwellung (Blutverdünnung und Verringerung des Blutdrucks) sowie eine Verzögerung der digestiven Bewegungsabläufe.
Die Verabreichung muß streng i. v. erfolgen im Hinblick auf die Risiken einer Reizung und Thrombose. Trotz dieser verschiedenen Störungen gelten die Barbiturate als gute Narkotika, wenn sie mit Vorsicht angewendet werden. Die normale Dosierung liegt gewöhnlich bei 10 mg Thiopental/kg für eine kurzzeitige Betäubung (ungefähr 10 Minuten). Eine schnelle Injektion der vollen Dosis ruft Atemstillstand hervor, was eine endotracheale Intubation vorteilhaft machen kann. 4 mg/kg sind ausreichend, wenn der Übergang zu einer Inhalationsnarkose vorgesehen ist. Diese Kombination ist beim Kaiserschnitt vorzuziehen, um die Sauerstoffversorgung der Feten zu sichern. Pentobarbital in einer Dosierung von 20 mg/kg führt eine längere, aber weniger tiefe Narkose herbei, wobei die Injektion sehr langsam vorgenommen werden soll unter Kontrolle der Narkosetiefe.
Chloralhydrat wird wenig benutzt, wegen der Menge der Injektionsflüssigkeit und des Risikos einer Venenentzündung. Außerdem ruft es eine starke respiratorische Azidose und Hämolyse hervor.
Die Toxizität der injizierbaren Anästhetika ist größer bei Wiederholungen von unterschwelli-

gen Gaben als bei richtig dosierten. Dies wurde experimentell bei Mäusen, Ratten, Kaninchen und Meerschweinen nachgewiesen. Das Fehlen des Nachweises beim Schwein schließt ein ähnliches Vorkommen einer Anhäufung von toxischen Stoffwechselprodukten bei einer wiederholten Anwendung von niedrigen Dosen nicht aus.

Allgemeine Inhalationsnarkose

Äther und Chloroform, beide toxisch, entzündbar und explosiv, sind in jeder Hinsicht zu verbieten. Trichloräthylen kann beim Uterusprolaps der Sau benutzt werden. Methoxyfluran und Halothan sind, obgleich man eine besondere Apparatur (Gaserzeuger, Zerstäuber für Methoxyfluran, Verdampfer für Halothan) benötigt, für Labor und Klinik die wichtigsten. Diese Stoffe gestatten, die Inhalationsnarkose in offenem oder geschlossenem System durchzuführen und können mit einer Atmungshilfseinrichtung kombiniert sein. Zur Einleitung der Narkose muß eine Maske aufgesetzt werden, ohne das Tier und besonders an den Ohren zu zerren. Das Schwein kann, vor allem wenn kurze und wiederholte Betäubungen vorgenommen werden müssen, lernen, von selbst den Rüssel der Maske entgegenzuhalten.

Die Narkoseeinleitung ist sanfter und das Erwachen langsamer bei Methoxyfluran als bei Halothan. Die Gasgrundlage besteht gewöhnlich aus Sauerstoff, mit oder ohne N_2O (Stickoxydul).

Letzteres gestattet die Konzentration des Anästhetikums zu senken, erfordert aber gewisse Vorsichtsmaßnahmen. Tatsächlich führt ein oberer Gehalt von 80 % N_2O im Gasgemisch in den Lungen bei einem sauerstoffarmen Restluftgehalt sehr schnell zu Erstickungserscheinungen bei der Einleitung der Narkose. Eine Sauerstoffinhalation 3 Minuten vor der Narkose schaltet diese Zwischenfälle aus. Das gleiche soll am Ende der Narkose angewendet werden, um den Einfluß der schnellen Eliminierung des vorher eingeatmeten Stickoxyduls aus der Atemluft zu kompensieren. Die Tabelle VII/3 stellt die üblichen Indikationen für eine Inhalationsnarkose unter guten Bedingungen zusammen. Zu bemerken ist noch, das Halothan den Aortendruck bei sehr jungen Tieren verringert, wodurch Blutungen an der Operationsstelle verringert werden; dies ist

Tabelle VII/3 Darstellung von Inhalationsnarkosen mit Halothan oder Methoxyfluran (O_2 = medizinischer Sauerstoff, N_2O = Stickoxydul, Lachgas

Wachsendes oder erwachsenes Schwein			
Sehr schnelle Einführung			
1. O_2	100 %	3 Minuten	sichere die Herabsetzung des Stickstoffs in der Alveolarluft, vermeide zu wenig Sauerstoff
2. N_2O O_2 Anästhesie	78 % 19 % 3 % (bis 4 %)	Wirkung in 3–5 Minuten	sichere die schnelle Absorption von N_2O, da es aus eigener Kraft die Anästhesie steigert
3. N_2O O_2 Anästhesie	49 % 49 % 0,5–2 %	Fortführung der Anästhesie	günstig für intratracheale Intubation
4. O_2	100 %	3 Minuten	vermeide zu wenig Sauerstoff durch schnelle Ausscheidung von N_2O, das dem Luft-N_2 beigefügt zu einer zu schwachen alveolaren O_2-Spannung führt
Schrittweise Einführung			
1. N_2O O_2 Anästhesie	48 % 48 % 3–4 %	bis zum gewünschten Effekt	
Anästhesie	0,5–2 %	zur Fortführung	
2. Sauerstoffzuführung zum Aufwachen			
Neugeborene Ferkel:	N_2O ungeeignet		
Allgemeine Hinweise zur Anwendung	Notwendiger O_2-Strom: O_2-Verbrauch: Totalgasstrom:		gleich dem Dreifachen des O_2-Verbrauchs 4 ml/kg/Minute für große Schweine, 10 ml/kg/Minute bei jungen Ferkeln das Dreifache des Volumens/Minute: 3 × Menge × Rhythmus oder beim Ferkel: 3 × 10 ml/kg × 20 = Q in ml/Minute

auch der Fall bei älteren Schweinen bei einer Halothankonzentration über 1 %.
Übrigens ist Halothan das Mittel der Wahl für schwierige und länger dauernde Eingriffe, das allein oder zusammen mit einem i. v. injizierten Anästhetikum gegeben werden kann, z. B. bei einer Lebertransplantation des neugeborenen Ferkels oder beim Kaiserschnitt. Man darf kein Adrenalin während einer Halothannarkose anwenden wegen der Gefahr des Auftretens von Herzarhythmien.
In den Fällen einer langdauernden Narkose ist es wünschenswert, einen Tubus in die Luftröhre einzuführen, was eine fallweise oder systematische respiratorische Hilfe darstellt. Diese Intubation ist bei Schweinen, im Vergleich zu anderen Tierarten, verhältnismäßig schwierig wegen der Länge der Maulhöhle, der anatomischen Beschaffenheit der Kreuzung mit dem Pharynx und der Empfindlichkeit des Kehlkopfes (Spasmen). Statt der handelsüblichen Laryngoskope, meistens für Schweine von 60 bis 80 kg zu kurz, oder statt der auch in der Literatur beschriebenen, ist es besser, ein Laryngoskop mit einer Länge von 25 cm und wenigstens mit einer Lampe am Ende zu verwenden. Der Kehldeckel, gewöhnlich in anatomischen Abbildungen als freiliegend gezeichnet, ist in Wirklichkeit hinter dem Gaumensegel fixiert (Abb. VII/2). Er muß also durch das Laryngoskop weggedrückt werden, um den Zugang zum Kehlkopf frei zu bekommen. Die Einführung des Tubus wird durch Niederlegen des Tieres in Rückenlage mit gestrecktem Kopf erleichtert, bei einem in tiefer Narkose befindlichen Schwein mit eventueller zusätzlicher Curaregabe. Die Lokalanästhesie (durch Spray) der Kehlkopfschleimhaut, manchmal für Ferkel vorgeschlagen, kann bei erwachsenen Schweinen einen unerwünschten Hustenreiz auslösen. Der Kehlkopf bildet mit der Trachea einen Winkel, gleichsam eine Sackgasse, daher wird die Einführung des Tubus durch eine Drehung um 180° erleichtert.

ZUSAMMENFASSUNG

Nach einer kurzen Aufzählung der physikalischen Beruhigungsmethoden beim Schwein folgt die Beruhigung oder Narkose durch chemische Mittel mit eventueller Prämedikation. Die eigentliche Anästhesie wird kurz gefaßt in ihren verschiedenen Formen (lokal, regional oder allgemein) so dargestellt, daß sie dem Leser eine gute Auswahl bietet. Ein Seitenblick wird auch auf die Neuroleptanalgesie geworfen. Der Gebrauch des Azaperons wird besonders hervorgehoben in Bezug auf seine chemische Ruhigstellung und die Verwendungsmöglichkeit als Neuroanalgetikum in der tierärztlichen Praxis. Die verschiedenen Arten der Allgemeinnarkose durch Injektion oder Inhalation werden aufgezeigt. Das Halothan (Inhalationsnarkose) stellt das Mittel der Wahl besonders für Versuchszwecke und für längere Eingriffe dar.

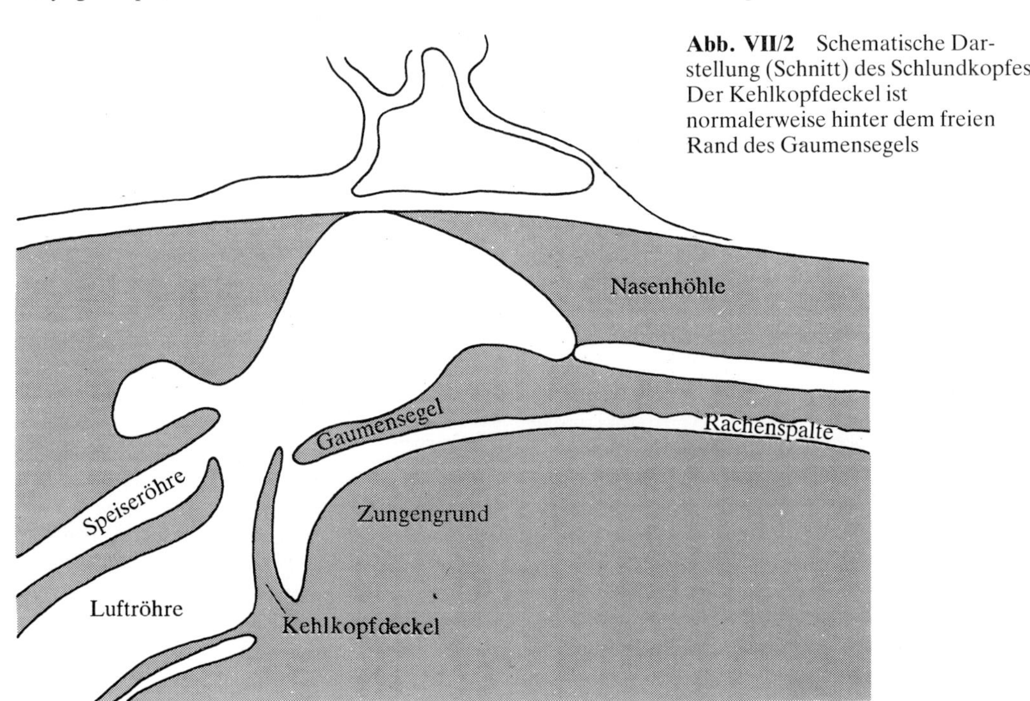

Abb. VII/2 Schematische Darstellung (Schnitt) des Schlundkopfes. Der Kehlkopfdeckel ist normalerweise hinter dem freien Rand des Gaumensegels

Kleine Chirurgie

Unter dem Begriff »kleine Chirurgie« versteht man verschiedene therapeutische Eingriffe (Spalten eines Abszesses, Klauenamputation), Wiederherstellungseingriffe (Brüche) oder Präventiveingriffe (Schwanzkupieren, Kürzen der Zähne).

Therapeutische Eingriffe

Das Spalten eines Abszesses, einfach an sich, erfordert gewisse Vorsichtsmaßnahmen, um den Stall vor Verschmutzung (Isolierung des Tieres) und das betroffene Schwein (Risiko einer Nachinfektion) zu schützen. Die Spaltung muß groß genug sein, die Ausräumung sorgfältig erfolgen (Wasserstoffsuperoxyd). Ein Tampon in Antiseptika getaucht (Jodoform, Pikrinsäure) für 24 Stunden in der Wunde belassen, begünstigt die spätere Wundheilung.
Die Amputation einer Klaue infolge einer Zwischenklauenvereiterung (Panaritium) mit Ausbreitung auf die Klauengelenke erfordert die gleichen Vorsichtsmaßnahmen. Hierbei ist eine tiefe Vollnarkose und ein Knebel zur Stauung notwendig. Der Hautschnitt soll so tief wie möglich angelegt werden, um die Hautabdeckung des Stumpfes vorzubereiten. Die Amputation muß in der gesunden Zone vorgenommen werden. Nach Blutstillung der großen Gefäße und Hautnaht wird die Wunde durch einen Druckverband geschützt.

Wiederherstellungseingriffe

Hernien, Hodensack- und Nabelbrüche, treten am häufigsten kurz nach der Geburt auf. Das beste Alter zur Operation liegt zwischen der sechsten und zwölften Woche, der Hernienring ist dann fest genug und Verklebungen sind noch nicht entwickelt. Der Hodensackbruch wird von der Leistengegend chirurgisch angegangen. Die Kastration an der betreffenden Seite wird mit bedecktem Hoden durchgeführt. Die Drehung des Samenstrangs mit nachfolgendem Abbinden drängt die Darmschlingen zurück und hält sie im Abdomen fest. Der Leistenring wird dann sorgfältig vernäht, nach Anfrischen seiner Ränder, um ein besseres Zusammenwachsen und Vernarben zu erzielen.
Der Nabelbruch ist häufig mit einer mehr oder weniger bedeutenden Abszedierung des Nabels verbunden; der Hautschnitt wird seitlich der Mittellinie ausgeführt. Besondere Aufmerksamkeit muß man dem Einschnitt in den Bruchsack schenken. Das erlaubt die Entfernung eventueller Eiteransammlungen ohne Eröffnung, wobei man beim Eber niemals den Präputialsack verletzen darf. Seine Beschädigung würde eine Infektion der Wunde mit letalem Ausgang verursachen. Der Verschluß eines großen Bruchringes kann wegen des Drucks der Eingeweide die Anwendung einer Plastik mittels eines Netzes aus synthetischem Material notwendig machen oder zumindest einen Verschluß der Muskulatur mit Abdeckung der Ränder und Doppelnaht (Abb. VII/3).
Bei diesen beiden Hernientypen müssen eventuelle Eingeweideverklebungen im Bruchsack vorsichtig mit dem Finger gelöst werden. Mit Sorgfalt muß man das Vorhandensein von Verletzungen oder Darmfisteln ausschließen, die eine Wiederherstellung der Durchgängigkeit der Därme durch andere Methoden erforderlich machen (s. Seite 450).

Präventive Eingriffe

Das Schwanzkupieren kann für junge Schweine in Gruppenhaltung günstig sein, um die schweren Folgen von Verletzungen durch Schwanzbeißen abzustellen. Man wendet zur Blutstillung entweder gefäßverengende Mittel oder eine nachfolgende Kauterisation an. Die Eckzähne der neugeborenen Ferkel werden mit der Zange entweder abgekniffen oder verkürzt. Das Absägen der Hauer eines Zuchtebers sollte in Vollnarkose ausgeführt werden.

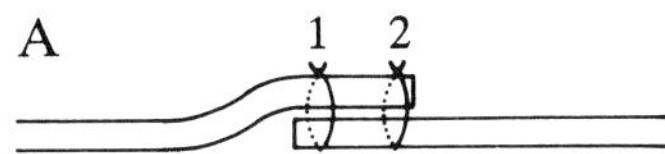

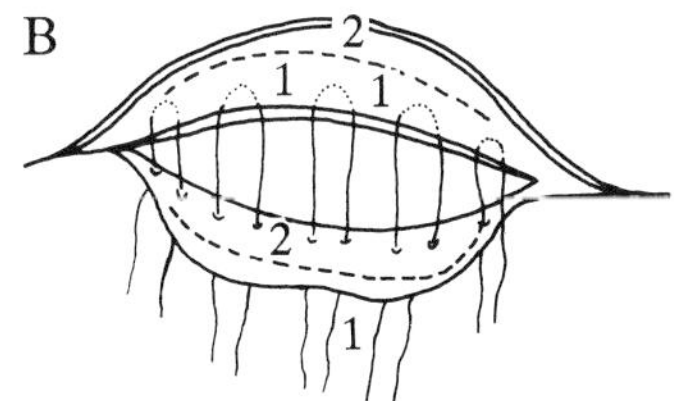

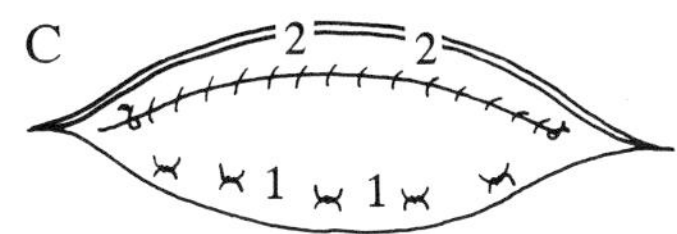

Abb. VII/3 Verschluß eines großen Bruchringes mit Wiederherstellung der Oberfläche und Doppelnaht.
A Darstellung im Schnitt
B U-förmige Stichführung (1); die gestrichelte Linie zeigt die Nahtführung (2)
C Naht nach den 2 angeführten Nähten

Chirurgie des Geschlechtsapparates

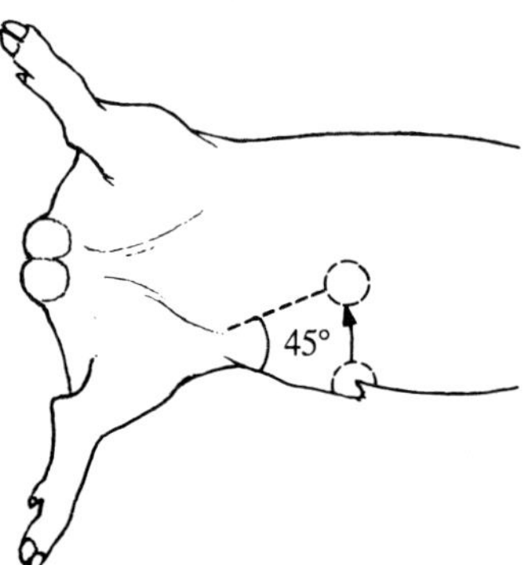

Abb. VII/4 Verlagerung des Penis beim Eber.
Der Penis ist um 45° gegenüber seiner normalen Lage abgebogen, reponiert in einen subkutanten Tunnel in der Flanke um das Orificium praeputiale

EBER

Penisverlagerung

Sie ist notwendig zur Vorbereitung eines »Suchebers« (Feststellen der Rausche). Die Markierung der Präputialhöhle durch Injektion mit Methylenblau erlaubt die Freilegung. Der Penis wird frei präpariert, wobei man einen Hautring um die Präputialöffnung stehen läßt. Eine subkutane Untertunnelung erlaubt die Verlagerung des Penis um 45°, danach folgt die Naht des Hautringes an der Öffnung des Tunnels in der Flanke (Abb. VII/4).

Vasektomie

Die Vasektomie, gleichermaßen benutzt zur Vorbereitung als Stimuliereber, wird so vorgenommen, daß man an jeder Seite in der Leistengegend einen Einschnitt macht und den Samenstrang bloßlegt, ihn doppelt durchtrennt und abbindet.

Kastration

Die Kastration kann nach verschiedenen Methoden ausgeführt werden, beim Ferkel wie auch beim ausgewachsenen Eber, mit dem einzigen Unterschied, daß beim erwachsenen Tier eine Vollnarkose angewendet werden muß. Sie kann gegebenenfalls durch eine intratestikuläre Injektion von Azaperon-Metomidat ersetzt werden. Die Kastration kann mit bedecktem Hoden durchgeführt werden, in dem man die Umhüllung nicht einschneidet, oder mit unbedeckten unter Eröffnung der Scheidenhauthöhle. In beiden Fällen ist die Blutstillung durch Drehung oder Ligatur vorzunehmen.
Der Schnitt ins Skrotum ist möglichst genau in der Mitte durchzuführen, um unschöne Narben bei den Schweinen zu vermeiden. Er kann zweifach oder besser einfach in der Mitte angelegt werden. Die Kastration kann auch mittels eines Schnittes in der Leistengegend vorgenommen werden, wobei man bei etwa 4% der Tiere Hernien feststellt, die klinisch vorher nicht gefunden werden konnten und auf diesem Wege heilbar sind.
Ein Schnitt in der Leistengegend kann beim Kryptorchismus nötig sein: die Suche nach dem Hoden wird mit dem Finger im Leistenkanal vorgenommen (unvollständige Wanderung) oder in der Bauchhöhle in der Gegend des Leistenrings (völliges Fehlen einer Wanderung). Der Zug am Samenstrang oder am M. cremaster gestattet, den Hoden vor dem Leistenring zu fassen.
Die relative Einfachheit der Kastration beim Schwein darf notwendige Vorsichtsmaßnahmen nicht vergessen lassen, um mögliche Folgen auszuschalten (Strahlenpilz nach Kastration, Infektionen). Das Nichteröffnen der Scheidenhauthöhle ist wünschenswert. Dagegen ermöglicht die offene äußere Kastrationswunde einen besseren Abfluß und sieben mal weniger Komplikationen.

Eber für die künstliche Besamung

Verschiedene Maßnahmen sind vorteilhaft für eine Verbesserung der Samenqualität des Ebers zur künstlichen Besamung. Der Blindsack der Präputialhöhle kann reseziert werden, wobei dies, wie im Fall der Penisverlagerung, durch Markierung mit Methylenblau lokalisiert wird. Er kann auch einfach wie eine Ligatur des Penishalses wirken, so als ob man einen Finger in einen Handschuh steckt. Er bleibt in der Lage unverändert, die Abknikkung des Penis ist die Folge einer Hautbrücke.
Die Entfernung der Bulbourethraldrüsen wird durchgeführt, um eine hohe Konzentration der Spermien im Samen zu erzielen. Dieser Eingriff hat keinen negativen Einfluß auf Libido und Spermatogenese. Die Drüsen können durch einen halbmondförmigen perinealen Schnitt zwei Finger unter dem After freigelegt werden. Der Zugang zu den Samenbläschen gelingt durch einen Schnitt in Höhe der Linea alba. Ihre Entfernung gestattet, das Volumen des Ejakulats zu verringern, ebenso wie seinen

Gehalt an Protein und Zitraten, wodurch es zu einer besseren Gefrierfähigkeit des Spermas kommt. Zu bemerken ist, daß die Samenblasen genau wie die Bulbourethraldrüsen im hinteren Teil des Genitaltraktes beim Eber liegen. Die Freilegung benötigt eine sehr sorgfältige Präparierung, um einerseits ihre Ruptur und andererseits jede Beschädigung der verschiedenen Samenkanälchen zu vermeiden, die hier noch getrennt verlaufen.

SAU

Ovarektomie (Entfernung der Eierstöcke)

Die Ovarektomie, gelegentlich angewendet, um die Folgen der Rausche auf die Zunahme der Sau auszuschalten, wird besonders bei jungen Tieren (25 bis 30 kg) durch Laparotomie in der Vertiefung der linken Flanke ausgeführt. Die Masse des Dickdarms erschwert das Hervorziehen der dünnen Eileiter. Sie können am Ende entweder durchschnitten oder abgebunden werden, vor Entfernen des Eierstocks.

Eingriffe bei Trächtigkeitsstörungen

Das *Scheidenhämatom* kann mit einer zeitweiligen Ligatur der Schamlippenarterie (Zweig der inneren Scheidenarterie) behandelt werden. Diese Ligatur wird mit einer U-Naht, die das obere äußere Viertel der Scheide zusammenpreßt, angebracht. Sie vermindert das Ödem und muß nach 5 bis 7 Tagen entfernt werden. Die Verhinderung des Ausweichens der Sau nach hinten in der Bucht durch ein Brett in Höhe des Kreuzbeins erlaubt, die Schwellungen durch Massieren zu behandeln. Den einfachen Scheidenvorfall mit leichter Ausstülpung kann man mit einer U-Naht beheben, die die Schamlippen für einige Tage eng zusammendrückt.
Der *Uterusvorfall* muß von außen reponiert werden. Man muß den Druck der voll narkotisierten Sau nach hinten unterbinden, und die Reposition an der Uterushornspitze beginnen. Die Vulva wird danach zugenäht. Eine Oxytozininjektion nach der Operation begünstigt das Zusammenziehen des Organs. Der Uterusprolaps kann auch reponiert werden durch Laparotomie in der Medianlinie der voll narkotisierten Sau. Ein starker Zug, u. U. unterstützt durch eine Kompression des Uterus von außen, ist notwendig. Die großen Bänder, gedehnt oder eingerissen, werden in Ordnung gebracht und eventuelle Uterusverletzungen genäht. Die Scheide wird für etwa 10 Tage zugenäht. Welche Methode man zur Reposition auch anwendet, die postoperativen Bemühungen müssen sich auf die häufig auftretenden Komplikationen erstrecken (Peritonitis, Allgemeinzustand der Sau).
Die *Uterusdrehung*, relativ selten, erfordert eine Hysterotomie vor der Zurückdrehung. Die Blasenruptur, selten, wird durch Naht der Blase behandelt. Für diese Eingriffe ist die Laparotomie in der linken Flanke das Mittel der Wahl. Unter den chirurgischen Maßnahmen aus therapeutischen Gründen, die speziell die Sau betreffen, ist noch die »Aktinomykose« (pseudotumorale Gesäugeverhärtung) zu erwähnen. Die Entfernung ist angebracht, wenn die Schädigung die Größe einer Faust überschreitet, während bei sehr kleinen Geschwülsten eine Medikation mit Antibiotika + Kortikoiden genügt. Rezidiva werden in beiden Fällen beobachtet.

Hysterotomie (Kaiserschnitt) und Hysterektomie

Diese Operation wurde vor längerer Zeit von ARTHUR (1975) in einem einschlägigen tierärztlichen Lehrbuch im einzelnen beschrieben. Die eigentliche chirurgische Technik erfordert keinen Kommentar. Sie wird bestimmt durch den Patienten, den Wunsch nach lebenden Ferkeln und den Erhalt der Fähigkeit der Sau zur Milchabgabe. Die Art der Anästhesie (s. vorher) ist wichtig. Ein chirurgischer Eingriff von der Seite, obgleich er die Zugänglichkeit zum unteren Horn erschwert, ist günstig, da er den geringen Blutdruck bei der Sau ausgleicht und eine Durchblutungsstörung beim

Fetus verhindert. Eine gute Operationsvorbereitung trägt zur schnellen Ausführung im Interesse der Feten bei. Die postoperativen Bemühungen sind wichtig für den guten Gesundheitsstatus der Sau und für die Laktation. Behandlung und Transport der Sau müssen alle Schädigungen am Knochen-Gelenkapparat der Extremitäten und der Wirbelsäule vermeiden; Wasser- und Futterversorgung müssen überwacht werden, um Verdauungsstörungen (Verstopfung) auszuschalten zu Gunsten der Laktation: Nachgeburtsverhalten ist zu unterbinden (Gefahr von Hämaturie).
Die möglichen Komplikationen schränken die Anwendung dieser Operationstechnik ein. Eine schon vorher bestehende Uterusinfektion oder eine zu lange Geburtsdauer führen zum Fehlschlagen jedes Hysterotomieversuches. Das Risiko eines Kollapses liegt bei etwa 30 %, wenn die Geburt 18 Stunden oder länger dauert; es beträgt noch 13 % bei einer Dauer von 6 bis 12 Stunden. Bei Altsauen ist die Gefahr zweimal so hoch wie bei Jungsauen.
Alle diese Kontraindikationen bedingen die Anwendung der Hysterektomie. Diese Methode, besonders bei schweren Uterusinfektionen notwendig, und wenn die Ferkel nicht lebensfähig sind, bezweckt nur, den späteren Verkaufswert der Sau zu erhalten; sie kann mit einer Ovarektomie verbunden werden. Der Eierstock kann jedoch erhalten bleiben, wenn man nach der Hysterektomie für die lebenden Ferkel die Milchhergabe erhalten will. Die mittlere Uterusarterie muß mit einer gesonderten Ligatur abgebunden werden. Das Absetzen des Genitaltrakts erfolgt in Höhe des Gebärmutterhalses, nachdem man auf die Stelle der Resektion eine Klammer und danach eine Naht nach Reposition des Stumpfes gesetzt hat.

Chirurgie des Verdauungsapparates

Therapeutische Eingriffe

Für die Behandlung eines *Darmvorfalls* wurden verschiedene Techniken vorgeschlagen. Mehrere zielen auf eine schnelle Bildung von fibrösem Gewebe oder eine mechanische Zusammenziehung des Anus ab (Injektion verschiedener Substanzen unter die Haut oder Ligaturen). Die beste Methode besteht darin, nach Zurückdrängen des Vorfalls, den After mit einer »Tabaksbeutelnaht« zu umnähen (Abb. VII/5) oder mit einer Naht unter der Haut in den Zwischenraum mit zweifachen Effekt (mechanische Zusammenziehung und fibröse Reaktion). Die verschiedenen chirurgischen Techniken wurden von Ivascu, Cristea u. Gatina (1979) auf ihren Wert untersucht. Die Resektion des vorgefallenen Rektums kann bei Verletzungen des Organs notwendig sein. In diesem Fall muß eine End-zu-End-Anastomose vorgenommen werden, in gesundem Gewebe vor Durchführung der Resektion. Nur die großen Gefäße im letzten Viertel sind zu unterbinden.
Die Eröffnung eines Analverschlusses ist nicht nach ökonomischen Gründen zu entscheiden, sondern davon, in welchem Maße diese Anomalie erblich ist. Soll die Operation beim neugeborenen Ferkel vorgenommen werden, wird man nach Einschneiden in den unter der Haut liegenden Blindsack für eine Wiederherstellung auf Dauer wie bei der Operation des Aftervorfalls vorgehen. Das Anbringen einer Naht ist nicht immer notwendig.
Das gelegentliche Vorhandensein eines *Bezoars* (aus Pflanzen- und Haarteilen), beim Minischwein im Versuchsstall vorkommend, macht eine Gastrotomie notwendig, um manchmal eine Masse bis zu 1 kg extrahieren zu können.

Hauptprinzipien der Chirurgie des Verdauungsapparates

Außer einigen weiter unten erwähnten therapeutischen Eingriffen, hat der Tierarzt nur sehr selten Gelegenheit, in der Praxis die Chirurgie am Verdauungsapparat durchzuführen, in Hinsicht auf ökonomische Zwangslagen bei der Produktion des Schweines. Sein Eingreifen auf diesem Gebiet wird sich am häufigsten auf die Beseitigung einer Bauchhernie beschränken. Trotzdem geben wir eine Reihe von Hinweisen für den Praktiker für ungewöhnliche Umstände, die übrigens auch die Grundelemente für eine experimentelle Chirurgie darstellen.

Der Zugang zu den verschiedenen Baucheingeweiden wird je nach dem ins Auge gefaßten Organ und Angriffspunkt wechseln. Der Zugang zur Bauchhöhle wird an der »Linea alba« sehr erleichtert, genau hinter dem Schwertfortsatz des Brustbeins. Dagegen kommt man an die Magen-Zwölffingerdarm-Gegend (Magenhöhle, vorderer Zwölffingerdarm, Gallengänge, Pankreaskanal) besser von der unteren rechten Seite heran. Der vordere Zwölffingerdarm kann auch direkt vom rechten Brustkorb ohne Beschädigung der Lunge nach Resektion von ein oder zwei Rippen erreicht werden. Die rechte Seite gestattet an Ileum und Cäcum heranzukommen, während man von der linken Flanke aus den Hauptteil des oberen Colons freilegen kann.

Eine Öffnung, mit der man den größten Teil der Eingeweidemasse erfassen kann, hat nur Vorteil für anspruchsvolle Eingriffe an den Därmen oder vollständige Entfernung eines Teils von ihnen. Der Schnitt in der Mittellinie erfordert bei Ebern besondere Vorsichtsmaßnahmen, um den Präputialsack und den Penis zu schonen, besonders bei der Naht der Bauchhaut.

Alle Teile des Verdauungsapparates (Magen, Dünn- und Dickdarm) sind bezüglich der Naht im allgemeinen gleich zu behandeln. Nur die Speiseröhre, selten beim Schwein betroffen, erfordert besondere Maßnahmen hinsichtlich der Zartheit und Beweglichkeit ihrer Schleimhaut in Verbindung zur Muskelschicht. In allen anderen Fällen ist eine Naht nur nach einem einzigen Muster mit Einschluß der Serosa und mit Einzelstichen außerhalb der Schleimhaut zweckmäßig. Diese Operationsmethode, verhältnismäßig einfach durchzuführen, ist einer End-zu-End-Anastomose, einer Zirkulärnaht nach Connell oder Lembert bzw. einer Naht nach Schmieden vorzuziehen. Das Risiko von Stenosen ist praktisch gleich Null, wenn die Naht sorgfältig mit Einzelstichen gemacht wird.

Die Lage der Gefäße der Eingeweide des Schweines erfordert besondere Aufmerksamkeit beim Gekröse des Dünndarms, dessen Verzweigungen voll vaskularisiert sind. Um die Ungleichheiten infolge der Elastizität der Bauchwand auszugleichen und damit die Regelmäßigkeit einer Naht zu erleichtern, kann der nicht sehr geübte Operateur kleine Gelatinezylinder in das Lumen des Darms stecken, um ihn in seiner Form zu halten.

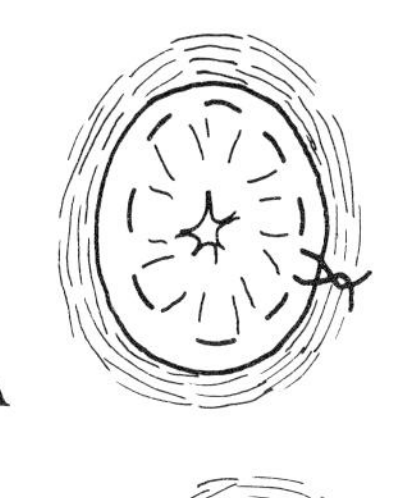

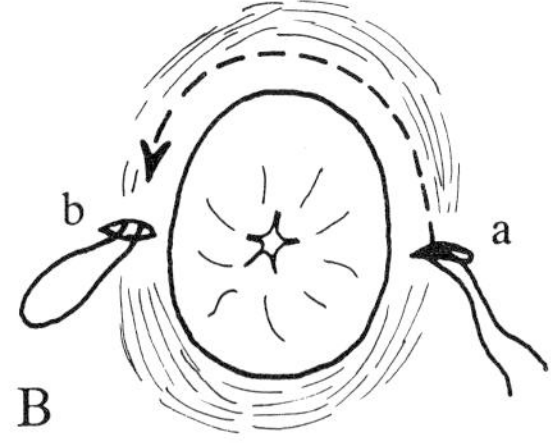

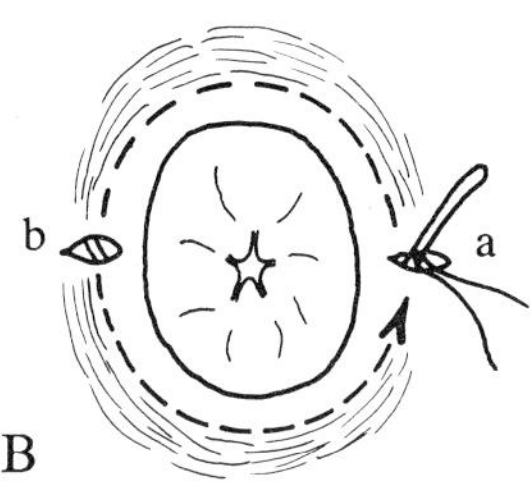

Abb. VII/5 Chirurgische Behandlung eines Darmvorfalls.
A Tabaksbeutelnaht
B und B′ Subkutante Anbringung einer Naht um den Enddarm in zwei Schritten mit einem Catgutfaden

---

Punktion peripherer Gefäße

Die intravenöse Injektion und die Blutentnahme sind in der laufenden Praxis die einzigen Eingriffe an den peripheren Gefäßen. Außerdem sind jene, die direkt von außen durchgeführt werden können, beim Schwein zahlenmäßig gering.

Beim nichtnarkotisierten Tier, das mit einer Schlinge fixiert ist, sind die Ohrvenen praktisch die einzigen für eine Injektion brauchbaren. Es genügt eine Kompression mit der Hand am Ohrgrund, um die Vene für eine Punktion anschwellen zu lassen. Die Randvene ist allgemein die geeignetste. Jedoch muß sich die Wahl besonders nach Tätowierungen und Ohrkerben richten. Da das Schwein die Angewohnheit hat, mit dem Kopf zu schütteln, ist es zweckmäßig, eine bewegliche Verbindung zwischen Kanüle und Spritze zwischenzuschalten (Schlauch). Die Punktion der Vena cava cranialis, beim stehenden, mit einer Schlinge gehaltenen Schwein durchführbar, ist für eine Injektion abzuraten, besonders mit reizenden Substanzen.

Die Auswahl für die Blutentnahme ist etwas größer. Die Ohrvene, wie vorher beschrieben, gestattet nur, eine kleine Menge Blut zu neh-

ZUSAMMENFASSUNG

Beim Abschnitt »Chirurgie«, nur für den kompetenten Fachmann geschrieben, sind die Grunderkenntnisse besonders hervorgehoben. Es werden die beim Schwein verwendeten chirurgischen Techniken in Kurzform aufgezählt, ohne sich mit den Einzelheiten der operativen Schritte aufzuhalten, aber die speziellen Besonderheiten oder bedeutende Voraussetzungen betont. Hauptsächlich werden die chirurgischen Fälle für die veterinärmedizinische Praxis beschrieben, dazu die kleine Chirurgie der Therapie und Präventive am Genitalapparat. Das sind beim Eber die Kastrationen und die Eingriffe zur Verbesserung der Qualität des aufgefangenen Spermas oder im Gegensatz dazu, den Zuchteber wieder in die Rolle eines einfachen Herdenschweines (bouteen-train) zu bringen. Bei der Sau handelt es sich um die Eierstocksentfernung, die Chirurgie bei Trächtigkeitsvorkommnissen und den Kaiserschnitt (Hysterotomie-Hysterektomie). Danach werden kleinere chirurgische Eingriffe am Verdauungsapparat und die Hauptvoraussetzungen für eine Operation von größerer Bedeutung vorgestellt. Schließlich werden die Möglichkeiten der Punktion der peripheren Gefäße in Erinnerung gebracht.

men (1 bis 5 ml). Ähnliche Mengen von gemischtem Blut (arteriell und venös) können durch natürliche Blutung gewonnen werden, wenn man die Schwanzspitze abschneidet (diese Methode, häufig angewendet, sollte verboten werden!). Die Methode der Wahl zur Gewinnung von venösem Blut besteht in der Punktion am Zusammenfluß der Jugularvenen. Hierbei kann man kleinere Mengen (50 bis 100 ml) mit einer Spritze und größere (von etwa 1 l) mit Hilfe einer Saugflasche entnehmen. Der Einstichpunkt liegt am Eingang des Brustkorbs unter den ersten Rippen, an der Brustbeinspitze. Die Punktion dieser Vene erfolgt also blind.

Die Einstichstelle befindet sich in einem Kreuz, das vorn durch die Brustmuskeln, an der mittleren Linie durch M. sternohyoideus und sternothyroideus und seitlich durch die laterale Fläche des Halses begrenzt wird. Die Punktion ist sowohl von rechts wie von links möglich; es ist jedoch anzuraten, es an der rechten Seite zu versuchen (geringeres Risiko der Verletzung des Zwerchfellnervs beim Einstechen der Nadel). Obgleich man den Eingriff am stehenden mit einer Schlinge gehaltenen Tier durchführen kann, ist es einfacher, ihn am in Rückenlage befindlichen Tier vorzunehmen (Abb. VII/6), Kopf gestreckt und Vorderbeine abgebogen. Der Verlauf der gesuchten Vene befindet sich etwas weiter vorn, und das Markierungskreuz zur Lokalisation ist viel deutlicher. In dieser Stellung genügt eine Nadel von 80 mm Länge für ein Schwein von 80 bis 100 kg (40mm für 40 bis 50 kg).

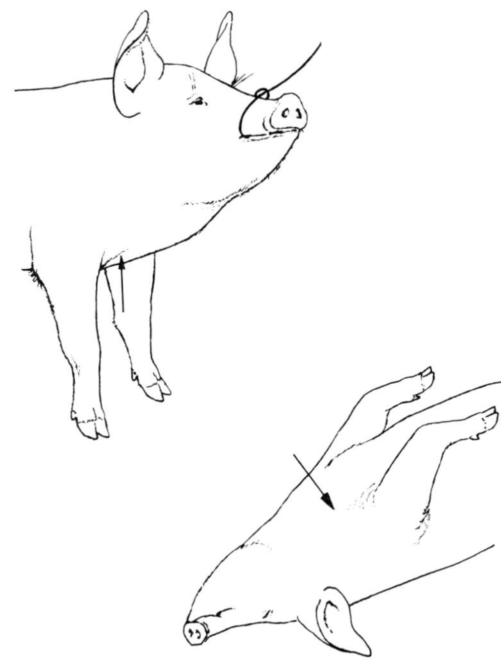

Abb. VII/6 Punktieren am Zusammenfluß der Jugularvenen.
A beim stehenden, mit einer Schlinge gehaltenen Schwein
B beim auf dem Rücken liegenden Schwein, der Kopf ist vorgestreckt, die Vorderbeine sind zurückgezogen

Chirurgie für biomedizinische Untersuchungen

Chirurgie des Geschlechtsapparates

EBER

Die experimentelle Chirurgie am männlichen Geschlechtsapparat ist auf das Anlegen von Fisteln an den Samenleitern begrenzt. Für die Dauer von 12 bis 14 Tagen wird es durch Einpflanzung eines Tubus aus Silikon im Inguinalbereich der Samenleiter nach Schnitt in der Leistengegend durchgeführt.

SAU

Die direkte Untersuchung der Eierstöcke einer Sau kann durch Laparoskopie wiederholt (zweimal in der Woche) ausgeführt werden. Dieser Eingriff von 45 Minuten Dauer, Zeit der Narkose einbegriffen, wird allgemein bei der auf dem Rücken liegenden Sau auf einer Platte mit 30° Neigung (Kopf nach unten) vorgenommen. Das Laparoskop wird in der Nähe des Nabels eingeführt, die Wunde braucht nicht durch eine Naht verschlossen zu werden. Zu bemerken ist, daß das Einblasen von CO_2 ins Abdomen und ein Assistent an der Seite die Untersuchung erleichtern.

Der *Blastozysten-Transfer* (4 bis 16 Blastomeren), durch Spülung der Eileiter gewonnen, wird bei jungen Sauen vor der Geschlechtsreife (4 Monate) durchgeführt, hauptsächlich durch Injektion von PMSG (1200 IE) und HCG (1500 IE). Die Sauen werden dadurch tragend und können lebende Ferkel bekommen.

Verschiedene Eingriffe haben nur Interesse zur Feststellung von *physiologischen Zusammenhängen*. Einer davon ist das Abbinden aller oder eines Teils der Eierstock- und Eileitergefäße. Es zeigt sich, daß dieser direkte Weg nicht der einzige ist, der die Mechanismen des Luteinabbaus steuert. Ebenso hemmt eine experimentelle Inversion der Uterushörner die Geburt.

Die *Erzeugung von SPE-Ferkeln* erfordert die Durchführung der Hysterektomie, wie vorher schon erwähnt. Die Anwendung der Hysterektomie scheint gegenüber der Hysterotomie in Mißkredit zu geraten, wenn sie nicht unter sterilen Kautelen in Bezug auf die Bauchwand der Sau durchgeführt wird. Außerdem wird die Möglichkeit, wie ebenfalls vorher bewiesen, keimfreie Ferkel zur Zeit der natürlichen Geburt zu erzeugen (sofortiges Verbringen der Ferkel in eine antiseptische Lösung mit anschließender Isolation), mutmaßlich die Chirurgie unter diesem Aspekt verändern.

Die experimentelle Chirurgie des Fetus bleibt beim Schwein von geringer Bedeutung und ist in jeder Beziehung durch die Zahl und Größe der Feten relativ schwierig. Die Chirurgie beim keimfreien bzw. SPF-Ferkel im Isolator kann nur ein Einzelfall sein, wenn man die Kosten für Erzeugung und Unterhalt eines keimfreien Ferkels betrachtet. Sie werden grundsätzlich für immunologische Untersuchungen, Probleme der Ernährung der Neugeborenen oder der Mikrobiologie des Darmtraktes verwendet.

Chirurgie der Verdauungsorgane

DAUEREINRICHTUNGEN FÜR DIE PHYSIOLOGIE

Anlegen einer Fistel am Darm

Die Notwendigkeit des wiederholten Zugangs zum Darmlumen für verschiedene physiologische Untersuchungen zur Ernährung des Schweines erfordert das Anlegen einer Dauerfistel an unterschiedlichen Darmabschnitten. Diese Arbeiten erfordern erstens das Einsetzen eines Tubus oder Katheters mit einem Durchmesser von 5 mm (Silikon, Polyäthylen u. a.), zweitens das Anbringen von Kanülen mit einem Durchmesser von 10 bis 30 mm (je nach den zu untersuchenden Organen und der Größe des Tieres), die den Abfluß des Darminhaltes nach außen gestatten. Für beide Fälle ist die chirurgische Technik bei Markowitz, Archibald u. Downie (1964) sehr gut erläutert und abgebildet. Das Einsetzen eines Tubus, nach Coffey oder Witzel, mit einem mehr oder weniger tiefen intraperitonealen Eindringen und mit Perforation der Schleimhaut, bietet keine Schwierigkeiten. Es ist wünschenswert, daß der Tubus ein oder zwei umlaufende Ringe hat, um eine gute äußere Befestigung am Darm zu sichern, wodurch der Halt im Fall des Scheuerns verbessert wird.

Das Anbringen von Kanülen ist etwas umständlicher und kann unter verschiedenen Formen geschehen, die es bei dem regen Gebrauch dieser Technik verdienen, näher erläutert zu werden. Die Materialien zur Herstellung der Kanülen sind sehr verschieden: Vinyllegierungen, biegsam oder starr, Akrylharze, elastisches Silikon, nichtrostender Stahl und

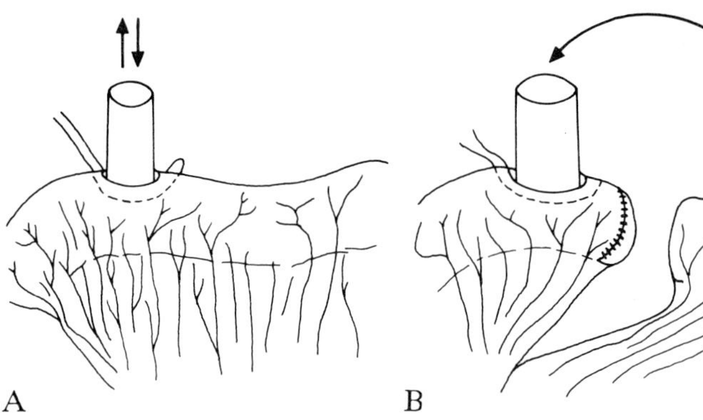

Abb. VII/7 Anlegen einer Versuchsfistel am Dünndarm.
A einfache Fistel
B Doppelfistel mit 2 Kanülen in vorher angelegten Blindenden

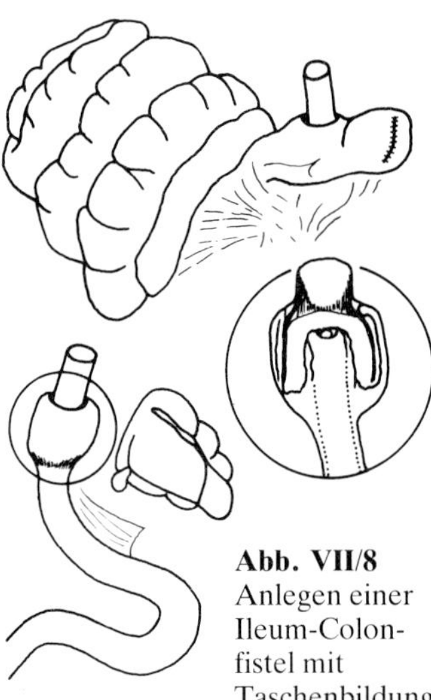

Abb. VII/8 Anlegen einer Ileum-Colonfistel mit Taschenbildung.
Bei dieser Methode wird eine kleine Tasche im Darmgewebe auf eine Kanüle gestülpt, in die das Endstück des Ileums einmündet. Der Kot kann sowohl aufgefangen als auch in den Dickdarm weitergeleitet werden. Eine zweite Kanüle am vorderen Ende der oberen Lage des Colons erhält die volle Funktion des Tieres

sogar Glas. Die Wahl zwischen den verschiedenen Möglichkeiten wird sich nach dem gewünschten Zweck, der Versuchsdauer entsprechend den Vorbereitungen und den Materialkosten oder der Art der Herstellung richten (z. B. Vinyllegierungen), aber besonders nach solchen Faktoren wie: Verkleinerung des Traumas durch Benutzung von biegsamen Material, Gewebefreundlichkeit von medizinischen Silikonen, Einfachheit der Anpassung im Labor an Größe und Form des Versuchstieres. Die Fisteln gestatten genau wie eine Kanüle den Abfluß nach außen von zwei verschiedenen Organen oder von verschiedenen Teilen des gleichen Organs (Abb. VII/7).
Trotz der verschiedenen Abweichungen im Detail, bestehen die einfachen Kanülen, seitlich am Gekröse des Organs befestigt, aus einem zylindrischen Tubus mit einem verlängerten Innenrohr, dessen Ende nach dem gewünschten Sitz geformt ist (rund für den Magen, traufenförmig für den Dünndarm ...). Die Doppelfistel verursacht eine Unterbrechung des Darmes durch Durchtrennung zwischen den Implantationsstellen der beiden Kanülen. Diese werden dann in den Blindenden des Darms eingesetzt, die durch Schließen der beiden durch die Trennung entstandenen Endstücke entstanden sind. Daher kann die Doppelfistel einfach in einer Verbindung von zwei gewöhnlichen Kanülen bestehen, deren Außenseite im allgemeinen zur besseren Handhabung gekrümmt ist. Sie kann auch realisiert werden durch eine Verbindung von zwei Tuben ohne Innenrohr, die unmittelbar in das Lumen der beiden offenen Darmenden eingesetzt werden. Wenn man indessen die negativen Wirkungen einer Durchtrennung der Muskelschichten des Darms zwecks Sichtbarmachung der Darmmotorik vermeiden will, kann man das Darmlumen durch Schaffen einer doppelten Schleimhautwand abschließen, wodurch die Kontinuität der Muskulatur zwischen den beiden Kanülen erhalten wird.
Ob es sich um eine einfache oder Doppelfistel handelt, das Einsetzen einer Kanüle am Bauchfell fixiert ein sehr bewegliches Organ. Es ist daher besonders wichtig, den Ort des Einsetzens der Kanüle gut auszuwählen (Risiko des Zugs am Bauchfell) und eine sorgfältige Zurücklagerung der Eingeweide zu sichern, um jede Abknickung oder Drehung besonders des Dünndarms zu vermeiden.
Das Einbringen eines Katheders in die Speiseröhre ist nicht so einfach wegen der Beweglichkeit der Schleimhaut und des Kontraktionsvermögens dieses Organs. Es handelt sich im allgemeinen um eine einfache Fistel, die bei zeitweiligem Verschluß des Ösophagus unmittelbar unter der Kanüle die Ableitung der abgeschluckten Nahrung ermöglicht. Die Einsetzung einer einfachen Kanüle am Magen, auch beim sehr jungen Tier, oder am Blinddarm bzw. am vorderen Colon, macht keine besonderen Probleme. Hierbei ist zu bemerken, daß das Vorhandensein einer Kanüle in halber Höhe der großen Magenkurvatur die Beweglichkeit des Magens nicht beeinträchtigt. Das Einführen einer einfachen Kanüle direkt in den Dünndarm statt eines Längsschnitts entgegengesetzt dem Gekröseansatz wird, um einen Sack um den Tubus zu bilden, häufig angewendet. Das Anhaften des Organs am Bauchfell, das sich wie ein Tunnel um die Kanülenröhre legt, erlaubt das zeitweilige Entfernen der Kanüle, nach dem ursprünglichen Eingriff.
Die Doppelfistel wird hauptsächlich am Dünndarm angewendet. Im allgemeinen stört sie in unerwünschter Weise die Motorik unterhalb der Durchtrennungsstelle. Jedoch ist die Er-

haltung der Bewegung und der Normalität des Nahrungstransports von Interesse.
Das Anlegen einer Doppelfistel stellt keine besonderen Schwierigkeiten am freien Teil des Jejunums dar, außer den allgemeinen Problemen des ungenügenden Querschnitts und der übermäßigen Länge des Darmrohrs, die die Inhaltsmassen überwinden müssen. Dagegen sind die anatomischen Verhältnisse des Zwölffingerdarms je nach dem Versuchsziel schwieriger. Der Gallengang mündet praktisch im Pylorusring und der Pankreaskanal etwa 10 bis 12 cm dahinter. Übrigens liegt das Pankreas eng dem Duodenum an, abgesehen von einem sehr kurzen geraden Stück an der Einmündung des Pankrealskanals. Dieser Teil stellt einen besonders guten Platz für eine Doppelfistel dar, aber der Darminhalt ist mit den Gallen- und Pankreassäften vermengt. Die Doppelfistel könnte unmittelbar vor der Einmündung der Pankreasgänge angelegt werden, trotz der Anhaftung der Bauchspeicheldrüse an das Duodenum, aber der Darminhalt enthält noch den Gallensaft.

Reiner Magensaft kann durch eine Doppelfistel gewonnen werden, nicht mehr aus dem Duodenum allein, sondern angelegt im Bereich Magen-Duodenum, kurz den Magenausgang umgehend. Hierbei wäre eine einfache Magenfistel vorzuziehen. Am Endstück des Ileums führt wegen der charakteristischen Funktionen dieses Darmteils und der Verbindung Ileum-Caecum-Colon eine Doppelfistel am Ileum sehr häufig zu Darmverstopfungen. Es wird daher eine ileocäcale Doppelfistel die Verbindung der drei Darmabschnitte überspringen. Die letztere Lösung vermindert das Auftreten von unerwünschten Zwischenfällen, hat aber für verschiedene Versuche erhöhte Unbequemlichkeiten zur Folge (Anlegung ohne Mithilfe einer Tasche; Überschwemmung des Dünndarms mit der Keimflora von Cäcum/Colon). Die verschiedenen Unzulänglichkeiten bei der reinen Ileum- und Ileum-Cäcumfistel werden durch die Ileum -Colonfistel mit Taschenbildung (Abb. VII/8) nach DARCY, LAPLACE u. VILLIERS (1980) vermieden.

Isolierung von Teilen des Verdauungsapparates

Die Isolierung des Drüsenmagens, ganz oder teilweise, in Form eines Beutels an einer Kanüle, erlaubt die Magenflüssigkeit zu sammeln und alle Untersuchungen damit zusammenhängend durchzuführen. Man unterscheidet gewöhnlich zwei Arten von Magentaschen (Abb. VII/9 A und B), und zwar mit erhaltener (nach PAVLOV) oder mit unterbrochener (nach HEIDENHAIN) Innervation; der Magen kann auch total reseziert werden (nach DRAGSTEDT). Die chirurgische Technik für diese drei Arten wurde genau von MARKOWITZ, ARCHIBALD und DOWNIE (1964) beschrieben und kann voll auf das Schwein übertragen werden. Die Beutelbildung nach PAVLOV und HEIDENHAIN kann sowohl beim Jungschwein (etwa 40 kg) wie auch beim Ferkel angewendet werden.
Die Isolierung eines mehr oder weniger langen Stücks des Dünndarms, mit Einpflanzen in der Haut (Abb. VII/9 C und D) kann entweder nur mit dem distalen Ende (FISTEL nach THIRY) oder mit beiden (Fistel nach THIRY u. VELLA) erfolgen und stellt eine klassische Methode für die Untersuchung der inneren Sekretion und der Absorptionsvorgänge dar, beides beim Schwein angewendet. Auch diese Technik ist präzis bei MARKOWITZ, ARCHIBALD u. DOWNIE (1964) aufgeführt. Für die Enterostomie des oder der Darmenden in der Haut ist es wichtig, beim Schwein eine breite Haut- und Unterhautbrücke wegzunehmen. Es ist auch nötig, die Gefahr des späteren Zusammenziehens der Wunde zu beachten, der man durch Liegenlassen eines Gummischlauches in der Öffnung begegnen kann. Man kann dieses Risiko ebenso wie die Folgen des Scheuerns an der Operationsstelle ausschalten, indem man das Darmende auf einem Tubus oder einem Katheder befestigt, damit der Darm selbst nicht außerhalb der Bauchwand verlagert wird. Zu bemerken ist noch, daß die so isolierten Darmenden schnell atrophisch werden, wenn sie nicht mit einer entsprechenden Nährlösung ausreichend bespült werden.

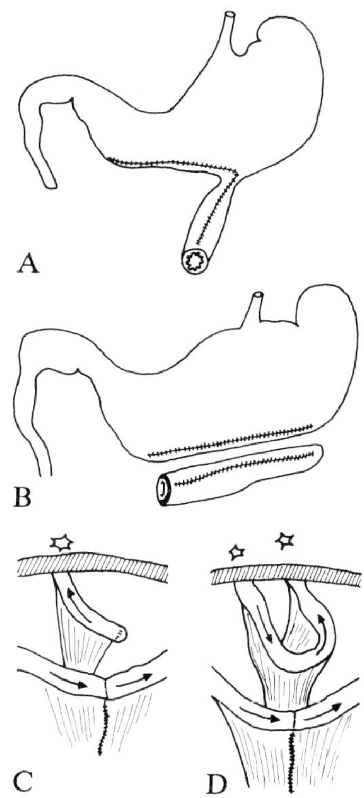

Abb. VII/9 Isolierte Segmente des Verdauungskanals.
A–B Magentaschenbildung nach PAVLOV
A mit Erhaltung der Nervenbahnen entlang der großen Magenkurvatur,
B mit Unterbrechung der Innervation nach HEIDENHAIN
C–D Isolierung von Darmschlingen
C in Form einer Fistel nach THIRY,
D einer Fistel nach THIRY-VELLA
Die Durchgängigkeit des Dünndarms wird in den beiden Fällen durch Anastomosierung der beiden Enden garantiert

Anhangsdrüsen des Verdauungsapparates

Die Speicheldrüsen und im besonderen die Submaxillardrüsen beim Eber haben einen hohen Gehalt an Androstenol, das für den Geschlechtsgeruch verantwortlich ist. Diese Besonderheit, wie die Notwendigkeit der Untersuchung der Physiologie der Speicheldrüsen, haben zu Versuchen der Entfernung dieser Drüsen oder auch zur Verlegung der Anbringung von Fisteln der Ausführungsgänge geführt.

Die Exstirpation der Submaxillardrüsen wird mit einem Schnitt in Höhe des Unterkieferbogens nach Anlegen einer Ligatur um den Ausführungskanal und die Gefäße durchgeführt. Bei einem kleinen Tier muß man eine Verwechselung mit einem zurückgebliebenen Thymuslappen ausschließen.

Eine Verlegung des Ausführungsgangs der Ohrspeicheldrüse (STENON-Kanal) wird nach Durchtrennung des Ganges 5 cm hinter seinem Austritt aus der Drüse mit einem Parallelschnitt zum unteren Rand des Unterkiefers vorgenommen. Diese Operation, wie alle im Bereich des Kiefers und des Halses, muß wegen der zahlreichen Nerven- und Gefäßbahnen, die sich hier kreuzen, sehr geschickt durchgeführt werden. Das Ende des Ausführungsganges wird nach außen geführt und in dem Hautschnitt fixiert. Diese Präparation erlaubt, den Ohrspeicheldrüsensaft in guter Beschaffenheit zwei Monate lang, bevor eine Stenose eintritt, aufzufangen. Dagegen ist die Verlegung der Ausführungsgänge der Submaxillardrüsen (WHARTON-Kanal) bis heute noch nicht mit Erfolg gelungen. Das Anlegen einer Fistel in den Ausführungsgängen der Parotis und Submaxillaris ist immer wieder versucht worden mit Entfernung des hinteren Gehörgangs; hierbei konnte die Parotisexkretion nicht länger als vier Tage erhalten bleiben.

Die *Gewinnung des reinen Gallensaftes* für physiologische oder pharmakologische Untersuchungen kann durch Einsetzen eines Drains nach KERR in den Gallengang mit einem kleinen Auffangballon am distalen Ende erfolgen, der die zeitweilige Ableitung des Sekrets bewirkt. Doch setzt man öfter einen Katheter in die Lebermündung des Gallengangs für eine permanente Sekretgewinnung ein. Die Operation am Gallengang muß so vorsichtig wie möglich vorgenommen werden, wegen der unmittelbaren Nähe der darunter liegenden Nervengeflechte und der Nervenstränge im Mesoduodenum. Der Kanal darf nicht zerschnitten werden, es kann nur ein Katheter in eine Öffnung versenkt werden. Für eine dauernde Sekretableitung benutzt man im allgemeinen Silikonröhren mit einem oder zwei zirkulären Ringen, die die Befestigung (unter Absicherung der Flüssigkeitsundurchlässigkeit) und Verankerung im Mesoduodenum erleichtern.

Bei einem solchen Eingriff muß ein Ersatz der Galle für das Tier notwendigerweise durch eine Saugvorrichtung mittels eines anderen Katheters gesichert werden, der entweder direkt in das Duodenum (oder einen anderen Darmteil je nach den Versuchserfordernissen) oder in die distale Einmündung des Gallenkanals gesetzt wird. Der Kreislauf durch Verwendung von Ableitungs- und Zuleitungskatheter in Hinblick auf die Erhaltung des natürlichen Gallenflusses neben den Versuchen führt regelmäßig zu einer Gallestauung mit Ikterus.

Die *Gewinnung von Pankreasflüssigkeit* war seit PAVLOV das Ziel verschiedener Arbeiten. Sie kann vielleicht durch die schräge Anbringung einer kleinen Tasche am Zwölffingerdarm gesichert werden, in die der akzessorische Pankreaskanal (oder SANTORINI-Kanal) mündet, der für das Schwein grundsätzlich den einzigen Weg für die Pankreasexkretion darstellt. Die Gewinnung wird immer nach Katheterisierung des Kanals an der Einmündung in das Duodenum vorgenommen, der Zugang zum Darmlumen wird durch einen Katheter durch die Darmwand an dieser Stelle ermöglicht. Diese Methoden sind in dem Maße begrenzt, wie die Flüssigkeit mit Duodenalinhalt gemischt ist, oder sie kaum Untersuchungen auf längere Dauer gestatten.

Das Auffangen von reinem Pankreassekret, zur langdauernden Verwendung, wird durch

Anbringen einer Fistel direkt im Ausführungsgang abgesichert. Das ist wegen seiner Feinheit und Zerreißbarkeit nicht einfach. Die Lokalisation des Ausführungsgangs selbst hat gewisse Eigenheiten. Er markiert sich durch das Durchschimmern von Pankreasgewebe, das das Duodenum einfaßt, oder durch Palpation der Verbindungsstellen Pankreas-Duodenum. Der Kanal, im Pankreasgewebe eingebettet, muß vorsichtig auf 4 bis 5 mm freigelegt werden.
Diese Fistelbildung wurde von vier Forscherteams sehr gut beschrieben mit minimalen Varianten (Katheter aus Kautschuck oder Silikon mit Polyäthylenteilen oder ganz aus Polyäthylen). Es ist vor dem Anlegen der Ligatur zur Verankerung und Befestigung von Vorteil, sich zu vergewissern, daß der Katheter sich wirklich im Kanal befindet. Eine Injektion von Sekret während der Operation gestattet diese Kontrolle, indem sie die Pankreassekretion stimuliert. Die direkte Fistelanlegung ist möglich, entweder so, daß die anliegende Duodenalschlinge aktiv bleibt oder vom Verdauungskreislauf durch eine Magen-Jejunum-Verbindung ausgeschlossen wird. Es ist interessant hervorzuheben, daß sich eine Wiederherstellung der Sekretion beim Tier immer im Darmlumen vollzieht, aber im Gegensatz zur Gallensekretion hierzu keine Saugvorrichtung zu existieren braucht. Die Kanülen zur Ableitung und Wiederzuführung können miteinander verbunden sein, außer beim Sekretauffangen, durch ein zwischengeschaltetes Rücklaufventil mit geringem Öffnungswiderstand (weniger als 2 mm Wasserdruck).

BEISPIELE FÜR BIOMEDIZINISCHE UNTERSUCHUNGEN

Resektionen (Magenresektion, Dünndarmresektion, Kolonresektion) sind therapeutische Operationen wie beim Menschen. Die großen enterogenen Kreisläufe (Magen oder Dünndarm) werden beim Menschen zur Behandlung der Fettleibigkeit angeregt. Die kleinen (Ileum) werden in der chirurgischen Therapie beim Abmagerungssyndrom benutzt. Auf diesem Gebiet ist der Tierversuch zum Studium der Mechanismen notwendig, und das Schwein eignet sich gut hierfür.

Resektionen

Die *Gastrektomie*, partiell oder total, mit Ösophago-Jejunostomie, ist beim Schwein durchführbar. Es scheint jedoch, als ob sie zur Zeit nicht angewendet wird. Schlußfolgerungen sind also nicht möglich. Die totale *Kolonresektion* mit Einschluß des Cäcums und der Einmündung des Ileums ins Cäcum ist ein besonders schwerer Eingriff: durchgeführt wird er bei 10 Tage alten Ferkeln; er führt in 60 % der Fälle innerhalb von 10 Tagen zum Tode. Die Kolonresektion, auch nur des oberen Teils, obgleich sie Cäcum und Ileumklappe verschont, und trotz eines Ausgleichs des hydroelektrolytischen Defizits durch eine i. v. Injektion, führt zu einem merkbaren Wachstumsstillstand mit zeitweiligen Durchfällen über mehrere Monate.
Technisch erfordert die Kolonresektion eine gute Kenntnis der Anatomie der Eingeweide und ihres vaskulären Aufbaus im besonderen, ebenso Vorbeugemaßnahmen bei der Eröffnung eines so stark keimbelasteten Abschnitts.
Die *Enterektomie* oder Resektion des Dünndarms wird viel öfter beim Schwein zur Aufdeckung der Vielfalt der Funktionen benutzt, die je nach Lage der Resektion, dem Alter und Geschlecht der Tiere unterschiedlich sind. Es ist also notwendig, den Besonderheiten des zu behandelnden Schweines Rechnung zu tragen.
Die Enterektomie ist leicht und schnell durchzuführen. Es ist einfach, sich sorgfältig über die Blutstillung der durchschnittenen Gefäße zu überzeugen. Die Dicke des Mesenteriums, abhängig vom Fett, stellt eine Gefahr des Herausrutschens von Gewebe bei der Ligatur eines wichtigen Bündels dar. Eine Sammelligatur am Grund anzulegen, ist zu Gunsten von mehreren Ligaturen der kleinen Gefäße weiter oben abzulehnen. Die Wiederherstellung der Darmdurchgängigkeit wird durch End-zu-End-Anastomosierung herbeigeführt,

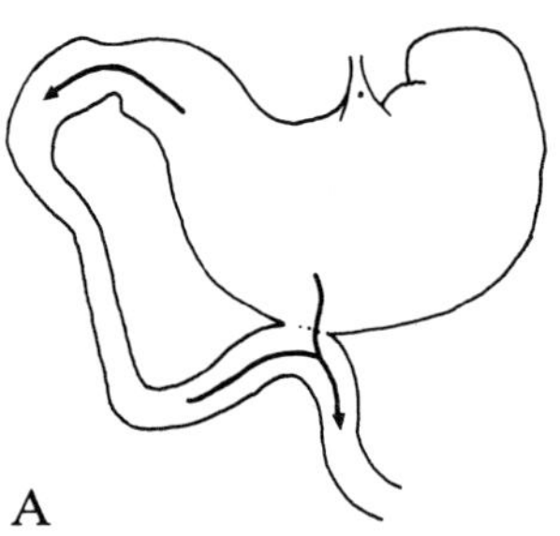

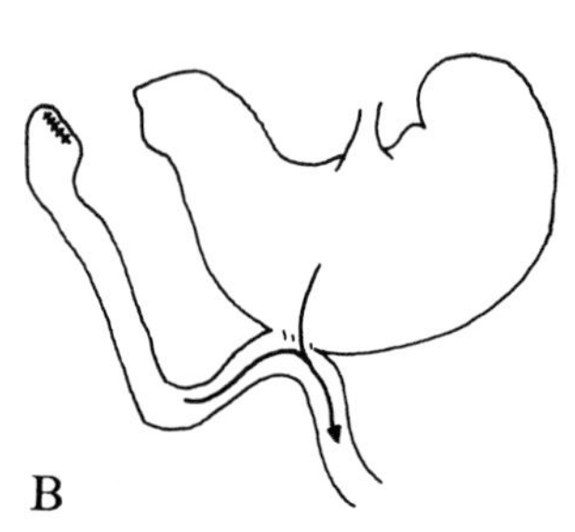

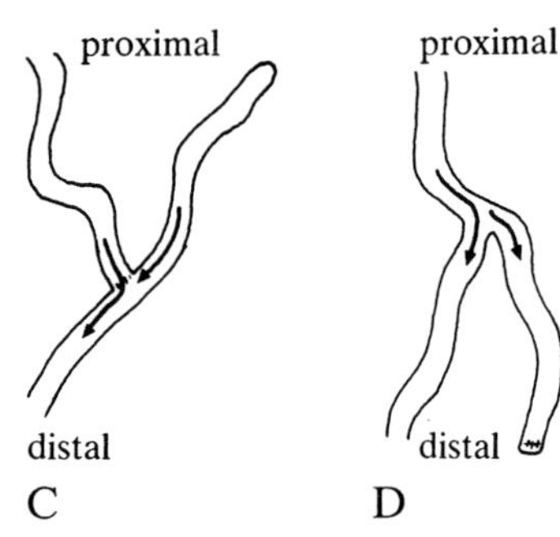

Abb. VII/10 Anastomosen am Magen-Darm
A Anastomose Magen-Jejunum allein oder
B in Verbindung mit einer Durchtrennung neben dem Pylorus
C Anastomose Jejunum-Ileum mit einem eigenständigen Ablauf oder
D einem sich wiederauffüllenden Ablauf

meistens durch termino-laterale oder latero-laterale Durchführung. Halten wir noch fest, daß die Darmresektion, trotz eventueller Folgen, vom Schwein gut vertragen wird, sogar vom Ferkel. Daher handelt es sich hier um ein Tiermodell, besonders interessant für die Entwicklung obiger Technik unter dem Gesichtspunkt der Neubildung von Mukosa auf einer serösen Basis, der enteralen und parenteralen Ernährung oder zur Untersuchung des physiologischen Mechanismus der Eingewöhnung des Körpers nach einer derartigen Operation.

Kreislauf der Verdauungssekrete

Für die Untersuchung des Kreislaufs eines Darmsegments besteht die geläufigste Methode (Fistel nach Thiry-Vella) in einer Enterostomie des Magens, des Duodeno-Jejunums oder des Jejuno-Ileums je nach der gewünschten Stelle. Bei der Gastro-Enterostomie (allgemein unter Mitbeteiligung des Jejunums), kann die Duodenalschlinge nur teilweise umgangen werden, wenn keine Eröffnung neben dem Magenausgang (Abb. VII/10 A) stattfindet, oder es nicht völlig im vorderen Teil durch eine Durchtrennung ausgeschlossen wird (Abb. VII/10 B). Im letzteren Fall schließt die proximale Schlinge nur die Pankreas-Gallesekretion aus. Der Kreislauf des Jejunum-Ileum wird in einer Y-förmigen Abzweigung realisiert, deren einer Arm blind endet. In einer Operation kann die blind endende Schlinge sich selbst entleeren oder wieder füllen, je nach dem Untersuchungsobjekt: die funktionelle Wiederherstellung des proximalen Segments durch eine Anostomose für den Rest des Dünndarms begrenzt die Länge des sich selbst entleerenden Teils und der Funktion des distalen Segments (Abb. VII/10 C); dagegen begrenzt die Wiederherstellung der Funktion des distalen Segments die Länge des sich wieder auffüllenden proximalen Teils (Abb. VII/10 D). Letzteres gibt das »Syndrom der Blindschlingen« besser wieder. Postoperative Komplikationen im Bereich der Y-Verzweigung stammen von einer starken bakteriellen Vermehrung in diesem Abschnitt und von daraus entstehenden verschiedenen digestiven und nutritiven Folgen. In welcher Weise auch der Umlauf der Verdauungssekrete in die Wege geleitet wird, man muß auf die Unversehrtheit des Mesenteriums und die unbehinderte Blutzirkulation (Gefahr von Drehung, Zug ...) achten. Schließlich muß man noch feststellen, daß die morphologischen und funktionellen Veränderungen der intakten und der ausgeschalteten Darmteile sowohl bei der Y-förmigen Konstruktion als auch nach der Thiry u. Vella-Fistel bedeutend sind.

Chirurgie des Brustkorbes

Jeder Eingriff, der die Eröffnung der Brusthöhle erfordert, verlangt das Einsetzen eines Tubus in die Trachea des Tieres und eine zusätzliche Beatmung. Die Überwachung der Herz- und Kreislauftätigkeit ist stets notwendig, besonders wenn die Atmungsunterstützung unregelmäßig ist, d. h., wenn die Atmungsbewegung der Lungen bei der Operation stillgelegt ist. Jeder Eingriff am Thorax stellt ein hohes Risiko dar, die Kürze der Operation trägt viel zum Erfolg bei.
Die Eröffnung der Brusthöhle kann durch einen medioventralen (Sternotomie) oder seitlichen Schnitt erfolgen. Der letzte wird beim Schwein angewendet. In diesem Fall, entsprechend der Art der Operation, kann die Thorakotomie auf einen einfachen Schnitt im Zwischenrippenraum begrenzt sein (z. B. bei der Vagotomie), unter Ablösung von einer oder zwei Rippen oder im Anlegen eines Fensters durch Rippenresektion an der Ansatzstelle des langen Rückenmuskels. Dieser letzte Eingriff gestattet eine gute Übersicht über die Brusteingeweide. Bei jedem interkostalen Eingriff ist es günstig, zur Orientierung dem Zwischenraum zu folgen und sich an der vorde-

ren Seite der Rippe entlang zu tasten, um die Gefäße zwischen den Rippen nicht zu verletzen (am hinteren Rand der Rippen), deren Blutstillung immer schwierig ist. Der Ablösung einer Rippe geht der Schnitt durch das Periost über die ganze Länge voraus; sie wird anschließend nach ihrer Form (gerade, gebogen) aus der Knochenhauthülle gelöst. Der Schnitt wird vorzugsweise mit einer Drahtsäge vorgenommen, um größere Knochenschäden zu vermeiden, denn die Benutzung eines Kostotoms ist schwierig, besonders in der Nähe der Wirbel.
Die Thorakalchirurgie wird beim Schwein nur zu Experimentalzwecken angewendet. Sie erlaubt den Zugang zum Herz-Lungen-Komplex sowohl für Untersuchungen von Transplantationen als auch für die Testung von verschiedenen Substanzen als Stimulatoren. In diesem besonderen Punkt wird man die Originaltechnik zu Rate ziehen, die im Anlegen einer interpleuralen Hauttasche besteht, in deren Innenraum man Material unterbringen kann, das nicht unmittelbar implantierbar ist.
Die Schließung der Thorakalhöhle umfaßt die Wiederherstellung der Eingangsstelle durch Fixierung der herausgelösten Rippen, wie oben beschrieben (Rippenfenster), die Muskelnaht mit eventuellem Einsetzen eines Drains, der eine dauernde Senkung des intrapleuralen Drucks ermöglicht, und die Hautnaht. Die Fixierung der Rippen wird durch eine Ligatur aus nicht oxydierbarem Stahldraht nach Durchbohrung der gegenüberliegenden Enden gemacht. Die Naht der Interkostalmuskulatur mit Einschluß des parietalen Brustfells kann die Rippen, die den offenen Zwischenrippenraum begrenzen, zusammenpressen. Diese Naht muß undurchlässig sein. Der Drain kann nach Erwachen des Tieres herausgezogen oder 2 bis 3 Tage an Ort und Stelle belassen werden, wenn der Eingriff eine Exsudation zur Folge hatte.

Gefäßchirurgie

Die Gefäßchirurgie beim Schwein hat einen verhältnismäßig großen Umfang, mit Einschluß aller Aspekte, die mit i. v. Injektionen oder mit mehrfachen Blutentnahmen zusammenhängen sowie mit der gesamten schwierigen Chirurgie bei Organtransplantation.

KATHETERISIEREN DER GEFÄSSE

Die verschiedenen Methoden für einen Dauerzutritt zu den Gefäßen, sowohl für Injektionen als auch für Blutentnahmen, bringen Vorteile für Sicherheit, Einfachheit und Ungefährlichkeit, ohne eine Reihe von Nachteilen unterschlagen zu wollen. Die benutzten Materialien müssen unbedingt gewebsfreundlich sein und dürfen auf keinen Fall Hämolyse- oder Koagulationsphänomene hervorrufen. Sie können weich oder halbstarr sein. Nebenbei gesagt, wie der Gebrauch der Materialien einfach sein muß, so müssen alle Vorschriften der Sterilität eingehalten werden.

Katheterisieren von außen

Das Katheterisieren von außen wird ausschließlich bei leicht zugänglichen Gefäßen durchgeführt, z. B. an der Ohrvene und am Zusammenfluß der Jugularvenen. Die Punktion der Venen wurde bereits beschrieben. Der Katheter wird in das Lumen der Kanüle eingeführt und ins Gefäß in der vorher markierten Länge geschoben. Die Kanüle wird dann herausgezogen. Diese einfache Technik benötigt keine echte Befestigung des Katheters und stellt somit nur eine Einrichtung von relativ kurzer Dauer dar, angesichts der Lebhaftigkeit des Tieres, abgesehen von einigen besonderen Fällen. Verschiedene halbstarre Materialien sind im Handel für diesen Zweck verfügbar.

Katheterisieren mit chirurgischen Eingriff

Das chirurgische Katheterisieren hat viel mehr Möglichkeiten, sowohl in der Dauer der Anlage als auch in der Begrenzung des Ortes, und

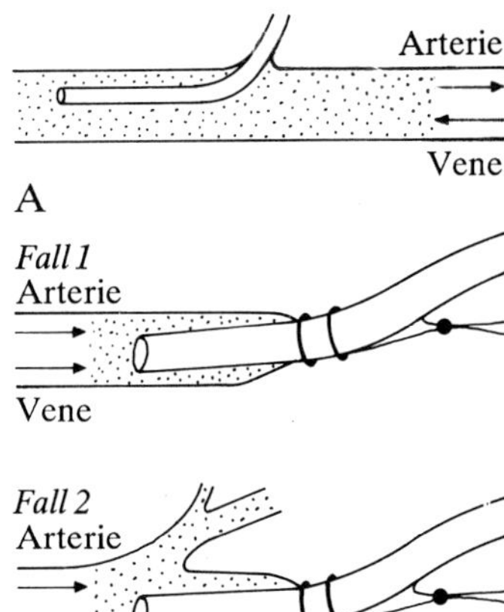

Abb. VII/11 Chirurgische Anbringung eines Gefäßkatheters.
A Anlage ohne Unterbrechung durch seitliche Katheterisierung unter Vermeidung einer Verklemmung der Intima an der Perforationsstelle
B Anlage mit Unterbrechung mit arterieller Intubation gegen den Strom und venöser Einführung, je nachdem, ob man Gesamtblut eines Organs (Fall 1) oder nur Mischblut (Fall 2) auffangen will

kann daher für das arterielle und venöse System angewendet werden sowie auch für das Lymphsystem.
Am häufigsten benutzt man zur chirurgischen Implantation Katheter aus elastischem Silikon, die biegsam und unschädlich sind. In gewissen Fällen jedoch kann die Biegsamkeit der Röhre einen Nachteil darstellen, dann sind Stoffe wie Polyäthylen oder Teflon vorzuziehen. Der Durchmesser des Katheters hängt hauptsächlich von der Größe des Tieres und des Gefäßes ab, aber auch von seiner weiteren Bestimmung: eine Injektion benötigt ein viel kleineres Kaliber als ein solches für wiederholte Blutentnahmen. Im Verhältnis zu einem bestimmten Gefäßdurchmesser ist der dünnste Tubus vorzuziehen. Mehr noch, das Verhältnis des Tubusdurchmessers innen/außen soll eine Wanddicke sichern, die ausreicht, um der Gefahr des Zusammenquetschens durch Verbiegen außerhalb des Objekts zu begegnen. Es ist gut, die Katheter so vorzubereiten, daß sie im Hinblick auf ihren festen Sitz im Gefäß und in der Haut mit Ringen oder ringförmigen Verdickungen bzw. auch mit einer äußerlich implantierbaren Scheibe versehen sind. Obwohl man die Dicke des Katheters wegen der leichten Einführbarkeit ins Gefäß begrenzt halten sollte, ist von dieser Lösung abzuraten, weil das Endothel zu leicht beschädigt wird und die Gefäßwand bei der Bewegung des Katheters (Klappenphänomen) einreißt.
Das Einsetzen des Tubus kann nach Unterbrechung des Blutstroms in einem abgebundenen Gefäß erfolgen. In diesem Fall, der Katheterisierung einer Arterie (z. B. Karotis), wird sie notwendigerweise gegen den Blutstrom ausgeführt (d. h. in Richtung des Herzens); die Einführung in eine Vene kann dagegen entweder gegen den Blutstrom, um z. B. das Blut aus einem Organ abzuleiten, oder mit dem Blutstrom (d. h. vom Herzen weg) geschehen, wenn es sich nur darum handelt Mischblut aufzufangen. Bei diesen Vorhaben (Abb. VII/11) wird die Blutstillung und Fixierung des Katheters durch ein oder mehrere zirkuläre Ligaturen abgesichert, allerdings sehr vorsichtig (Gefahr des Zusammendrückens des Katheters, Nekrose der Gefäßwand). Bei Eingriffen an Arterien und Venen zur Gewinnung von Mischblut muß der Katheter vorher in eine Lage gebracht werden, daß sich sein Ende in einem freien Raum des Gefäßes befindet (nahe einer Bifurkation oder einem Gefäßzusammenfluß). Obige Methoden dürfen sich nur auf solche Gefäße beschränken, deren Abschnürung keine größeren funktionellen Folgen hat (Nebengefäße, Nebenkreislauf).
Dagegen ist die Katheterisierung von der Seite ohne Abschnürung des Gefäßes sozusagen für alle Fälle geeignet (Abb. VII/11). Sie vermeidet die Bildung eines Divertikels oder eine Blutstauung als Ursache einer Koagulation, gestattet aber nicht das vollständige Sammeln des aus einer begrenzten Region abfließenden venösen Blutes. Das Katheterisieren von der Seite besteht in jedem Fall aus einer Gefäßpunktion und Einführen des Katheters; Blutstillung und Fixierung werden durch eine Naht an einer freien Stelle gesichert, die vor der Punktion angelegt werden kann oder nach Einführung des Katheters ausgeführt wird. Die kurzzeitige Unterbrechung des gesamten Blutflusses an der Punktionsstelle (durch Zug, Kompression, totaler oder partieller Gefäßverschluß) verhindert eine größere Blutung während der Einsetzung des Katheters.
Wenn die Einführung schwierig ist (Pfortader z. B.), kann man zur Punktion eine Kanüle zu Hilfe nehmen, die es erlaubt, den Katheter in das Gefäßlumen längs der Punktionskanüle zu führen. Dann muß die Kanüle herausgezogen werden, wobei der Katheter an seinem Platz verbleibt, was bei verschiedenen Methoden (Scheiben, Katheter mit verschiedenen Verdickungen) nicht immer möglich ist. In einem solchen Fall gestattet eine in der Länge zu öffnende Kanüle das Einbringen des Katheters und das Herausziehen der Kanüle durch Öffnen in zwei Hälften. Bei jeder seitlichen Katheterisierung muß man die Einstülpung der Gefäßinnenhaut an der Penetrationsstelle vermeiden, da dieses zur Koagulation führen könnte.

Für manche schwer erreichbaren Stellen stellt die Führung des Katheters innerhalb der Vene von einem peripheren Punktionspunkt aus eine brauchbare Lösung dar: Zugang zur Aorta von der A. iliaca externa, zur Pfortader von einer Mesenterialvene aus oder zur Colonvene durch Vermittlung der V. ilei.
Bei der Benutzung von Kathetern muß man die Forderungen der Sterilität beachten, um verschiedene Zwischenfälle zu vermeiden, von infektiösen Thromben bis zur Septikämie. Obwohl es möglich ist, auf der Oberfläche bestimmter Katheter einen abweisenden Überzug (Silikon-Teflon) anzubringen, der sogar antikoagulierend ist, ist es unbedingt notwendig, sie nach Gebrauch in physiologischer Kochsalzlösung gut abzuspülen. Das Abspülen muß so gründlich und in solcher Art erfolgen, daß alle den Oberflächen anhaftenden fibrinösen und zellulären Rückstände beseitigt werden. Zwischen den einzelnen Benutzungen werden die Tuben in einer antikoagulierenden Lösung (physiol. NaCl mit Heparin, sogar reines Heparin) aufgehoben. Die Beimengung von Antibiotika (i. v. injizierbare) zur Lösung für die Aufbewahrung der Katheter ist wünschenswert. Vor der Einsetzung muß der Innenraum des Katheters genau überprüft sein, um dem Tier nicht unnötig Heparin zuzuführen. Schließlich muß das freie Ende des Katheters luftdicht verschlossen werden, um einen Rückstau des Blutes zu vermeiden. Trotz dieser Vorkehrungen reichen die Strömungswirbel am Ende eines Katheters in einer Arterie, und auch die Elastizität der Röhrenwände zu einem Nachgeben um einige Millimeter aus, um die Bildung eines Thrombus zu ermöglichen. Außerdem ist es nötig, die Katheter, die nicht dauernd benutzt werden, alle zwei Tage zu spülen.
Das Katheterisieren des Lymphsystems beschränkt sich beim Schwein auf die PECQUET'-sche Zysterne, wobei der Erfolg und die Wirkung kaum 4 bis 5 Tage anhalten. Die PECQUET'-sche Zysterne, lokalisiert zwischen dem Gefäßstamm der linken Niere und dem Lendenbogen, ist vom Abdomen aus zu erreichen. Der Zugang von der Linea alba, unter Verlagerung der Därme, bietet ein größeres Operationsfeld als wenn man retroperitoneal von der linken Flanke aus kommt. Dieser Eingriff ist tätsächlich sehr schwierig wegen der Kleinheit der Zysterne, ihrer Zerreißbarkeit und wegen des Vorhandenseins von Einbuchtungen. Hierzu wird ein Silikontubus von sehr geringem Durchmesser benötigt.

EIGENTLICHE GEFÄSSCHIRURGIE

Die eigentliche Gefäßchirurgie umfaßt alle Bemühungen zur Wiederherstellung der Durchgängigkeit von Arterien und Venen. Das bedeutet, daß sie sich in der Hauptsache mit der Transplantation von Organen und therapeutischen Eingriffen befaßt, die Störungen im Kreislaufsystem beheben sollen. Diese Art der Chirurgie ist also beim Schwein ausschließlich experimentell. Ihre Durchführung erfordert in jedem Fall einen mehr oder weniger langen Gefäßverschluß, wodurch in Bezug auf Blutleere und/oder Stauung Störungen entstehen, die notwendigerweise korrigiert werden müssen, sei es durch eine Reanimation während der Operation oder einen außerhalb des Körpers angelegten Kreislauf.
Die Reanimation während der Operation setzt eine dauernde Überwachung der biochemischen und hämodynamischen Parameter voraus und die Möglichkeit, ihre sofortige Korrektur abzusichern. Der künstliche Kreislauf erfordert immer eine Kontrolle der Blutkoagulation, und je nach Art des Eingriffs ein mehr oder weniger komplexes Gerät, dessen gutes Funktionieren vom Zusammenwirken hoch spezialisierter Einheiten abhängt.

Anastomosenbildung zwischen V. portae und V. cava

Unter den beim Schwein realisierbaren experimentellen Modellen wird die Anastomosierung der V. portae und V. cava, die die Umleitung des Pfortaderblutes, ganz oder teilweise, zur V. cava ermöglicht, ebenso wie die totale

Leberektomie, die die Umleitung des V. portae – cava Systems voraussetzt, häufig für Untersuchungen des Leberstoffwechsels benutzt, besonders in der Pharmakokinetik.

Blutaustausch und Organtransplantationen

Jede Operation, die bestimmt ist, eine dauernde Blutübertragung zwischen zwei Lebewesen durchzuführen oder eine Organtransplantation vorzunehmen, erfordert eine vorherige genaue Überprüfung des Spenders und Empfängers, um ihre Übereinstimmung (Blutgruppe, lymphozytäres System SL-A) und die Erhaltung des zu überpflanzenden Organs zu sichern. Die Prüfung der Blutgruppen führt zu einer Summe von 16 Gruppen und 61 Untergruppen. Das lymphozytäre System SL-A besteht aus etwa 21 Antigenfaktoren, die zur Zeit identifizierbar und in der Lage sind, Kreuzreaktionen zu bilden. In der Praxis ist es wünschenswert, Schweine aus Geschwistergruppen zu suchen, deren elterliche Serotypen man kennt, was die sehr umfangreiche Arbeit der Identifizierung erleichtert und die Möglichkeiten erhöht, den gewünschten Partner zu finden. Je nach dem Ziel des Experiments wird man zueinander passende Tiere (methodische Studien der Transplantation) oder nichtpassende (Versuche über Immunsuppression oder Toleranzinduktion) aussuchen.
Es muß hervorgehoben werden, daß das SL-A-System das höhere Histokompatibilitätssystem darstellt, unter dem Vorbehalt, nicht der einzige Faktor zu sein. Notwendig ist es übrigens, die Organe vor der Transplantation zu konservieren. Es wurden verschiedene Methoden beim Schwein getestet. Die Niere des Schweines übersteht eine Blutleere unter guten Bedingungen für 3,5 bis 4 Stunden und noch länger. Die Konservierung der Leber wird durch Unterkühlung und Sauerstoffzuführung unter Überdruck im Vergleich zu einer einfachen Berieselung mit nachfolgendem Eintauchen in physiologische NaCl bei + 4°C nicht verbessert.

• *Der überkreuzte Blutkreislauf* stellt eine klassische physiologische Methode dar, zuerst beim Hund beschrieben, um humorale Reaktionen sichtbar zu machen. Das gleiche Prinzip wurde bei ausgewählten Tierarten (Hund oder Ratte) für kurze Perioden (2 bis 4 Stunden) angewendet. Beim Schwein ist es möglich, einen überkreuzten Kreislauf für längere Zeit abzusichern, und zwar bei 30 kg schweren Tieren, die vorher ein Antikoagulans p. o. erhalten haben, durch die Errichtung eines arteriovenösen Kurzschlusses von Aorta und V. cava mit Zwischenschaltung der Nierengefäße. Bei dieser Operation wird eine Portion Aortenblut des Schweines A für dauernd mit dem Blut der V. cava des Schweines B gemischt und umgekehrt. Das gute Funktionieren dieses überkreuzten Kreislaufs wurde für eine mittlere Dauer von 410 Stunden festgestellt, bei Erhaltung des Körperwachstums der Tiere.

• *Die Einpflanzung verschiedener Organe* wurde beim Schwein durchgeführt. Eine gemeinsame Folge aller dieser Experimente ist die postoperative Entstehung von Magengeschwüren mit starker Anämie und Tod des Empfängers. Die Durchschneidung des Vagus erweist sich als ungenügend zur Vermeidung dieses Zustandes und fügt außerdem noch verschiedene funktionelle Störungen des Darmtraktes hinzu.
Die Transplantation von Knochenmark hat man zurück an ein Spenderschwein durchgeführt, dem man solches vorher entnommen hatte. Diese Knochenmarkseinpflanzung ist nötig, um das Überleben eines starker Bestrahlung ausgesetzten Lebewesens zu sichern. Sie wird auch zum Beweis der Toleranz bei dem gleichen Spender gegenüber dem Einpflanzen eines Organs verwendet. Die Hauttransplantation (mit Einschluß des subkutanen Fett-Gewebes) wird hauptsächlich als Zeugnis für die Toleranz eines Empfängers für ein Organ (der gleiche Spender wie bei der Haut) gebraucht, das eingepflanzt werden soll. Es erlaubt außerdem, Schweine zur Produktion von antileukozytären Antikörpern zu immunisieren.

• *Die Nierentransplantation* kann an der ursprünglichen Stelle oder an einer anderen erfolgen. Letztere Lösung ist technisch einfacher und wird in der Darmbeingrube unter Vereinigung der Gefäße des Transplantates mit der A. iliaca externa und der V. cava des Empfängers durchgeführt. Der Harnleiter wird vorher mit dem proximalen Ende des Harnleiters des Empfängers verbunden, vor der Harnblase. In diesem Fall kann beim Empfänger die Niere entfernt werden oder nicht. Technisch ist die Einpflanzung einer Niere die einfachste Organtransplantation und daher ein hervorragendes Versuchsobjekt, um in vivo die Belastbarkeit des Lymphsystems zu testen, wie sie im Labor festgestellt werden kann, oder für verschiedene immunologische Studien.

• *Die Transplantation des Dünndarms* kann am ursprünglichen Ort oder anderswo durch Verbindung der Mesenterialgefäße des Einpflanzungsorgans mit den Gefäßen der rechten Niere des Empfängers vollzogen werden, die vorher herausgenommen wurde. Die Lymphgefäße können nicht verbunden werden. Im Falle einer ortsgerechten Transplantation kann die größte Schwierigkeit u. U. in der Komplexität und Variabilität des Aufbaus der Gefäße beim Schwein und in den Unterschieden des Ursprungs der rechten Kolonarterie bestehen. Der Chirurg kann eine sehr genaue Beschreibung in der bemerkenswerten Arbeit von Chatelain (1973) finden, die sich mit den Arterien und Venen der Verdauungsorgane des Schweines beschäftigt.

• *Die Lebertransplantation* vor allem wird am besten vom Schwein vertragen, sogar im Falle des Nichtgeeignetseins. Sie kann an anderem Ort ohne vorherige Leberentfernung beim Empfänger mit Vereinigung der Pfortader, der V. cava, des Stammes der Leberarterie und der Gallenblase des Transplantates mit gleichartigen Elementen des Empfängers durchgeführt werden. Sie kann auch nach Hepatektomie beim Empfänger am ursprünglichen Ort erfolgen. Es muß beachtet werden, daß die Empfängerleber eine gewisse Rolle beim Schutz für andere Organtransplantationen im Pfortaderkreislauf zu spielen scheint und die Lebertransplantation günstig für die Toleranz bei der Einpflanzung anderer Organe des gleichen Spenders ist.

• *Die Pankreastransplantation* an unterschiedlicher Stelle wird ebenfalls beim Schwein beschrieben. Eine Entfernung schließt das Pankreas selbst, das anliegende Doudenumteil, ein kurzes Stück der Pfortader und ein Segment der Aorta einschließlich der Enden des Pankreasstücks und des Bauchfells ein. Die gleichzeitige Transplantation von Leber und Pankreas ist ebenfalls durchführbar.

• *Die Herztransplantation* kann zwar beim Schwein gemacht werden, wird aber selten angewendet, sie kann an ursprünglicher oder an anderer Stelle angelegt werden. Die Herztransplantation an ursprünglicher Stelle ist die einzige, die einen Ersatzkreislauf außerhalb des Körpers und eine Sauerstoffzuführung benötigt. Die Transplantation an anderer Stelle ist leichter durchführbar, indem das Transplantat in der Nierengrube eingebettet wird mit direkter Verbindung der beiden Aorten und der Pulmonararterie mit der V. cava des Empfängers.

Alle Transplantationen (Niere-, Leber-, Pankreas- und Herztransplantationen) sind genau in der grundlegenden Arbeit von Calne u. a. (1972) beschrieben.

Chirurgie des neuroendokrinen Systems

NERVENSYSTEM

Die chirurgischen Eingriffe am zentralen oder peripheren Nervensystem des Schweines sind ausschließlich experimenteller Natur, die sich entweder mit dem Hypothalamus (Zwischenhirn) als Kontrollorgan für die Futteraufnahme beschäftigen oder mit der Untersuchung der Rolle der Innervation der Motorik des Verdauungsapparates.

Ein stereotaktisches Meßgerät, passend für das Schwein, ist zur genauen Untersuchung der Hypothalamusstruktur in Hinsicht auf Destruktion oder Wachstum notwendig. Die Lokalisierung muß vorher histologisch festgelegt werden (Stereotaktischer Atlas). Trotzdem erfordert ihre korrekte Analyse eine Ventrikulographie (Röntgenaufnahme) wegen der starken anatomischen Verschiedenheiten der knöchernen Umgebungen, was eine punktweise optische Erfassung der fraglichen Bezirke voraussetzt. Die Gesamtheit dieser Techniken wurde in den letzten Jahrzehnten entwickelt und besonders bei der Destruktion der ventromedialen Kerne angewendet.

Die verschiedenen Arten von Vagotomie werden laufend am peripheren Nervensystem angewendet. Der Vagusstamm kann am Hals, am Brustkorb nach Eröffnung (Thorakotomie) und am Hiatus aorticus von der Bauchhöhle aus erfaßt werden. Der letztere Weg gestattet eine Teilvagotomie, da er gewisse Nervenstränge des Vagus verschont.

Man muß sich erinnern, daß der N. pneumogastricus (Vagus) ein gemischter Nerv ist, motorisch (die motorischen Neuronen liegen im Bulbus rhachiticus, Medulla oblongata) und sensibel (Zellkörper im Ganglion plexiformis im Verlauf des Hals-Vagus in Höhe des Austritts des N. laryngeus). Das Schwein besitzt die interessante Besonderheit einer anatomischen Trennung der motorischen Fasern und des Ganglion plexiformis, ausreichend für eine chirurgische Trennung, indem man nur das Ganglion plexiformis abträgt und die motorischen Fasern erhält (und umgekehrt). Die Besonderheit hat den Vorteil, eine partielle oder totale Resektion zu ermöglichen, d.h. eine chirurgisch-selektive Ausschaltung der einzelnen sensiblen Fasern des Vagus. Unseres Wissens gibt es keine besondere Arbeit über Sympathektomie oder Parasympathektomie beim Schwein.

ENDOKRINE DRÜSEN

Die *Hypophyse* ist beim Schwein am schwersten zu erreichen. Der Zugang über den Schlundkopf, für andere Arten als klassische Methode angesehen, ist nur bei sehr jungen Ferkeln anwendbar. Er bleibt trotzdem gefährlich, da die gefäßlose Oberfläche im knöchernen »Türkensattel« (sella turcica) sehr klein ist. Man zieht ihr einen Zugang durch den Frontalknochen der Augenhöhle vor, indem man die Ablösung eines großen Knochenstücks frontal vorübergehend vornimmt, aber die Decke der Augenhöhle verschont.

Der Vorderlappen muß zurückgebogen werden nach Öffnung der Hirnhäute in T-Form unter Schonung des gemeinsamen motorischen Nervs des Auges. Es ist vor allem notwendig, die A. supraoptica zu unterbinden, bevor man an die Herausnahme der Hypophyse geht. Einige Erfordernisse werden für diese Methode vorgeschlagen, z. B. die i. v. Injektion von 100 ml einer 10 %igen Salzlösung (der Hirnflüssigkeit entsprechend), unter Einführung eines Katheters zur Drainage bei systematischer Schonung der arteriellen Vaskularisation.

Die Herauslösung der *Nebennieren* kann verhältnismäßig einfach durchgeführt werden. Die beiderseitige Nebennieren-Ektomie wird von der Bauchhöhle in der Medianlinie vorgenommen. Sie liegen unter den Nieren und in Verbindung mit der V. cava auf der rechten Seite und der Aorta auf der linken. Die rechte Nebenniere hängt eng mit der Hohlvene zusammen, und sehr große Vorsicht ist bei ihrer Isolierung und zur Hämostase geboten, um die Vene nicht zu beschädigen. Bei der linken Nebenniere ist die PECQUET'sche Zysterne in Gefahr, sie liegt dorsomedial der Nebenniere.

Die *Schilddrüsen-Ektomie* bietet keine technischen Schwierigkeiten, wenn sie sich nicht zu tief in die Halsregion gesenkt hat und keine Verwechslungen mit der Thymusdrüse zu erwarten sind. Voraussetzung ist, daß das Drüsengewebe vollständig entfernt wird, da sonst eine gewisse Regeneration vorkommen kann und eine zusätzliche Chemotherapie erforderlich macht.

Die Entfernung der *Thymusdrüse* für Immunitätsuntersuchungen wurde bereits beschrieben. Eine Totalektomie ist in dem Maße ge-

fährlicher, je näher der Thymus dem Herzen des Tieres kommt. Die Resektion der rechten und linken Lappen des Halsthymus erfordert eine sehr genaue Arbeit wegen des Kontakts mit den submaxillaren Speicheldrüsen. Man muß beachten, daß die Nebenschilddrüsen, umschlossen von dem proximalen Teil des Halsthymus, bei der Ektomie mit wegzunehmen sind. Die Herauslösung des thoracalen Teils der Thymusdrüse kann nur nach Entfernung des Brustbeins durchgeführt werden und unter Beachtung, daß der Thymus mit dem Perikard verbunden sein kann.
Wie erinnerlich, kann die Ektomie der *Ovarien* für viele Untersuchungen dienen, genau wie die Entfernung einer Drüse mit innerer Sekretion. Die Pankreas-Ektomie wird nicht zur Unterdrückung der Sekretion nach außen benötigt, da dieses viel einfacher durch Abbinden des äußeren Ausführungsganges geschehen kann, sondern im Hinblick auf die innersekretorische Tätigkeit des Pankreas. Diese Operation ist schwierig wegen des anatomischen Aufbaus des Pankreas. Es ist notwendig, die Unversehrtheit des Mesoduodenums zu gewährleisten, um die Bildung eines Schlitzes zu vermeiden und das Risiko des Einklemmens einer Dünndarmschlinge darin. Außerdem umfaßt das Pankreas, total oder partiell, die Pfortader. Deshalb sind Schnitte in dieser Zone sehr genau vorzunehmen, um die ganze Drüse ohne Gefäßverletzung zu erhalten.

Funktionelle Untersuchungen, die eine vorhergehende Chirurgie erfordern

EINFÜHREN EINER MAGENSONDE

Das Einführen einer Magensonde beim narkotisierten Schwein hängt von der Stellung des Kehlkopfdeckels im Rachenraum ab, damit der Weg durch die Luftröhre vermieden wird. Er begünstigt auch das Abschlucken durch das Schwein, so daß der Schleim nicht in die Trachea kommt. Diese beiden Gefahren sind beim tief narkotisierten Schwein schwerwiegend und besonders bei Trachealintubation. Schließlich wird beim Schwein in Rückenlage im Zuge einer Laparotomie z. B. die Passage durch eine leichte Abwinkelung in Höhe des Herzens durch die Hand des Operateurs erleichtert.

VERFAHREN DER RÖNTGENUNTERSUCHUNG

Die Anwendung der Röntgenuntersuchung beim Schwein erfordert eine Apparatur, die auf die unterschiedliche Dichte der Haut des Schweines und des Unterhautfettgewebes (Speck) abgestimmt sein muß. Es ist abwegig, die Röntgenuntersuchung von weichem Gewebe ohne vorherige spezifische Kontrastpräparation anzuwenden. Diese kann von außen abgesichert werden, wenn der Kontrast durch Anfüllung einer von außen zugänglichen Höhle hergestellt wird oder durch i. v. Verabreichung einer geeigneten Flüssigkeit (Urographie). In vielen anderen Fällen ist die Kontrastierung von außen in der Praxis nicht möglich.

Röntgenuntersuchung der Arterien und Venen

Die Untersuchung des arteriellen und venösen Gefäßsystems ist theoretisch von außen möglich. Es ist indessen notwendig, eine vollständige Apparatur zur Verfügung zu haben (Kontrolle durch Spiegelung und Röntgenfilm), um die Kontrastbildung an der gewünschten Stelle durchführen zu können. Einen sehr guten Kontrast für in situ-Aufnahmen erhält man leicht durch chirurgischen Eingriff. Man muß dazu auf die Katheterisierung des gewünschten Organs zurückgreifen, gerade an der Stelle, die für die Untersuchung interessant ist. Die Injektion eines Konstrastmittels und die Aufnahme des vorgesehenen Areals werden in ähnlicher Art ausgeführt. Es ist bekannt, daß

Schweine intravenöse oder intraartielle Injektionen von zum äußeren Gebrauch bestimmten Präparaten (Lipiodol) gut vertragen, auch höher jodierte und damit stärker kontrastbildende. Man kann nach einer solchen Gefäßbehandlung sogar Lungenbilder mit Miliarpneumonie durch Erfassung der kontrastbildenden Knötchen in den Alveolen beobachten. Die Röntgenuntersuchung der mesenteralen und portalen Gefäße stellt nach chirurgischer Vorbereitung ein ständiges Anwendungsfeld dieser Methode dar.

Röntgenuntersuchung des Lymphgefäßsystems

Die röntgenologische Sichtbarmachung des Lymphgefäßsystems nach einem intestinalen Eingriff ist beim Schwein nach direkter Einbringung eines Kontrastmittels in das Lymphgebiet an dieser Stelle realisierbar. Man muß hierzu zur Katheterisierung eines Lymphweges parallel zu den Gefäßen rechts von der Eingriffstelle greifen. Die Verästelungen müssen 30 Minuten vorher durch Eingabe von Pflanzenöl für das Kontrastmittel vorbereitet werden. Die Katheterisierung ist in der Nähe des Dünndarms leicht, aber das Kontrastmittel muß dann die mesenterielle Lymphknotenkette überwinden, was seine Ausbreitung verzögert. Es ist also besser, als Ort der Injektion eine Stelle hinter einem mesenteriellen Ganglion nach sehr vorsichtiger Durchtrennung der Verwachsungen zu wählen, um die Nichtbeschädigung des lymphatischen Apparates absolut zu garantieren. Die Injektion soll sehr langsam erfolgen, genau innerhalb der Lymphgefäße ohne extravasalen Austritt. Es war möglich, mit Hilfe der Technik der einfachen Röntgenuntersuchung des Lymphsystems das Auftreten eines wirksamen neugebildeten Lymphgefäßsystems durch Anastomosenbildung zum Thorakalkanal drei Wochen nach dem Eingriff nachzuweisen. Der Röntgenfilm erlaubt es, genau darzustellen, daß während dieser Restauration funktionierende lymphovenöse Anastomosen im Randbereich der Neubildung entstehen.

Röntgenuntersuchung der Hirnkammern

Die Einführung eines Kontrastmittels in die Gehirnventrikel ist eine bequeme Art der Sichtbarmachung der anatomischen Verhältnisse, die die Stelle für eine Implantation von Material festlegen, dazu bestimmt, benachbarte Nervenzentren lahm zu legen oder zu stimulieren. Die Röntgenuntersuchung des dritten Ventrikels wird nach Einführung einer Kanüle in den einen oder anderen lateralen Ventrikel vorgenommen. Die Einstichstelle befindet sich einige Millimeter vor dem Foramen interventriculare (F. Monro), im Zwischenraum zwischen einer Senkrechten, gezogen vom Scheitel des Foramen opticum zum Os frontale, variabel von der Lebendmasse und der Rasse des Schweines. Die vorherige röntgenologische Markierung dieser Stelle ist notwendig. Die Knochenbohrung für den Ansatz der Kanüle wird etwa 3 mm seitlich der Mittellinie gemacht. Die Kanüle wird in die Hirnkammer geschoben nach Perforation der harten Hirnhaut mit der Nadel. Das spontane Austreten von Zerebralflüssigkeit in der Kanüle beweist den Erfolg des Eingriffs. Nach Aufziehen von 1 bis 2 ml Zerebralflüssigkeit injiziert man langsam das Kontrastmittel (Lipiodol) in den lateralen Ventrikel, von dem es sehr schnell in den dritten Ventrikel diffundiert. Die Ventrikeluntersuchung stellt die Voraussetzung für jede Lahmlegung oder Stimulation der ventromedialen Zentren im Hypothalamus oder seines seitlichen Teils beim Schwein dar.

ELEKTROGRAPHISCHE METHODEN

Die elektrographischen Methoden können unmittelbar von außen durchgeführt werden. Dies ist der Fall bei der Elektrokardiographie mittels einfacher, subkutan angebrachter Nadeln. Man darf im Vergleich zur *Elektrokardiographie* beim Menschen nicht vergessen, daß das Herz des Schweines eine Rücken-Brustbein-Orientierung hat. In der Praxis genügen für die Aufzeichnung guter Elektrokardiogramme eine Elektrode am Brustbein und

seitliche Elektroden an den Brustwänden. Die *Elektromyographie der Skelettmuskeln* kann in vielen Fällen in gleicher Weise durch zeitweilige Implantation von Nadelelektroden (Nadeln nach BRONCK) vorgenommen werden.
Dagegen benötigt die *Elektromyographie der glatten Muskulatur* (Magen, Darm, Uterus) oder der gestreiften (Pharynxmuskulatur z. B.) eine chirurgische Vorbereitung in allen Fällen, in denen der Operateur eine längere Dauer der Aufzeichnungen beim nicht narkotisierten Tier wünscht. Man geht dann so vor, daß eine Laparatomie unter Vollnarkose vorgenommen wird, damit Elektroden in Kontakt mit der Serosa des Verdauungskanals oder des Uterus in die Muskulatur dieser Organe gesetzt werden können. Die Elektroden können durch kleine Teflonscheiben gehalten werden, befestigt durch einige Nähte in der Organwand. Der beim Schwein gebräuchlichste Weg ist aber, mit Hilfe von feinen Nadeln aus nichtrostendem Stahl mit einem Durchmesser von 100 bis 150 µm zu arbeiten, umkleidet mit einer Isolierschicht, deren Enden eine kleine Lücke in den Muskelschichten hervorruft. Die in Bündeln zusammengefaßten Elektroden treten auf dem Rücken nach Durchdringen der Unterhaut nach außen, und gestatten später die Aufzeichnung der Elektromyogramme während der sehr langen Untersuchungsperiode beim nicht narkotisierten Tier. Eine analoge Technik kann vielleicht auch bei der tiefen gestreiften Muskulatur angewendet werden.
Die *Elektrokortikographie* (Untersuchung der Großhirnrinde) ist beim Schwein wegen der Dicke der Schädelknochen schwieriger als bei anderen Tierarten. Die einfache Implantation der Elektroden nach Durchbohrung der Schädeldecke mit der Knochenfräse sichert selten eine gute Stromableitung von der Hirnrinde. Es ist daher notwendig, in der Schädelhöhle auf der Dura mater nichtrostende Stahlscheiben mit Zahnzement zu befestigen, um eine Verbindung mit den Schädelknochen herzustellen.

Schlußfolgerungen

Aus dieser Zusammenstellung der gebräuchlichsten und laufend angewendeten Methoden zur Narkose des Schweines oder in der Chirurgie dieser Tierart, ebenso bei experimentellen Untersuchungen, kann man folgende Schwerpunkte festhalten:
Obwohl die Auswahl an Präparaten ziemlich groß ist, stellt das Azaperon derzeit das Mittel der Wahl dar, um die chemische Ruhigstellung des Schweines zu gewährleisten, oder für verschiedene Eingriffe in der veterinärmedizinischen Praxis in Verbindung mit Metomidat für eine Neuroleptanalgesie. Dagegen bringt Halothan bei experimentellen Untersuchungen für eine Allgemeinnarkose keine Voraussetzungen. Indessen stellen die Erfahrungen des Anwenders des einen oder anderen Mittels einen wesentlichen Faktor zur einwandfreien Durchführung der Narkose dar.
Die strengen ökonomischen Forderungen in der Schweineproduktion lassen für sehr arbeitsaufwendige chirurgische Operationen kaum Platz. Unter diesen Bedingungen handelt es sich nur um Eingriffe, um die Geschlechtsfunktion von Reproduktionstieren oder den Handelswert des Tieres weitgehend zu erhalten:
Brüche, Kastrationen und Operationen am männlichen oder weiblichen Geschlechtsapparat sind vorherrschend. Für Versuche stellt das Schwein dagegen ein ausgezeichnetes »Modell« mit bekannten positiven Eigenschaften dar, die das große Spektrum an chirurgischen Eingriffen bei dieser Tierart erklären. In der Tat ist die chirurgische Literatur besonders darauf eingerichtet, einige neue chirurgische Methoden zu publizieren. Die Anwendung der Chirurgie beim Schwein hat einen großen Fortschritt für die allgemeine Physiologie, besonders die angewandte Ernährungsphysiologie, Physiopathologie und therapeutische Chirurgie beim Menschen gebracht.

LITERATUR

Aliev, A. A., 1974 – Chirurgie expérimentale des animaux domestiques (en Russe), 1 vol. Nauka Ed. Leningrad (URSS)

Arthur, G. H., 1975 – The caesarean operation, pp. 302–331, in Veterinary reproduction and obstetrics, 4th Ed. Bailliére – Tindall, London (U. K.)

Calne, R. Y. et al., 1972 – Multiple organ grafts in the pig. Techniques and results of pancreatic, hepatic, cardiac and renal allografts. Brit. J. Surg., 59, 969–977

Chatelain, E., 1973 – Vascularisation artérielle et veineuse des organes digestifs abdominaux et de leurs annexes chez le porc (sus scrofa domesticus). 1) Artère coeliaque, Ann. Rech. Vet., 4, 437–455. 2) Artères mésentériques craniale et caudale, Ann. Rech. Vet., 4, 457–485

Cheli, R., 1977 – Clinica chirurgica veterinaira, 2 vol. Unione Tipograf. Ed. Torino (Italie)

Darcy, B.; Laplace, J. P.; Villiers, P. A., 1980 – Obention des disgesta parvenant au gros intestin par fistulation iléo-colique post valvulaire : note préliminaire. Reprod. Nutr. Develop., 29 (2), 137–145

Dunne, H. W.; Leman, A. D., 1975 – Diseases of swine, 1 vol. 4th Ed., Iowa State Univ. Press, Ames (USA)

Ivascu, I.; Cristea, I.; Gatina, L., 1979 – Considérations pratiques sur le prolapsus rectal chez le porcs et les chevaux. Rec. Med. Vet., 155, 767–772

Lumb, W. V., 1963 – Small animal anesthesia, 1 vol., Lea et Febiger Ed., Philadelphia (USA)

Marcenac, L. N., 1974 – Chirurgie générale vétérinaire, 1 vol., Maloine Ed., Paris

Markowitz, J.; Archibald, J.; Downie, H. G., 1964 – Experimental surgery, 1 vol. 5th Ed., Williams Wilkins Co, Baltimore (USA)

Oehme, F. W.; Prier, J. E., 1974 – Texbook of large animal surgery, 1 vol., Williams Wilkins Co, Baltimore (USA)

Pond, W. G.; Houpt, K. A., 1978 – The Biology of the Pig. Cornell University Press, Tthaca, USA

Hygiene und Gesundheitsschutz in Schweineproduktionsbetrieben

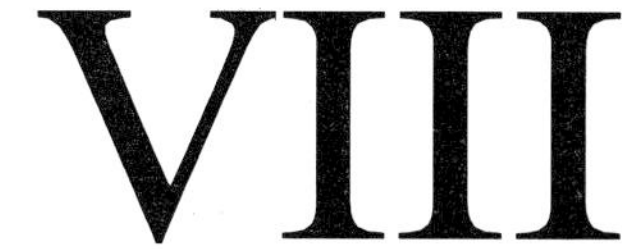

M. Ravaud, Cl. Dumonteil

In diesem Teil werden aus der Sicht der Praxis die Gründe für verschiedene Störungen besprochen, die bei industriemäßiger Aufzucht von Schweinen auftreten können. Außerdem wird eingegangen auf Schwierigkeiten, denen man bei ihrer Überwindung begegnet und Vorschläge, welche Mittel man dabei anwenden kann. Die Methoden der Sanierung der Schweinezucht werden unter dem Blickwinkel der Hygiene und einer medikamentellen Prophylaxe betrachtet. Wenn sich die Verhütungsstrategie auch besonders mit der intensiven Aufzucht beschäftigt, so kann sie genau so gut auf die traditionelle Haltung angewendet werden, vorausgesetzt, daß für letzteren Fall gewisse Anpassungsänderungen vorgenommen werden.

In diesem Teil werden behandelt:

- Ökonomische Bedeutung prophylaktischer Hygieneprogramme.
- Individuelle Faktoren und Umweltfaktoren in der Hygiene- und Prophylaxe.
- Schutz gegen Kontamination mit Erregern oder Parasiten.
- SPF-Aufzucht.
- Empfehlungen zur Erarbeitung und Anwendung eines Hygieneprogramms für die Aufzucht von Ferkeln.

Das Interesse, das wir den zahlreich untersuchten Faktoren widmen, zeigt, daß Hygiene ein Gesamtkomplex ist. Der Erfolg hängt von der persönlichen Wachsamkeit des Betreuers und der Aufmerksamkeit ab, die er den verschiedenen Haltungsabschnitten seiner Herde schenkt. Er darf die Bemühungen nicht als verlorene Zeit betrachten; dies ist eine Tendenz, zu der man leicht kommen kann. Darum muß er überzeugt sein, daß Hygiene gleichzusetzen ist mit ständiger zootechnischer Vervollkommnung, einem guten Gesundheitszustand und zufriedenstellenden finanziellen Ergebnissen.

Ökonomische Bedeutung prophylaktischer Hygieneprogramme

In einem früheren Bericht veröffentlichten wir die 1979 in den Aufzuchtbetrieben unserer Arbeitsgruppe gewonnenen Erfahrungen. Die zootechnischen und ökonomischen Ergebnisse stammten von regelmäßigen Erhebungen in mehr als 400 Aufzuchtbetrieben aus dem gesamten Territorium mit ungefähr 32000 Zuchtsauen und 400000 Schlachtschweinen.

Die Auswahl der Aufzuchtbetriebe wurde nach einer Einschätzung von Zootechnikern und Tierärzten hinsichtlich ihrer Hygienebedingungen und Sauberkeit vorgenommen. Es ist unbestritten, daß die Qualifikation der Tierhalter die Qualität der Herde beeinflußt, doch vermindert sich dieser Faktor beim Umfang des sehr großen Untersuchungsmaterials, so daß der Faktor »Qualifikation des Tierhalters« vernachlässigt werden kann. Schließlich wurden die Fälle, in denen die schlechten Resultate mit einem dominierenden Krankheitsgeschehen verbunden waren, in den Untersuchungen nicht berücksichtigt.

1. Beispiel: Ferkelaufzucht

- 165 Aufzuchtbetriebe
  - Gesamtzahl der Sauen: 12138
  - Durchschnittlich: 73 Sauen – von 44 bis 168 Sauen

– Zahl der aufgezogenen Ferkel/Sau/Jahr: Gruppe A* 19,4; Gruppe B** 16,2;
– Differenz/Sau: 3,2 Ferkel
– Zusätzliche Nettoeinnahme/Sau: A: 3,2 × 150 Francs = 480 Francs;
– Finanzielles Ergebnis (netto) für eine Gruppe im Durchschnitt (73 Sauen) = + 35 040 Francs.

2. Beispiel: Mast mit Serviceperiode (Belegungspause)

114 Gruppen – 37 439 Schlachtschweine
Die Ergebnisse (1979) sind in Tabelle VIII/1 ausgewiesen.
– Zusätzliche Nettoeinnahme für eine durchschnittliche Gruppe: (327 Schweine): A: 327 × 39,21 = + 12 742 Francs.

Für 50 000 Schweine würde das also eine zusätzliche Nettoeinnahme von 1 960 000 Francs/Jahr sein.

Tabelle VIII/1

	Gruppe A	Gruppe B	Differenz	Finanzielle Auswirkung/Schwein der Gruppe A
Futteraufwand (kg/kg LM)	3,32	3,64	– 0,32	28,80 Francs
Durchschnittliche tägliche Zunahme g	654	573	+ 81	7,23 Francs
Verluste %	1,8	2,4	– 0,6	3,18 Francs
Gesamt				39,21 Francs

ZUSAMMENFASSUNG

Der Hygiene wird selten die Bedeutung eingeräumt, die ihr in Wirklichkeit zusteht. Daher schien es notwendig, bevor wir die Anwendung spezieller Maßnahmen ansprechen, die ökonomischen Risiken darzulegen, die bei ihrer Vernachlässigung entstehen und den ökonomischen Wert der Sanierungsmethoden in der Aufzucht hervorzuheben.

3. Beispiel: Mast ohne Serviceperiode (Belegungspause)

In einer Mastanlage mit sehr guten hygienischen Bedingungen und Prophylaxemaßnahmen für etwa 1 000 Schlachtschweine (Mast A) im Vergleich zum Durchschnitt von 194 anderen Betrieben mit 172 272 Schweinen (Mast B). Die Ergebnisse (1979) sind in Tabelle VIII/2 zusammengefaßt.

Angenommen, daß für den Halter von 73 Sauen mit Nachzucht (1. Beispiel) die Ergebnisse wie oben angegeben zutreffen, würde die finanzielle Nettoauswirkung folgendermaßen aussehen:

Absatzferkel	35 040 Francs
Preisunterschied zum Schlachtschwein	103 590 Francs
	138 630 Francs

Tabelle VIII/2

	Mast A	Mast B	Differenz	Ungefähre ökonomische Auswirkung für Mast A
Futteraufwand (kg/kg LM)	2,96	3,56	– 0,6	0,6 × 90 = 54,– Francs
Durchschnittliche tägliche Zunahme g	707	593,6	+ 113,4	113,4 × 0,09 = 10,20 Francs
Verluste %	0,81	2,76	– 1,95	1,95 × 5,30 = 10,33 Francs
Gesamt/Schwein				+ 74,53 Francs

* Gruppe A: Korrekte und regelmäßige Anwendung der Hygienemaßnahmen
** Gruppe B: Schlechtere Haltung (aber ohne größere Probleme)

Die Hygiene und Prophylaxe kann als »Beherrschung der gefahrbringenden Faktoren mit dem Ziel, die Umwelt des Tieres in dem für seine Entwicklung günstigen Sinne zu verändern«, definiert werden (AYCARDI, 1964). Hierbei muß man in Betracht ziehen:
- Empfänglichkeit der Tiere;
- Umwelt. Es muß der Einfluß der Umweltverhältnisse auf das immunogene Potential der Tiere analysiert werden;
- Fütterung, Wasserversorgung, Stalltemperatur, Luftreinheit, Besatzdichte, Oberfläche des Fußbodens, Sozialverhältnisse und Berherrschung des Gesundheitsstatus.

EMPFÄNGLICHKEIT DER TIERE

Die Möglichkeit der Resistenz des Schweineorganismus sind an drei prinzipielle Faktorengruppen gebunden:
- Alter;
- anatomische Besonderheiten;
- physiologische Besonderheiten.

Alter

Schwacher Immunschutz des neugeborenen Ferkels

Das junge Ferkel ist gegenüber Infektionen aus verschiedenen Gründen besonders empfänglich, von denen zu erwähnen sind:
- Rolle des Fetus bei der Auslösung der Geburt und die sekundären Auswirkungen (BOSC, 1974), die auf die fetale Hormonsekretion zurückzuführen sind – besonders über die Nebenniere – unter Auslösung einer Hyperkortikosteroidämie (FÉVRE u. a., 1975). Dabei müssen zwei Aktionstypen der Hemmung auf die Immunreaktion unterschieden werden:
  - spezifisch: ungünstiger Einfluß der Kortikoide auf die Lymphozyten;
  - unspezifisch: immundepressive Rolle verschiedener Stoffe maternalen oder choriogenen Ursprungs (Fetusproteine oder Globuline des Chorions) (METZGER u. AYNAUD, 1979);
- ungenügende humorale Immunantwort des Neugeborenen bis zum 4. Lebenstag auf Grund obiger Hemmungen;
- völliges Fehlen maternaler Antikörper beim Neugeborenen.

Das Plazentaepithel der Sau blockiert die Passage großer Molekühle, besonders der Antikörper.

Nur das Kolostrum enthält die für die Ferkel notwendigen Antikörper, aber es kommt zu keiner vollständigen Immunität, da es von unterschiedlicher Qualität und Quantität ist, wie später beschrieben wird.

Kolostraler Immunschutz

- *Die Beschaffenheit der kolostralen Antikörper* ist gut, wenn eine Immunantwort der Sau auf pathogene Erreger des Ferkels erfolgt;
- sie ist schlecht:
  - bei Fehlen einer Immunreaktion der Sau auf Erreger während der Trächtigkeit. Das ist oft der Fall bei Zustallung von weiblichen Jungschweinen in den Sauenstall oder von isoliert aufgezogenen Tieren, die keinen Dauerkontakt mit der vorhandenen Keimflora haben;
  - wenn die Sauen kontaminiert sind oder Träger von Keimen, die bei erwachsenen Tieren zu keiner Immunität führen, aber für die die Ferkel empfänglich sind.
- *Grad der Wirksamkeit des Kolostrums für alle Ferkel eines Wurfs*

Damit das Kolostrum einen genügenden Schutz herbeiführt, müssen die Ferkel ihn mit der Milch aufnehmen, also bei der Sau saugen. Die Aufnahme kann auf Null herabgesetzt sein, wenn die Ferkel
- Kümmerer oder lebensschwach sind,
- mehr Ferkel als funktionstüchtige Zitzen vorhanden sind,
- die Sau Agalaktie hat.

Ferkel, die bei der Mutter nicht saugen und nicht einer Ammensau angesetzt werden können, müssen gemerzt werden. Sie würden einen potentiellen Krankheitsherd darstellen, mit dem Risiko der Erregerverbreitung unter den säugenden und tragenden Sauen.

Anatomische Besonderheiten

Das Schwein hat eine kleine Atemkapazität, entsprechend der verhältnismäßig geringen Größe der Brusthöhle, woraus der hohe Sauerstoffbedarf abgeleitet wird. Ihre Form und der damit verbundene anatomische Bau bringen es mit sich, daß die Atmung flach oder schnell ist. Im übrigen werden die Belange der Atmung und des Zellstoffwechsels immer wichtiger:

- um den Stoffwechselbedarf für die immer mehr geforderte Steigerung des Wachstums zu decken. Das Ferkel ist in der Lage, seine Körpermasse in 2 Monaten um 20 kg zu erhöhen, und die genetische Anlage erlaubt es, 80 kg in 5,5 Monaten zu erreichen (tägliche Zunahme 700 g und mehr von 25 bis 100 kg oder 600 g ab der Geburt);
- um seinen organischen Stoffwechsel, den Glykogenabbau, zu erhalten;
- zur Wärmeableitung mittels Dyspnoe (es gibt keine Transpiration durch die Haut beim Schwein).

Die Umweltverhältnisse und sonstigen Haltungsbedingungen, die die respiratorische Funktion beeinflussen, sind vor allem folgende:

- die Besatzdichte: sie ist häufig zu hoch im Hinblick auf das Stall- und Luftvolumen;
- die Schadgase: Kohlendioxid, Ammoniak, Schwefelwasserstoff;
- der Staub.

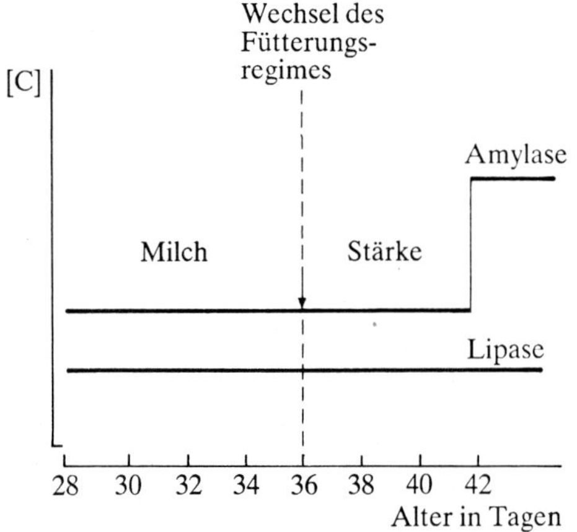

Abb. VIII/1 Enzymatische Aktivität (nach AUMAITRE und RERAT, 1971)

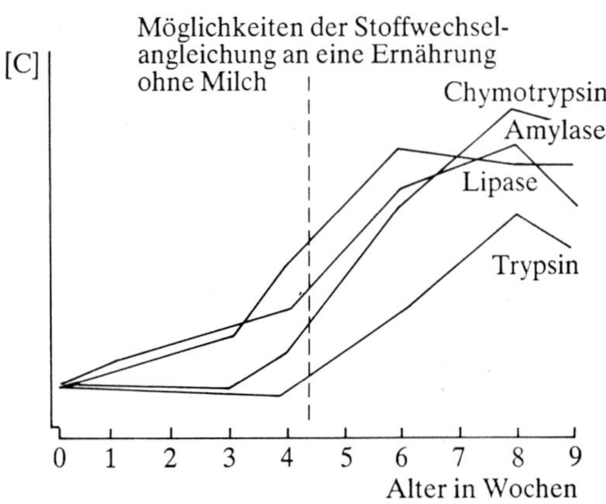

Abb. VIII/2 Enzymatische Aktivität des Pankreas (nach CORRING und AUMAITRE, 1972)

Physiologische Besonderheiten

Verschiedene Forscher haben ein Defizit an Schilddrüsenhormonen beim Schwein hervorgehoben, dem man die Hauptrolle bei den physiologischen Mechanismen der Thermoregulation nachsagt. Dieses Defizit kann die besondere Empfindlichkeit des jungen Ferkels gegen Kälte und Temperaturschwankungen erklären. Eine Thyroidinsuffizienz verringert gleichermaßen die immunologischen Potenzen und macht die Tiere gegenüber Infektionen empfindlicher.

AUFTRETEN VON NICHT BEHERRSCHTEN FAKTOREN DER UMWELT UND DER HALTUNG

Fehler oder Mängel bei der Ernährung

Mangelernährung

Sie bewirkt unvermeidlich einen schädigenden hypoglykämischen Zustand.

- *Bei der Sau*

Es besteht eine konstitutionelle enzymatische Unfähigkeit des Ferkels, vor der 4. Lebenswoche Stärke zu verdauen (Fehlen von Amylase). Aber die vorzeitige Verabreichung von stärkehaltigen Produkten regt (ab 6. Lebenstag) die Fähigkeit des Abbaus rapide an (Aumaitre u. Rerat, 1971; Corring u. Aumaitre, 1972) (Abb. VIII/1 und VIII/2). Das kann man so ausdrücken: Dem Ferkel muß man das Fressen beibringen. Es ist unbedingt notwendig, die säugenden Sauen richtig zu ernähren und dazu ihre Futteraufnahme zu überwachen, die im allgemeinen über 5 bis 6 UE je Tag und Sau liegen soll, oder man muß das Programm der Gesamtfütterung der Sauen, besonders das der tragenden, überprüfen.

- *Beim Absetzen*

Der enzymatische Ablauf der Verdauung beim Ferkel erfordert, daß es schon vor dem Absetzen genügend Beifutter bekommt, damit es die Fähigkeit erwirbt, auch anderes als Milch zu verdauen. Sonst wird das Tier sehr anfällig gegenüber Infektionen des Verdauungsapparates. Das könnte dazu führen, über eine Säugezeit des Ferkels von 3 Wochen bei schlechten Ergebnissen der Aufzucht nachzudenken, bei denen Verdauungsstörungen öfter auftreten. Man hat tatsächlich nachgewiesen, daß eine Säugezeit von 21 bis 28 Tagen einen immunologischen Minimalschutz gewährleistet.

- *Ursachen der Mangelernährung des Ferkels*

Es gibt vier verschiedene Gründe:
- *die Beschaffenheit der Tröge:* Höhe, Erreichbarkeit, Sauberkeit.
- *Anzahl der Freßplätze.* Anstelle einer großen Futtereinrichtung muß man wenigstens 2 Tröge getrennt in der Bucht aufstellen, wenn dort mehr als 10 Ferkel untergebracht sind; nach den Normen 8 cm/Ferkel und 12,5 cm/Jungschwein Troglänge bei Fütterung ad libitum. Wenn die Futtertröge sehr hoch sind, muß gewährleistet sein, daß kleine Ferkel an das Futter heranreichen.
- *Gleichmäßigkeit der Ferkelgruppen* in Bezug auf die Körpermasse der Tiere. Bei heterogenen Gruppen bilden sich Rangkämpfe aus, durch die den schwächeren Tieren der Zugang zu den Trögen und Tränken verwehrt wird.
- *Häufigkeit der Futterzuteilung.* Nach Untersuchungen der Ernährungsfachleute ist die Freßlust der Ferkel ein wichtiger Punkt. Dieser Faktor verliert seine Bedeutung auf die Futteraufnahme, wenn man die Tröge nicht mindestens einmal am Tage nachfüllt.

Eisenmangel

Er ist bei Ferkeln gut bekannt. Dem Risiko einer Anämie, die daraus entsteht, kann mit einer Vielzahl von Medikamenten, oral und parental, begegnet werden und ist allen Tierärzten geläufig. Es darf nicht gezögert werden, 2 Injektionen (die 2. am 15. Lebenstag) zu verabfolgen oder die orale Medikation über längere Zeit fortzuführen, dem rapiden Wachstum der Ferkel entsprechend.

Fehler in der Wasserversorgung

Die Wasserversorgung steht in einem direkten Verhältnis zur Futteraufnahme (Korrelationskoeffizient: 0,8).
Zu beachten sind:
- Anzahl der Tränken: 1 Tränke für 8 Ferkel mindestens;
- Funktionsfähigkeit der Tränken;
- Sauberkeit: 2maliges Säubern/Tag für die Ferkel;
- Wassertemperatur. Sie darf nicht unter 15 °C sein. Es ist angebracht, einen Zwischenbehälter im Stall zu montieren.

Parasitenbefall

Er muß hier erwähnt werden, denn er führt zu Störungen der Verdauungsvorgänge. Um dem Parasitenbefall zu begegnen, soll man in der Ferkelaufzucht nach einen Vorbeugungsplan arbeiten, versehen mit:
- antiparasitärer Behandlung der Sauen vor dem Abferkeln,
- frühzeitiger Behandlung der Ferkel, besonders wenn es sich um Strongyliden handelt, mit antiparasitären Mitteln (als Pasten oder Latwergen).

Die Behandlung wird nach dem Absetzen durchgeführt, wenn die Möglichkeit des Vor-

Tabelle VIII/3 Begrenzung des Schadgasgehaltes in der Luft

	Gehalt in ‰	
	zulässig	gefährlich
NH_3	0,05	0,5
CO_2	3,0	70–80
H_2S	0,005	0,05

Tabelle VIII/4 Lüftung: Bedarf, minimal und maximal, Luftumwälzung in m^3/h für 100 kg Lebendmasse

Luftbedarf	Abgesetzte Ferkel oder Jungschweine	Mastschweine
Minimal	25	16
Maximal	160	120

Für das Ferkel erforderliche Temperaturen

		°C
Säugezeit	1. Tag	33
	2. bis 5. Tag	30
	6. bis 7. Tag	28
	2. Woche	24
	3. Woche	20
Nach dem Absetzen	1. bis 2. Woche dann schrittweise abnehmend	25–26,

handenseins von Askariden oder anderen Strongyliden besteht. Es ist notwendig, periodische Untersuchungen auf Parasiten vorzunehmen.

Ungeeignete Umweltbedingungen

• *Luftverunreinigung*
Der Schadgasgehalt der Luft darf gewisse Grenzen nicht überschreiten (Tab. VIII/3). Ab 20 ‰ CO_2 treten Atemstörungen auf. Berre u. a. (1980) berichten, daß die für die Entfernung schädlicher Gase notwendige Luftmenge kleiner ist als die für die Beseitigung der Wasserdampfabgabe des Tieres (1 Schwein von 70 kg und 15 Wochen alt gibt 2900 g/Tag ab.) Die untere Grenze richtet sich nach der Beseitigung des Wasserdampfes im Stall. Daher zeigt Ammoniakgeruch eine ungenügende Luftumwälzung an (Lüftung). Tillon u. Vannier (1978) empfehlen, den Güllespiegel zu beachten, denn die Schadgaskonzentration ist in einem Abstand von 50 cm von der Oberfläche der Gülle sehr groß, wobei
– die Luftströmung am Boden und
– das Luftvolumen des Stalles
von Bedeutung sind.
Es gibt zahlreiche Ferkel- und Mastställe, in denen die Bodenventilation nicht ausreicht (Tab. VIII/4).

• *Staub*
Er ruft entzündliche Reaktionen und muköse Auflagerungen im Bronchalbaum hervor, die das Volumen der Bronchen und die Kapazität des Luftaustausches verringern. Ludvigsen (1970) hat dem Staub (zulässige Grenze: 50 g/m^2) eine bestimmte Rolle in der Ätiologie der Rhinitis atrophicans (Schnüffelkrankheit) zugewiesen. Diese Beobachtung erklärt das Bevorzugen einer Pelletierung des Trockenfutters in modernen Anlagen für Absatzferkel und Mastschweine.

• *Kälte*
Das Ferkel ist mit seiner ganzen Körperoberfläche der Kälte preisgegeben (Dumonteil, 1977). Niedrige Temperaturen erhöhen den energetischen Bedarf beträchtlich. Die Empfindlichkeit der Tiere, also die Anfälligkeit gegenüber infektiösen Angriffen, erhöht sich. Da sie nur selten eine ausreichende Menge alimentäre Energie absorbieren können – ihr Lipid und Proteinstoffwechsel ist begrenzt – rufen niedrige Temperaturen hervor:
- Hypoglykämie;
- Verminderung der allgemeinen Immunität (Furuchi u. a., 1976).

• *Beschaffenheit des Fußbodens in der Schweinehaltung*
Die Verluste beim Ferkel können von der Art des Fußbodens abhängen (Lemay, 1974):
- auf blankem Fußboden. Wenn man einen Vergleich zieht und den Betonfußboden mit einem Verlust von x Kalorien einsetzt, verringert sich dieser Verlust bei Holz um 50 %, und bei Plastebeschichtung sinkt er auf 20 %;
- auf Beton mit Einstreu. Mit Sägespänen beträgt die Verlustminderung etwa 30 %, mit Stroh erwartet man 50 %;
- Gitterrosten (flat deck). Obwohl Rosten und Spaltenböden für einen guten Gesundheitszustand nützlich sind, beeinträchtigen Metallrosten die Erwärmung der Ferkel, da sie kalt sind. Es ist daher gut, in diesem Fall die Stalltemperatur um 2 °C zu erhöhen.
- Stroheinstreu. Stroh ist unbestritten das beste Material in Hinsicht auf den Wärmehaushalt. Es kann sogar unter gewissen Bedingungen bei der SPF-Aufzucht benutzt werden.

• *Physische und nervöse Erschöpfungen*
Sie ergeben sich durch
- Ektoparasitenbefall, z. B. Räude;
- zu häufige Manipulationen und Störungen; Störeingriffe z. B. Kastrieren beim Absetzen;
- zu helle Beleuchtung. Dunkelheit gilt als Beruhigungsfaktor beim Ferkel;
- Schmerzen und Bewegungsstörungen: zu harter Fußboden, Rauhigkeiten, Wunden

an Klauen und Gelenken. Ein Zwischenraum zwischen den Roststäben von 18 bis 20 mm ist zu empfehlen.

• *Zu hoher Tierbesatz*
(Tabellen VIII/5 bis VIII/8)
Er führt zu einer Reihe Störungen:
- Aggressivität der Tiere;
- häufige Beunruhigungen;
- unvermeidliche Sozialkämpfe um Futter und Tränkplätze;
- vermehrte Verschmutzung der Anlage.

Aus diesen Punkten ergibt sich eine erhöhte Anfälligkeit für Infektionen.

Tabelle VIII/5 Bedeutung geringen Tierbesatzes

Fläche/Schwein (m^2)		
– Liegefläche	0,6	0,5
– gesamt	1,0	0,8
Stallraum (m^3)	2,6	2,6
Durchschnittliche tägliche Zunahme (g)	703	678
Futteraufwand (kg/kg LM)	3,18	3,41
Schlachtklassifizierung	gleich	

Nach C.C.P.A. – Vienne-en-Arthies, 1978

Tabelle VIII/6 Einbußen in Abhängigkeit von der Zahl der Schweine/Bucht (Berre u. a., 1980)

	Zahl der Schweine/Bucht		
	8	16	32
Schwanzbeißen %	0,6	1,4	9,9
Behandlungen gegen Durchfälle %	3,7	6,8	8,8
Durchschnittliche tägliche Zunahme (g)	622	611	600
Futteraufwand (kg/kg LM)	3,10	3,15	3,22

Madsen empfiehlt als günstigste Fläche 0,72 m^2/Schwein

Tabelle VIII/7 Minimalfläche (m^2) je Tier

	Nach Absetzen bis 30 kg	Mast bis 105 kg
Mit Stallgang:		
– Liegeplatz	0,30	0,55
	0,45	0,80
– Freßplatz	0,15	0,25
Vollspaltenboden	0,30	0,60

Tabelle VIII/8 Minimalstallraum m^3/100 kg Lebendmasse bei voller Auslastung

Luftumwälzung	Nach Absetzen	Mast
mobil	4,0	3,0
stationär	6,0	4,5

ZUSAMMENFASSUNG

Für die Anwendung der Prophylaxe und Hygiene ist es notwendig, die
• *individuellen Faktoren: Empfänglichkeit der Tiere (Alter, anatomische und physiologische Eigenarten) sowie*
• *Faktoren einer Nichtbeherrschung von Umweltbedingungen (Fehler oder Mängel in der Fütterung, Parasitosen, Unzulänglichkeiten des Stalles, Staubgehalt der Luft, Kälte, Besatzdichte usw.) in Betracht zu ziehen.*

INFEKTIONEN

Es handelt sich hierbei um die Verhinderung der Vermehrung von Erregern im Innern der Ställe.

Kenntnis über die infektiöse Belastung aus der Umwelt

Eine Infektionskrankheit in der Aufzucht entsteht häufig als Zusammenbruch der Resistenz gegenüber der vielfältigen Keimflora in der Umwelt. Ihre pathogene Kraft ist nicht besonders gefährlich für Tiere in gutem Zustand, für schwache Ferkel aber eine Gefahr und braucht nicht von spezifischer pathogener Art zu sein. Tatsächlich können diese Keime eine starke Virulenz erreichen oder sie wird durch Viren oder Mykoplasmen gesteigert.

Herkunft der pathogenen Erreger

Sie stammen aus folgenden Quellen:
- Stallbeschaffenheit (Boden – Wände – verschiedene Risse und Spalten):
- feuchte und verschimmelte Futterreste;
- Staub;
- schmutzige Kleidung;
- Tierkadaver, die nicht vergraben oder zur Tierkörperverwertung gebracht wurden;
- kranke Tiere;
- Keimträger (gesunde oder Rekonvaleszenten oder im Inkubationsstadium befindliche).

Beispiel:
- 1 g Staub kann 200000 bis 800000 lebende Kolikeime enthalten;
- 1 g Einstreu kann 8×10^9 lebende Keime enthalten;

Schutz vor Ansteckungsquellen von Infektionserregern und Parasiten

– 1 g Kot kann 10^7 bis 10^{12} lebende Keime enthalten.

Nach RENAULT (1975) kann sich in einem ungereinigten Stall in organischer Substanz E. coli 32 Wochen und S. typhimurium 39 Wochen lebend erhalten.

Abhängig vom Rauminhalt und der Luftumwälzung eines Stalles sind folgende Faktoren für eine Vermehrung der Erreger gegeben:

- unheilbar kranke Tiere;
- zu hohe Luftfeuchtigkeit (> 80 %) in einem feuchten und schlecht gelüfteten Raum oder mit zu häufigem Wassergebrauch, der immer wieder Wärmeschwankungen herbeiführt, oder schlecht isolierten Räumen mit Kondenswasser an den Wänden. Die optimale Luftfeuchtigkeit liegt bei 50 bis 70 %. Wenn sie zu niedrig ist (< 40 %), begünstigt sie die Staubbildung und schafft Schwierigkeiten bei der Atmung, die sich am Bronchalbaum manifestieren;
- Temperatur: über 20 °C;
- Staub, der die Möglichkeit der Verbreitung und Vermehrung der aeroben Keime begünstigt.

Diese Faktoren begünstigen die Selektion gewisser Keime und ihrer Entwicklung zu bestimmten aeroben oder anaeroben Erregertypen.

Mittel zu ihrer Bekämpfung

• *Lüftung*

Die Normen entsprechen den in Tabelle VIII/4 angegebenen. Doch muß man Zugluft vermeiden.

Die Luftbewegung darf folgende Werte nicht übersteigen:

- Ferkel von 5 bis 20 kg, 10 cm/s;
- Ferkel von 20 bis 30 kg, 20 cm/s;
- sonstige Schweine: Sommer, 50 cm/s
Winter, 20 cm/s

• *Trockenreinigung* (Tab. VIII/9).

Der Besen, dieses einfache Handwerkzeug, ist bei weitem das wirksamste Mittel, um den Stall sauber zu halten. Mit ihm kann man den Kot (eine Substanz, die 10^{12} Keime/g enthält), den Schmutz außen, den Staub, verschimmelte Reste aus den Futtertrögen und Tränken entfernen.

Tabelle VIII/9 Einfluß der Reinigung auf die Ferkelaufzucht

Reinigung	Ferkel		
	Lebend geboren je Sau	Abgesetzt je Sau	Verluste %
2mal/Tag	11,31	9,86	12,80
1mal/Tag	10,78	9,71	10,00
1mal/2 Tage	12,15	9,80	19,34

Nach: E.D.E. DU FINISTÈRE, Juni 1977

• *Naßreinigung*

Man darf einen Stall nur einmal am Tage naß reinigen.

• Die Sauberkeit der Stallkleidung

• Das Vergraben oder die Abgabe der Kadaver an die Tierkörperverwertung von der Verladerampe aus.

• Die Versorgung verletzter Tiere oder das Auftreten einer schweren Erkrankung, die schlecht im Bestand zu behandeln ist, oder von Tieren, die den Stall beschmutzen (Abszesse), verlangen die Einrichtung eines Krankenabteils.

• *Dauerdesinfektion*

Sie wird nur in schlecht geführten Aufzuchtbetrieben angewendet, in denen besondere Anstrengungen gemacht werden müssen, um den Keimgehalt der Umwelt auf ein erträgliches Maß herabzusetzen. Man bezeichnet sie als amerikanische Methode des Gesundheitsschutzes. Zu betonen ist, daß diese Desinfektionsform in den Betrieben praktiziert wird, in denen die Schweine bei ihrer Durchführung im Stall bleiben. Dies ist der Unterschied zur periodischen Desinfektion.

Diese Dauerdesinfektion schließt eine effektive Desinfektion nicht aus; sie stellt eine Methode mit Benutzung von Antiseptika von völliger Unschädlichkeit dar, mit dem Ziel, gewisse Keime zu zerstören. Die Mittel und ihre Wirkungen sind folgende:

- in Pulverform → feuchte Partikel von 100 µm: sehr schnelle Sedimentation;
- in Nebelform → feuchte Partikel von 1 µm: Sedimentation langsamer;
- in Aerosolform → trockene Partikel von 1/10 oder 1/100 µm: Sedimentation verzögert.

Das Diffusionsvermögen ist umgekehrt proportional der Größe der Partikel.
Die antiseptischen Grundbestandteile sind Kresol, Kampfer, Kiefernöl, Terpentin und ihre Mischungen.

- *Periodische Desinfektion*

Die periodische Desinfektion einer Schweineanlage, die jetzt zu betrachten ist, und deren Anwendung steht unter dem Motto von Puygrenier u. Linder. »Das Verfahren der Desinfektion gilt mehr als die Art des Desinfektionsmittels.«

- *Serviceperiode (Belegungspause)*

(Tab. VIII/10 u. VIII/11)
Dieses Verfahren ist die logische Ergänzung zur Desinfektion. Was auch das theoretische Interesse an einer Aufzucht ohne Unterbrechung sein mag, so ist nach unserem jetzigen Wissensstand nur die Aufzucht nach dem Alles-rein- Alles-raus-System, die man als unterbrochen bezeichnen könnte, rentabel. Tabelle VIII/10 und VIII/11 beweisen dies.
Die Dauer der Belegungspause hängt ab von:

- der Schwere und Kontagiosität der Infektionskrankheit, die im vorhergehenden Aufzuchtdurchgang vorhanden war;
- der Qualität der Desinfektion im Hinblick auf:
  die Beschaffenheit des Stalles;
  die Möglichkeit, alle Ecken des Stalles mit der Desinfektion zu erreichen;
  die Art des Stallbaumaterials;
  die desinfizierende Wirkung des Mittels und die Eignung des Materials zur Desinfektion;
  die Bedeutung des Bestandes und sein Standort.

Trotzdem sollte die Ruhezeit niemals kürzer sein als:

- 8 Tage nach Desinfektion einer Abteilung (Abferkelstall z. B.),
- 15 Tage für einen gesamten Stall,
- 1 Monat für eine gesamte Aufzuchtanlage.

Tabelle VIII/10 Bedeutung der Haltung mit Serviceperiode (Belegungspause), »Alles rein – alles raus« (Jourdain, 1972)

Ergebnisse	Haltung		
	mit Pause	fortlaufend	Differenz
Verluste (%)	1,80	3,40	– 1,6
Mittlere tägliche Zunahme (g)	540	512	+ 28
Futteraufwand (kg/kg LM)	3,84	4,10	– 0,26

Tabelle VIII/11 Einfluß der Serviceperiode (Belegungspause) auf die Ferkelaufzucht

Belegungspause	Ferkel		
	Lebend geboren je Sau	Abgesetzt je Sau	Verluste %
Mit	10,88	9,80	9,9
Ohne	11,33	9,78	13,7

Nach E.D.E. du Finistère, Juni 1977

Besonderer Schutz der wichtigsten Stallabteilungen (Abferkelstall und Absetzerstall)

In der gesamten Aufzucht sind die Erfolge der sanitären Schutzmaßnahmen abhängig von der Beherrschung der Umweltfaktoren für die störanfälligsten Abteilungen. Bei Schweinen sind dies prinzipiell die Abferkel- und Absetzerställe.

Beispiel eines Desinfektionsprogramms
Reihenfolge der Arbeiten

Vorarbeiten	– *Ausstallung und Nagerbekämpfung*
Reinigung des Stalles	• *Räumung der gesamten Inneneinrichtung.* – *Futterreste in Säcken sollten für andere Tierarten verwendet werden. Diese Futtermischungen können eine andere Zusammensetzung haben, als sie die Empfänger benötigen, daher sollte man sie immer nur zu 10 bis 20 % in den Rationen einsetzen.* – *Es muß daran gedacht werden, die Stalleinrichtung im Freien zu reinigen, ebenso wird ein Raum zur Zwischenlagerung nach der Desinfektion benötigt.* • *Insektenbekämpfung* • *Beseitigung des Dungs. Darauf achten, daß er nicht zu sehr in der Umgebung des Stalls verstreut wird.* • *Die Jauchegruben sind soweit wie möglich zu leeren.* • *Entstaubung mit Dampfstrahlgebläse:* – *die Luft- oder Heizungskanäle und die Ventilatoren dabei nicht vergessen;* – *Reinigung der Lampenglocken.* • *Fußboden und Wände sind gut einzuweichen und abzuwaschen bzw. abzusprühen mit Wasser unter Zusatz eines Emulgators; Einwirkzeit 3 Stunden* *Diese Maßnahmen sind genau einzuhalten, weil organische Teilchen häufig bei der Desinfektion koaguliert sind und durch das Koagulum die Mikroorganismen vor den Desinfektionsmitteln geschützt werden. »Man kann nur auf absolut sauberen Flächen desinfizieren«* (Puygrenier, 1976). • *Benutzung von Bürsten, wenn man keinen Heißwasserstrahl verwenden kann. Nicht vergessen die Abwasserrinnen.* • *Reichlich nachspülen.*
Generaldesinfektion von einer oder mehreren Einheiten	• *Desinfektion der Oberflächen und der Einrichtung, ebenso der Vorräume.* *Die Zahl der überlebenden Keime ist umgekehrt proportional der Konzentration des Desinfektionsmittels zur Zeit seiner Anwendung:* – *Boden und Wände: benutze ein Breitband-Desinfektionsmittel mit langer Wirkungszeit. Nicht vergessen, die Waschräume und Vorräume zu säubern. Die unteren Holzteile sind mit Teer zu streichen;* – *Die Reinigungsgeräte sind nach jedem Gebrauch zu säubern;*

– *was in den Stall zurückkommt, ist vorher zu säubern, zu reparieren und zu desinfizieren;*
– *neue Stallbesen sind zu verwenden, genau wie neue Sanitätskästen;*
– *es ist darauf zu achten, daß die Reinigungsgeräte für jeden Stall gesondert aufbewahrt werden.*

- *Desinfektion durch Begasung. Formolbegasung:*
  Folgende Mischung ist zu benutzen:
  – *Formaldehyd-Lösung 20 ml/m*^{3}
  – *Kaliumpermanganat 10 g/m*^{3}
  Man muß daran denken, daß es für eine Maximalwirkung unentbehrlich ist:
  – *den Raum zu befeuchten, damit Decke, Wände und Stallboden feucht sind und damit sich das Formol in einem feuchten Film verteilt, gleichmäßig absetzt und seine keimtötende Wirkung unter besten Bedingungen entfalten kann;*
  – *Aufheizen auf mindestens 20°C;*
  – *Verschließen des Stalls.*
  Art der Desinfektionsmittel: Sie sind zahlreich. Es gibt Aufstellungen von Desinfektionsmitteln, die ihre desinfizierende Wirkung angeben, welche Keime durch ihre Aktivität abgetötet werden und Anwendungsvorschriften.
  Im Fall der Anwendung von Dampfdruckgeräten ist den Gebrauchsempfehlungen der Hersteller in Bezug auf Temperatur und den für die Materialien verträglichen Druck zu folgen.
  Es ist günstig, die Desinfektionsmittel regelmäßig zu wechseln.

Anmerkung:
Vor jeder Neubenutzung oder Veränderung eines Raumes oder Stalles ist *vor der Generaldesinfektion* eine Desinfektion *einzelner* Teile vorzunehmen (sie schließt jedesmal ein, daß neue Gerätschaften verwendet werden und eine Überprüfung der Fenster und Lampenglocken vorgenommen wird).

Ergänzungsarbeiten

- *Desinfektion der unmittelbaren Eingänge (Denke an Käfer und Insekten);*
- *Einlagerung von gesonderter Arbeitskleidung im Vorraum, darunter: Handtücher oder Papiertücher, Stiefel und Mützen;*
- *Sicherer Verschluß des Stalles;*
- *Belegungspause*
  – *15 Tage Minimum*
  – *Dauer muß nach Bestimmung des Stalles entschieden werden.*
- *Desinfektion der Zugangsstraße, Verbindungswege und Laderampen:*
  – *mit Desinfektionsmitteln für Zementboden;*
  – *mit Branntkalk auf bewachsenen und geteerten Wegen.*
  Für die bewachsenen Flächen sind 400 kg/ha gelöschter Kalk im Frühjahr und Herbst vorgesehen:
  – *15 Tage vor Austrieb der Tiere bei halbintensiver Aufzucht;*
  – *nach Einstallung in den Schweinestall.*
- *Futterlagerung. Die Silos begasen.*
- *Durchlüftung der Ställe 2 Tage vor Einstallung neuer Tiere.*
- *Ställe beheizen, sofern es nötig ist.*

Hygiene und Gesundheitsschutz in Schweineproduktionsbetrieben

Hygiene im Sauenstall

Keimüberträger können sein: Arbeitspersonal, Sau, Stalleinrichtung, Futter, Wasser (Tränk- und Reinigungswasser).

Arbeitspersonal

Es kann Träger von Keimen sein, die aus dem Maststall stammen, aus dem Eberstall oder von außerhalb. Daraus leiten sich gewisse unumgängliche Voraussetzungen ab.

- *Vorraum des Abferkelstalls*

Zu beachten ist die Trennung in einen unreinen und einen reinen Teil, indem man eine partielle Scheidewand von ungefähr 50 cm Höhe errichtet, die die beiden Zonen voneinander scheidet.
Notwendigkeit des Kleidungswechsels und Händewaschen, wenn man aus einem anderen Stall kommt.

Ausstattung der beiden Teile des Vorraums

Außen	Innen
Mantelhaken	Lattenrost
Desinfektionswanne	Stiefel
	Arbeitskittel (möglichst andersfarbig)
	Waschbecken

- *Ablauf im Betrieb*

Es muß das Prinzip des direkten Weges ohne Überschneidungen eingehalten werden:
- Abferkelstall
- Absetzer
- Eber
- Mast
- Quarantäne (wenn sie sich im Aufzuchtbereich befindet).

Es ist unbedingt notwendig, eine Wanne mit einer Desinfektionslösung am Eingang jedes Stalls zu installieren.

Sau

Die Sau muß zur Zuchtbenutzung geeignet sein, frei von eitrigen Entzündungen und ein Gesäuge mit gut ausgebildeten Zitzenpaaren haben.
Die Sau muß 5 Tage vor dem Abferkeln einer Wurmbehandlung unterzogen werden.
Ihre Ernährung während der Trächtigkeit soll normgerecht sein. Es müssen längerwährende Verstopfungen verhindert werden, die eine Vermehrung der Enterobakterien und eine Anhäufung von Toxinen bewirken, die in die Milch übergehen und eventuell Durchfälle bei den Ferkeln auslösen können. Die Erreger können sich zeitweilig in den empfindlichen Organen (Uterus, Gesäuge) ansiedeln. Vor der Umstallung in die Abferkelbucht muß man in einem besonders dafür bestimmten Raum folgende Maßnahmen durchführen:
- Abwaschen der Sau mit lauwarmen Wasser, besonders das Gesäuge, Abbürsten des ganzen Körpers einschließlich Gliedmaßen;
- Desinfektion der Klauen;
- antiparasitäre Hautbehandlung (Ohren nicht vergessen).

Beachte: Diese Handhabungen müssen mit Vorsicht ausgeführt werden.
- Zum Waschen lauwarmes Wasser, leichtes Abbürsten, kein starker Lärm, keine Stöße oder Schläge.
- Vermeide Streß, der eine plötzliche Agalaktie auslösen kann.

Die Abferkelbucht muß gewissen Vorbereitungen unterzogen werden:
- Desinfektion und leer stehen lassen wie vorher angegeben;
- Desinfektion des Zementfußbodens vor Belegen der Bucht mit der tragenden Sau.

- *Überwachung des Abferkelns*

Zuerst ist es angebracht, die Sauberkeit der Bucht bei Umstallung der Sau zu überprüfen.
Ein weiterer Punkt der Sorge um einen guten Verlauf der Geburt ist die schnelle Desinfektion der Nabelschnur, die das Risiko einer Infektion (Leberabszesse, Arthritis des Ferkels) vermindert.

- *Zeitliche Geburtenregelung*

Der Erfolg der Desinfektion, des Leerstehens, des Verlaufs der Geburt, ihrer Überwachung, hängen von der zweckmäßigen zeitlichen Geburtenanordnung ab.
Die Dauer der Geburten in einer Sauengruppe darf 4 Tage nicht überschreiten, um gute Aufzuchtbedingungen mit vermindertem Krankheitsrisiko für die Sauen und Ferkel zu schaffen.

Gerätschaften (eigene im Abferkelstall)
- für die Reinigung: Besen, Mistgabel, Eimer, Schubkarren;
- für die Behandlung: Sanitätsschrank mit Spritzen, Medikamente für den Prophylaxeplan und Arzneimittel für den Notfall;
- Zur Ruhigstellung: Stricke und Schnüre;
- Wandtafel für den Verlauf der Aufzucht.

Fütterung

Die Futtermittel, besonders für Ferkel, müssen von bester Qualität sein, dürfen keine pathogenen Erreger enthalten, nicht mit Schimmel durchsetzt und müssen unter Bedingungen gelagert sein, daß keine Verschmutzung eintreten kann.
Nach SCHELLENBURG (1977) »Ein gutes Handelsfuttermittel, vorschriftsmäßig hergestellt, eingesackt, gelagert und ausgeliefert, ist niemals Ursprung einer Kontamination des Aufzuchtstalles. Kontaminiert sind i. a. die Futterfahrzeuge, Säcke, Silos«.
Pelletiertes Futter ist insofern von besonderem Interesse, weil Salmonellen innerhalb weniger Minuten bei 55 °C zerstört werden. Die Sauberkeit der Futtereinrichtungen verdient große Aufmerksamkeit. Es dürfen keine feuchten Futterreste in den Futtertrögen bleiben (dieser Rest wird leider oft immer wieder aufgefüllt).

Wasser

Wenn das Trinkwasser nicht aus einer öffentlichen Leitung kommt, muß wenigstens einmal jährlich eine bakteriologische und chemische Analyse durchgeführt werden. Wenn es in der Aufzucht infektiöse Probleme gibt, müssen die Proben häufiger analysiert werden; besonders wenn Zwischenbehälter benutzt werden, sind Kontrollen unbedingt notwendig. Es ist empfehlenswert, daß immer das gleiche Labor die Analysen anfertigt, damit ein fortlaufender Vergleich der Protokolle möglich ist.

• *Bakteriologische Wasserqualität* (Tabelle VIII/12a)
Von den Mitteln zur Wasserentkeimung sind zu nennen (PUYGRENIER u. a., 1976):
- Chlor und seine Derivate, die eine strenge Überwachung benötigen (häufig > 3 mg je Liter);
- UV-Bestrahlung, wenn der Abstand < 15 cm beträgt;
- Ozon, Kaliumpermanganat, ggf. Filtration.

• *Probenentnahme von Wasser*
Die Probe muß in eine keimfreie Glasflasche gefüllt werden. Die Analyse muß spätestens 8 Stunden nach Entnahme durchgeführt werden, Aufbewahrung bei + 4 oder + 6°C.

• *Chemische Wasserqualität*
Anzugeben ist der Gehalt an organischen Bestandteilen und Sticksoff (Nitrat). Wenn ihr Gehalt erhöht ist, muß man eine bakterielle Kontamination befürchten (Tab. VIII/12b).

Tabelle VIII/12b Qualitätsnormen für Trinkwasser – chemische Wasserqualität

	Trinkwassernormen Bestandteile in mg/l	
	Frankreich	USA (1973)
Chlor	250,00	–
Organische Bestandteile	–	–
Ammoniak	–	–
Nitrit (in NO_2)	0,10	10,00
Nitrit (Nitrit + Nitrat, gefährlich bei ≈ 3100 mg)	10,0	–
Blei	0,10	0,10
Fluor	1,00	2,00
Arsen	1,05	0,20
Kupfer	1,00	0,50
Magnesium	125,00	–

Hygiene nach dem Absetzen

Erinnern wir uns, daß das Ferkel in den ersten 3 Wochen nach dem Absetzen besonders empfindlich gegenüber Temperatur und Haltungswechsel ist.
Temperaturminimum: 20 °C in den ersten

Tabelle VIII/12a Qualitätsnormen für Trinkwasser – bakteriologische Wasserqualität

Gemäß den gesetzlichen Vorschriften dürfen nicht gefunden werden:	
Escherichia coli	in 100 ml
Streptococcus faecalis	in 50 ml
Clostridium perfringens	in 20 ml
Coliforme	weniger als 500/100 ml

2 Wochen; 18 °C danach. Unter den Haltungsfehlern sind die bemerkenswertesten:
- zu hohe Besatzdichte,
- Streit um Futter- und Tränkplätze (Anzahl der Tränken und Tröge),
- häufiges Zusammendrängen infolge Lüftungsfehlern,
- häufig zu hoher Staubgehalt.

Eine schlecht organisierte Absetzperiode führt zu einem schlechten Gesundheitszustand während der ganzen Aufzucht.

Es sind folgende Gesichtspunkte zu beachten:
- Eine einzelne Bucht für jeden abgesetzten Wurf, also für jede Abferkelung. Manche Betriebe haben mehr als 4 Abferkelbuchten, um die Absetzperiode in Bodenhaltung gleichmäßig gut gestalten zu können;
- das Zusammenlegen verschieden alter Tiere ist zu vermeiden;
- die Umweltverhältnisse können somit an das Alter der Ferkel angeglichen werden;
- Desinfektion;
- Einhaltung einer Mindestruhepause (Serviceperiode).

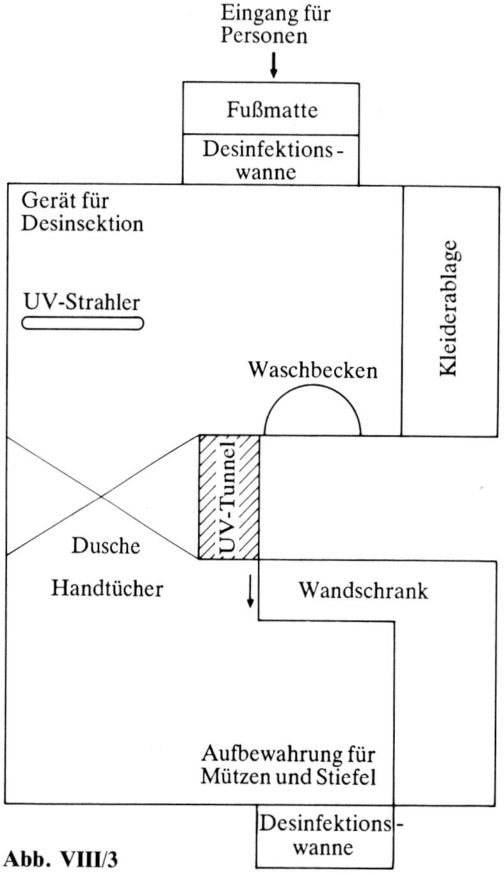

Abb. VIII/3

KONTAMINATION VON AUSSEN

Schaffung eines allgemeinen Seuchenschutzes in der Aufzucht (Abb. VIII/3)

• *Zugang für Personen*

Man muß genügend große Vorräume schaffen, um für den Abferkelstall seuchenhygienisch ausreichende Einrichtungen unterzubringen: Waschbecken, Toiletten, evtl. Dusche (notwendig für SPF-Aufzucht), Schränke für Bekleidung, Stiefel, Schürzen usw. Nicht vergessen, Galoschen für den einmaligen Gebrauch der Besucher von draußen.

Der Eingang muß wenigstens durch eine Fußmatte oder eine Wanne, gefüllt mit einer Desinfektionslösung, ausgestattet sein.

• *Zugang für Tiere* (Laderampe)

• *Umzäunung:* Damit der Zaun wirksam ist, muß er eine Höhe von mehr als 1,20 m haben und mindestens 10 cm im Boden eingegraben sein.

• *Anordnung der Gebäude*
- Stallgebäude müssen nach der vorherrschenden Windrichtung angeordnet sein. Die Gebäude für die empfindlichen Tiere müssen im Windschatten stehen;
- Zwischenräume zwischen ihnen > 10 m;
- Zugang, Strohplatz, Sackfutter oder Materialien von vorn;
- Futtersilos: sollen nicht vorn stehen;
- Jauche und Dungplatte hinter dem Stall;
- Dungplatte mit wasserdichtem Boden und

einer Umfassung aus Mauersteinen, von den Tieren durch eine Einfriedung getrennt.

- *Anlage der Zugangsstraßen*
- Planieren der Radspuren, die mit faulendem Wasser gefüllt sein können. Zu tiefe Stellen sind mit Steinen auszufüllen.
- Desinfektionswanne am Eingang: mindestens 30 cm Tiefe auf eine Länge von 1,50 m. Gesamtlänge 5,5 bis 6,0 m mit einem Anstiegswinkel von 15 % (Abb. VIII/4).

Schutz gegen Erregerüberträger

Reproduktionsschweine

Hygienebestimmung: Die Reproduktionstiere müssen aus einer Aufzucht stammen, die den gültigen Standards entspricht, welche sich auf die bedeutendsten Infektionskrankheiten, virösen, mikrobiellen und parasitären Ursprungs, der Gattung Schwein beziehen.
Es ist sehr günstig, die Reproduktionstiere immer aus dem gleichen Bestand zu beziehen. Tillon (1980) schätzt ein, daß die Einstallung fremder Tiere immer das mikrobielle Gleichgewicht stört. Der Aufbau von Abwehrsystemen gegen diese neue Keimflora benötigt 3 bis 4 Wochen, um einen Schutz zu gewähren.

Quarantäne

- *Zootechnische Schwerpunkte*

Um die Notwendigkeit der Quarantäne voll zu verstehen, muß man daran denken, daß die neu eingestallten Tiere jung und zuchtfähig sind und ihr Wachstum noch nicht abgeschlossen ist. Es ist zu beachten:
- im Hinblick auf die Zucht: besonders das Auftreten der Rausche für das Anlegen eines Zuchtregisters, sogar wenn sie z. Z. noch nicht gedeckt werden;
- im Hinblick auf das Wachstum: Schaffung einer guten Stroheinstreu für die Jungtiere, um ihre Gliedmaßen zu schonen. Gewährleisten einer Fütterung, die ihren Wachstumsbedürfnissen bis zum ersten Abferkeln angepaßt ist.

- *Gesundheitliche Schwerpunkte*

Die Quarantäne erfüllt einen doppelten Zweck (Tillon):
- Schutz der Aufzucht gegen pathogene Keime – Bakterien, Viren oder Parasiten – von außen:
  - durch einen antibiotischen Schutz von der Geburt bis zur Umstallung in den Jungschweinestall mit Mitteln, die eine spezifische Wirkung auf bakterielle Erreger des Atmungsapparates haben: Oxytetrazyklin, Spiramyzin, Tylosin, Sulfonamide...;
  - durch Behandlung gegen Endo- und Ektoparasiten;
  - gegebenenfalls durch Vakzinierung gegen Rotlauf, Schweinepest, Aujeszkysche Krankheit, Koli-Infektion, Pneumonie usw., wenn es der epizootologische Status empfiehlt.
- Vorbereitung der neu eingestallten Tiere:
  - Zwecks Immunisierung bringt man sie mit der mikrobiellen oder virösen Stallkeimflora in Verbindung. Gegen Parvoviren müssen die Tiere vor der ersten Bedeckung immunisiert sein, wobei sie bei der ersten Rausche nicht gedeckt zu werden brauchen.
  - Man bringt in ihre Bucht ab 8. Tag und alle 2 bis 3 Tage, bis zur Beendung der Quarantäne, Mist von tragenden und abgeferkelten Sauen, um ein klinisches Auftreten von Viruserkrankungen, die latent schon im Bestand vorlagen, zu verhindern (Parvoviruserkrankung...).

- *Arbeitsorganisation*

Morgens und abends soll die Quarantäne nach den übrigen Stallabteilungen kontrolliert werden. Man muß sich überzeugen, daß vorhanden sind:
- Seuchenwanne mit Desinfektionsmitteln;
- Mittel von verschiedener Farbe gegenüber den in anderen Räumen benutzten, Mütze und Stiefel, die nur für die Quarantäne benutzt werden;
- Reinigungsgeräte nur für diesen Raum: sie dürfen nur nach vorheriger sorgfältiger Reinigung und Desinfektion gebraucht werden.

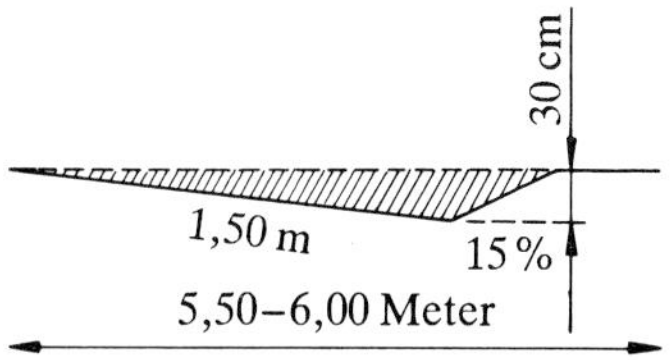

Abb. VIII/4
Desinfektionswanne

Personal

• *Besuch*

Nur ein triftiger und für die Aufzucht wichtiger Grund rechtfertigt das Betreten durch eine außenstehende Person. Was die Besuche von Personal aus anderen Aufzuchtbetrieben oder Zusammenkünfte bei Anwesenheit der Tiere betrifft, müssen die gleichen Vorkehrungen beim Verlassen wie beim Betreten eingehalten werden, als ob eine Infektionsfähigkeit vorliegt.

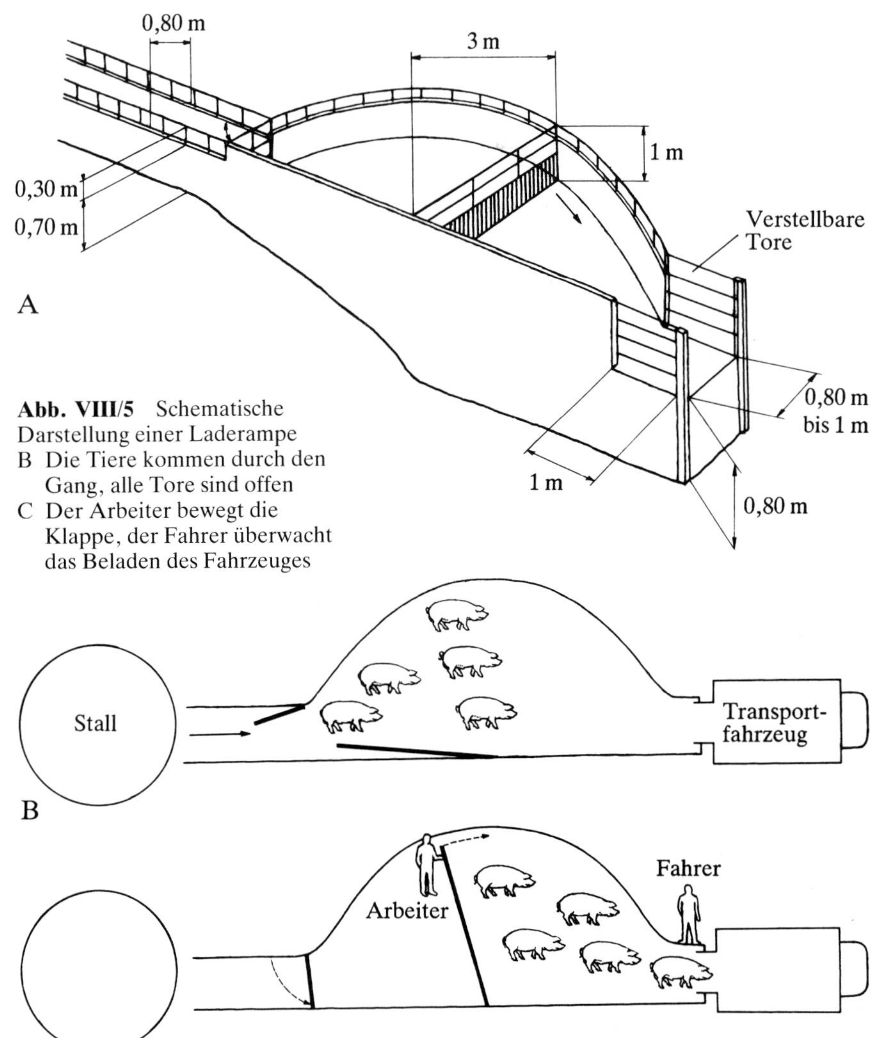

Abb. VIII/5 Schematische Darstellung einer Laderampe
B Die Tiere kommen durch den Gang, alle Tore sind offen
C Der Arbeiter bewegt die Klappe, der Fahrer überwacht das Beladen des Fahrzeuges

• *Personalwechsel*

Der Personalwechsel ist der schwache Punkt bei der Aufrechterhaltung eines strengen Hygieneregimes, da er nicht vorbereitet werden kann. Es gibt unvermeidliche Umstände, wo der Betreuer abwesend sein muß (Versetzung, Urlaub, Krankheit usw.). Daher ist es notwendig, daß im Betrieb oder in der Nähe eine kompetente Arbeitskraft vorhanden ist, vertraut mit den hygienischen Maßnahmen und zur Vertretung fähig.

Haustiere, Nager, Vögel

Der Schutz gegenüber diesen Tieren zwingt zu folgenden Maßnahmen:
- Verschluß des Stalles;
- Gegen Vögel Gitter vor den Fenstern und Lüftungsöffnungen anbringen;
- Programm zur Schadnagerbekämpfung mit periodischem Wechsel der benutzten Schädlingsbekämpfungsmittel.

Indirekte Überträger

• *Luft*

Wenn eine gefahrbringende Situation aus der Umgebung zu fürchten ist, die in der Windrichtung liegt, müssen die Zuluftöffnungen auf der betreffenden Seite mit Filtern von 10 μm Porengröße verschlossen werden. Gewisse infektiöse Partikel liegen unterhalb dieser Größe, aber sie sind sehr häufig zusammengeballt und passieren die Poren des Filters nicht, sofern der Druck gering ist.

• *Einstreu*

Stroheinstreu trägt unmittelbar zum Wohlbefinden der Tiere bei, besonders der jungen, ebenso schont es die Gliedmaßen der Reproduktionstiere.

Es gibt kaum Risiken bei der Versorgung mit Stroh in Gegenden mit wenig Schweinen, unter Beachtung von folgendem:
- der Boden darf seit einem Jahr nicht mit

Schweinejauche gedüngt oder einem Feld benachbart sein, das so behandelt wurde;
- das Stroh wird direkt vom Erntefeld in das Strohlager der Aufzucht gefahren;
- man vermeide Strohbündel mit starkem Schmutz, besonders, wenn dieser von Ratten und Mäusen stammt.

• *Transportfahrzeuge*
Jeder Zucht- oder Vermehrungsbetrieb muß sein gesondertes Fahrzeug haben, das nur für den Transport der eigenen Tiere benutzt wird. Sauberkeit und Desinfektion der Transporter sind zwei wesentliche Kriterien zur Verhinderung von Schweinekrankheiten. Die Außerachtlassung dieser Regel macht alle Anstrengungen einer Gruppe von Produzenten und jedes einzelnen Halters zunichte, die den Vorsatz haben, ein gutes Hygieneregime durchzuführen.
Die finanziellen Einbußen können so groß sein, daß sie den Aufbau einer Wasch- und Desinfektionsanlage für Fahrzeuge durch eine Erzeugergruppe voll rechtfertigen, entweder als öffentliches oder als Gemeinschaftsunternehmen mehrerer Betriebe. Der Spezialaufbau eines Schweinetransportfahrzeuges nach den vorliegenden Hygienebestimmungen ist eine Voraussetzung für die Beherrschung des Hygieneregimes (MANDRUP, MADSEN, 1980).

• *Verladeeinrichtung* (Abb. VIII/5)
Jeder Tierverkehr von innen nach außen geht nur über einen einzigen Weg, die Laderampe, die an der Umzäunung der Anlage gegen die Windrichtung aufgebaut wird, möglichst weit von den Aufzuchtställen entfernt.
Eine sehr gute Anlage wurde vor längerer Zeit vom Institut technique du porc vorgeschlagen, bei der die Tiere nicht zurücklaufen können und kaum direkten Kontakt mit den Fahrern haben. Nach jeder Benutzung muß die Rampe gereinigt, mit Ausbesserung der beschädigten Stellen, und danach desinfiziert werden.

• *Geräte zum Ausbringen von Mist und Jauche*
Sie sollen nur dem Betreuer zur Verfügung stehen und keinen direkten Kontakt mit der Aufzucht haben.

• *Künstliche Besamung*
In einem Zuchtbetrieb mit dem Status »Gesund« soll der Betreuer in der Lage sein, die Handgriffe zur künstlichen Besamung seiner Sauen selbst vorzunehmen. Die Bakteriologen fürchten in der Tat eine Störung der bakteriellen und virologischen Sicherheit durch die Samen von fremden Zuchtebern aus einem ungeschützten Milieu. Sie fürchten die Übertragung von Viren (Schweinepest, Aujeszky usw.), Mykoplasmen und anderen Erregern mit dem Sperma. Aber es scheint, als ob die größte Gefahr durch die mögliche Kontamination der Besamungsgeräte, die Umweltbedingungen und beim Transport entsteht.

• *Kleinmaterialien*
Ein Tunnel mit einem UV-Strahler an jeder Seite sollte am Eingang aufgestellt werden, um alles verdächtige Kleinmaterial hindurch zu schleusen (Abb. VIII/3). Seine Abmessungen: Länge 1 m, Höhe 50 cm (nicht größer). Die Oberflächen der Materialien sind der UV-Bestrahlung eine Stunde auszusetzen.

ZUSAMMENFASSUNG

Der Schutz gegen Ansteckungsquellen, infektiöser oder parasitärer Art, hängt davon ab, ob es sich
• *um eine Infektion von innen handelt, gegen die ein Desinfektionsprogramm für Schweinehaltungen empfohlen wird, oder ob es sich*
• *um eine Kontamination von außen handelt. Es wird hierzu ein Schema der Belegung der Ställe, einschließlich der Quarantäne beschrieben, der Kampf gegen »aktive« Überträger (Menschen und Haus- oder Wildtiere) und »passive« (Luft, Einstreu, Fahrzeuge...).*

Aufzucht von SPF-Ferkeln (Spezifisch pathogen frei)

Ihre Begründung liegt in der Sanierung von spezifischen Krankheiten, die sich durch Reproduktionstiere verbreiten können. Das Ziel ist die Unterbrechung der postnatalen Infektionskette zwischen Muttersau und Ferkel, und das kann nur durch einen chirurgischen Eingriff am Uterus geschehen.
Das gebräuchlichste Mittel hierzu ist die aseptische Hysterotomie der Muttersauen der Elterngeneration, um die Aufzuchten mit gesunden Ferkeln zu besetzen.
Es gibt mehrere Techniken, um SPF-Ferkel zu gewinnen, die im folgenden beschrieben werden.

HYSTEROTOMIE

Termin des Eingriffs: Die Sauen werden am 112. oder 113. Tag der Trächtigkeit je nach Rasse operiert.
Auswahl der Tiere: Sie ist abhängig vom Fehlen klinischer Anzeichen und von serologischen Reaktionen von infektiösen Erkrankungen.

Anästhesie

Nachfolgende Anästhesieform scheint die geeignetste für Sauen zu sein, besonders da sie keine Auswirkungen auf das Ferkel hat:

- *Prämedikation*
- Stresnil (Azaperone) = 1 mg/kg Körpermasse i. m.
- + Atropin = 0,1 mg/kg Körpermasse

Die Sau wird 20 Minuten bei Dunkelheit in Ruhe gelassen.

- *Anästhesie:* Hypnodil, R 7315, 2 mg/kg Körpermasse i. m., nach Auflösung im doppelten Volumen physiologischer NaCl. Die Narkose tritt in 1 bis 2 Minuten ein. Es ist möglich, die Hysterotomie unter Hypnodil ohne Vorbehandlung durchzuführen (4 mg/kg Körpermasse) mit Nachinjektion nach 30 Minuten. Es wird auch vorgeschlagen (S. P. A. A. = Station de production d'animaux aseptiques), eine geringere Dosis zu verwenden und sie zu ergänzen durch Distickstoffoxid über eine Atemmaske, was die Wirkung des Hypnodil potenziert, und durch Metoxyfluran oder Penthran nach Extraktion des letzten Ferkels, aber die ruhigstellende Wirkung ist nicht befriedigend. Neuerdings wird auch eine lokale Anästhesie mit Novocain (2 %ig) angewendet.

Operationstechnik

Operiert wird in der Flanke, meistens links, in der Mitte zwischen Hüfte und letzter Rippe. Eine totale Asepsis wird durch eine chirurgische Kammer über dem unteren Teil des Schnittes erreicht, welche selbsthaftend über dem Operationsfeld fixiert wird. Ein filtrierter Luftstrom hält die Kammer unter ständigem Druck und verhindert eine Kondensation an den Wänden, wodurch die Sicht verhindert würde.
Der Haut- und Muskelschnitt soll 25 cm lang sein. Die Hysterotomie stellt keine Besonderheiten dar, wenn alle Manipulationen in der chirurgischen Kammer ausgeführt werden. Nach der Extraktion des Ferkels wird der Nabelstrang genauso durch Ziehen getrennt wie bei der natürlichen Geburt. Die Gebärmutterhörner der Sau sind lang und es ist notwendig, mehrere Einschnitte in jedes Horn zu machen. Die Uteruskontraktion behindert häufig die Passage des Ferkels. Es ist nicht günstig, das Ferkel wegen der Gefahr des Erstickens lange stecken zu lassen.
Wenn alle Ferkel aus der Gebärmutter heraus sind, werden alle Uterusnähte durch eine einzige Serosennaht mit Catgut Nr. 0 übernäht. Die Vernarbung erfolgt schnell und schadet späteren Würfen nicht. Die Muskel- und Hautnähte werden in der üblichen Form gemacht. Nach Entfernen des Schlundschleimes werden die Ferkel zum Transportisolator gebracht. Dort werden sie getrocknet und durch Ohrenmarkierung gekennzeichnet. Man hebt den Schlauch ab, und der Transportisolator gestattet nunmehr das Verbringen der Ferkel in den vorbereiteten Aufzuchtstall.
Die Rekonvaleszenz der Sauen ist sehr kurz; nach durchschnittlich 8 Tagen hat das Tier wieder seinen normalen Zustand erreicht. Es ist günstig, wenn die Sau gleich wieder in ihre Bucht kommt, denn die Rausche setzt 8 Tage nach Rückkehr ein und sie muß dann gedeckt werden. Die Konzeptionsfähigkeit ist ausgezeichnet.
Mehrere Sauen sind bereits nach weniger als $4^1/_2$ Monaten wieder operiert worden: zwei haben 10 Tage nach Hysterotomie aufgenommen und brachten 15 bzw. 16 Ferkel.

Aufzuchtphasen

Erste Phase

Die Ferkel werden im Transportisolator gehalten, bis sie in eine sterile Zelle in der Auf-

zuchtisolation kommen. Diese hat ein Volumen von 1,5 m^3, enthält 4 metallische Käfige aus nicht rostendem Stahl für je ein Ferkel.
Die Luftumwälzung beträgt 70 m^3/Stunde, zugeführt durch ein Luftfilter (PULLMANN, 0,3 μm) unter UV-Bestrahlung.
Der Druck beträgt konstant 6 mm, die Temperatur in dieser ersten Phase genau 32 bis 33 °C, sie wird in regelmäßigen Abständen bis auf 25 °C innerhalb 10 Tagen zurückgenommen. Dieses Niveau wird konstant bis zur Umstellung des Ferkels mit 15 Tagen gehalten. Die Fütterung nach nebenstehendem Fütterungsplan erfolgt in flüssiger Form, die eine Sterilisierung mit hoher Garantie unter guten ökonomischen Bedingungen erlaubt.

- *Immunisierung*

Die Ferkel ohne Kolostrum haben ein gutes Immunitätsbildungsvermögen (METZGER, 1972). Sie werden am 3. Tag gegen Kolibakteriose vakziniert, am 16. Tag mit einer Vakzine gegen mikrobielle Affektionen des Atmungsapparates geimpft, wenn ihre Vitalität ausreichend ist (Typ Pneumobakter mit Antigenen von: Bordetella bronchiseptica; Pasteurella multocida; Haemophilus).
Zur Fütterung muß bemerkt werden (RERAT, 1972), daß die Stoffwechselverhältnisse des Ferkels gewisse Besonderheiten haben. Das ist so, weil es unter den Stoffwechselenzymen keine β-Galaktase zur Aufschließung der Laktose gibt, die immer bei mikrobiellen Belastungen auftritt. Daher ist es unbedingt notwendig, als ähnliche Energiequelle in die Nahrung die leicht verdauliche Glukose einzuführen. Ein Verenden durch Hypoglykämie in den ersten 2 Lebenstagen kommt bei Ferkeln häufig vor, wenn sie nicht genügend Nahrung dieser Form aufnehmen können. Ihr Aufenthalt in der Sterilzelle beträgt 15 Tage.

Zweite Phase (Anpassungsphase)

Das Ziel ist nun, die Sterilphase zu durchbrechen, damit sich eine Kontamination mit nicht pathogenen Erregern in steigendem Maße vollziehen kann. Dies zielt nicht auf eine gewisse Immunisierung hin, sondern um langsam den Digestions- und Respirationsapparat mit einer Grundflora zu besiedeln, unter Bedingungen, bei denen noch kein Kontakt mit gefährlichen Keimen vorhanden ist.
Die Keime werden zugeführt durch:
- das Futter, als feine nicht sterilisierte Pellets (2,5 mm). Die technischen Bedingungen für die Herstellung von Pellets schließen eine Wärmebehandlung von mehr als 80 °C ein, wobei die thermolabilen Erreger, also Salmonellen, abgetötet werden;
- das Wasser, sauber, aber nicht filtriert;
- die Luft des Stallraumes, in dem sich die Betreuer befinden, die trotz entsprechender Hygienevoraussetzungen Keimträger bleiben. Doch werden sie gemäß dem bakteriologischen Untersuchungsschema alle 2 Jahre kontrolliert. Diese Kontrollen beziehen sich besonders auf das eventuelle Vorhandensein von Salmonellen, pathogenen Staphylokokken (Staphylococcus aureus) und Streptokokken der Gruppe R.

Die Ferkel werden in Gitterkäfigen gehalten. Die Temperatur ist 2 °C höher als in den letzten Tagen der ersten Phase, um den Eingewöhnungsstreß zu vermindern (Raumtemperatur 27 °C). Dies ist eine heikle Periode, in der sich die Streßfaktoren häufen:
- krasse Umstellung von der flüssigen Milchnahrung auf feste;
- Übergang von der Einzel- zur Gruppenhaltung;
- erste Kontakte mit der Mikroflora.

Die Ferkel verbleiben 2 bis 3 Wochen in dieser Eingewöhnungsphase. Die vorhergehenden Vakzinationen sind voll wirksam geworden.

Dritte Phase

Die Anpassung an eine nicht sterile Umgebung und feste Fütterung ist vollzogen, die Ferkel sind unter ähnlichen Bedingungen untergebracht, wie sie sie in der eigentlichen Aufzucht antreffen werden. Sie werden auf dem Boden in ausgeglichenen Gruppen gehalten. Es gibt in dieser Phase keine Zwischenfälle. Die Mortalität ist gleich null.

Fütterungsplan in der 1. Aufzuchtphase

Folgende Zubereitungen sind erforderlich:
- Kuhmilch, ungezuckert, konzentriert auf 7,5 % Fettgehalt
- 30 % Glukoselösung
- Vitaminkomplex mit reichlich B-Vitaminen (70 % werden beim Sterilisieren zerstört)
- Mineralstoffgemisch, etwas über dem Niveau für SPF-Aufzucht in anderen Ländern
  $FeSO_4$ 10 g
  $CuSO_4$ 2 g
  $MnCl_2$ 1 g/1 000 ml
  KJ 0,26 g
- Eisen in Form einer Eisendextranlösung als i. m. Injektion

Abgabe der Ferkel

Nach ihrer Kennzeichnung (Tätowierung) werden die Ferkel zur weiteren Aufzucht im Alter von 8 Wochen abgegeben. Die weiblichen Ferkel wiegen je nach Rasse 20 bis 25 kg.

HYSTEREKTOMIE

Die Väter der SPF-Methode Young u. Underdahl (1955) haben die Technik der Hysterektomie angewandt. Viele Länder und Forschungszentren propagieren diese Technik, die theoretisch mehr Sicherheit bei der Gewinnung keimfreier Ferkel gewähren soll. Dies ist der Fall in den USA, der BRD bei der Gruppe Marbach, der Schweiz und in Frankreich im Schweineforschungszentrum Ploufragen.

In Frankreich in Vienne-en-Arthies, in der BRD (in Hülsenberg), in Dänemark und in England wird die Hysterotomie bevorzugt. Die Hysterektomie rechtfertigt sich nur unter der Voraussetzung, die Operation unter strengsten aseptischen Bedingungen durchzuführen.

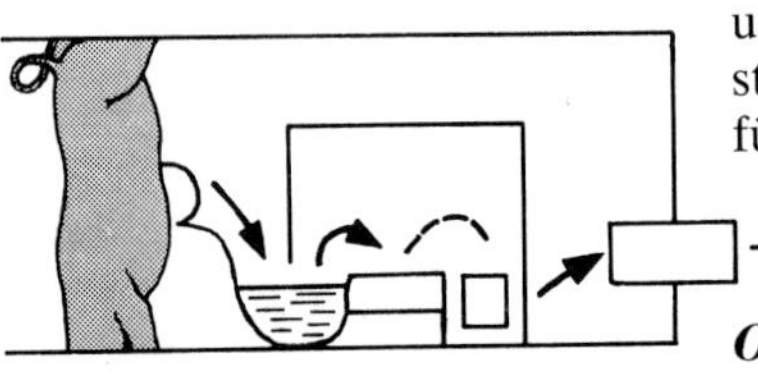

Abb. VIII/6 Hysterektomie (schematisch)

Operationstechnik

Operation am 112. bis 113. Tag. Folgende Arbeitsgänge sind sehr schnell durchzuführen:

- Aufhängen der Sau an den Hinterbeinen;
- Elektrobetäubung;
- Desinfektion des Gesäuges;
- Einschnitt 20 cm von der weißen Linie entfernt, und zwar von der Schambeinkante bis 20 cm vom Brustbein;
- Durchtrennen des Gebärmutterhalses an der hinteren Grenze;
- schnelle Durchtrennung der Ligamenta mesenterica;
- Auffangen des Uterus in einem 100-Liter-Gefäß mit einer antiseptischen Lösung von 40 °C;
- Rückbringen des Uterus in einen Sterilisator, der auf dem Desinfektionsgefäß angebracht ist;
- schnelle Extraktion der Ferkel nach Aufschneiden der Uteruswand;
- die Ferkel werden in einen Sterilisator gebracht, wo sie getrocknet, wiederbelebt und gekennzeichnet werden, um sie in eine sterile Abteilung zu überführen (Abb. VIII/6).

Vom Eintritt der Narkose bis zur Extraktion des letzten Ferkels darf die Operation nicht länger als 110 Sekunden dauern.

Die Aufzucht der Ferkel ist die gleiche wie nach Hysterotomie.

MIKROBIOLOGISCH KONTROLLIERTE GEBURT

Die programmierte Geburt vollzieht sich wie normal unter sehr strengen Hygienebedingungen, aber nicht aseptisch. Nach der Desinfektion der Geburtswege wird das neugeborene Ferkel in eine antiseptische Lösung getaucht und in einen Sterilisator gebracht. Es wird antibiotisch oral und parenteral versorgt. Das Ferkel wird unter SPF-Bedingungen wie nach Hysterotomie aufgezogen. Dieses Verfahren entspricht den Arbeiten von Ducluzeau, Graibeaud u. a. (1976).

CHEMOPROPHYLAXE UND FRÜHABSETZEN

Hierfür liegen Untersuchungen aus Großbritannien von Alexander u. a. (1980) vor:

- polyvalente Antibiotikabehandlung der Sauen, die einen Monat vor dem Abferkeln isoliert werden;
- Umsetzen der Ferkel mit 5 Tagen in die Separatboxen;
- zusätzliche Behandlung der Ferkel von ihrer Geburt bis zu 15 Tagen nach dem Absetzen.

Die ersten Ergebnisse sind ermutigend, aber nach den Versuchsanstellern selbst ist es für Schlußfolgerungen noch zu früh.

ERFOLGSBEDINGUNGEN

Die Bedingungen für den Erfolg einer SPF-Aufzucht wurden bereits in den vorherigen

Abschnitten dieses Kapitels entwickelt, es sollen nur die wesentlichsten Punkte nochmals erwähnt werden.

Hinweise für den Betreiber der Anlage

Man muß ihn überzeugen, daß es sich um eine Sicherheit für die Gesundheit seines Bestandes handelt. Er muß folgende Voraussetzungen, die er genauestens in seiner Arbeit zu befolgen hat, kennen:
- die Bedingungen des Betretens und der Desinfektion:
- den Besucherverkehr;
- das Betreten der Gefährdungszonen (Abferkelbuchten – Absetzerplätze);
- den Ablauf der Umsetzungen in der Aufzucht;
- die für jeden Stall eigenen Gerätschaften;
- die Planung der Aufzucht, Regelung der Geburten;
- den Wechsel des Personals;
- die Laderampe;
- die Quarantäne;
- die Transportfahrzeuge usw.

Veterinärmedizinische Betreuung

- Klinische Untersuchung des Bestandes zweimal monatlich;
- laufende Kontrolle der Tiere auf dem Schlachthof;
- bakteriologische und histopathologische Untersuchungen aller verendeten Tiere;
- serologische Untersuchungen von 20 % bei Herden mit weniger als 100 Sauen auf Schweinepest, akut oder chronisch, Aujeszky, Parvovirose, Brucellose und Leptospirose.

Aufzuchtbedingungen

Der Halter soll besonders achten auf:
- die Besatzdichte;
- die Raumtemperatur bei jungen Tieren;
- die Lüftung;
- die Sauberkeit (Staubablagerung).

Tabelle VIII/13a SPF-Aufzucht, 1. Beispiel
Vergleich zwischen Tieren gleicher genetischer Konstruktion, aufgezogen in gleichen Ställen und bei gleicher Fütterung

	Konventionelle Aufzucht	SPF-Aufzucht	Differenz
Anzahl der Schweine	66	101	
Anfangsmasse (kg)	29,6	28,1	
Schlachtmasse (kg)	95,7	97,5	
Durchschnittliche tägliche Zunahme (g)	551	649	+ 18 %
Futteraufwand (kg/kg LM)	3,67	3,04	− 17 %

Nach: C.C.P.A. – Vienne-en-Arthies, 1971

Tabelle VIII/13b SPF-Aufzucht 2. Beispiel
Durchschnittliche Ergebnisse beim Vergleich von konventionellen und sanierten Tieren (Kreuzung LR × LW) – (Thiry u. Guillin, 1975)

Ergebnisse	Konventioneller Bestand	Sanierter Bestand (SPF)	Differenz
Alter bei 100 kg (Tage)	176	161	
Durchschnittliche tägliche Zunahme (Geburt bis 100 kg)	560	615	+ 55 g
Futteraufwand (kg/kg LM) (25 bis 100 kg)	3,6	3,1	− 0,5

Desinfektion der Ställe

Regelmäßige Desinfektion ist obligatorisch, die Zeitabstände richten sich nach der Bestimmung:
- im Sauenstall nach jeder Abferkelung;
- im Absetzerstall nach Räumung der Buchten. Die Desinfektion sollte mindestens vierteljährlich durchgeführt werden;
- in den anderen Ställen mindestens einmal im Jahr;
- in der Quarantäne nach jedem Durchgang;
- auf der Verladeeinrichtung Desinfektion der Rampe und der Zugänge nach jeder Benutzung.

BEDEUTUNG DER SPF-METHODE

Die SPF-Aufzucht hat einen ökonomischen und einen gesundheitlichen Aspekt.
Betrachten wir den ökonomischen Aspekt für

Tabelle VIII/14 Durchschnittliche Ergebnisse von 600000 SPF-Schweinen oder von SFP-Schweinen abstammend in Dänemark (nach Mandrup, 1980)

Tägliche Zunahme	+ 10 %
Produktionskosten	− 10 %
Tierärztliche Behandlungen	− 30 %
Schlachtbeanstandungen	− 70 %
Tatsächlicher Gewinn gestiegen von	20 auf 30 %

ZUSAMMENFASSUNG

Für die SPF-Methode der Aufzucht werden verschiedene Techniken vorgeschlagen: Hysterotomie, Hysterektomie, mikrobiologisch kontrollierte Geburt, Chemoprophylaxe und Frühabsetzen.
Die Autoren ziehen die Technik der Hysterotomie vor, gefolgt von drei Aufzuchtphasen bei den so entwickelten Ferkeln.
Die Erfolge dieser Aufzuchtmethode werden beeinflußt durch die Sachkenntnis des Halters, Mithilfe des Tierarztes, Qualität der Haltung und Maßnahmen der örtlichen Desinfektion. Die SPF-Aufzucht hängt mit der Notwendigkeit zusammen, spezifische Krankheiten, die in der Schweineproduktion verbreitet sein können, zu tilgen.

Tabelle VIII/15 Gesundheitserhebungen in der Schweiz bei zwei Sanierungsmethoden, entweder nach der amerikanischen* oder der schwedischen** Methode (Nicot, 1973)

Erreger	Methode	
	amerikanisch	schwedisch
Haemophilus pleuropneumonia	0	9
Rhinitis atrophicans (Schnüffelkrankheit)	1	8
Enzootische Pneumonie	0	1
Mykoplasmen	5	14
Ektoparasiten (Räude und Läuse)	0	3 + 5

Frankreich (Tab. VIII/13a und b) und im Vergleich mit Dänemark (Tab. VIII/14).
Der gesundheitliche Aspekt der SPF-Methode bringt den Nachweis der großen Bedeutung der hygienischen Maßnahmen und des Gesundheitsschutzes. Als Beispiel wird in Tab. VIII/15 das Ergebnis einer Untersuchung in der Schweiz dargestellt.

Belegung der SPF-Aufzuchten

Die Abgabe der Reproduktionstiere kann in Frankreich ohne staatliche Gesundheitsgarantien erfolgen. Um am sichersten zu verfahren, müssen die Tiere der höchsten Zuchtstufen, die Aufzuchtbetriebe der Großelterngeneration, saniert sein. Egal, ob sie mit der SPF- oder Auslesemethode saniert wurden, bleiben die Gesundheitsdirektiven die gleichen. In Frankreich erfolgt die Sanierung der dafür vorgesehenen Aufzuchtbetriebe, seien sie Einzelbetriebe oder wirtschaftliche Gruppierungen, meist nach der SPF-Methode.

Zukunft der SPF-Methode

Die SPF-Methode zur Gewinnung von Ferkeln scheint immer unentbehrlicher zu werden. Die Aufzucht ohne Muttermilch kann ein relativ einfacher und sicherer Weg zur Einführung verbesserter Eigenschaften von einer operierten Sau und der Verwertung bei ihren Ferkeln sein. Auf alle Fälle sind Hysterotomie und Hysterektomie mit steriler Aufzucht und einem strengen hygienischen Schutzsystem die besten Formen der Sicherheit im gesundheitlichen Sinn. Sicherlich müssen die Bedingungen einer Schnittentbindung und Haltung der Ferkel nach der SPF-Methode bekannt sein und beherrscht werden, aber für die Belegung einer Aufzuchtanlage als Neueinrichtung oder zur Sanierung bleibt die SPF-Methode das Mittel der Wahl.
In Frankreich sind SPF-Aufzuchten, im Jahre 1971 durch Selektion geschaffen, erhalten geblieben. Wenn 30 % in 9 Jahren kontaminiert wurden, so kennt man die Gründe: es gab keine festen Regeln, die in diesen Fällen beachtet wurden.
In Dänemark waren die Reinfektionen relativ gering, 4,4 % im Mittel von 10 Jahren bei 660000 SPF-Schweinen zum 1. 1. 1980.

Empfehlungen für die Erarbeitung und Anwendung eines Hygieneprogramms in der Aufzucht

Wir haben uns ins Gedächtnis zu rufen:
- die Prophylaxe auf der Grundlage von Hygienemaßstäben, unter Beachtung der Empfänglichkeit der Tiere, der Umwelt, der Kontaminationsquellen von innen und außen;
- den Nutzen der SPF-Aufzucht, der von der Notwendigkeit abhängt, spezifische Krankheiten, die sich unter den Reproduktionstieren verbreiten können, auszumerzen.

Diese Methode, schwierig in der Ausführung und weiteren Entwicklung, bedeutet eines der Hauptprinzipien für die Schaffung oder Sanierung gesunder Zuchtbestände. Ihre Anwendung darf laufende hygienische Maßnahmen nicht vernachlässigen. Das ist der Grund, Hygienepläne für die Aufzucht aufzustellen. Sie werden abgefaßt, um dem Halter eine zootechnische und materielle Hilfe zu geben, den landwirtschaftlichen Fachkräften in den Wirt-

* SPF-Methode
** Eliminierung kontaminierter Muttertiere und ihrer Nachkommen, verbunden mit einer strengen gesundheitlichen Auslese des Grundmaterials und rigorosen Hygienemaßnahmen.

schaftsverbänden die Haltung und das Zuchtgeschehen der Herde zu verdeutlichen, gleichgültig von welcher Größe , und sie bei der Meisterung der Hygiene zu ermutigen und sicher zu machen.
Die Verbände können unter Verletzung der Veterinärgesetze, die nur Tierärzten und Apothekern die Abgabe von Tierarzneimitteln gestatten, gewisse Mittel kaufen und abgeben (unter Aufsicht eines Tierarztes). Die von den Verbänden vorgelegten Programme müssen zuerst von einer Kommission unter Mitarbeit des Tiergesundheitsdienstes genehmigt werden. Im Fall der Annahme wird zu ihrer Durchführung eine Finanzhilfe aus einem besonderen Fond zur Marktregulierung gewährt.
Im Prinzip gibt es für die Programme keinen Standard. Jede Produktionstechnik, jede Region, ja sogar jeder Betrieb hat eigene hygienische Besonderheiten. Trotzdem kann der Grundgedanke eines Hygieneprogramms für viele Aufzuchtbetriebe gemeinsam sein, falls sie sich in der gleichen klimatischen Zone befinden, den gleichen Produktionstyp darstellen mit bekanntem Zuchtschema und ähnlichen Aufzuchtmethoden.

VORAUSSETZUNGEN ZUR AUSARBEITUNG EINES HYGIENEPLANS FÜR DIE AUFZUCHT

Es ist zweckmäßig, folgendes in Betracht zu ziehen:
- spezifische pathologische Gegebenheiten, klinische, serologische, aus dem Sektionsbild;
- epidemiologische Untersuchungen;
- präventive oder kurative Maßnahmen entsprechend ihrer Bedeutung;
- die Struktur der Aufzucht: Grad der Intensität der Produktion, Stallbauten und Umgebung, technische Ausstattung der Aufzucht.

Die Sammlung der zootechnischen und Hygienedokumente ist ein Mittel, um die Krankheitssituationen in einem Gebiet kennenzulernen. Bei diesen Dokumenten ist wichtig, daß sie als Unterlagen der Arbeit und Kontrolle für Zootechniker und Tierärzte im Betrieb gehalten werden müssen. Sie sind in 3 Arten zu unterteilen:

Zootechnische Aufzeichnungen

Sie beinhalten technische Kennziffern der Aufzucht und haben zwei Grundlagen:
- die erste ist der Ablauf im Aufzuchtbetrieb. Er wird auf Tabellen oder Graphiken festgehalten, die den kalendermäßigen Zyklus der Abferkelungen jeder Sau und Zwischenfälle, die bei ihnen aufgetreten sind, registrieren;
- die zweite behandelt die technischen oder ökonomischen Abweichungen in der Herde von den vorgegebenen Daten, die sehr schnell durch die obigen Aufzeichnungen gefunden werden können.

Man muß festhalten:

Für die Zucht

- *Kennziffern der Produktivität und Haltung der Herde*
- Gesamtzahl der Sauen, einschließlich Jungsauen;
- Zahl der produktiven Sauen – der Vergleich dieser beiden Daten gibt den Grad der Reproduktion der Herde an;
- Zahl der Eber;
- Abferkeldaten;
- Zahl der lebend geborenen Ferkel;
- Zahl der abgesetzten Ferkel, als Mortalitäts- und Selektionsrate zwischen Geburt und Absetzen;
- Zwischenzeit zwischen Absetzen und nächster erfolgreicher Bedeckung, das zeigt die Fruchtbarkeit der Herde und das ökonomische Ergebnis an;
- Zahl der Geburten je Sau und Jahr für die zur Produktion benutzten (produktiven) Sauen und für die Sauen insgesamt.

- *Fütterungsdaten*
- Futterverbrauch der Ferkel und Sauen;
- Durchschnittsmasse der abgegebenen Ferkel.

- *Charakteristika der Aufzuchtbetriebe nach dem Produktionsziel*
- Geschlossene Zuchten: Zuchten, die Reproduktionstiere an andere abgegeben, aber selbst keine oder nur eine kleine Anzahl von anderen zukaufen und nur mit Zucht- und Gesundheitsnachweis. Das sind in der Hauptsache die SPF-Betriebe.
- Offene Zuchten: Zuchten, die Reproduktionstiere und Ferkel verkaufen. Sie bekommen ihre Großeltern-Reproduktionstiere von anderen Betrieben. Sie sind Vermehrungsbetriebe (Kreuzungszuchten) oder produzieren nur Ferkel.
- Halbgeschlossene Zuchten: Vermehrungszuchten oder Mastferkelproduzenten, die ihre Reproduktionstiere von Herden gleicher Kondition bekommen.

Entsprechend dem Ziel, Vermehrung oder Zucht, sind die Risiken der Verbreitung von Krankheiten unterschiedlich; der Umfang der Präventivmaßnahmen hängt von der Natur der Krankheit und von der Einhaltung des Hygieneplanes der Aufzucht ab.

Tabelle VIII/16 Gesundheitsplan für Zuchtbestände
Beispiel eines Fragebogens für die Zucht

Datum:	Tierärztlicher Berater:		
Name des Betriebes:	Zootechnischer Leiter:		
Anschrift:	Organisation:		
		Zahl der Sauen	Zahl der Masttiere
Art der Aufzucht:			
SPF	☐		
Vermehrung	☐		
Abferkelbetrieb	☐		
Abferkel-Mastbetrieb	☐		
Mastbetrieb	☐		
Gesundheitsstatus des Betriebes:	Saniert Konventionell		
Vorhergehende Behandlungen:	Raum	Datum	Mittel
Desinfektion			
Insektenbekämpfung			
Nagerbekämpfung (Schadnager)			

Für die Mast
- Zahl der vorhandenen Mastplätze;
- Zahl der Tiere (Besatzdichte);
- Masse der Jungschweine beim Einstallen;
- Masse der Schlachtschweine beim Ausstallen;
- Dauer der Gesamtbelegung der Anlage;
- Ablauf der Ausstallungen;
- Wachstum, durchschnittliche tägliche Zunahme;
- Futterverwertung;
- prozentuale Verluste.

Vergleichsdokumente zwischen den Betrieben

(Gruppeninformation, Tab. VIII/16)

Für jeden Aufzuchtbetrieb der gleichen Gruppe, dessen Charakter festgelegt ist, werden die wesentlichsten zootechnischen Ergebnisse angegeben.
Die Erkenntnisse daraus sind bedeutsam:
- sie sind eine Information für Besitzer und Tierarzt über den durchschnittlichen Status der Betriebe der gleichen Region und der gleichen Gruppe; sie erlauben auch einen Rückschluß auf die Unterschiede zwischen den einzelnen Betrieben;
- sie bringen die Probleme eines Aufzuchtbetriebes zur Kenntnis, die den Tierarzt aufhorchen lassen;
- sie sind eine Anregung für den Besitzer zur Gestaltung seiner eigenen Aufzucht und für die Durchführung von präventiven Hygienemaßnahmen. In diesem Fall muß er die Bedeutung der vergleichenden ökonomischen Fakten abwägen: Höhe der Produktionskosten und Gewinn.

Hygienedokumente

Der vollständige Gesundheitspaß muß enthalten:
- die Diagnose früherer Erkrankungen;
- die Ergebnisse der ätiologischen Untersuchungen; definitive Ursache, Charakteristika, prädisponierende Ursachen (sie sind häufig vielseitig);

- die Schlußfolgerungen aus epidemiologischen Erhebungen (bis zu ihrer Verwirklichung) oder die Berichte über die lokalen Untersuchungen der Veterinärdienste oder Tierärzte);
- die Morbidität und Mortalität;
- die Entwicklung der aufgezeigten Krankheiten;
- die Untersuchungsergebnisse der veterinärmedizinischen Untersuchungsstellen;
- das Fazit aus den vorhergehenden klinischen Beobachtungen;
- Schlachtkontrollen: Häufigkeit und Ergebnisse;
- der z. Z. angewendete Prophylaxeplan, seine Auswirkungen.

Zur Ausarbeitung eines Hygieneplanes für die Aufzucht muß der Tierarzt stets zwei Elementen in der Einschätzung Rechnung tragen: die zootechnischen und hygienischen Kenntnisse des Halters und dessen finanzielle Mittel.
Entsprechend der finanziellen Möglichkeiten sollten die Maßnahmen abgestuft werden und man wird unterscheiden:

- sofortige Maßnahmen, z. B. Art und Häufigkeit der Schlachthofkontrollen, Verbesserung der Haltungsbedingungen (Fütterung, Stalltemperatur, Lüftung), Prophylaxe der Gesäugeentzündungen, der Krankheiten der neugeborenen Ferkel, der Myopathien, der Rhinitis atrophicans (Schnüffelkrankheit);
- Maßnahmen mit mittlerer Frist, z. B. Verringerung der Besatzdichte, Bestimmung der günstigsten Sauenzahl, Wechsel oder Erhöhung der Zahl der Eber, Gruppenabferkelung, Festlegung von neuen Absetzdaten mit ihren Folgen für die Benutzung des Sauenstalls und der Haltung des Gesamtbestandes, Veränderung des Lüftungssystems, usw.;
- langdauernde Maßnahmen, z. B. Bau eines Absetzerstalls, Änderung der Einrichtung (Käfighaltung, Fütterungssystem), Verkaufsstall für die künftigen Reproduktionstiere (Zuchtbetrieb oder Vermehrungsbetrieb) usw.

TIERÄRZTLICHE VERPFLICHTUNGEN BEI DER AUSARBEITUNG UND ANWENDUNG EINES HYGIENEPLANES FÜR DIE ZUCHT

Es gibt tierärztliche Berater der Wirtschaftsverbände, die verpflichtet sind:

- zur Ausarbeitung des Planes;
- zur Überwachung seiner Anwendung in der Zucht unter Mitwirkung anderer Tierärzte und Zootechniker.

Diese Tiergesundheitsdienste, obligatorisch in der Tierärztlichen Ordnung verankert und genehmigt durch eine regionale Behörde, können einen verschiedenen beruflichen Status haben:

- freiberufliche Tierärzte, durch Vertrag mit dem landwirtschaftlichen Wirtschaftsverband verbunden. Dasselbe kann mit einem Tierarzt der Fall sein, zu dessen Praxis eine Aufzuchtanlage gehört.
- Tierärzte, bezahlt von einem Wirtschaftsverband, von einer Landwirtschaftskooperative oder von einer Arbeitsgruppe für Hygiene- und Sanierungsmaßnahmen.

In Frankreich müssen diese Tierärzte gewisse Regeln beachten, festgelegt im Gesetz vom 29. Mai 1975 über die tierärztliche Arzneimittelverordnung, in Bezug auf ihre Verantwortlichkeiten, ihre Pflichten und ihre Befugnisse; ebenso in den Regelungen über die Pflichten der Tierärzte und ihre praktische Unabhängigkeit, ihren sozialen oder juristischen Status.
Bei der Durchführung des Hygieneplans für die Zucht bestimmt der tierärztliche Gesundheitsdienst mit dem Halter die Häufigkeit der regelmäßigen Besuche in Zusammenarbeit mit dem Wirtschaftsverband oder anderen Tierärzten.

Grundmaßnahmen

(Tabellen VIII/17 bis VIII/20)

Diese Maßnahmen bestehen aus Empfehlungen, die je nach Region, Art der Zucht usw. verändert werden können. Sie werden gesondert aufgestellt für die Nord- und Westregio-

Tabelle VIII/17 Gesundheitsplan im Zuchtbestand – Maßnahmen im Betrieb: Sauen

Daten des Produktionsablaufs	Aufzuchtverhältnisse	Indikationen zum Eingreifen	Behandlung oder Vorbeuge	Anwendung
Jungsauen	Haltung auf Stroh	Wachstumsstörung, Arthritis und Verferkeln	Mineralstoffe, Rotlaufimpfung	Wiederholung nach 5 Monaten
110 Tage Trächtigkeit	Änderung der Fütterung: Zugabe von Kleie: 500 g/Tag (3 Tage) desgl. 1 kg/Tag (2 Tage) Futter: 2 kg/Tag (2 Tage)	Verstopfung	Suppige Fütterung	
115 Tage Abferkeln	Optimale Stalltemperatur 18 °C Ferkelnester 33 °C am 1. Tag. Ruhe. Diät – nur Wasser. Achte auf Geburtsverlauf, Abnabeln der Neugeborenen, Aufnahme des Kolostrums	Verzögerte Geburt oder Nachgeburtsverhaltung. Temperaturkontrolle 2 Std. nach Ferkeln. Aufregung bei Erstlingssauen	Oxytoxin Scheidenspülung mit Antiseptika von schwacher Konzentration	Keine hohen Dosen (nicht mehr als 20 IE), nach 2 Std. wiederholen. Vorsicht bei verschiedenen Rassen (z. B. belgische Landrasse)
116 Tage	Zu viele Ferkel anderen Sauen ansetzen. Kümmerer merzen	Keine oder zu wenig Milch	Oxytoxin	Wenn letztes Ferkel geboren wird
120 Tage	Fütterung: Erhöhung der Ration			
Tag X Absetzen	Flüssige Fütterung, sofortige Abtrennung der Ferkel von der Sau		Natriumsulfat: 150 g/Sau Rotlaufimpfung Injekt. Vit. A, D_3, E	
Tag X + 1	Fütterung ½ Ration. Umstallung	Milchsekretion stoppen		
Tag X + 2 bis 3	Ration: 2–2,5 kg je nach Größe der Sau	Allgemeine antiparasitäre Behandlung + Vitamine	Wurmmittel, Mittel gegen Ektoparasiten	
Tag X + 6 bis 8		Auf das Auftreten der Rausche achten, kein Auftreten am 7. Tag	Hormonale Stimulation. Hypophysen-Vorderlappenhormone (Genadotropine)	
Tag 0	*Erfolgreiche Konzeption*			
Nach Bestätigung der Trächtigkeit (23. Tag nach 1. Bedeckung) = ∅ 30 Tage	Abferkelstall Temperatur nicht unter 14 °C		Mineralstoffmischung	Monatliche Verabreichung
90 Tage		Immunisierung der Sauen bei Früherkrankung der Neugeborenen	Spez. Impfstoffe, die Antigene gegen die entsprechenden Erregertypen enthalten	
100 Tage		Behandlung gegen Endoparasiten	Spez. Antihelmintika nach Kontrolle auf Parasitenbefall	
108 Tage	Umsetzung in Abferkelstall	Säuberung und Ektoparasitenbekämpfung	Entsprechende Mittel	Mit lauwarmem Wasser abbürsten. Ohren nicht vergessen

Tabelle VIII/18 Gesundheitsplan im Zuchtbestand – Maßnahmen im Betrieb: Ferkel

Alter	Aufzuchtverhältnisse	Indikationen zum Eingreifen	Behandlung oder Vorbeuge	Anwendung
1. Tag	Temperatur: 30 °C. Abtrennen der Nabelschnur, Sofortdesinfektion. Kupieren: Schwanz (letzter Schwanzwirbel) und Kürzen der Eckzähne. Überzählige Ferkel bei anderen Sauen ansetzen. Kümmerer merzen			
3 Tage		Eisenmangelanämie	Injektion oder über Trinkwasser Eisendextranverbindungen	
4 Tage	Fütterung: Ferkelfutter auf Pappe oder ein Brett auf den Boden schütten		Vit. E	Besonders für einige Rassen, z. B. belgische Landrasse
8 Tage	Freie Futteraufnahme aus kleinem Trog			Tägliche Futterverabreichung
10 Tage		Bei frühem Auftreten von Strongyliden	Spezifische Wurmmittel	Pastenform
10–15 Tage	Kastrieren			
17 Tage		Anämie Bei gastrointestinalen Beschwerden beim Absetzen oder Pneumopathien	Eisen-Injektion Vakzination entsprechend durchgeführter Erregeridentifizierung. Geeignete Supplementierung	
Tag X = Absetzen	Raumtemperatur: 1. Woche 26 °C, 2. Woche 24 °C, fortschreitende Rücknahme bis 19 – 20 °C bei einer Lebendmasse von 20 kg. Bildung homogener Gruppen. Achten auf Stallbelüftung. Bakterielle und chemische Trinkwasserqualität überwachen.	Bei Auftreten von Krankheiten nach Absetzen	Pelletiertes Ferkelfutter mit Antibiotikazusätzen (gemäß Antibiogramm). Zusatz von genehmigten medikamentellen Vormischungen	Evtl. Herabsetzung der Futterration für 10 bis 15 Tage. Futter mit Zusätzen 15 Tage lang.
Tag X + 4		Entwurmung	Mittel gegen Endoparasiten (Askariden und Strongyliden)	
8–9 Wochen	Wenn die Ferkel in Käfigen gehalten werden, sollen sie nicht mehr als 25 kg wiegen (Rangkämpfe)			

nen Frankreichs. Die Angaben in den Tabellen VIII/17 bis VIII/20 sind in Bezug auf die Art des Medikamentes und der Anwendung sehr unvollständig. Es ist Sache des tierärztlichen Gesundheitsdienstes, die handelsübliche Art des Medikamentes sowie die Einzelheiten seiner Benutzung zu präzisieren: Verabreichung, Anweisungen über Anwendung und Gefahren. Genauso ist es, wenn Veränderungen der Umweltverhältnisse anzuordnen sind.

Ergänzungsmaßnahmen

Bei gewissen Infektionskrankheiten von großer ökonomischer Bedeutung, die in einer Region aufgetreten sind:
- Aujeszkysche Krankheit,
- Rhinitis atrophicans (Schnüffelkrankheit),
- Enzootische Pneumonie,
- Haemorrhagische Gastroenteritis,

sollten Empfehlungen über die Aufzuchtbedingungen, die Abgabe der Reproduktions-

Tabelle VIII/19 Gesundheitsplan im Zuchtbestand – Maßnahmen im Betrieb: Eber

Daten des Produktionsablaufes	Haltung	Indikationen zum Eingreifen	Behandlung oder Vorbeuge	Anwendung
	Vermeide Temperaturen über 20 °C	Behandlung gegen Endoparasiten	Spezifische Wurmmittel gem. der Diagnose	2- bis 3mal je Jahr
	Haltung auf Stroh	Verhütung von Arthritis	Rotlaufimpfung	Wiederholung alle 6 Monate, außer der Zeit der höchsten Deckbeanspruchung
Während des Wachstums		Rangkämpfe Achten auf Räude	Vitamin–Mineralstoffgemisch Spezifische Mittel gegen Ektoparasiten	1mal/Monat Komplette Behandlung 2mal im Abstand von 5 Tagen bei Bedarf. Wiederholungen alle 2 Monate durch Einreibung. Tiere ohne Behandlungserfolg eliminieren

Tabelle VIII/20 Gesundheitsplan für Mastbestände – Maßnahmen im Betrieb: Mastschweine

Alter	Aufzuchtverhältnisse, Haltung	Indikationen zum Eingreifen	Behandlung oder Vorbeuge	Anwendung
0 Tage	Einstallung der Jungschweine, Einteilung in Gruppen nach Lebendmasse			Leichtverdauliches Futter während der ersten Woche
0–15 Tage		Schutz gegen Eingewöhnungsstreß und Erregerkontamination	Spezialfutter mit antibiotischen und antiprotozoären Zusätzen. Mit genehmigten medikamentellen Vormischungen	Als Futtermischung
8 Tage		Wurmkur	Antihelminthika	
30 Tage		Wurmkur		

tiere und die Vorschriften der medizinischen und hygienischen Maßnahmen, spezifiziert nach Altersstufen der Tiere, durch den oder die verantwortlichen Tierärzte gegeben werden.

Bedingungen für die Anwendung des Hygieneplanes in der Aufzucht

Unabhängig von der Größe des Aufzuchtbetriebes, sollte der betreuende Tierarzt eine finanzielle Aufstellung machen, präzisiert und nach den einzelnen Kosten für die Präventivmaßnahmen, deren Anwendung gemeinsam durchgeführt wird. Werden die Kosten von der freien Wahl unterschiedlicher Medikamente mitbestimmt, sollte die Wirkung, die Einfachheit der Applikation und ihre Abgabe in der gleichen Aufstellung in Betracht gezogen werden.

Anwendungsart

Es gibt mehrere Wege der Applikation.

- *Orale Applikation*
- über das Futter: bezeichnet als Medizinal- oder Diätfuttermittel entsprechend der Art des Zusatzes. Es wird aus medikamentellen Vormischungen (Prämix) hergestellt, die einer Handelsgenehmigung bedürfen und mindestens zu 1 % dem Futter zugesetzt sein müssen. Die Verabreichung ist sicher, die Wirkung basiert auf der Zufütterung über längere Zeit (8 Tage und länger) und für alle Gruppen der erkrankten und mit ihnen in Kontakt stehenden Tiere;
- über das Trinkwasser: die Behandlung auf diesem Wege ist schnell und bequem, aber sie erfordert eine entsprechende Installation von Zwischenbehältern oder eine Dosiereinrichtung bei fließendem Wasser. Man ist gezwungen, gewisse Stoffe auf Grund ihres schlechten Geschmacks oder Geruchs, ihres gelegentlichen Ausfällens oder des Risikos der Schleimbildung (Verstopfung der Wasserzuflüsse) auszuschließen. Es ist jedoch eine praktische Verabreichungsart für kurze Dauer.
- andere Verfahren: Latwerge oder Pulver mit Beimengungen für die jungen Ferkel, die noch kein Futter aufnehmen können. Sie gestatten eine genaue Dosierung.

- *Parenterale Applikation*

Sie ist bei den Impfungen notwendig. Für die Applikation anderer tierärztlicher Mittel ist sie wegen der schnellen präventiven oder therapeutischen Wirkung geeignet, aber ihre generelle Anwendung bei einer Herde ist mit Nachteilen behaftet durch die

- Aufwendigkeit der Behandlung und die Verfügbarkeit von Hilfskräften,
- Aufregung und Aggressivität bei jungen Reproduktionstieren und bei älteren nach wiederholten Impfungen,
- Unmöglichkeit, die Wirkung für eine genügend lange Zeit aufrecht zu erhalten,
- Schwierigkeit, größere Mengen (z. B. >100 ml/Tier) zu verabreichen.

- *Lokale Anwendung*

Zur Behandlung örtlicher Verletzungen nach Unfällen.

- *Äußere Anwendung*

Zur Behandlung von Ektoparasitosen, die ein Einreiben in die Haut verlangt. Handschuhe sind in den meisten Fällen notwendig.

Genehmigung der Ausarbeitung und Anwendung des Hygieneplans

Wenn es bei der Anwendung des Hygieneplanes für einen Betrieb, der mit einem landwirtschaftlichen Interessenverband zusammenhängt, notwendig ist, eine abweichende Maßnahme von der festgelegten Medikamentenverabreichung zu treffen, muß der Plan die Zustimmung der regionalen Kommission erhalten, entsprechend den Bestimmungen der tierärztlichen Arzneimittelverordnung. Die Änderung muß durch einen Tierarzt, der von der Kommission zugelassen ist, begründet werden, dessen Anordnungen mit dem Gesetz übereinstimmen. Seine Verantwortlichkeit für die Änderung des Plans, allein oder mit anderen Tierärzten gemeinsam ist gleichermaßen verpflichtend.

ZUSAMMENFASSUNG

Es wird die Konzeption des Hygieneplanes für die Aufzucht entwickelt, der vom Staat unterstützt wird, um den Leitern von Aufzuchtbetrieben und den landwirtschaftlichen Wirtschaftsverbänden zu helfen, Rückschläge in der Zucht und beim Gesundheitsschutz leichter zu überwinden. Nachdem die Bedingungen für die Aufstellung eines Hygieneplanes erläutert wurden – Sammlung der zootechnischen und veterinärmedizinischen Daten für Zucht und Mast, Begutachtung durch den tierärztlichen Beratungsdienst des Wirtschaftsverbandes – werden die wesentlichen Maßnahmen für den Gesundheitsschutz der Sauen, Eber, Ferkel in Form von Tabellen empfohlen, mit der Auflage, daß diese Maßnahmen den verschiedenen Regionen und Betriebsformen angepaßt sein müssen.

LITERATUR

ALEXANDER, T. J. L.; BOON, G. I.; LYSONS, R. S.; NELSON, E. P., 1980 – Medicated early weaning (MEW): A method of breaking the cycle of endemic infection. Int. Pig Vet. Symposium. Copenhague

AUMAITRE, A.; RERAT, A., 1971 – Evolution de l'activité enzymatique en fonction du type de régime. Ann. Zoot., 20 (4), 551–575

AYCARDI, J.; LE BARS, J., 1964 – Possibilité et limite de la prophylaxie hygiénique: infulence des fonctions techniques et biologiques. Atti Della 2 a, Conférenza Avicola Europea, Bologna 1417, 307–332

BERRE, P. et al., 1980 – L'engraissement du porc charcutier. Document »Centrale Coopérative de Productions Animales (C. C. P. A.)« 95520 Osny

BOSC, M. J.; DU MESNIL DU BUISSON, F.; LOCATELLI, A., 1974 – Mise en évidence d'un contrôle foetal de la parturition chez la truie. Interactions avec la fonction lutéale. C. R. Acad. Sci, Paris, D 274, 1507–1510

BURGISSER, J. W., 1974 – Le »S. P. F.« en huit questions. L'éleveur de porc (6), 5–7

CORRING, J.; AUMAITRE, A., 1972 – Evolution de l'activité totale de quatre enzymes pancréatiques. Ann. Biol. Anim. Bioch. Bioph. 12 (2), 109–124

CONAN, 1977 – Influence de la propreté en maternité. Revue E. D. E. Finistère, (6), 21

CONAN, D., 1977 – Influence du vide sanitaire en maternité. Revue E. D. E. Finistère, (6), 22

DECAESTEKER, D.; DUMONTEIL, C., 1977 – Réflexion sur la prophylaxie en matière d'élevages industriels. Dossiers de l'élevage, 2 (3), 9–16

DE LA FARGE, B.; CHOSSON, C., 1979 – La climatisation des porcheries. Techni-Porc, 2 (2), V1–V42, Techni-Porc, 2 (4), V1–V62

DUCLUZEAU, R.; RAIBEAUD, P. et al., 1976 – Immediate postnatal decontamination as a means of obtaining axenic animals and human infants. Canad. J. Microbiol., 22 (4), 563–566

DUMONTEIL, C., 1971 – Les thérapeutique chez le porc. Document »Centrale Coopérative de Productions Animales (C. C. P. A.)« 95520 Osny

DUMONTEIL, C., 1977 – Programme sanitaire d'élevage porcs – Conditions générales d'hygiène. Document »Centrale Coopérative de Productions Animales (C. C. P. A.)« 95520 Osny

EVANS, H., STUART, P.; ROBERTS, H., 1977 – La désinfection contre les virus animaux. Brit. Vet. J., 133, 356–359

FURUUCHI, S. et al, 1976 – Vaccination of newborn pigs with an attenuated strain of transmissible gastroenteritis virus. Am. J. Vet. Res., 37 (12), 1401

GAYOT, G.; URSACHE, R., 1976 – Etude du pouvoir bactéricide de quelques désinfectants usuels. Rec. Méd. Vét., 152 (5), 299–304

HOGG, A.; UNDERDAHL, N. R., 1980 – A practical method of obtaining gnotobiotic piglets. Int. Pig. Vet. Symposium, Copenhague

HUVE, O.; LEMAY, J.; MALITTE, A.; POULENC, J., 1976 – L'hygiène: son rôle dans un programme de protection sanitaire. Document »Institut Technique du Porc (I. T. P.)«, Paris

JOURDAIN, P., 1972 – Intérêt de la conduite en bande »all in – all out«. Revue E. D. E. (2), 6

LEMAY, J., 1974 – Solutions aux problèmes sanitaires dans les élevages porcins. Le Point Vétérinaire, 1 (5), 17–25

LEMAY, J., 1979 – Programme sanitaire d'élevage. Atelier »Nasseur-engraisseur«. Techni-Porc, 2 (6), 65–96

LUDVIGSEN, J., 1960 – Atrophic rhinitis in pigs. Beretning fra forsogs laboratoriet, 26 Copenhague V, 319

MANDRUP, M.; MADSEN, K. S., 1980 – Development and results of the danish SPF-Pig production system. Int. Pig. Vet. Symposium, Copenhague

METZGER, J. J.; AYNAUD, J. M., 1978 – Réactions immunitaires et protection du porcelet contre les infections digestives. 10e Journées de la Recherche Porcine en France, 289–306

MORNET, P., 1970 – Sommes-nous maitres des risques pathologiques? Economie Rurale, 85, (7), 101–107

MUIRHEAD, M. R. 1980 – The pig advisory visit in preventive medicine. Vet. Rec. 106 (8), 170–173

MUIRHEAD, M. R., 1980 – Hysterectomy in the sow: an onfarm procedure. Int. Pig. Vet. Symposium, Copenhague

NICOD, B., 1973 – Etude comparative des deux systèmes d'assainissement dans le cadre du service consultatif et sanitaire en matière d'élevage porcin en Suisse. Schweiz. Arch. Tierheilk. 115 (10), 427–451 (Thèse Doctorat vétérinaire, Berne, 1971)

PUYGRENIER, M. et al., 1976 – L'hygiène en élevage. Dossiers de l'élevage. 1 (1), 1–15; 1 (2), 7–20; 1 (3), 1–20; 1 (4), 5–12

RAVAUD, M., 1973 – Production des porcs sans germes pathogènes. Informations techniques des Directions des Services Vétérinaires, France (41–42), 116–131

RAVAUD, M., 1974 – Essai de stimulation du système immunitaire des porcelets I. O. P. S. – 3e Congrès international Pathologie porcine, Lyon

RAVAUD, M., 1976 – Les élevages de porcs S. P. F. Journée Nationale du Porc à Rennes, 23–31

RAVAUD, M., 1976 – Hygiène et protection sanitaire en production porcine. Document »Centrale Coopérative de Productions Animales (C. C. P. A.)« 95520 Osny

RAVAUD, M., 1978 – La diffusion des reproducteurs dans une organisation économique. L'éleveur de porcs (93), 21–23

RENAULT, L., 1975 – Document désinfection. Sanders 91260 Juvisy-sur-Orge

TILLON, J. P., 1980 – Epidémiologie des maladies du porc liées à l'élevage intensif. 12e Journées de la Recherche Porcine en France, 361–380

TILLON, J. P.; VANNIER, P., 1978 – L'intervention du vétérinaire en élevage porcin intensif. Rec. Méd. Vét., 154 (4), 335–346

TOURNUT, J., 1977 – Classification des différents facteurs pathologiques suivant leur importance économique. Journée Nationale du Porc, Pontivy, 25–29

TOURNUT, J., 1978 – Les progrès en pathologie porcine. 10es Journées de la Recherche Porcine en France, 277–288

URSACHE, R.; URSACHE, O.; PLATEAU, E., 1978 – Sensibilité du virus de la maladie d'Aujeszky aux désinfectans. Rev. Méd. Vét., 129 (12), 1671–1684

YOUNG, G. A.; UNDERDAHL, N.R., 1955 – Procurement of baby pigs by hysterectomy. Am. J. Vet. Res., 16, 123–131

Qualität des Schweinefleisches IX

Ch. Labie, M. Eeckhoutte

Die Vorfahren des Wild- und Hausschweines scheinen in Europa im Oligozän aufgetreten zu sein und sich in der langen Periode des Übergangs vom Miozän zum Pleistozän in Europa, Persien, China, mehr aber noch in Indien, dank der gleichbleibenden Umweltverhältnisse dieses Landes, verbreitet zu haben. Daher kann man vermuten, daß die heutigen wilden und domestizierten Arten Asiens, Europas und Afrikas vom nördlichen und mittleren Asien gekommen sind. In der Neuen Welt hat sich das Primitivschwein des Oligozäns zum heutigen Typ des Pekari entwickelt aus Ursprüngen auf der iberischen Halbinsel, die durch die spanischen und portugiesischen Kolonisatoren dorthin gekommen sind.

Diese Darlegung der langen Entwicklungsgeschichte des Schweines beweist, daß es als Vorform der Wildschweine auf der Erde war und daß dieses Wildtier auf Grund seiner Fruchtbarkeit eine bedeutende Quelle der Ernährung des Menschen in der Vorzeit gewesen ist. Demgegenüber ist es nur etwa siebentausend Jahre her, daß es nach Seßhaftwerden des Menschen domestiziert wurde. Dank seiner bemerkenswerten Fähigkeit, Fleisch zu liefern, ist es wahrscheinlich, daß das Schwein zur Bildung von Gemeinschaften beigetragen und damit eine Rolle in der Menschengeschichte gespielt hat (Poplin, 1976).

Dieses Tier behauptet weiterhin einen hervorragenden Platz in der modernen Ernährung des Menschen mit Fleisch. Besonders in den Industrieländern haben die Tierhalter die traditionelle Haltung in Familienbetrieben – wenig rentabel – bewußt in eine intensive Haltung umgewandelt, wobei die Schlachtkörper eine hohe Ausbeute mit einem auch für den Verbraucher günstigen Preis ergeben.

Die in Tabelle IX/1 mitgeteilten Zahlen beweisen die Bedeutung der Erzeugung und des Verbrauchs von Schweinefleisch in verschiedenen Ländern.

Im Jahre 1979 betrug der Schweinefleischverzehr in Frankreich 1805000 t, das machte einen Prokopfverbrauch von jährlich 34 kg aus. Dies entsprach einer Zunahme von 1,7 % gegenüber 1978 und sogar von 15,3 % gegenüber 1974.

Tabelle IX/1 Entwicklung des Schweinefleischaufkommens

	Produktion in 1000 t			Verbrauch in 1000 t		
	1974–76	1979	1985	1974–76	1979	1985
Nordwesteuropa	8465	9044	9830	8184	8625	9152
Südeuropa	2010	2311	2936	2306	2582	3228
Westeuropa	10475	11355	12766	10490	11207	12380
davon EWG	8171	8703	9653	8174	8600	9329
Frankreich	1294	1440	1650	1520	1690	1850
Osteuropa	4545	5335	6266	4428	5224	6161
UdSSR	4335	4720	6000	4405	4735	6020
Kanada	548	605	700	563	595	700
USA	5708	–	6839	5723	–	7041

Das Schweinefleisch nimmt auch unter den jeweiligen Fleischarten, einschließlich der daraus hergestellten Produkte, den ersten Platz ein (Gesamtverbrauch 1979 in Frankreich: 89,5 kg/Einwohner); es läßt das Rindfleisch weit hinter sich mit 25,8 kg im Jahre 1979, wobei sich dieses gegenüber 1974 nur um 7,4 % gesteigert hat. Diese Tatsache beruht sicher auf der Entwicklung des Verkaufspreises bei beiden Fleischarten: er hat sich bei Rindfleisch um 11,7 % zwischen 1977 und 1978 erhöht, bei Schweinefleisch blieb er stabil. Das Einkommen je Kopf der Bevölkerung ist im gleichen

Tabelle IX/2 Jährlicher Prokopfverbrauch in kg in verschiedenen Ländern

Land	Schweinefleisch	Rindfleisch
Frankreich (1979)	34	25,8
BRD	51,1	
Polen	48,1	
USA	31,6	50,8
UdSSR	20,1	27,3
Japan (1978)	12,8	5*

* Rind- und Kalbfleisch

Zeitraum kaum gestiegen, daraus resultiert die Tendenz beim Einkauf zu billigeren Lebensmitteln. Diese Situation ist bis 1985 nach Untersuchungen von Wirtschaftsinstitutionen (O. C. D. E.: Organisation de Cooperation et de Développement économique und G. J. R. A.: Gordon International Research Associate) so geblieben oder hat sich sogar verschlechtert; die Preise für Schweine sind um etwa 12 % gesunken, entsprechend den Preisen für Getreide und Soja.

In anderen Ländern ist der Verbrauch von Schweinefleisch ebenfalls gestiegen, absolut bzw. relativ.

Die Bundesrepublik Deutschland bleibt einer der größten Verbraucher in der Welt, dicht auf gefolgt von Polen.

Japan gibt ein sehr demonstratives Beispiel, denn in diesem Land, in dem der Fleischverbrauch traditionell gering ist und sich auch seit einem Jahrzehnt nicht wesentlich entwickelt hat, betrug 1978 der Schweinefleischverzehr 12,8 kg, und nur 5 kg Rind- und Kalbfleisch.

Wenn diese Zahlen die Bedeutung des Schweinefleisches in der Fleischernährung des Menschen belegen, so gibt es auch Völkerschaften, deren religiöse Vorschriften seine Nutzung verbieten und letztlich seine gesamte Haltung. Bei den orthodoxen Juden darf das Schwein nicht gegessen werden, da die Bibel befiehlt: »Und ein Schwein spaltet wohl die Klauen, aber es wiederkäut nicht; darum soll's euch unrein sein.« (3. Mosis, XI, 7). Dieses Verbot wurde wissenschaftlich zu erklären versucht mit der Sorge, die Bevölkerung vor der Übertragung von Parasitosen (Bandwürmer, Trichinen) zu schützen. Für Riveline (1976) ist die Erklärung: »es scheint keine rationelle zu geben, es wird sich vielmehr um ein Verbot aus der Weisheit Gottes handeln ... um eine Vorsorge um Reinheit ... die das jüdische Volk beachten soll, auch wenn man nicht in der Lage ist, eine vernunftmäßige Begründung zu finden«. Für den Muslim erklärt der Koran das Fleisch des Schweines für unerlaubt (5. Sure, 4). Nach Benel Mouffok ist dieses Säugetier »durch seine schlechten Gewohnheiten zu verachten, da es menschliche Exkremente frißt- ... und das Verbot erscheint heute übereinstimmend mit den Hygienevorschriften, da das Kotfressen die Infektionsursache des Schweines mit den Finnen des Bandwurmes des Menschen *Taenia solium* ist«. Dies ist vielleicht die Erklärung der göttlichen Gesetze über die verbotenen Dinge, wozu auch das Kamel gehört, das ebenfalls ein Kotfresser ist, denn das Fleisch dieses Tieres birgt die Gefahr, Finnen von *Taenia saginata* zu beherbergen.

In vielen Ländern ist das Schweinefleisch seit langer Zeit ein traditionelles Nahrungsmittel, und man sagt ihm beste Qualität nach, was auch die Höhe des Verbrauchs erklärt. In Frankreich besonders erhält die Bezeichnung reines Schweinefleisch einen Glanz, der sich in allen Texten der Verbrauchspropaganda wiederfindet. Die Bemühungen um die Verbesserung der Schweinefleischerzeugnisse befassen sich mit diätetischen Ausführungen, die manchmal in Zweifel zu ziehen sind, aber besonders mit ökonomischen und praktischen Betrachtungen: die Erzeugnisse vom Schwein lassen sich leicht zu Konserven verarbeiten und erfüllen so gut die Bedürfnisse für den Urlaub; sie sind Objekte einer bedeutenden industriellen Verarbeitung (nur 25 bis 30 % werden als Frischfleisch konsumiert), was eine Erweiterung der Verarbeitungs- und Angebotsskala erlaubt. Sie stellen einen bedeutenden Marktfaktor dar, da sie sowohl im ambulanten Handel als auch auf dem Supermarkt und in den bedeutenden Zentren der Konsumtion, den Großrestaurants, leicht abzusetzen sind; sie benötigen keine lange Zubereitungszeit, was eine Vereinfachung der Eßgewohnheiten bedeutet und einen zusätzlichen Gewinn an Freizeit.

Aber wir haben auch gesehen, daß religiöse Vorschriften den Verzehr von Schweinefleisch hunderten Millionen Menschen untersagen, und es ist nicht ganz ausgeschlossen, daß hygienische Gesichtspunkte der Ausgangspunkt dieser Verbote waren. In einigen Industrieländern führt man seit einigen Jahren eine Kampagne gegen das Schweinefleisch und die

Wurstwaren unter Bezug auf diätetische Erwägungen, und um die Konsumenten aufzufordern, weniger Fleisch zu essen, damit eine zu hohe Zuführung von Energie oder Fett vermieden wird.
Das beweist, wie der Begriff *Qualität des Schweinefleisches*, genauso bei anderen Fleischsorten, relativ und zufällig ist, wie leicht der Sprung von logischen Betrachtungen und wissenschaftlichen Daten zur Irrationalität, zur Mode und zum Aberglauben vollzogen wird. Es ist daher notwendig, die Faktoren zu analysieren, die diese Qualität ausmachen im Hinblick auf die Forderungen der verschiedenen Partner in dieser Lebensmittelbranche: gesundheitliche und nährwertmäßige Beschaffenheit für den Verbraucher, Handels- und Verarbeitungsqualität für den Produzenten.

Hygienische Qualität

Die größte Sorge des Hygienetierarztes, die gesundheitliche Beschaffenheit des Fleisches, ist die gleiche wie beim Verbraucher. Es gibt allerdings unnötige Alarmnachrichten in der Boulevard-Presse oder von Journalisten, die auf nicht bewiesenes Auftreten von Trichinose durch Schweinefleisch oder von Botulismus und Salmonellose durch Schweineerzeugnisse geradezu spezialisiert sind. Nicht zu vergessen, es gibt ernst zu nehmende wissenschaftliche Publikationen, die dem Schwein den Bandwurm des Menschen anlasten, obwohl es seit Jahrzehnten in unserem Land erwiesen ist, daß diese Erkrankung vom Rind übertragen wird.
In Wirklichkeit stellt die Zuträglichkeit des Schweinefleisches keine größeren Probleme als das Fleisch anderer Tierarten dar, natürlich unter Einhaltung der Hygiene in den Tierbeständen, den Schlachtbetrieben und im kommerziellen Handel.
Unter den pathogenen Faktoren, die das Schwein kontaminieren können, sind einige durch direkte Kontamination während der Lebenszeit verursacht (klinisch erkennbare oder verdeckte Erkrankungen; therapeutische Präparate); die häufigeren indessen kommen von sekundären Kontaminationen, denn die zahllosen Manipulationen, denen das Lebensmittel bis zum Verbrauch unterworfen ist, setzen es Verunreinigungen durch Menschen und Umwelt aus, Trägern von Mikroorganismen oder unerwünschten chemischen Substanzen. Nur die primären Kontaminationen weisen einen spezifischen Charakter auf, der ihre Untersuchung rechtfertigt, während die sekundären allen Nahrungsprodukten gemeinsam sind und von der Allgemeinhygiene in der Lebensmittelindustrie abhängen (Tab. IX/3).
Aus dieser Aufstellung sollen nur einige Probleme betrachtet werden:

Viruserkrankungen

Sie stehen im Vordergrund, da die Gefahr der Kontamination des Schweinefleisches mit virösen Erregern von Zoonosen sehr groß ist, und man beim jetzigen Stand der Wissenschaft nicht über einfache und schnelle Diagnosemethoden beim Auftreten derartiger Erkrankungen verfügt und auch nicht über wirksame Behandlungsverfahren. Dabei stehen sie im Gegensatz zu Erkrankungen, die mit so schweren Veränderungen an den Organen einhergehen, daß sie als Lebensmittel von vornherein nicht infrage kommen.

Salmonellosen

Die in Frankreich und anderen Ländern durchgeführten Erhebungen beweisen die Häufigkeit der Kontamination der Schlachtschweine durch diese Keime, besonders mit *S. cholerae suis, S. typhi suis, S. typhimurium*.
Die Verbreitung der Salmonellen in den Zucht- und Mastbetrieben wird durch die Tierkonzentration, importierte Futtermittel (Fleischmehle, Blutmehle, Fischmehle), die mit diesen Bakterien infiziert sind, und durch mangelnde Hygienekontrollen in den kommerziellen Lieferbetrieben für Schlacht- oder

Reproduktionstiere begünstigt. (Sauen wurden als Salmonellenausscheider ein Jahr nach Abheilung einer akuten Infektion gefunden (SCHÖLL u. a., 1973).

Die Feststellung von Tieren mit akuten, subakuten oder chronischen Erscheinungen ist im Schlachtbetrieb sehr leicht in der Hinsicht, daß man alle Veränderungen mit Blutungen, Hyperplasie oder Schleimhautnekrosen am Magen-Darmkanal als verdächtig ansieht und die Schlachtkörper bakteriologisch untersucht. Das geht leider nicht mit den verdeckten Keimträgern, die viel zahlreicher sind und keine Abweichung bei der Untersuchung zeigen. Der Schutz des Verbrauchers gegen die Gefahr einer Lebensmittelvergiftung kann nur durch Beachtung strenger Hygienemaßstäbe in den Räuchereien, Wurstfabriken und Feinkostläden erlangt werden, indem man verhindert, daß die geringe Anzahl von Salmonellen aus dem Ursprungmaterial sich bis zu einer Gefahrenschwelle vermehren kann (10^5 bis

Tabelle IX/3 Kontamination des Schweinefleisches mit auf den Menschen übertragbaren Erregern

Pathogene Erreger		Kontaminationsweg I: über Verdauungstrakt C: durch Kontakt R: über Atmungstrakt
Viren	Tollwut	C (mit Ausnahmen), I (vermutet)
	Vesikuläre Schweineseuche	C, I
	MKS	C, I (der Mensch kann Rolle bei der Weiterverbreitung der Seuche spielen)
	Teschener Krankheit	C, I (der Mensch kann Überträgerrolle spielen)
	Transmissible Gastro-Enteritis	C, I (der Mensch kann Überträgerrolle spielen)
	Influenza	C, R (Schwein spielt vielleicht eine Vermittlerrolle bei den Grippe-Pandemien)
	Adeno-, Reo-, Enteroviren	I, C, R
Bakterien	Botulismus *(Clostridium botulinum)*	I (Fleisch kontaminiert bei der bakteriämischen Phase)
	Brucellose *(Brucella suis, Br. abortus)*	C (selten), I (mit Ausnahmen)
	Milzbrand *(Bac. anthracis)*	C (selten), I (mit Ausnahmen)
	Magen-Darmentzündung infektiös (Salmonellen) unspezifisch *(E. coli)*	I (primäre und sekundäre Kontaminationen des Fleisches)
	Rotlauf *(Erysipelothrix insidiosa)*	C (am häufigsten). I (mit Ausnahmen)
	Staphylokokken-Enteritis *(Staphylococcus enterotoxaemiae)*	I (Erreger häufig in eingesalzenen Därmen anzutreffen)
	Tuberkulose *(Myobacterium tuberculosis, bovis, avium)*	C (mit Ausnahmen), I
Parasiten	Echinokokken	I (Übertragung durch Hund)
	Finnen *(Cysticerus cellulosae)*	I (keine Übertragung durch ordentlich untersuchtes Schweinefleisch)
	Sarkosporidien *(Sarcocystis suihominis)*	I (geringe Übertragung auf Menschen und Tier)
	Toxoplasmose *(Toxoplasma gondii)*	I (Zysten und zystenähnliche Gebilde im Fleisch)
	Trichinose *(Trichinella spiralis)*	I (keine Fälle von Trichinose durch ordentlich untersuchtes Fleisch von Hausschweinen)
Medikamentelle Rückstände	Antibiotika	I
	Oestrogene Hormone	– Anwendung verboten (Gesetz vom 27. 11. 1976)
	Insektizide (chloriert)	– Karenzzeit von 3 Jahren bis Schlachtung der Schweine (Beschluß vom 6. 8. 1971)
	Tranquilizer	– Anwendung häufig unkontrolliert beim Transport zum Schlachthof – – keine Kenntnisse über Risiko für die Gesundheit des Menschen

10^6 Keime/g Nahrungsmittel). Eine einzige Regel für dieses Gebiet: die Lagerung von Fleisch unter ungünstigen Temperaturbedingungen für die Mikroorganismen bei allen Gliedern der Nahrungskette nach Tabelle IX/4.

Parasitenbefall

Die früher oft erwähnten Übertragungen durch Schweinefleisch (*Taenia solium*, Trichinose) wurden seit Jahrzehnten bei den Tieren aus unseren Schweinebetrieben nicht beobachtet. Die seltenen Fälle von menschlicher Trichinose, die in Frankreich in den letzten Jahren bekannt wurden, haben wahrscheinlich ihren Ursprung in Schweinefleisch, das auf Auslandsreisen gegessen wurde, oder Wildschweinen ohne tierärztliche Kontrolle oder importierten Einhufern (Epidemie de Paris – Hauts-de-Seine, 1976).
Dagegen existiert die *Toxoplasmose* sicherlich in unseren Schweineaufzuchten wie in allen anderen Ländern der Welt. Es handelt sich um eine bedeutende Zoonose in Bezug auf die Häufigkeit des Auftretens (50 % der Tiere sind vermutlich befallen) und die Schwere der Schädigung, denn der Parasit, *Toxoplasma gondii*, kann sich bei einer intrauterinen Infektion in den Gehirnzentren des Embryos lokalisieren, wenn die Mutter während des zweiten Drittels der Schwangerschaft infiziert wurde.
Das Schweinefleisch, roh oder zu wenig gekocht, wird ebenso wie Geflügelfleisch als die häufigste Quelle für die Ansteckung des Menschen angesehen, entweder direkt oder durch Vermittlung von Katzen, bei denen der Parasit einen enteroepithelialen Vermehrungszyklus durchmacht. Außer serologischen Tests am lebenden Tier gibt es leider keine diagnostische Methode für diese Parasitose beim geschlachteten Tier. Die einzige Prophylaxe bei besonders exponierten Menschen (schwangere Frauen mit negativen serologischen Ergebnissen gegenüber Toxoplasmose) bleiben Hygienemaßnahmen (ausreichendes Kochen des Fleisches; häufiges Händewaschen nach Umgang mit rohem Fleisch oder mit Produkten, die durch Katzen verschmutzt sein könnten; Beseitigung des Kotes von Katzen im Hause, Desinfektion ihrer Schlafplätze).

Antibiotika

Unter den Rückständen von Arzneimitteln stellen die Antibiotika das größte Problem der Beseitigung dar, besonders wegen der Häufigkeit ihres Einsatzes.
Die industriemäßigen Schweinehaltungen verlangen nach einer vermehrten Antibiotikaergänzung der Futtermittel, um die vielfachen Streßbeanspruchungen bei den Tieren abzufangen, die durch die hohe Tierkonzentration und durch Keime als Folge zahlreicher Hygienevernachlässigungen durch die Halter entstehen. Aber es scheint vor allem, daß die letzteren eigenhändig Antibiotikainjektionen (vielleicht um Lungenaffektionen oder häufige Verdauungsstörungen in ihren Betrieben zu behandeln) kurz vor Abgabe der Tiere zur Schlachtung verabreichen. Wenn man die Ergebnisse der Erhebungen in Frankreich durch Frères u. a. (1971) als zutreffend ansieht, wurden Antibiotikarückstände bei 58 % der Schlachtkörper von Schweinen gefunden. Es mangelt nicht an Gründen für die Behauptung, daß diese Rückstände wegen ihrer Häufigkeit für die Verarbeitungseignung des Schweinefleisches unerwünscht, ja sogar gefährlich für das Auftreten gewisser Allergien (Penizillin, Tetrazykline) beim Konsumenten anzusehen sind. Die gleichen Risiken treten auch auf, wenn sich antibiotikaresistente Keime im Fleisch auf Grund einer Bakteriämie aus dem Verdauungskanal entwickeln (häufig beim Schwein) oder Beschmutzung mit Kot während der Schlachtung vorkommt.
Es erscheint schwierig, diese Praktiken kurzfristig abzustellen, weil es abgelehnt wird, dem Hygienetierarzt die Möglichkeit zu geben, ökonomische oder strafrechtliche Mittel anzuwenden:

- Bei Not- und Krankschlachtungen sollten die Tierkörper in den Schlächtereien, die nach

Tabelle IX/4 Ungünstige Temperaturbedingungen für Mikroorganismen

	°C
Dauerkühlung der Schlachtkörper	mind. + 7
Transport in Kühlfahrzeugen	
Klimatisierung der Arbeitsräume	max. + 10
Ausreichende Erhitzung der Kochfabrikate	68–72
Aufbewahrung der rohen oder gekochten Produkte in Kühlschränken bei	0–+ 3

ZUSAMMENFASSUNG

Das Fleisch kann kontaminiert werden:

- *primäre Kontamination (Folgen von Krankheiten mit oder ohne klinische Merkmale durch therapeutisch angreifbare Erreger);*
- *sekundäre Kontamination durch Verschmutzungen im Verlauf der manigfachen Manipulationen, denen das Fleisch und seine Produkte unterliegen.*

Es muß jedoch betont werden, daß in den fortgeschrittenen Ländern die Hygiene- und Lebensmittelaufsicht, besonders bei den vom Tier stammenden Produkten, mit der Tierärzte beauftragt sind, sowohl bei zum Inlandverzehr als auch für den Export bestimmten Lebensmitteln sehr gründlich vorgenommen wird. Daher sind die Risiken für die Menschen hinsichtlich einer Erregerübertragung auch von Viren oder der Aufnahme von medikamentellen Rückständen, sehr gering.

einer Beobachtungsfrist von 24 Stunden noch keiner Fleischbeschau unterworfen wurden, beschlagnahmt werden als untauglich zum menschlichen Genuß. Diese Entscheidung kann nur durch eine bakteriologische Untersuchung mit negativem Ergebnis oder einen negativem Befund bei der Untersuchung auf Rückstände von antimikrobiellen Medikamenten in dieser 24 Stunden-Frist aufgehoben werden. (Paragraph 1 der Ministeriellen Verfügung vom 16. September 1980, aufhebend und ersetzend den Paragraphen 11 der Ministeriellen Verfügung vom 15. Mai 1974). Es handelt sich beim Schwein um ein ausnahmsweises Vorkommen (0,048 % der Schlachtungen 1979), da es nur die Beschlagnahme eines sehr geringen Anteils der Tiere betrifft, da die Notschlachtungen erst nach der Feststellung einer Krankheitssituation in den Schweinebeständen vor der Abgabe an den Schlachthof erfolgen, ohne daß eine Behandlung durchgeführt wurde.

• Außer diesem besonderen Fall überläßt das Rundschreiben des Ministeriums vom 30. Juni 1970 den Veterinärbehörden die Verantwortung für die Untersuchungen auf antimikrobielle Substanzen als Folge von medikamentellen Behandlungen, von denen bekannt wurde, daß sie in den letzten 6 Tagen vor den Schlachtungen durchgeführt wurden. Diese Anordnung hatte keine große Tragkraft, denn es war zu einem Teil fraglich, ob der Tierarzt Kenntnis von derartigen Behandlungen bekam. Zum anderen war die vorgegebene Frist von 6 Tagen ganz willkürlich, da man die großen Unterschiede in der Ausscheidungszeit kennt, besonders bei den Antibiotika, und daß sie von der Anwendung und vom Gesundheitsstatus des behandelten Tieres (Antibiotikarückstände bleiben 2- bis 3mal länger im Muskel eines kranken Tieres) abhängen (NOUWS, 1979). Bei der Annahme endlich, daß der Tierarzt die Kontrollen wirklich durchführt, zur Vorbeuge bei den auf dem Schlachthof aufgetriebenen Schweinen, geschieht die Nachprüfung auf Antibiotikarückstände im Fleisch auf seine eigene Initiative hin: Es ist allein der Tierarzt, dem es obliegt, eine begründete Entscheidung zu treffen ...

Das Vorkommen dieser Substanzen zieht notwendigerweise die Gefahr einer Verfälschung der bakteriologischen Ergebnisse ins Negative nach sich. Die oberste Veterinärbehörde wollte dem besondere Aufmerksamkeit schenken (Rundschreiben vom 30. Juni 1970 und 15. März 1971).

• Die neuen gesetzlichen Regelungen über die Rückstände von Substanzen mit antimikrobieller oder antiparasitärer Wirkung sollen die Situation von Grund auf ändern. Der Ministerialerlaß vom 20. November 1980 legt gesetzlich fest:

Artikel 1: Fleisch ... das unter dem Verdacht der Untauglichkeit zum menschlichen Genuß steht und von Tieren stammt, denen oral oder parenteral Substanzen mit antimikrobiellen oder antiparasitären Wirkungen verabreicht wurden, wird beanstandet oder zugelassen bei Beachtung der in Kraft befindlichen Regelungen, z. B. in Hinsicht auf den Zeitpunkt des Absetzens oder der Karenzzeit, obwohl keine genauen Kenntnisse über die Gefahr beim Verzehr durch den Menschen bestehen;

Artikel 2: Der Beweis der Untauglichkeit kann angetreten werden auf Grund der Begleitpapiere, z. B. der tierärztlichen Schlachtatteste, die darüber informieren, ob die Rückstände gesetzliche Grenzen überschreiten.

Artikel 3: Die Lebensmittelproben gemäß Artikel 1 für die notwendig erachteten Laboruntersuchungen werden auf dem Schlachthof,- ... oder bei Importen an den Grenzübergangsstellen entnommen.

In den Bemühungen, einer Pressekampagne zu entgehen, genauso katastrophal wie beim Boykott von Hormonkalbfleisch, haben die Regierungsstellen laufend Berichte über das Rückstandsproblem von antimikrobiellen

Substanzen im Fleisch von Schlachttieren veröffentlicht, besonders von Schlachtschweinen (Rundschreiben des Ministeriums vom 24. Dezember 1980).
Die Kontrollen werden in Form von Stichproben durchgeführt bei Schlachtschweinen in kommunalen und privaten Schlächtereien und Importtieren. Der Umfang der Kontrollen wird von den veterinärmedizinischen Leitern der Bezirke festgelegt, aber er muß eine Aussage über den Gesundheitsstatus der Ursprungsbestände zulassen. Jedes positive Ergebnis zieht das Verbot der Freigabe des betreffenden Schlachtkörpers zum menschlichen Verzehr nach sich ... aber es würde wohl zu weit gehen, wenn man auch die anderen Schlachtkörper desselben Bestandes den gleichen Kontrollen unterwerfen wollte.
Die Anwendung dieser Verordnungen bildet kein Hindernis bei der Durchführung der systematischen Untersuchungen, gemäß den Regelungen der Bundesrepublik Deutschland für den Import von frischen Schlachtkörpern in ihr Territorium. Seit dem 1. Juli 1979 müssen tatsächlich in Erfüllung der bundesdeutschen Forderungen vom 27. Juli 1978 die Veterinärdienste die Untersuchungen auf antimikrobielle Substanzen auf dem Schlachthof oder in den Verarbeitungsbetrieben durchführen, wobei die Anzahl der Proben betragen muß:

- 0,5 % der Schlachtkörper (oder mindestens 1 Schlachtkörper) für alle Tierarten außer Kälbern;
- 1 Probe je 15 t verarbeitetes Fleisch oder je Charge.

Die erste Auslieferung kann erfolgen, ohne daß die Resultate der Analysen abgewartet werden müssen, aber wenn die Ergebnisse positiv sein sollten, werden die folgenden Importe gestoppt bis die Ergebnisse bekannt sind; zwei Auslieferungen hintereinander mit negativen Resultaten sind notwendig, um wieder zum alten Modus zurückzukehren (Rundschreiben vom 25. Juli 1979).

Ernährungsphysiologische Qualität

Der Ausdruck ernährungsphysiologische Qualität enthält die Gesamtheit der organoleptischen Merkmale und der Zusammensetzung des Schweinefleisches, die seine Beliebtheit als Nahrungsmittel rechtfertigen.
Das hohe Niveau des Verzehrs von Schweinefleisch und seiner Zubereitungen ist häufig mit der günstigen Preisgestaltung und der bequemen Zubereitung erklärt worden. Es gibt indessen auch andere Beweggründe beim Verbraucher, vielleicht schwerer erklärbar, aber deren Realität tritt unter anderem beim Kochschinken in Erscheinung. Er ist das meist gekaufte Produkt in Frankreich (121000 t im Jahre 1977, was einen Zuwachs von + 102 % zwischen 1965 und 1977 ausmacht), denn man kann ihn betrachten als: leicht verdauliches Fleisch; Diätfleisch; bei Kindern beliebtes Fleisch; Fleisch mit wenig Energiegehalt, für leichte Mahlzeiten; Fleisch zur Bereicherung einer Salat- oder Gemüseplatte ..., die Bezeichnung »Gaumenfreude« wird nicht selten gebraucht! Die Mediziner stimmen dieser Ansicht des Verbrauchers gern zu, denn der Kochschinken wird sowohl für junge als auch für alte Leute gleichermaßen empfohlen, für Diäten mit niedrigem Kalorien-, niedrigem Fett-, niedrigem Eiweißgehalt und für Mahlzeiten von Leuten mit Verdauungsstörungen (Bour und Derot, 1966). In dem Rezeptbuch von Davidson u. Passmore (1967) tritt der Kochschinken in 13 Regeln der Ernährungsvorschriften unter 18 Vorschlägen auf ... und besonders bei den kalorie- und fettarmen Diäten, wobei das Schweinefleisch geradezu verordnet wird. Unsere Ernährungsspezialisten bekennen sich seit einigen Jahren zu der gleichen Einstellung in Bezug auf das Schweinefleisch und seine Verarbeitungen, das vorher als schwer verdaulich und zu kalorienhaltig, zu fetthaltig beschuldigt wurde, mit Bedenken für den Cholesterinhaushalt.
Gegen diese Meinungen gibt es zahlreiche Argumente, die sich aus der Verwendung von

ungenügend exakten Daten über die prozentuale *chemische Zusammensetzung* des Schweinefleisches erklären lassen, die natürlich nach der Art des Körperteils und der Beschaffenheit des Schlachtkörpers unterschiedlich ist (Tab. IX/5).

Es könnten vielfältige Beispiele herangezogen werden, um zu beweisen, daß es unmöglich ist, gleichartige Zahlen über die Fleischzusammensetzung von Schlachttieren zu bekommen und daß das Schweinefleisch, im Gegensatz zu den Angaben vieler Autoren, nicht viel fettreicher ist als das Fleisch anderer Tierarten (Tab. IX/6 und IX/7). Man darf nicht die Werte der durchschnittlichen Zusammensetzung, gewonnen aus einer Gesamtbewertung des Schlachtkörpers und dem Gehalt aller eßbaren Teile (mager, fett, Ausputz) benutzen, um zu wissen, was der Verbraucher wirklich aufnimmt. Die eßbaren Teile des Schweinefleisches sind, abgesehen für einige wenige Liebhaber, vom sichtbaren Fett befreit, und die analytischen Ergebnisse dieses »geputzten« Fleisches haben wahrscheinlich die Vorbehalte beim Verzehr von Schweinefleisch aufgehoben (HENRY u. a., 1979).

Der Gastwirt, der wohl weiß, daß der Geschmack eines Fleisches mit den Fettgeweben zusammenhängt, kann durchaus beruhigt sein: die Fette des Schweinefleisches haben einen essentiellen Nährwert, denn unter den ungesättigten Fettsäuren, die für den Menschen unentbehrlich sind, ist die Arachidonsäure (Vorstufe der Prostaglandine) die wichtigste, und sie findet sich nur im tierischen Fett (Tab. IX/8).

Wenn man über den Bedarf an essentiellen Fettsäuren spricht, wäre es richtig, so zu definieren: äquivalent der Arachidonsäure – besser noch den gesamten essentiellen Fettsäuren (KOTTER, 1974).

Bei den zum Schlachten vorgesehenen Tieren ist es das Fett des Schweines, das am reichsten an Arachidonsäure ist; außerdem darf sein Gehalt an Linolsäure nicht übersehen werden. Ungeachtet des Wertes dieser Daten über die chemische Zusammensetzung der Fleischarten und des Einflusses von Informationsquellen wählt der durchschnittliche Verbraucher allerdings meistens sein Fleisch nach Kriterien aus, die weit entfernt von diätetischen Belangen sind: Aussehen, Geschmack, Geruch, Konsistenz des Lebensmittels; auch psychologische Gesichtspunkte sind nicht auszuschließen, wie

Tabelle IX/5 Prozentuale Zusammensetzung des Schweinefleisches

Teilstücke	Wasser	Roh-asche	Roh-fett	Roh-protein	Nachweis
Fleisch, mager			18,4	15,3	Tafeln von
Fleisch, mittelfett			29,7	13,2	ALQUIER;
Fleisch, sehr fett			48,9	8,9	von BOUR und
Keule			20,0	17,0	DEROT
Wurstwaren			32,6	28,0	(1966)
Keule	52,85	0,78	32,36	13,99	WENIGER
Kotelett	59,24	0,96	23,68	16,11	(1953)
Keule	74,13	1,14	2,98	21,75	SCHOR-
Kotelett mit Fett	54,49	0,89	29,42	15,16	MÜLLER
Kotelett ohne Fett	72,44	1,12	4,52	21,92	(1968)
Schulter	74,99	1,18	1,93	21,90	
Filet	64,79	0,97	16,43	18,11	FLEISCH-
Kotelett, ausgelöst, mit Fett	57,20	0,81	24,86	17,39	MANN
Kotelettstück mit Knochen				(1964)	
und Fett	41,38	0,54	47,14	11,34	
Kotelettstück mit Knochen					
ohne Fett	56,35	0,76	27,97	15,38	
Keule (mit Fett und Dickbein)	47,70	0,65	38,44	13,51	
Keule ohne Fett	67,23	0,99	13,12	19,08	

Tabelle IX/6 Vergleichende Angaben über die Fleischzusammensetzung verschiedener Tierarten

		Wasser	Rohasche	Rohfett	Rohprotein	Nachweis
Rind	mager	66,0	1,0	13,7	18,8	SOUCI,
	halbfett	60,0	0,9	21,7	17,5	FACHMANN,
	fett	55,0	0,8	28,7	16,3	KRAUT (1962)
Schaf	mager	69,0	1,0	12,5	18,2	
	halbfett	56,3	0,8	26,4	16,4	
	fett	46,4	0,7	39,0	13,0	
Schwein	mager	50,0	0,8	35,0	14,1	
	halbfett	42,0	0,6	45,0	11,9	
	fett	35,0	0,5	55,0	9,8	

die beim Begriff »Lebenswichtigkeit« von Mahlzeiten auf Fleischgrundlage, die den französischen Verbraucher dazu bringen, Ersatzeiweißstoffe nicht zu verwenden, trotz ihres diätetischen Wertes und geringen Preises.
Die organoleptischen Beschaffenheiten des Schweinefleisches, geschätzt vom Verbraucher, sind nach der Bedeutung geordnet:

Zartheit

Schweinefleisch, als Frischfleisch verkauft, stammt immer von jungen Tieren, deren Wachstum sehr schnell verlief. Die Zartheit ist gut, auch wenn es nur kurze Zeit nach dem Schlachten verzehrt wird, ohne eine vorherige Reifung durchgemacht zu haben. Außerdem gibt es im Gegensatz zu Fleischsorten anderer Tierarten, bei denen zwei Muskelkategorien vorkommen (zum Kurzbraten und langsamen Schmoren) keine merklichen Unterschiede in der Zartheit zwischen den Muskelpartien verschiedener Teile des Schweineschlachtkörpers, so daß alle gebraten oder gegrillt werden können.

Saftigkeit

Die Saftigkeit spielt eine große Rolle bei der geschmacklichen Einschätzung des Fleisches. Fleisch ist saftig, wenn die Muskelfasern viel Saft beim Kauen abgeben; das Fleisch erscheint dann zarter, die Fasern zerfallen leichter, und es ist schmackhafter, da die Geschmacksstoffe besser in Kontakt mit den Geschmacksknospen kommen. Aber die Empfindung der Saftigkeit erstreckt sich auch auf die Speichelsekretion, die dem Kauen folgt, ausgelöst durch einen Stimulierungseffekt durch das im Bißstück enthaltene Fett.
Der hohe Fettgehalt des Schweinefleisches ist insofern auch ein Qualitätsfaktor, als er die relative Trockenheit der Muskelfasern ausgleichen kann, wenn das Fleisch gleich nach dem Schlachten verzehrt wird und es noch im Zustand der Totenstarre ist, die einen Saftverlust beim Kochen verursacht.

Aroma

Dieser Begriff beinhaltet die gleichzeitige Wahrnehmung von Geruch und Geschmack, abhängig von der sensorischen Aufnahmefähigkeit des Verbrauchers und der Anwesenheit von flüchtigen und löslichen chemischen Substanzen, die im Fleisch ursprünglich vorhanden sind oder beim Kochen entstehen. Viele der für das Aroma verantwortlichen Stoffe konnten identifiziert werden (Aminosäuren, Fettsäuren, Pentosen, Hexosen, Aldehyde, Ketone, H_2S, Ammoniak, Diazethyle ...), aber sie stellen nichts Spezifisches dar, womit man die Unterschiede des Aromas der Fleischsorten der einzelnen Arten erklären könnte.

Tabelle IX/7 Zusammensetzung der verkaufsfertigen Fleischstücke

		Wasser	Rohprotein	Rohfett	Rohasche	Nachweis
Rind	Rippenstück	74,6	22,0	2,2	1,2	GRAU und FLEISCHMANN (1968)
	Keule	76,4	21,8	0,7	1,2	
Schaf	Kotelett	74,4	20,3	4,1	1,1	
	Keule	75,2	19,4	4,3	1,1	
Schwein	Kotelett	72,4	21,0	4,5	1,1	
	Keule	75,0	21,9	1,9	1,2	
Schwein – Fleisch ausgeputzt						DES MOULIN (1978)
Franz. Landschwein		72,7 ± 2,8	20,6 ± 2,2	5,8 ± 1,2		
Belg. Landschwein		73,7 ± 1,2	19,7 ± 1,1	5,8 ± 0,9		
Piétrain		73,5 ± 1,4	19,9 ± 0,6	5,2 ± 1,3		

Tabelle IX/8 Prozentualer Anteil der verschiedenen Fettsäuren im tierischen Fett

Fettgewebe	Gesättigte Fettsäuren	Ungesättigte Fettsäuren	Linolsäure	Arachidonsäure
Schwein				
Liesen	50,0–50,8	49,2–50,0	3,8–4,1	0,4–3,0
Rückenspeck	39,3–43,2	56,9–60,7	4,4–6,3	0,3–0,7
Muskelfett	32,0–36,0	59,0–63,0	4,2–6,8	2,1–2,5
Rind	48	47	1,2–2,0	0–0,5
Schaf	56	40	3	0–0,8
Pferd	30	60	6,0–8,0	Spuren

Lawrie (1974) hob die beträchtlichen Unterschiede in der Zusammensetzung des intramuskulären Fettes bei den Schlachttieren hervor und hielt die Meinung von Hornstein u. Crowne (1960, 1963) für unrichtig, für die die Unterschiede nur in den flüchtigen Bestandteilen bestanden, die bei der Erhitzung des Fettes auftreten und das für jede Tierart charakteristische Aroma bilden. Das komme daher, daß beim Erhitzen von Schweinefett die Fettsäuren verschiedenster Zusammensetzung flüchtig werden, während dieselben beim Rindertalg nicht und beim Hammelfett nur wenig frei werden. Trotzdem stellt man das volle spezifische Aroma jeder Tierart nur fest, wenn gewisse wasserlösliche Stoffe erhalten werden (Wassermann u. Spinelli, 1972).

Farbe

Der Verbraucher von Schweinefleisch in Frankreich fordert im allgemeinen, daß das Fleisch von einheitlicher Farbe ist, hellrot (bräunlich) in den Muskelpartien, weiß und zwar von einem leicht rosa schimmernden Weiß in den Fettgeweben. Es gibt allerdings Unterschiede in den Forderungen der einzelnen Gegenden; in Nordfrankreich und Belgien besonders ziehen die Kunden in den Schlächtereien ein helleres Fleisch vor, dessen Farbe an Kalbfleisch erinnert, wobei man nicht weiß, ob diese Vorliebe aus eigenem Willen oder einer Lenkung geschickter Händler herrührt, die farbloses Fleisch in den Handel bringen von Schweinen mit exsudativer und mit Pigmentschwund verbundener Myopathie, die häufig bei den Rassen der dortigen Gegend vorkommt (PSE-Symptome).

Das führt zur Untersuchung von Qualitätsproblemen beim Handel und bei der Verarbeitung von Schweinefleisch, um die Wünsche einer besonderen Gruppe von Interessenten, den Besitzern von großen Räuchereien und Wurstfabriken, zu analysieren.

ZUSAMMENFASSUNG

Die ernährungsmäßige Beschaffenheit des Fleisches beruht auf dessen Zusammensetzung, dem Nährwert und dem Grad des Vorliegens von Zartheit, Saftigkeit, Aroma und Farbe.

Handelsqualität

Die Handelsqualität des Schweinefleisches gibt den Wert dieses Lebensmittels zum Zeitpunkt der Übergabe vom Tierhalter an den Händler an.

Der Begriff Fleisch bezeichnet den Schlachtkörper des Schweines als geschlachtetes Schwein mit vollständigem Kopf, Füßen und Haut, unter Entfernung eines Teils der Organe aus Brust- und Bauchhöhle, mit Ausnahme der Nieren, sowie der Hoden beim Eber und der Gebärmutter bei der Sau (Vorschrift der EWG Nr. 2760/75 vom 29. Oktober 1975).

Die Bewertung der Handelsqualität wird nach dem Schlachten der Schweine in den behördlich zugelassenen Schlachtbetrieben nach der Fleischuntersuchung durch den tierärztlichen Hygienedienst vorgenommen. Die Schlachtmasse wird gemäß der ministeriellen Verordnung vom 5. Juli 1977 eine Stunde nach dem Schlachten ermittelt; sie ist für Produzenten und Käufer mit einer Minderung um 2,5 % verbindlich.

Die Untersuchung auf Qualität führt zur Einstufung der Schlachtkörper in Schlachtwertklassen entsprechend einer Mustertabelle nach der Kommunalordnung vom 20. Oktober 1970 und ist in Frankreich seit 1. Januar 1972 in den kommunalen und privaten Schlachthäusern in Anwendung, in Übereinstimmung mit dem landtechnischen Institut für Schweine (Institut technique du Porc). Dieses Verfahren gestattet dem Schweineproduzenten eine sehr gute Information über den Zustand seines Betriebes, erleichtert den Handel und setzt den Verkäufer in die Lage, Veränderungen im Handel sehr schnell zu erfassen und den Trend auf dem Schweinefleischmarkt zu erkennen.

In der Tat legt die Verordnung vom 23. September 1974 die Klassifikation und Markierung auf Grund der Qualität der Schlachtkörper bindend fest. Die Anordnung des Ministeriums vom 20. März 1975 nimmt auf die obige Verordnung Bezug und schreibt gesetzlich vor, daß sie seit 1. Januar 1976 anzuwenden ist. Die Kennzeichnung besteht im Anbringen eines Stempels mit unschädlicher Farbe oder anderen genehmigten Verfahren und soll mit möglichst kleinen Buchstaben bzw. Ziffern auf der Keule ausgeführt werden. Die Anordnung wird genauer erläutert:

- die Klassifizierung erfolgt in Anwesenheit des Eigentümers des Tieres oder seines Beauftragten zum Zeitpunkt der Schlachtung;
- es ist verboten, vor dem beabsichtigten Verkauf, bei Verkaufsbeginn und beim eigentlichen Verkauf nicht mit dem Qualitätsstempel versehene Schlachtkörper zu übernehmen, zu verarbeiten oder zu verkaufen.

In der Regel ist der Eigentümer zur Zeit der Schlachtung die wirkliche oder gesetzliche Person, die die Schlachtgebühren sowie die verschiedenen Nebengebühren (Benutzungsgebühren; Fleischbeschaugebühren und die Gebühren für den Fleischmarkt) bezahlt. In der Praxis wechselt die Person, die die Fähigkeit zur Klassifizierung nach Qualität hat, je nachdem, ob die Schlachtung in einem privaten oder kommunalen Schlachtbetrieb stattfindet oder ob es sich um importiertes Fleisch handelt. In den privaten Schlachtbetrieben ist es der Schlächter oder häufiger eine von ihm beauftragte Person, meistens ein Produzent oder sein Vertreter, der die Schlachtkörper klassifiziert, aber unter Verantwortlichkeit des Leiters.

In den kommunalen Schlachtbetrieben wird die *Klassifizierung* entweder durch den Betreiber des Schlachthofes oder häufiger durch einen Beauftragten der Schlachthofüberwachungsgesellschaft vorgenommen, um eine einheitliche Bewertung zu sichern. In diesem Fall ist die Unterzeichnung einer Vereinbarung über die Delegierung der Verantwortlichkeit zwischen den Betreibern und der Überwachungsgesellschaft notwendig.

Schließlich wird bei Fleischimporten die Klassifizierung durch den Importeur entweder beim Verlassen des Ursprungslandes oder beim Eintreffen am Bestimmungsort für alle unzerteilt verkauften Schlachtkörper durchgeführt; im Gegensatz dazu ist die Klassifizierung nicht notwendig, wenn die Schlachtkörper zerteilt sind, um als Fleischteile in Schlächtereien verkauft zu werden (Nierenstück, Lendenstück, Rückenstück, Keule).

Es ist üblich, daß die Klassifizierung der Schlachtkörper der Schweine allgemein durch den Eigentümer oder seinen Beauftragten wahrgenommen wird und die Kontrolle durch Tierärzte oder Veterinärtechniker oder durch geschultes Personal des Landwirtschaftsministeriums, und daß das Landtechnische Institut für Schweine sich nicht nur um die Weiterbildung und Aufsicht kümmert, sondern auch Streitfälle zwischen den Klassifizierern und Käufern schlichtet, z. B. Besitzern von Fleischereien oder von großen Gaststättenketten.

Die Klassifizierung wird bei allen Schlachtkörpern durchgeführt, mit Ausnahme von denen, die von Binnenebern stammen oder teilweise bzw. ganz beanstandet wurden oder die zu leicht sind (unter 60 kg).

Sie hat zwei Stufen:

Die erste Stufe ist die Erfassung der Schlachtkörper nach dem Verhältnis von Fett und Fleischbildung;

- der *Ausmästungsgrad* wird durch Messung der Rückenspeckdicke in Höhe des Kreuzbeines sowie der letzten Rippe im rechten Winkel zur Wirbelsäule bestimmt; die Punkte stellen den höchsten Wert der beiden Maße dar. Der Speck wird danach ins Verhältnis zur Nettomasse Fleisch gesetzt und man erhält so vier Unterklassen des Fettgehaltes, bezeichnet mit den Abkürzungen E, I, II, III (Tab. IX/9);

- die *Fleischbildung* wird nach der Muskelmasse der für den Verkauf wertvollsten Partien bestimmt: Keule, Lendenstück, Schulter und Brust. Nach dieser Beurteilung werden die Schlachtkörper in die Gruppen AA, A, B, C eingestuft (Tab. IX/10).

Die Kombination beider Faktoren, Fettgehalt und Bemuskelung, gestattet folgendes Bewertungsschema aufzustellen: EAA, IA, IIA, IIIA, IB, IIB, IC (Tab. IX/11).

Tabelle IX/9 Beziehung zwischen Schlachtmasse und Rückenspeckdicke nach Qualitätsklassen

Masse kg	Rückenspeckdicke in mm			
	E	I	II	III
60–69,9	15	20	25	30
70–79,9	20	25	30	35
80–89,9	20	30	35	40
90–99,9	20	35	40	45

Tabelle IX/10 Klassifizierung nach Muskelgewebe

AA	ausgezeichnete Muskelentwicklung bei Lendenstück und Schulter (Fleischprofil stark nach außen gebogen)
A	gute Entwicklung bei wesentlichen Teilen (Keule und Lendenstück); (Fleischprofil wenig nach außen gebogen)
B	mittlere Muskelentwicklung (Profil gerade) oder Mangel an Entwicklung bei einem der zwei wesentlichen Teile (Keule oder Lendenstück)
C	mangelnde Muskelentwicklung bei Keule und Lendenstück, oder bedeutende Durchwachsung mit Fett

Tabelle IX/11 Klassifizierung nach Aussehen (Beziehung zwischen Fett und Fleisch)

Einstufung nach Fett	Typ		
	A	B	C
I	IA	IB	IC
II	IIA	IIB	
III	IIIA		
Unter III	IV		

Tabelle IX/12 Handelsklassifizierung der Schlachtkörper nach EWG-Bestimmungen (Gemeinsame Regelung vom 20. 10. 1970)

Klasse Handel	Klasse Aussehen	Masse des Schlachtkörpers kg	Dicke des Rückenspecks mm	Beschreibung des Schlachtkörpers
E extra	EAA	60 bis unter 70 70 und mehr	bis 15 einschl. bis 20 einschl.	sehr mager zeigt eine ausgezeichnete Fleischentwicklung in allen wichtigen Teilen
I gut befleischt	IA	60 bis unter 70 70 bis unter 80 80 bis unter 90 90 und mehr	bis 20 einschl. bis 25 einschl. bis 30 einschl. bis 35 einschl.	mager zeigt eine sehr gute Fleischentwicklung in allen wichtigen Teilen
II mittel befleischt	IIA	60 bis unter 70 70 bis unter 80 80 bis unter 90 90 und mehr	bis 25 einschl. bis 30 einschl. bis 35 einschl. bis 40 einschl.	zeigt ein gutes Verhältnis von Fleisch : Fett
	IB	Masse und Dicke des Rückenspecks wie bei I, weist aber einen Mangel auf in einem wichtigen Teil des Schlachtkörpers		
III mäßig befleischt	III A	60 bis unter 70 70 bis unter 80 80 bis unter 90 90 und mehr	bis 30 einschl. bis 35 einschl. bis 40 einschl. bis 45 einschl.	zeigt ein mittleres Verhältnis von Fleisch : Fett
	II B	Masse und Dicke des Rückenspecks wie bei II, weist aber einen Mangel auf in einem wichtigen Teil des Schlachtkörpers		
	I C	Masse und Dicke des Rückenspecks wie bei I, weist aber Mängel auf in zwei wichtigen Teilen des Schlachtkörpers		
IV		Die Schlachtkörper entsprechen nicht den an die Klassen I bis III gestellten Anforderungen		
S	S 1	Sauen gut befleischt		
	S 2	Andere Sauen		
V		Eber		

ZUSAMMENFASSUNG

Die Handelsbeschaffenheit gestattet, den Wert des Fleisches beim Verkauf vom Erzeuger an den Aufkäufer zu erkennen. Der Begriff Fleisch bezeichnet den Schlachtkörper des Schweines. Die Klassifizierung bedeutet die Einstufung der Schlachtkörper in Kategorien nach einem festgelegten Schema. Sie erleichtert den Handel für Inland und Export.

Die zweite Stufe verbindet die Klassifizierung der Schlachtkörpermerkmale mit den *Handelsbezeichnungen*

- E (extra),
- I (gut im Fleisch),
- II (mittel im Fleisch),
- III (gering befleischt),
- IV, S (bei Sauen – weibl. Schweine, mindestens einmal geferkelt) und
- V für Eber (männl. Tiere zum Decken benutzt) (Tab. IX/12).

Wenn die Qualitätskontrolle durchgeführt ist, müssen die Schlachtkörper vor dem Verkauf gestempelt werden, entsprechend der Verordnung vom 23. September 1974 durch Aufdrükken der entsprechenden Klasse an der Innenseite der Keule.

Es ist wichtig, daß das Qualitätsklassement den Verkaufspreis des Fleisches allein nicht bestimmen darf, denn dieser ist eng mit Angebot und Nachfrage bei den einzelnen Fleischsorten verknüpft. Er kann aber auch nach Gegenden verschieden sein, abhängig von den Besonderheiten des Marktes (Pökelfleisch, Kochschinken, Frischfleisch).

Technologische Qualität

Die *Verarbeitungsqualität* des Schweinefleisches hängt von seiner Eignung ab, wie es verschiedenen Behandlungsarten der Konservierung, Verarbeitung und Zubereitung für die Küche unterworfen werden kann. Diese Eignung ist wichtig, denn sie ist die Grundlage für den Absatz und Verkaufspreis der einzelnen Produkte (Schinken, Wurstwaren, Konserven,

Menüplatten ...), aber auch für die Wünsche des Verbrauchers, die ein unentbehrliches Mittel für die Regulierung des Absatzmarktes beim Schwein sind. Denn, abgesehen von den erlangten Fortschritten bei der Aufzucht und Fütterung der Schweine, muß man feststellen, daß das im Angebot befindliche Fleisch nicht immer den Forderungen des Verbrauchers entspricht. Die Verarbeitungsbetriebe vor allem beklagen sich häufig über Schwierigkeiten bei der Fabrikation wegen Anomalien des Fettes oder Fleisches zahlreicher Schlachtkörper. Nach einer öffentlichen Erhebung von 1970 waren 83 % der Hersteller wenig zufrieden oder unzufrieden mit der Qualität des Fettes der Schweineschlachtkörper des französischen Marktes und 29 % mit der Qualität des Muskelfleisches. Sehr wertvoll war die Bildung besonderer Vereinigungen für die Schweinehalter, denn ihre Produktion hatte 1977 bereits 550000 t erreicht mit einem regelmäßigen jährlichen Zuwachs von 3 bis 4 %

FETTQUALITÄT

Das Fett von Schweinen guter Qualität hat eine weiße Farbe, eine feste Konsistenz und einen schwachen arteigenen Geruch. Diese drei Eigenschaften können im Fall der Chromolipoidose, der Weichheit des Fettes oder des Geschlechtsgeruches mehr oder weniger verändert sein.

Chromolipoidose

Die *Chromolipoidose* oder krankhafte Gelb-Braunfärbung des Fettes ist eine Farbanomalie des Fettgewebes, die eine Schattierung vom hellen zum schmutzigen Gelb darstellt; sie ist grundsätzlich mit einem unerwünschten fischigen oder ranzigen Geruch verbunden, der besonders beim Kochen hervortritt.
Manchmal wird diese Abweichung nur bei einzelnen Schlachtkörpern gefunden, aber häufiger bei vorher zur Zucht verwendeten Ebern und Sauen, hervorgerufen durch Futter, das reich an ungesättigten Fettsäuren war (Fischmehle oder zu wenig entölte pflanzliche Rückstände). Daraus resultiert die Bildung und Anhäufung von Chromolipoiden in den Histiozyten des Fettgewebes, von polymerisierten Abkömmlingen der Peroxide von ungesättigten Fettsäuren.
Außer den Fehlern in Farbe und Geruch, haben diese Fette eine große Neigung zur Ranzigkeit und sind daher zur Herstellung von Pökelwaren nicht geeignet.

Fettkonsistenz

Die *weichen Fette* haben noch eine andere ungünstige Eigenschaft, die ziemlich häufig bei den Schlachtkörpern gefunden wird. Je nach der Lokalisation im Schlachtkörper (Nacken, Flomen, Bauch, Brust) ist das Fettgewebe (70 bis 90 % je nach Ort) sehr reich an Triglyzeriden, die aus chemischer Sicht Ester des Glyzerins und gesättigter Fettsäuren sind, wie Stearin-, Palmitinsäure oder ungesättigter, wie Linolin- oder Arachidonsäure. Je nach dem relativen Verhältnis der verschiedenen Fettsäuren sind davon die physikalischen Eigenschaften der Fette (Schmelzpunkt, Festigkeit) und ihre Eignung zur Verarbeitung abhängig.
Fette, die reich an gesättigten Fettsäuren sind, haben eine feste Konsistenz und einen hohen Schmelzpunkt, während solche mit vielen ungesättigten Fettsäuren nur geringe Festigkeit und einen niedrigen Schmelzpunkt haben, nahe der Umgebungstemperatur. Unter die-

Tabelle IX/13 Gehalt des Fettes an Fettsäuren in % von zum Verkauf angebotenen Tieren (LAWRIE, 1975)

Fettsäuren	Rind	Schaf	Schwein
Palmitinsäure	29	25	28
Stearinsäure	20	25	13
Oleinsäure	42	39	46
Linolsäure	2	4	10
Hexaadecensäure	2	–	3
Linolensäure	0,5	0,5	0,7
Arachidonsäure	0,1	1,5	2

Tabelle IX/14 Gehalt des Fettes an Fettsäuren-Trigylzeriden nach der Lokalisation im Tierkörper (nach GRAU, 1968)

Säure	Fett		
	intra-muskulär	inter-muskulär	Depot
Oleinsäure	45,2	44,9	43,3
Linolsäure	4,2	6,8	7,4
Linolensäure	0,4	0,4	0,4
Arachidonsäure	0,4	0,4	0,2
Pentaensäure	0,1	0,0	0,1
Gesättigte Fettsäuren	44,8	43,1	4,4

sen Verhältnissen setzt es nicht in Erstaunen, daß das Schweinefett weicher als Rinder- und Hammeltalg unter normalen Verhältnissen ist, entsprechend seinem höheren Gehalt an ungesättigten Fettsäuren (Tab. IX/13).

Indessen ist die *Zusammensetzung der Fettgewebe* des Schweines bezüglich der Triglyzeride nicht konstant; sie verändert sich leicht durch den anatomischen Sitz des Fettes (Tab. IX/14), aber besonders durch die Art der Fütterung. In dieser Beziehung fällt es seit langem auf, daß das Schweinefutter entweder Küchenabfälle mit hohem Ölgehalt, oder ungenügend entölte, industrielle bzw. pflanzliche Rückstände mit einem hohen Anteil ungesättigter Fettsäuren enthält, von denen die Schlachtkörper und ihre Fettgewebe die mangelnde Festigkeit und das ölige Aussehen erhalten. Zu diesem Fehler kommt noch, daß die ungesättigten Fettsäuren des Futters bei der Verwertung nicht oxydiert werden und viele von ihnen in die Fettgewebe gelangen.

Die Verwendung dieser weichen Fette bei der Herstellung von Räucherwaren wie der Rohwurst ist häufig der Grund für schlechte Haltbarkeit und Reifung, die den organoleptischen Charakter dieser Lebensmittel verändern können bis hin zur Genußuntauglichkeit.

Was ihre Neigung zur *Ranzigkeit* betrifft, geben die ungesättigten Fettsäuren den Anstoß zur Oxid-, Peroxid-, Aldehyd- oder Ketonbildung, was beim Pökeln und Räuchern eine gelbliche, mehr oder weniger deutliche Verfärbung bewirkt, begleitet von einem unerwünschten ranzigen Geruch.

Dazu ist bei der Herstellung des Wurstbräts die Verwendung eines öligen weichen Fettes die Ursache einer besonderen Erscheinung, der Bildung eines wasserabweisenden Ölfilms, der die Fleischstückchen umhüllt und so die Verbindung zwischen mageren und fetten Partikeln verhindert, wodurch die Schnittfläche beim Aufschneiden eine uneinheitliche Konsistenz aufweist. Andererseits machen das Abbinden des Salzes, das mit einer Verfärbung durch unzureichende Bildung von Nitrosomyoglobin einhergeht, und die Wasserabgabe bei der Trocknung Schwierigkeiten und erlauben die Vermehrung von Fäulniserregern. Diese letzte Erscheinung wird durch die Ausschwitzung von Fett bei der Trocknung der Würste, das durch die Wursthülle dringt, erschwert, da es eine wasserabstoßende Schicht bildet, die den Wasseraustritt verhindert.

Um diese Mißstände auszuschließen, ist es notwendig, die Festigkeit der weichen Fette vor ihrer Verwendung zu vergrößern. Derzeitig besteht die beste Technik hierfür in einer Trennung des Specks vom Schlachtkörper auf warmem Wege, dann ihn schnell auf 0 °C in einem Gefriertunnel mit niedriger Luftfeuchtigkeit abzukühlen, um eine gewisse Menge Wasser aus dem Speck zu eliminieren. Dieser teilweise Wasserentzug verhindert beim späteren Einfrieren die Bildung von großen Eiskristallen, die die Fettzellen zerreißen und das Fett dem Angriff der Lipase aussetzen würden. Da die neuzeitlichen Gefriermethoden Temperaturen von − 8 °C bis − 12 °C vorsehen, wäre es vorzuziehen, um die Konservierung des weichen Fettes zu verbessern, es bei − 25 °C bis − 30 °C einzufrieren, Temperaturen, die allein fähig sind, die Aktivität der Lipasen zu unterbinden.

Geschlechtsgeruch

Der *Geschlechtsgeruch* ist ein Mangel, der immer häufiger vorkommt, denn sowohl in

Frankreich wie im Ausland orientiert sich die Produktion auf die Aufzucht von jungen, nicht kastrierten Ebern, die im Vergleich zu kastrierten ein besseres Wachstum haben, verbunden mit einer Verringerung des Futterverbrauchs um 6 %. Außerdem haben sie bessere Schlachtkörper, denn das Verhältnis von Magerfleisch zu Fettgewebe erhöht sich von 18 % auf 22 %. Trotz dieser unbestrittenen Vorteile wird diese Methode von den Verantwortlichen der Schlacht- und Verarbeitungsbetriebe kritisiert, die feststellen, daß die jungen nicht kastrierten Eber oft einen unangenehmen Geruch, sowohl in kaltem Zustand als auch besonders gekocht oder gebraten, verbreiten, der an Urin erinnert, als Geschlechtsgeruch bezeichnet wird und zur Beschlagnahme des Schlachtkörpers oder zur Untauglichkeit der hergestellten Waren führen kann.

Die gaschromatographische Analyse der nicht verseifbaren Fraktion des Eberfetts mit Geschlechtsgeruch ergibt die Anwesenheit von Skatol und besonders von Androstenol und Androstenon hin. Diese zusammengesetzten Steroide, deren Struktur den Androgenen nahe kommt, werden in den Hoden erzeugt, oder genauer gesagt, in seinem interstitiellen Gewebe. Sie erreichen durch die Hodenvenen den Blutkreislauf und setzen sich an ihren Wahlorten fest: das Androstenon, chemisch fettlöslich, im Fettgewebe hauptsächlich des Bauches und der Eingeweide, das Androstenol, wasserlöslich, in den Speicheldrüsen und der Parotis.

Es geschieht immer wieder, daß der Geschlechtsgeruch, zwar nicht so häufig, in Schlachtkörpern von kastrierten Ebern oder Sauen auftritt. Das ist erstaunlich, da die Ursachen des Geschlechtsgeruches aus den Hoden stammen; aber es gibt verschiedene Hypothesen, die diesen erstaunlichen Widerspruch erklären wollen. Die erste verlegt eine schwache Produktion von *Androstenon* in die Nebennieren und Eierstöcke; die zweite nimmt die Schlachtung von *Kryptorchiden* oder *Zwittern* an, bei denen sich die Steroidsynthese in den Hodenüberresten in der Bauchhöhle vollzieht. Diese physiologische Anomalität ist bei schwedischen Schweinen ziemlich häufig und gibt den Tieren ein weibliches Aussehen, obwohl sie in der Bauchhöhle einen Hoden und einen Eierstock haben (*echter Hermaphroditismus*), oder zwei Hoden (*Pseudo-Hermaphroditismus*).

Es scheint jedoch möglich, den Geschlechtsgeruch bei den Schlachtkörpern auszuschalten. Die Kastration z. B. vermindert beträchtlich das Risiko, daß diese Erscheinung auftritt, wenn sie 5 bis 6 Wochen vor dem Schlachten des Ebers bei einer Lebendmasse von 80 bis 90 kg (frühzeitige Kastration) durchgeführt wird, oder als verspätete Kastration bei einer Lebendmasse von > 100 kg. Ein anderes Mittel besteht darin, das Fleisch von Zuchtschweinen zur Herstellung von Rohware zu benutzen, bei denen der unerwünschte Geruch nicht wahrnehmbar ist. Schließlich erlauben die modernen Aufzuchtmethoden, besonders bei Ferkeln unter Zuhilfenahme der Antibiotikasupplementierung und der reichlichen Fütterung mit N-haltigen Stoffen, das Wachstum der Schweine so zu beschleunigen, daß sie zur Schlachtung kommen können, ohne das Entwicklungsstadium zu erreichen, in dem der Geschlechtsgeruch permanent auftritt.

Welche prophylaktischen Methoden zur Behebung des Geschlechtsgeruches auch ergriffen werden, die Überprüfung muß bei der Fleischuntersuchung erfolgen. Die Durchführung erfolgt gemäß Rundschreiben des Ministeriums vom 13. Juni 1978 mit dem Ziel, eine Übereinstimmung der Beurteilung mit den Vorschriften zum Verbrauch des Fleisches zu erzielen.

Wenn das Fleisch zur Ausfuhr in die Mitgliedstaaten der EG bestimmt ist, unterliegt es der Direktive vom 27. September 1978. Hierbei ist ausgeschlossen:

- Frischfleisch von Binnenebern und Zwittern;
- Frischfleisch von Zuchtebern, ausgenommen Fleisch von solchen, die mindestens 6 Wochen vor dem Schlachten kastriert wurden.

Wenn das Fleisch zum Verbrauch im Inland

bestimmt ist, kann es in den Handel kommen, sofern es nur einen geringen oder keinen anormalen Geruch zeigt. Die Untersuchung auf Geschlechtsgeruch wird durch eine direkte Geruchsprobe am Schlachttier vorgenommen, oder mittels Koch- und Bratprobe an kleinen Stücken Fettgewebe aus der Schambeingegend.
Wenn der Schlachtkörper Geschlechtsgeruch aufweist, sind die *Auflagen bei der Fleischuntersuchung* folgende:

- Der Tierkörper wird beschlagnahmt, wenn er von Binnenebern, Ebern mit nur einem Hoden oder Zwittern stammt und man einen anormalen Geruch im rohen Zustand direkt wahrnimmt, der 48 Stunden nach Beanstandung noch besteht und durch die Koch- und Bratprobe bestätigt wird.

- Das Fleisch ist für den Verkauf frei zu geben:
  - von Ebern, bei denen ein Geruch bei der direkten Geruchsprobe im rohen Zustand nicht wahrzunehmen ist;
  - von Binnenebern, Ebern mit nur einem Hoden oder Zwittern, bei denen ein Geruch bei der direkten Geruchsprobe im rohen Zustand nicht wahrzunehmen ist und bei denen die Koch- und Bratprobe negativ ist;
  - von Binnenebern, Ebern mit nur einem Hoden oder Zwittern, bei denen ein Geruch bei der direkten Geruchsprobe im rohen Zustand nicht wahrzunehmen ist, bei denen die Koch- und Bratprobe positiv ist, die aber 48 Stunden nach der Beanstandung bei der direkten Geruchsprobe in rohem Zustand keinen Geruch haben und bei denen die zweite Koch- und Bratprobe negativ ist.

- Das Fleisch ist für den Verkauf mit einem tierärztlichen Zertifikat zur Herstellung von Rohwurst frei zu geben:
  - von Ebern, bei denen ein Geruch bei der direkten Geruchsprobe in rohem Zustand wahrzunehmen ist;
  - von Binnenebern, Ebern mit einem Hoden oder Zwittern, bei denen ein Geruch bei der direkten Geruchsprobe im rohen Zustand wahrzunehmen ist, der 48 Stunden nach der Beanstandung verschwunden ist, aber die Koch- und Bratprobe positiv ist;
  - von Binnenebern, Ebern mit nur einem Hoden oder Zwittern, bei denen ein Geruch bei der direkten Geruchsprobe im rohen Zustand wahrzunehmen ist, der 48 Stunden nach der Beanstandung noch besteht, aber durch die Koch- und Bratprobe nicht bestätigt wird.

Dazu sind in allen Fällen die Nieren, die Speicheldrüsen und der Bauchspeck zu beanstanden, während der Hals sorgfältig auszuputzen ist.
Dieses Fleisch, das zur Wurstfabrikation bestimmt ist, kann durch das tierärztliche Zertifikat kontrolliert werden, wo es hinkommt und wie es als Lebensmittel verwendet wird.

QUALITÄT DES FLEISCHES

Während die Bedingungen der modernen Schweinehaltung gestatten, standardisierte Schlachtkörper in Hinsicht auf die Ausgeglichenheit mit einer hohen Ausbeute an Teilstücken (Keule, Lendenstück, Schulter) zu gewinnen, beklagt sich die Fleischindustrie, daß die Verarbeitungsqualität des Fleisches viel zu häufig nicht den Ansprüchen genügt und sie Schwierigkeiten haben, den Wünschen der Kunden entsprechende Waren herzustellen. Als hauptsächliche Fehler werden entweder von der Haltung herrührende (Hämorrhagien, Fibrolipomatose, exsudative, entpigmentierende Myopathie, Antibiotikarückstände) oder von der Schlachtung ausgehende (*DFD*-Fleisch = *dark, firm, dry*) angegeben.

Hämorrhagien

Bekannt unter der englischen Bezeichnung *splashing*, versteht man darunter eine Veränderung des Muskelgewebes, die im Augenblick der Schlachtung eintritt und durch mul-

tiple kleine hämorrhagische Flecke gekennzeichnet ist, punktförmig oder groß wie Haferkörner, hauptsächlich am Lendenstück, an Keule und Brust, selten an Schulter- und Rükkenmuskulatur. Diese Hämorrhagien entstehen durch das Zerreißen intramuskulärer Kapillaren infolge einer plötzlichen starken Blutdruckerhöhung und heftiger Muskelkontraktionen. Die anormale Erhöhung des Blutdrukkes resultiert aus einer überhöhten Adrenalinausschüttung bei Streß im Zustand der Erschöpfung (lange Transporte in ungeeigneten Fahrzeugen) und bei Gewaltanwendungen beim Ausstallen. Die heftigen und unkoordinierten Muskelkontrakturen werden bei der Betäubung durch Elektroschock ausgelöst, wenn der Strom länger als fünf Sekunden durch den Körper des Tieres läuft; die Erscheinungen sind um so deutlicher, je länger die Zeitspanne zwischen Betäubung und Entblutung ist. Allerdings bekommen nicht alle Schweine beim Schlachten unter obigen Gegebenheiten diese Erscheinungen. Dies läßt vermuten, daß die Schweine hierfür anfällig sein müssen und eine Neigung zur Zerreißbarkeit der Blutkapillaren haben, die mit Ernährungs- oder hormonalen Faktoren gekoppelt ist.
Wenn die Blutpunkte sehr zahlreich sind, bekommt der Schlachtkörper ein schlechtes Aussehen und sein Marktwert wird verringert; tatsächlich lassen sich die Fleischstücke weder in frischem Zustand noch als roher oder gekochter Schinken verkaufen, denn das Auftreten der roten, zur Mitte hin braunen Flecken auf der Schnittfläche geben dem Lebensmittel ein wenig appetitliches Aussehen. Dagegen können solche Fleischpartien als Hackfleisch, Pasteten und Kochfleisch verwendet werden.
Das Auftreten der Hämorrhagien kann leicht ausgeschaltet werden, sogar bei prädisponierten Schweinen, durch Vorsicht bei der Behandlung der Tiere während der Ausstallung und beim Transport sowie durch eine Ruhezeit vor dem Schlachten, durch Verkürzung des Stromstoßes durch den Körper (maximal 3 s) und eine Entblutung so früh wie möglich nach der Betäubung.

Muskelentzündung

Sie besteht beim Schwein in einer nekrotisierenden Myositis des langen dorsalen Rückenmuskels, seltener der schrägen Muskelpartien. Sie ist lokalisiert im Filet, in dem Stück, das durch zwei Schrägstränge begrenzt ist, wobei der eine zwischen der fünften und sechsten Rippe liegt und der andere im letzten Zwischenrippenraum. Diese Veränderung wird durch den Schlächter meistens erst beim Auslösen des Filets oder der Koteletts gefunden. Sie hat die Beanstandung der betroffenen Teile zur Folge.
Die Veränderungen zeigen zwei deutlich voneinander getrennte Zonen: die mittlere ist trocken, von rötlicher Farbe und die Muskelbündel sind durch Daumendruck leicht auseinander zu quetschen; die Peripherie ist flacher, und es tritt eine gräuliche Verfärbung auf, das Gewebe ist feucht. Auch bei alten Schädigungen bleibt die mittlere Zone immer erhaben, aber sie nimmt eine gelbliche Verfärbung an, ein typisches Aussehen einer Nekrose umgeben von Bindegewebe. Die histologische Untersuchung zeigt, daß die innere Zone Veränderungen einer interstitiellen Myositis aufweist (Infiltration von Monozyten und Schwund der Muskelfasern), während die periphere Zone zu einer Fibrose neigt. Obwohl der Ursprung dieser Erkrankung unbekannt ist, scheint es wahrscheinlich, daß es sich um eine Ischämie als Folge von Spasmen oder einer Thrombose der Blutgefäße handelt.

Fibrolipomatose

Sie ist eine Veränderung des Muskelgewebes, die meistens vom Schlächter beim Zerteilen der Schlachtkörper von Ebern oder Sauen nach Zuchtbenutzung festgestellt wird. Aber man bemerkt sie auch im zunehmenden Maße bei anderen Schlachtschweinen. Sie hat ihren Sitz in der Darmbein-Rückenmuskulatur, deren Oberfläche im Anschnitt marmoriert und petersilienartig aussieht und niemals in den normalen Zustand zurückkehrt. Diese Verän-

derung ist das letzte Stadium einer Erkrankung, die als ernährungsbedingte Muskeldegeneration bezeichnet wird und sich beim lebenden Tier entwickelt. Sie zeichnet sich klinisch durch partielle Lähmungserscheinungen auf Grund des äußerst schnellen Wachstums der Schweine aus, wenn sie eine Masse von 30 bis 40 kg erreicht haben und mit sehr hohen Proteingaben bei einem Mangel an Antioxydantien (Vit. C, Vit. E, Selen) gefüttert wurden.
Die Fibrolipomatose entwickelt sich hauptsächlich in folgenden drei Etappen: die erste ist eine ZENKER'sche zirrhöse Degeneration der Muskelfasern; die zweite ist gekennzeichnet durch eine Narbenbildung bei den durch die Fibrose geschädigten Fasern, und die letzte entwickelt sich während der Mast und resultiert in einer Fettablagerung im Bindegewebe zwischen den Muskelfasern (petersilienartig) und zwischen den Muskelbündeln (marmoriert). Gewöhnlich werden die Schlachtkörper mit dieser Veränderung ausgeschnitten, entbeint und das Fleisch, wenn die Schädigung nicht zu groß ist, bei der Herstellung von Fleischfüllseln, Hackfleisch, Wurstbrät oder Kochfleisch verwendet.

PSE-Fleisch

Es handelt sich um eine Muskelveränderung, die man in Frankreich bei ungefähr 40 % der Schlachtschweine findet. Sie entwickelt sich unmittelbar nach dem Schlachten. Die Muskulatur zeigt eine extrem weiche Beschaffenheit, eine Entfärbung (das bleiche Aussehen erinnert an Geflügelfleisch) und eine übermäßige Flüssigkeitsabsonderung. Die Fachleute führen dieses Fleisch unter der Benennung: viande pisseuse (»Pißfleisch«); im englischsprachigen Schrifttum wird es bezeichnet als *PSE,* Abkürzung für *pale, soft, exudative* (bleich, weich, wässrig).
Aus physikalisch-chemischer Sicht ist das PSE-Fleisch durch einen ungewöhnlichen Temperaturanstieg nach der Schlachtung (40 bis 42 °C) gekennzeichnet, durch ein schwaches Wasserbindungsvermögen, begleitet von einem rapiden Abfall des pH-Wertes auf einen anormal tiefen Wert (4,8 bis 5,0), der eine Denaturierung des Muskelsarkoplasmas zur Folge hat. Die verschiedenen Besonderheiten lassen die Verarbeitungsschwierigkeiten bei der Verwendung solcher Schlachtkörper deutlich werden.
Nach dem Kochen nimmt das Fleisch eine gräuliche Farbe an, die wenig zum Verzehr einlädt; es verliert den größten Teil seiner natürlichen Feuchtigkeit und wird trocken, hart und bekommt einen leicht säuerlichen Geschmack. Wenn das Fleisch für die Herstellung von Räucher- und Kochwaren verwendet wird, kann es verschiedene Fabrikationsmängel verursachen (Farbfehler beim Schinken, eine graue Randschicht bei Würsten, fehlende Bindung des Wurstbräts, schlechte Beschaffenheit der Kochstücke), die es als Lebensmittel ungeeignet machen oder seinen Verkaufswert stark herabsetzen.
Unter diesen Bedingungen ist es nicht erstaunlich, daß diese Myopathie seit vielen Jahren sowohl in Frankreich wie auch in anderen Ländern zum Gegenstand zahlloser Untersuchungen gemacht wurde, um die Zusammenhänge ihres Auftretens zu erklären. Nach einer nicht eigenständigen Theorie, 1971 von FORENBACHER aufgestellt, soll diese Erkrankung von einer konstitutionellen Prädisposition herrühren, ausgelöst durch die Haltungsbedingungen mit ihren zahlreichen Streßfaktoren, die in einer anormalen intensiven Weise die Muskeln des Schweines beanspruchen:

- Die *konstitutionelle Prädisposition* hängt einerseits mit dem aus dem Gleichgewicht gebrachten endokrinen System, gekennzeichnet durch eine Hypothyreose und eine Insuffizienz der Nebenniere, zusammen, andererseits mit einer Unausgeglichenheit zwischen Muskelvolumen und Blutgefäßen, was eine Verminderung der Sauerstoffversorgung nach sich zieht. Diese beiden Unzulänglichkeiten sind das Ergebnis der systematischen Selektion auf eine maximale Wachstumszunahme und eine übermäßige Bemuskelung.

• Die *Haltungsbedingungen*, die die Entstehung einer latenten Myopathie begünstigen, verbunden mit einer sauerstoffarmen Umgebung, verhindern eine optimale Sauerstoffversorgung des Muskels: Mangel an Antioxydantien (Vit. E, Vit. C, Selen); ungenügende Muskelaktivität (bewegungsarme, beengte Haltung); chronische Atemwegserkrankungen, ... genau solche Bedingungen, wie sie gerade häufig in der industriemäßigen Schweinehaltung anzutreffen sind.

• Der *Auslösungsfaktor*, der bei den gegenüber Streßeinwirkungen sehr empfindlichen Tieren durch die vielfältigen Beanspruchungen vor dem Schlachten auftritt (zu lange Transporte, Lärm, Gewaltanwendungen aller Art). Diese stellen ungewöhnliche Muskelreize dar und werden durch Adrenalinausschüttung mit einer Minderung der Blutversorgung im Muskel beantwortet.

Alle Bedingungen kommen zusammen bei Schweinen, die vor dem Schlachten keine Ruhezeit haben. Sie liefern Schlachtkörper, deren Entwicklung nach dem Schlachten man folgendermaßen beschreiben kann: bei den Schweinen aus vorher sauerstoffarmer Umgebung und mit Nebennieren-Hypokortikose begünstigen die Muskelreaktionen mit Ansammlung von Milchsäure im Muskel als Folge von verschiedenen Aufregungen kurz vor dem Schlachten. Unmittelbar nach dem Schlachten vermittelt die im Körper verbleibende Milchsäure das sehr schnelle Verschwinden der Veränderungen am Muskelretikulum, die Freisetzung von Ca^{++} und eine Hyperaktivität der Adenosintriphosphatase, begleitet von einer schnellen Erschöpfung des Adenosintriphosphats (ATP) im Muskel.
Diese verschiedenen biochemischen Prozesse bewirken, obwohl die Fleischtemperatur noch erhöht ist (40 bis 42 °C), eine frühzeitige Totenstarre, ein schnelles Absinken des Fleisch-pH-Wertes auf 4,8 bis 5,0 und eine Denaturierung des Muskelproteins. Alle zusammen sind sie für die bleiche Farbe des Fleisches und die Verminderung des Wasserbindungsvermögens verantwortlich. Die Totenstarre tritt sehr schnell ein, aber sie verschwindet ebenso schnell wieder auf Grund des Überangebotes an Kathepsinen, die sich schnell aus den Lysosomen lösen, deren Membran durch die Milchsäure im Muskel zerstört wird; sie finden alle Bedingungen der Temperatur und des pH, die einen umfassenden Eiweißabbau gestatten.
Die Kenntnis der *Ätiologie dieser Muskelschädigung* ist in einem doppelten Sinn interessant. Einerseits könnte sie dazu führen, einige wesentliche Prinzipien der modernen Schweinehaltung in Frage zu stellen, denn man muß sie als Preis für die Selektion auf eine maximale Zuwachsleistung betrachten; andererseits gestattet sie, gewisse Prophylaxepläne durchzusetzen oder Korrekturen zur Verbesserung des Verarbeitungswertes des Fleisches anzubringen:

• Es scheint möglich, durch den *Halothantest* die Schweine herauszufinden, die nach dem Schlachten PSE-Schlachtkörper abgeben. Es besteht tatsächlich ein enger Zusammenhang zwischen der Halothanempfindlichkeit und Streß. Wenn man Ferkel ein Gemisch aus Sauerstoff und Halothan einatmen läßt, entwickelt ein Teil der Tiere nach 2 bis 3 Minuten eine merkbare Muskelstarre, während die nicht empfindlichen Ferkel einen Schlafzustand und eine völlig entspannte Muskulatur zeigen.

• Das *Adaptationsvermögen* des Schweines kann während der Mast gegenüber verschiedenen Streßfaktoren stärker beansprucht sein, die das Auftreten einer latenten Myopathie begünstigen.

• Bei der Schlachtung ist es wesentlich, die Aufmerksamkeit der Fachleute auf die *krampfauslösenden Wirkungen* der zahlreichen Beunruhigungen zu lenken, denen die Schweine beim Ausstallen und Transport unterliegen (negative Wirkung der Viehtreibestäbe), besonders auf die Einhaltung der Ruhepause und Wasserversorgung vor dem Schlachten. In dieser Beziehung zeigen Untersuchungen von LOGTESTIJN u. a. (1977) in den Niederlanden den günstigen Einfluß einer Ruhepause von 4 bis 5 Stunden verbunden mit einem Duschen der Schweine.

• Das Auftreten der Erkrankung kann durch eine *Hemmung der enzymatischen Prozesse* (besonders Adenosintriphosphatase) als Folge des schnellen Abkühlens der Schlachtkörper nach dem Schlachten verhindert werden, oder besser noch durch Einfrieren mittels Kälteschock. Auf jeden Fall muß festgestellt werden, daß diese Maßnahmen nicht voll wirksam sind außer in gutartigen Fällen der Myopathie, und daß bei der Wiedererwärmung des Fleisches die kohlenhydratspaltenden Fermente (Amylase, Diastase) ihre Aktivität zurückgewinnen, um zu einen Wiederauftreten der Myopathie zu führen.

• Die Verbesserung der Bearbeitungsverfahren für das Fleisch sollte darauf gerichtet sein, das *Wasserbindungsvermögen* künstlich zu erhöhen durch eine Salzzulage von 3 % der Masse oder noch durch Zufügung von Polyphosphaten, genannt »Retter der Schlächter«, bis zu einer Menge von 3 g je 1 kg Fleisch.
Unter diesen Bedingungen kann das beanstandete Fleisch wiederverwendet werden, um Kocherzeugnisse oder -gerichte herzustellen.

DFD-Fleisch

Man stellt mehr und mehr Schlachtkörper von Schweinen fest, deren Fleisch eine dunkelrote Farbe aufweist und das beim Durchtasten ein Gefühl übermäßiger Härte und Trockenheit ergibt. Diese typischen Veränderungen gleichen denen eines »überanstrengten« Schlachtkörpers, wobei man sie heute besser mit der englischen Abkürzung *DFD* (*dark*, *firm*, *dry* = dunkel, fest, trocken) bezeichnet.
Das DFD-Fleisch wird immer durch einen pH-Wert von 6,2 bis 6,6 gekennzeichnet, und nach der Terminologie von CALLOW durch eine feste Struktur. Die physikalisch-chemischen Besonderheiten gestatten die Erklärung, warum dieses Fleisch bei der Verarbeitung zu Wurst durch Trocknung oder Fermentation, für Fabrikationsfehler durch schlechtes Aufnehmen von Salz (das Fleisch nimmt schlecht das Salz an) und für die Entwicklung von Fäulniserregern verantwortlich ist. Deren Vermehrung wird nicht einmal durch Säuregrade (pH 5,4 bis 5,6) gehemmt, die bei der Wurstfabrikation üblich sind. Man stellt immer wieder Faktoren fest, die die Fäulnis begünstigen, einmal die verminderte bakteriostatische Aktivität des Salzes, wenn es sich nur ungenügend vermischt, zum anderen das Übermaß an im Fleisch verbleibender Feuchtigkeit mit erhöhtem pH-Wert.
Das DFD-Fleisch kann dagegen gut zur Herstellung von Kochwaren auf Grund seines hohen Wasserbindungsvermögens verwendet werden, das die Kochverluste reduziert.
Diese Muskelanomalie wird derzeitig bei etwa 35 % der Schlachtkörper festgestellt. Sie wird auf die Nichteinhaltung der Hygienevorschriften bei der Vorbereitung der Schlachtschweine und besonders auf die nicht genügende oder sogar fehlende Ruhezeit vor dem Schlachten zurückgeführt. Tatsächlich kann man häufig beobachten, daß die Tiere unmittelbar nach dem Abladen von Transportfahrzeugen in den Gang getrieben werden, der zur Betäubungsanlage der Schlachtstraße führt, entgegen den landesüblichen Schlachthofordnungen, denen die zugelassenen Schlachtbetriebe unterliegen. Die häufigsten Begründungen, die die Schlächter anführen, sind die langen Verzögerungen bei den Viehtransporten und die fehlenden Möglichkeiten der Unterbringung im Schlachtbetrieb; tatsächlich ist der Hauptgrund aber die Tempoerhöhung beim Schlachten (400 Schweine je Stunde), um rentabel zu bleiben, verbunden mit der Verpflichtung des industriemäßigen Schweinehalters, den Schlachtbetrieb mit lebendem Vieh pünktlich zu versorgen, was eine Ruhezeit vor dem Schlachten verbietet.

Rückstandsprobleme durch Antibiotika

Zahlreiche Untersuchungen, besonders durch die Einrichtungen der Gütekontrolle beim Landwirtschaftsministerium, zeigen, daß das Schweinefleisch häufig Antibiotikarückstände enthält, die aus der Fütterung mit antibiotischen Zusatzstoffen, medikamentellen Zusätzen und besonders aus therapeutischen Behandlungen stammen. Diese Situation schafft Probleme bei der Herstellung von Räucherwaren. Tatsächlich können die Antibiotikarückstände Ursache von Störungen bei der Schinken- und Wurstfabrikation sein, da zu ihrem Gelingen die Beteiligung fermentativer Prozesse nötig sind. Diese werden zur Bildung von Nitrosoverbindungen gebraucht, z. B. des roten Pigments, das für die Farbe der Produkte verantwortlich ist und für den Reifungsprozeß, von dem die Freisetzung der geschmacklichen und aromatischen Substanzen abhängt.
Durch bakterielle Vorgänge wird eine stickstoffreduzierende Flora, die Nitrate zu Nitriten umwandelt, und eine säurebildende, zusammengesetzt aus laktophilen Streptokokken und Laktobazillen, beeinflußt, die den Säuregrad ihrer Umgebung bis zu einem pH-Wert von 5,4 bis 5,6 herunterdrückt. Dadurch wird NO_2 instabil und zu NO transformiert, das sich an das Myoglobin bindet und es zu Nitrosomyoglobin umformt. Diese normale Entwicklung der mikrobiellen Flora wird durch die Antibiotikarückstände gestört, die hauptsächlich die Säurebildner hemmen. Der daraus entstehende Mangel an Säuerung ist von verschiedenen Anomalien begleitet:

- *Fehler bei der Trocknung*

Nach der Trocknungsreifung haben Schinken oder Rohwurst eine feste Konsistenz. Wenn sie aus Fleisch mit Antibiotikarückständen hergestellt werden, sind sie oft weich, schmierig und lassen sich leicht zerdrücken. Diese unvollkommene Trocknung ist mit Fehlern bei der Säuerung des Fleisches verbunden, die das Wasserbindungsvermögen bei den Proteinen erhöht und dadurch die Austrocknung verlangsamt.

- *Fehler bei der Konservierung*

Die Schinken und Würste halten sich schlecht und weisen schnell Muffigkeit oder sogar Fäulniserscheinungen im Innern auf. Tatsächlich begünstigen sowohl die hohe Restfeuchtigkeit als auch der erhöhte pH-Wert des Fleisches im Verlauf des Reifungsprozesses die sehr starke Entwicklung der proteolytischen Keimflora, die durch die Säuerung gehemmt werden müßte.

- *Fehler bei der Farbe*

Statt eine hellrote Farbe zu zeigen, verursacht durch die Nitrosomyoglobine, ist die Farbe der Räucherwaren dunkelrot. Dies rührt von einer ungenügenden Produktion von NO und von der Anwesenheit von Nitriten her, die Myoglobin und Nitrosomyoglobin zu Metmyoglobin oxydieren.

- *Gesundheitliche Risiken*

Obwohl sie mehr potentieller Natur sind, darf man die gesundheitlichen Risiken nicht unterschätzen. Sie kommen von dem Vorhandensein von bedeutenden Mengen von NO im Fleisch, die sich mit den Aminen zu Nitrosaminen verbinden können, die krebserregend sind.
Beim derzeitigen Stand der gesetzlichen Regelungen in Frankreich ist dieses Risiko allerdings ziemlich gering, denn das verwendete Nitritsalz bei der Herstellung von Pökelwaren darf nicht mehr als 0,6 % $NaNO_2$ enthalten, und der Rückstand von Nitrit im Endprodukt darf 150 ppm nicht überschreiten. Zahlreiche Versuche haben bewiesen, daß dieser Gehalt keine Bildung von Nitrosaminen bewirken kann (KOTTER, 1976).
Die vorher aufgezeigten Risiken können sich allerdings vergrößern, wenn die Reifung sich unter anormalen Umständen auf Grund von Antibiotikarückständen vollzieht. Das Übermaß des Eiweißabbaus setzt dann Amine in bedeutender Menge frei und die ungenügende Säuerung hat ein starkes Ansteigen der Restnitrite zur Folge, die für die Bildung von Nitrosaminen in einem unerwünschten Maße verantwortlich sind.

ZUSAMMENFASSUNG

Die Verarbeitungsqualität beruht auf der Beschaffenheit von Fett und Muskelfleisch.

- Fettbeschaffenheit:

Das Schweinefett von guter Qualität hat eine weiße Farbe, eine feste Konsistenz und einen sehr schwachen arteigenen Geruch. Diese drei Eigenschaften können mehr oder weniger verändert sein im Fall der Chromolipomatose, des weichen Fettes oder bei Geschlechtsgeruch.

- Fleischbeschaffenheit

Während es die derzeitigen Bedingungen der Schweinehaltung erlauben, Schlachtkörper von großer Ausgeglichenheit mit einem hohen Anteil der bevorzugten Fleischteile zu erzeugen, beklagen sich die Händler darüber, daß die Verarbeitungseignung des Fleisches nicht ihren Ansprüchen und den Wünschen der Verbraucher entspricht. Die Hauptursachen liegen in »Haltungsfehlern« (Hämorrhagien, Fibrolipomatose, PSE-Fleisch, Antibiotikarückstände) oder entstehen durch die Schlachtverfahren.

Schlußfolgerungen

Trotz der gezielten Informationen, die unter der Vorgabe, die Fehler in der Ernährung des Verbrauchers in Frankreich richtig zu stellen, empfehlen, bei seinen Mahlzeiten den Schweinfleischverzehr zu verringern, sogar ganz zu vermeiden, steigt der Verbrauch dieses Lebensmittels regelmäßig jährlich um 3 bis 4%.

Eine objektive Analyse der Zusammensetzung des Schweinefleisches zeigt, daß es nicht mehr Fett nach Ausputzen enthält als das Fleisch anderer Schlachttiere, entgegen dem »Fluch« der Ernährungsfanatiker. Außerdem müssen sie einige Argumente abändern, wenn sie in Betracht ziehen, daß der Gehalt an ungesättigten Fettsäuren des Schweinefettes besonders hoch ist und nicht übertroffen wird von anderen tierischen Produkten, außer vom Geflügelfleisch und von Fischölen.

Die Schweinehalter und die Großhändler können der Zukunft mit Gelassenheit entgegen sehen ... Die ökonomischen, sozialen und ernährungsmäßigen Faktoren sind gegenwärtig für die Schweineproduktion günstig ... in dem Maße, wie die ernsten und zahlreichen Probleme der Verarbeitung dieses Fleisches bewältigt werden. Das wird das Ergebnis einer Verbesserung der Produktionshygiene sein, besonders in Bezug auf die mißbräuchliche Anwendung von Zusätzen, deren Benutzung mit Recht einen Teil des Vorurteils des Verbrauchers ausmacht und eine Ehrenrettung erschwert gegenüber Argumenten, die sich auf objektive Beweismittel stützen können.

LITERATUR

Bour, H.; Derot, M., 1966 – Guide pratique de diététique – 1 vol., 641 pages, J. B. Baillière et fils, Paris

Davidson, S.; Passmore, R., 1967 – Human nutrition and dietetics – e[3] édit. 1 vol., 864 pages, E. et S. Livingstone Ltd, Edinburgh & London

Desmoulin, B., 1978 – Etudes sur la composition corporelle du porc. Applications scientifiques et techniques. C. R. IVes Journées de la Recherche porcine en France, p. 211–234

Drieux, H.; Ferrando, R.; Jcquot, R., 1962 – Caractères alimentaires de la viande de boucherie – 1 vol., 180 pages, Vigot Fr. édit., Paris

Drieux, H.; Labie, Ch.; Castric, M., 1961 – Conséquences de l'incorporation D-un excès de déchets de poissons dans la ration de porcs à l'engrais – Bull. Acad. Vét. 34, 203–209

Duley, H.; Giffard, M., 1971 – La consommation de viande de porc et la distribution des produits de porc en France. 1 brochure, 84 pages, I. T. P., Paris

Forenbacher, S., 1971 – Muskeldystrophien des Schweines, insbesondere sogenanntes wässriges und blasses Fleisches, im Lichte neuerer Adaptationsforschungen. Arch. f. Lebensmittelhyg. 22, 3–7

Freres, D.; Vandebouze, P.; Delort-Laval, J., 1971 – Recherche de résidus à activité antibiotique dans les tissus animaux. Enquête sur les viandes du commerce. Bull. Acad. Vét., 44, 123–134

Grau, R., 1968 – Eigenschaften des Fleisches. – in: Handbuch der Lebensmittelchemie III/2 – 1, Springer Verlag, Berlin & Heidelberg, 5. 998–1063

Grau, R.; Fleischmann, O. – zitiert bei Grau

Henry, M.; Barraud, C.; Grimault, M. L., 1979 – Pour une révision des tables alimentaires sur la teneur en lipides de la viande de porc. Méd. et Nutr. 15, 187–192

Kotter, L.; Schmidt, H.; Fischer, A., 1976 – Formation of nitrosamines in fermented meat products. Proceedings of the 2d International Symposium on nitrite in meat products-Zeist sept. 7–10, p. 83–89

Kotter, L., 1974 – Zur Berücksichtigung ernährungsphysiologischer Gesichtspunkte bei der Beurteilung von Fleischerzeugnissen. Arch. für Lebensmittelhyg., 25, 237–240

Labie, Ch., 1966 – Problèmes de la qualité du porc charcutier. Rev. Méd. Vét. 117, 341–350

Labie, Ch., 1978 – Problèmes d'actualité de la qualité des denrées alimentaires d'origine animale. Ann. Pharm. Fr., 36, 471–484

Labie, Ch., 1979 – Virus et denrées alimentaires d'origine animale. Rev. Méd. Vét., 130, 1427–1458

Labie, Ch., 1979 – Parasitoses transmissibles actuellement par les viandes de boucherie. Ann. Pharm. Fr., 37, 79–82

Poplin, F., 1976 – Origine du porc Colloque d'ethnoscience – Paris, 24 nov., p. 6–13

Riveline, C., 1976 – Le porc dans la tradition israélite-Colloque d'ethnoscience, Paris, 24 nov., p. 146–148

Schöll, W.; Seyfarth, D.; Michael-Meese, M.; Pehl, K. H., 1973 – Die Salmonella cholerae-suis Bestandsinfektion-Darstellung von Problemen und Lösungsvarianten-Mh. Vet. Med., 28, 201–206

Souci, S. W.; Fachmann, W.; Kraut, H. J., 1962 – in: Niinivaara et Antila

Wasserman; Spinelli, 1972 – in: Lawrie

Weniger, H. J., 1953 – in: Grau

Zert, P., 1970 – Le porc d'abattage. 1 brochure, 96 pages, I.T.P. Paris

Sachwortverzeichnis